高级卫生专业技术资格考试用书

儿科学习题集
（含解析）（第2版）

（副主任医师/主任医师）

主　编　李国华
副主编　李庆超　刘俊莉　杨　阳　陈丽琼
编　者　（按姓氏笔画排序）
于晓辉　王晓光　王晓坤　刘俊莉　李庆超
李国华　杨　阳　宋　蕾　张　琦　张志学
张萌萌　陈丽琼

中国协和医科大学出版社
北　京

图书在版编目（CIP）数据

儿科学习题集：含解析 / 李国华主编．—2 版．—北京：中国协和医科大学出版社，2021.5
（高级卫生专业技术资格考试用书）
ISBN 978－7－5679－1586－2

Ⅰ.①儿… Ⅱ.①李… Ⅲ.①儿科学－资格考试－习题集 Ⅳ.①R72－44

中国版本图书馆 CIP 数据核字（2020）第 172577 号

高级卫生专业技术资格考试用书

儿科学习题集（含解析）（第 2 版）

主　　编：李国华
责任编辑：刘　婷　张秋艳
封面设计：邱晓俐
责任校对：张　麓
责任印制：张　岱

出版发行：**中国协和医科大学出版社**
（北京市东城区东单三条 9 号　邮编 100730　电话 010－65260431）
网　　址：www. pumcp. com
经　　销：新华书店总店北京发行所
印　　刷：三河市龙大印装有限公司

开　　本：787mm×1092mm　1/16
印　　张：44. 5
字　　数：945 千字
版　　次：2021 年 5 月第 2 版
印　　次：2023 年 9 月第 2 次印刷
定　　价：112. 00 元

ISBN 978－7－5679－1586－2

前　言

为进一步深化卫生专业技术职称改革工作，不断完善卫生专业技术职务聘任制，根据中共中央组织部、人事部、卫生部《关于深化卫生事业单位人事制度改革的实施意见》（人发〔2000〕31号）文件精神和国家有关职称改革的规定，人事部下发《关于加强卫生专业技术职务评聘工作的通知》（人发〔2000〕114号），高级专业技术资格采取考试和评审结合的办法取得。为了更好地帮助广大考生复习备考，编者根据多年的临床实践，结合考试的实际情况，编写了这本《儿科学习题集（含解析）》（第2版）。

本书涵盖高级卫生专业技术资格考试的所有相关内容及考试题型。全书共20章，内容包括儿科专业基础理论、新生儿与新生儿疾病、营养性疾病等。题型包括A1型题、A2型题、A3/A4型题、B型题、X型题、案例分析题。

本书第1版上市后，受到广大读者的一致好评，也帮助众多考生顺利通过高级专业技术资格考试。为了更好地服务读者，提升图书品质，出版了第2版图书，在第1版的基础上，附有详尽的解析，以帮助考生理解及记忆。同时对上一版中存在的不足与疏漏进行了修订与补充。

本书实用性强，可用于考前复习和自测，以便考生顺利通过考试。

尽管力臻完善，书中难免存在疏漏和不足之处，敬请广大读者批评指正，以便进一步修正。

编　者

2021年1月

目 录

生长
发育1

第一章　儿科专业基础理论

生长
发育2

一 A1 型题

1. 小儿年龄阶段的划分中，婴儿期是指
   A. 从出生至 28 天
   B. 从出生至 1 周岁之前
   C. 出生后 13 个月至 2 岁
   D. 出生后 1~3 岁
   E. 出生后 6 个月以内
2. 小儿机体哪个系统发育最晚
   A. 循环系统
   B. 呼吸系统
   C. 神经系统
   D. 消化系统
   E. 生殖系统
3. 胎儿期发生死胎、流产、先天性畸形的胎龄主要是
   A. 3 个月内
   B. 4~5 个月
   C. 5~6 个月
   D. 6~7 个月
   E. 7~8 个月
4. 2 岁的小儿血象白细胞分类以(　　)占优势
   A. 淋巴细胞
   B. 单核细胞
   C. 分叶粒细胞
   D. 杆状核细胞
   E. 幼稚淋巴细胞
5. 胎儿期是指
   A. 从受精卵形成到满 28 周
   B. 从末次月经开始到胎儿出生
   C. 从受精卵形成到满 40 周
   D. 从受精卵形成到胎儿出生
   E. 从末次月经开始到满 40 周
6. 胎儿心脏胚胎发育关键时期是
   A. 妊娠 2~8 周
   B. 妊娠 8~12 周
   C. 妊娠 16~24 周
   D. 妊娠 28 周后
   E. 妊娠 3 个月
7. 婴儿前囟最大的时间为
   A. 出生时
   B. 2 个月

C. 6个月
D. 8个月
E. 12个月

8. 关于上部量，叙述正确的是
A. 从头顶到耻骨联合上缘
B. 从头顶到耻骨联合下缘
C. 从头顶到坐骨结节
D. 6岁时上部量与下部量相等
E. 12岁时上部量小于下部量

9. 关于小儿发育的论述中，下列哪一项是不正确的
A. 6岁以下小儿肝脏可在肋缘下2~3cm处扪及
B. 3个月以内小儿脾脏在肋缘下部扪及不正常
C. 小儿膀胱充盈时可于耻骨上摸到
D. 2岁以内小儿Babinski征阳性有病理意义
E. 新生儿4个月时唾液分泌量达成人水平

10. 小儿各年龄段中，哪一阶段体格发育最快
A. 新生儿期
B. 婴儿期
C. 幼儿期
D. 学龄前期
E. 学龄期

11. 8个月的小儿运动发育应是下列哪项
A. 俯卧位有反射性匍匐动作
B. 俯卧能交替踢腿
C. 用手撑起上身数分钟
D. 用双上肢向前爬
E. 腹部离开床面，手与膝关节支撑爬

12. 1~2岁幼儿1年中身高约增长
A. 5cm
B. 7cm
C. 9cm
D. 10cm
E. 13cm

13. 3个月小儿按公式计算其身高、头围约是
A. 55cm，38cm
B. 60cm，40cm
C. 65cm，42cm
D. 70cm，44cm
E. 75cm，46cm

14. 1岁小儿总液体量与体重的比例为
A. 65%
B. 70%
C. 75%
D. 80%
E. 75%~80%

15. 下述小儿生长指标，说法正确的是
A. 新生儿出生时身长平均为50cm，第1年内平均增加约25cm

B. 新生儿出生时身长平均为50cm，第1年内平均增加约50cm
C. 新生儿出生时身长平均为33cm，第1年内平均增加约50cm
D. 新生儿出生时身长平均为50cm，第1年内平均增加约75cm
E. 新生儿出生时身长平均为50cm，第1年内平均增加约10cm

16. 下述生长发育正常的是
A. 开始会抬头的月龄一般是1个月　B. 会独立坐稳的月龄一般是5个月
C. 会爬的月龄一般是8个月　D. 会独立站稳的月龄一般是8个月
E. 会独立行走的月龄一般是10个月

17. 丹佛发育筛查量表主要用于
A. <1岁　B. <2岁
C. <3岁　D. <4岁
E. <6岁

18. 婴儿3个月以后就开始训练大小便的习惯，坚持训练达到自我控制的年龄是
A. 半岁左右　B. 1岁左右
C. 2岁左右　D. 3岁左右
E. 4岁左右

19. 安排婴儿1日(　　)有利于形成饥饿的生物循环
A. 3餐　B. 4餐
C. 5餐　D. 6餐
E. 2餐

20. 儿童体格生长评价时，发育水平是
A. 反映小儿在某一年龄时点的体格发育达到的水平
B. 说明小儿过去存在的问题
C. 说明其生长趋势
D. 反映个体差异
E. 反映某2项指标间的比例关系

21. 小儿乳牙萌出延迟是指
A. 生后8个月后未萌出乳牙者　B. 生后10个月后未萌出乳牙者
C. 生后13个月后未萌出乳牙者　D. 生后18个月后未萌出乳牙者
E. 生后24个月后未萌出乳牙者

22. 小儿腕部骨化中心出齐一共有
A. 4个　B. 6个
C. 8个　D. 10个
E. 12个

23. 关于头围的描述，正确的是
A. 出生头围平均32cm，前半年增长6~8cm，后半年增长1~2cm
B. 出生头围平均34cm，前半年增长8~10cm，1岁时46cm
C. 2岁时头围44cm，5岁时46cm，15岁接近于成人54cm
D. 出生时头围30cm，每年增长10~14cm，2岁时48cm
E. 2岁时头围44cm，15岁时接近于成人50cm

24. 小儿体格发育的第2个高峰期是在
A. 幼儿期
B. 学龄前期
C. 学龄期
D. 青春期
E. 以上都不是

25. 小儿动作发育遵循的规律是
A. 由下而上
B. 由远到近
C. 由不协调到协调
D. 由精细动作到粗动作
E. 由反面动作到正面动作

26. 小儿体重增长变化的过程中，哪项不正确
A. 出生体重男较女重
B. 生后第1周内可出现生理性体重下降
C. 年龄越小，体重增长越快
D. 2~12岁前每年体重稳步增长
E. 正常同年龄、同性别小儿的体重存在着个体差异，一般在15%左右

27. 何时中性粒细胞与淋巴细胞所占比例相等
A. 4~6天，4~6周
B. 4~6周，4~6个月
C. 4~6个月，4~6岁
D. 4~6周，4~6岁
E. 4~6天，4~6岁

28. 学龄期小儿查体时，下列哪项不属于异常
A. 全身淋巴结肿大
B. 扁桃体Ⅰ~Ⅱ度肿大
C. 肝肋下3cm
D. 脾肋下可触及
E. 甲状腺肿大

29. 关于小儿骨骼发育，叙述错误的是
A. 头状骨、钩骨骨化中心于3个月左右出现
B. 脊柱的第2个生理弯曲即胸椎后凸于出生6个月后形成
C. 腕部骨化中心出全的数目是10个
D. 小儿生长过程中四肢的生长速度快于脊柱的增长
E. 小儿后囟最晚于生后6~8周闭合

30. 关于小儿各系统发育的一般规律，错误的是
A. 神经系统发育最早
B. 淋巴系统发育先快后慢
C. 生殖系统发育较晚
D. 肌肉组织到学龄期才加速发育
E. 免疫系统出生后即发育完善
31. 学龄期儿童造血的红骨髓位于
A. 胸骨
B. 尺骨
C. 肱骨
D. 胫骨
E. 股骨
32. 婴儿出生时坐高占身高的比例是
A. 47%
B. 57%
C. 67%
D. 77%
E. 87%
33. 幼儿 1.5 岁时，腕骨骨化中心有
A. 0 个
B. 1 个
C. 3 个
D. 4 个
E. 5 个
34. 3 岁以前肝上界（相对浊音界）在右锁骨中线平
A. 第 3 肋间
B. 第 4 肋间
C. 第 5 肋间
D. 第 6 肋间
E. 第 7 肋间
35. 哪种神经反射出生后即有且终身存在
A. 拥抱反射
B. 觅食反射
C. 腹壁反射
D. 膝腱反射
E. 握持反射
36. 在保持大脑清醒状态中起重要作用的是
A. 小脑
B. 大脑颞叶
C. 丘脑
D. 脑干网状结构
E. 以上都不是
37. 婴儿语言发展的 4 个阶段依次是
A. 单字句、电报句、简单句、复合句
B. 单字句、多字句、简单句、复杂句
C. 复合句、单字句、电报句、简单句
D. 单字句、电报句、复合句、简单句
E. 电报句、单字句、简单句、复合句
38. 婴儿行为发育年龄的阶段性特点是
A. 连续性和可变性
B. 阶段性和可变性

C. 相对稳定性和可塑性　　D. 不稳定性和连续性
E. 阶段性和稳定性

39. 常用儿童神经心理发育诊断性评价方法是
A. 丹佛发育筛查测验（DDST）　　B. 绘人测试
C. Bayley 婴儿发育量表　　D. 图片词汇测试
E. 以上均是

40. 最原始的个性发展是
A. 婴儿的情感类型　　B. 婴儿的气质类型
C. 婴儿的性格特征　　D. 婴儿的兴趣特征
E. 婴儿的人格特征

41. 新生儿的皮肤感觉，叙述不正确的是
A. 新生儿的痛觉较灵敏　　B. 新生儿的触觉在眼、口周部位很灵敏
C. 新生儿的温度觉较灵敏　　D. 新生儿大腿、前臂、躯干的触觉较迟钝
E. 新生儿的深感觉已存在

42. 胚胎期卵黄囊造血始于
A. 胚胎期第3周　　B. 胚胎期第6周
C. 胚胎期第8周　　D. 胚胎期第4个月
E. 胚胎期第6个月

43. 针对10岁儿童诊断性智力测验的量表是
A. DDST　　B. Bayley 婴儿发育量表
C. 儿童智力量表（WISC-R）　　D. Gesell 发育量表
E. 学前儿童智力量表（WPPSI）

44. 幼儿味觉发育的关键时期是
A. 2~3个月　　B. 3~4个月
C. 4~5个月　　D. 5~6个月
E. 6~7个月

45. 哪一时期是胚胎肝脏造血的主要时期
A. 胚胎第3~6周　　B. 胚胎第6~8周
C. 胚胎第4~5个月　　D. 胚胎第6~8个月
E. 胚胎第8~9个月

46. 新生儿期保健的重点时间是
A. 生后1小时内　　B. 生后1天内
C. 生后3天内　　D. 生后7天内
E. 生后2周内

47. 关于幼儿期保健特点，描述不正确的是
A. 提供丰富、平衡的膳食，保证儿童体格发育
B. 早期发现发育异常等疾病并及时干预和治疗
C. 培养独立生活能力及良好生活习惯
D. 培养儿童具有想象、思维能力和良好的心理素质
E. 促进语言及各种能力的发展

48. 新生儿期的保健重点不应包括以下哪些内容
A. 保暖
B. 母乳喂养
C. 保持脐部清洁
D. 多与人接触
E. 保持皮肤清洁

49. 1 岁儿童体内水分占体重的
A. 30%~45%
B. 45%~50%
C. 50%~55%
D. 33%~60%
E. 65%~70%

50. 下列何者为卡介苗的初种年龄
A. 出生时
B. 1 个月
C. 2 个月
D. 3 个月
E. 4 个月

51. 卡介苗接种后所致结核菌素阳性反应是指硬结直径
A. <5mm
B. 5~9mm，3~5 天后反应消失
C. 10~15mm，1 周后留有色素
D. 15~20mm
E. >20mm

52. 接种麻疹疫苗后，机体产生抗体水平最高的时间是接种后
A. 2 周
B. 1 个月
C. 2 个月
D. 3 个月
E. 4 个月

53. 新生儿期应进行的预防接种为
A. 卡介苗
B. 卡介苗、乙肝疫苗
C. 卡介苗、脊髓灰质炎疫苗
D. 乙肝疫苗
E. 乙肝疫苗、乙肝高效价免疫球蛋白

54. 关于我国预防接种流行性脑脊髓膜炎疫苗，下列哪项是正确的
A. A、B、C 菌群混合疫苗
B. A 群多糖菌苗
C. B 群多糖菌苗
D. 菌苗注射后预防效果可达 100%
E. 菌苗注射对象为 10 岁以下儿童

55. 关于目前我国应用的脊髓灰质炎疫苗，下列哪项是错误的
A. 初次免疫年龄一般从 2 月龄开始，连续服用 3 次
B. 4 岁时加强免疫 1 次
C. 为Ⅰ、Ⅱ、Ⅲ型混合灭活疫苗
D. 疫苗不能以热水送服
E. 疫苗应低温保存

56. 关于接种卡介苗的反应及处理，下列哪项正确
A. 个别患儿腋下淋巴结增大
B. 个别患儿锁骨下淋巴结增大
C. 接种后 4~6 周局部有小溃疡，应保护创口不受感染
D. 肿大淋巴结破溃，涂 5% 异烟肼软膏
E. 以上均是

57. 关于预防接种的初种时间，哪项是正确的
A. 2 个月时开始接种口服脊髓灰质炎病毒活疫苗
B. 2 个月后接种卡介苗
C. 4~5 个月时接种麻疹疫苗
D. 6~8 个月时接种乙型脑炎疫苗
E. 1 岁后开始接种百日咳、白喉、破伤风混合疫苗

58. 麻疹的初种时间是
A. 5 个月　B. 6 个月
C. 7 个月　D. 8 个月
E. 9 个月

59. 母亲 HBsAg 阳性的新生儿应在何时注射乙肝高效价免疫球蛋白
A. 出生后 24 小时内　B. 出生后 48 小时
C. 出生后 72 小时　D. 出生后 7 天内
E. 出生后 1 个月

60. 关于减毒活疫（菌）苗接种的优点，错误的是
A. 接种剂量小　B. 接种效果好
C. 接种次数少　D. 接种反应轻
E. 免疫持久

61. 预防接种的基础免疫间的最短间隔时间为
A. 3 天　B. 4 天
C. 5 天　D. 6 天
E. 7 天

62. 全部免疫活性细胞均来源于
A. 树突状细胞
B. 单核-吞噬细胞
C. 骨髓多能干细胞
D. 胚胎多能干细胞
E. 淋巴干细胞
63. 脊髓灰质炎减毒疫苗初种的年龄应自什么时候开始
A. 1 个月
B. 2 个月
C. 3 个月
D. 4 个月
E. 5 个月
64. 结构中含有必需矿物质的维生素是
A. 维生素 D
B. 维生素 B_{12}
C. 维生素 A
D. 维生素 E
E. 维生素 B_1
65. 婴儿对蛋白质的需要量比成人相对多是因为
A. 婴儿以乳制品为主要食品
B. 氨基酸在体内并非全部吸收
C. 由于生长发育需要正氮平衡
D. 婴儿对蛋白消化吸收功能差
E. 婴儿利用蛋白质的能力差
66. 供给婴儿能量的主要营养素之间的比例按蛋白质、脂肪、碳水化合物分别为
A. 10%、20%、70%
B. 20%、20%、60%
C. 15%、35%、50%
D. 30%、20%、50%
E. 20%、10%、70%
67. 正常小儿每日每千克体重所需热卡的简单计算方法是
A. 1 岁以内 110kcal，以后每增加 3 岁减去 10kcal
B. 1 岁以内 100kcal，以后每增加 2 岁减去 15kcal
C. 1 岁以内 100kcal，以后每增加 3 岁减去 10kcal
D. 1 岁以内 120kcal，以后每增加 2 岁减去 15kcal
E. 1 岁以内 115kcal，以后每增加 4 岁减去 25kcal
68. 新生儿易出现溢乳的原因，除外的是
A. 胃呈水平位
B. 消化道面积相对较大
C. 过度喂养
D. 贲门括约肌发育差
E. 幽门括约肌较发达
69. 不能为机体提供能量的营养素是
A. 维生素
B. 淀粉
C. 蛋白质
D. 糖
E. 脂肪

70. 小儿机体所需的总能量为小儿所特有的是

A. 基础代谢所需的能量
B. 生长发育所需的能量
C. 食物特殊动力作用所需的能量
D. 活动所需的能量
E. 排泄损失的能量

71. 足月儿每日钠的需要量是

A. 0.1~0.5mmol/kg
B. 1~2mmol/kg
C. 3.5~4.0mmol/kg
D. 5.5~6.0mmol/kg
E. 7.5~8.0mmol/kg

72. 补充累积损失量所需的时间是

A. 1~2 小时
B. 2~8 小时
C. 8~12 小时
D. 12~16 小时
E. 16~24 小时

73. 对能量的需要，基础代谢占比最高的阶段是

A. 婴儿期
B. 幼儿期
C. 学龄前期
D. 学龄期
E. 青春期

74. 婴儿每日水的需求量为

A. 70~80ml/kg
B. 80~110ml/kg
C. 110~155ml/kg
D. 150~200ml/kg
E. 200~250ml/kg

75. 婴儿每日所需的总能量为

A. 110kcal/kg
B. 120kcal/kg
C. 130kcal/kg
D. 140kcal/kg
E. 150kcal/kg

76. 婴儿出生后(　　)胰蛋白酶活性增加

A. 3~4 天
B. 1 周
C. 2 周
D. 3 周
E. 1 个月

77. 不属于脂溶性维生素的是

A. 维生素 A
B. 维生素 D
C. 维生素 E
D. 维生素 PP
E. 维生素 K

78. 新生儿生理性体重下降的范围一般为原出生体重的

A. 9%~12%
B. 5%~10%

C. 3%~9%
D. 3%~5%
E. 4%~6%

79. 长期羊乳喂养的婴儿易出现
A. 维生素D缺乏性佝偻病
B. 维生素K缺乏，引起出血
C. 维生素A缺乏，引起夜盲症
D. 叶酸缺乏，引起巨幼细胞贫血
E. 缺铁性贫血

80. 一般主张在小儿出生后多长时间开始添加辅食
A. 2~3个月
B. 3~4个月
C. 6~7个月
D. 7~8个月
E. 4~6个月

81. 食物中每克碳水化合物、脂肪和蛋白质可供给能量（kcal，1kcal=4.1894kJ）分别为
A. 4、9、4
B. 9、4、4
C. 4、4、9
D. 4、9、9
E. 9、9、4

82. 2岁内儿童膳食纤维摄入应为
A. 1g/d
B. 2g/d
C. 3g/d
D. 4g/d
E. 5g/d

83. 正常足月儿生后可抱至母亲处给予吸吮的时间是
A. 出生后半小时左右
B. 出生后1小时左右
C. 出生后2小时左右
D. 出生后4小时左右
E. 出生后8小时左右

84. 单纯以谷类喂养的人工喂养儿如不及时添加水果、蔬菜即可造成
A. 维生素A缺乏
B. B族维生素缺乏
C. 维生素C缺乏
D. 维生素D缺乏
E. 维生素E缺乏

85. 母乳喂养维持泌乳的关键因素是
A. 每次哺乳的时间
B. 哺乳的次数
C. 哺乳的姿势
D. 催乳的药物
E. 乳母的饮食

86. 人工喂养时，下列哪一项是不恰当的
A. 按小儿年龄及生理特点调制乳品量和浓度
B. 每次喂哺应煮沸消毒食具
C. 每日喂哺次数和间隔时间一般与母乳喂哺相近

D. 喂哺完毕后应竖抱并轻拍后背

E. 3个月以下婴儿可用豆类代乳品

87. 1个月婴儿可添加的辅食是

A. 米粉
B. 蛋黄
C. 苹果泥
D. 鱼泥
E. 鱼肝油

88. 母乳具有增进婴儿免疫力的作用，下列哪种物质可抑制白念珠菌的生长

A. 分泌型IgA（SIgA）
B. 双歧因子
C. 溶酶菌
D. 乳铁蛋白
E. 补体

89. 关于母乳的说法，错误的是

A. 含有较多的乳清蛋白和球蛋白
B. 含有多种生物活性物质
C. 对婴儿肾脏溶质负荷小
D. 乳糖含量高，利于婴儿的生长发育
E. 先分泌的乳汁蛋白含量低，而脂肪含量高

90. 关于母乳成分，正确的是

A. 母乳含丰富维生素C
B. 酪蛋白含量高于牛乳
C. 母乳主要以乙型乳糖为主
D. 母乳中含丰富的脂肪酶
E. 母乳中含丰富的矿物质

91. 母乳包含免疫成分，下列哪项说法正确

A. 含巨噬细胞、乳铁蛋白、溶菌酶、乳过氧化物酶
B. 母乳营养丰富，6个月以内可暂不进行预防接种
C. 以淋巴细胞为主
D. SIgA少
E. 含有丰富的乳铁蛋白

92. 下列说法错误的是

A. 小儿出牙前就可添加辅食
B. 母乳喂养时，如母乳量不足，可用牛乳补充
C. 乳汁分泌充足时，哺乳后乳房中剩余乳汁应挤出
D. 母乳中乳糖含量较高
E. 坚持按需喂母乳

93. 2个月以内的婴儿每日哺喂母乳的次数是

A. 每0.5小时哺喂1次
B. 每日多次，按需哺喂
C. 每2~3小时哺喂1次
D. 每3~4小时哺喂1次
E. 每1~2小时哺喂1次

94. 产后母婴同室，开奶时间一般不迟于分娩后

A. 0.5 小时　　B. 15 分钟

C. 1 小时　　D. 2 小时

E. 3 小时

95. 小儿各年龄段中，哪一阶段钙的沉积最高

A. 新生儿期　　B. 婴儿期

C. 幼儿期　　D. 学龄前期

E. 学龄期

96. 母乳喂养儿粪便中主要的细菌是

A. 大肠埃希菌　　B. 肠链球菌

C. 副大肠埃希菌　　D. 变形杆菌

E. 乳酸杆菌

97. 小儿各年龄段中，哪一阶段对蛋白质需要量最高

A. 新生儿期　　B. 婴儿期

C. 幼儿期　　D. 学龄前期

E. 学龄期

98. 下列哪项不是母乳中的免疫成分

A. 淋巴细胞　　B. 溶菌酶

C. 乳铁蛋白　　D. 牛磺酸

E. 免疫球蛋白

99. 母乳营养丰富、易消化吸收的原因中，下列哪一项是错误的

A. 含白蛋白多而酪蛋白少，在胃内的凝块小

B. 脂肪颗粒小，且富有解脂酶

C. 含较多的消化酶，有利于消化

D. 含钙磷比牛乳高，较少发生低钙血症

E. 含铁与牛乳相同，但吸收率高

100. 下列婴儿膳食要求中，哪一项是错误的

A. 每日总热量应达到 110kcal/kg

B. 每日蛋白质的供应保持 1.5g/kg

C. 动物蛋白质最好不要低于总蛋白的 50%

D. 每日需水约为 150ml/kg

E. 每日约需脂肪 4g/kg

101. 人乳中既有杀菌、抗病毒、抗炎症作用，又有调节细胞因子作用的成分是

A. SIgA　　B. 溶菌酶

C. 低聚糖　　D. 乳铁蛋白
E. 补体

102. 诊断儿童食物过敏最重要的依据是
A. 血清总 IgE 水平升高　　B. 血清过敏原特异性 IgE 升高
C. 过敏原皮肤点刺试验阳性　　D. 抗过敏治疗有效
E. 临床表现

103. 人乳与牛乳相比有以下优点，其中错误的是人乳
A. 蛋白质含量比牛乳高　　B. 乳白蛋白含量多
C. 酪蛋白含量少　　D. 乳铁蛋白对免疫有帮助
E. 蛋白质遇酸后凝块小

104. 人乳喂养儿患佝偻病者较牛乳喂养儿少的原因是人乳
A. 含维生素 D 多　　B. 含钙多
C. 钙磷比例合适　　D. 含磷多
E. 以上都不是

105. 人工喂养儿体重 7kg，每日营养需要恰当的是
A. 每日总热量 770kcal　　B. 每日总液量 770ml
C. 每日 5% 糖牛奶 770ml　　D. 每日加 1 个鸡蛋
E. 每日加肉末少许

106. 小儿体格测量指标中，最能反映其营养状况的是
A. 体重　　B. 身长
C. 头围　　D. 皮下脂肪厚度
E. 上臂围

107. 下列哪项是婴儿期的发育特点
A. 对营养需求不高　　B. 免疫功能发育成熟
C. 智能、语言发育迅速　　D. 营养紊乱多见
E. 消化系统发育成熟

108. 1~2 个月婴儿睡眠时间 14~16 小时，肌张力较高，有不自主的运动，是因为
A. 皮质上中枢兴奋性低　　B. 皮质上中枢兴奋性高
C. 皮质下中枢兴奋性低　　D. 皮质上中枢兴奋性低，皮质下中枢兴奋性高
E. 皮质下中枢兴奋性高

109. 幼儿期主要特点不包括
A. 体格发育较前减慢　　B. 易患各种传染病
C. 易发生意外伤害事故　　D. 智能发育迅速
E. 接触社会事物渐多

110. 以下小儿骨骼发育中正确的是
A. 前囟最晚闭合的时间为 10 个月
B. 后囟闭合的时间一般为生后 2 周
C. 颅缝闭合的时间一般为 2 个月
D. 腕部骨化中心开始出现的年龄是 1 岁半
E. 上、下部量相等的年龄为 12 岁

111. 乙肝疫苗在正常人群的接种方案是
A. 时间为出生第 0、1、6 个月，接种剂量为 10 微克/次
B. 时间为出生第 0、1、6 个月，接种剂量为 5 微克/次
C. 时间为出生第 0、3、6 个月，接种剂量为 10 微克/次
D. 时间为出生第 2、4、6 个月，接种剂量为 5 微克/次
E. 时间为出生第 1、2、6 个月，接种剂量为 10 微克/次

112. 青春期生长发育的最大特点是
A. 体格发育稳步增长
B. 生殖系统迅速发育
C. 内分泌调节功能稳定
D. 智力发育速度加快
E. 性格品质成熟

二 A2 型题

1. 小儿体检时摄腕部 X 线片，示腕部骨化中心有钩骨、头状骨、三角骨，该小儿应属于
A. 婴儿期
B. 幼儿期 2 岁
C. 幼儿期 1 岁
D. 幼儿期 3 岁
E. 学龄期

2. 小儿，男，体重 7kg，身高 65cm，头围 42cm，乳牙 2 颗，能独坐一会儿。此小儿的年龄最可能是
A. 9 个月
B. 8 个月
C. 7 个月
D. 6 个月
E. 5 个月

3. 小儿，女，身高 90cm，前囟已闭，乳牙 20 颗。此小儿的年龄可能是
A. 1 岁半
B. 2 岁
C. 3 岁
D. 4 岁
E. 5 岁

4. 小儿，女，体重 7.5kg，身长 66cm，头围 44cm，左腕骨骨化中心 2 个。此小儿可能的月龄是
A. 4 个月
B. 5 个月
C. 6 个月
D. 8 个月
E. 12 个月

5. 小儿，男，身高90cm，前囟门已闭，乳牙20颗，血压是86/55mmHg。此小儿的年龄最大的可能是

A. 1岁半　　B. 2岁
C. 3岁　　D. 4岁
E. 5岁

6. 小儿，男，牙16颗，会用勺子吃饭，会说2~3个字构成的句子。其最可能的年龄是

A. 1岁　　B. 2岁
C. 3岁　　D. 4岁
E. 5岁

7. 小儿，男，能大笑，开始能发出“爸爸”“妈妈”之复音，脊柱出现第2个生理弯曲，对“再见”还不懂。其年龄可能是

A. 3~4个月　　B. 5~6个月
C. 7~8个月　　D. 9~10个月
E. 11~12个月

8. 小儿，男，能独坐一会儿，用手摇玩具，能辨认熟人和陌生人。其年龄为

A. 1~2个月　　B. 2~3个月
C. 3~4个月　　D. 5~6个月
E. 7~8个月

9. 小儿，女，能叫出物品名，对人及事物有爱憎之分，能弯腰拾东西，出牙8颗，脊柱有3个弯曲。其月龄可能是

A. 8个月　　B. 9个月
C. 10个月　　D. 11个月
E. 12个月

10. 患儿，女，5岁。出现下列哪种情况不属于行为问题

A. 屏气发作　　B. 遗尿症
C. 儿童擦腿综合征　　D. 学习障碍
E. 吮拇指癖

11. 患儿，女，出生15天。早产儿，母乳喂养，每天8~10次，体重3.2kg。家长询问小儿室内应保持的温度，护士告知正确的是

A. 16~18℃　　B. 20~22℃
C. 22~24℃　　D. 24~26℃
E. 28℃

12. 患儿，女，出生8小时。对婴儿提供的护理措施，下列说法不正确的是

A. 入室后了解Apgar评分情况　　B. 观察排尿、排胎便时间

C. 持续仰卧位，颈部前屈　　D. 密切观察呼吸和面色
E. 选择母乳喂养

13. 患儿，男，生后 2 周。系 35 周早产儿。出生体重 2kg，生后牛乳喂养，食欲较佳，大小便正常。目前体重 2.5kg，家长来儿保门诊咨询有关补充维生素 D 开始时间及每天剂量，以下哪一项最合适
A. 应立即开始，每天用维生素 D 400IU
B. 应立即开始，每天用维生素 D 800IU
C. 再过 2 周后添加，每天用维生素 D 400IU
D. 再过 2 周后添加，每天用维生素 D 800IU
E. 再过 4 周后添加，每天用维生素 D 400IU

14. 婴儿，5 个月，体重 6kg，每日需喂 8% 糖牛奶量及额外供水量为
A. 牛奶量为 440ml，除牛奶外尚需给水 160ml
B. 牛奶量为 550ml，除牛奶外尚需给水 200ml
C. 牛奶量为 660ml，除牛奶外尚需给水 240ml
D. 牛奶量为 770ml，除牛奶外尚需给水 280ml
E. 牛奶量为 880ml，除牛奶外尚需给水 320ml

三　A3/A4 型题

（1~3 题共用题干）

一家长带小孩来医院进行体格检查，该小儿体格检查结果如下：体重 10kg，身长 80cm，前囟已闭，出牙 12 颗，胸围大于头围。小儿父母体健，双亲无遗传病史，小儿出生后正常，母乳喂养至 6 个月后改人工喂养，按时添加辅食。既往体健，无创伤及惊厥史。经一系列检查，小儿无遗传代谢、内分泌疾病，智力正常。

1. 该小儿最可能的年龄是
A. 9 个月　　B. 12 个月
C. 18 个月　　D. 24 个月
E. 30 个月

2. 该小儿营养状况的最佳衡量指标是
A. 体重　　B. 身长
C. 上、下部量　　D. 坐高
E. 头围

3. 下列哪项动作该小儿可能做不到
A. 独走　　B. 弯腰拾东西

C. 能爬台阶　　D. 能蹲着玩

E. 能跑

（4~6题共用题干）

小儿，女，营养状况良好，能独坐，见生人即哭，但还不会扶站，前囟1cm×1cm，下中切牙正在萌出。

4. 该小儿最可能的月龄为

A. 4个月　　B. 5个月

C. 6~7个月　　D. 9个月

E. 12个月

5. 小儿的身长约为

A. 50cm　　B. 65cm

C. 70cm　　D. 80cm

E. 85cm

6. 其头围大约为

A. 36cm　　B. 38cm

C. 40cm　　D. 42cm

E. 46cm

（7~9题共用题干）

婴儿，男，营养状况良好，体重7kg，能坐，前囟2cm×2cm。

7. 该男婴最可能的年龄是

A. 4~5个月　　B. 5~6个月

C. 7~8个月　　D. 8~9个月

E. 10~12个月

8. 该婴儿身长约

A. 50cm　　B. 65cm

C. 75cm　　D. 80cm

E. 85cm

9. 其头围大约为

A. 34cm　　B. 42cm

C. 44cm　　D. 46cm

E. 48cm

（10~12 题共用题干）

婴儿，男，独坐稳，头围 43cm，前囟 0.5cm×1.0cm，乳牙 2 颗。

10. 根据以上资料，判断该男婴的可能年龄为

A. 3 个月　　B. 5 个月

C. 8 个月　　D. 12 个月

E. 15 个月

11. 他所具备的动作、应物、语言能力，哪项是不可能的

A. 能发出“妈妈”等语音　　B. 能听懂自己的名字

C. 会扶着栏杆站起来　　D. 会拍手

E. 能认识和指出身体的几个部分

12. 下列反射哪项已不存在

A. 腹壁反射　　B. 吸吮反射

C. 跟腱反射　　D. 提睾反射

E. Babinski 征阳性

（13~14 题共用题干）

婴儿，3 个月，体格检查时。

13. 其抬头动作应该是

A. 卧位时鼻及口腔不能离开床面　　B. 直抱时不能抬头

C. 抱时勉强竖起，但左右前后晃动　　D. 卧位时以肘支撑上半身，抬起头

E. 卧位时抬头两手支撑，并左右旋转头部

14. 其语言的能力有

A. 咿呀发音

B. 发 2 个字的重复音节，如“爸爸”“妈妈”

C. 发单音词，如“爸”“妈”

D. 能哭喊，无其他语声

E. 能哭喊，逗引不太会笑

（15~16 题共用题干）

小儿，2017 年 1 月 5 日出生。

15. 该小儿接种麻疹疫苗时间应是

A. 2017 年 9 月 5 日　　B. 2017 年 7 月 5 日

C. 2017 年 8 月 5 日　　D. 2017 年 6 月 5 日

E. 2017 年 10 月 5 日

16. 关于麻疹疫苗的说法，下列哪种是错误的

A. 最好在 –20℃以下保存

B. 接种部位在上臂三角肌皮肤附着处皮下注射

C. 属于被动免疫制剂

D. 属于主动免疫制剂

E. 麻疹疫苗是预防麻疹最有效的措施

（17～18 题共用题干）

患儿，男，3 个月。生长发育良好，体重为 5kg，因母亲患慢性疾病，需停用母乳而改牛乳喂养。

17. 该患儿每日所需水分是

A. 850ml　　B. 775ml

C. 650ml　　D. 550ml

E. 450ml

18. 该患儿每天需 8% 糖牛奶量及另需补充的水分各为(　　)ml

A. 350，100　　B. 450，150

C. 550，225　　D. 650，250

E. 775，300

（19～23 题共用题干）

婴儿，男，5 个月。出生体重 3kg，因母亲有慢性病，给予人工喂养，喂以牛奶。

19. 下列有关牛奶特点的说明中，哪项是错误的

A. 牛奶的蛋白质含量高，且以酪蛋白为主

B. 牛奶含饱和脂肪酸多，又无脂肪酶

C. 牛奶中矿物质盐类较多，利于消化

D. 牛奶中铁含量较少，吸收率低，易发生缺铁性贫血

E. 牛奶中乳糖含量低于母乳

20. 该男婴现阶段生长发育状况不符合的有

A. 体重约 7kg　　B. 头眼协调较好

C. 抬头已很稳　　D. 能够独坐

E. 握持反射消失

21. 若该男婴现体重 7kg，每日需要补充

A. 每日需液体量 1050ml　　B. 每日需液体量 1400ml

C. 每日所需总能量 770kcal　　D. 每日所需总能量 1400kcal

E. 若使用 8% 糖牛奶喂养，每天应给 770ml

22. 该婴儿添加辅食情况，下列添加内容及时间正确的是
　A. 鱼肝油，生后 1 个月　　B. 蛋黄，2 个月
　C. 菜汤、水果汁，生后 1 个月　　D. 米糊、稀饭，生后 3 个月
　E. 烂面、肝泥，生后 8 个月
23. 若该婴儿喂以羊奶，则应特别注意补充下列哪项物质
　A. 及时添加铁剂，以防缺铁性贫血
　B. 及时添加锌，以保证脑和智力的健康发育
　C. 及时补充叶酸和维生素 B_{12}，以防巨幼细胞贫血
　D. 及时补充钙剂，以防低血钙发生
　E. 及时补充各种氨基酸和乳糖，促进脑的发育

(24~26 题共用题干)

患儿，女，3 个月。母乳喂养，最近大便次数增多。

24. 首先进行的化验检查为
　A. 血常规　　B. 尿常规
　C. 红细胞沉降率　　D. 大便常规
　E. 大便细菌培养
25. 如大便化验有较多的脂肪球，母亲自己应
　A. 减少蛋白质摄入　　B. 减少水分摄入
　C. 减少脂肪摄入　　D. 减少碳水化合物的摄入
　E. 一天进食量比平时少 1/3
26. 该患儿如需继续哺母乳，此时应
　A. 先停哺 2 顿，以后继续哺母乳　　B. 仅吸吮最初一部分乳汁
　C. 仅吸吮最后一部分乳汁　　D. 仅吸吮中间一部分乳汁
　E. 仅吸吮最初及中间一部分乳汁

(27~31 题共用题干)

患儿，男，1 岁 6 个月。因间断咳嗽 1 周就诊，每日呕吐 1~2 次胃内容物。患儿是第一胎足月顺产儿，生后母乳喂养至今，未添加辅食。平时易患“肺炎、肠炎”。查体：精神萎靡，营养差，体重 5.9kg，身长 75cm，前囟已闭，心、肺（-），皮肤弹性差，皮下脂肪消失，四肢肌张力低下，活动尚可，神志尚清。

27. 此患儿可诊断为
　A. 营养不良轻度　　B. 营养不良中度
　C. 营养不良重度　　D. 营养不良中度伴重度脱水
　E. 营养不良轻度伴重度脱水

28. 此患儿不会出现的现象是
A. 糖代谢失常，发生低血糖
B. 脂肪代谢失常，出现高胆固醇血症
C. 伴维生素 A 缺乏症
D. 免疫功能低下
E. 肾浓缩功能降低

29. 下列起始治疗措施哪项不妥当
A. 10% 葡萄糖每日 100ml/kg
B. 开始供给热量每日 40~60kcal/kg
C. 口服胃蛋白酶、胰酶以助消化
D. 口服各种维生素
E. 用苯丙酸诺龙促进同化作用

30. 此患儿在治疗过程中最常见的并发症是
A. 低钙惊厥
B. 高渗性脱水
C. 心力衰竭
D. 肾小管酸中毒
E. 胃肠功能紊乱

31. 患儿住院过程中，晨起突然意识不清，面色苍白，脉搏细弱，呼吸浅表，多汗。首先应采取哪项紧急措施
A. 静脉注射洛贝林
B. 静脉注射毛花苷 C
C. 静脉注射氨茶碱
D. 静脉注射甘露醇
E. 静脉注射高渗葡萄糖

四 B 型题

（1~5 题共用备选答案）
A. 青春期
B. 婴儿期
C. 学龄前期
D. 幼儿期
E. 学龄期

1. 小儿生长发育最迅速的时期是
2. 对危险认识能力不足，易发生意外和中毒的时期是
3. 体格生长发育速度减慢，处于稳步增长状态；而智能发育更加迅速的时期是
4. 体格生长处于稳步增长阶段的是
5. 除生殖系统外，其他器官与系统发育已接近成人的是

（6~8 题共用备选答案）
A. 0~4 月龄
B. 4~6 月龄
C. 7~9 月龄
D. 幼儿期
E. 学龄前期

6. 应开始添加辅食的时间是

7. 学习用杯喝奶的时间是
8. 培养自我进食能力的时间是

（9~11 题共用备选答案）

A. 5 次　　B. 4 次
C. 3 次　　D. 2 次
E. 1 次

每年体检次数要求是
9. 婴儿期（1 岁以内）
10. 幼儿期（1~3 岁）
11. 学龄前期（3~7 岁）

（12~14 题共用备选答案）

A. 卡介苗　　B. 脊髓灰质炎疫苗
C. 麻疹疫苗　　D. 乙型肝炎
E. 百日咳、白喉、破伤风

12. 接种方法为口服
13. 接种方法为皮内注射
14. 接种方法为肌内注射

（15~19 题共用备选答案）

A. 出生时　　B. 2 个月
C. 3 个月　　D. 8 个月
E. 1 岁半

15. 麻疹疫苗开始接种的时间
16. 乙肝疫苗开始接种的时间
17. 脊髓灰质炎疫苗开始接种的时间
18. 百日咳、白喉、破伤风疫苗复种时间
19. 卡介苗初种年龄

（20~22 题共用备选答案）

A. 卡介苗　　B. 百白破混合疫苗
C. 脊髓灰质炎疫苗　　D. 乙脑疫苗
E. 麻疹疫苗

20. 新生儿应接种

21. 2个月小儿应接种

22. 8个月小儿应接种

（23~24题共用备选答案）

A. 200ml
B. 175ml
C. 150ml
D. 125ml
E. 100ml

23. 婴儿每日每千克体重需水约

24. 6岁儿童每日每千克体重需水约

（25~27题共用备选答案）

A. 蛋白质
B. 脂肪
C. 碳水化合物
D. 维生素
E. 水

25. 年长儿每天所需要的能量50%~60%来自

26. 年长儿每天所需要的能量30%~35%来自

27. 年长儿每天所需要的能量12%~15%来自

（28~30题共用备选答案）

A. 占总能量的50%~60%
B. 占总能量的25%~30%
C. 占总能量的7%~8%
D. 占总能量的10%
E. 占总能量的5%

28. 婴儿生长发育所需能量

29. 婴儿基础代谢所需能量

30. 婴儿食物的特殊动力作用

（31~33题共用备选答案）

A. 母乳
B. 牛奶
C. 全脂奶粉
D. 羊奶
E. 酸牛奶

31. 叶酸、维生素B_{12}含量少的是

32. 以白蛋白为主的是

33. 以酪蛋白为主的是

(34~38 题共用备选答案)

A. 酸奶
B. 脱脂乳
C. 稀释乳
D. 无乳糖奶粉
E. 豆奶粉

34. 供新生儿和早产儿食用
35. 供腹泻或消化功能差的患儿短期食用
36. 供乳糖不耐受、牛乳蛋白过敏患儿食用
37. 供长期腹泻、乳糖不耐受的患儿食用
38. 供健康小儿或消化不良的小儿食用

(39~40 题共用备选答案)

A. 0.5 小时
B. 1 小时
C. 2 小时
D. 3 小时
E. 4 小时

39. 正常足月儿出生后母乳喂养开始时间是
40. 正常足月儿配方乳喂养的间隔时间是

(41~44 题共用备选答案)

A. 含碳水化合物最高
B. 蛋白质、碳水化合物及脂肪均最低
C. 含脂肪量最高
D. 含脂肪量最少而蛋白质量最多
E. 蛋白质含量较少，但蛋白质成分比例适当

41. 初乳
42. 过渡乳
43. 成熟乳
44. 晚乳

(45~47 题共用备选答案)

A. 2 岁
B. 3 岁
C. 4 岁
D. 5 岁
E. 6 岁

45. 会骑三轮车，能说短歌谣的年龄是
46. 能单腿跳，开始识字的年龄是
47. 会穿鞋，能唱歌的年龄是

（48~49 题共用备选答案）

A. 神经系统
B. 淋巴系统
C. 生殖系统
D. 肌肉
E. 心血管系统

48. 人体的各系统发育并不一致，发育最早的是
49. 人体的各系统发育并不一致，发育最迟的是

（50~53 题共用备选答案）

A. 4 周
B. 6~8 周
C. 3 个月
D. 6 个月
E. 12 个月

50. 后囟关闭最迟的年龄
51. 出现颈椎前突的年龄
52. 出现胸椎后突的年龄
53. 出现腰椎前突的年龄

（54~56 题共用备选答案）

A. 提睾反射
B. 吞咽反射
C. 觅食反射
D. 膝腱反射
E. 跟腱反射

54. 出生时存在以后永不消失的反射是
55. 出生时不存在以后逐渐出现的反射是
56. 出生时存在以后逐渐消失的反射是

五 X 型题

1. 婴儿期生长发育特点是
A. 生长发育突出
B. 易患传染病
C. 易发生消化紊乱与营养不良
D. 自身免疫功能尚未成熟
E. 抗病能力强

2. 关于学龄前儿童的特点，正确的是
A. 体格发育稳步增长，但较前减慢
B. 脑发育完全成熟
C. 各系统器官外形均已接近成人
D. 发病率低
E. 善于模仿

3. 小儿生长发育的一般规律，正确的是

A. 由下到上　　B. 由近到远

C. 由粗到细　　D. 由低级到高级

E. 由简单到复杂

4. 关于小儿脑和脊髓的发育，以下说法正确的是

A. 新生儿脑重已达成人脑重的 25% 左右

B. 出生时的神经细胞数目已接近成人

C. 神经髓鞘的形成在 6 岁左右完成

D. 婴儿时期对外界各种刺激容易泛化

E. 脊髓下端的位置 4 岁时在第 1 腰椎水平

5. 关于儿童身长的发育，符合规律的是

A. 初生时约 50cm　　B. 3 个月时 61～62cm

C. 1 岁时约 75cm　　D. 2 岁时约 80cm

E. 5 岁时约 110cm

6. 关于前囟的描述，下列哪项是正确的

A. 可作为衡量颅骨发育的指标

B. 为顶骨和额骨边缘形成的菱形间隙

C. 为顶骨与枕骨边缘形成的三角形间隙

D. 在 1～1.5 岁时闭合

E. 过早闭合见于小头畸形

7. 关于头围，下列说法正确的是

A. 头围大小与脑的发育密切相关　　B. 新生儿平均头围约 34cm

C. 3 岁时头围约 46cm　　D. 2 岁时头围约 48cm

E. 头围的测量在 2 岁以内最有价值

8. 以下关于小儿生长发育规律的描述，正确的是

A. 各年龄阶段生长发育是等速进行的

B. 在整个小儿时期生长发育是不断进行的

C. 小儿生后前 3 个月是生后体格增长最快的时期

D. 在一定范围内存在着个体差异

E. 各系统器官的发育并不平衡

9. 以下关于小儿神经发育，说法错误的是

A. 生后 1 个月，出现拥抱反射　　B. 生后 2 个月，出现握持反射

C. 3～4 个月前，Kernig 征阳性　　D. 1 岁以内腹壁反射容易引出

E. 2 岁以内，Babinski 征阴性

10. 以下关于小儿神经精神发育，说法正确的是
    A. 小儿出生后，皮质神经细胞数目继续增加
    B. 神经髓鞘形成先是向心神经，后是离心神经
    C. 新生儿的皮质下系统如丘脑、苍白球功能较成熟
    D. 拥抱反射阳性是新生儿已成熟的指标
    E. 正常新生儿 Chvostek 反射可阳性
11. 儿童保健研究涉及的内容包括
    A. 儿童的体格生长和社会心理发育
    B. 儿童营养和儿童健康促进
    C. 孕妇保健
    D. 儿科疾病的管理
    E. 产妇保健
12. 以下哪项是预防接种的反应
    A. 卡介苗接种后局部出现红肿浸润
    B. 脊髓灰质炎三价混合疫苗接种后发生轻度腹泻
    C. 麻疹疫苗接种后产生轻微的皮疹
    D. 乙型肝炎病毒疫苗接种后发热
    E. 百日咳、白喉、破伤风类毒素混合制剂接种后局部出现红肿、化脓
13. 小儿能量的需要包括
    A. 基础代谢
    B. 活动所需
    C. 生长所需
    D. 食物的特殊动力作用
    E. 排泄的消耗
14. 下列哪些项与母乳抗感染作用有关
    A. 分泌型抗体
    B. 特异性抗体
    C. 乳铁蛋白
    D. 酪蛋白
    E. 双歧因子
15. 在下列正常小儿母乳喂养方法中，哪项不妥
    A. 生后尽早开奶
    B. 坚持按时喂母乳
    C. 每次哺乳时间不能少于 30 分钟
    D. 每次吸完一侧再吸另一侧
    E. 哺乳后抱起婴儿轻拍其背
16. 关于人工喂养，正确的是
    A. 用牛乳喂养，加糖是为了增加甜度
    B. 牛乳煮沸后可达到灭菌的作用
    C. 牛乳稀释后可增加营养成分的吸收率
    D. 牛乳喂养儿加辅食应比母乳喂养儿晚
    E. 牛乳加热蛋白质变性而易消化吸收

17. 关于母乳营养素的特点，下列正确的是
A. 蛋白质生物价值高，且酪蛋白含量较少
B. 不饱和脂肪酸较多
C. 乳糖含量高，且以乙型乳糖为主
D. 维生素 K 含量较低
E. 含矿物质锌、铜、碘较低

六 案例分析题

（1~2 题共用题干）

小儿身高 85cm，头围 48cm，乳牙 20 颗，能跳，能表达自己的意愿。

1. 按公式计算此小儿的体重约是
A. 16kg
B. 14kg
C. 12kg
D. 10kg
E. 8kg

2. 关于儿童的心率，下列正确的是
A. 新生儿心率为 120~140 次/分
B. 1 岁以内为 110~130 次/分
C. 2~3 岁为 100~120 次/分
D. 4~7 岁为 80~100 次/分
E. 8~14 岁为 70~90 次/分

（3~5 题共用题干）

小儿，男，能独自稳坐，但不会爬，能无意识地发出复音，能认人，不能听懂自己的名字。

3. 此小儿的年龄最大可能是
A. 5 个月
B. 6 个月
C. 7 个月
D. 8 个月
E. 9 个月

4. 此小儿的身高、体重按公式计算约为
A. 60cm，6kg
B. 62cm，6.55kg
C. 66cm，8kg
D. 67cm，7.55kg
E. 69cm，8kg

5. 恒牙骨化开始的时间是
A. 新生儿
B. 1 岁
C. 2 岁
D. 3 岁
E. 4 岁

参考答案与解析

一、A1 型题

1. B【解析】自出生到1周岁之前为婴儿期。

2. E【解析】人体各系统的发育顺序遵循一定规律，有各自的生长特点。神经系统发育较早，生殖系统发育较晚，淋巴系统则先快而后回缩。

3. A【解析】受精后前8周称为胚胎期，如果此阶段受到外界任何干扰，容易引发严重畸形甚至死亡并流产。

4. A【解析】白细胞分类主要是中性粒细胞与淋巴细胞比例的变化。出生时中性粒细胞约占0.65，淋巴细胞约占0.30。随着白细胞总数的下降，中性粒细胞比例逐渐下降，生后4~6天时两者比例约相等；至1~2岁时淋巴细胞约占0.60，中性粒细胞约占0.35，之后中性粒细胞比例逐渐上升，至4~6岁时两者比例又相等；以后白细胞分类与成人相似。

5. D【解析】胎儿期是指从受精卵形成到小儿出生为止，共40周。

6. A【解析】受精后2周心脏即开始形成，4周时开始有血液循环，8周时心脏四腔结构就已形成。

7. C【解析】新生儿出生时前囟对边中点连线1.5~2cm。前几个月头颅增长快，前囟也随着变大，约至6个月时最大，达到2.5~3cm，以后随着颅骨逐渐骨化，前囟逐渐变小，有的小儿1岁时前囟已闭合，最迟在1岁半时也应该闭合。

8. A【解析】身长可分为上部量及下部量。上部量自头顶至耻骨联合上缘为上部量，代表扁骨的生长。下部量自耻骨联合上缘至脚底为下部量，代表长骨的生长。

9. D【解析】2岁以内小儿 Babinski 征阳性可为生理现象，选项D错误。

10. B【解析】自出生到1周岁之前为婴儿期。此期是生长发育极其旺盛的阶段，也是最短的一个阶段。

11. D【解析】新生儿俯卧位时已有反射性匍匐动作，2个月时俯卧能交替踢腿，3~4个月时能用手撑起上身数分钟，8~9个月时可用双上肢向前爬，12个月时可用手与膝关节支撑爬。

12. D【解析】婴儿出生时身长平均为50cm，出生后第1年身长增长最快，约为25cm，前3个月身长增长11~13cm，约等于后9个月的增长值，1岁时身长约75cm；第2年身长增长速度减慢，为10~12cm，即2岁时身长约87cm。

13. B【解析】3个月内的小儿身长（cm）=50+3（月龄）×4；头围（cm）=34+3（月龄）×2。因此B选项正确。1岁身长增长25cm，前3个月增长等于后9个月增长，出生平均身长50cm，所以3个月大概为50+12.5=62.5cm；头围出生时34cm，一年增长12cm，前 3 个月等于后 9 个月增长，头围大概为 34 + 6 = 40cm。

14. B【解析】不同年龄的体液分布（占体重的百分比）见表 1-1。

表 1-1　不同年龄的体液分布（占体重的百分比）

体液分布	新生儿	1 岁	2~14 岁	成人
体液总量	78	70	65	60
细胞内液	35	40	40	40
细胞外液	43	30	25	20
间质液	38	25	20	15
血浆	5	5	5	5

15. A【解析】参见 A1 型题第 12 题解析。

16. C【解析】平衡与大运动：①抬头，新生儿俯卧时能抬头 1 ~ 2 秒；3 个月时抬头较稳；4 个月时抬头很稳。②坐，6 个月时能双手向前撑住独坐；8 个月时能坐稳。③翻身，7 个月时能有意识地从仰卧位翻身至俯卧位，然后从俯卧位翻至仰卧位。④爬，应从 3 ~ 4 个月时开始训练，8 ~ 9 个月可用双上肢向前爬。⑤站、走、跳，11 个月时可独自站立片刻；15 个月可独自走稳；24 个月时可双足并跳；30 个月时会独足跳。

17. E【解析】丹佛发育筛查法主要用于 6 岁以下儿童的发育筛查，实际应用时对 4.5 岁以下的儿童较为适用。

18. B【解析】婴儿 3 个月以后就开始训练大小便的习惯，坚持训练，1 岁左右即可达到自我控制。

19. D【解析】胃的排空与否与消化能力密切相关。婴儿进餐频繁（每日超过 7 ~ 8 次），或夜间进食，使胃排空不足，影响婴儿食欲。一般安排婴儿 1 日 6 餐有利于形成饥饿的生物循环。

20. A【解析】儿童体格生长评价包括发育水平、生长速度及匀称程度 3 个方面。发育水平是将某一年龄时点所获得的某一项体格生长指标测量值（横断面测量）与参考人群值比较，得到该儿童在同质人群中所处的位置，即为此儿童该项体格生长指标在此年龄的生长水平，通常以等级表示其结果。

21. C【解析】生后 4 ~ 10 个月乳牙开始萌出，13 个月后未萌出者为乳牙萌出延迟。

22. D【解析】出生时腕部尚无骨化中心，股骨远端及胫骨近端已出现骨化中心，10 岁时出全，共 10 个，故 1 ~ 9 岁腕部骨化中心的数目大约为其岁数加 1。

23. B【解析】出生时头围相对大，平均 33 ~ 34cm。第 1 年前 3 个月头围的增长约等于后 9 个月头围的增长值（6cm），即 1 岁时头围约为 46cm；生后第 2 年头围增长减慢，约为

2cm，2岁时头围约48cm；2~15岁头围仅增加6~7cm。头围的测量在2岁以内最有价值。

24. D【解析】青春期是儿童到成人的过渡期，受性激素等因素的影响，体格生长出现生后的第2个高峰，有明显的性别差异。

25. C【解析】小儿运动的发育遵循着一定的规律，并且与大脑、脊髓和肌肉的发育密切相关。①头尾规律：运动发育是由头部逐渐向下发展的，头部的发育领先于躯干、四肢。如先能抬头，两手取物，然后会坐、直立、走路。②由近到远：即离躯干近的肌肉动作先发育、然后掌握肢体远端的肌肉活动，如先能抬肩，然后手指取物。③从泛化到集中、由不协调到协调：如小婴儿看到胸前的玩具，表现为手舞足蹈，但不能把玩具拿到手。随着神经髓鞘的不断完善，协调能力的加强，慢慢的孩子可以准确地拿到东西。④正性规律：正面的动作先于反面的动作发育，例如，孩子先学会手抓东西，以后才会放下手中的东西；先会从坐位站起，然后会从立位坐下来，先学会向前走，以后才会倒着走。

26. E【解析】世界卫生组织（WHO）的参考值为：足月新生儿出生时体重为男3.3kg，女3.2kg。出生后1周内有生理性体重下降，在生后第3~4天达最低点，下降范围为3%~9%，以后逐渐回升，至出生后第7~10天应恢复到出生时的体重，因此选项A、B正确。正常足月婴儿生后第1个月体重增加可达1~1.7kg，生后3~4个月体重约等于出生时体重的2倍；12月龄时婴儿体重约为出生时的3倍（10kg）；2岁至青春前期体重增长减慢，年增长值约2kg。因此选项C、D正确。因个体差异，小儿体重可波动在±10%。低于正常体重15%，应考虑营养不良；若高于20%以上，则考虑营养过度。因此选项E错误。

27. E【解析】出生时，中性粒细胞约占0.65，淋巴细胞约占0.30。生后4~6天两者比值相等，即形成第一个交叉，4~6岁时两者又相等，形成第二个交叉。6岁以后中性粒细胞增多，淋巴细胞减少，与成人相似。

28. B【解析】咽扁桃体至1岁末逐渐增大，4~10岁达发育高峰，14~15岁时逐渐退化，故婴儿少见扁桃体炎。

29. D【解析】颅骨发育：后囟出生时很小或已经闭合，最晚6~8周龄闭合，选项E正确。脊柱：出生时脊柱无弯曲，仅呈轻微后凸。3个月左右抬头动作的出现使颈椎前凸；6个月后能坐，出现胸椎后凸，选项B正确。出生时腕部尚无骨化中心，股骨远端及胫骨近端已出现骨化中心，10岁时出全，共10个，选项C正确。头状骨、钩骨骨化中心于3个月左右出现，选项A正确。小儿1岁以内脊柱增长快于四肢，选项D错误。

30. E【解析】非特异性免疫出生后即基本发育完善，但体液免疫及细胞免疫要随年龄增长逐渐发育完善，如体液免疫要到7~8岁才发育完善。

31. A【解析】从5~7岁至18岁左右红骨髓仅存在于脊椎、胸骨、肋骨、锁骨、颅骨、肩胛骨、骨盆骨及长骨近端。

32. C【解析】婴儿出生时坐高（顶臀长）占身高（长）的比例是67%。

33. C【解析】腕部于出生时无骨化中心，其出生后的出现顺序为：头状骨、钩骨（3

个月左右）、下桡骨骺（约 1 岁）、三角骨（2~2.5 岁）、月骨（3 岁左右）、大小多角骨（3.5~5 岁）、舟骨（5~6 岁）、下尺骨骺（6~7 岁）、豆状骨（9~10 岁）。10 岁时出全，共 10 个，故 1~9 岁腕部骨化中心的数目大约为其岁数加 1。

34. B【解析】正常婴幼儿肝脏的上界一般在右锁骨中线第 4 肋间，下界一般在右肋缘下 1~2cm，剑突下更易触及，约 2cm。

35. D【解析】拥抱反射、觅食反射、握持反射生后即存在，持续约数月自然消失，腹壁反射生后可不存在，随生长逐渐出现。

36. D【解析】脑干网状结构存在网状上行激活系统和网状上行抑制系统，网状上行激活系统能够使大脑皮质达到觉醒状态。

37. A【解析】婴儿语言发展的 4 个阶段依次是单字句、电报句、简单句、复合句。0~1 岁：是咿呀学语和语言词汇的储备阶段。1~2 岁：这时期的语言特色是说单字句，能用手势、表情辅助语言来表达需要；会学小羊“咩咩”叫。2~3 岁：由能说短句逐渐变为会使用复杂句，喜欢提问。3~6 岁：说话流利，会用非常丰富的词类，并能从成人的言谈中发现语法关系，修正自己错误的暂时性的语法，逐渐形成真正的语言。

38. C【解析】婴幼儿发育的每一年龄阶段特点，都具有相对的稳定性。由于所处的时代不同，社会和教育条件不同，身心成熟状态不同，心理发展的变化也表现出一定的可塑性。

39. C【解析】Bayley 婴儿发育量表是被公认为最好的儿童神经心理发育诊断性评价方法。丹佛发育筛查测验、绘人测试、图片词汇测试这 3 项属于筛查性评估工具。

40. B【解析】气质是先天的，宝宝出生后就表现出气质上的不同，有的生来好动，有的很安静，有的则很急躁。所以说，气质是由遗传、天赋等生物因素决定的，它是一种先天的素质。

41. A【解析】皮肤感觉包括触觉、痛觉、温度觉及深感觉等。新生儿眼、口周、手掌、足底等部位的触觉已很灵敏，而前臂、大腿、躯干的触觉则较迟钝。新生儿已有痛觉，但较迟钝；第 2 个月起才逐渐改善。出生时温度觉已很灵敏。

42. A【解析】在胚胎期第 3 周开始出现卵黄囊造血，在胚胎期第 6 周之后，中胚叶造血开始减退。

43. C【解析】DDST 主要用于 6 岁以下儿童的发育筛查；Gesell 发育量表适用于 4 周至 3 岁的婴幼儿；Bayley 婴儿发育量表适用于 2~30 个月婴幼儿，包括精神发育量表、运动量表和婴儿行为记录；WPPSI 适用于 4~6.5 岁；WISC-R 适用于 6~16 岁。

44. C【解析】新生儿的嗅觉和味觉出生时已经发育成熟，3~4 个月时能区别好闻和难闻的气味。4~5 个月对食物味道的微小改变很敏感。

45. C【解析】胚胎第 6~8 周时，肝脏出现活动的造血组织，并成为胎儿中期的主要造血部位，胎儿期第 4~5 个月时达高峰，至 6 个月后，肝造血逐渐减退。

46. D【解析】新生儿期，生后 1 周内的新生儿发病率和死亡率极高，婴儿死亡中约 2/3 是新生儿，小于 1 周的新生儿的死亡数占新生儿期死亡数的 70% 左右。故新生儿保健是儿童保健的重点，而生后 1 周内新生儿的保健是重中之重。

47. D【解析】幼儿期保健重点：①重视与幼儿的语言交流。②培养幼儿的独立生活能力，安排规律生活，养成良好的生活习惯。③定期进行体格检查，预防疾病。④预防意外伤害的发生。学龄前期的保健重点：注意培养良好的学习习惯、想象与思维能力，使之具有优良的心理素质。选项 D 属于学龄前期的保健重点，不属于幼儿期保健特点，故正确答案应选 D。

48. D【解析】新生儿期保健重点有以下几点。①护理：娩出后迅速清理口腔黏液；严格消毒结扎脐带；记录出生时 Apgar 评分、体温、呼吸、体重与身长；接种卡介苗和乙型肝炎疫苗；每天洗澡保持皮肤清洁，注意脐部护理，臀部护理；睡眠建议仰卧位；父母多与婴儿交流，抚摸；应尽量避免过多的外来人员接触（故选项 D 错误）。②保暖。③喂养：尽早母乳喂养。④新生儿疾病筛查。⑤新生儿访视。

49. E【解析】1 岁儿童体内水分占人体组成的 70%。男性体内含水分较女性多，年轻人较年长者多，新生儿体内所含水量为 70%~75%。

50. A【解析】见表 1-2。

表 1-2　婴儿疫苗接种表

接种起始月（年）龄	疫 苗 名 称
刚出生	卡介苗（第 1 次），乙肝疫苗（第 1 次）
1 个月	乙肝疫苗（第 2 次）
2 个月	脊髓灰质炎三价混合疫苗（第 1 次）
3 个月	脊髓灰质炎三价混合疫苗（第 2 次），百白破混合制剂（第 1 次）
4 个月	脊髓灰质炎三价混合疫苗（第 3 次），百白破混合制剂（第 2 次）

51. B【解析】卡介苗接种后的阳性反应硬结直径多在 5~9mm，颜色浅红，边缘不整、较软，阳性反应持续时间较短，3~5 天即消失，有较明显的逐年减弱的倾向，一般 3~5 年内逐渐消失。

52. B【解析】接种麻疹疫苗后保护性抗体是 IgG，一般半个月后产生，1 个月达到高峰，保持数年或更久。

53. B【解析】新生儿期应接种卡介苗和乙型肝炎疫苗。

54. B【解析】A 群脑膜炎球菌多糖疫苗系用 A 群脑膜炎球菌液体培养，甲醛杀菌后，从上清液中提取荚膜多糖抗原，经冻干而成。一般用于 6 个月至 15 周岁儿童，预防 A 群脑膜炎球菌引起的流脑，预防效果因抗体阳转率而不同。

55. C【解析】脊髓灰质炎疫苗为减毒的混合疫苗，选项C错误。

56. E【解析】接种卡介苗后个别患儿腋下淋巴结肿大、个别患儿锁骨下淋巴结肿大，接种后4~6周局部有小溃疡，应保护创口不受感染，如果出现肿大淋巴结破溃，涂5%异烟肼软膏。

57. A【解析】刚出生即接种卡介苗，选项B错误。8个月开始接种麻疹疫苗和乙型脑炎疫苗，选项C、D错误。从3个月开始接种百日咳、白喉、破伤风混合疫苗，选项E错误。

58. D【解析】麻疹的初种时间是8个月。

59. A【解析】对于母亲HBsAg阳性的新生儿，除了全程接种乙肝疫苗外，仍需在出生后24小时内尽早注射1次乙肝免疫球蛋白（HBIg）不少于100IU。新生儿出生12小时内接种乙肝疫苗和HBIg后，方可进行母乳喂养。

60. D【解析】减毒活疫菌苗的优点：①诱导体液免疫和细胞免疫2种免疫反应，有的制品通过自然感染途径接种，还可以诱导出黏膜免疫，使机体获得较广泛的免疫保护，选项B正确。②使用的是活的微生物，可在机体内长时间起作用而诱导较强的免疫反应，选项E正确。③活的微生物有再增殖的特性，理论上只需接种1次，即可以达到满意的免疫效果，选项A、C正确。④可能引起水平传播，扩大免疫效果，增强群体免疫屏障。⑤无须添加佐剂。⑥生产工艺一般不需要浓缩纯化。⑦价格低廉。

61. E【解析】我国目前规定：不加吸附的疫苗，最低限度间隔7~10天注射1次；类毒素或吸附制剂，间隔4~8周。

62. C【解析】骨髓多能干细胞在骨髓微环境中经不同细胞因子诱导，发育为多种免疫活性细胞。

63. B【解析】脊髓灰质炎减毒疫苗糖丸在2个月口服，连服3个月，4岁时复种。

64. B【解析】维生素B_{12}是唯一含必需矿物质的维生素，因含钴而呈红色。

65. C【解析】婴幼儿对蛋白质的需要量比成人相对多，是因为他们不但需要蛋白质来补充丢失的热量，而且还需要它来增长和构成新组织。包括中枢神经系统在内，幼年各种组织均处于旺盛的发育时期，若长期缺乏蛋白质，可引起智力障碍、生长发育迟缓、体重过轻及贫血等。蛋白质摄入量不足，意味着负氮平衡，即摄入的氮少而排出的氮较多，组织蛋白的分解大于合成，身体组织亏损，健康受到影响。所以婴幼儿对蛋白质的需要量要比成人要高。

66. C【解析】供给婴儿能量的主要营养素之间的比例按蛋白质、脂肪和碳水化合物分别为8%~15%、35%~45%和50%~60%。

67. A【解析】婴儿热量需求高，1岁内每天110kcal/kg，以后每增加3岁减10kcal/kg，即3岁时每天100kcal/kg，6岁时每天90kcal/kg。

68. B【解析】足月儿出生时吞咽功能已经完善，但食管下部括约肌较松弛，胃呈水平位，幽门括约肌较发达，易发生溢乳甚至呕吐。此外，喂养方法不当，如奶头过大、吞入气体过多时，婴儿也往往出现溢乳。消化道面积相对较大，肠管壁较薄、黏膜通透性高，有利于吸收母乳中的免疫球蛋白，并不是引起溢乳的原因。

69. A【解析】维生素是维持机体正常代谢和生理功能所必需的一大类有机化合物，不产生能量，人体需要量甚微。

70. B【解析】小儿对能量的需要包括以下5个方面：①基础代谢。②生长发育所需，此为小儿所特有，每增加1g体重约需能量5kcal。若能量供给不足，可使生长发育缓慢或停止。③食物特殊动力作用（SDA）。④活动所需。⑤排泄损失能量。

71. B【解析】足月儿每日钠需要量为1~2mmol/kg。

72. C【解析】补液速度取决于脱水程度，原则上先快后慢，重度脱水时快速输入2∶1等张含钠液20ml/kg，30~60分钟内输入；其余累积损失量于8~12小时完成。

73. A【解析】小儿基础代谢的能量需要量较成人高，随年龄增长逐渐减少。如婴儿的基础代谢率（BMR）约为55kcal（230.12kJ）/(kg·d)，7岁时BMR为44kcal（184.10kJ）/(kg·d)，12岁时每日约需30kcal（125.52kJ）/(kg·d)，成人时为25kcal（104.6kJ）~30kcal（125.52kJ）/(kg·d)。因此基础代谢占比最高的阶段是婴儿期。

74. C【解析】婴儿新陈代谢旺盛，水的需求量相对较多，为110~155ml/(kg·d)，以后每3岁减少约25ml/(kg·d)。

75. A【解析】1岁以内的婴儿，每日需100~110kcal/kg，以后每3岁减去10kcal/(kg·d)。其中蛋白质能供热量4kcal/kg，脂肪能供热量9kcal/kg。合理的膳食，每日总热量的分配以蛋白质占15%、脂肪占35%、碳水化合物占50%为宜。

76. B【解析】生后1周胰蛋白酶活性增加，1个月时已达成人水平。

77. D【解析】维生素PP即烟酸，属于水溶性维生素类。

78. C【解析】生后1周内因奶量摄入不足、水分丢失、胎粪排出，可出现暂时性体重下降，或称生理性体重下降，在生后第3~4天达最低点，下降范围为3%~9%，以后逐渐回升，至出生后第7~10天应恢复到出生时的体重。

79. D【解析】羊乳含叶酸量很低，单纯以羊奶喂养者可致叶酸缺乏，引起巨幼细胞贫血。

80. E【解析】转乳期食物（也称“辅助食品”）是除母乳或配方奶外，为过渡到成人固体食物所添加的富含能量和各种营养素的泥状食物（半固体食物），一般主张在生后4~6个月开始添加辅食。

81. A【解析】1kJ=0.239kcal，碳水化合物热价为17.2kJ/g，脂肪热价为39.8kJ/g，蛋白质热价为18kJ/g，所以结果约等于4、9、4。

82. B【解析】2岁内儿童膳食纤维摄入应为2g/d，年长儿每岁增加5g/d。年长儿、青少年膳食纤维的适宜摄入量为20~35g。

83. A【解析】正常分娩、母婴健康时，尽早开奶，促使婴儿适应母亲乳头，并刺激乳汁正常分泌及建立母婴感情。

84. C【解析】维生素 C 存在于各种水果及新鲜蔬菜中，单纯以谷类喂养的人工喂养儿如不及时添加水果、蔬菜即可造成维生素 C 缺乏。

85. B【解析】每日多次按需哺乳可使催乳素在血中维持较高的浓度，并能保证婴儿有较强的吸吮力，吸吮对乳头的刺激可反射性地促进泌乳，乳汁的排空使腺泡的压力降低，也可进一步促进乳汁合成，故保持一定次数的有力吸吮是促进乳汁分泌的重要因素。

86. E【解析】大豆类代乳品营养价值较谷类代乳品为好，可用作 3~4 个月以上婴儿的代乳品，3 个月以下婴儿因不易消化，最好不用豆类代乳品。

87. E【解析】新生儿 2 周以后即可加鱼肝油制剂，补充维生素 A、维生素 D，2 个月可加少量果汁补充维生素 C，因吞咽功能不完全，不能加含果肉的果泥。大于 4 个月的小儿，消化道淀粉酶等的分泌渐成熟，可开始加淀粉类辅食。

88. D【解析】人乳中的乳铁蛋白可抑制大肠埃希菌和白念珠菌的生长，有抗感染作用。

89. E【解析】初乳中含脂肪较少而蛋白质较多，主要为免疫球蛋白；乳汁的成分与泌乳的先后也有关，每次泌乳先分泌的乳汁脂肪低而蛋白质高，后分泌的乳汁脂肪含量高而蛋白质含量低。

90. C【解析】母乳中乙型乳糖含量丰富，利于大脑发育。

91. E【解析】人乳含较多乳铁蛋白，初乳中含量更丰富，是人乳中重要的非特异性防御因子。人乳的乳铁蛋白对铁有强大的螯合能力，能夺走大肠埃希菌、大多数需氧菌和白念珠菌赖以生长的铁，从而抑制细菌的生长。

92. A【解析】一般主张在生后 4~6 个月开始添加辅食，选项 A 错误。

93. B【解析】目前的研究表明，母乳喂养婴儿没有定时的哺喂安排，哺喂次数取决于婴儿的要求，什么时候饿了，就可以什么时候哺喂。换句话说，就是按需哺乳。

94. D【解析】产后母婴同室，开奶最佳时间于分娩后半小时，一般不迟于分娩后 2 小时。

95. B【解析】婴儿期钙的沉积高于生命的任何时期，2 岁以下每日钙在骨骼增加约 200mg，非常重要。

96. E【解析】母乳喂养儿粪便中的双歧杆菌、乳酸杆菌在肠道细菌总数中占绝对的优势。人工喂养儿中两者虽也是肠道中的优势菌群，但就数量方面，母乳喂养儿粪便中双歧杆菌、乳杆菌的数量比人工喂养儿高 10 倍。

97. A【解析】蛋白质是维持生命不可缺少的营养素，新生儿期蛋白质需要量最高。

98. D【解析】牛磺酸是由半胱氨酸转化而来，它对婴儿神经系统和视网膜的发育有重要作用。其余选项内容都是母乳中的免疫成分。

99. D【解析】人乳所含酪蛋白为 β-酪蛋白，含磷少，凝块小；人乳所含白蛋白为乳清蛋白，促乳糖蛋白形成；人乳中酪蛋白与乳清蛋白的比例为 1∶4，与牛乳（4∶1）有明显差别，易被消化吸收。人乳的脂肪酶使脂肪颗粒易于消化吸收。人乳矿物质易被婴儿吸收，如人乳中钙、磷比例适当（2∶1），含乳糖多，钙吸收好。人乳中铁含量与牛奶相似，但人乳中铁吸收率高于牛奶。

100. B【解析】蛋白质是构成人体组织细胞、酶、激素、抗体等不可缺少的重要成分。小儿由于不断生长发育，对蛋白质的需要量相对比成人高，母乳喂养婴儿每日每千克体重约需2.5g，牛乳喂养婴儿每日每千克体重需3~4g，混合喂养婴儿约需3g；儿童每日每千克需2~2.5g。

101. D【解析】人乳含有较多的乳铁蛋白，初乳含量更丰富，是人乳中重要的非特异性防御因子。人乳的乳铁蛋白有杀菌、抗病毒、抗炎症和调理细胞因子作用。

102. B【解析】食物过敏的临床表现多种但非特异性，如有时婴幼儿对食物过敏的反应仅表现一种保护性拒食行为，需要谨慎鉴别。诊断食物过敏的过程是寻找过敏源。目前食物过敏的诊断仍限于IgE介导的速发型反应，对非IgE介导的迟发型反应仍缺少检测方法。

103. A【解析】人乳中蛋白质含量为12g/L，而牛乳为35g/L，但人乳营养丰富，乳清蛋白含量多，遇酸形成的凝块较牛乳小，易消化吸收，另外人乳中含有较多的免疫因子，包括乳铁蛋白、分泌型IgA等。

104. C【解析】人乳中钙、磷比例适当（2∶1），吸收率远高于牛乳。

105. A【解析】婴儿每日需要的能量为110kcal/kg，相当于8%的糖牛奶110ml/kg；每日总液量150ml/kg。

106. E【解析】上臂围值代表上臂肌肉、骨骼、皮下脂肪和皮肤的发育水平。1岁以内上臂围增长迅速，1~5岁增长缓慢，为1~2cm。可用测量左上臂围来筛查1~5岁小儿的营养状况：大于13.5cm为营养良好，12.5~13.5cm为营养中等，小于12.5cm为营养不良。因此，在小儿体格测量指标中，最能反映其营养状况的是上臂围，而其他选项均不完全。

107. D【解析】婴儿期由于消化系统发育不成熟，而生长发育又快，所以营养紊乱多见。

108. D【解析】1~2个月婴儿睡眠时间14~16小时，肌张力较高，有不自主的运动，主要由于皮质上中枢兴奋性低，皮质下中枢兴奋性高。

109. B【解析】自1岁至满3周岁之前为幼儿期。体格生长发育速度较前稍减慢，而智能发育迅速，同时活动范围渐广，接触社会事物渐多。此阶段消化系统功能仍不完善，营养的需求量仍然相对较高，而断乳和转乳期食物添加须在此时进行，因此适宜的喂养仍然是保持正常生长发育的重要环节。此期小儿对危险的识别和自我保护能力都有限，因此意外伤害发生率非常高，应特别注意防护。选项B易患各种传染病是婴儿期的发育特点，由于婴儿体内来自母体的抗体逐渐减少，自身的免疫功能尚未成熟，抗感染能力较弱，易发生各种感染和传染性疾病。

110. E【解析】新生儿出生时前囟对边中点连线1.5~2.0cm。前几个月头颅增长快，前囟也随着变大，约至6个月时最大，达到2.5~3.0cm，以后随着颅骨逐渐骨化，前囟逐渐变小，有的小儿1岁时前囟已闭合，最迟在1岁半时也应该闭合。选项A错误。后囟出生时很小或已经闭合，最晚6~8周龄闭合，选项B错误。出生时腕部尚无骨化中心，股骨远端及胫骨近端已出现骨化中心，10岁时出全，共10个，故1~9岁腕部骨化中心的数目大约为其岁数加1，选项D错误。颅骨缝一般是1岁左右闭合，选项C错误。上、下部量相等的年龄为12岁左右，选项E正确。

111. B【解析】乙型肝炎疫苗全程接种共3针，按照0、1、6个月程序，即接种第1针疫苗后，间隔1个月和6个月注射第2及第3针疫苗。新生儿接种乙型肝炎疫苗越早越好，要求在出生后24小时内接种，接种剂量为5微克/次。

112. B【解析】青春期年龄范围一般从10~20岁，女孩的青春期开始年龄和结束年龄都比男孩早2年左右。青春期的进入和结束年龄存在较大的个体差异，可相差2~4岁。此期儿童的体格生长发育再次加速，出现第2次高峰，同时生殖系统的发育也加速并渐趋成熟。

二、A2型题

1. B【解析】骨化中心的个数等于年龄+1，即该小儿年龄2岁，处于幼儿期。

2. D【解析】乳牙生后4~10个月开始萌出，2~2.5岁出齐，2岁以内乳牙数等于月龄减4~6，因此推断该小儿小于2岁，月龄为6~8个月。3~12个月小儿：体重(kg)=[年龄(月)+9]/2，身高指头部、脊柱与下肢长度的总和。该小儿体重7kg，推算年龄为至少5个月。综上所述，该小儿应该为6个月左右。

3. C【解析】乳牙总共20颗，生后4~10个月开始萌出，2~2.5岁出齐。有的小儿1岁时前囟已闭合，最迟在1岁半时也应该闭合。1岁时身长约75cm，2岁达85~87cm，2岁以后到12岁前（青春期前）身高每年增长6~7cm。该小儿身高90cm，推断该小儿应该为3岁左右。

4. C【解析】3~12个月小儿：体重(kg)=[年龄(月)+9]/2，身高指头部、脊柱与下肢长度的总和。推断该小儿年龄大概为6个月。出生时头围相对大，平均33~34cm。第1年前3个月头围的增长约等于后9个月头围的增长值（6cm），即1岁时头围约为46cm；该小儿头围为44cm，小于1岁。出生时腕部尚无骨化中心，股骨远端及胫骨近端已出现骨化中心，10岁时出全，共10个，故1~9岁腕部骨化中心的数目大约为其岁数加1。1岁时身长约75cm，该小儿不满1岁，可能年龄为6个月。

5. C【解析】据此题干提供的数据，身高90cm，根据2~12岁小儿身高的计算公式“身高(cm)=年龄(岁)×7cm+77cm”，可得出年龄为2岁多。有的小儿1岁时前囟已闭合，最迟在1岁半时也应该闭合。乳牙总共20颗，生后4~10个月开始萌出，2~2.5岁出齐。小儿血压计算，收缩压=(年龄×2)+80mmHg，计算得出3岁。综合考虑该小儿最可能的年龄为3岁。

6. B【解析】据此题干提供的数据，乳牙16颗，会用勺子吃饭，会说2~3个字的短句，提示最可能的年龄为2岁。

7. C【解析】3~4个月的婴儿开始出现社会反应性的大笑；3~4个月咿呀发音；6~7个月时能听懂自己的名字；7个月能发出“爸爸”“妈妈”等复音；12个月时能说简单的单词，如“再见”“没了”。第1个脊柱弯曲时间为生后3个月，第2个弯曲为生后6个月，第3个弯曲为生后12个月。推断该小儿年龄可能是7~8个月。

8. D【解析】小儿能独坐一会儿，用手摇玩具，能认识熟人和陌生人，其月龄为6个月左右。

9. E【解析】小儿3个月咿呀发音，7个月能发出“爸爸”“妈妈”等复音，12个月能叫出物品的名称，15个月能说出几个词和自己的名字。乳牙于生后4~10个月开始萌出，2~2.5岁时出齐，共20颗。2岁以内乳牙总数可按月龄减4~6推算。第1个脊柱弯曲时间为生后3个月，第2个弯曲为生后6个月，第3个弯曲为生后12个月。因此推断小儿可能月龄是12个月。

10. D【解析】学习障碍属于特殊发育障碍。

11. D【解析】出生15天的早产儿室内应保持的温度为24~26℃。

12. C【解析】刚出生的婴儿不可以采取持续仰卧位，颈部前屈。

13. B【解析】足月儿生后2周即可给予补充维生素D，至2岁，早产儿、低出生体重儿、双胎儿生后1周开始补充量维生素D 800IU，3个月后改为预防量。

14. C【解析】人工喂养是指婴儿6个月以内，由于各种原因母亲不能进行母乳喂养，而改用动物乳或植物性代乳品喂养法。其中最常用的是牛乳。可向鲜牛乳中加入水或米汤等，使酪蛋白浓度降低、凝块变小、一般加糖5%~8%以增加热能；煮沸3分钟以灭菌消毒。生后1~2周新生儿可用2∶1乳（鲜牛乳2份加水1份），以后逐渐增至3∶1或4∶1乳，1~2个月后可不必稀释。每日牛乳需要量：100ml牛乳本身所含热量为66kcal（276kJ），8%的鲜牛乳含热量100kcal（418kJ）。因此，婴儿每日每千克体重给8%牛乳100~110ml，水40~50ml。

三、A3/A4型题

1. C【解析】根据该题提供的数据：体重10kg，身长80cm，前囟已闭，出牙12颗，胸围大于头围。推断该小儿月龄为18个月。

2. A【解析】衡量小儿生长与营养最易获得的指标为体重。体重在9~12kg之间，介于1~2岁正常儿童体重。

3. E【解析】小儿2岁时会跑、跳。

4. C【解析】6个月时能双手向前撑住独坐；8个月会扶着栏杆站起来，该小儿还不会扶站，推断可能月龄是6~7个月。

5. B【解析】足月新生儿出生时身长平均为50cm，男婴略长于女婴。生后第1年身长增长最快，约为25cm，第2年身长增长速度减慢，约10cm。1岁时身长约75cm，2岁达85~87cm，2岁以后到12岁前（青春期前）身高每年增长6~7cm。2~12岁身高估算公式为：身高(cm) = 年龄(岁) ×7(cm) +77cm。

6. D【解析】出生时头围相对大，平均 33~34cm。第 1 年前 3 个月头围的增长约等于后 9 个月头围的增长值（6cm），即 1 岁时头围约 46cm；生后第 2 年头围增长减慢，约为 2cm，2 岁时头围约 48cm；2~15 岁头围仅增加 6~7cm。

7. B【解析】生长发育正常的婴儿，体重 =(月龄 +9)/2，月龄 5~6 个月，此时前囟较大，能坐，亦符合此期小儿特点。

8. B【解析】半岁时身长为 65cm（前半年每月增加 2.5cm）。

9. B【解析】生后第 1 年的前 3 个月头围增长 6cm，此后每 3 个月大约增长 2cm，故 5~6 个月时头围约 42cm。

10. C【解析】出生时头围相对大，平均 33~34cm。第 1 年前 3 个月头围的增长约等于后 9 个月头围的增长值（6cm），即 1 岁时头围约为 46cm。6 个月时能双手向前撑住独坐，8 个月时能坐稳。由此推断该小儿年龄为 8 个月。

11. E【解析】18 个月小儿能认识和指出身体的各部分。

12. B【解析】出生时已具备多种暂时性的原始反射，主要有觅食反射、吸吮反射、握持反射、拥抱反射。正常情况下，上述反射生后数月自然消失。如新生儿期这些反射减弱或消失常提示有神经系统疾病。此外，正常足月儿也可出现年长儿的病理性反射如 Kernig 征、Babinski 征和 Chvostek 征等，腹壁和提睾反射不稳定，偶可出现阵发性踝阵挛。

13. D【解析】3 月龄小儿抬头动作为卧位时以肘支撑上半身，抬起头及胸部。

14. A【解析】新生儿已会哭叫，3~4 个月咿呀发音；6~7 个月时能听懂自己的名字；12 个月时能说简单的单词，如“再见”“没了”。18 个月时能用 15~20 个字，指认并说出家庭主要成员的称谓；24 个月时能指出简单的人、物名和图片，而到 3 岁时能指认许多物品名，并说由 2~3 个字组成的短句；4 岁时能讲述简单的故事情节。

15. A【解析】第 1 次接种麻疹疫苗的时间为出生后 8 个月。

16. C【解析】麻疹疫苗属于主动免疫制剂，选项 C 错误。

17. B【解析】儿童水的需要量与能量摄入、食物种类、肾功能成熟度、年龄等因素有关。婴儿新陈代谢旺盛，水的需要量相对较多，为 110~155ml/(kg · d)，以后每 3 岁减少约 25ml/(kg · d)。

18. C【解析】婴儿每日牛乳需要量个体差异较大，可根据具体情况增减。婴儿每日需能量 100~120kcal/kg（0.4~0.5MJ），需水分 155ml/kg。100ml 含 8% 糖的牛乳约供能量 100kcal（0.4MJ），其中牛乳 100ml 供能 70kcal（0.29MJ），糖 8g 供能 32kcal（0.13MJ），故婴儿每日需加糖牛奶 100~120ml/kg。例如，一个 3 个月婴儿，体重 5kg，每日需喂 8% 糖牛奶量为 550ml（550ml 鲜牛奶，44g 蔗糖），每日需水 775ml，做牛乳外尚需分次供水 225ml。

19. C【解析】鲜牛奶的主要营养成分如下。脂肪：3.0%~5.0%，蛋白质：2.7%~

3.7%，乳糖：4.5%~5.0%，无机盐：0.60%~0.75%，其中含有钠 10.62%、钾 36.62%、钙45%和镁7.76%，矿物盐成分较少。

20. D【解析】体重 = （月龄 +9）/2 =7kg；握持反射 3~4 个月消失，一般婴儿 6 个月可稍支撑独坐，8 个月坐很稳。

21. C【解析】婴儿每日需水量 110~155ml/kg；需要能量 110kcal/kg；8% 糖牛奶 100ml 提供的热卡为 100kcal。

22. E【解析】新生儿 2 周以后即可加鱼肝油制剂，补充维生素 A、维生素 D，2 个月可加少量果汁补充维生素 C，因吞咽功能不完全，不能加含果肉的果泥。大于 4 个月的小儿，消化道淀粉酶等的分泌渐成熟，可开始加淀粉类辅食。

23. C【解析】羊乳中叶酸和维生素 B_{12} 含量均较低，长期饮用应注意补充叶酸和维生素 B_{12}。

24. D【解析】该患儿最近大便次数增多，应先检查大便常规。

25. C【解析】母亲摄入脂肪过多，可通过乳汁分泌。小儿如大便化验有较多的脂肪球，母亲自己应减少脂肪摄入。

26. B【解析】每次哺乳过程乳汁的成分亦随时间而变化。如将哺乳过程分为三部分，即第一部分分泌的乳汁脂肪含量少，蛋白含量高；第二部分乳汁脂肪含量逐渐增加而蛋白质含量逐渐降低；第三部分乳汁中脂肪含量最高。因此该患儿如需继续哺母乳，此时应仅吸吮最初一部分乳汁。

27. C【解析】轻度营养不良，精神状态正常；重度营养不良可有精神萎靡，反应差，体温偏低，脉细无力，无食欲，腹泻、便秘交替。

28. B【解析】营养不良时可有多种维生素缺乏，以维生素 A 缺乏常见。由于免疫功能低下，易患各种感染，加重营养不良，从而形成恶性循环，还可并发自发性低血糖。肾小管重吸收功能减退，尿量增多而尿比重下降。

29. A【解析】对于重度营养不良，一般建议热量从每日 40~60kcal（167~251kJ）/kg、蛋白质从每日 1.5~2.0g/kg、脂肪从每日 1g/kg 开始，并根据情况逐渐少量增加。选项 B 正确。同时还要补充各种维生素、微量元素等。选项 D 正确。同时给予各种消化酶（胃蛋白酶、胰酶等）以助消化。选项 C 正确。必要时可肌内注射蛋白质同化类固醇制剂如苯丙酸诺龙，每次 10~25mg，每周 1~2 次，连续 2~3 周，以促进机体对蛋白质的合成，增进食欲。选项 E 正确。对进食极少或拒绝进食者可试用胰岛素葡萄糖疗法，皮下注射正规胰岛素 2~3 单位/次，每日 1~2 次，在注射前需先服 20~30g 葡萄糖或静脉注射 25% 葡萄糖 40~60ml 以防发生低血糖，每 1~2 周为 1 个疗程。选项 A 错误。

30. E【解析】治疗过程中热量、蛋白质、脂肪调整速度应按具体情况而定，不宜过快，否则会引起胃肠功能紊乱。

31. E【解析】患儿如突然意识不清，面色苍白，脉搏细弱，呼吸浅表，多汗时应静脉注射高渗葡萄糖。

四、B 型题

1. B【解析】自出生到 1 周岁之前为婴儿期。此期是生长发育极其旺盛的阶段。

2. D【解析】幼儿期小儿对危险的识别和自我保护能力都有限，因此意外伤害发生率非常高，应特别注意防护。

3. C【解析】自 3 周岁至 6~7 岁入小学前为学龄前期。此时体格生长发育速度已经减慢，处于稳步增长状态；而智能发育更加迅速。

4. E【解析】自入小学始（6~7 岁）至青春期前为学龄期。此期儿童的体格生长速度相对缓慢。

5. E【解析】学龄期儿童除生殖系统外，各系统器官外形均已接近成人。

6. B【解析】部分母乳喂养或人工喂养婴儿应选择配方奶粉。自 4~6 个月开始应添加辅食。

7. C【解析】7~9 个月的婴儿，逐渐吃稀（软）饭、肉末、菜末、蛋、鱼泥、豆腐、配方米粉、水果，1 天 4 次奶、1 餐饭、1 次水果，学用杯。

8. D【解析】婴儿 1 岁时，可以独立拿着勺子吃饭，而且相对比较熟悉。

9. B【解析】1 岁以内查 4 次，分别在出生后 3 个月、6 个月、9 个月和 12 个月；1~3 岁，每半年检查 1 次；3~7 岁，每 1 年检查 1 次。如有问题，应根据医生要求增加检查次数。

10. D【解析】参见 B 型题第 9 题解析。

11. E【解析】参见 B 型题第 9 题解析。

12. B【解析】脊髓灰质炎疫苗接种方法为口服。

13. A【解析】卡介苗接种方法为皮内注射。

14. D【解析】乙肝疫苗接种方法为肌内注射。

15. D【解析】见表 1-3。

表 1-3　儿童疫苗接种表

接种起始月（年）龄	疫苗名称
刚出生	卡介苗（第 1 次），乙肝疫苗（第 1 次）
1 个月	乙肝疫苗（第 2 次）
2 个月	脊髓灰质炎三价混合疫苗（第 1 次）
3 个月	脊髓灰质炎三价混合疫苗（第 2 次），百白破混合制剂（第 1 次）
4 个月	脊髓灰质炎三价混合疫苗（第 3 次），百白破混合制剂（第 2 次）
5 个月	百白破混合制剂（第 3 次）

续表

接种起始月（年）龄	疫苗名称
6个月	乙肝疫苗（第3次）
8个月	麻疹疫苗（第1次）
1.5~2岁	百白破混合制剂复种（第4次）
4岁	脊髓灰质炎三价混合疫苗复种（第4次）
6~7岁	卡介苗（第2次），麻疹疫苗复种（第2次），百白破混合制剂（第5次）
12岁	卡介苗（第3次）

16. A【解析】参见B型题第15题解析。

17. B【解析】参见B型题第15题解析。

18. E【解析】参见B型题第15题解析。

19. A【解析】参见B型题第15题解析。

20. A【解析】参见B型题第15题解析。

21. C【解析】参见B型题第15题解析。

22. E【解析】参见B型题第15题解析。

23. C【解析】婴儿每日需要的能量为110kcal/kg，相当于8%的糖牛奶110ml/kg；每日总液量150ml/kg。

24. E【解析】水是体液的重要组成部分，新陈代谢、运输营养都要有水的参加方能完成。小儿代谢旺盛，需水量较多。年龄越小需水量越大。婴儿每日每千克体重需水150ml。以后每3年递减25ml，学龄前儿童每日每千克体重需水约100ml。

25. C【解析】年长儿每日所需总能量的10%~15%来自蛋白质，总能量的25%~30%来自脂肪，总能量的50%~60%来自碳水化合物。

26. B【解析】参见B型题第25题解析。

27. A【解析】参见B型题第25题解析。

28. B【解析】婴儿能量需求包括5个方面：①基础代谢占总能量的50%~60%。②生长发育占总能量的25%~30%。③食物特殊动力作用（SDA）占总能量的7%~8%。④活动所需。⑤排泄消耗。年龄越小，能量需求量越大，1岁以上110kcal/(kg·d)，每3岁减10kcal，至15岁达成人需要量50~60kcal/(kg·d)。

29. A【解析】参见B型题第28题解析。

30. C【解析】参见B型题第28题解析。

31. D【解析】羊乳中叶酸和维生素B_{12}含量均较低。

32. A【解析】母乳含酪蛋白少，白蛋白多。

33. B【解析】牛奶的蛋白质含量高，且以酪蛋白为主。

34. C【解析】牛乳所含的蛋白质及矿物质比人乳多2~3倍，新生儿和早产儿由于消化功能及肾脏功能不成熟，宜用稀释乳。

35. B【解析】脱脂乳所含的脂肪太少，能量不足，仅用于腹泻小儿短期应用。

36. D【解析】乳糖不耐受是由于乳糖酶分泌过少不能够完全消化或分解母乳及奶粉中乳糖所引起的腹泻，可以选用无乳糖配方的奶粉。

37. D【解析】长期腹泻可引起肠绒毛损伤，乳糖不耐受，应选择无乳糖奶粉食用。

38. A【解析】酸奶的凝块小易于消化，可减少胃酸消耗，并有一定的抑菌功能，可供健康小儿或消化不良的小儿食用。

39. A【解析】正常足月儿生后母乳喂养开始时间是出生后越快越好。

40. D【解析】正常足月儿配方乳喂养时一般间隔3小时左右。

41. D【解析】产后1周内母亲乳房分泌的乳汁称为“初乳”，呈蛋黄色、质稠、量少，含有丰富的蛋白质，脂肪较少。

42. C【解析】产后7~14天母亲乳房分泌的乳汁称为“过渡乳”，脂肪含量高，蛋白质与矿物质有所减少。

43. E【解析】产后14天至9个月内的乳汁就叫“成熟乳”。成熟乳的成分逐渐稳定，尤其是蛋白质维持在一个相当恒定的水平，成熟乳中蛋白质的含量虽较初乳中少，但因各种蛋白质成分比例适当，脂肪和糖类以及维生素、微量元素丰富，并含有帮助消化的酶类和免疫物质，营养丰富，所以优于其他乳类。

44. B【解析】产后10个月后母亲分泌的乳汁称为“晚乳”，其量及营养成分较前更减少，这也正是宝宝断奶的最好时间。

45. B【解析】3岁：能跑；会骑三轮车；会洗手、洗脸；脱、穿简单衣服；能说短歌谣，数几个数。4岁：能爬梯子；会穿鞋；能唱歌。5岁：能单足跳；会系鞋带；开始识字。

46. D【解析】参见B型题第45题解析。

47. C【解析】参见B型题第45题解析。

48. A【解析】各系统器官发育的不平衡性：人体各系统的发育顺序遵循一定规律，有各自的生长特点。神经系统发育较早，生殖系统发育较晚，淋巴系统则先快而后回缩。

49. C【解析】参见B型题第48题解析。

50. B【解析】后囟出生时很小或已经闭合，最迟生后6~8周时闭合。

51. C【解析】3个月左右抬头动作的出现使颈椎前凸。

52. D【解析】6个月后能坐，出现胸椎后凸。

53. E【解析】1岁左右开始行走，出现腰椎前凸。

54. B【解析】出生时存在以后永不消失的反射，如角膜反射、瞳孔对光反射、咽反射、吞咽反射等，如这些反射减弱或消失，表示神经系统出现异常。婴儿肌腱反射较弱，腹壁反射和提睾反射也不易引出，到1岁时才稳定。出生时存在而以后逐渐消失的反射有觅食反射、握持反射、拥抱反射。

55. A【解析】参见B型题第54题解析。

56. C【解析】参见B型题第54题解析。

五、X型题

1. ABCD【解析】自出生到1周岁之前为婴儿期。此期生长发育极其旺盛，因此对营养的需求量相对较高。与此同时，各系统器官的生长发育虽然也在持续进行，但是不够成熟完善，尤其是消化系统常常难以适应对大量食物的消化吸收，容易发生消化道功能紊乱。同时，婴儿体内来自母体的抗体逐渐减少，自身的免疫功能尚未成熟，抗感染能力较弱，易发生各种感染和传染性疾病。

2. AE【解析】自3周岁至6~7岁入小学前为学龄前期。此时体格生长发育速度已经减慢，处于稳步增长状态；而智能发育更加迅速，与同龄儿童和社会事物有了广泛的接触，知识面能够得以扩大，善于模仿，自理能力和初步社交能力能够得到锻炼。

3. BCDE【解析】小儿生长发育的一般规律为由近到远、由粗到细、由低级到高级、由简单到复杂。

4. ABDE【解析】初生足月儿脑重平均370g，占体重的10%~12%，为成年人脑重（约1500g）的25%左右。选项A正确。新生儿神经细胞数目与成年人相同，但其树突与轴突少而短。选项B正确。神经髓鞘的形成和发育约在4岁完成。选项C错误。神经纤维的发育较晚，始于胚胎7个月，到4岁时完成髓鞘化。故婴儿期各种刺激引起的神经冲动传导缓慢，且易于泛化，不易形成兴奋灶，易于疲劳。选项D正确。脊髓下端在胎儿时位于第2腰椎下缘，4岁时上移至第1腰椎。选项E正确。

5. ABCE【解析】足月新生儿出生时身长平均为50cm，男婴略长于女婴。生后第1年身长增长最快，约为25cm；前3个月身长增长11~13cm，约等于后9个月的增长值，1岁时身长约75cm；第2年身长增长速度减慢，约10~12cm，即2岁时身长约87cm；2岁以后身高每年增长6~7cm。

6. ABDE【解析】前囟为顶骨和额骨边缘形成的菱形间隙，选项C错误。

7. ABDE【解析】经眉弓上缘、枕骨结节左右对称环绕头一周的长度为头围，反映脑和颅骨的发育程度。出生时头围相对大，平均33~34cm。第1年前3个月头围的增长约等于后9个月头围的增长值（6cm），即1岁时头围约为46cm；生后第2年头围增长减慢，约为2cm，2岁时头围约48cm；2~15岁头围仅增加6~7cm。头围的测量在2岁以内最有价值。

8. BCDE【解析】各年龄阶段生长发育并不是等速进行的，如身高、体重、头围等。

9. ABDE【解析】3~4个月前的婴儿肌张力较高，Kernig征可为阳性，2岁以下儿童Babinski征阳性亦可为生理现象。

10. BCDE【解析】小儿出生后，皮质神经细胞数目不会继续增加，并在往后的岁月中日渐减少。

11. ABD【解析】儿童保健研究涉及的内容包括儿童的体格生长和社会心理发育，儿童营养和儿童健康促进和儿科疾病的管理。

12. ABCD【解析】预防接种可能引起一些反应：①卡介苗接种后2周左右局部可出现红肿浸润，8~12周后结痂。若化脓形成小溃疡，腋下淋巴结肿大，可局部处理以防感染扩散，但不可切开引流。②脊髓灰质炎三价混合疫苗接种后有极少数婴儿发生腹泻，但多数可以不治自愈。③百日咳、白喉、破伤风类毒素混合制剂接种后局部可出现红肿、疼痛或伴低热、疲倦等，偶见过敏性皮疹、血管性水肿。若全身反应严重，应及时到医院诊治。④麻疹疫苗接种后，局部一般无反应，少数人可在6~10天内出现轻微的麻疹，予对症治疗即可。⑤乙型肝炎病毒疫苗接种后很少有不良反应。个别小儿可有发热或局部轻痛，不必处理。

13. ABCDE【解析】小儿能量的需要包括基础代谢、活动所需、生长所需、食物的特殊动力作用及排泄的消耗。

14. ABCE【解析】分泌型抗体、特异性抗体、乳铁蛋白和双歧因子都与母乳抗感染作用有关。酪蛋白与母乳抗感染作用无关。

15. BC【解析】母乳应该按需喂养。每次哺乳时间不宜过长，最好不要超过20分钟。

16. BE【解析】牛乳的乳糖含量低，主要为甲型乳糖，添加乳糖是为了增加营养素。选项A错误。牛乳煮沸后可达到消毒的作用，并能使蛋白质变性而易消化吸收。选项B、E正确、C错误。添加辅食的时间应根据婴儿体格生长、神经发育、摄食技能、社会技能几个方面发育状况决定，一般应在婴儿体重达6.5~7kg，能保持姿势稳定、控制躯干运动、扶坐、用勺进食等，此时多为4~6月龄。选项D错误。

17. ABCD【解析】母乳喂养的优点：①蛋白质、糖类、脂肪比例适当，适合婴儿生长发育。②钙磷比例适宜。③含乳清蛋白多，遇胃酸形成凝块小，易于消化。④含不饱和脂肪酸多，有利于消化吸收。⑤糖类以乙型乳糖为主，可促进双歧杆菌生长，抑制大肠埃希菌生长，故母乳喂养婴儿较少患腹泻。⑥含较多的消化酶和淀粉酶、乳脂酶等有助于消化。⑦母乳含微量元素锌、铜、碘等矿物质较高，是母乳的优点。

六、案例分析题

1. C【解析】小儿身高在2岁达85~87cm，1岁时头围约为46cm；生后第2年头围增长减慢，约为2cm。故推断该小儿2岁。1~6岁体重公式为：体重(kg) = 年龄(岁) ×2 +8，故应为12kg。

2. ABCDE【解析】新生儿心率为120~140次/分，1岁以内为110~130次/分，2~3岁为100~120次/分，4~7岁为80~100次/分，8~14岁为70~90次/分。

3. C【解析】基于该婴儿可以独坐并坐得很稳（6个月可独坐，8个月能坐稳），不会爬（8~9个月会爬），能无意识发出复音，能认识生熟人（7~8个月可表现出认生），该婴儿不会爬，所以小于8个月，可判定该小儿的年龄最大可能是7个月，至于为什么7个月大婴儿不能听懂自己名字可能与个体的生长发育和环境有关。

4. C【解析】正常足月新生儿出生时身长 50cm，前半年平均每月增长 2.5cm，后半年平均每月增长 1.5cm，此小儿 7 个月，身长 = 50 + 6 × 2.5 + 1.5 = 66.5cm；体重 = [月龄(月) + 9]/2 = (7 + 9)/2 = 8kg。

5. A【解析】出生后恒牙即开始骨化。

第二章　新生儿与新生儿疾病

新生儿黄疸

一　A1 型题

1. 下列哪项不是早产儿的特点
   A. 体温易波动　　B. 易发生低血糖
   C. 心率波动范围小　　D. 肌张力低，拥抱反射常不完全
   E. 生理性黄疸时间偏长
2. 下列哪项不能诊断为呼吸急促
   A. ≤2 月龄，呼吸≥70 次/分　　B. ≤2 月龄，呼吸≥65 次/分
   C. 2~12 月龄，呼吸≥60 次/分　　D. 2~12 月龄，呼吸≥55 次/分
   E. 5 岁以上，呼吸≤20 次/分
3. 新生儿出生时 Apgar 评分的内容不包括
   A. 皮肤颜色　　B. 呼吸
   C. 心率　　D. 原始反射
   E. 弹足底或导管插鼻反应
4. 我国围生期的定义为
   A. 指妊娠满 28 周至出生后 1 个月　　B. 指妊娠满 28 周至出生后 7 天
   C. 指妊娠满 20 周至出生后 1 个月　　D. 指妊娠满 20 周至出生后 7 天
   E. 指受精卵着床至出生后 7 天
5. 足月新生儿肾单位数量与成人相等，每侧肾脏约有肾单位
   A. 50 万个　　B. 100 万个
   C. 150 万个　　D. 200 万个
   E. 300 万个
6. 足月新生儿生后第 2 天，一般情况好，外周血网织红细胞 0.05，血涂片可见大量有核红细胞和少量幼稚中性粒细胞，此种情况为
   A. 新生儿先天性白血病　　B. 新生儿正常血常规
   C. 新生儿溶血症　　D. 新生儿先天性营养性贫血
   E. 髓外造血

7. 早产儿易有以下并发症，但不包括

A. 呼吸暂停
B. 呼吸窘迫综合征
C. 低血糖
D. 先天畸形
E. 围生期窒息

8. 关于出生后血液循环的变化，以下哪项是不正确的

A. 当左心房压力超过右心房时卵圆孔发生功能上关闭
B. 卵圆孔一般于生后1年形成解剖上闭合
C. 动脉导管大多于生后24小时形成功能性关闭
D. 动脉导管大多于生后1年形成解剖上关闭
E. 脐血管于生后6~8周完全闭锁

9. 关于新生儿的体液平衡，下列哪项是错误的

A. 足月新生儿体液总量占体重的72%~78%
B. 刚出生时的新生儿血钾偏高，生后第1~2天不必给钾
C. 碳酸氢钠较低，易发生酸中毒
D. 乳酸偏低，故纠酸用乳酸钠
E. 对钠的排泄能力低，故新生儿不提倡用ORS液

10. 关于足月儿特点的说法中，哪项是不正确的

A. 脑重量占出生体重的10%~12%
B. 新生儿血白细胞总数为（10~20）$\times 10^9$/L，以中性粒细胞为主
C. 从出生第1天起对人脸图案就感兴趣
D. 生理性斜视一般在2~4周消失
E. 脊髓下端在第4~5腰椎水平

11. 下列不符合婴儿消化系统特点的是

A. 胃幽门括约肌发育良好
B. 婴儿胃呈水平位
C. 胃酸、胃蛋白酶活性较低
D. 贲门括约肌发育不成熟
E. 婴儿肠管相对较短

12. 足月儿生后第1小时内呼吸频率是

A. 20~30次/分
B. 40~50次/分
C. 50~60次/分
D. 60~80次/分
E. 100~110次/分

13. 足月儿皮肤外观的特点是

A. 皮肤发亮
B. 皮肤水肿
C. 皮肤毳毛多
D. 皮下脂肪少
E. 肤色红润

14. 不符合早产儿外观特点的是

A. 皮肤薄、色红、水肿并发亮
B. 指甲未达到指尖
C. 耳郭软、耳舟不清楚
D. 乳腺无结节
E. 足纹遍及整个足底

15. 不属于新生儿颅内出血抑制状态的是

A. 嗜睡
B. 昏迷
C. 肌张力低下
D. 脑性尖叫
E. 觅食反射消失

16. 能形成兴奋性与抑制性条件反射的月龄是

A. 1~2 个月
B. 3~4 个月
C. 5 个月
D. 6 个月
E. 7 个月

17. 在新生儿期，下列哪种现象不正常

A. 生后 12 小时排胎粪
B. 生后 24 小时排尿
C. 生后 36 小时心率 200 次/分
D. 生后 48 小时呼吸频率 44 次/分
E. 生后 72 小时发现乳腺轻度肿大

18. 下列不是新生儿颅内出血临床表现的是

A. 易激惹、过度兴奋
B. 黄疸
C. 呼吸暂停
D. 贫血
E. 腹泻

19. 关于正常新生儿电解质的特点，下列哪项是错误的

A. 10 天内血钾水平较低
B. 血清钠偏低
C. 血清钙偏低
D. 血磷偏高
E. 血氯偏高

20. 外周血中 T 细胞绝对数达到成人水平的年龄是

A. 新生儿期
B. 婴儿期
C. 幼儿期
D. 学龄前期
E. 学龄期

21. 新生儿血气分析正常值特点是

A. 过度通气，相对性呼吸性碱中毒，血氧偏低
B. 过度通气，相对性代谢性酸中毒，血氧偏低
C. 过度通气，相对性代谢性碱中毒，血氧偏低
D. 过度通气，相对性呼吸性酸中毒，血氧偏低
E. 过度通气，混合性酸中毒，血氧偏低

22. 血清 IgG 高于母体见于
A. 足月儿
B. 早产儿
C. 过期产儿
D. 小于胎龄儿
E. 足月小样儿

23. 婴儿体内较年长者体内含水相对多，主要增加部分为
A. 细胞外液、细胞内液
B. 细胞外液、血浆
C. 细胞外液、间质液
D. 细胞内液、间质液
E. 细胞内液、血浆

24. 新生儿出现生理性黄疸主要是因为
A. 新生儿胆道狭窄
B. 新生儿胆汁黏稠
C. 新生儿胆囊较小
D. 出生后过多的红细胞破坏
E. 肝脏形成胆红素能力强

25. 新生儿常见的特殊生理状态不包括
A. 生理性黄疸
B. 新生儿湿肺
C. 假月经
D. 乳腺肿大
E. 新生儿粟粒疹

26. 新生儿窒息复苏最关键的是
A. 尽快清理呼吸道，保持气道通畅
B. 用 5% 的碳酸氢钠纠正酸中毒
C. 维持正常循环，保证心排出量
D. 应用肾上腺素
E. 应用呼吸兴奋剂兴奋呼吸中枢

27. 早产儿临床诊断为新生儿呼吸窘迫综合征（NRDS），使用 CPAP 治疗，压力为 $12cmH_2O$，可发生哪些后果
A. $PaCO_2$降低，肺气肿
B. $PaCO_2$增高，肺气肿，气漏和心排出量降低
C. $PaCO_2$增高
D. 肺水肿
E. 以上都不是

28. 呼气末正压通气的作用有
A. 使肺泡扩张，减少肺泡气压伤
B. 增加肺内分流，提高动脉氧分压
C. 增加肺泡通气量，增加肺泡气-动脉血氧分压差
D. 提高肺顺应性，增加功能残气量
E. 降低呼吸作功，增加心排血量

29. 35 周早产儿出生体重 1.6kg，生后 3 天体温不升，需置暖箱中，该暖箱适宜的温度是
A. 31℃
B. 30℃

C. 33℃　　D. 32℃

E. 34℃

30. 早产儿有缺氧症状者，常用的氧气浓度是

A. 10%~20%　　B. 20%~30%

C. 30%~40%　　D. 40%~50%

E. 50%~60%

31. 足月新生儿，因第二产程延长，胎心减慢，行产钳助产娩出，1 分钟 Apgar 评分 4 分，首先应采取的措施是

A. 人工呼吸及心脏按压　　B. 供给氧气

C. 注射呼吸兴奋剂　　D. 清除气道分泌物

E. 纠正酸中毒

32. 以下小儿呼吸次数异常者为

A. 8 天新生儿呼吸 55 次/分　　B. 8 个月小儿呼吸 40 次/分

C. 3 岁小儿呼吸 30 次/分　　D. 7 岁小儿呼吸 25 次/分

E. 10 岁小儿呼吸 18 次/分

33. 早产儿可发生呼吸暂停，主要是因为

A. 肺泡数量相对少　　B. 呼吸中枢相对不成熟

C. 肺泡表面活性物质少　　D. 膈肌位置高

E. 肋间肌肌力弱

34. 黄疸在出生后 24 小时内出现者首先考虑

A. 新生儿生理性黄疸　　B. 新生儿溶血症

C. 新生儿肝炎　　D. 新生儿败血症

E. 胆道闭锁

35. 下列关于新生儿窒息复苏，哪项正确

A. 气囊面罩使用的速率为 70~80 次/分

B. 气囊面罩正压通气大于 2 分钟应插胃管

C. 气囊面罩正压通气每隔 1 分钟测 1 次心率

D. 心率 >80 次/分，有自主呼吸，停止通气

E. 胸外心脏按压位置在胸骨的 1/2 处

36. 危重新生儿的监护对象包括以下哪项

A. 轻度窒息患儿　　B. 需要呼吸支持的患儿

C. 心肺疾病或呼吸不规则患儿　　D. 外科手术后患儿

E. 接受部分胃肠外营养患儿

37. 头罩给氧的流量一般为

A. 1~2L/min
B. 2~3L/min
C. 3~4L/min
D. 5~10L/min
E. 10~20L/min

38. 在治疗窒息的ABCDE复苏方案中

A. A是根本，通气是关键
B. B是根本，有足够搏出量最重要
C. C是根本，辅以药物治疗
D. D最主要，并尽量吸尽呼吸道黏液
E. E最主要，并尽量建立呼吸

39. 关于黄疸的叙述中，下列哪一项是不正确的

A. 早产儿黄疸可延迟至第3周末
B. 足月儿于生后7~10天黄疸消退
C. 生理性黄疸在生后2~3天出现，于4~5天达高峰
D. 当血清胆红素 >51μmol/L（3mg/dl）时肉眼才见黄疸
E. 早产儿宜予以提前光疗，预防胆红素脑病

40. 新生儿黄疸最常用的治疗方法是

A. 蓝光照射
B. 口服苯巴比妥
C. 换血治疗
D. 补充碳酸氢钠
E. 输白蛋白

41. 胆红素脑病临床分期错误的是

A. 一期嗜睡、反应低下
B. 二期抽搐、角弓反张和发热
C. 三期肌张力逐渐恢复
D. 四期出现手足徐动
E. 五期患儿恢复正常

42. 新生儿出生体重2.2kg，生后48小时血清总胆红素257μmol/L（15mg/dl），直接胆红素34μmol/L（2mg/dl）。首选治疗方案是

A. 应用利尿剂
B. 抗生素疗法
C. 肌内注射苯巴比妥钠
D. 换血疗法
E. 光照治疗

43. 新生儿病理性黄疸的特点是每日血清胆红素上升超过

A. 1.5mg/dl（26μmol/L）
B. 2.5mg/dl（43μmol/L）
C. 3.5mg/dl（60μmol/L）
D. 5mg/dl（85μmol/L）
E. 12mg/dl（205μmol/L）

44. 下列哪项因素与新生儿黄疸加重无关

A. 饥饿
B. 酸中毒

C. 头颅血肿　　D. 碱中毒
E. 便秘

45. 关于新生儿生理性黄疸，错误的是
A. 以间接胆红素升高为主　　B. 尿胆红素呈阳性
C. 早产儿黄疸可持续 2~4 周　　D. 足月儿总胆红素 <221μmol/L
E. 可以有轻度嗜睡或纳差

46. 关于新生儿胆红素代谢的特点，哪项正确
A. 红细胞寿命长　　B. 血中白蛋白含量高
C. 葡萄糖醛酸转移酶活性高　　D. 肝脏排泄胆红素能力差
E. 肠道葡萄糖醛酸苷酶活性低

47. 生后 1 周出现以结合胆红素增高为主的疾病是
A. 新生儿溶血症　　B. G-6-PD 缺陷症
C. 母乳性黄疸　　D. 先天性球形红细胞增多症
E. 胆道闭锁

48. 新生儿 ABO 溶血属于
A. Ⅰ型变态反应　　B. Ⅱ型变态反应
C. Ⅲ型变态反应　　D. Ⅳ型变态反应
E. 以上都是

49. 新生儿溶血症的确诊依据是
A. 母婴血型不合　　B. 血型抗体阳性
C. 抗人球蛋白试验阳性　　D. 黄疸生后 24 小时内出现
E. 间接胆红素超过 340μmol/L

50. 新生儿溶血症的换血量约为全血量的
A. 1 倍　　B. 1.5 倍
C. 2 倍　　D. 2.5 倍
E. 3 倍

51. 以下关于新生儿溶血症的说法哪项是正确的
A. 第一胎可发生 Rh 溶血
B. 母子血型不合都会发生溶血症
C. RhC 溶血是 Rh 溶血中发病率第二高的
D. 母亲 Rh 阳性不会使胎儿发生溶血
E. 胎儿为“O”型血不会发生溶血症

52. 下列哪项不属于血管内溶血的表现
A. 起病急骤　　B. 病因通常为获得性的

C. 贫血程度通常较重
D. 黄疸较明显
E. 显著肝脾大

53. 缺氧缺血性脑病（HIE）新生儿脑组织的生化代谢改变为
A. 能量代谢异常
B. 兴奋性氨基酸增加，细胞凋亡增加
C. 氧自由基增加
D. 钙离子内流
E. 以上都正确

54. 新生儿缺氧缺血性脑病的治疗中，正确的是
A. 需要供氧
B. 控制输液量在60~80ml/(kg·d)
C. 需要用多巴胺
D. 需要纠正酸中毒
E. 需要用脱水剂治疗脑水肿

55. 下列哪项检查对诊断新生儿缺氧缺血性脑病无帮助
A. 头颅超声
B. 头颅摄片
C. 头颅CT
D. 头颅MRI
E. 脑电图

56. 轻度缺氧缺血性脑病兴奋症状在几小时内最明显
A. 12小时
B. 24小时
C. 36小时
D. 48小时
E. 72小时

57. 关于新生儿缺氧缺血性脑病的叙述中，不正确的是
A. 轻度缺氧缺血性脑病主要表现为兴奋激惹，症状持续2~3天即消失
B. 中度以抑制症状为主，持续7天左右即消失
C. 存活者可有神经系统后遗症
D. 重度患儿可在1周内死亡
E. 患儿可无明确的宫内窘迫史

58. 新生儿颅内出血，小脑幕切迹疝最有意义的临床体征是
A. 患侧肢体活动减少或消失
B. 对侧腹壁反射消失
C. 患侧腱反射亢进
D. 患侧瞳孔散大
E. 对侧下肢病理反射阳性

59. 新生儿颅内出血，腰穿脑脊液为血性，考虑为
A. 硬膜下出血
B. 脑实质出血
C. 蛛网膜下腔出血
D. 脑室周围出血
E. 小脑幕下出血

60. 极低出生体重儿最常发生以下哪项颅内出血

A. 硬膜下出血　　B. 蛛网膜下腔出血

C. 脑室室管膜下-脑室内出血　　D. 小脑出血

E. 脑实质内出血

61. 有关新生儿颅内出血的描述，错误的是

A. 由产伤和缺氧引起　　B. 产伤性颅内出血，足月儿多见

C. 小脑出血，足月儿多见　　D. 脑室周围-脑室内出血

E. 硬脑膜下出血多为产伤

62. 有关新生儿肺透明膜病的叙述，下列哪一项是不正确的

A. 与肺泡表面活性物质不足有关

B. 肺泡表面活性物质 80% 以上是由磷脂组成

C. 胎龄为 20~24 周的新生儿易发生

D. 用氧疗法能改善患儿的青紫

E. 早产儿胎龄越小，发病率越高

63. 新生儿肺出血呼吸支持应首选下列哪一项

A. 立即间歇性正压通气，给适当的 PEEP

B. 立即用 CPAP 支持

C. 立即给予头罩吸氧

D. 高频通气

E. 立即间歇性正压通气，不给 PEEP

64. 关于肺泡表面活性物质，正确的是

A. 是由Ⅰ型肺泡上皮细胞产生　　B. 是由Ⅱ型肺泡上皮细胞产生

C. 是由呼吸道黏膜上皮分泌产生　　D. 由肺的间质细胞产生

E. 肺的巨噬细胞产生

65. 新生儿坏死性小肠结肠炎不易受累的部位是

A. 盲肠　　B. 空肠

C. 回肠末端　　D. 结肠

E. 十二指肠

66. 下列腹部 X 线检查结果，可作为确诊新生儿坏死性小肠结肠炎依据的是

A. 肠曲形态不规则及肠壁僵硬　　B. 钙化点

C. 肠间隙增宽明显　　D. 立位片见较多液平面及腹胀

E. 门静脉积气及肠壁积气

67. 目前采用的新生儿低血糖的诊断是

A. 血糖 <2.2mmol/L

B. 足月儿3天以内血糖低于1.7mmol/L

C. 足月儿3天以内血糖低于2.2mmol/L

D. 早产儿3天以后血糖低于2.2mmol/L

E. 早产儿3天以内血糖低于1.1mmol/L

68. 新生儿应激性高血糖症的原因是

A. 窒息　　B. 严重感染

C. 寒冷损伤　　D. 头部外伤

E. 以上均是

69. 新生儿寒冷损伤综合征的硬肿最先出现于

A. 面颊　　B. 上肢

C. 臀部　　D. 大腿

E. 小腿

70. 关于新生儿硬肿的发病原因，不正确的是

A. 窒息　　B. 感染

C. 早产　　D. 棕色脂肪含量多

E. 热量不足，皮下脂肪中饱和脂肪酸的含量多

71. 新生儿寒冷时产热的主要方式是

A. 骨骼肌震颤产热　　B. 葡萄糖氧化供能

C. 棕色脂肪组织化学产热　　D. 饱和脂肪酸代谢产热

E. 消耗储备的氨基酸产热

72. 出现下列哪项表现，应警惕新生儿持续肺动脉高压（PPHN）

A. 吸入高浓度氧，发绀不缓解　　B. 胸廓饱满，肋间隙增宽

C. 肺部广泛湿啰音　　D. 惊厥

E. 双侧呼吸音不对称

73. 根据小儿动脉收缩压的推算公式，5岁小儿的收缩压应为

A. 60mmHg　　B. 70mmHg

C. 80mmHg　　D. 90mmHg

E. 100mmHg

74. 小儿动脉收缩压可用下列哪个公式推算

A. 年龄×2+50mmHg　　B. 年龄×2+60mmHg

C. 年龄×2+70mmHg　　D. 年龄×2+80mmHg

E. 年龄×2+90mmHg

75. 为预防早产儿视网膜病（ROP），氧疗目标为

A. 血氧饱和度85%~95%　　B. 血氧饱和度>95%

C. 血氧饱和度接近 100%
D. $PaO_2<50mmHg$
E. $PaO_2>80mmHg$

76. 关于早产儿视网膜病（ROP）的说法不正确的是
A. ROP 的发生主要与早产低体重有关
B. 严格氧疗指征是预防 ROP 的重要措施
C. 多数早产儿 ROP 都能自行恢复
D. 应早期发现、早期治疗
E. 筛查多在生后 4~6 周或矫正胎龄 32~34 周

77. 新生儿败血症最常见的感染途径是
A. 脐部、皮肤感染
B. 宫内感染
C. 消化道感染
D. 呼吸道感染
E. 产道感染

78. 新生儿败血症，抗菌疗法错误的是
A. 病原不明时针对革兰阳性和阴性菌
B. 药敏试验结果示所选药物属不敏感者，虽临床疗效好也应换药
C. 开始用药宜选静脉途径
D. 一般疗程 7~14 天
E. 新生儿 7 天前和 7 天后用药剂量不同

79. 新生儿败血症最有价值的诊断依据是
A. 高热
B. 白细胞总数增多
C. 血培养阳性
D. 皮疹明显
E. 有皮肤伤口

80. 新生儿化脓性脑膜炎的常见病原菌是
A. 脑膜炎双球菌
B. 肺炎链球菌
C. 铜绿假单胞菌
D. 大肠埃希菌
E. 流感杆菌

81. 新生儿化脓性脑膜炎的典型脑脊液改变为
A. 白细胞数显著增多，蛋白轻度增高，糖正常
B. 白细胞数轻度增多，蛋白正常，糖减少
C. 白细胞数显著增多，蛋白显著增高，糖减少
D. 白细胞数正常，蛋白增高，糖减少
E. 白细胞数轻度增多，蛋白显著增高，糖正常

82. 控制新生儿破伤风痉挛的首选止痉药物是
A. 氯丙嗪
B. 水合氯醛

C. 副醛
D. 苯巴比妥钠
E. 地西泮

83. 患儿生后不久出现呕吐，呕吐物为黏液，精神好，无腹胀，胎便排出正常。考虑最可能的诊断是
A. 羊水吞入
B. 胃扭转
C. 先天性幽门肥厚
D. 先天性巨结肠
E. 肠梗阻

84. 下列哪项符合宫内感染性肺炎的特点
A. 胸部X线片常显示肺实质性病变
B. 通过羊水感染者，以宫内病毒感染为主
C. 多在分娩后2~3天发病
D. 特异性IgG升高
E. 血行感染者肺部体征不是主要的

85. 关于新生儿头颅血肿，不正确的是
A. 小的血肿不需要治疗
B. 头顶部多见
C. 多见于难产的婴儿
D. 可伴有高胆红素血症
E. 可越过骨缝

86. 应用肺表面活性物质替代治疗新生儿呼吸窘迫综合征（NRDS）用药时间最好不超过
A. 6小时
B. 2小时
C. 24小时
D. 48小时
E. 12小时

87. 关于先天性梅毒，青霉素的用法是
A. 每次5万U/kg，im，q12h，共7天；后改为每次5万U /kg，im，q8h，共10~14天
B. 每次10万U/kg，im，q12h，共7天；后改为每次10万U/kg，im，q8h，共10~14天
C. 每次5万U/kg，ivgtt，q8h，共7天；后改为每次5万U/kg，ivgtt，q12h，共10~4天
D. 每次10万U/kg，ivgtt，q12h，共7天；后改为每次10万U/kg，ivgtt，q8h，共10~14天
E. 每次5万U/kg，ivgtt，q12h，共7天；后改为每次5万U/kg，ivgtt，q8h，共10~14天

88. 先天性风疹综合征引起的新生儿常见畸形是
A. 先天性心脏病
B. 腹股沟斜疝
C. 脑积水
D. 血管瘤
E. 骨发育障碍、腭裂

89. 单纯疱疹病毒脑炎多侵犯神经系统哪个部位
A. 脑膜
B. 大脑白质
C. 全脑
D. 颞叶
E. 脑干

二、A2 型题

1. 婴儿，男，4 个月，下列说法哪项不正确
A. 啼哭应考虑系看见陌生人所致
B. 会笑出声
C. 尚未出牙
D. 颅缝未闭合
E. 能抬头与挺胸
2. 患儿，男，足月顺产，3.5kg，发生硬膜下出血。最可能的原因是
A. 产钳助产
B. 出生时 Apgar 评分 4 分
C. 出生后血压波动大
D. 母亲有绒毛膜羊膜炎
E. 机械通气
3. 患儿，女，出生后 6 天。阴道流出少量血性液体，未处理，2 天后自止。考虑诊断为
A. 假月经
B. 新生儿出血症
C. 外伤出血
D. 血友病
E. 凝血因子缺乏
4. 婴儿，男，足月娩出。母乳喂养，吸吮好，喂奶后安睡，生后 4 天体重下降 7%，查体反应好，面色红润，心肺（-）。此婴可能的原因是
A. 进乳量多，进水少
B. 进水多，进乳量少
C. 败血症
D. 呆小病
E. 生理性体重下降
5. 婴儿，男，足月娩出。生后第 1 天，从外院转来，出生史不详，未开奶，呕吐明显。根据以上病史应考虑下列疾病，但除外
A. 咽下综合征
B. 颅内压增高
C. 食管闭锁
D. 胃食管反流
E. 消化道畸形
6. 患儿，男，39 周顺产。出生后立即出现呼吸增快，70 次/分，可见三凹征，唇周发绀，双肺可闻及湿啰音，未给予特殊处理，1 小时后症状明显缓解，呼吸 45 次/分，肢端轻度发绀。该患儿最可能的诊断为
A. 新生儿湿肺
B. 宫内感染性肺炎
C. 产时感染性肺炎
D. 正常新生儿
E. 新生儿吸入性肺炎

7. 患儿，男，胎龄282天。出生后呼吸不规则，心率80次/分，全身皮肤青紫，清理呼吸道反应强烈，四肢活动尚好。Apgar评分可评

A. 9分
B. 8分
C. 7分
D. 6分
E. 5分

8. 婴儿，女，胎龄289天。出生体重3.9kg，体重位于同胎龄平均体重第90百分位。下列诊断最恰当的是

A. 足月儿，巨大儿
B. 足月儿，适于胎龄儿
C. 足月儿，大于胎龄儿
D. 过期产儿
E. 过期产儿，适于胎龄儿

9. 新生儿，女，娩出1分钟时心率140次/分，呼吸25次/分，不规则，四肢活动差，稍屈曲，弹足底无反应，全身青紫。Apgar评分可评为

A. 7分
B. 6分
C. 5分
D. 4分
E. 3分

10. 患儿，女，生后7天。近日来，皮肤发黄明显，来医院就诊。查体：体温36.8℃，心率132次/分，呼吸24次/分，食欲及大小便均正常。诊断为生理性黄疸，正确指导是

A. 给予白蛋白注射液
B. 给予光照疗法
C. 多晒太阳，减轻黄疸
D. 注意保暖，多穿衣服
E. 增加喂养次数，促进胎便排出

11. 患儿，女，生后3天出现黄疸，近2天食欲减退，黄疸明显加重。查体：脐部红肿，有脓性分泌物，体温38.5℃。以下哪项检查对明确诊断很重要

A. 血培养检查
B. 尿中巨细胞病毒
C. 红细胞G-6-PD活性测定
D. 血常规及血小板计数
E. 查母婴血型

12. 患儿，男，足月出生，日龄8天。母乳喂养，皮肤黄染，血清胆红素9mg/dl（153.9μmol/L）。其余体检及实验室检查均正常。应采取何种处理

A. 光照疗法
B. 静脉滴注白蛋白
C. 肾上腺皮质激素
D. 苯巴比妥钠
E. 暂不需治疗

13. 患儿，男，17天。足月顺产，母乳喂养，皮肤黄染14天，吃奶、精神好。查体：皮肤中度黄染，前囟平软，心肺正常，肝脏不大，四肢肌张力正常。血清胆红素结果：间接胆红素为266μmol/L，直接胆红素为21μmol/L，谷丙转氨酶正常。该患儿的诊断是

A. 新生儿溶血症
B. 新生儿肝炎

C. 新生儿胆道闭锁
D. 母乳性黄疸
E. 新生儿败血症

14. 患儿，男，1 岁。出生时体重正常，3 个月后皮肤和头发色泽变浅，时有抽搐，不会独站，不会喊“爸、妈”。有助于初步诊断的检查是
A. 脑电图
B. 尿甲苯胺蓝试验
C. 血镁测定
D. 尿三氯化铁试验
E. 血钙测定

15. 足月儿，女，有窒息史，生后 2 天嗜睡，面色微红，呼吸 32 次/分，心率 95 次/分，前囟紧张，心音较低钝，四肢肌张力差，拥抱反射消失。该患儿最可能的诊断是
A. 吸入综合征
B. 湿肺
C. 新生儿肺透明膜病
D. 缺氧缺血性脑病
E. 低血糖

16. 新生儿，37 周娩出，出生时 Apgar 评分 1 分钟、5 分钟及 10 分钟分别为 3 分、5 分、7 分，生后 12 小时小儿肌张力增高，有吸吮、咂嘴等不自主运动。该患儿最可能的诊断是
A. 低血糖
B. 缺氧缺血性脑病
C. 大脑中动脉梗死
D. 蛛网膜下腔出血
E. 先天性脑发育不全

17. 足月儿，女，有窒息史，出生后 24 小时出现反应差，嗜睡，继而惊厥，呼吸不规则，瞳孔固定，前囟较紧张。脑 CT 诊断为“缺氧缺血性脑病”。该患儿脑损伤的主要部位是
A. 脑干
B. 小脑
C. 中脑
D. 脑室
E. 大脑半球

18. 患儿，女，孕 39 周。胎头吸引分娩，Apgar 评分 1 分钟 3 分、5 分钟 7 分、10 分钟 10 分。生后 2 天，嗜睡，面色微绀，呼吸 36 次/分，心率 104 次/分，前囟紧张，心音低钝，四肢肌张力低，拥抱反射未引出。该患儿最可能的诊断是
A. 吸入综合征
B. 新生儿低血糖
C. 新生儿败血症
D. 新生儿缺氧缺血性脑病
E. 新生儿肺炎

19. 患儿，男，早产。胎龄 28 周，娩出过程顺利，生后 24 小时出现频繁的呼吸暂停，前囟饱满。最可能的原因是
A. 低体温
B. 红细胞增多症
C. 肺炎
D. 颅内出血
E. 肺透明膜病

20. 患儿，女，足月出生。出生体重3.2kg，有胎儿窘迫史，生后1分钟及5分钟Apgar评分分别为3分及6分，生后3小时患儿激惹，肌张力增高，有呼吸暂停。下列哪项检查不是必需的

A. 血糖　　B. 血钙

C. 呼吸、心率、血压监测　　D. 头颅超声波检查

E. 血清总胆红素和结合胆红素

21. 患儿，男，胎龄33周娩出。生后16个小时，出生时哭声尚好，生后5小时出现呼吸困难和青紫，呼气性呻吟，三凹征阳性，给予头罩吸氧无好转，且症状渐加重。该患儿最可能的诊断是

A. 吸入性肺炎　　B. 新生儿湿肺

C. 新生儿肺透明膜病　　D. 新生儿颅内出血

E. 先天性心脏病

22. 患儿，男，足月出生3天。其母患糖尿病，患儿于今日上午查体见心率175次/分。目前最需要做的检查是

A. 胸部X线片　　B. 头颅B超

C. 血糖　　D. 心脏彩超

E. 头颅CT

23. 患儿，男，胎龄36周早产。出生后8天，2日来发现患儿不哭，拒乳、反应低下。体温34℃，双面颊、肩部、臀部、下腹部、大腿及小腿外侧皮肤发硬，按之如橡皮样，考虑为新生儿寒冷损伤综合征。首选的治疗是

A. 复温，逐渐调高保温箱温度，使体温逐渐达36℃左右

B. 滴管或鼻管喂养，开始80cal/(kg·d)，以后逐渐调至正常所需热卡

C. 补液10%葡萄糖及生理盐水60~80ml/(kg·d)，糖盐比为4∶1

D. 青霉素或氨基苷类抗生素防治感染

E. 地塞米松静脉滴注，每次0.5~1mg/kg，1~2次/天

24. 患儿，女，出生5天。生后因保温不当，第3天起体温下降，吮乳差，哭声弱。查体：心率缓慢，双下肢硬肿，诊断为新生儿寒冷损伤综合征。其硬肿范围估计是

A. 18%　　B. 26%

C. 34%　　D. 48%

E. 56%

25. 患儿，女，出生1天。在持续肺动脉高压的治疗中，疗效肯定，副作用小的是

A. 过度通气　　B. 硫酸镁

C. 多巴酚丁胺维持体循环压力　　D. 吸入一氧化氮

E. 妥拉唑啉

26. 患儿，男，2 天。临床存在持续性中心性发绀，考虑新生儿持续性肺动脉高压，拟监测导管前后的动脉血氧分压时，应当监测的是
A. 右上肢与右下肢的动脉血氧分压差
B. 左上肢与右下肢的动脉血氧分压差
C. 左上肢与左下肢的动脉血氧分压差
D. 左上肢与右上肢的动脉血氧分压差
E. 右下肢与左下肢的动脉血氧分压差
27. 新生儿败血症最具有特征的临床特点是
A. 体温升高或体温不升
B. 可出现病理性黄疸
C. 肝脾大
D. 临床症状缺乏特征性
E. 嗜睡，拒奶
28. 患儿，男，过期产儿。剖宫产娩出，羊水Ⅱ度污染，出生体重 2.45kg，皮肤干皱，体温 36℃。对该患儿的处理是
A. 立即置暖箱中保温
B. 立即应用抗生素防止感染
C. 立即静脉滴注氨茶碱，防止呼吸暂停
D. 立即补充钙剂防止低钙
E. 口服维生素 E 减少红细胞破坏
29. 患儿，女，出生 11 天。出生无异常。近 3 天有发热，吃奶时呛奶，并有时呕吐。查体：呼吸 60 次/分，口周青紫，轻微鼻翼翕动，双肺呼吸音粗，心脏腹部无明显异常。最可能的诊断是
A. 新生儿宫内感染性肺炎
B. 新生儿生后感染性肺炎
C. 新生儿吸入性肺炎
D. 新生儿肺发育不良
E. 新生儿败血症
30. 患儿，女，新生儿。胎龄 256 天，出生体重 1800g，其体重低于第 10 百分位以下。诊断最恰当的是
A. 低体重儿
B. 小于胎龄儿
C. 早产儿
D. 早产儿，小于胎龄儿
E. 足月儿，小于胎龄儿

三 A3/A4 型题

（1~2 题共用题干）

婴儿，女，孕 38 周娩出，体重 3.2kg，身长 48cm。

1. 根据孕周，正确的说法是
A. 早产儿
B. 超期产儿

C. 正常胎龄儿
D. 未成熟儿
E. 足月小样儿

2. 根据体重应诊断为
A. 低体重儿
B. 正常体重儿
C. 足月小样儿
D. 超重儿
E. 巨大儿

（3~4题共用题干）

婴儿，男，孕35周娩出，出生体重1300g，生后1天吸吮欠佳。睾丸未降，皮肤毳毛多。

3. 判断该儿应为
A. 足月儿
B. 早产儿
C. 极低体重儿
D. 足月小样儿
E. 正常体重儿

4. 因不会吸吮母乳，拟补给液体，其需要量为
A. 每日液量50ml/kg，钠1~2mmol/kg，钾4mmol/kg
B. 每日液量60ml/kg，钠4~5mmol/kg，钾3mmol/kg
C. 每日液量60~80ml/kg，钠2~3mmol/kg，钾不需补给
D. 每日液量120ml/kg，钠5~8mmol/kg，钾2mmol/kg
E. 每日液量120~150ml/kg，钠8~10mmol/kg，钾1mmol/kg

（5~7题共用题干）

患儿，女，出生4天。出生时有重度窒息，生后24小时出现烦躁、肢体抖动。查体：体温正常，前囟饱满，肌张力增高，瞳孔等大，心肺听诊正常。血白细胞计数 $11.0\times10^9/L$，中性粒细胞0.65，血钙2.4mmol/L，血糖2.5mmol/L。

5. 最有助于诊断的检查是
A. 头颅B超
B. 脑电图
C. 腰椎穿刺
D. 血培养
E. 血气分析

6. 哪项治疗措施不妥
A. 20%甘露醇0.5g/kg，q8h
B. 腰椎穿刺放脑脊液
C. 监测心率、呼吸
D. 维持正常血压
E. 控制入液量在60ml/kg

7. 患儿在治疗期间，突然四肢抽动，下列措施哪项不妥
A. 吸氧
B. 静脉缓慢注射苯巴比妥20mg/kg

C. 注射用亚胺培南西司他丁钠（泰能）加强抗感染
D. 增加脱水剂的应用
E. 吸痰，清除咽喉部的分泌物

（8~10 题共用题干）

患儿，女，出生 1 天。胎龄 246 天，剖宫产分娩，出生体重 1800g，生后呼吸不规则，心率 90 次/分，全身皮肤青紫，四肢活动可，弹足底有皱眉。

8. 该患儿的 Apgar 评分为
A. 5 分
B. 6 分
C. 7 分
D. 8 分
E. 9 分

9. 需要对该患儿进行的处理措施最恰当的是
A. 清理呼吸道
B. 面罩加压给氧
C. 弹足底刺激呼吸
D. 保暖
E. 吸氧

10. 该患儿的诊断最合适的是
A. 新生儿窒息，早产儿
B. 新生儿窒息，早产儿，小于胎龄儿
C. 新生儿窒息
D. 早产儿，小于胎龄儿
E. 新生儿窒息，小于胎龄儿

（11~12 题共用题干）

患儿，女，第 1 胎第 1 产，胎龄 37 周剖宫产，出生体重 4kg，生后无窒息，1 分钟 Apgar 评分 10 分，1 小时全身青紫，呼吸急促呻吟，4 小时因青紫加重转入儿科，母亲有 3 年糖尿病史并服用苯乙双胍，孕 33 周因酮中毒接受胰岛素治疗，分娩时血糖 8.63mmol/L（1.54mg/dl）。查体：肥胖，全身青紫，R 52 次/分，P 172 次/分，有鼻翼扇动，三凹症，心音正常，肺叩诊不浊，未闻湿啰音，肝肋下 1cm。

11. 此患儿最可能的诊断是
A. 湿肺
B. 低血糖休克
C. 糖尿病酸中毒
D. 肺透明膜病
E. 吸入综合征

12. 除哪种方法外，均可预防本病的发生
A. 产前给母亲地塞米松
B. 胰岛素
C. 气管内滴入表面活性物质
D. 清除呼吸道分泌物，通畅呼吸道
E. 地塞米松，注入羊膜腔

（13~15题共用题干）

患儿，男，出生5天。因皮肤发黄3天来门诊。足月顺产，母乳喂养，食奶尚好，二便无特殊。查体：成熟新生儿貌，一般情况好，皮肤轻中度黄染，心肺腹无异常发现。血清总胆红素171μmol（10mg/dl）。

13. 入院后观察3天，皮肤黄染无明显变化。其余情况同前，最可能的诊断是

A. 母乳性黄疸
B. 生理性黄疸
C. 梗阻性黄疸
D. 感染性黄疸
E. 溶血性黄疸

14. 继续观察、治疗中，下列何项措施重点适用

A. 停止母乳喂养
B. 监测血清胆红素
C. 做肝功能检查
D. 进行光照疗法
E. 进行换血疗法

15. 若为生理性黄疸，其发病机制中，哪项解释不正确

A. 新生儿胆红素排泄差
B. 初乳中含有葡萄糖醛酸转移酶活性抑制剂
C. 新生儿肠道内B葡萄糖醛酸酶活性高
D. 新生儿Y、Z蛋白不足
E. 新生儿早期胆红素来源较成人多

（16~19题共用题干）

患儿，男，3天。第1胎，足月顺产，出生18小时发现皮肤黄染，吃奶好。查体：反应好，皮肤巩膜中度黄染，肝肋下2cm，血型“B”，母血型“O”型，血清胆红素257μmol/L（15mg/dl）。

16. 该患儿最可能的诊断为

A. 新生儿肝炎
B. 败血症
C. 新生儿ABO溶血症
D. 新生儿Rh溶血症
E. 胆道闭锁

17. 为降低血清胆红素，首选治疗方案是

A. 光照治疗
B. 抗生素疗法
C. 肌内注射苯巴比妥钠
D. 换血疗法
E. 应用利尿剂

18. 为防止患儿发生胆红素脑病，下列治疗没有意义的是

A. 光疗
B. 输注白蛋白
C. 维持血pH在正常范围
D. 加强喂养，防止低血糖
E. 应用抗生素防止感染

19. 患儿黄疸加重，拒哺。查体：嗜睡，面色苍黄，肌张力降低，拥抱反射减弱，复查血清未结合胆红素 342μmol/L。首选的治疗是

A. 输注葡萄糖液　　B. 应用抗生素

C. 应用利巴韦林　　D. 换血疗法

E. 光照疗法

（20～22 题共用题干）

患儿，男，足月出生，G_4P_1，出生时一般情况好，无青紫窒息，纯母乳喂养，生后 12 小时即出现黄疸，其母孕期体健，前 3 胎中，第 1 胎为人工流产，第 2、3 胎在生后均因黄疸死亡。

20. 该患儿黄疸的原因最可能为

A. 生理性黄疸　　B. 新生儿溶血症

C. 新生儿败血症　　D. 新生儿肝炎

E. 以上都不

21. 检查发现患儿血红蛋白 100g/L，血清胆红素 386μmol/L。此时下列哪项检查最重要

A. 血培养　　B. 母婴血型鉴定

C. 肝功能检查　　D. 肝炎标志物检查

E. TORCH 检查

22. 检查发现母亲为“O”型 Rh 阳性血，患儿为“A”型 Rh 阳性血。此时应立即进行哪项检查

A. 血清特异性抗体检测　　B. 血培养

C. 肝功能检查　　D. 血常规

E. 脑脊液检查

（23～24 题共用题干）

患儿，女，出生 1 天。足月顺产，于生后 20 小时出现黄疸，肝脾不大，母血型为“O”型，女儿血型为“A”型。患儿血清胆红素 171μmol/L（10mg/dl）。

23. 该患儿最可能的诊断

A. ABO 血型不合溶血症　　B. Rh 溶血症

C. 母乳性黄疸　　D. 新生儿肝炎

E. 生理性黄疸

24. 做何进一步检查以确诊

A. 抗体释放试验　　B. 直接抗人球蛋白试验

C. 游离抗体测定
D. 肝功生化测定
E. Rh 血型

（25~26 题共用题干）

患儿，男，出生 2 天。出现黄疸，肝脾略肿大。血总胆红素 255μmol/L（15mg/dl）。血型 A 型，Rh 阳性，直接抗人球蛋白试验阴性，抗体释放试验、IgG 抗 A 抗体阳性。

25. 此患儿诊断是
A. 新生儿生理性黄疸
B. 新生儿 ABO 血型不合溶血症
C. 新生儿 Rh 血型不合溶血症
D. 新生儿肝炎早期
E. 新生儿早期败血症

26. 立即开始治疗的主要方法是
A. 光照疗法
B. 换血
C. 抗生素
D. 皮质醇类激素
E. 停用母乳

（27~30 题共用题干）

患儿，男，足月产钳助产分娩，出生 Apgar 评分 1 分钟 3 分、5 分钟 8 分。生后第 2 天，嗜睡，时有惊厥，瞳孔缩小，肌张力低；头颅 CT 扫描，右侧额叶有低密度影。

27. 该患儿最可能的诊断是
A. 新生儿缺氧缺血性脑病
B. 新生儿蛛网膜下腔出血
C. 新生儿败血症
D. 新生儿吸入性肺炎
E. 新生儿胆红素脑病

28. 为控制惊厥，首选的药物是
A. 地西泮
B. 苯巴比妥
C. 水合氯醛灌肠
D. 甘露醇降颅压
E. 地塞米松减轻脑细胞水肿

29. 上述所选药物的负荷量为
A. 0.3mg/kg
B. 0.6mg/kg
C. 20mg/kg
D. 5mg/kg
E. 0.5mg/kg

30. 该患儿的支持治疗下列哪项不妥
A. 供氧
B. 补液
C. 纠正酸中毒
D. 纠正低血糖
E. 胞磷胆碱营养脑细胞

（31～34题共用题干）

足月儿，孕42周，出生时有窒息，羊水粪染，生后4小时因气促、发绀而入院。查体发现：患儿全身青紫，反应差，呼吸急促（62次/分），面色灰，两肺闻及粗湿啰音；血气结果为pH 7.2，PaO_2 45mmHg，$PaCO_2$ 68mmHg，BE －3mmol/L。

31. 该患儿最可能的诊断是
    A. 新生儿败血症
    B. 新生儿胎粪吸入综合征
    C. 新生儿寒冷损伤综合征
    D. 新生儿肺透明膜病
    E. 新生儿上呼吸道感染
32. 首选何种检查确诊
    A. 血常规
    B. 胸部X线摄片
    C. 血气分析
    D. 头颅CT
    E. 腰穿脑脊液检查
33. 应先进行何种治疗
    A. 头罩吸氧
    B. 持续气道正压呼吸（CPAP）
    C. 气管插管，机械通气
    D. 肺表面活性物质治疗
    E. 抗生素抗感染
34. 患儿治疗过程中病情加重，出现抽搐、双眼凝视，前囟隆起，颅缝增宽。最可能的诊断是
    A. 低血钙
    B. 低血糖
    C. 化脓性脑膜炎
    D. 缺氧缺血性脑病
    E. 胆红素脑病

（35～38题共用题干）

足月儿，产钳助产分娩出生，羊水Ⅲ度污染，出生1分钟Apgar评分2分，生后气管插管吸出含有胎粪样液体。

35. 经过气管插管清理呼吸道后，该患儿表现为呼吸不规则，面色青紫。此时应采取的恰当措施是
    A. 面罩吸氧
    B. 机械通气
    C. 持续气道正压通气（CPAP）
    D. 纠正酸中毒
    E. 静脉补液，维持有效循环
36. 该患儿机械通气治疗后不久出现抽搐，考虑最可能的原因是
    A. 低钙惊厥
    B. 中枢感染
    C. 低镁血症
    D. 缺氧缺血性脑病
    E. 低血糖

37. 出现上述表现后，首选的治疗药物是
A. 苯巴比妥
B. 钙剂
C. 甘露醇
D. 抗生素
E. 地西泮

38. 该患儿可能的胸部X线表现为
A. 两肺有密度增高的颗粒或片状阴影
B. 局部有肺气肿
C. 气胸
D. 支气管充气征
E. 以上都可以

（39~41题共用题干）

患儿，男，出生1天，足月臀位产，出生Apgar评分1分钟和5分钟各评8分、9分。生后5小时出现呕吐，呈喷射性，伴尖声哭叫、青紫、体温不升。查体：前囟饱满，心肺正常，拥抱反射消失。

39. 该患儿诊断最大可能是
A. 新生儿颅内出血
B. 新生儿脑膜炎
C. 新生儿破伤风
D. 新生儿肺炎
E. 新生儿败血症

40. 为明确诊断，首先应选择的检查方法是
A. 腰穿
B. 胸部X线片
C. 头颅B超
D. 头颅CT扫描
E. 血培养

41. 下列哪项治疗是错误的
A. 保持呼吸道通畅
B. 吸氧
C. 注意保温
D. 注射维生素K_1
E. 迅速滴注甘露醇

（42~43题共用题干）

患儿，男，34周早产，出生时Apgar评分7分。生后4小时出现进行性呼吸困难及发绀，两肺呼吸音低，深吸气末少量细湿啰音。

42. 该患儿发生呼吸困难的原因，最可能是
A. 大量羊水吸入
B. 缺乏表面活性物质
C. 宫内感染
D. 胎粪阻塞细支气管
E. 肺液潴留较多

43. 最可能的诊断是

A. 感染性肺炎　　B. 羊水吸入综合征

C. 湿肺　　D. 肺透明膜病

E. 持续性肺动脉高压

(44~46 题共用题干)

患儿，男，早产。胎龄 32 周。出生时体重 1400g，生后 5 小时出现进行性呼吸困难，入院时呼吸不规则，经皮氧饱和度为 75% 。

44. 该患儿最可能的诊断为

A. 湿肺　　B. 胎粪吸入综合征

C. 新生儿肺透明膜病　　D. 衣原体肺炎

E. 持续性肺动脉高压

45. 应先进行哪一项紧急治疗

A. 清理呼吸道，面罩加压给氧

B. 气管插管，肺表面活性物质气管内滴入，机械通气

C. 使用抗生素

D. 纠正酸中毒

E. 关闭动脉导管

46. 先做哪一项检查有助于初步诊断

A. 胸部 X 线检查　　B. 血气分析

C. 血常规　　D. 心脏超声检查

E. 查卵磷脂/鞘磷脂（L/S）比值

(47~48 题共用题干)

患儿，男，足月出生。胎头吸引分娩，有窒息史，转入儿科后一直嗜睡、呕吐，枕部有血肿，前囟 3cm×3cm，颅缝略宽。

47. 该患儿最可能的诊断是

A. 新生儿败血症　　B. 新生儿低血糖

C. 新生儿先天性脑积水　　D. 新生儿化脓性脑膜炎

E. 新生儿缺氧缺血性脑病

48. 首选何种检查确诊

A. 血培养　　B. 头颅 CT 平扫

C. 血糖　　D. 血电解质

E. 脑脊液

（49~53 题共用题干）

患儿，男，出生10天。今洗澡时发现双小腿皮肤冷硬而就诊。第1胎孕36周顺产，出生体重2.4kg，生后第2天皮肤稍黄，近2天黄疸有所加重，家长诉无发热，吸奶好。查体：体温35.5℃，呼吸40次/分，脉搏120次/分，全身皮肤中度黄染，无发绀，双肺呼吸音清，无啰音，心音有力。腹平软，脐部少许分泌物，脐周皮肤微红，肝右肋下2cm，质软，脾未扪及。检查结果：WBC 6×10^9/L，N 0.52，L 0.48，ESR 15mm/h。血培养结果尚未报告。

49. 作为新生儿硬肿症，最有意义的体征是
    A. 全身冰凉
    B. 按压双小腿似有凹陷
    C. 双小腿皮肤似硬橡皮样
    D. 动作少，不哭，吸吮困难
    E. 脉搏微弱

50. 在病史方面，最易引起硬肿症的原因为
    A. 感染
    B. 气温骤变
    C. 低出生体重儿
    D. 早产
    E. 窒息

51. 为明确是否存在感染，最简单的方法为
    A. 血培养
    B. 血白细胞层涂片查细菌
    C. 血常规
    D. C反应蛋白测定
    E. 红细胞沉降率检查

52. 最重要的处理方式除复温外还应
    A. 注意热能的补充
    B. 使用血管活性药物
    C. 输新鲜血
    D. 静脉使用广谱抗生素
    E. 给氧

53. 若患儿出现凝视，应告知家长首先进行的检查为
    A. 头颅CT
    B. 腰椎穿刺脑脊液检查
    C. B超
    D. 血糖测定
    E. 电解质测定

（54~56 题共用题干）

患儿，男，出生4天。因不吃、不哭、少动2天入院，早破水20小时剖宫产。体格检查：体温35℃，反应差，黄疸明显，四肢发凉，皮肤有花纹，心肺无异常发现，腹稍胀，肝肋下3cm，脾肋下1cm，脐部有脓性分泌物。

54. 为确定诊断，首选的实验室检查应是
    A. 脐部分泌物培养
    B. 血培养
    C. 血清胆红素测定
    D. 白细胞计数及分类
    E. 血小板计数

55. 如果此患儿反复发生惊厥，体检中哪项体征对诊断最有帮助

A. 黄疸程度　　B. 肝脾大

C. 乒乓球头　　D. 皮肤瘀点

E. 前囟饱满紧张

56. 如选用抗生素，下列哪项原则必须遵守

A. 选用抑菌作用强的药物

B. 常规使用红霉素

C. 不可滥用抗生素，宜只用一种抗生素

D. 疗程应在3周以上

E. 肌内注射加口服用药

（57~59题共用题干）

患儿，女，胎龄30周出生。出生体重1.2kg，有窒息史，生后4周，有机械通气及吸氧史，进行眼底筛查时发现有血管区与无血管区嵴隆起，见瘢痕组织样纤维增生，并突起进入玻璃体。

57. 该患儿为早产儿视网膜病变的第几期

A. Ⅰ期　　B. Ⅱ期

C. Ⅲ期　　D. Ⅳ期

E. Ⅴ期

58. 引起患儿视网膜病变的最主要病因是

A. 窒息史　　B. 早产和低出生体重

C. 日龄　　D. 机械通气

E. 吸氧史

59. 预防早产儿视网膜病变的关键是

A. 减少围生期高危因素　　B. 减少呼吸机使用

C. 减少吸氧　　D. 补充维生素A

E. 防止早产

（60~62题共用题干）

患儿，女，出生5天。母乳喂养，2天来皮肤黄染、拒奶、嗜睡、体温不升。查体：面色黄染灰暗，腹稍胀，脐轮红，脐窝可见脓性分泌物，肝肋下3cm，脾肋下1cm。四肢稍凉。

60. 该患儿最可能的诊断是

A. 新生儿脐炎，生理性黄疸　　B. 新生儿脐炎，母乳性黄疸

C. 新生儿脐炎，新生儿败血症　　D. 新生儿脐炎，新生儿肝炎
E. 新生儿脐炎，新生儿溶血症

61. 首选的检查是
A. 血培养　　B. 肝功能
C. 血气分析　　D. 血型
E. 网织红细胞计数

62. 治疗选择不恰当的是
A. 静脉应用抗生素　　B. 输入血丙种球蛋白
C. 脐部护理　　D. 禁食母乳
E. 纠正酸中毒

（63～65 题共用题干）

患儿，男，足月顺产。生后 31 天，发热，吃奶少，大便稀 1 天来诊，其母患感冒 2 天。查体：精神差，呼吸略促，咽赤不明显，皮肤轻度黄染，心肺听诊无异常，脐轮略红肿，脐部有少许分泌物，肝肋下 3.5cm，前囟平，颈软，血白细胞计数 4.2×10^9/L，中性粒细胞 0.74，大便镜检 WBC 2～4 个/高倍视野。

63. 该患儿最可能的诊断是
A. 上呼吸道感染　　B. 新生儿溶血症
C. 新生儿败血症　　D. 新生儿肝炎
E. 新生儿肠道感染

64. 该患儿收住院后最有助于诊断的辅助检查是
A. 胸部 X 线片　　B. 便培养
C. 肝功能检查　　D. 血培养
E. 咽培养

65. 下列治疗方法除了哪一项外都是正确的
A. 应用抗生素　　B. 光疗
C. 供给营养与液体　　D. 适当输新鲜血
E. 适当输血浆

（66～68 题共用题干）

早产儿，胎龄 30 周，体重 1.48g，剖宫产，羊水Ⅱ度污染。生后呼吸不规则，心率 78 次/分，全身青紫及水肿。

66. 首先应做的抢救是
A. 面罩给氧　　B. 刺激啼哭

C. 气管插管　　D. 胸外心脏按压

E. 给肾上腺素

67. 经抢救后患儿血氧饱和度 89%，面色仍苍白，测血压 35/18mmHg。查体：肝脾大，WBC 21.5×10^9/L，C 反应蛋白 <8mg/L，Hb 110g/L，网织红细胞 0.15。接下来应做的治疗是

A. 输碳酸氢钠　　B. 输血

C. 输白蛋白　　D. 输多巴胺

E. 输高效丙种球蛋白

68. 该患儿的苍白症状首先应考虑的诊断为

A. 败血症　　B. Rh 溶血症

C. 肝炎　　D. 肝糖原累积症

E. 胎母输血

（69~71 题共用题干）

患儿，男，出生 10 天。因黄疸重，体温 39℃，脐带红肿，有脓性分泌物来诊。

69. 以下哪项实验室检查有助于诊断

A. 血培养　　B. 多次查尿常规

C. 查母子血型　　D. 查尿巨细胞包涵体

E. 多次查白细胞

70. 对此患儿最适合的治疗是

A. 静脉滴注氯霉素　　B. 肌内注射青霉素 + 链霉素

C. 静脉滴注青霉素 + 氨苄青霉素　　D. 肌内注射庆大霉素 + 丁胺卡那霉素

E. 口服红霉素 + 磺胺嘧啶

71. 以下哪项措施可预防本病

A. 做好产前保健，服用钙剂　　B. 对难产，羊水污染的新生儿可用抗生素

C. 产前检验孕妇的羊水　　D. 产前给孕母服用抗生素

E. 为提高新生儿免疫功能，静脉滴注大量维生素 E

（72~73 题共用题干）

患儿，男，生后 7 天。出生时有窒息史，突然出现高热、腹胀、暗红色稀便。查体：精神差，腹膨隆，无肌紧张，未及包块，肠鸣音弱。腹部 X 线片显示肠袢间隔大，无膈下游离气体。临床上考虑新生儿坏死性小肠结肠炎（NEC）。

72. 下列哪一项检查异常可以帮助诊断

A. 纤维结肠镜　　B. 钡灌肠

C. 粪隐血试验　　D. 血常规

E. 血培养

73. 新生儿坏死性小肠结肠炎患儿血培养常有下列哪些细菌生长

A. 大肠埃希菌、白念珠菌、克雷伯菌

B. 大肠埃希菌、克雷伯菌、厌氧菌

C. 大肠埃希菌、溶血性链球菌、厌氧菌

D. 溶血性链球菌、大肠埃希菌、克雷伯菌

E. 克雷伯菌、厌氧菌、白念珠菌

（74~78题共用题干）

患儿，男，早产。体重1.45kg，人工喂养。出生后6天出现腹胀，伴有呕吐，呕吐物中含有胆汁，继而出现腹泻，有黏液血便。查体：体温38℃，腹膨隆，叩诊呈鼓音，腹部未触及包块，肠鸣音弱。

74. 此时下列检查哪项是不适宜的

A. 腹部X线平片　　B. 腹部B超

C. 钡灌肠造影　　D. 化验血常规

E. 便培养

75. 正确的诊断应该是

A. 先天肥厚性幽门狭窄　　B. 肠套叠

C. 肠扭转　　D. 胎粪性腹膜炎

E. 新生儿坏死性小肠结肠炎

76. 诊疗方案应选择下列哪种

A. 立即剖腹探查

B. 禁食，胃肠减压，补液，应用抗生素

C. 禁食，胃肠减压，补液

D. 严密观察病情变化

E. 应用抗生素，补液

77. 经治疗患儿病情无明显好转，出现高热，腹胀加重，伴腹壁红肿，有明显的腹膜炎体征，此时考虑出现

A. 肠梗阻　　B. 急性阑尾炎

C. 上消化道穿孔　　D. 肠坏死、肠穿孔

E. 原发性腹膜炎

78. 此时应采取的治疗方法是

A. 增加抗生素用量　　B. 更换抗生素

C. 腹腔引流
D. 肠切除术
E. 肠修补术

（79~80题共用题干）

患儿，女，早产（前置胎盘）。人工喂养，第7天出现食欲减退和呕吐，并渐加重，呕吐物内有咖啡样物伴气急。查体：神萎，全腹胀伴肌紧张。叩鼓，肠鸣音弱。腹部X线片见肠腔充气并见小液平。

79. 此时首先考虑的诊断是
A. 食管裂孔疝
B. 新生儿坏死性小肠结肠炎
C. 肠旋转不良
D. 膈疝
E. 新生儿阑尾炎

80. 对该患儿的进一步检查
A. 钡剂灌肠＋粪OB
B. 钡餐＋钡剂灌肠
C. 粪OB＋腹部X线直立位片
D. 腹腔穿刺＋粪OB
E. 腹腔穿刺＋腹部X线直立位片

（81~83题共用题干）

患儿，女，生后7天。人工喂养，2天前出现频繁呕吐，时有胆汁样物，不思饮食，腹渐胀，腹泻伴有血丝。查体：腹隆，尚软，肠鸣音弱，未及包块。腹部X线检查未见肠梗阻。

81. 该患儿最有可能的诊断是
A. 胎粪性腹膜炎
B. 肠旋转不良
C. 新生儿坏死性小肠结肠炎
D. 细菌性痢疾
E. 原发性腹膜炎

82. 哪一项检查可以帮助确诊
A. 腹腔穿刺
B. 腹部X线直立位片
C. 大便常规＋OB
D. 钡剂灌肠
E. 钡餐

83. 患儿在治疗过程中，腹胀明显，出现呼吸急促，腹透示肠管形态没有改变，肠蠕动消失，可能发生
A. 感染性休克
B. 麻痹性肠梗阻
C. 狭窄性肠梗阻
D. 腹壁脓肿形成
E. 肠穿孔

（84~86题共用题干）

患儿，男，生后2天。近1天阵阵尖声叫，吃奶后频吐。半小时前抽搐1次。不发热。分娩时因胎头过大曾用产钳助产。查体：反应差、呼吸平稳，瞳孔等大，发绀(-)。前囟膨凸，颈软。心肺未见异常。左上、下肢活动差、肌张力增高。末梢血象：WBC 8.0×10^9/L，N 0.46，L 0.54。

84. 本例患儿抽搐最可能的原因是
    A. 颅内炎性病变
    B. 低血钙
    C. 颅内出血
    D. 低血糖
    E. 脑缺氧缺血性病变
85. 收入院后，为进一步确诊，下列哪项检查最有价值
    A. 脑电图
    B. 腰椎穿刺，脑脊液检查
    C. 血钙、血磷测定
    D. 脑CT
    E. 空腹血糖
86. 对此患儿可给以下处理，但除了
    A. 给予抗生素，防治感染
    B. 抽搐时给予适量镇静药
    C. 早期给予足量甘露醇
    D. 应用止血类药物
    E. 给予营养脑细胞药物

四 B型题

（1~3题共用备选答案）

A. 新生儿窒息
B. 新生儿湿肺
C. 新生儿感染性肺炎
D. 新生儿肺透明膜病（呼吸窘迫综合征）
E. 新生儿吸入性肺炎

下列患儿哪种诊断可能性最大：

1. 患儿，男，剖宫产，羊水呈黄绿色，出生后呼吸16次/分、不规则，心率98次/分，面唇及四肢发绀，肺部呼吸音降低，有鼾音，四肢肌张力降低
2. 患儿，男，32周早产，生后8小时因进行性呼吸困难3小时来急诊。查体：青紫，点头状呼吸，鼻扇，呼气呻吟，吸气性三凹征，双肺呼吸音减低，吸气时听到少许细湿啰音
3. 患儿，女，生后12小时来儿科门诊，追问出生时无窒息史，2小时前开始呼吸急促，口唇青紫，双肺有粗湿啰音，胸部X线片示肺纹理粗，叶间胸膜积液。经观察1天后症状明显好转

（4~7题共用备选答案）

A. 生理性黄疸
B. 新生儿溶血症

C. 先天性胆道闭锁　　D. 新生儿败血症

E. 母乳性黄疸

4. 生后24小时内出现黄疸
5. 一般情况良好，6~12周黄疸消退
6. 进行性加重的黄疸，大便陶土样
7. 黄疸退而复现，反应差，体温不升

（8~10题共用备选答案）

A. 早产儿，出生时窒息。生后第2天黄疸伴气促

B. 足月儿，顺产。生后第4天起出现黄疸，但一般情况良好

C. 第2胎，第2产。出生20小时出现黄疸，且很快加深，烦躁不安，尖叫

D. 孕34周出生，生后4天出现黄疸，拒乳

E. 出生第5天出现黄疸，拒乳，反应差，面色黄且青灰，脐分泌物有异味

8. 新生儿生理性黄疸
9. 新生儿溶血症
10. 新生儿败血症

（11~12题共用备选答案）

A. 矢状旁区　　B. 丘脑

C. 基底节　　D. 脑室周围白质

E. 脑干

11. 足月儿缺氧缺血性脑损伤多见于
12. 早产儿缺氧缺血性脑损伤多见于

（13~14题共用备选答案）

A. 脑实质出血　　B. 脑室周围-脑室内出血

C. 原发性蛛网膜下腔出血　　D. 小脑出血

E. 硬脑膜下出血

13. 早产儿颅内出血最常见的类型
14. 足月儿产伤所致颅内出血最常见的类型

（15~16题共用备选答案）

A. 孕母有菌血症　　B. 阴道细菌上行

C. 脐部感染　　　　D. 消化道入侵

E. 黏膜破损

15. 新生儿败血症产前感染的途径是

16. 新生儿败血症产时感染的途径是

（17～19 题共用备选答案）

A. 化脓性脑膜炎　　　　B. 喉痉挛

C. 缺氧缺血性脑病　　　　D. 颅内出血

E. 脑室周围白质软化

17. 新生儿窒息易并发

18. 新生儿破伤风常易并发

19. 新生儿败血症常并发

（20～23 题共用备选答案）

A. 湿肺　　　　B. 胎粪吸入综合征

C. 新生儿肺透明膜病　　　　D. 生后感染性肺炎

E. 宫内感染性肺炎

20. 患儿，男，出生 14 小时。出生时无窒息，生后 6 小时出现呼吸困难伴发绀，两肺呼吸音低，无啰音，胸部 X 线片示有支气管充气征。可能诊断为

21. 患儿，女，出生 10 小时。出生时有羊膜早破，Apgar 评分 1 分钟 7 分，复苏后呼吸增快，肺部体征阴性，胸部 X 线片无异常，IgM 增高，血培养无菌生长。可能诊断为

22. 患儿，男，出生 2 小时。出生时无窒息史，剖宫产娩出，生后 1 小时出现呼吸增快，唇微发绀，哭声洪亮，一般情况好，肺部体征阴性，胸部 X 线片肺纹理增粗。可能诊断为

23. 患儿，男，出生 6 天。生后 4 天开始鼻塞流涕，烦躁不安，次日渐呼吸困难，肺部呼吸音粗，无啰音，胸部 X 线片无异常。可能诊断为

（24～27 题共用备选答案）

A. 足月儿　　　　B. 早产儿

C. 过期产儿　　　　D. 小于胎龄儿

E. 早期新生儿

24. 出生后 1 周内新生儿是

25. 28 周 < GA < 37 周的新生儿是

26. 37 周 < GA < 42 周的新生儿是

27. GA > 294 天的新生儿是

（28~32 题共用备选答案）

A. 正常足月儿　　B. 足月小样儿

C. 适于胎龄儿　　D. 大于胎龄儿

E. 小儿胎龄儿

28. 出生体重在同胎龄平均体重的第 10 百分位以下是
29. 胎龄已在 37 足周至未满 42 足周，体重在 2.5kg 以下是
30. 出生体重在同胎龄平均体重的第 10~90 百分位之间是
31. 出生体重在同胎龄平均体重的第 90 百分位以上是
32. 胎龄在 37 足周至未满 42 足周，体重在 2.5~3.9kg 是

（33~35 题共用备选答案）

A. 胸部 X 线片双肺透亮度差，心影不清，伴支气管充气征

B. 胸部 X 线片双肺气肿，伴节段性肺不张

C. 胸部 X 线片肺纹理增强，少量叶间积液

D. 胸部 X 线片右肺上、中叶不张，其余肺正常

E. 胸部 X 线片双肺可见肺大疱、脓气胸

33. 新生儿肺透明膜病
34. 早产儿原发性肺不张
35. 胎粪吸入综合征

（36~38 题共用备选答案）

A. 湿肺　　B. 胎粪吸入综合征

C. 新生儿肺透明膜病　　D. 生后感染性肺炎

E. 宫内感染性肺炎

36. 患儿，男，出生 24 小时。胎龄 32 周，生后 6 小时出现呼吸困难伴发绀，两肺呼吸音低，无啰音，胸部 X 线片示两肺透亮度降低，有支气管充气征
37. 患儿，男，6 天。生后 4 天始鼻塞流涕。烦躁不安，日渐呼吸困难，肺部呼吸音粗，少许湿啰音，胸部 X 线片示肺纹理增强模糊，散在小片状阴影
38. 患儿，女，出生 10 小时。出生时有羊膜早破。Apgar 评分 1 分钟 7 分，复苏后呼吸增快，肺部体征阴性，胸部 X 线片示双肺纹理增强、模糊，IgM 增高，血培养无细菌生长

（39~43 题共用备选答案）

A. 早产儿，生后 3 天拒乳，体温 32℃，面部及下肢硬肿 2 天，呼吸困难 1 天，口鼻涌出大量泡沫血性分泌物 2 小时。气管插管见气管内有鲜血流出

B. 有胎儿期缺氧史，出生时青紫，呼吸浅，清理呼吸道后呼吸恢复，全身转红

C. 出生时有窒息史，复苏后呼吸增快，青紫，肺部有粗湿啰音
D. 早产儿，生后 6 小时内出现呼吸困难，青紫，进行性加剧，伴呻吟
E. 足月儿生后 1~2 天内出现呼吸急促，一般情况好，肺呼吸音减低，胸部 X 线片示两肺广泛斑点阴影。有叶间积液，2~3 天消失

39. 吸入性肺炎
40. 新生儿湿肺
41. 新生儿肺出血
42. 新生儿肺透明膜病
43. 新生儿窒息

（44~46 题共用备选答案）
A. 胎粪吸入性肺炎　　B. 新生儿呼吸窘迫综合征
C. 新生儿湿肺　　D. 感染性肺炎
E. 肺出血

44. 胸部 X 线片示两肺斑片状渗出影
45. 胸部 X 线片示两肺透亮度降低，有网状颗粒影和支气管充气征
46. 胸部 X 线片示两肺透亮度增强伴有节段性或小叶肺不张，也可仅有弥漫性浸润影或并发纵隔气肿、气胸等

五 X 型题

1. 胎儿出生后血液循环发生哪些变化
A. 脐血管结扎　　B. 卵圆孔闭合
C. 动脉导管生后立即在解剖上关闭　　D. 由 1 个循环变成 2 个循环
E. 体内仍以混合血为主

2. 下列关于病理性黄疸说法正确的是
A. 黄疸出现早，24 小时内出现
B. 黄疸程度重，血清总胆红素每日上升超过 85μmol/L
C. 肝脾大
D. 黄疸持续 2 周后仍不消退
E. 黄疸退而复现

3. 新生儿呼吸窘迫综合征的主要治疗方法有哪些
A. 积极清理呼吸道　　B. 持续气道正压通气
C. 机械通气　　D. 纠正酸中毒
E. 肺表面活性物质

4. 下列哪一项符合新生儿肺透明膜病的肺部 X 线表现

A. 两肺野透亮度普遍降低
B. 均匀散在的细颗粒和网状阴影
C. 支气管充气征
D. 部分肺泡代偿性气肿
E. 严重病例呈“白肺”

5. 新生儿高血糖症的治疗包括

A. 根据血糖水平调节输糖速率
B. 治疗原发病
C. 纠正脱水及电解质紊乱
D. 定期监测血糖
E. 当高血糖不易控制且空腹血糖水平 >14mmol/L 时应给胰岛素

6. 新生儿寒冷损伤综合征的发生与下列哪种情况有关

A. 棕色脂肪少
B. 体表面积相对较大
C. 寒冷损伤
D. 免疫功能低下
E. 皮下脂肪饱和脂肪酸含量较多

7. 关于早产儿视网膜病分期说法正确的是

A. Ⅰ期有广泛结缔组织增生和机化膜形成
B. Ⅱ期形成高于视网膜表面的嵴形隆起
C. Ⅲ期嵴形隆起不明显
D. 根据是否累及黄斑可分为 a、b 两级
E. 视网膜全脱离，常呈漏斗形

8. 新生儿的特点，下列哪项不正确

A. 呼吸：脉搏为 1∶3
B. 头围：胸围为 1∶1
C. 上部量：下部量为 1.4∶1
D. 正常足月儿是指出生时胎龄为 40 周的婴儿
E. 根据生后周龄分为小于胎龄儿、适于胎龄儿和大于胎龄儿

9. 下列哪项与新生儿易患败血症有关

A. 免疫功能不成熟
B. 皮肤黏膜屏障功能差
C. 脐部为开放性创口
D. 白细胞吞噬功能差
E. 胃酸低

六 案例分析题

（1~2 题共用题干）

患儿，男，早产。体重 1.8kg，有宫内窘迫史，生后 Apgar 评分 1 分钟为 3 分、5 分钟为 5 分。生后 5 小时患儿呼吸急促，呻吟，有呼吸暂停。

1. 此时患儿入院后需要做相关检查，选择下列哪些项目

A. 血培养
B. 血气分析

C. 胸部 X 线片　　D. 血生化

E. 肝功能　　F. 胃液泡沫试验

G. 心功能　　H. 血常规

2. 考虑患儿可能的诊断是

A. 新生儿窒息　　B. 新生儿肺炎

C. 新生儿败血症　　D. 新生儿缺氧缺血性脑病

E. 新生儿呼吸暂停　　F. 新生儿肺透明膜病

G. 新生儿湿肺　　H. 新生儿颅内出血

（3~8 题共用题干）

患儿，男，胎龄 40 周。因“羊水胎粪污染，胎心减慢”行剖宫产。Apgar 评分：生后 1 分钟，2 分；经清理呼吸道，面罩皮囊加压给氧后 5 分钟，8 分。复苏后转入 NICU 病区。查体：体温 38.5℃，心率 156 次/分，呼吸 65 次/分；体重 3.4kg；气促，面色发绀，呻吟，吸气性凹陷明显；肺部可闻及啰音，心前区未闻及杂音；腹部稍膨隆，肝肋下 3cm，四肢肌张力偏低；生理反射减弱。

3. 该患儿可能的诊断是

A. 新生儿窒息　　B. 感染性肺炎

C. 呼吸窘迫综合征（RDS）　　D. 支气管肺发育不良

E. 缺氧缺血性脑病　　F. 胎粪吸入综合征

G. 湿肺

4. 为明确诊断应立即进行的检查项目包括

A. 血气分析　　B. 胸部 X 线片

C. 颅脑 B 型超声　　D. 血细菌培养

E. 血常规　　F. 血生化

G. 心电图

5. 患儿入科后，仍气促、呻吟，面罩吸氧，流量 6L/min。血气分析：pH 7.3，$PaCO_2$ 42mmHg，PaO_2 32mmHg，BE －7.8mmHg。胸部 X 线片：双肺斑片影伴肺气肿，心影增大。除第一诊断外，最先要排除的疾病有

A. 胎粪吸入综合征　　B. 肺不张

C. 遗传代谢性疾病　　D. 发绀型先天性心脏病

E. 持续性肺动脉高压　　F. 感染性休克

G. 先天性肺发育不全

6. 以下检查结果中符合持续性肺动脉高压表现的有（提示患儿诊断为胎粪吸入综合征合并

持续性肺动脉高压）

A. 血气分析：代谢性酸中毒

B. 胸部 X 线片：心胸比例增大，肺血明显增多

C. 导管前后血氧分压差明显，下肢高于上肢

D. ECG：电轴右偏，有心肌缺血表现

E. 血白细胞计数增多，血小板计数减少

F. 心脏超声：动脉导管开放，右向左分流

G. 动脉血压明显增高

H. 胸骨下缘闻及收缩期杂音，肺动脉瓣区第二心音增强

7. 目前治疗措施包括

A. 静脉应用碳酸氢钠

B. 扩容，改善外周循环

C. 输注清蛋白

D. 吸入一氧化氮

E. 手术结扎动脉导管

F. 给予镇静药

G. 呼吸机辅助通气

8. 此时必要的处理包括（提示治疗过程中患儿突然出现面色发灰，氧饱和度下降，双肺呼吸音降低，可闻及大量湿啰音）

A. 加强抗感染用药

B. 输血

C. 提高呼气末正压

D. 严格限制进液量

E. 纠正酸中毒

F. 撤离呼吸机

G. 气管内滴入肾上腺素

H. 输入止血药物

I. 胸腔穿刺引流

（9~10 题共用题干）

患儿，男，早产。日龄 2 天。有窒息史，主要表现嗜睡，反应差，肌力低。查体：前囟张力稍高，拥抱、吸吮反射减弱，初步诊断为新生儿缺氧缺血性脑病。

9. 欲行 CT 检查，最适合的检查时间为

A. 生后 1~6 天

B. 生后 2~5 天

C. 生后 1 周左右

D. 生后 10 天左右

E. 生后 2 周左右

10. 该患儿病情平稳后，促进脑功能恢复的护理是

A. 固定肢体在功能位

B. 维持氧饱和度的稳定

C. 保证足够的热量供给

D. 减少探视次数

E. 动作训练

F. 感知刺激的干预措施

（11~15题共用题干）

患儿，男，胎龄28周，早产。出生体重1.15kg，生后有呻吟、吐沫，并进行性加重；拍胸部X线片示双肺透光度下降，可见支气管充气征。立即给予气管内滴入猪肺磷脂并机械通气治疗，但病情反复，42天时仍需要机械通气。皮肤暗黄色；肝功能：总胆红素102μmol/L，直接胆红素76μmol/L，谷丙转氨酶46U/L；胸部X线片示双肺纹理增粗，密度增高，局部有渗出。

11. 在病程早期该患儿的可能诊断为

A. 早产儿，极低出生体重儿　　B. 早产儿，超低出生体重儿
C. 新生儿呼吸窘迫综合征　　D. 呼吸衰竭
E. 新生儿感染性肺炎　　F. 极早早产儿

12. 如患儿在机械通气治疗过程中突然出现病情加重，氧饱和度下降，应考虑可能的原因是

A. 气管插管痰液堵塞　　B. 合并有气漏
C. 插管脱出　　D. 颅内出血
E. 合并肺部感染

13. 在病程1~2周应做的检查是

A. 胸部X线片　　B. 颅脑超声或CT
C. 血糖监测　　D. 胆红素监测
E. 听力检测　　F. 视网膜病筛查
G. 血常规　　H. 血气分析

14. 在病程的4~5周需要做的检查是

A. 血常规　　B. 肝功能
C. 视网膜病筛查　　D. 颅脑MRI
E. 血培养　　F. 心脏超声

15. 患儿42天仍需要机械通气，结合辅助检查，可能的并发症是

A. 肺部感染　　B. 支气管、肺发育不良
C. 胃食管反流　　D. 心力衰竭
E. 胆汁淤积综合征　　F. 肝炎

（16~18题共用题干）

患儿，男，胎龄29周，早产。出生体重1.12kg，生后2小时出现呼吸困难，发绀。胸部X线片示双肺透亮度下降，可见颗粒网状影。给予机械通气治疗。但病情反复，在第31天仍持续气道正压通气治疗。反应较差，呼吸暂停，出现腹胀、黄疸。腹部X线片示肠腔不规则充气，肠道动力改变，腹腔有液平。

16. 目前该患儿可能的诊断为

A. 败血症　　　B. 坏死性小肠结肠炎
C. 感染性肺炎　　　D. 巨结肠
E. 肠闭锁　　　F. 腹膜炎

17. 应立即做的检查有

A. 腹部X线片　　　B. 腹部B型超声
C. 钡餐造影　　　D. 钡灌肠造影
E. 血气分析　　　F. 血细菌培养

18. 应立即采取的处理措施有

A. 外科会诊　　　B. 外科立即手术
C. 使用第三代头孢菌素　　　D. 痰细菌培养
E. 随访肺部X线片　　　F. 视网膜病检查

(19~23题共用题干)

患儿，女，孕32周顺产。生后3天出现吸吮无力，哭声低微、反应差，双下肢硬肿，皮肤黄染，体温32.5℃。

19. 患儿的临床诊断应考虑为

A. 新生儿败血症　　　B. 新生儿硬肿症
C. 新生儿溶血症　　　D. 新生儿颅内出血
E. 新生儿胆红素脑病

20. 当前患儿最主要的问题是

A. 体温过低　　　B. 营养失调
C. 有感染的危险　　　D. 皮肤完整性受损
E. 知识缺乏

21. 该患儿首要的护理措施是

A. 预防感染　　　B. 保暖
C. 供给足够能量　　　D. 维持水、电解质平衡
E. 保持皮肤清洁　　　F. 复温
G. 保温箱

22. 对该患儿的处理哪项不妥

A. 立即置入32℃暖箱内保暖　　　B. 监测体温
C. 预防感染　　　D. 逐渐复温，6~12小时使体温恢复正常
E. 多喂奶，保证足够能量摄入

23. 该患儿心率突然减慢，口鼻涌出血性分泌物，肺部闻及湿啰音，最可能出现

A. 肺炎　　B. 休克
C. 败血症　　D. 肺出血
E. 心力衰竭

（24～27 题共用题干）

患儿，男，生后 15 天。发现皮肤黄染伴发热 4 小时入院。查体：体温 38.8℃，精神差，皮肤黄染，心肺未见异常，脐轮红，有脓性分泌物。中性粒细胞 0.75，血红蛋白 132g/L，血清总胆红素 41.94μmol/L。

24. 考虑哪些疾病的可能性大

A. 新生儿败血症　　B. 新生儿休克
C. 新生儿硬肿症　　D. 苯丙酮尿症
E. 病理性黄疸　　F. 生理性黄疸
G. 新生儿肺炎

25. 若患儿考虑新生儿败血症，出现的常见并发症包括

A. 化脓性脑膜炎　　B. 骨髓炎
C. 新生儿肺炎　　D. 深部脓肿
E. 新生儿呼吸窘迫综合征　　F. 新生儿肝炎
G. 新生儿破伤风

26. 该患儿可能出现的临床表现是

A. 出现黄疸或黄疸加重　　B. 腹胀、肝脾大
C. 精神差，食欲缺乏　　D. 发热、体温不升
E. 明显贫血　　F. 生后哭闹不安
G. 常有腹泻　　H. 有感染表现

27. 该患儿最可能的疾病诊断是

A. 新生儿窒息、脐炎、病理性黄疸
B. 新生儿肝炎、脐炎
C. 新生儿脐炎、败血症、高胆红素血症
D. 新生儿颅内出血、败血症、病理性黄疸
E. 新生儿肝炎、溶血症、脐炎
F. 新生儿感染、败血症
G. 新生儿败血症、脐炎

(28~36题共用题干)

患儿，女，胎膜早破后顺产。出生10天，发热10天。查体：体温39.5℃，呼吸65次/分,呼吸急促，口唇青紫，三凹征明显，右肺叩诊浊音，右肺下呼吸音减低，心率170次/分。

28. 患儿考虑因胎膜早破等原因污染的羊水而发生肺部感染，常见的病原菌有

A. 巨细胞病毒　　B. 弓形虫

C. 大肠埃希菌　　D. 金黄色葡萄球菌

E. 克雷伯菌　　F. 李斯特菌

G. 支原体

29. 为了明确诊断，主要应先行下列哪些检查

A. 胸部X线片　　B. 尿常规

C. 血培养　　D. 病毒检测

E. PPD　　F. 支原体抗体

G. 血常规　　H. 结核抗体

30. 细菌性肺炎选用抗生素的原则是

A. 重症或耐药菌感染者可用第3代头孢菌素

B. 李斯特菌肺炎可用氨苄西林

C. 衣原体肺炎首选红霉素

D. 病毒性肺炎可用利巴韦林

E. 单纯疱疹性肺炎可用阿昔洛韦

F. 巨细胞病毒肺炎可用更昔洛韦

31. 金黄色葡萄球菌肺炎容易出现的并发症是

A. 呼吸性酸中毒　　B. 代谢性酸中毒

C. 肺大疱　　D. 心力衰竭

E. 呼吸衰竭　　F. 脓气胸

G. 喘憋　　H. 呼吸困难

I. 急性心包炎

32. 该患儿经确诊为金黄色葡萄球菌肺炎，可有以下哪些特点

A. 可有弛张热　　B. 可有猩红热样皮疹

C. 易形成皮下、纵隔气肿　　D. 肺下部体征出现早

E. 胸部X线片示双肺呈云雾状浸润影　　F. 肺部啰音出现较迟

G. 予抗生素治疗后炎症迅速吸收　　H. 病理表现为广泛出血坏死，多发小脓肿

I. 治疗以青霉素为主

33. 治疗包括哪几个方面

A. 雾化吸入　　B. 体位引流

C. 供氧　　D. 选择合适的抗生素

E. 支持疗法

34. 住院4天之后仍发热，突然烦躁不安，吸氧仍有发绀。查体：烦躁，呼吸60次/分，前囟尚平，气管略偏左，右肺叩诊浊音，右肺呼吸音较低，心率180次/分，律齐，肝肋下3cm，脾未触及，Brudzinski征、Kernig征阴性，双侧Babinski征阳性。考虑的并发症除外

A. 败血症　　B. 肝脓肿

C. 脓气胸　　D. 心力衰竭

E. 化脓性脑膜炎　　F. 结核性脑膜炎

35. 针对上述情况，采取的措施主要是

A. 加大氧流量　　B. 注射镇静药

C. 强心　　D. 胸腔穿刺

E. 雾化吸入　　F. 利尿

36. 若发生新生儿败血症，下列说法正确的是

A. 感染可发生于产前、产中或产后，但以产后最常见

B. 我国最常见的病原菌是葡萄球菌，其次为大肠埃希菌

C. 临床表现不明显，疾病早期难以发现

D. 患儿均有发热

E. 患儿出现皮疹应高度怀疑

F. 早发型多为产前或产时感染所致

G. 患儿出现不明原因的哭闹

H. 临床表现缺乏特异性

（37~42题共用题干）

患儿，男，生后8小时，3小时来出现进行性呼吸困难。患儿系32周早产，出生体重1.65kg，顺产，生后无窒息，母孕期轻度高血压，早产原因不明，产前无用药史，无羊水早破。查体：体温36℃，早产儿外貌，呼吸急促、不规则。呼吸64次/分，面色苍白发灰，口周发绀，鼻扇、三凹征（+），呻吟，两肺呼吸音减低，未闻啰音；心音稍低钝，心率164次/分，未闻杂音；腹软，肝肋下1cm，脾未及，四肢肌张力低，前囟1.5cm×1.5cm。

37. 该患儿初步的诊断可能是

A. 湿肺　　B. 吸入综合征

C. B族β溶血性链球菌感染　　D. 宫内感染性肺炎

E. 新生儿呼吸窘迫综合征　　F. 支气管肺发育不良

38. 入院后血气pH 7.2，PaO_2 40mmHg，$PaCO_2$ 45mmHg，BE －6mmol/L。胸部X线片可见

肺野透过度降低，有细粟粒状、毛玻璃样阴影。此时首选的治疗方案是

A. 应用碱性液纠正酸中毒　　B. 气管插管机械通气
C. 高流量头罩吸氧，纠正低氧血症　　D. CPAP 治疗
E. 静脉注射呋塞米　　F. 积极抗感染治疗
G. 肺表面活性物质替代治疗

39. 此患儿的治疗措施中哪项是不必要的

A. 呼气末持续正压供氧　　B. 保暖，维持体温
C. 丙种球蛋白治疗　　D. 支持治疗
E. 纠正酸中毒　　F. PS 治疗

40. 经治疗患儿临床好转，在生后 60 小时患儿突然再次出现呼吸困难加重，肺部啰音较前增多。此时可能是

A. 合并感染　　B. PDA 开放
C. 充血性心力衰竭　　D. 急性肺水肿
E. 肺出血　　F. 气漏

41. 患儿呼吸窘迫加重，伴频繁呼吸暂停，气管插管可见中等量的血性分泌物，胸部 X 线片提示双肺大片状密度增高影。诊断为

A. 合并感染　　B. PDA 开放
C. 充血性心力衰竭　　D. 急性肺水肿
E. 肺出血　　F. 气漏

42. 最有可能导致患儿出现此合并症的原因是

A. 合并感染　　B. PDA 开放
C. 充血性心力衰竭　　D. 急性肺水肿
E. 肺出血　　F. 气漏

参考答案与解析

一、A1 型题

1. C【解析】早产儿心率波动范围较大，90~160 次/分。

2. E【解析】呼吸急促的诊断：2 个月以下呼吸≥60 次/分；2~12 个月，呼吸≥50 次/分；5 岁以上，呼吸≥30 次/分。

3. D【解析】Apgar 评分的内容包括皮肤颜色、呼吸、心率、弹足底或导管插鼻反应和肌张力。

4. B【解析】围生期是指产前、产时和产后的一个特定时期。目前国际上对于围生期的

定义有多种表达：①自妊娠 28 周（此时胎儿体重约 1000g）至生后 7 天。②自妊娠 20 周（此时胎儿体重约 500g）至生后 28 天。③妊娠 28 周至生后 28 天。WHO 和国际疾病分类 ICD-10 定义为孕 22 周至生后 7 天。我国目前采用第 1 种定义。

5. B【解析】肾脏的发育在胚胎 35 周已基本完成，每侧肾脏约有 100 万个肾单位，出生后不再形成新的肾单位，但其内部结构仍继续生长发育，经过相当时间才达到结构和功能上的成熟。

6. B【解析】新生儿由于在宫内处于相对低氧环境，造血比较旺盛，出生后 3 天内外周血可有较多的有核红细胞和少量幼稚中性粒细胞，有核红细胞一般 3 天以后很少有。幼稚中性粒细胞也在生后数日内消失。

7. E【解析】早产儿呼吸中枢发育不完善，较少出现宫内呼吸，而且早产儿由于体重小，一般无分娩困难，所以，早产儿窒息不是常见并发症。

8. B【解析】卵圆孔一般于生后 5~7 个月形成解剖上闭合。

9. D【解析】足月儿体液总量占体重的 72%~78%。选项 A 正确。出生后头 10 天的新生儿，钾排泄能力较差，故血钾偏高，后第 1~2 天不必给钾。选项 B 正确。在调节酸碱平衡方面，因婴幼儿碳酸氢钠的肾阈值低（19~21mmol/L），泌氢及产铵能力差，尿中排磷酸盐量少，排出可滴定酸的能力受限，故血浆碳酸氢钠水平低，缓冲酸的能力有限，易发生酸中毒。选项 C 正确。乳酸钠需在有氧条件下经肝脏氧化代谢成碳酸氢根才能发挥纠正代谢性酸中毒的作用，故不及碳酸氢钠作用迅速和稳定，现已少用。选项 D 错误。新生儿对钠的排泄能力低，故新生儿不提倡用 ORS 液。选项 E 正确。

10. E【解析】脊髓是中枢神经的一部分，位于脊椎骨组成的椎管内，呈长圆柱状，人的脊髓全长 41~45cm。上端与颅内的延髓相连，下端呈圆锥形随个体发育而有所不同，成年人终于第 1 腰椎下缘或第 2 腰椎上部（初生儿则平第 3 腰椎）。

11. E【解析】小儿肠管相对较长，一般为身长的 5~7 倍。

12. D【解析】足月儿生后第 1 小时内呼吸频率较快，60~80 次/分，之后逐渐趋于平稳，40~60 次/分，故选 D。

13. E【解析】足月儿皮肤外观的特点是皮肤红润、皮下脂肪丰满和毳毛少细。

14. E【解析】早产儿外观特点如下。①皮肤：发亮、水肿、毳毛多。②头发：乱如绒线头。③耳郭：软骨发育不良，可折叠，耳舟不清。④指（趾）甲：未达指趾尖。⑤乳腺：无结节或结节 <4mm。⑥跖纹：少或无纹。⑦外生殖器：男婴睾丸未降，阴囊少皱裂；女婴大阴唇不发育，不能遮盖小阴唇。

15. D【解析】新生儿颅内出血主要表现为中枢神经系统的兴奋、抑制症状，多在出生后 3 天内出现。①兴奋症状：早期常见颅内压增高表现，如前囟隆起、颅缝增宽、头围增加；意识形态改变，易激惹、过度兴奋、烦躁、脑性尖叫、惊厥等；眼症状如凝视、斜视、眼球上转困难、眼球震颤；肌张力早期增高等。②抑制状态：随着病情发展，意识障碍则出现抑制状态，如淡漠、嗜睡、昏迷、肌张力低下、拥抱反射减弱或消失；常有面色苍白、青紫，前囟饱满或隆起，双瞳孔大小不等或对光反射消失和散大；呼吸障碍改变，呼吸节律由增快到缓慢、不规则或呼吸暂停等；原始反射减弱或消失等表现。③其他：如贫血和无原因可解释的黄疸等。

16. B【解析】3~4 个月时头可转向声源，听到悦耳声时会微笑，能形成兴奋性与抑制性条件反射。

17. C【解析】新生儿正常心率为 120~140 次/分，一般认为足月儿窦性心率上限为 179~190 次/分，早产儿上限为 195 次/分。

18. E【解析】参见 A1 型题第 15 题解析。

19. A【解析】新生儿早期血钾、氯、磷和乳酸偏高，血钠、钙、碳酸氢盐偏低。

20. A【解析】足月新生儿外周血中 T 细胞绝对数已达成人水平。

21. B【解析】新生儿呼吸系统的生理特点：呼吸快，肺泡膨胀不全，同时肾发育尚不成熟。造成其血气的特点为过度通气，相对性代谢性酸中毒，血氧偏低。

22. A【解析】新生儿的血清免疫球蛋白，绝大部分为通过胎盘的母亲 IgG，早产儿、小于胎龄儿、过期产儿的 IgG 水平低于母体。小于胎龄儿、过期产儿的 IgG 水平低与胎盘功能不全有关。

23. C【解析】婴儿体内较年长者含水相对多，主要增加部分为细胞外液、间质液。

24. D【解析】新生儿期血液中红细胞量多，红细胞寿命短（70~100 天），血红蛋白半衰期短，使新生儿胆红素负荷量大于成人；血液中清蛋白量少、结合作用较差，Y、Z 蛋白量要 5 天后开始浓度升高，使肝细胞摄取胆红素能力有限；肝酶量不足、活力低下，使结合胆红素能力有限；肠肝循环增多。以上多种原因造成新生儿出现的黄疸称为“生理性黄疸”。

25. B【解析】新生儿常见的几种特殊心理状态为：①生理性黄疸。②“马牙”和“螳螂嘴”。③乳腺肿大和假月经。④新生儿红斑及粟粒疹。

26. A【解析】尽快清理呼吸道，保持气道通畅，可以防止呼吸道黏液、胎粪等再次吸入加重窒息，也是维持正常循环，保证心输出量及其他药物治疗的基础。

27. B【解析】使用鼻塞持续气道正压呼吸（CPAP）治疗，压力以 5~10cmH_2O 为宜，如压力过高可影响 CO_2 排出，导致肺损伤和心排出量降低。

28. D【解析】呼气末正压是指在控制呼吸或辅助呼吸时，与呼吸末期在呼吸道保持一定的正压，主要作用是呼气末正压可以避免肺泡早期闭合，使肺泡扩张，功能残气量增加，改善通气和氧合，是治疗低氧血症的重要手段之一。

29. E【解析】出生体重在 1500~2000g 的早产儿，出生 3 天体温不升，置暖箱温度是 34℃。

30. C【解析】早产儿有缺氧症状者给予氧气吸入，氧浓度为 30%~40%。

31. D【解析】新生儿娩出后，立即用吸球或吸管（12F 或 14F）清理分泌物，先口咽，后鼻腔，吸净口、咽和鼻腔的黏液。

32. A【解析】儿童在安静、室温状态下正常的呼吸范围：新生儿为40~45次/分，小于1岁为30~40次/分，1~3岁为25~30次/分，4~7岁为20~25次/分，8~14岁为18~20次/分。

33. B【解析】新生儿呼吸暂停常见于两种情况，一种是原发性呼吸暂停，这是由于早产儿呼吸中枢发育不成熟，引起呼吸调节障碍所致。另一种是继发性呼吸暂停，引起新生儿时期继发性呼吸暂停的原因较多，如脑缺氧损伤、气道阻塞、胃食管反流、血容量不足、感染、颅内出血和内环境紊乱等，均可导致继发性呼吸暂停的发生。

34. B【解析】选项A，黄疸2~3天出现，1~2周消失，早产儿可以延长至3~4周。选项B，黄疸在出生后24小时内出现。选项C，黄疸于生后2~3周出现，并逐渐加重伴拒食、体重不增、大便色浅，尿色深黄，肝（脾）大。选项D，黄疸于1周内出现，或黄疸退而复现并进行性加重。选项E，生后1~3周出现黄疸，呈进行性加重，大便灰白色。故本题应选B。

35. B【解析】气囊面罩使用的速率为40~60次/分；气囊面罩正压通气大于2分钟应插胃管；气囊面罩正压通气每隔15~30秒测1次心率；心率>60次/分，有自主呼吸，停止通气。胸外按压时为30次/分；胸外心脏按压位置在胸骨下1/3处。

36. B【解析】重度窒息所致新生儿缺氧缺血性脑病（HIE）患儿，严重心肺疾病或呼吸暂停、外科大手术后、接受全胃肠外营养的患儿及需要呼吸支持的患儿才是危重新生儿监护对象。

37. D【解析】头罩给氧时头罩内气体需不断更新，排出头罩内人体呼出的二氧化碳，此过程需要供气口不断提供新鲜气流，一般5~10L/min合适。

38. A【解析】复苏方案采用国际公认的ABCDE复苏方案：①A（airway），尽量吸净呼吸道黏液，保持呼吸道通畅。②B（breathing），建立呼吸，增加通气。③C（circulation）维持正常循环，保证足够心搏出量。④D（drug），药物治疗。⑤E（environment，evaluation）保持环境温度，进行动态评价。前3项最重要，其中A是根本，B是关键，E贯穿于整个复苏过程之中。

39. D【解析】新生儿胆红素超过85μmol/L（5mg/dl）可出现肉眼可见的黄疸，选项D错误。

40. A【解析】新生儿黄疸最常用的治疗方法是蓝光照射，经济、方便、效果好。若有酶的缺陷，可用苯巴比妥，有低蛋白血症或黄疸过高或进展过快，可输白蛋白或换血治疗，有酸中毒可补充碳酸氢钠。

41. E【解析】胆红素脑病临床分为4期，如下。①警告期：嗜睡，反应低下，吸吮无力，拥抱反射减弱、消失，肌张力减低。②痉挛期：肌张力增高，角弓反张，前囟隆起，呕吐，惊厥，常有发热。如不及时治疗，1/3~1/2患儿死亡。③恢复期：吸吮力及对外界反应逐渐恢复，随后呼吸好转，肌张力恢复正常。④后遗症期：常出现手足徐动症、高频听力障碍、智能落后、眼球运动障碍、牙釉质发育不良及脑瘫等后遗症。

42. E【解析】本患儿血清总胆红素达257μmol/L（15mg/dl），结合胆红素大于26μmol/L（1.5mg/dl），属于病理性黄疸，应予治疗。光照治疗是降低胆红素的常用方法。

43. D【解析】新生儿病理性黄疸的特点是每日血清胆红素上升超过 5mg/dl（85μmol/L）。

44. D【解析】碱中毒的情况下胆红素易与白蛋白结合，促进胆红素的排泄。

45. B【解析】生理性黄疸尿胆红素应呈阴性，选项 B 错误。

46. D【解析】新生儿胆红素代谢的特点：①胎儿红细胞寿命较短（70～100 天），故产生胆红素的量亦多。②早产儿血中白蛋白偏低，更使胆红素的联结运送延缓。③肝细胞摄取非结合胆红素的能力差，新生儿肝细胞内缺乏 Y 蛋白及 Z 蛋白（只有成年人的 5%～20%），在生后第 5 日才逐渐合成，影响了肝细胞对非结合胆红素的摄取。④肝脏系统发育不成熟。⑤肠肝循环增加，新生儿生后头几天肠道内正常菌群尚未建立，使肝脏代谢胆红素的负担增加，而致非结合胆红素潴留血中。⑥肝内尿苷二磷酸葡萄糖醛酸转移酶的活性不足，生后常出现生理性黄疸，同时肝脏对多种药物处理能力（葡萄糖醛酸化）低下，易发生药物中毒。

47. E【解析】目前证实胆道闭锁多数是由于宫内病毒感染导致的生后进行性胆管炎、胆管纤维化和胆管闭锁，若管壁薄弱则形成胆总管囊肿。多在出生后 2 周始显黄疸并呈进行性加重；粪色由浅黄转为白色；肝进行性增大，边硬而光滑；肝功能改变以结合胆红素增高为主。3 个月后可逐渐发展至肝硬化。

48. B【解析】新生儿 ABO 溶血属于Ⅱ型变态反应。

49. C【解析】抗人球蛋白试验阳性说明胎儿红细胞已致敏，母婴血型不合、血型抗体阳性不一定发生溶血。

50. C【解析】新生儿溶血症的换血量为 150～180ml/kg（约为患儿全血量的 2 倍），常用导管插入脐静脉换血，每次出入量相等，即抽出 10～20ml，输入 10～20ml。

51. A【解析】Rh 阴性母亲如果在她自已出生时曾接触过她的母亲（新生儿外祖母）Rh 阳性的血，初次接触产生抗体，她将来怀第一胎时接触到她的胎儿 Rh 阳性的血（再次接触产生抗体），可发生 Rh 溶血，故 A 正确。母子血型不合不一定都会发生溶血症，故 B 错误。RhE 溶血是 Rh 溶血中发病率第二常见的，故 C 错误。母亲 Rh 阳性可发生 ABO 溶血，故 D 错误。胎儿为 O 型血可发生 Rh 溶血，故 E 错误。

52. E【解析】急性血管内溶血的特征性表现是起病急，黄疸明显，血红蛋白尿。但起病急，黄疸明显不是特异性表现，也可见于急性肝炎。肝脾明显肿大是血管外溶血的表现。

53. E【解析】缺氧缺血性脑病新生儿脑组织的生化代谢发生一系列的改变，包括无氧酵解增加，乳酸堆积，导致低血糖和酸中毒；ATP 产生不足，钠、钙离子进入细胞内，引起脑细胞水肿，并影响酶的活性，而进一步破坏脑细胞膜的完整性和通透性；ATP 降解产生的次黄嘌呤，再灌注时在氧化酶的作用下，可产生氧自由基；脑缺氧时兴奋性氨基酸增加，可造成钠、钙离子内流，诱发上述生化反应，并可阻断线粒体的磷酸化氧化作用，引起细胞凋亡增加。

54. B【解析】新生儿缺氧缺血性脑病治疗中有缺氧才需要供氧，有循环或心功能障碍才需要用多巴胺，有酸中毒需要纠正酸中毒，有脑水肿表现需要用脱水剂，但早期需要控制输液量，故 B 正确。

55. B【解析】对诊断新生儿缺氧缺血性脑病有帮助的检查有以下几项。①颅脑超声：对脑水肿、脑室内出血、基底核丘脑梗死、脑动脉梗死等病变较敏感，但对皮质损伤不敏感。②头颅 CT：有助于了解颅内出血的范围和类型，对于脑水肿、基底核和丘脑损伤、脑梗死等有一定的参考作用。③磁共振成像（MRI）：无放射线损伤，对脑灰质、白质的分辨率异常清晰，且轴位、矢状位及冠状位成像，能清晰显示 B 超或 CT 不易探及的部位，对于矢状旁区损伤尤为敏感，为判断足月儿和早产儿脑损伤的类型、范围、严重程度及评估预后提供了重要的影像学信息。④脑电图（EEG）：可出现异常棘波，有助于临床确定脑病变严重程度、判断预后和对惊厥的鉴别。

56. B【解析】缺氧缺血性脑病在临床上的症状主要有兴奋、激惹等，出生 24 小时内症状最明显，症状会持续 2~3 天，可自行消退，预后比较好。

57. B【解析】中度缺氧缺血性脑病以抑制症状为主，持续 14 天内消失。宫内窘迫史是引起新生儿缺氧缺血性脑病（HIE）的主要原因，但出生后严重心肺病变及贫血也可致 HIE。

58. D【解析】小脑幕切迹疝压迫动眼神经出现瞳孔散大是最有意义的临床体征。

59. C【解析】蛛网膜下腔与椎管相通，该部位出血表现为脑脊液均匀一致的血性，并有皱缩的红细胞。

60. C【解析】由于极低出生体重儿，在脑室周围的室管膜下存在胚胎生发层基质，该组织是未成熟的毛细血管网，其血管壁仅有一层内皮细胞，缺少胶原和弹力纤维支撑，易于破损；而且生发层基质血管壁的内皮细胞富含线粒体，耗氧量大，对缺氧和酸中毒十分敏感。当血流动力学变化或窒息缺氧、酸中毒时，可导致毛细血管破裂，引起出血。极低体重儿由于各系统器官发育不成熟，出生后很容易有缺血缺氧、酸中毒等情况。

61. C【解析】小脑出血多见于 32 周以下的早产儿，选项 C 错误。

62. D【解析】新生儿呼吸窘迫综合征（RDS）又称肺透明膜病（HMD），是由于缺乏肺表面活性物质（PS）而导致的呼吸功能不全，临床表现为生后不久出现呼吸窘迫并呈进行性加重。该病多见于早产儿，其胎龄愈小，发病率愈高，选项 A、E 正确。本病是缺乏由Ⅱ型肺泡细胞产生的表面活性物质所致，表面活性物质的 80% 以上由磷脂（PL）组成，在胎龄 20~24 周时出现，35 周后迅速增加，故本病多见于早产儿，胎龄越小，发病率越高，选项 B、C 正确。

63. A【解析】间歇性正压通气，适当的 PEEP，不但可提供一定的 PEEP，且可提供其他改善氧合的参数，尤为有一定的吸气峰压，可有效地扩张肺泡，减少渗出，控制肺出血的效果更优于 CPAP。

64. B【解析】肺泡表面活性物质是由Ⅱ型肺泡上皮细胞产生，在胎龄 22~24 周已能产生 PS，但量不多，35 周以后迅速增加。

65. E【解析】新生儿坏死性小肠结肠炎可累及除十二指肠外的任何肠段。

66. E【解析】腹部 X 线平片为诊断新生儿坏死性小肠结肠炎确诊依据。非特异性表现包括肠管扩张、肠壁增厚和腹水。具有确诊意义的表现包括：①肠壁间积气，表现为肠壁间有条索样积气，呈离散状位于小肠浆膜下部分或沿整个小肠和结肠分布。②黏膜下“气泡征”，类似于胎粪潴留于结肠的征象。③门静脉积气，自肝门向肝内呈树枝状，特异性改变多在4小时内消失。④气腹征，提示肠坏死穿孔。

67. A【解析】新生儿血糖低于2.2mmol/L应诊断为新生儿低血糖，而不考虑出生体重、日龄等因素。

68. E【解析】新生儿在窒息、寒冷损伤、严重感染、创伤等危重状态下，血中儿茶酚胺、皮质醇、高血糖素水平显著升高，糖异生作用增强而引起应激性高血糖。

69. E【解析】新生儿寒冷损伤综合征的硬肿发生顺序：小腿→大腿外侧→整个下肢→臀部→面颊→上肢→全身。

70. D【解析】产热主要靠棕色脂肪。新生儿，特别是早产儿，棕色脂肪含量少，皮下脂肪中饱和脂肪酸的含量多，而饱和脂肪酸的熔点高，若热量不足、缺氧、感染等情况下易凝固发生硬肿。

71. C【解析】新生儿寒冷时，主要的产热方式是棕色脂肪组织化学性产热，因此应当选C。

72. A【解析】新生儿持续肺动脉高压的症状及体征为出生后12小时内出现明显发绀，一般吸氧不能缓解。

73. D【解析】小儿动脉收缩压 = 80mmHg + 年龄 ×2；舒张压 = 收缩压 ×2/3。该小儿的动脉收缩压 = 80 + 5 ×2 = 90mmHg，选项D正确。

74. D【解析】参见A1型题第73题解析。

75. A【解析】早产儿吸氧时血氧饱和度应尽量控制在85% ~ 95%之间，否则可增加ROP的发生。

76. C【解析】多数轻度的早产儿ROP都能自行恢复，但较重者可有弱视、斜视甚至失明等并发症，所以应早期发现、早期治疗。

77. A【解析】新生儿败血症最常见的感染途径有4种。①血流：某些细菌（如李斯特菌）可经母血流，通过胎盘入侵胎儿。②宫颈或阴道：细菌在临分娩前通过羊膜（不论是否破膜），引起羊膜炎或胎儿肺炎。③娩出时：经产道娩出时细菌定植于口腔、咽部、消化道等。④出生后环境：医院或家中若有衣着用具、医疗器械或护理人员等污染病原菌，可经皮肤黏膜、脐部、呼吸道及消化道引起发病。新生儿免疫系统功能不完善，皮肤黏膜屏障保护功能差、未愈合的脐部常是细菌侵入门户，加之血液中补体少，白细胞在应激状态下杀菌力下降、T细胞对特异性抗原反应差，细菌一旦侵入易导致全身感染。

78. B【解析】临床治疗有效，药敏不敏感者也可暂不换药。

79. C【解析】新生儿败血症临床表现无特异性，凡有感染中毒表现，均需考虑败血症，应立即取血做血培养。确诊败血症，具有临床表现并符合下列任意一条：①血培养或无菌体腔内培养出致病菌。②如果血培养培养出机会致病菌，则必须于另次（份）血，或无菌体腔内，或导管头培养出同种细菌。

80. D【解析】化脓性脑膜炎的病原菌可为肺炎链球菌、流感嗜血杆菌、大肠埃希菌、金黄色葡萄球菌、脑膜炎双球菌等。由大肠埃希菌、金黄色葡萄球菌引起者多见于新生儿，由肺炎链球菌和流感嗜血杆菌引起者多见于婴幼儿，3岁以后则以金黄色葡萄球菌为多见。脑膜炎双球菌多引起学龄儿童的化脓性脑膜炎，称为流行性脑脊髓膜炎。

81. C【解析】化脓性脑膜炎脑脊液典型改变为压力增高，外观混浊，甚至呈脓样。白细胞总数多在 $1000\times10^6/L$（$1000/mm^3$）以上，也可高达数万，以中性粒细胞为主。糖减少，蛋白显著增加。

82. E【解析】新生儿破伤风控制痉挛是治疗成功的关键，首选地西泮：每次0.3~0.5mg/kg，缓慢静脉注射，5分钟内即可达有效浓度，但半衰期短，不适合做维持治疗，4~8小时1次。

83. A【解析】胃扭转呕吐多在生后24小时以后或更晚，呕吐物为乳汁。先天性幽门肥厚呕吐多在2~3周后出现，呕吐呈喷射状，可见胃型。先天性巨结肠、肠梗阻多有胎便排出延迟或少，并有腹胀，呕吐物含有胆汁。

84. E【解析】宫内感染性肺炎多在生后24小时内发病，通过羊水感染者，以宫内细菌感染为主，血清IgM、IgA比正常新生儿高，脐血IgM >200mg/L或特异性IgG、IgM增高者对产前感染有诊断意义。X线胸片常显示为间质性肺炎改变。血行感染者常缺乏肺部体征而表现为黄疸、肝脾大和脑膜炎等多系统受累。

85. E【解析】血肿在生后数小时至数天逐渐增大，因颅缝处骨膜与骨粘连紧密，血肿边界清楚，不超过骨缝，压之不凹陷，有波动感。

86. C【解析】应用肺表面活性物质替代治疗新生儿呼吸窘迫综合征用药时间最好不超过24小时。

87. E【解析】先天性梅毒用青霉素治疗开始剂量不宜过大，次数不宜多，因为如果一次杀死大量梅毒螺旋体，可能会释放出大量异体蛋白，引起机体产生变态反应（赫氏反应），严重者可导致过敏性休克。具体用法用量为：每次5万U/kg，每12小时1次，静脉滴注，7天后改为每8小时1次，共10~14天。

88. A【解析】先天性风疹综合征常见的畸形有：①先天性心脏畸形，以动脉导管未闭最多见，此外有肺动脉狭窄、房间隔缺损、主动脉弓异常及其他复杂畸形。②白内障为特征性眼部改变，多为双侧，常同时并发小眼球。亦可致青光眼、视网膜黑色素斑等，后者也可能是眼损害的唯一表现形式。③感觉神经性耳聋，多为双侧，检出率随年龄增大而增多，程度可轻可重。④中枢神经系统异常，表现为头小畸形、脑膜脑炎改变等。⑤其他表现，如软骨毛细血管不生长、血小板减少等。

89. D【解析】单纯疱疹病毒脑炎最常累及大脑颞叶、额叶及边缘系统，引起脑组织出血性坏死和/或变态反应性脑损害。

二、A2 型题

1. A【解析】7~8 个月婴儿表现认生，9~12 个月达认生高峰。该婴儿 4 个月还不能区分熟悉人与陌生人。

2. A【解析】新生儿颅内出血的外伤病因主要为产伤所致，如胎位不正、胎儿过大、产程延长等使胎儿头部过分受压，或使用高位产钳，胎头吸引器、急产、臀牵引等机械性损伤均可使天幕、大脑镰撕裂和脑表浅静脉破裂而导致硬膜下出血。其他如头皮静脉穿刺、吸痰、搬动、气管插管等频繁操作或机械通气时呼吸机参数设置不当等可造成头部过分受压、脑血流动力学突然改变或自主调节受损，引起毛细血管破裂而出血。

3. A【解析】部分女婴在生后 5~7 天可有灰白色黏液分泌物从阴道流出，有时为血性，可持续 2 周，此系母体雌激素对胎儿影响中断所致假月经。

4. E【解析】新生儿出生后 2~4 天体重可下降 6%~9%，最多不超过 10%，约 10 天即可恢复。其原因可能与最初几天进食较少、非显性失水增加及水钠排出等有关。提早喂哺可防止或减少生理性体重下降。

5. C【解析】出生后见有唾液外溢，喂食后呛咳、发绀等症状，应怀疑食管闭锁。本题中患儿未开奶，呕吐明显，可排除食管闭锁的诊断。

6. D【解析】正常足月儿，生后 1 小时的呼吸频率可达 60~80 次/分，可见三凹征，1 小时后降至 40 次/分左右，是新生儿的正常生理现象。

7. D【解析】根据题意，呼吸、心率各扣 1 分，皮肤颜色扣 2 分，故应为 6 分。

8. B【解析】289 天为 41 周多 2 天，为足月儿，体重未超过同胎龄平均体重第 90 百分位，为适于胎龄儿。

9. D【解析】新生儿 Apgar 评分标准见表 2-1。

表 2-1　新生儿 Apgar 评分标准

体　征	评分标准			评分时间	
	0 分	1 分	2 分	1 分钟	5 分钟
皮肤颜色	青紫或苍白	身体红，四肢青紫	全身红		
心率（次/分）	无	<100	>100		
弹足底或插鼻管反应	无反应	有些动作，如皱眉	哭，喷嚏		
肌张力	松弛	四肢略屈曲	四肢活动		
呼吸	无	慢，不规则	正常，哭声响		

该新生儿 Apgar 评分 = 2 + 1 + 1 + 0 + 0 = 4。

10. E【解析】生理性黄疸一般不需特殊治疗，注意早开始供给充足奶量，促进胎便早日排净是解决生理性黄疸范围的因素之一。

11. A【解析】患儿生后 3 天出现黄疸，脐部有分泌物，考虑为脐部感染引起的败血症，应做血培养明确诊断。

12. E【解析】足月产的新生儿生理性黄疸，血清胆红素轻度增高，其余体检及实验室检查均无异常，可暂不治疗。

13. D【解析】从病史可知患儿生后 3 天出现的黄疸，故溶血的可能性不大，患儿血清胆红素以间接胆红素为主，且肝脏不大，可除外新生儿肝炎、新生儿胆道闭锁和新生儿败血症。

14. D【解析】本病患儿生后 3 个月开始出现毛发色泽变浅、抽搐、站立不稳、智力发育落后等症状，应高度怀疑苯丙酮尿症，一般采用尿三氯化铁试验或 2,4－二硝基苯肼试验对较大儿童进行初筛，因此本题选 D。

15. D【解析】出生时有窒息病史，生后 2 天出现嗜睡，肌张力差，拥抱反射消失等中枢神经系统症状，属于缺氧缺血性脑病中度。

16. B【解析】患儿出生时有窒息病史，生后 12 小时出现肌张力增高及吸吮、咂嘴等不自主运动，为神经系统受累症状，均考虑诊断为缺氧缺血性脑病。

17. A【解析】呼吸不规则、瞳孔固定均为脑干受损表现。

18. D【解析】新生儿有明确的窒息病史，出现神经系统抑制表现，无呼吸急促等肺部症状，故新生儿缺氧缺血性脑病的可能性极大。

19. D【解析】胎龄 28 周的早产儿，由于室管膜下生发基质未退化完，易出现脑室内出血而出现前囟饱满和呼吸暂停；肺炎主要以呼吸增快为主；肺透明膜病主要以生后 12 小时内出现进行性呼吸困难为主；低体温、红细胞增多症多不出现前囟饱满。

20. E【解析】患儿有呼吸暂停、易激惹等症状，并有窒息史，考虑有颅内出血、低血钙、低血糖可能。无胆红素增高表现，无须检测血清总胆红素和结合胆红素。

21. C【解析】患儿系早产儿，呼吸困难进行性加重，伴呻吟，临床表现符合新生儿肺透明膜病。

22. C【解析】新生儿低血糖症状不典型，患儿出现心动过速，气促、拥抱反射减弱均可包含在其中，结合患儿母亲患糖尿病，应首先考虑低血糖，故目前最需测血糖。

23. A【解析】复温是治疗新生儿寒冷损伤综合征低体温的关键。对轻中度患儿，置预热至中性温度的温箱内，一般在 6～12 小时内体温恢复正常。

24. B【解析】新生儿寒冷损伤综合征的硬肿范围可按烧伤面积估计：头颈部 20%，双上肢 18%，前胸及腹部 14%，背及腰骶部 14%，臀部 8%，双下肢 26%。本题中患儿为双下肢硬肿，因此其硬肿范围估计是 26%。

25. D【解析】一氧化氮对肺小动脉具有高度选择性，不影响体循环的压力，目前也未发现有严重的副作用。

26. A【解析】由于怀疑持续性肺动脉高压，需要测定动脉导管前后的氧分压差，测定右上肢可保证所得的氧分压是导管前的氧分压值，而左上肢存在动脉导管开口变异，不能保证所得的氧分压是导管前的氧分压值。因此，必须包含右上肢，对下肢没有要求。

27. D【解析】新生儿败血症是新生儿期致病菌侵入血液，并在血液中生长繁殖、产生毒素造成全身感染的疾病。临床表现常不典型，然而全身中毒症状明显。可表现为不吃、不哭或哭声无力，面色青灰，体温改变，亦可升高或不升，呼吸改变如气促、屏气，病理性黄疸与肝脾大。重症者常伴有皮肤硬肿、休克及出血。感染可波及任何器官，引起肺炎、脑膜炎。重症黄疸可发生胆红素脑病。

28. B【解析】患儿为过期产儿，体温调节、呼吸中枢发育较成熟，能维持正常体温，一般无原发呼吸暂停，钙贮存较多，维生素 E 的需要量少，但羊水Ⅱ度污染，且婴儿为过期产，容易有羊水吸入，继发感染。因此对该患儿应立即应用抗生素防止感染。

29. B【解析】新生儿宫内感染性肺炎发病时间多在生后 24 小时内，无异物（如奶汁）吸入病史，排除选项 A。新生儿吸入性肺炎诊断依据不足，且吸入性肺炎多无发热，排除选项 C。新生儿肺发育不良在生后即有症状，排除选项 D。新生儿心脏、腹部无异常不支持全身感染败血症的存在，排除选项 E。

30. D【解析】胎龄 256 天不足 37 周，体重在第 10 百分位以下为小于胎龄儿。

三、A3/A4 型题

1. C【解析】胎龄（GA）是从母亲末次月经第 1 天起至分娩时为止的时间，以周表示。分为足月儿、早产儿、过期产儿等。①足月儿：37 周≤GA＜42 周（259～293 天）的新生儿。②早产儿：28 周≤GA＜37 周（196～258 天）的新生儿，其中 GA＜28 周（＜195 天）者称为极早早产儿或超未成熟儿。③过期产儿：GA＞42 周（＞294 天）的新生儿。

2. B【解析】根据出生 1 小时内的体重（BW）分为正常出生体重儿、低出生体重儿、巨大儿等。①正常出生体重儿：BW 为 2500～4000g 的新生儿。②低出生体重儿：BW＜2500g 者，大多数为早产儿和小于胎龄儿；其中 BW＜1500g 者，称极低出生体重儿，＜1000g 者称超低出生体重儿或微小儿。③巨大儿：指 BW＞4000g 者，包括正常和有疾病者。

3. B【解析】参见 A3/A4 型题第 1 题解析。

4. C【解析】新生儿需要的热量取决于维持基础代谢和生长的能量消耗，每天需热量 418～502kJ/kg（100～200kcal/kg）。初生婴儿体内含水量占体重的 70%～80%，且与出生体重及日龄有关，出生体重越低、日龄越小，含水量越高，故新生儿需水量因出生体重、胎龄及临床情况而异。新生儿生后第 1 天需水为每日 60～100ml/kg，以后每日增加 30ml/kg 直至到 150～180ml/kg。足月儿每日钠需要量 1～2mmol/kg，小于 32 周早产儿 3～4mmol/kg。新生儿生后 10 天内血钾水平较高，一般不需补充，以后日需量 1～2mmol/kg。

5. A【解析】根据患儿烦躁、肢体抖动，前囟饱满，肌张力增高等表现，考虑缺氧缺血性脑病的可能性较大，如为此病则首选的检查手段为头颅 B 超，它对脑室及其周围出血具有较高的特异性。

6. B【解析】普通体检时一般是不会做腰穿刺，该项检查需要严格的无菌操作。抽取脑脊液主要是为了确诊有没有颅内感染。

7. C【解析】注射用亚胺培南西司他丁钠作为广谱的抗生素可以在严重感染时应用，但患儿有潜在引发抽搐的可能，所以中枢感染抽搐的患儿不用。

8. B【解析】呼吸、心率、皮肤颜色和弹足底仅有皱眉各扣1分。

9. A【解析】该患儿有轻度窒息，应先清理呼吸道再刺激呼吸，以防呼吸道分泌物吸入加重窒息。

10. B【解析】Apgar评分4~7分，属于轻度窒息，小于0~3分为重度窒息。胎龄246天（35周$^{+1}$），属于早产儿。出生体重小于同胎龄第10百分位，为小于胎龄儿。

11. D【解析】新生儿呼吸窘迫综合征（RDS）又称肺透明膜病（HMD），是由于缺乏肺表面活性物质而导致的呼吸功能不全，临床表现为生后不久出现呼吸窘迫并呈进行性加重。该病多见于早产儿，其胎龄愈小，发病率愈高。

12. B【解析】新生儿呼吸窘迫综合征的预防包括预防早产，避免新生儿寒冷损伤、窒息、低血容量等。当早产难于避免时，母亲产前（产前48小时至产前7天）应用糖皮质激素可刺激表面活性物质的产生，减少RDS的发生。对于已出生的极低或超低出生体重儿，也可在产房或生后早期即给予预防性表面活性物质应用。

13. B【解析】生理性黄疸是排除性诊断，其特点为：①一般情况良好。②足月儿生后2~3天出现黄疸，4~5天达高峰，5~7天消退，最迟不超过2周；早产儿黄疸多于生后3~5天出现，5~7天达高峰，7~9天消退，最长可延迟到3~4周。③每日血清胆红素升高<85μmol/L或每小时<8.5μmol/L。④血清总胆红素值尚未达到相应日龄及相应危险因素下的光疗干预标准。

14. B【解析】生理性黄疸一般不需特殊治疗，注意早开始供给充足奶量，多可自行消退。如血清胆红素>171μmol/L（10mg/dl）时，必须除外病理性黄疸，每天监测胆红素值，以免贻误诊断。如血清胆红素超过诊断标准，可考虑光疗。

15. B【解析】新生儿期血液中红细胞量多，红细胞寿命短（70~100天），血红蛋白半衰期短，使新生儿胆红素负荷量大于成人；血液中白蛋白量少、结合作用较差，Y、Z蛋白量要5天后开始浓度升高，使肝细胞摄取胆红素能力有限；肝酶量不足、活力低下，使结合胆红素能力有限；肠肝循环增多。以上多种原因造成新生儿出现的黄疸称为生理性黄疸。

16. C【解析】出生24小时内出现皮肤黄染，总胆红素明显升高，系病理性黄疸。血型母“O”，子“B”型易发生ABO溶血病。

17. A【解析】本患儿血清总胆红素达257μmol/L（15mg/dl），属于病理性黄疸，光照治疗是降低胆红素的常用的效果比较好的方法。

18. E【解析】新生儿溶血症的发生与感染没有关系。

19. D【解析】本患儿血清未结合胆红素 342μmol/L，同时有拒哺、嗜睡、肌张力减低等胆红素脑病早期表现，符合换血指征。

20. B【解析】ABO 溶血除引起黄疸外，其他改变不明显。Rh 溶血造成胎儿重度贫血，甚至心力衰竭。重度贫血、低蛋白血症和心力衰竭可导致全身水肿（胎儿水肿）。贫血时，髓外造血增强，可出现肝脾大。胎儿血中的胆红素经胎盘入母亲肝脏进行代谢，故娩出时黄疸往往不明显。出生后，由于新生儿处理胆红素的能力较差，因而出现黄疸。血清未结合胆红素过高可发生胆红素脑病。

21. B【解析】如检查发现患儿血红蛋白 100g/L，血清胆红素 38μmol/L，该患儿的病可能原因为母婴血型不合，选项 B 正确。

22. A【解析】ABO 溶血症的确诊方法如下。①血液学检查。②血清学检查：a. 胆红素测定。b. 抗体测定，一般进行 3 种试验。第一种是改良 Coombs 试验；第二种是抗体释放试验，这是用加热的方法，使患儿红细胞上的抗体释放出来，再检查释放液中的抗体，这两种试验任何一项阳性，均可确诊为 ABO 溶血症；第三种是血浆游离抗体测定，并不说明已致敏，只能疑诊为 ABO 溶血症。

23. A【解析】该患儿的病可能原因为母婴血型不合，选项 A 正确。

24. A【解析】新生儿娩出后黄疸出现早，且进行性加重，有母婴血型不合，改良 Coombs 试验和抗体释放试验中有 1 项阳性者即可确诊。

25. B【解析】新生儿娩出后黄疸出现早，且进行性加重，有母婴血型不合，改良 Coombs 试验和抗体释放试验中有 1 项阳性者即可确诊。ABO 溶血病可仅表现为黄疸，易与生理性黄疸混淆，血型不合及溶血 3 项试验可资鉴别。

26. B【解析】换血治疗或称红细胞血浆置换治疗是去除各类因素所致形态和功能异常的红细胞以及血浆成分（主要指血红蛋白及其降解产物），以正常人的相合红细胞和血浆作为置换剂。适应证：①新生儿溶血症。②急性溶血性输血反应。③自身免疫性溶血性贫血。④其他原因引起的红细胞异常及溶血症。

27. A【解析】有窒息史，生后 2 天出现神经系统症状体征，CT 表现为低密度灶，所以诊断为新生儿缺氧缺血性脑病。

28. B【解析】苯巴比妥作用持续时间长，安全范围大，呼吸抑制等副作用小。皮质激素因有延迟神经发育的副作用，现新生儿不主张用。

29. C【解析】苯巴比妥止惊，负荷量 20mg/kg，12 小时后可给维持量 5mg/(kg · d)。

30. E【解析】因为患儿为缺氧缺血性脑病的极期，胞磷胆碱为脑血管扩张剂，有诱发出血及惊厥的危险。

31. B【解析】足月儿，羊水粪染，呼吸急促，两肺粗湿啰音，考虑胎粪吸入综合征，X 线胸片检查有助诊断，血气示低氧血症，二氧化碳潴留，应予机械通气。因患儿有窒息史，考虑有缺氧缺血性脑病可能。其余选项不符合。

32. B【解析】参见A3/A4型题第31题解析。

33. C【解析】血气示低氧血症，二氧化碳潴留，应予机械通气。

34. D【解析】患儿有窒息缺氧史，此后出现神经系统症状体征，最先考虑缺氧缺血性脑病可能。

35. B【解析】患儿有呼吸不规则，考虑不单是肺部原因引起的呼吸困难、发绀，所以，一般的氧疗及CPAP效果不好，需机械通气。

36. D【解析】患儿有胎粪吸入重度窒息，机械通气治疗后不久出现抽搐，所以缺氧缺血性脑病的可能性最大。

37. A【解析】苯巴比妥镇静作用持久，呼吸抑制作用较小，并有肝酶诱导作用，促进胆红素代谢。

38. E【解析】胎粪吸入可因胎粪颗粒阻塞小气道，引起局限性肺气肿，因胎粪颗粒阻塞充气不均，可并发气漏，出现气胸、纵隔积气等。胎粪吸入抑制了PS的活性，易并发ARDS，X线表现支气管充气征或“白肺”样。

39. A【解析】患儿为足月产儿，出生没有窒息，生后不久出现神经系统症状、体征，不符合缺氧缺血性脑病，结合新生儿肝脏合成凝血酶功能差，考虑颅内出血可能性大。

40. D【解析】B超虽有无创、价廉等特点，但CT更有助于了解出血的范围和类型。

41. E【解析】出血早期慎用甘露醇，以防加重出血，可以用呋塞米等治疗脑水肿，如果严重脑水肿，可小剂量应用。

42. B【解析】新生儿由于缺乏肺表面活性物质会导致呼吸功能不全，临床表现为生后不久出现呼吸窘迫并呈进行性加重。

43. D【解析】肺透明膜病主要见于早产儿，大多数患儿在生后6~12小时内出现呼吸困难，并进行性加重，伴呻吟、青紫、吸气性三凹征、听诊呼吸音减低，可有细湿啰音。根据以上推断该患儿最可能诊断为肺透明膜病。

44. C【解析】参见A3/A4型题第43题解析。

45. B【解析】新生儿肺透明膜病的治疗主要是补充肺表面活性物质。如果没有表面活性剂，应该使用机械通气来打开患儿的肺泡。

46. A【解析】胸部X线检查是诊断肺透明膜病的主要方法，对其诊断及治疗有重要意义。

47. E【解析】新生儿缺氧缺血性脑病的临床表现：①多为足月适于胎龄儿，具有明显宫内窘迫史或产时窒息史。②不同程度的意识障碍，轻型仅有激惹或嗜睡；重型明显抑制、昏迷。③前囟饱满、骨缝分离、头围增大，有脑水肿表现。④惊厥。⑤肌张力增高或减低。⑥原始反射异常。⑦重症病例出现中枢性呼吸衰竭，有呼吸节律不齐、呼吸暂停及眼球震颤、瞳孔改变等脑干损伤表现。

48. B【解析】头颅CT有助于了解颅内出血的范围和类型，对于脑水肿、基底核和丘脑损伤、脑梗死等有一定的参考作用。

49. C【解析】新生儿硬肿症，最有意义的体征是双小腿皮肤似硬橡皮样，皮肤呈紫红或蜡黄，有水肿者压之有轻度凹陷。

50. A【解析】患儿脐部少许分泌物，脐周皮肤微红，提示有感染可能，是最易引起硬肿症的原因。

51. C【解析】新生儿硬肿症检查是否感染最简单的方法为血常规。血常规末梢血白细胞总数无明显变化，合并感染时白细胞总数及中性粒细胞数可有不同程度的增多或减少，若中性粒细胞数明显增高或减少者，提示预后不良。

52. D【解析】患儿体内有感染，复温是关键，还需要抗生素治疗。

53. B【解析】患儿出现凝视，考虑出现化脓性脑膜炎可能，应进行腰穿脑脊液检查。

54. B【解析】脐部少许分泌物，脐周皮肤微红，提示有感染可能，需要进行血培养。

55. E【解析】前囟饱满、骨缝分离、头围增大，有脑水肿表现，是新生儿缺氧缺血性脑病的临床表现，会出现惊厥。

56. D【解析】患儿体内有感染，复温是关键，还需要抗生素治疗。抗生素的应用对感染性疾病引起的硬肿症尤为重要，疗程应在 3 周以上。

57. C【解析】早产儿视网膜病变按疾病严重程度分为 5 期。Ⅰ期：视网膜后极部有血管区与周边无血管区之间出现一条白色平坦的细分界线。Ⅱ期：白色分界线进一步变宽且增高，形成高于视网膜表面的嵴形隆起。Ⅲ期：嵴形隆起愈加显著，呈粉红色，此期伴纤维增生，进入玻璃体。部分视网膜脱离，根据是否累及黄斑可分为 a、b 两级。Ⅳa 为周边视网膜脱离未累及黄斑，Ⅳb 为视网膜脱离累及黄斑。Ⅴ期：视网膜全脱离，常呈漏斗形，可分为宽漏斗、窄漏斗、前宽后窄、前窄后宽 4 种。此期有广泛结缔组织增生和机化膜形成，导致晶体后纤维膜。

58. B【解析】引起患儿视网膜病变的最主要病因是早产和低出生体重。

59. E【解析】因为引起患儿视网膜病变的最主要病因是早产和低出生体重，所以预防早产儿视网膜病变的关键是防止早产。

60. C【解析】脐轮红，脐窝可见脓性分泌物，为新生儿脐炎。败血症的早期症状并不典型，也不特异，一般表现主要是反应不好、吃奶不好、多睡、不吃、不哭、不动、体温不升或者持续发热。

61. A【解析】血培养是明确诊断新生儿败血症的“金标准”，但阴性结果不能除外诊断。应在使用抗生素之前检查，抽血时必须严格消毒，机会致病菌阳性必须是不同部位、2 份标本均为同一血清型；同时作 L 型细菌和厌氧菌培养可提高阳性率。

62. D【解析】新生儿败血症的治疗以抗感染，处理严重并发症，如处理休克、纠正酸中毒、低氧血症、减轻脑水肿，清除感染为主：①选用敏感抗生素，静脉给药。②静脉注射免疫球蛋白。③少量、多次的给予哺乳，保证机体的需要。选项 D 错误。

63. C【解析】新生儿败血症早期症状、体征常不典型。一般表现为反应低下、不吃、不哭、不动、体重不增、发热或体温不升等非特异性表现（“五不一低下”）。

64. D【解析】参见 A3/A4 型题第 61 题解析。

65. B【解析】新生儿败血症的治疗措施视病情而异，应强调综合措施。基本治疗包括抗菌疗法、严重并发症治疗、支持疗法、免疫疗法和清除感染灶。

66. C【解析】早产儿，羊水Ⅱ度污染，出生后呼吸不能建立，首先应气管插管建立呼吸，而不应该是刺激啼哭、面罩给氧、胸外心脏按压或给药。

67. B【解析】早产儿，羊水Ⅱ度污染，经过抢救后患儿血氧饱和度正常，主要是休克和贫血表现，应给予输血纠正贫血和休克。

68. B【解析】该患儿出生后表现为贫血、网织红细胞增多、水肿、肝脾大，首先考虑 Rh 溶血症。

69. A【解析】脐部少许分泌物，脐周皮肤微红，提示有感染可能，需要进行血培养。血培养是明确诊断新生儿败血症的“金标准”，但阴性结果不能除外诊断。

70. C【解析】氨苄青霉素为半合成的广谱青霉素，属氨基青霉素类。其抗菌作用机制与青霉素相同。氨苄青霉素特点是广谱，不耐青霉素酶。

71. B【解析】为预防新生儿败血症，对难产及羊水污染严重的新生儿可用抗生素治疗。

72. C【解析】粪便检查对早产儿（已开始喂养）的大便做隐血筛查或还原物检查，可帮助早期诊断坏死性小肠结肠炎。

73. B【解析】坏死性小肠结肠炎从集中流行发病和散发患者的大便培养出的病源大多是大肠埃希菌、克雷伯菌、铜绿假单胞菌和一些其他致病力不强的细菌。

74. C【解析】钡灌肠造影可引起肠穿孔，故应禁用。

75. E【解析】幽门狭窄患儿呕吐物无胆汁，右上腹常可扪及枣仁大小包块；肠套叠常发生在较大婴儿，右下腹可触及局限性包块。患儿早产，人工喂养，腹胀，有血便，考虑是新生儿坏死性小肠结肠炎。

76. B【解析】应首先选择保守治疗，禁食、胃肠减压、补液，因本病常合并细菌性感染，需应用抗生素。

77. D【解析】坏死性小肠炎最常见的并发症为肠坏死、肠穿孔。

78. D【解析】合并肠穿孔或肠坏死最有效的方法是坏死肠段的切除，肠修补可引起再次穿孔不可取。

79. B【解析】坏死性小肠结肠炎是新生儿期的一种严重危及患儿生命的疾病，临床以腹胀、呕吐、腹泻、便血为主要表现。早期小肠轻中度胀气，结肠可少气或胀气，肠腔内可有小液平。

80. D【解析】患儿出现全腹胀伴肌紧张，为腹膜炎指征，叩诊鼓音，腹部 X 线平片见肠腔充气并见小液平，患儿目前属坏死性小肠结肠炎ⅢA 期，需行粪 OB + 腹腔穿刺，进一步诊治。

81. C【解析】新生儿坏死性小肠结肠炎患儿先有胃排空延迟、胃潴留，随后出现腹胀。轻症患儿仅有腹胀，严重病例症状迅速加重，腹胀如鼓，肠鸣音减弱。患儿常出现呕吐，呕吐物可呈咖啡样或带胆汁。开始时为水样便，每天5次，1~2天后为血样便。

82. C【解析】参见A3/A4型题第72题解析。

83. E【解析】患儿在治疗过程中，腹胀明显，出现呼吸急促，腹透示肠管形态没有改动，肠蠕动消失，可能发生了肠穿孔。

84. C【解析】新生儿颅内出血的临床表现如下。①兴奋症状：过度兴奋，烦躁，脑性尖叫，惊厥等；眼症状如凝视，斜视，眼球上转困难，眼球震颤；肌张力早期增高等。②抑制状态：随着病情发展，意识障碍则出现抑制状态，如淡漠，嗜睡，昏迷，肌张力低下。常有面色苍白，青紫，前囟饱满或隆起，双瞳孔大小不等或对光反射消失和散大；呼吸障碍改变，呼吸节律由增快到缓慢，不规则或呼吸暂停等。③其他：如贫血和无原因可解释的黄疸等。

85. D【解析】颅脑出血一般首先做CT检查，绝大多数颅脑出血CT都能发现，脑CT的检查可以明确脑出血的位置和出血量的多少。

86. C【解析】没有高颅压症状没必要用甘露醇。

四、B型题

1. A【解析】新生儿窒息一般是指因为产前、产时或者产后的一些因素，导致新生儿出现缺氧，没有呼吸，或者是反应差，或者是肌张力低下等一些临床表现。

2. D【解析】新生儿肺透明膜病又称新生儿呼吸窘迫综合征，是指出生后不久即出现进行性呼吸困难、发绀、青紫、呼气性呻吟、吸气性三凹征和呼吸衰竭。

3. B【解析】新生儿的湿肺与肺内液体增加及肺淋巴引流有关系，肺泡内及间质内的液体比较多，吸收延迟或有液体的运转困难，导致出生以后24小时内，肺泡存留较多液体，而影响了气体交换，出现呼吸困难的情况。

4. B【解析】新生儿溶血症的主要临床表现根据溶血的程度不同，可以有不同的临床表现，主要有黄疸、贫血和肝脾大，一般Rh溶血在患儿生后24小时之内就可以出现黄疸，并且病情进行性加重。

5. E【解析】母乳性黄疸一般不需任何治疗，多在6~12周消退。

6. C【解析】先天性胆道闭锁临床表现多发生在足月婴儿，出生后1~2周黄疸不明显，往往2~3周黄疸逐步明显，伴大便由黄色变为淡黄乃至白陶土样便。

7. D【解析】黄疸有时是败血症的唯一表现，表现为生理性黄疸迅速加重，或退而复现。

8. B【解析】一般来说，生理性黄疸在出生后2~3天出现，4~6天达到高峰，7~10天消退，属于正常生理现象，无须治疗。

9. C【解析】一般 Rh 溶血症不发生在第1胎，主要是发生在第2胎，主要有黄疸、贫血和肝脾大，一般 Rh 溶血在患儿生后24小时之内就可以出现黄疸，并且病情进行性加重。

10. E【解析】新生儿败血症可表现为患儿吃奶减少、少哭闹、面色差、发热或体温不升（35℃以下）、腹胀、腹泻，半数小儿出现黄疸。大多数小儿可有皮肤脓疱疹，口腔有白膜，脐部发炎，臀部有皮疹、破溃等感染病灶。

11. A【解析】脑组织对损害的高危性称为选择性易损区，足月儿缺氧缺血性脑损伤在大脑矢状旁区的脑组织；早产儿缺氧缺血性脑损伤则位于脑室周围的白质区。

12. D【解析】参见 B 型题第11题解析。

13. B【解析】早产儿由于血管发育不完善，窒息缺氧易致血管通透性增加，同时缺氧酸中毒使血管自主调节功能差，受血流冲击易出血。另外，早产儿侧脑室、第四脑室周围的室管膜下等存留有胚胎生发层基质，该组织对缺氧耐受差，易出血。

14. E【解析】足月儿产伤所致颅大脑镰、小脑天幕撕裂致硬脑膜下出血多见。

15. B【解析】新生儿败血症产前感染途径是宫颈或阴道，细菌在临分娩前通过羊膜（不论是否破膜），引起羊膜炎或胎儿肺炎。

16. E【解析】新生儿败血症产时感染途径是黏膜破损，经产道娩出时细菌定植于口腔、咽部、消化道等。

17. C【解析】新生儿窒息易并发缺氧缺血性脑病。

18. B【解析】新生儿破伤风严重者出现呼吸肌和喉肌痉挛，引起呼吸停止。

19. A【解析】新生儿败血症是新生儿期的危重病症，常见的并发症是化脓性脑膜炎。

20. C【解析】参见 B 型题第2题解析。

21. E【解析】宫内感染性肺炎多在生后24小时内发病，在患儿出生时常有窒息史，在复苏后可以有气促，呻吟，呼吸困难，患儿体温不稳定，并且反应差，肺部听诊呼吸音可以为粗糙减低或者闻及湿啰音。严重者可以出现呼吸衰竭，心力衰竭，弥散性血管内凝血，休克或者持续性肺动脉高压。血行感染者，常常缺乏肺部体征，表现为黄疸，肝脾大和脑膜炎等多系统受累，胸部X线片常显示为间质性肺炎改变，如果是细菌性肺炎，则为支气管肺炎的表现。

22. A【解析】新生儿的湿肺与肺内液体增加及肺淋巴引流有关系，肺泡内及间质内的液体比较多，吸收延迟或有液体的运转困难，导致出生以后24小时内，肺泡存留较多液体，而影响了气体交换，出现呼吸困难的情况。

23. D【解析】新生儿生后感染性肺炎发生在出生3天以后，主要表现为精神不好，呼吸增快，吐奶或吃呛奶。接近满月的新生儿可出现咳嗽症状。病情严重者，可出现拒奶，口周或面色发青，口吐沫，呼吸困难，如并发呼吸衰竭和心力衰竭，则病情危重，需要抢救。查体时除可见呼吸困难和缺氧的体征外，肺部啰音常不如婴幼儿肺炎明显，有些患儿可以听到散在的湿啰音，如果在肺部听诊时听到广泛密集的细湿啰音，则提示合并心力衰竭、肺水肿。

24. E【解析】新生儿是指出生后到 28 天属于新生儿期。

25. B【解析】早产儿：28 周≤GA＜37 周（196~258 天）的新生儿，其中 GA＜28 周（＜195 天）者称为极早早产儿或超未成熟儿。

26. A【解析】足月儿：37 周≤GA＜42 周（259~293 天）的新生儿。

27. C【解析】过期产儿：GA＞42 周（＞294 天）的新生儿。

28. E【解析】小于胎龄儿（SGA）：指出生体重在相同胎龄平均体重的第 10 个百分位以下的婴儿。

29. B【解析】足月小样儿（37 周≤胎龄＜42 周）出生体重多低于 2500g 的新生儿。

30. C【解析】适于胎龄儿（AGA）：指婴儿的出生体重在同胎龄平均出生体重的第 10~90 百分位之间，如果胎龄已足月且无任何疾病，则为正常新生儿。

31. D【解析】大于胎龄儿（LGA）：指出生体重在相同胎龄平均体重的第 90 百分位以上的婴儿。

32. A【解析】正常足月儿：指胎龄≥37 周并＜42 周，出生体重≥2500g 并＜4000g，无畸形或疾病的活产婴儿。

33. A【解析】胸部显示网格状、颗粒状、两肺透亮度减低和支气管充气征为新生儿肺透明膜病胸部 X 线片特征。

34. D【解析】早产儿原发性肺不张 X 线特点为均匀致密阴影，占据一侧胸部，一叶或肺段，阴影无结构，肺纹理消失及肺叶体积缩小，一侧或大片肺不张时可见肋间变窄，胸腔缩小，阴影位置随各肺叶肺不张的部位而异，可出现代偿性肺气肿、气管与心脏移位及膈肌上升等。由于表面活性物质不足造成的微型肺不张，肺多呈毛玻璃状阴影，X 线表现与小叶肺炎无异。

35. B【解析】胎粪吸入综合征 X 线检查：两肺透亮度增强伴有节段性或小叶肺不张，也可仅有弥漫性浸润影或并发纵隔气肿、气胸等。

36. C【解析】新生儿肺透明膜病生后不久开始或在 6 小时以内出现呼吸急促、三凹征及呼气性呻吟、青紫，病情呈进行性加重，可致呼吸衰竭。X 线典型的表现如下。①毛玻璃样改变：两肺呈普遍性的透亮度降低，可见弥漫性均匀一致的细颗粒网状影。②支气管充气征：在弥漫性不张肺泡（白色）的背景下，可见清晰充气的树枝状支气管（黑色）影。③白肺：严重时双肺野均呈白色，肺与心的边界消失。④肺容量减少（呈“小肺”）。

37. D【解析】参见 B 型题第 23 题解析。

38. E【解析】参见 B 型题第 21 题解析。

39. C【解析】吸入性肺炎的症状主要表现有：吸入性肺炎患者常有吸入诱因史，迅速发病，多于 1~3 小时后出现症状，临床表现与诱发病因有关，如由于气管–食管瘘引起的吸入性肺炎，则每于进食后有痉挛性咳嗽、气急。在神志不清情况下，吸入时常无明显症状，但1~2小时后可突然发生呼吸困难，迅速出现发绀和低血压，常咳出浆液性泡沫状痰，可带血。两肺闻及湿啰音，可伴哮鸣音。严重者可发生呼吸窘迫综合征。

40. E【解析】典型的新生儿湿肺发生在足月儿或接近足月儿，尤以剖宫产儿多见。患儿生后3~6小时内呼吸增快，唇周稍青紫，但一般情况好，哭声响，吮奶正常。少数严重病例可出现呻吟、发绀。肺部体征一般仅为呼吸音粗糙或减低，偶闻湿啰音，有时肺部无体征。胸部X线可见肺野显示密度淡而均匀的斑片状、大小不等的阴影；肺门纹理增粗，呈放射状向外排列；肺间质积液可显示粗短条影，或伴右肺上、中叶间积液和少量胸腔积液；心影可轻度扩大，以右心为主。X线改变虽多，但吸收亦快，可在2~3天内消失。

41. A【解析】新生儿肺出血在新生儿期有2个高峰，第1个高峰在生后第1~3天，约占50%，以窒息、呼吸窘迫综合征、胎粪吸入性肺炎和颅内出血等缺氧因素为主。第2高峰在生后1周左右，约占25%，主要为败血症及细菌性肺炎等。原发症状各不相同，当肺出血时常出现以下症状：全身情况变差，如反应差、面色苍灰、发绀、四肢冷；呼吸困难、发绀突然加重，呼吸不规则、呼吸暂停、三凹征，肺部出现湿啰音，或湿啰音较原来增多；约50%病例可从口鼻腔流出血性液体，或气管插管内流出泡沫样血性液。

42. D【解析】参见B型题第2题解析。

43. B【解析】新生儿窒息在胎儿或新生儿缺氧初期，呼吸代偿性加深加快，如缺氧未及时纠正，随即转为呼吸停止、心率减慢，即原发性呼吸暂停。

44. C【解析】新生儿湿肺胸部X线可见肺野显示密度淡而均匀的斑片状、大小不等的阴影。

45. B【解析】胸部显示的网格状、颗粒状、两肺透亮度减低和支气管充气征为新生儿肺透明膜病（又称新生儿呼吸窘迫综合征）胸部X线片特征。

46. A【解析】胎粪吸入性肺炎X线检查：两肺透亮度增强伴有节段性或小叶肺不张，也可仅有弥漫性浸润影或并发纵隔气肿、气胸等。

五、X型题

1. ABD【解析】胎儿生后血液循环的改变：①脐血管出生脐带结扎后即血流停止而废用，脐胎循环改为肺循环。②卵圆孔由于呼吸建立、肺扩张，肺循环压力降低，从右心室流入肺血增多，而肺静脉流入左心房的血亦增多，左心房压力增高，当超过右心房时，即卵圆孔在功能上关闭，至生后5~7个月解剖上关闭。③动脉导管生后由于肺循环压力降低和体循环压力升高，流经动脉导管的血液逐渐减少，最后停止，形成功能上关闭。

2. ABDE【解析】病理性黄疸的特点为：①生后24小时内出现黄疸。②血清总胆红素值已达到相应日龄及相应危险因素下的光疗干预标准，或每日上升超过85μmol/L（5mg/dl），或每小时>0.85μmol/L（0.5mg/dl）。③黄疸持续时间长，足月儿>2周，早产儿>4周。④黄疸退而复现。⑤血清结合胆红素>34μmol/L（2mg/dl）。具备其中任何一项者即可诊断为病理性黄疸。

3. ABCE【解析】新生儿呼吸窘迫综合征的主要治疗方法有积极清理呼吸道、连续气道正压通气、机械通气和肺表面活性物质。

4. ABCE【解析】参见 B 型题第 36 题解析。

5. ABCDE【解析】新生儿高血糖症的治疗：早产儿尤其是低出生体重儿输糖速率应≤5~6mg/(kg·min)，并应监测血糖水平，根据血糖水平调节输糖速率。轻度、短暂（24~48 小时）高血糖可通过减慢葡萄糖输注速率纠正；治疗原发病、纠正脱水及电解质紊乱。当高血糖不易控制且空腹血糖水平 >14mmol/L 时应给胰岛素。开始 0.01U/(kg·h)，逐渐增至 0.05~0.1U/(kg·h) 输注，但应每 30 分钟监测血糖 1 次，以防低血糖发生，血糖正常后停用。

6. ABCE【解析】新生儿寒冷损伤综合征与免疫功能低下无关。

7. BDE【解析】参见 A3/A4 型题第 57 题解析。

8. BCDE【解析】新生儿：呼吸 45~40 次/分，脉搏 140~120 次/分，呼吸：脉搏为 1∶3。新生儿头围相对大，平均 33~34cm。出生时胸围 32cm，略小于头围 1~2cm。选项 B 错误。新生儿上部量和下部量的比例为 1.5∶1，中点在脐以上。选项 C 错误。正常足月儿是指出生时胎龄≥37 周并 <42 周，出生体重在≥2500g 并≤4000g，无畸形或疾病的活产婴儿。选项 D 错误。根据出生体重和胎龄分为小于胎龄儿、适于胎龄儿和大于胎龄儿。选项 E 错误。

9. ABCD【解析】新生儿胃酸低是容易发生消化道感染的原因。

六、案例分析题

1. BCDH【解析】患儿早产，有宫内窘迫史，出生时有窒息病史，生后出现呼吸急促，呻吟，有呼吸暂停，考虑是新生儿肺透明膜病，颅内出血，新生儿肺炎。故需行胸部 X 线片、血气、血常规、血生化，以助诊断，评估病情。

2. ABEFH【解析】参见案例分析题第 1 题解析。

3. AF【解析】根据足月儿或过期产儿有羊水胎粪污染的证据，初生儿的指甲、趾甲、脐带和皮肤被胎粪污染而发黄，生后早期出现的呼吸困难，气管内吸出胎粪及有典型的胸部 X 线片表现时可做出胎粪吸入综合征的诊断。如患儿胎龄小于 34 周，或羊水清澈时，胎粪吸入则不太可能。

4. ABEF【解析】新生儿胎粪吸入综合征的辅助检查：①胸部 X 线片。两肺有不规则斑片影并肺气肿，由于过度充气而使横膈平坦，重症者可出现大片肺不张、肺萎陷表现，还可并发纵隔气肿、气胸等。②实验室检查。a. 血气分析，pH 和 PaO_2降低，$PaCO_2$增高。b. 血常规、血糖、血生化检查等。③彩色 Doppler 检查。

5. DE【解析】先天性心脏病属于一种多基因遗传病，有上百种分型，有的患者是可以同时合并很多畸形，症状也是不一样的。特别是有些比较轻的患者，可以终身没有症状。严重的患者从出生就会出现严重的症状，如缺氧，甚至休克。该患儿心脏无异常。新生儿持续性肺动脉高压是指出生后肺血管阻力持续性增高，肺动脉压超过体循环动脉压，使从胎儿型循环过渡至正常“成人”型循环发生障碍。该患儿无异常。

6. ADFH【解析】胎粪吸入综合征表现如下。①感染性血象。②血气检查：可以有严重混合性酸中毒。③根据胸部X线表现将MAS分为：a. 轻度：肺纹理增粗，轻度肺气肿，膈肌轻度下降，心影正常。b. 中度：肺野有密度增加的粗颗粒或片状团块，云絮状阴影或有节段性肺不张，伴轻度透亮的囊状气肿，心影偏小。c. 重度：除上述中度表现外，伴有间质气肿，纵隔积气或气胸等气漏现象。④动脉导管开口前后动脉血氧分压差 >15～20mmHg。⑤肺动脉压力升高。

7. ABCDG【解析】胎粪吸入综合征的治疗：①清除气道胎粪。②氧疗。③常规机械通气，如果出现呼吸机对抗现象，可以先采用触发敏感度调节，获得相对合适的实际通气频率，如50～60次/分，尽量控制少用或不用镇静药和肌松剂。④高频通气。⑤肺表面活性物质。⑥吸入一氧化氮。⑦体外膜肺系采用颈外静脉引流出血液，经膜氧和器完成气血交换、加温、抗凝等步骤后，再将含氧血经颈总动脉输回体内，供应全身脏器。

8. BCEGH【解析】患儿治疗过程中突然出现面色发灰，氧饱和度下降，双肺大量湿啰音，考虑出现肺出血。需严格提高呼气末正压，气管内滴入肾上腺素，输入止血药物，并予输血，纠正酸中毒治疗。

9. B【解析】新生儿缺血缺氧性脑病欲行CT检查，最适合的检查时间为生后2～5天。

10. EF【解析】新生儿缺氧缺血性脑病（HIE）是由于围生期各种因素引起的胎儿宫内缺氧和脑血流减少或暂停而导致的新生儿脑损伤，是造成新生儿死亡和神经系统后遗症的主要原因之一。对患儿尽早开始感知刺激和动作训练可促进脑结构和功能代偿，有利于患儿的恢复和减轻后遗症。

11. ACD【解析】患儿系早产儿，出生体重小于1.5kg，符合极低体重儿的诊断，生后即有呼吸困难，而且X线胸片双肺透光度下降，可见支气管充气征，符合新生儿呼吸窘迫综合征的诊断，呼吸窘迫综合征容易合并呼吸衰竭。

12. ABCE【解析】患儿在机械通气下突然出现病情加重，氧饱和度下降，首先考虑气管插管痰液堵塞和脱管，长时间机械通气，需注意机械通气合并有肺气漏，引起气胸，合并肺部感染等。

13. ACDGH【解析】早产儿在治疗的过程中特别是早期应注意内环境稳定，特别是血糖，电解质酸碱平衡。另外，因为病情不稳定易出现并发症，而且需要的检查也比较多，所以血常规、胸部X线片、血糖、血气都是必须检测的。早产儿脑膜屏障功能发育不好、肝功能发育不成熟，胆红素也是应该检测的，以早期防止胆红素脑病的发生。

14. ABCD【解析】早产儿在病程的4～5周一般病情比较稳定，但要注意早产儿并发症的治疗与检查，如早产儿贫血、早产儿视网膜病。另外，因为早产儿往往静脉营养时间比较长，容易有胆汁淤积并发症，所以肝功能也应该检查。再有，要了解脑发育情况。

15. ABE【解析】患儿42天仍需机械通气，下机困难，考虑可能存在支气管肺发育不良也可能合并肺部感染。

16. ABF【解析】新生儿坏死性小肠结肠炎的临床表现：发病日龄与胎龄呈负相关，足月儿发病日龄为生后3~4天，而胎龄<28周者发病日龄为生后3~4周。①腹胀常为首发症状，早期出现反应差，拒食，胃排空延迟，随之出现腹胀，进行性加重，重症可出现肠型，肠鸣音减弱或消失。②呕吐物常含有胆汁及咖啡渣样。无呕吐者可从胃管内抽出以上物质。③腹泻、血便，大便隐血阳性或有鲜血、果酱样或黑粪。④其他病情发展快，严重者体温不升、休克及弥散性血管内凝血（DIC）。可并发肠穿孔及腹膜炎。

17. AEF【解析】坏死性小肠结肠炎和腹膜炎应该进行腹部X线片检查，败血症应该进行血气分析并进行血培养。

18. AC【解析】新生儿坏死性小肠结肠炎的治疗：抗感染一般可选氨苄西林、哌拉西林，或第三代头孢菌素，如血培养阳性，参考其药物敏感试验结果选择抗生素。如为厌氧菌首选甲硝唑，肠球菌考虑选用万古霉素。

19. B【解析】在寒冷季节，环境温度低和保温不足，或患有可诱发本病的疾病；有体温降低、皮肤硬肿，即可诊断。

20. A【解析】初生宝宝的正常体温，腋温为36~37℃，肛温为36.5~37.5℃，该患儿体温只有32.5℃。

21. BFG【解析】该患儿体温较低，应尽早恢复体温，应进行保暖、复温，或者放入保温箱。

22. A【解析】复温是治疗新生儿低体温的关键。轻中度（肛温>30℃）患儿可立即置入已预热至中性温度的暖箱中，一般使患儿6~12小时内体温恢复正常。重度患儿（<30℃）则先以高于患儿体温1~2℃的暖箱温度开始复温，每小时提高箱温1℃（不大于34℃），使患儿体温在12~24小时恢复正常，并保持暖箱在适中温度。

23. D【解析】新生儿寒冷损伤综合征的临床表现有多器官功能受损，主要包括：①循环障碍：心音低钝、脉细弱、心力衰竭、休克。②肾衰竭：尿少或无尿等。③肺出血。④DIC、代谢紊乱等并发症。当肺出血时常出现以下症状：全身情况变差，如反应差、面色苍灰、发绀、四肢冷；呼吸困难、发绀突然加重，呼吸不规则、呼吸暂停、三凹征，肺部出现湿啰音，或湿啰音较原来增多；约50%病例可从口鼻腔流出血性液体，或气管插管内流出泡沫样血性液。该患儿心率突然减慢，口鼻涌出血性分泌物，肺部闻及湿啰音，最可能出现的是肺出血。

24. AE【解析】新生儿败血症的早期症状、体征常不典型。一般表现为反应低下、不吃、不哭、不动、体重不增、发热或体温不升等非特异性表现（“五不一低下”）。患儿生后15天发现皮肤黄染，考虑病理性黄疸。

25. ABCD【解析】新生儿败血症的并发症可合并肺炎、脑膜炎、坏死性小肠结肠炎、化脓性关节炎和骨髓炎等。

26. ABCDH【解析】出现以下特异性表现时应高度怀疑败血症。①黄疸：表现为生理性黄疸迅速加重，或退而复现。②肝脾大：出现较晚，一般为轻至中度肿大。③出血倾向：皮肤黏膜瘀点、瘀斑、针眼处渗血不止，消化道出血、肺出血等。④休克：面色苍灰，皮肤呈大理石样花纹，血压下降（＜2000g 者收缩压＜30mmHg，＞3000g 者收缩压＜45mmHg）；尿少或无尿，硬肿症出现常提示预后不良。⑤并发症：可合并肺炎、脑膜炎、坏死性小肠结肠炎、化脓性关节炎和骨髓炎等。⑥其他：呕吐、腹胀、中毒性肠麻痹、呼吸窘迫或暂停、青紫。

27. C【解析】该患儿脐轮红，有脓性分泌物，可能诊断为新生儿脐炎。出现小儿黄疸，血红蛋白及血清总胆红素增多，可能诊断为败血症、高胆红素血症。

28. ABCDEFG【解析】新生儿肝炎的巨细胞病毒、乙肝病毒会引起胎膜早破，该患儿可能为新生儿败血症，其病原菌为：40 年代的主要致病菌为 A 组溶血性链球菌；50 年代以金葡菌为主；60 年代大肠杆菌占优势；机会致病菌（表皮葡萄球菌、铜绿假单胞茵、克雷伯菌）、厌氧菌和耐药菌株感染有增加优势。母菌感染、原虫（弓形虫）或支原体等感染也可经胎盘感染胎儿，但较少见。

29. ACG【解析】该患儿可能为新生儿肺炎和新生儿败血症，需要进行胸部 X 线片、血培养及血常规检查。

30. ABCDEF【解析】细菌性肺炎原则上根据病原菌选用抗生素：①金黄色葡萄球菌感染：可用第一代头孢菌素、耐酶青霉素或氨苄西林。②B 族溶血性链球菌肺炎：可用氨苄西林和青霉素治疗。③革兰阴性菌：可选用第三代头孢菌素。肠道杆菌肺炎可用阿米卡星和氨苄西林。④李斯特菌肺炎：可选用氨苄西林。⑤衣原体肺炎：首选红霉素。⑥厌氧菌感染：首选甲硝唑静脉滴注。⑦病毒性肺炎：可用利巴韦林或干扰素治疗。单纯疱疹病毒可用阿糖腺苷或阿昔洛韦静脉滴注。

31. CF【解析】金黄色葡萄球菌肺炎并发症：中毒性肠麻痹、中毒性休克；肺脓肿、脓胸及脓气胸或婴儿张力性气胸；败血症、金葡菌脑膜炎脑室膜炎和心包炎等。

32. ABCDHI【解析】葡萄球菌肺炎患儿病情重，呈弛张热，有精神萎靡、烦躁不安、气促、呼吸困难等中毒症状明显，皮肤可见猩红热样皮疹，两肺可闻中小湿啰音。因出现肺部组织坏死及脓肿形成，易并发脓胸、脓气胸。金黄色葡萄球菌所致的原发性支气管肺炎，以广泛的出血性坏死、多发性小脓肿为其特点，青霉素是治疗金葡菌感染最有效的抗生素。

33. ABCDE【解析】金黄色葡萄球菌肺炎治疗方法如下。①呼吸道管理：雾化吸入，体位引流，定期翻身、拍背。②供氧。③抗病原体治疗：细菌性肺炎者可参照败血症选用抗生素。④支持疗法。

34. EF【解析】该患儿脑部并未出现任何不适，排除 E、F 选项。

35. ABCEF【解析】患儿心率 180 次/分，肝肋下 3cm 存在心力衰竭，需予强心、利尿，加大氧流量，镇静。予雾化吸入保持呼吸道通畅。

36. ABCFH【解析】新生儿败血症三大感染途径：①宫内感染。②产时感染，产程延长、难产、胎膜早破时。③产后感染最常见，选项 A、F 正确。国内引起新生儿败血症的常见细菌是金黄色葡萄球菌、大肠埃希菌、肺炎链球菌或肺炎克雷伯菌等，选项 B 正确。新生儿败血症是常见的一种感染性疾病，该病在早期时，临床表现不明显，因此常发生漏诊和误诊，选项 C 正确。新生儿败血症临床表现缺乏特异性，以黄疸、少吃、反应差等为主，选项 H 正确。

37. CDE【解析】目前普遍认为 B 族溶血性链球菌是围产期严重感染性疾病的主要致病菌之一，可引起胎膜早破、早产、产褥感染及新生儿败血症和脑膜炎等不良结局。宫内感染性肺炎临床表现差异很大，多在生后 24 小时内发病，在患儿出生时常有窒息史，在复苏后可以有气促、呻吟、呼吸困难，患儿体温不稳定，并且反应差，肺部听诊呼吸音可以为粗糙减低或者闻及湿啰音。新生儿呼吸窘迫综合征出现进行性呼吸困难、呻吟、发绀、吸气三凹征。

38. DFG【解析】患儿考虑存在新生儿呼吸窘迫综合征及宫内感染，故给予 CPAP 治疗，肺表面活性物质替代治疗，积极抗感染。

39. C【解析】注射丙种球蛋白是一种被动免疫疗法，不适用于该患儿的治疗。

40. BCDE【解析】患儿临床症状好转，生后 60 小时再次出现呼吸困难加重，肺部啰音增多，原因可能为：①肺出血。②动脉导管开放。③充血性心力衰竭，急性肺水肿。

41. E【解析】肺出血的典型症状：患者可在原发病的基础上出现咯血、咳嗽、呼吸困难等症状，若出血量较大还可出现面色苍白、四肢冰冷、神志不清等休克症状。体格检查闻及肺部湿啰音、脉搏细数、血压下降。

42. B【解析】PDA 开放导致肺血流量增多、渗出增多有关潜在并发症。

蛋白质-热能
营养不良

第三章　营养性疾病

一 A1 型题

1. 佝偻病的发病机制，下述哪项是不恰当的
   A. 维生素 D 缺乏　B. 肠道钙磷吸收减少
   C. 血钙降低　D. 甲状旁腺反应迟钝
   E. 血磷降低
2. 佝偻病性手足搐搦症惊厥或喉痉挛发作时，下列哪项处理是最恰当的
   A. 立即静脉注射钙剂　B. 先用止惊剂再用钙剂
   C. 立即静脉注射甘露醇　D. 立即肌内注射维生素 D
   E. 以上均不是
3. 人体维生素 D 的主要来源是
   A. 植物中麦角固醇　B. 皮肤合成的胆骨化醇
   C. 蛋黄中的维生素 D　D. 猪肝中的维生素 D
   E. 母乳中的维生素 D
4. 维生素 D 缺乏性佝偻病颅骨软化多发生于哪个年龄段
   A. 0~1 个月　B. 1~6 个月
   C. 6~9 个月　D. 9~12 个月
   E. 12 个月以上
5. 早产婴儿补充维生素 D 应
   A. 生后 1 个月补充维生素 D 400IU/d　B. 生后 2 周补充维生素 D 400IU/d
   C. 生后 1 周补充维生素 D 800IU/d　D. 生后 1 个月补充维生素 D 800IU/d
   E. 生后 1 个月肌内注射维生素 D 400IU/d
6. 下列维生素 D 中哪种活性最强
   A. 胆骨化醇　B. 25-羟胆骨化醇
   C. 1,25-二羟胆骨化醇　D. 24,25-二羟胆骨化醇
   E. 以上都不是
7. 4 个月婴儿诊断维生素 D 缺乏的最主要体征有
   A. 前囟大　B. 颅骨乒乓感

C. 枕秃　　D. 下肢弯曲

E. 手足镯、肋串珠

8. 诊断蛋白质营养不良较好的指标是

A. 胰岛素生长因子Ⅰ　　B. 视黄醇结合蛋白

C. 甲状腺结合前白蛋白　　D. 转铁蛋白

E. 前白蛋白

9. 0~18 岁健康儿童预防维生素 D 缺乏最简便、有效的措施是

A. 母孕期及哺乳期保健　　B. 坚持户外活动、日光浴

C. 母乳喂养　　D. 服用钙剂

E. 肌内注射维生素 D

10. 佝偻病激期的主要临床特点是

A. 睡眠不安，夜惊　　B. 烦躁易哭，多汗

C. 骨骼系统改变　　D. 突然抽搐，重者可发生窒息

E. 动作与语言发育迟缓

11. 维生素 D 缺乏性佝偻病时肌肉松弛，肌张力降低的原因是肌肉

A. 磷代谢障碍　　B. 钙代谢障碍

C. 糖代谢障碍　　D. 脂肪代谢障碍

E. 蛋白质代谢障碍

12. 关于佝偻病激期的血生化改变，下列哪项是不恰当的

A. 血钙正常　　B. 血磷明显降低

C. 血钙、磷乘积 <30　　D. 碱性磷酸酶明显增高

E. 以上均不是

13. 维生素 D 缺乏性手足搐搦症的隐性体征不包括

A. Trousseau 征　　B. 腓反射

C. 面神经征　　D. Babinski 征

E. A + B + C

14. 维生素 D 缺乏性佝偻病患儿最早出现的骨骼改变是

A. 方颅　　B. 鸡胸或漏斗胸

C. 串珠肋　　D. 颅骨软化

E. 手镯或脚镯

15. 佝偻病患儿，骨样组织堆积引起的主要表现是

A. 颅骨软化　　B. 前囟宽大

C. 睡眠不安　　D. 出牙延迟

E. 肋骨串珠

16. 面神经征检查时叩锤骤击患儿
A. 眼角
B. 颧弓与眼角之间面颊部
C. 口角
D. 颧弓
E. 下颏
17. 维生素D缺乏性手足搐搦症多见于
A. 1岁以上小儿
B. 6个月以下婴幼儿
C. 新生儿
D. 6个月以上婴儿
E. 以上都不是
18. 体重偏离正常值多少可判定为异常
A. ±5%
B. ±8%
C. ±10%
D. ±15%
E. ±20%
19. 体重指数（BMI）的计算公式为
A. 体重（kg^2）/身高（m）
B. 体重（kg）/身高（m）
C. 体重（kg）/[身高(m)]^2
D. 体重（kg^2）/身高（m^2）
E. 以上均不是
20. 关于导致单纯性肥胖的因素，以下说法正确的是
A. 遗传因素起决定性作用，环境因素的作用很小
B. 遗传因素和环境因素起同样作用
C. 内分泌因素为主要因素
D. 脂肪代谢异常
E. 遗传因素作用小，环境因素起重要作用
21. 儿童肥胖症常见于
A. 婴儿期、5~6岁和青春期
B. 婴儿期、幼儿期
C. 幼儿期、学龄期
D. 学龄期、青春期
E. 5~6岁、学龄期
22. 体重超过同性别、同身高正常儿童均值的20%~29%为下列哪项
A. 肥胖症
B. 重度肥胖
C. 中度肥胖
D. 轻度肥胖
E. 以上都不是
23. 地方性克汀病的主要原因是
A. 甲状腺发育异常
B. 垂体分泌促甲状腺激素减少
C. 甲状腺激素合成障碍
D. 母亲孕期饮食中缺碘
E. 母亲在妊娠期应用抗甲状腺药物

24. 哪种食物含锌低

A. 蛋黄　　B. 初乳

C. 鱼　　D. 白菜

E. 瘦肉

25. 营养不良患儿皮下脂肪逐渐减少或消失，最后累及的部位是

A. 面颊部　　B. 胸部

C. 腹部　　D. 臀部

E. 四肢

26. 营养不良患儿皮下脂肪削减的顺序是

A. 躯干、臀部、四肢→腹部→面颊部　　B. 面颊部→腹部→躯干、臀部、四肢

C. 腹部→躯干、臀部、四肢→面颊部　　D. 四肢→躯干→腹部→面颊

E. 臀部→躯干→腹部→面颊

27. 营养不良患儿的生化检查中最重要的改变是

A. 血浆前白蛋白降低　　B. 血浆必需氨基酸降低

C. 血清白蛋白降低　　D. 血清胆固醇降低

E. 血清脂肪酶活性降低

28. 营养不良患儿突然发生面色苍白、体温不升、意识不清、呼吸暂停，首先考虑

A. 败血症　　B. 低钠血症

C. 心力衰竭　　D. 低钙血症

E. 低血糖症

29. 营养不良的最初症状是

A. 消瘦　　B. 体重不增或减轻

C. 面部皮下脂肪减少　　D. 乏力

E. 腹部皮下脂肪减少

二 A2 型题

1. 患儿，男，9 个月。患佝偻病，肺炎合并心力衰竭，血钾 3.5mmol/L，血清总钙 1.9mmol/L 宜先给

A. 毛花苷 C　　B. 毛花苷 C 与钙盐

C. 毛花苷 C 与钙、钾盐　　D. 毛花苷 C 与维生素 D 突击疗法

E. 毛花苷 C 与钾盐

2. 患儿，男，3 个月。纯母乳喂养，偶加鱼肝油 1 滴，户外活动少，有时多汗、烦躁不安。查体：前囟 2.5cm×2.5cm，头颅扪及乒乓球感，心、肺、腹正常，手足镯未触及。血生

化检查结果示：血钙临界值，血磷下降，AKP 上升，25-(OH)D_3下降，PTH 上升。应考虑维生素 D 缺乏性佝偻病的哪个阶段

A. 早期
B. 后遗症期
C. 恢复期
D. 活动期
E. 以上都不是

3. 患儿，男，1 岁半。尚未出牙，头发稀少，无其他异常表现，家长认为是“缺钙”来就诊。最有可能的原因是

A. 外胚层发育不良
B. 佝偻病
C. 甲状腺功能减低
D. 黏多糖
E. 软骨发育不全

4. 患儿，女，1 岁。2 个月前多汗、惊厥，出牙 3 颗就诊。查体：前囟 2cm×2cm，方颅、串珠肋，血钙 2mmol/L（8mg/dl），钙磷乘积 28，注射维生素 D 30 万 IU，口服钙剂治疗 1 个月后睡眠安静，出汗减少，出牙 6 颗。继续采用何种治疗方案最合理

A. 继续使用钙剂
B. 停用维生素 D 及钙剂
C. 再给 1~2 次维生素 D，肌内注射并口服钙
D. 每日给维生素 D 5000IU 口服，同时给钙
E. 每日给维生素 D 400~800IU 口服，同时给钙

5. 患儿，女，6 个月。近 1 个月烦躁、多汗、夜惊。突然神志不清、四肢抽动。持续约 1 分钟后缓解。血清钙 1.6mmol/L，血糖 4.5mmol/L。考虑诊断为

A. 癫痫
B. 化脓性脑膜炎
C. 低血糖
D. 高热惊厥
E. 低钙惊厥

6. 患儿，男，3 个月。已惊厥 3 次，惊厥后入睡，醒后活泼如常。查体：体温 37.3℃，神清，精神好，前囟平软，有颅骨软化，咽部充血，未见其他异常。外周血 WBC 8×10^9/L，中性粒细胞 0.52。惊厥的原因可能是

A. 化脓性脑膜炎
B. 高热惊厥
C. 佝偻病性手足搐搦症
D. 病毒性脑炎
E. 低血糖

7. 患儿，男，8 个月。方颅、肋串珠、手足镯，血清钙和血磷下降，血清碱性磷酸酶升高，最可能的诊断为

A. 营养性维生素 D 缺乏性佝偻病
B. 维生素 D 依赖性佝偻病
C. 慢性肾疾病
D. X 连锁低磷性佝偻病
E. 长期抗惊厥治疗

8. 患儿，男，5 个月。哪种表现最符合营养性维生素 D 缺乏性手足搐搦症

A. 抽搐后意识障碍
B. 多发生在清晨空腹时的抽搐
C. 发生在春天无热时的抽搐
D. 磕头样发作性痉挛样抽搐
E. 间歇性抽搐伴有痴呆状态

9. 患儿，男，8 个月。1 天前突然出现无热惊厥，反复发作 4 次，查体可见方颅、枕秃，神经系统查体无异常，查血钙 1.7mmol/L，其母孕期有腿抽筋史。则该患儿最可能的诊断为

A. 低血糖症
B. 颅内出血
C. 婴儿痉挛症
D. 中枢神经系统感染
E. 维生素 D 缺乏性手足搐搦症

10. 锌缺乏症患儿体重 10kg，每日应补充元素锌

A. 5~10mg/d
B. 30~40mg/d
C. 20~30mg/d
D. 10~20mg/d
E. 40~50mg/d

11. 患儿，女，4 岁。身高 90cm，体重 11kg，皮肤较松弛，腹部皮下脂肪约 0.3cm。该小儿的营养状况属于

A. 正常
B. 轻度营养不良
C. 中度营养不良
D. 重度营养不良
E. 极重度营养不良

12. 患儿，男，1 岁。因食欲下降，母乳少，以米糊、稀饭喂养，未添加其他辅食，诊断为营养不良Ⅰ度。最先出现的症状是

A. 体重不增
B. 身高低于正常
C. 皮肤干燥
D. 皮下脂肪减少
E. 肌张力低下

13. 患儿，男，6 个月。体重 5.5kg（均值 8.57kg，标准差 1.01kg），身长 65cm（均值 69.2cm，标准差 2.5cm），生后牛乳喂养，未添加辅食，精神尚可，皮肤弹性稍差。可能的诊断是

A. 轻度营养不良
B. 正常儿
C. 中度营养不良
D. 重度营养不良
E. 营养不良性贫血

14. 婴儿，女，7 个月。体重 5kg，腹壁皮下脂肪厚 0.3cm，不活泼，食欲减退，反复腹泻，面色苍白，血红蛋白 80g/L，红细胞计数 3×10^{12}/L。考虑为

A. 营养不良Ⅰ度，缺铁性贫血
B. 营养不良Ⅱ度，巨幼细胞贫血

C. 营养不良Ⅲ度，巨幼细胞贫血　　D. 营养不良Ⅲ度，缺铁性贫血

E. 营养不良Ⅱ度，缺铁性贫血

15. 患儿，男，5个月。人工喂养，体重4kg，腹部皮下脂肪0.3cm，皮肤弹性差，肌肉明显松弛，两眼近角膜外侧缘有结膜干燥斑。其最可能的诊断是

A. 中度营养不良伴维生素C缺乏　　B. 中度营养不良伴维生素A缺乏

C. 轻度营养不良伴维生素C缺乏　　D. 重度营养不良伴维生素D缺乏

E. 重度营养不良伴维生素A缺乏

16. 患儿，女，15个月。体重5kg，4个月来因迁延性腹泻改用米糊喂养。近1周来发热、咳嗽、气促。查体：发育差，呼吸55次/分，精神萎靡，反应低下，面色苍白，全身皮下脂肪消失，咽充血，两肺细小水泡音。血常规：RBC 2.5×10^{12}/L，Hb 75g/L。其可能的诊断是

A. 轻度营养不良＋支气管肺炎＋营养性贫血

B. 中度营养不良＋支气管肺炎＋营养性贫血

C. 重度营养不良＋支气管肺炎＋营养性贫血

D. 中度营养不良＋重症肺炎＋营养性贫血＋重度脱水

E. 重度营养不良＋重症肺炎＋营养性贫血＋重度脱水

三 A3/A4型题

（1～4题共用题干）

患儿，男，10个月。因间断腹泻、食欲不佳，体重不增就诊。查体：欠活泼，体重7kg，身长74cm，腹部皮下脂肪0.4cm，两眼近角膜外侧缘有结膜干燥斑。

1. 该患儿应诊断为

A. 正常儿　　B. 轻度营养不良

C. 中度营养不良　　D. 重度营养不良

E. 甲状旁腺功能低下

2. 关于该患儿的药物治疗，下列哪项不必要

A. 胃蛋白酶、胰酶　　B. 各种维生素

C. 苯丙酸诺龙　　D. 抗生素

E. 胰岛素、葡萄糖疗法

3. 次日清晨患儿突然神志不清，面色苍白，脉搏减慢，呼吸暂停。该患儿最可能为

A. 低钠血症　　B. 低钙血症

C. 自发性低血糖　　D. 低镁血症

E. 感染性休克

4. 该患儿合并有

A. 维生素 A 缺乏　　B. 维生素 B 缺乏
C. 维生素 C 缺乏　　D. 维生素 D 缺乏
E. 维生素 E 缺乏

（5~8 共用题干）

患儿，男，1 岁 4 个月。出生后米粉加稀饭喂养，食欲差，近 2 个月来反复发生腹泻，体重 6kg，查体发现水肿，白细胞 5.6×10^9/L，血浆总蛋白 40g/L，白蛋白 18g/L。

5. 该患儿最可能的诊断是

A. 营养正常　　B. 消瘦型营养不良
C. 水肿型营养不良　　D. 单纯性肾病
E. 消瘦水肿型营养不良

6. 患儿经常腹泻，近 4 日腹泻为蛋花水样便，近 1 日尿少，大便常规镜检偶见白细胞。体检：皮肤弹性差，哭而无泪。患儿可能有

A. 等渗性脱水　　B. 低渗性脱水
C. 高渗性脱水　　D. 单纯性肾病
E. 以上都不是

7. 该患儿反复腹泻的原因最可能是

A. 食物不耐受　　B. 食物不清洁
C. 免疫功能低下　　D. 腹部受凉
E. 维生素缺乏

8. 在输液纠正脱水的过程中，患儿突然出现抽搐，最可能的原因是

A. 低钠　　B. 低镁血症
C. 低钙血症　　D. 微量元素缺乏
E. 低血糖症

（9~12 题共用题干）

患儿，女，6 个月。早产儿，出生体重 2.2kg，母乳喂养，现体重 8kg，家长发现孩子多汗、夜惊。体检：前囟大、方颅、肋串珠。

9. 该患儿最可能的诊断是

A. 先天性甲状腺功能低下　　B. 软骨发育不良
C. 维生素 A 缺乏　　D. 维生素 D 缺乏性佝偻病
E. 营养不良

10. 最可能的病因是
A. 日照不足
B. 生长过速
C. 慢性腹泻
D. 药物影响
E. 母乳喂养
11. 最有诊断价值的实验室指标是
A. 碱性磷酸酶升高
B. 血钙、血磷下降
C. 甲状旁腺素升高
D. 促甲状腺素下降
E. 25-(OH)D_3下降
12. 如维生素D应用剂量过大，怀疑维生素D中毒，以下哪项是错误的
A. 有维生素D过量的病史
B. 早期血钙>3mmol/L
C. 早期血钙<3mmol/L
D. 可出现氮质血症
E. X线检查：长骨干骺端钙化带增宽致密

（13~15题共用题干）

患儿，男，9个月。生后一直牛奶喂养，未添加辅食。近1周来患儿每天腹泻5~6次，伴吵闹不安，睡眠差，出汗多。尚不能扶站，未出牙。考虑维生素D缺乏性佝偻病。

13. 体检时可能存在的体征是
A. 颅骨软化
B. 方颅及前囟增大
C. 鸡胸
D. 枕秃
E. “O”形腿及“X”形腿
14. 维生素D缺乏性佝偻病开始维生素D治疗时出现手足搐搦症是由于
A. 补钙不及时
B. 维生素D剂量过大
C. 甲状旁腺反应不足，血钙下降
D. 血磷迅速下降
E. 维生素D剂量过小
15. 若化验检查示血钙1.9mmol/L，钙磷乘积25，X线片显示长骨骨骺软骨明显增宽，干骺端临时钙化带消失，呈毛刷状及杯口样改变，应属于维生素D缺乏性佝偻病的
A. 初期
B. 激期
C. 恢复期
D. 后遗症期
E. 以上都不是

（16~17题共用题干）

患儿，女，4个月。冬季出生，足月顺产，单纯牛奶喂养，近半个月来烦躁、多汗、夜间睡眠不好。

16. 为明确诊断应做的实验室检查是
  A. 拍头颅 X 线片　　B. 血糖
  C. 腕骨 X 线片　　D. 骨扫描
  E. 脑电图
17. 指导患儿用维生素 D 治疗方案是
  A. 400IU/d，持续 1 个月　　B. 1000IU/d，持续 1 个月
  C. 3000IU/d，持续 2~4 周　　D. 10 万 IU/d，持续 1 周
  E. 30 万 IU/d，持续 1 周

（18~20 题共用题干）

患儿，男，10 天。为足月顺产儿，母乳喂养。

18. 医生的下列指导哪项不恰当
  A. 坚持母乳喂养　　B. 1 个月开始添加蛋黄、鱼泥等
  C. 坚持日光浴　　D. 2 周开始添加鱼肝油
  E. 适时补充钙剂
19. 小儿有以下哪些表现应考虑有佝偻病的早期表现
  A. 有郝氏沟及肋骨外翻　　B. 有方颅或乒乓头
  C. 精神萎靡　　D. 睡眠不实，多汗，易惊
  E. 抽搐或手足搐搦
20. 为预防佝偻病的发生，医生应指导家长
  A. 生后 2 周起口服维生素 D 400IU/d
  B. 生后 4 周起口服维生素 D 800IU/d
  C. 生后 3 个月起口服维生素 D 0.5 万~1 万 IU/d
  D. 生后 4 个月起口服维生素 D 1 万~2 万 IU/d
  E. 生后 1 个月起肌注维生素 D 330 万 IU/次，每 2~4 周 1 次，共 3 次

（21~22 题共用题干）

患儿，男，8 个月。生后一直牛奶喂养，未添加辅食。近 1 周来，患儿每天腹泻 5~6 次，质稀，伴吵闹不安，睡眠差，出汗多，尚不能扶站、未出牙。考虑为维生素 D 缺乏性佝偻病。

21. 体检时最可能存在的体征是
  A. 鸡胸　　B. 肌张力正常
  C. 颅骨软化　　D. 方颅及前囟增大
  E. “O”形腿
22. 患儿 X 线长骨检查示骨骺软骨明显增宽，干骺端临时钙化带消失，呈毛刷状及杯口样病

变，则应属维生素 D 缺乏性佝偻病的

A. 初期
B. 激期
C. 恢复期
D. 后遗症期
E. 以上都不是

（23~25 题共用题干）

患儿，女，1 岁半。1 个月前患“肠炎”，住院好转，出院后近 1 周又发生腹泻，大便 3~5 次/天，时稀时稠。患儿系足月产，生后牛奶喂养，未加辅食。查体：血压 80/50mmHg，消瘦，貌似老人，眼窝及前囟明显凹陷，皮肤弹性差，心率 120 次/分，双肺未闻及啰音，腹软，腹壁脂肪消失。

23. 该患儿考虑诊断为

A. 轻度营养不良，慢性肠炎，重度脱水
B. 中度营养不良，慢性肠炎，中度脱水
C. 重度营养不良，慢性肠炎，重度脱水
D. 重度营养不良，迁延性肠炎，中度脱水
E. 中度营养不良，迁延性肠炎，重度脱水

24. 治疗方案中，哪项欠妥

A. 补液总量比一般少 1/3，速度宜稍慢
B. 静脉输入高营养液
C. 注意预防自发性低血糖
D. 按现有体重，每日给予高热量摄入
E. 扩容纠正失水后应注意补钾

25. 患儿入院第 2 日清晨突然神志不清，面色苍白，脉搏细弱，呼吸浅表，多汗。首先应采取哪项紧急措施

A. 注射洛贝林
B. 静脉注射高渗葡萄糖
C. 静脉注射氨基酸
D. 静脉注射甘露醇
E. 注射苯巴比妥

（26~27 题共用题干）

患儿，男，2 岁。牛奶喂养，未及时添加辅食，平素食欲不振，近半个月来腹泻呈水样便，1 日 4~5 次。查体：体重 6kg，身高 75cm，头围 47cm，精神萎靡，心肺听诊正常，腹部皮下脂肪消失。

26. 诊断首先考虑

A. 婴儿重度腹泻
B. 婴儿腹泻和重度营养不良

C. 重度营养不良　　D. 乳糖不耐受症

E. Bartter 综合征

27. 患儿饮食调整方案应是

A. 给予高热量饮食，增加辅食的摄入

B. 按应有体重，每日热量从 60~80kcal/kg 逐步增加到 150~170kcal/kg

C. 按应有体重，每日热量从 40~60kcal/kg 逐步增加到 150~170kcal/kg

D. 按现有体重，每日热量从 60~80kcal/kg 逐步增加到 150~170kcal/kg

E. 按现有体重，每日热量从 40~60kcal/kg 逐步增加到 150~170kcal/kg

（28~30 题共用题干）

患儿，男，2 个月。阵发性窒息、颜面发绀 3 次，有时伴吸气性喘鸣，每次持续数十秒至 1 分钟，能自行缓解，发作无明显诱因。出生史正常，近日夜间易惊，查体无异常。患儿系人工喂养，未添加维生素 D 和钙剂，母孕期有频繁小腿抽筋史。

28. 该患儿最可能的诊断是

A. 喉痉挛　　B. 屏气发作

C. 先天性喉喘鸣　　D. 低血糖

E. 疟疾

29. 应进行的检查

A. 血糖　　B. 脑电图

C. 血钙　　D. 脑 CT

E. 脑脊液

30. 发作时的紧急处理是

A. 脱水剂　　B. 气管插管

C. 控制抽搐　　D. 人工呼吸

E. 强心剂

四 B 型题

（1~3 题共用备选答案）

A. 佝偻病活动期表现　　B. 佝偻病早期表现

C. 手足搐搦症隐性体征　　D. 手足搐搦症常见体征

E. 维生素 D 中毒

1. “X” 形腿属于

2. 方颅属于

3. 惊厥属于

(4~6 题共用备选答案)

A. 每日口服维生素 D 50~100μg（2000~4000IU）或罗钙全[1,25(OH)$_2$D$_3$]0.5~2.0μg

B. 维生素 D 37 500μg（30 万 IU）一次性肌内注射

C. 每日口服维生素 D 10μg（400IU）

D. 每日口服维生素 D 20~30μg（800~1200IU）

E. 维生素 D 37 500μg（30 万 IU）每月注射 1 次，共 6 次

4. 治疗佝偻病初期用

5. 有并发症或无法口服的佝偻病患儿

6. 小儿维生素 D 的生理需要量

(7~8 题共用备选答案)

A. 卫生宣传教育　　B. 预防性药物治疗

C. 定期体检　　D. 咨询

E. 锻炼

7. 维生素 D 缺乏性佝偻病的预防措施不包括

8. 小儿单纯性肥胖症的预防不包括

(9~10 题共用备选答案)

A. 卫生宣教与咨询　　B. 合理营养（喂养）

C. 定期体检　　D. 药物治疗

E. 锻炼

9. 一般地，小儿单纯性肥胖症不主张

10. 一般地，中度及中度以上的营养性缺铁性贫血考虑

(11~13 题共用备选答案)

A. 后代肥胖发生率是 10%~14%　　B. 后代肥胖发生率是 30%~40%

C. 后代肥胖发生率是 40%~50%　　D. 后代肥胖发生率是 51%~60%

E. 后代肥胖发生率是 70%~80%

11. 双亲皆肥胖者

12. 双亲之一肥胖者

13. 双亲均无肥胖者

(14~16 题共用备选答案)

A. 肥胖症　　B. 轻度肥胖症

C. 中度肥胖症　　D. 重度肥胖症

E. 极重度肥胖症

14. 体重超过同性别、同身高正常儿均值 20%~39% 属于

15. 体重超过同性别、同身高正常儿均值 40%~49% 属于

16. 体重超过同性别、同身高正常儿均值 50% 属于

（17~18 题共用备选答案）

A. 维生素 A 缺乏　　B. 锌缺乏症

C. 维生素 C 缺乏　　D. 维生素 D 中毒

E. 维生素 A 中毒

17. 患儿，女，4.5 岁。身高 94cm，食欲缺乏，喜吃纸，反复口腔溃疡及地图舌。可能的诊断是

18. 患儿，男，3 岁。感冒，近几日出现暗适应能力差。可能的诊断是

五 X 型题

1. 患儿，男，1 岁。方颅、肋膈沟和“O”形腿。查体：血钙稍低，血磷降低，X 线片示干骺端临时钙化带呈毛刷样。考虑其诊断除了

A. 营养不良　　B. 维生素 D 缺乏性佝偻病

C. 维生素 D 缺乏性手足搐搦症　　D. 家庭性低磷酸血症佝偻病

E. 软骨营养不良

2. 关于维生素 D 缺乏性佝偻病的预防措施正确的是

A. 适当增加日晒　　B. 提倡母乳喂养

C. 孕母补充维生素 D 及钙剂　　D. 及时添加辅食

E. 早产儿 2 个月开始补充维生素 D

3. 下列不是早期诊断维生素 D 缺乏性佝偻病可靠指标的是

A. 烦躁、多汗　　B. 血浆中环腺苷酸（cAMP）水平降低

C. 25-(OH)D_3降低　　D. 喂养困难

E. 骨骼 X 线片有改变

4. 6 个月小儿的哪种表现不符合营养性维生素 D 缺乏性手足搐搦症

A. 抽风后意识障碍　　B. 多发生在清晨空腹时的抽搐

C. 发生在春天无热时的抽搐　　D. 磕头样发作性痉挛样抽搐

E. 间歇性抽搐伴有痴呆状态

5. 以下哪些食物含有丰富的维生素 A

A. 牛奶　　B. 鱼油

C. 胡萝卜
D. 动物肝脏
E. 洋芋

6. 维生素A缺乏症的主要表现有
A. 夜盲
B. 多泪
C. 皮肤干燥、脱皮
D. 毛发干枯
E. 体格和智力发育轻度落后

7. 新生儿维生素K缺乏的原因
A. 肝脏储存量低
B. 合成不足
C. 抗惊厥药抑制维生素K合成
D. 初生母乳量不足
E. 肝胆疾病、先天性胆道闭锁时，影响维生素K的吸收

8. 对营养不良患儿的处理正确的是
A. 及时处理危及生命的并发症
B. 饮食调整应根据实际消化能力和病情逐步完成
C. 适当应用中药调整脾胃功能
D. 补充各种维生素
E. 严重贫血者可考虑成分输血

9. 下列哪项是蛋白质-能量营养不良的并发症
A. 脑发育不良
B. 多种维生素缺乏
C. 营养性贫血
D. 败血症
E. 自发性低血糖

10. 下列说法错误的是
A. 维生素A缺乏会使淋巴组织萎缩
B. 缺锌造成淋巴细胞增殖反应增强
C. 缺铁引起免疫损伤
D. 维生素B缺乏造成B淋巴细胞产生抗体能力下降
E. 维生素A缺乏可致夜盲症

六 案例分析题

（1~3题共用题干）

患儿，男，5个月。出生体重2.7kg，现在体重7kg，冬季出生，足月顺产，单纯牛乳喂养，今晨突然面肌、眼角及口角抽动约1分钟，抽动后一般情况好。查体：体温37℃，会笑，前囟平坦，颈无强直，面神经征可疑阳性，其余未见异常。

1. 首先想到的诊断及进一步检查为
A. 中枢神经系统感染，做腰穿
B. 败血症，做血培养

C. 癫痫，做脑电图
D. 低钙惊厥，查血钙
E. 低血糖，查血糖
F. 颅内出血，做头颅 CT

2. 佝偻病的最主要病因是
A. 缺铁
B. 缺乏维生素 D
C. 甲状旁腺功能不全
D. 缺钙
E. 婴儿生长速度快
F. 早产
G. 多胎
H. 日光照射不足

3. 1 岁以内佝偻病活动期患儿多见的骨骼系统改变有
A. 方颅
B. 出牙延迟
C. 胸廓畸形
D. 颅骨软化
E. 手镯、脚镯征
F. 下肢畸形
G. 囟门迟闭
H. 肋缘外翻
I. 夜间哭闹
J. 多汗

（4~6 题共用题干）

患儿，男，1 岁。枕秃、方颅，常发生惊厥。血糖 3.1mmol/L，血钙 1.5mmol/L（6.0mg/dl），血镁 0.48mmol/L（1.2mg/dl），血磷 3.6mmol/L（11mg/dl）。

4. 其确切的诊断应是
A. 低血糖症
B. 婴儿痉挛症
C. 维生素 D 缺乏性佝偻病
D. 维生素 D 缺乏性手足搐搦症
E. 低镁血症

5. 其发生惊厥是由于血清中
A. 钾离子浓度降低
B. 钠离子浓度降低
C. 氯离子浓度降低
D. 钙离子浓度降低
E. 磷离子浓度降低

6. 若患儿出现惊厥，呼吸时快时慢，以下紧急处理中，哪些是必要的
A. 测血糖
B. 测血胆红素
C. 监测呼吸、心率、血压
D. 床旁头颅 B 超检查
E. 测血钙

（7~9 题共用题干）

患儿，男，11 个月。生后一直喝牛奶，未添加辅食。近 1 周患儿每天腹泻 5 次，质稀，伴吵闹不安，睡眠差，未出牙，考虑为维生素 D 缺乏性佝偻病。

7. 查体时最可能存在的体征是
A. 鸡胸
B. 肌张力正常

C. 颅骨软化　　D. “O”形腿

E. 方颅及前囟增大

8. 若该患儿在住院过程中突然抽搐1次，表现为四肢抽动，肌张力增高，双眼上翻凝视，口吐白沫，持续1分钟后自行缓解。随后神志清楚，精神正常，但体温（肛温）为38℃。为明确抽搐原因，应首选检查

A. 血常规　　B. 血糖

C. 血钙　　D. 血磷

E. 血镁　　F. 脑脊液常规

G. 头颅CT　　H. MRI检查

9. 若该患儿仍反复抽搐，应给予

A. 静脉滴注钙剂　　B. 静脉注射高渗葡萄糖

C. 注射维生素D　　D. 注射甘露醇

E. 注射硫酸镁

（10~13题共用题干）

患儿，男，4个月。母乳喂养，近2日全身抽搐3~5次，每次约半分钟，不发热，间歇期吃奶正常。就诊时再次出现全身抽搐。

10. 该患儿最可能的诊断是

A. 低血糖症　　B. 婴儿痉挛症

C. 维生素D缺乏性手足搐搦症　　D. 维生素D缺乏性佝偻病

E. 低镁血症　　F. 颅内出血

11. 为明确诊断，应首先行下列哪项检查

A. 血常规　　B. 血糖

C. 血钙、磷及镁　　D. 脑脊液检查

E. 头颅CT或MRI检查　　F. 脑电图

12. 发生惊厥的原因可能是血清中

A. 血糖降低　　B. 血清钙降低

C. 血清镁降低　　D. 血清钠降低

E. 血清氯降低　　F. 血清磷降低

13. 该患儿处理原则是

A. 静脉滴注钙剂　　B. 静脉注射高渗葡萄糖

C. 肌内注射维生素D　　D. 静脉注射甘露醇

E. 肌内注射硫酸镁　　F. 应用止惊药物

(14~18 题共用题干)

患儿，女，8 个月。因不思饮食、易惊和间断性短暂抽搐而求治。吃喝量少，生后用牛奶和米粉喂养，6 个月后以粥为主食。用过 4 盒维生素 AD 制剂，服过半年糖钙片（具体不详）。母孕期小腿偶有抽筋。查体：体温 37℃，面色黄，站不很稳，方颅、枕区发稀，牙 3 枚，胸骨凹陷，肋串珠明显，呈钝圆形，心脏正常，腹胀，肝肋下一指，双腿呈“O”形，佛氏征阳性，陶氏征可疑。化验：白细胞计数及分类下降。

14. 下列血检结果，哪些正确

A. 血清钙、磷均低

B. 血清碱性磷酸酶高

C. 血清 1,25-(OH)$_2$D$_3$低

D. 血清 25-(OH)D$_3$高

E. 血清 25-(OH)D$_3$低

15. 下列尿检结果，哪些正确

A. 钙排出量低

B. 磷排出量低

C. 新鲜尿液 pH >7 则应考虑肾小管酸中毒所致佝偻病

D. 尿常规显示肾病改变宜考虑肾性佝偻病

E. 钠排出量增加

16. 此患儿应采取下列哪些治疗措施

A. 先服 3 天 10% 氯化钙，每天 3 次，每次 10ml，然后再加一般钙制剂

B. 钙和维生素 D 开始口服

C. 先注射维生素 D，再服钙剂

D. 患儿每天宜服维生素 D 2000~5000IU

E. 患儿每天宜服钙 500~800mg

17. 下列哪一项预防指导措施是不正确的

A. 孕母补钙。防治维生素 D 缺乏

B. 生后 1~2 周开始服维生素 D

C. 混合喂养儿加用钙剂量应多于母乳喂养儿

D. 每日加元素钙 1g 以上

E. 尽早开始日光浴，每天 1~2 小时

18. 需与哪些疾病相鉴别

A. 肾性佝偻病

B. 肝脏疾病所致佝偻病

C. 抗维生素 D 佝偻病

D. 小儿癫痫

E. 脑性瘫痪

(19~24 题共用题干)

患儿，男，13 个月。体重 5kg，生后混合喂养，近 4 个月来因腹泻改为米糊喂养，近

3天来出现发热，咳嗽，拒食。查体：精神萎靡，反应低下，面色苍白，皮下脂肪消失，皮肤弹性消失，咽充血，两肺固定细湿啰音。血象：红细胞计数$2.5\times10^{12}/L$，血红蛋白50g/L。

19. 该患儿最可能的诊断是
    A. Ⅲ度营养不良
    B. 肺炎
    C. 支气管炎
    D. 营养性缺铁性贫血
    E. Ⅱ度营养不良
    F. 营养性巨幼细胞贫血
    G. 重度脱水
20. 此患儿不会出现的现象是
    A. 糖代谢失常，发生低血糖
    B. 脂肪代谢失常，出现高胆固醇血症
    C. 伴发维生素A缺乏症
    D. 特异性免疫功能低下
    E. 肾浓缩功能降低
    F. 维生素D缺乏症
21. 患儿最初的治疗方案是
    A. 高热量饮食
    B. 高蛋白饮食
    C. 继续母乳喂养
    D. 开始供给低热量和营养物质，而后逐渐增加
    E. 静脉输入高张葡萄糖补充热量
    F. 完全静脉高营养
22. 治疗开始时，每日供给热量为
    A. 10~20kcal/kg
    B. 20~40kcal/kg
    C. 40~60kcal/kg
    D. 60~80kcal/kg
    E. 80~100kcal/kg
    F. 100~120kcal/kg
23. 治疗刚开始后，此患儿可能出现的合并症是
    A. 低钙惊厥
    B. 高渗性脱水
    C. 心力衰竭
    D. 肾小管酸中毒
    E. 胃肠功能紊乱
    F. 低血糖昏迷
24. 患儿住院过程中，晨起突然神志不清，面色苍白，脉搏细弱，呼吸浅表，多汗。首先应采取哪项紧急措施
    A. 静脉注射洛贝林
    B. 静脉注射毛花苷C
    C. 静脉注射氨茶碱
    D. 静脉注射甘露醇
    E. 静脉注射高渗葡萄糖
    F. 静脉注射生理盐水，20ml/kg

参考答案与解析

一、A1型题

1. D【解析】维生素D缺乏性佝偻病可以看成是机体为维持血钙水平而对骨骼造成的损

害。长期严重维生素 D 缺乏造成肠道吸收钙、磷减少和低血钙症，以致甲状旁腺功能代偿性亢进，PTH 分泌增加以动员骨钙释出使血清钙浓度维持在正常或接近正常的水平；但 PTH 同时也抑制肾小管重吸收磷，继发机体严重钙、磷代谢失调，特别是严重低血磷的结果。

2. B【解析】佝偻病性手足搐搦症惊厥或喉痉挛发作时应立即控制惊厥，解除喉痉挛，再补充钙剂，并补充维生素 D。

3. B【解析】维生素 D 是一组具有生物活性的脂溶性类固醇衍生物，包括维生素 D_2（麦角骨化醇）和维生素 D_3（胆骨化醇）。前者存在于植物中，后者系由人体或动物皮肤中的 7-脱氢胆固醇经日光中紫外线的光化学作用转变而成，是体内维生素的主要来源。

4. B【解析】维生素 D 缺乏性佝偻病患儿小于 6 个月的症状是颅骨病变为主，会出现颅骨软化的表现。

5. C【解析】早产婴儿补充维生素 D 应在生后 1 周补充维生素 D 800IU/d。

6. C【解析】1,25-二羟胆骨化醇活性最强。

7. B【解析】6 月龄以内婴儿的佝偻病以颅骨改变为主，前囟边较软，颅骨薄，检查者用双手固定婴儿头部，指尖稍用力压迫枕骨或顶骨的后部，可有压乒乓球样的感觉。

8. A【解析】血清白蛋白浓度降低是蛋白质-热能营养不良重要的改变，但半衰期较长（19~21 天），不够灵敏。视黄醇结合蛋白、前白蛋白、甲状腺结合前白蛋白和转铁蛋白浓度下降有早期诊断价值。胰岛素生长因子 Ⅰ（IGF-Ⅰ）是诊断蛋白质营养不良的较好指标。

9. B【解析】多晒太阳是 0~18 岁健康儿童预防维生素 D 缺乏及维生素 D 缺乏性佝偻病的简便而有效的措施。保证儿童的体育运动特别是户外活动时间，平均户外活动应在 1~2 小时/日。

10. C【解析】激期除活动早期症状外，主要表现为骨骼变化和运动功能发育迟缓。骨骼系统表现为颅骨软化、方颅、肋骨串珠、肋膈沟、鸡胸、漏斗胸、佝偻病手镯或脚镯。

11. C【解析】全身肌肉松弛、乏力、肌张力降低，腹胀如蛙腹，与低血磷使肌肉中糖代谢发生障碍有关。

12. A【解析】佝偻病激期的血生化改变表现为血钙稍降低，血磷明显降低，钙磷乘积降低，碱性磷酸酶明显升高。

13. D【解析】维生素 D 缺乏性手足搐搦症不发作时，查体可见以下几种神经肌肉兴奋性增高的体征：①面神经征（Chvostek 征）。②Trousseau 征。③腓反射（Lustes 征）。称为隐性体征。

14. D【解析】颅骨软化是维生素 D 缺乏性佝偻病出现的最早骨骼改变，以后可相继出现其他改变。

15. E【解析】佝偻病患儿，如果骨样组织堆积在长骨干骺端，受重力压迫则向两侧膨出，形成临床上的手足镯、肋骨串珠。

16. B【解析】面神经征以指尖或叩诊锤轻叩颧弓与口角间的面颊部，出现眼睑及口角抽动为阳性。新生儿可呈假阳性。

17. B【解析】维生素D缺乏性手足搐搦症多见于6个月以下小婴儿，冬春季多见。主要由于维生素D缺乏、甲状旁腺代偿功能不足或其他多种因素的影响，致血中游离钙降低，使神经兴奋性增高，引起局部或全身肌肉抽搐。

18. D【解析】体重偏离正常值的±15%可判定为异常。

19. C【解析】体重指数（BMI）的计算公式为体重（kg）/[身高（m）]^2。

20. E【解析】遗传及环境因素是引起单纯性肥胖的主要病因，其中环境因素（不良生活习惯）起主导作用。

21. A【解析】小儿肥胖症最常发生在婴儿期，5~6岁时和青春期。由于婴儿期肥胖时脂肪细胞不仅体积增大，而且数目增多，因而以后发生成人肥胖的可能性大。

22. D【解析】目前对于小儿肥胖症的界定一般按体重计算，体重超过同性别、同身高正常儿童均值的20%为肥胖，超过20%~29%为轻度肥胖，超过30%~39%为中度肥胖，超过40%~59%为重度肥胖。

23. D【解析】地方性克汀病，是胚胎时期和出生后早期碘缺乏与甲状腺功能低下所造成的大脑与中枢神经系统发育分化障碍结果。

24. D【解析】动物性食物不仅含锌丰富而且易于吸收，坚果类（核桃、板栗、花生等）含锌也不低，其他植物性食物则含锌少。

25. A【解析】营养不良出现皮下脂肪逐渐减少或消失，首先为腹部，其次为躯干、臀部、四肢，最后为面颊部。

26. C【解析】参见A1型题第25题解析。

27. C【解析】营养不良患儿的生化检查中最重要的改变是血清白蛋白降低。

28. E【解析】营养不良患儿易出现自发性低血糖，表现为面色苍白、神志不清、体温不升、呼吸暂停。

29. B【解析】营养不良最先出现的症状是体重不增，继之体重下降，生长发育停滞，精神萎靡，并出现各器官功能减退，易继发感染。

二、A2型题

1. E【解析】毛花苷C临床用于急性和慢性心力衰竭、心房颤动和阵发性室上性心动过速。该患者符合血钾≤3.5mmol/L，存在低钾血症，应补充钾盐。

2. D【解析】佝偻病精神神经症状见于佝偻病的早期和活动期。骨骼改变，多见于佝偻病活动期，骨骼的改变与年龄、生长速度与维生素D缺乏程度等因素有关：头部颅骨软化多见于3~6个月婴儿，肋串珠多见于6个月至1岁婴儿；手足镯常见于7~8个月婴儿。活动期血生化改变为血钙稍降低，血磷明显降低，AKP上升，25-(OH)D_3下降，PTH功能亢进。

3. A【解析】先天性外胚层缺陷，是一组外胚层发育缺损的先天性疾患，累及皮肤及其附属结构如牙和眼，间或波及中枢神经系统，有时可伴有其他异常。可以有缺牙或牙发育不良，但多有指（趾）甲发育不良，粗糙，混浊，甲板中央凹陷，干燥松脆或脱落，可有慢性再生性甲周炎。汗腺与皮脂腺较常人为少，皮肤菲薄、干燥，掌跖角化过度等。甲状腺功能减低有生长发育迟缓、智能发育低下等。黏多糖、软骨发育不全多有特殊面容和骨骼发育异常表现。

4. E【解析】患儿有多汗、惊厥等表现，前囟增大，方颅，胸廓畸形，血钙偏低，钙磷乘积降低，可诊断维生素 D 缺乏性佝偻病激期。经治疗后患儿临床症状好转，即进入佝偻病恢复期。恢复期的治疗为合理喂养，坚持多晒太阳，服用维生素 D 预防量每日 400~800IU，同时给钙。

5. E【解析】本病可诊断为维生素 D 缺乏性佝偻病，主要表现为神经兴奋性增高，易激惹、烦躁、睡眠不安、夜惊、多汗，因烦躁及头部多汗致婴儿常摇头擦枕，出现枕秃。此期常无明显骨骼改变，X 线片检查多正常，或仅见临时钙化带稍模糊。血生化检查改变轻微，血钙浓度正常或稍低，血磷浓度降低，钙磷乘积稍低（30~40），碱性磷酸酶增高或正常。

6. C【解析】维生素 D 缺乏性手足搐搦症惊厥的特点为：突然发生，最常见于婴儿期。四肢抽动、两眼上窜、面肌颤动，神志不清，持续数秒至数分钟，可数日发作 1 次，或 1 日多次至数十次发作。婴幼儿突发无热惊厥，而且反复发作，发作后神志清醒无神经系统体征者，应首先考虑本症。检查血总钙低于 1.75~1.88mmol/L（7.0~7.5mg/dl）或钙离子低于 1.0mmol/L（4mg/dl）即可诊断。

7. A【解析】方颅、肋串珠、手足镯，血清钙和血磷下降，血清碱性磷酸酶升高是维生素 D 缺乏性佝偻病的临床表现。

8. C【解析】婴儿手足搐搦症表现为冬末春初，婴儿或早产儿反复发作的无热惊厥，间歇期意识清晰。

9. E【解析】参见 A2 型题第 6 题解析。

10. A【解析】锌缺乏症患儿补充锌剂，每日剂量按 0.5~1.0mg/kg 元素锌计算，相当于葡萄糖酸锌 3.5~7.0mg/(kg·d)，硫酸锌 2.25~4.50mg/(kg·d)，醋酸锌 1.5~3.0mg/(kg·d)，疗程 2~3 个月。该患儿体重为 10kg，每日补充元素锌 5~10mg。

11. C【解析】中度营养不良主要表现为身体消瘦，皮下脂肪明显消失。皮肤干燥、苍白，有时候体温也低于正常，脉搏减慢，心音低钝，血压偏低，会有头晕、心慌、乏力等不适。

12. A【解析】营养不良的患儿最先出现是患儿体重不增加的症状，继之体重下降，皮下脂肪减少，逐渐出现消瘦，病久者皮肤干燥、苍白，烦躁不安，肌肉松弛，身高也低于正常。

13. C【解析】体重低于同性别、同身高参照人群值的均值减 2SD 为消瘦。如低于同性别、同身高参照人群值的均值减2SD~3SD为中度：低于均值减3SD为重度。该指标主要反映近期急性营养不良。

14. E【解析】7月龄正常体重为6+7×0.25=7.75kg。Ⅰ度营养不良：厚度在0.4~0.8cm，体重低于正常15%~2%。Ⅱ度营养不良：腹壁皮下脂肪厚度在0.4cm以下，体重低于正常25%~40%。Ⅲ度营养不良：全身皮下脂肪层几乎消失，体重低于正常40%以上。血红蛋白6个月至6岁小于110g/L为贫血诊断，结合其皮下脂肪厚度减少及症状可诊断为营养不良Ⅱ度。

15. B【解析】轻度营养不良：腹部皮下脂肪厚度在0.8~0.4cm，体重低于正常15%~25%。中度营养不良：腹壁皮下脂肪厚度在0.4cm以下，体重低于正常25%~40%。重度营养不良：全身皮下脂肪层几乎消失，体重低于正常40%以上。眼部的症状和体征是维生素A缺乏症经典或最早被认识到的表现。夜盲或暗光中视物不清最早出现，持续数周后，开始出现干眼症的表现，外观眼结膜、角膜干燥，失去光泽，自觉痒感，泪减少，眼部检查可见结膜近角膜边缘处干燥起皱褶，角化上皮堆积形成泡沫状白斑，称结膜干燥斑或毕脱斑。

16. C【解析】12个月婴儿体重应9kg，体重低于正常40%以上为重度营养不良；血红蛋白<110g/L诊断贫血，结合病史营养性贫血可能性大；患儿肺炎无肺外其他系统受累，非重症肺炎。

三、A3/A4型题

1. B【解析】10月小儿标准体重为8.5kg，皮下脂肪厚度在0.8~0.4cm，体重低于正常15%~25%，为轻度营养不良。

2. D【解析】因患儿无感染表现，无须应用抗生素。

3. C【解析】患儿清晨空腹发病，考虑低血糖。

4. A【解析】结膜干燥斑为维生素A缺乏引起眼部表现。

5. E【解析】婴幼儿营养不良多是能力需求无法满足，出现体重减少明显、皮下脂肪减少，属于消瘦型。如果缺乏蛋白质为主因，婴幼儿出现水肿现象，属于水肿型。处于二者之间属于消瘦-水肿型。

6. B【解析】低渗性缺水常见的原因：①胃肠道消化液持续性丧失，如腹泻、呕吐、消化道瘘、肠梗阻等，钠随消化液大量丧失。②大创面渗液，如烧伤手术后，广泛渗液丧失。③肾脏排出水和钠过多，长期使用利尿剂，抑制肾小管再吸收，低渗性脱水的早期症状有头晕、视物模糊、软弱无力、脉搏细速，严重的神志不清，肌肉痉挛。

7. C【解析】该患儿过早喂给大量淀粉类食品，导致患儿免疫功能低下，常常容易受到一些病毒的影响，反复发生腹泻。

8. C【解析】手足抽搐是低钙血症最常见和最具特征性的表现。

9. D【解析】方颅、肋串珠、手足镯，血清钙和血磷下降，血清碱性磷酸酶升高是维生素D缺乏性佝偻病的临床表现。

10. B【解析】维生素 D 缺乏性佝偻病最主要的病因为：①围生期维生素 D 不足。②日照不足。③生长速度快。④食物中补充维生素 D 不足。⑤疾病影响。该患儿体重 8kg，最可能的病因是生长速度过快。

11. E【解析】确诊维生素 D 缺乏性佝偻病的“金标准”是血生化及骨骼 X 线检查，其中 25 -（OH）D_3最可靠，出现变化最早。根据病史和血清 25 -（OH）D_3降低等指标可诊断维生素 D 缺乏。

12. C【解析】关于维生素 D 中毒的诊断要点：有维生素 D 过量的病史。因早期症状无特异性，且与早期佝偻病的症状有重叠，如烦躁不安、多汗等，应仔细询问病史加以鉴别。早期血钙升高 >3mmol/L（12mg/dl），尿钙强阳性（Sulkowitch 反应），尿常规检查示尿蛋白阳性，严重时可见红细胞、白细胞、管型。X 线检查可见长骨干骺端钙化带增宽（>1mm）、致密，骨干皮质增厚，骨质疏松或骨硬化；颅骨增厚，呈现环形密度增深带；重症时大脑、心、肾、大血管、皮肤有钙化灶。可出现氮质血症、脱水和电解质紊乱。肾脏 B 超示肾萎缩。

13. B【解析】根据患儿的喂养史和临床表现，应该是佝偻病激期。枕秃是早期非特异性改变，6 个月以内以颅骨改变为主，6 个月以后尽管病情仍在进展，颅骨软化消失；7~10 个月时，出现方颅，串珠肋，手、足镯等改变；1 岁左右的小儿可有胸骨及邻近软组织向前突起，形成“鸡胸”样畸形，开始行走以后双下肢负重，可形成“O”“X”或“K”形下肢畸形。

14. A【解析】参见 A3/A4 型题第 8 题解析。

15. B【解析】血钙 1.9mmol/L，稍低于正常，钙磷乘积低于 30，是佝偻病激期血生化特点；X 线长骨骨骺软骨明显增宽，干骺端临时钙化带消失，呈毛刷状及杯口样改变，是佝偻病激期典型的骨骼改变。

16. C【解析】冬季光照不足，牛乳喂养缺乏充足的维生素 D，生长过快，加临床表现考虑有维生素 D 缺乏性佝偻病的可能，及早做实验室辅助检查，如血钙磷、骨碱性磷酸酶及腕骨 X 线片，以明确诊断。

17. C【解析】指导患儿用维生素 D 3000IU/d，持续 2~4 周。

18. B【解析】添加辅食年龄多为 4~6 月龄。

19. D【解析】佝偻病早期症状一般是血清血钙浓度比较低，神经兴奋性比较强，主要常见的症状是易惊、多汗、烦躁、哭闹，有时候经常是夜里不睡觉，汗多以后会来回摇头，产生枕秃症状。

20. A【解析】为预防佝偻病的发生，医生应指导家长生后 2 周起口服维生素 D 400IU/d。

21. D【解析】维生素 D 缺乏性佝偻病头部：3~6 个月患儿可见颅骨软化，8~9 个月以上患儿出现方颅，前囟宽大、闭合延迟、出牙延迟、牙釉质发育差。该患儿 8 个月，选项 D

正确。

22. B【解析】参见 A3/A4 型题第 15 题解析。

23. D【解析】考虑营养不良的临床表现，该小儿腹壁脂肪消失，消瘦，貌似老人，因此是重度营养不良。此患儿腹泻已有 1 个月余，属于迁延性腹泻（病程在 2 周至 2 个月），同时根据患儿眼窝及前囟明显凹陷可判断属于中度脱水。

24. D【解析】应根据营养不良的程度、消化能力和对食物耐受情况逐渐调整饮食，不能操之过急，尤其对于中、重度患儿，热量和营养物质供给应由低到高，逐渐增加，否则引起消化紊乱反而加重病情。

25. B【解析】考虑营养不良的治疗原则，重度营养不良患儿早上容易出现低血糖，表现出出汗、肢冷、脉弱、血压下降等休克表现及呼吸暂停，需立即静脉注射 25%~50% 的葡萄糖溶液进行抢救。

26. B【解析】考虑营养不良的临床表现，该小儿腹部皮下脂肪消失，体重比正常减轻 40% 以上，因此是重度营养不良。近半个月来腹泻呈水样便，该患儿还伴有腹泻。

27. E【解析】对重度营养不良患儿的饮食调整方案应先按现有体重，每日热量从 40~60kcal/kg 逐步增加到 150~170kcal/kg。

28. A【解析】根据患儿年龄、喂养史、临床表现，符合喉痉挛特点。

29. C【解析】为明确诊断应首先查血钙。

30. C【解析】急救处理应迅速控制抽搐或喉痉挛，可用苯巴比妥、水合氯醛或地西泮迅速控制症状，保持呼吸道通畅，必要时行气管插管。

四、B 型题

1. A【解析】1 岁后站立、行走的小儿，由于骨质软化和肌肉关节松弛，在立、走的重力影响下可出现“O”形腿或“X”形腿，属于佝偻病活动期（激期）的表现。

2. A【解析】佝偻病活动期（激期）头部额骨和顶骨中心部分常逐渐增厚，变成“方盒样”头型，即方颅（从上向下看），头围也较正常增大。

3. D【解析】惊厥是手足搐搦症婴儿期最常见的症状。其特点是患儿没有发热，也无其他原因，而突然发生四肢抽动、双眼球上翻、面肌颤动、意识丧失，持续时间为数秒钟到数分钟，数日 1 次或者 1 日数次甚至数十次不等。不发作时，患儿神情几乎正常。

4. A【解析】治疗佝偻病初期不主张采用大剂量维生素 D 治疗，治疗的原则应以口服为主，一般剂量为每日 50~125μg（2000~5000IU），持续 4~6 周。

5. B【解析】当重症佝偻病有并发症或无法口服者可大剂量肌内注射维生素 D 15 万~30 万 IU（3.75~7.5mg）/次，1 个月后再以 400~800IU/d 维持。

6. C【解析】足月儿生后 2 周开始补充维生素 D，每日推荐摄入量 400IU/d，早产儿、低出生体重儿、双胎儿生后 1 周开始补充维生素 D 800IU/d，3 个月后改为预防量。

7. E【解析】维生素 D 缺乏性佝偻病的预防措施不包括锻炼，只需多晒太阳，吃含钙的食物。

8. B【解析】小儿单纯性肥胖症的预防不包括预防性药物治疗。

9. D【解析】治疗单纯性肥胖，要用科学的减肥方法，首先要注意饮食，其次要进行有氧锻炼，另外还要建立健康的生活方式。

10. D【解析】中度及中度以上的营养性缺铁性贫血应考虑药物治疗，铁剂是治疗的特效药，口服铁剂可选用二价铁盐如硫酸亚铁、富马酸亚铁、葡萄糖亚铁及琥珀酸亚铁等。

11. E【解析】大多认定“多因子遗传”，父母的体质遗传给子女时，并不是由一个遗传因子，而是由多数的遗传因子来决定子女的体质，所以称为多因子遗传。父母中有一人肥胖，则子女有40%肥胖的概率，如果父母双方皆肥胖，子女可能肥胖的概率升高至70%~80%，父母皆瘦，子女发生肥胖的概率约为14%。

12. C【解析】参见B型题第11题解析。

13. A【解析】参见B型题第11题解析。

14. B【解析】中华医学会儿科学分会儿童保健学组1999年制定的“儿童单纯肥胖症防治常规”中将身高和体重超过参考人群同年龄、同性别10%~19%为超重，20%~39%为轻度肥胖，40%~49%为中度肥胖，>50%为重度肥胖。

15. C【解析】参见B型题第14题解析。

16. D【解析】参见B型题第14题解析。

17. B【解析】锌缺乏症常表现为厌食、异食、食欲减退，反复黏膜、皮肤损害或感染，创伤组织及术后伤口愈合不良，易感染，体格和智能发育速度缓慢。在青春期有外生殖器发育不良，第二性征不发育。其他可见脱发、皮肤粗糙、皮炎、地图舌、反复口腔溃疡等。

18. A【解析】维生素A缺乏症早期表现为夜盲、视敏度降低；畏光、干眼、泪少，出现毕脱斑；严重者角膜混浊、坏死、溃疡、穿孔、虹膜晶状体脱出，导致失明。

五、X型题

1. ACDE【解析】该患儿考虑为维生素D缺乏性佝偻病的激期表现。下肢畸形见于1岁左右站立行走后小儿，由于骨质软化和肌肉关节松弛，在立、走的重力影响下可出现“O”形腿或“X”形腿。X线检查干骺端临时钙化带模糊或消失，呈毛刷样，并有杯口状改变；骺软骨明显增宽，骨骺与干骺端距离加大；骨质普遍稀疏，密度减低，可有骨干弯曲或骨折。血清钙稍降低，血磷明显降低，钙磷乘积常低于30，碱性磷酸酶明显增高。

2. ABCD【解析】早产儿、低出生体重儿、双胎儿生后1周开始补充维生素D 800IU/d，3个月后改为预防量。均补充至2岁。选项E错误。

3. ABDE【解析】最可靠的早期诊断维生素D缺乏性佝偻病的指标是25-(OH)D_3降低。25-(OH)D_3是体内维生素D的代谢产物，其血浆水平可以反映人体是否存在维生素D缺乏。在早期维生素D缺乏性佝偻病时，血清中25-(OH)D_3水平下降是最敏感、最可靠的指标之一。其他指标如烦躁、多汗、喂养困难等症状并不特异，骨骼X线片有改变通常是出现较晚的病理表现，cAMP水平降低也不是诊断维生素D缺乏性佝偻病的主要指标。因此，选项C是正确答案。

4. ABDE【解析】营养性维生素D缺乏性手足搐搦症典型表现形式：惊厥、喉痉挛、手足搐搦。抽搐后一般无意识障碍，发生在春天无热时。

5. ABCD【解析】维生素A主要有两大来源，一类是动物性食物的视黄醇，如在乳类、蛋类和动物内脏中含量丰富；另一类是植物类食物，如能成为维生素A原的类胡萝卜素。

6. ACDE【解析】维生素A缺乏症早期可表现为反复的急性呼吸道感染、消化道感染及缺铁样贫血等非特异性症状，即“亚临床状态维生素A缺乏”。继续发展的表现如下。①眼：早期为夜盲、视敏度降低；畏光、干眼、泪少，出现毕脱斑；严重者角膜混浊、坏死、溃疡、穿孔、虹膜晶状体脱出，导致失明。②皮肤：干燥脱屑、角化增生、毛囊突出呈粗砂样改变，以四肢伸侧、肩部为重，可发展至颈背部甚至面部；毛发枯黄，易脱落；指（趾）甲失去光泽，易折断。③生长发育障碍：身高落后，牙釉质发育不良，易发生龋齿。④其他：反复呼吸道、消化道、泌尿道感染，且迁延不愈；舌乳头肥大或萎缩；出现贫血、尿道结石、神经异常等。

7. ABCDE【解析】新生儿维生素K缺乏的原因如下。①肝脏储存量低：孕母的维生素K只有10%可通过胎盘达到胎儿，胎儿维生素K储存量少。母亲在孕期长期应用抑制维生素K合成的药物。②维生素K摄入不足：母乳中维生素K的含量（15μg/L）为牛奶的1/4，母亲饮食中缺乏维生素K，如绿叶蔬菜、豆类、肝及蛋类等，其患儿及长期禁食或静脉营养时未补充维生素K患儿易患本病，多发生在农村。③维生素K合成不足：维生素K可由肠道正常菌群合成，长期使用广谱抗生素抑制或杀灭肠道正常菌群，使维生素K合成减少。④维生素K吸收减少：慢性腹泻、营养不良、阻塞性黄疸等先天性肝胆疾病可影响维生素K吸收，肝脏本身疾病导致维生素K利用障碍易诱发本病。

8. ABCDE【解析】针对营养不良患儿要及早发现轻症，防止其发展为重症，其治疗原则是祛除病因、调整饮食、促进消化和治疗并发症。①去除病因：积极治疗原发病，如纠正消化道畸形、控制感染性疾病、根治各种消耗性疾病及改进喂养方法等。②调整饮食：应根据营养不良的程度、消化能力和对食物耐受情况逐渐调整饮食，尤其对于中、重度患儿，热量和营养物质供给应由低到高逐渐增加。饮食选择时应选择小儿易消化吸收又含有高热量与高蛋白质的食物。除乳类外，可用蛋、鱼、肝、瘦肉等，热能不够时可在食物中加少许植物油，此外应同时补充多种维生素、微量元素等。③药物治疗：给予各种消化酶（胃蛋白酶、胰酶等）以助消化。补充缺乏的维生素和微量元素（如维生素A、B族维生素、维生素C，锌、铁等）。必要时可肌内注射蛋白质同化类固醇制剂如苯丙酸诺龙以促进机体对蛋白质的合成，增进食欲。对进食极少或拒绝进食者可试用胰岛素葡萄糖疗法。④积极处理各种危及生命的并发症：如腹泻时的严重脱水和电解质紊乱、酸中毒、休克、肾衰竭、自发性低血糖、继发感染及维生素A缺乏所致的眼部损害等。⑤其他治疗：病情严重，伴有明显低蛋白血症或严重贫血者，可考虑成分输血或输注白蛋白。同时给予要素饮食或进行静脉高营养，酌情选用葡萄糖、氨基酸、脂肪乳剂等静脉滴注。中药参苓白术散能调整脾胃功能，改善食欲。

9. BCDE【解析】蛋白质-能量营养不良的并发症：①营养性贫血。②微量营养素缺乏。营养不良可有多种维生素缺乏，尤以脂溶性维生素 A、维生素 D 缺乏常见。③感染。由于免疫功能低下，故易患各种感染。④自发性低血糖患儿。

10. CD【解析】维生素 A 缺乏将不同程度地影响淋巴组织，导致淋巴组织分化成 T 细胞和 B 细胞的胸腺发生萎缩，选项 A 正确。锌可直接刺激胸腺细胞的增殖，使胸腺素分泌增加，以维持细胞免疫的完整性。锌缺乏引起的免疫功能低下，造成淋巴细胞增殖反应增强，T 细胞功能障碍和吞噬细胞功能异常，并且会妨碍免疫器官、细胞免疫、体液免疫及免疫网络间的相互作用，选项 B 正确。缺铁可引起免疫功能降低，易患感染性疾病，选项 C 错误。人体的 B 淋巴细胞活化过程必须要有维生素 A 的参与，维生素 A 缺乏可影响 B 细胞系统，导致呼吸道反复感染，选项 D 错误。维生素 A 缺乏力可致夜盲症，选项 E 正确。

六、案例分析题

1. D【解析】低钙惊厥是血钙浓度下降使神经肌肉的兴奋性增高的结果。如发生在婴儿期，常表现为突然四肢抽动，面部肌肉颤动，两眼上翻，这时患儿多不发热，但可有一时性失去知觉，或大、小便失禁。每次发作数秒钟到数分钟或更长时间，可 1 日发作数次，也可数日发作 1 次。发作缓解后多入睡，醒后患儿神志清楚，吃奶正常。少数患儿表现为喉部肌肉的抽搐而出现喉痉挛，患儿吸气困难，吸气时可发出哮吼声，严重的可引起窒息而死亡。

2. BEFGH【解析】儿童佝偻病的病因可能是维生素 D 缺乏、生长速度过快，还与食物中含有的维生素 D 不足有关。其次，还可能是胃肠道疾病或者肝胆疾病导致的；或者是日照不足，尤其在冬季。

3. ABCDEFGH【解析】维生素 D 缺乏性佝偻病活动期（激期）主要是骨骼改变。①头部：3~6 个月患儿可见颅骨软化，8~9 个月以上患儿出现方颅，前囟宽大、闭合延迟、出牙延迟、牙釉质发育差。②胸部：因肋骨软化，肋外翻，形成肋膈沟（赫氏沟）。③四肢：6 个月以后小儿腕部和踝部骨骺处膨大形成手镯、足镯。④严重者有脊柱后突或侧弯畸形及扁平骨盆。

4. D【解析】患儿惊厥不伴发热，首先除外热惊厥，而且有多汗、枕秃、方颅等佝偻病表现，血钙降低，血磷升高，结合反复惊厥病史，支持维生素 D 缺乏性手足搐搦症。

5. D【解析】发生惊厥多见于 1 岁内小儿，尤以 3~9 个月发病最高，冬春季多见。主要由于维生素 D 缺乏，甲状旁腺代偿功能不足或其他多种因素影响，致血中游离钙降低，使神经兴奋性增高，引起局部或全身性抽搐。

6. ACDE【解析】临床上遇到患儿惊厥，应迅速进行病因诊断，如测血糖和血钙，做脑电图和颅脑超声检查，必要时做脑脊液检查并同时检测呼吸、心率、血压，尽可能针对病因给予必要的治疗。

7. ABDE【解析】参见案例分析题第 3 题解析。

8. ABCDEF【解析】有佝偻病体征，惊厥缓解后无神经系统体征，无高热。近期有腹泻病史，钙流失多，应考虑为低钙惊厥，故首选检查血钙、磷、镁。血常规检查：白细胞计数增多伴核左移提示细菌感染或单纯惊厥。

9. ABE【解析】患儿考虑为维生素 D 缺乏性佝偻病，抽搐首先补钙，若仍反复抽搐，且患儿近 1 周腹泻，需补镁，还需注意低血糖所致，故静脉注射高渗葡萄糖。

10. C【解析】纯母乳喂养，缺乏维生素 D，影响钙吸收，容易发生维生素 D 缺乏性手足搐搦症。惊厥是婴儿期最常见的症状。其特点是患儿没有发热，也无其他原因，而突然发生四肢抽动、双眼球上翻、面肌颤动、意识丧失，持续时间为数秒钟到数分钟，数日 1 次或者 1 日数次甚至数十次不等。不发作时，患儿神情几乎正常。

11. C【解析】为明确诊断应检查血钙、磷及镁。

12. B【解析】维生素 D 缺乏时，钙吸收减少，血钙下降。血钙低于 1.0mmol/L 时可引起抽搐。

13. AC【解析】治疗上应先迅速控制惊厥，并静脉滴注钙剂尽快提高血钙浓度，急诊状况控制后肌内注射维生素 D 治疗。

14. ABCE【解析】患儿临床表现符合维生素 D 缺乏性佝偻病活动期（激期），该期血生化的改变为血清钙、血磷降低，血清碱性磷酸酶升高，血清 25-(OH) D_3低，血清 1,25-$(OH)_2D_3$低。

15. ACD【解析】血清钙降低，患儿尿钙排出减少，故尿钙降低，远端肾小管酸中毒时，尿中丢失大量钠、钾、钙，继发甲状腺功能亢进，骨质脱钙，出现佝偻病表现，该病为碱性尿。由于先天或后天原因所致的慢性肾功能障碍，导致钙磷代谢紊乱，继发甲状旁腺功能亢进，骨质普通脱钙，呈佝偻病改变。

16. ABDE【解析】患儿目前诊断考虑为维生素 D 缺乏性手足佝偻病。维生素 D 缺乏性佝偻病，治疗上：①补充维生素 D，以口服为主，每日 2000~5000IU。②补充钙剂。③先予钙剂补充，以预防补充维生素 D 之后血钙降低出现惊厥。

17. D【解析】每日加元素钙 500~800mg。

18. ABCD【解析】肾性佝偻病、肝脏疾病所致佝偻病和抗维生素 D 佝偻病均可影响钙磷代谢引起佝偻病临床症状，需与维生素 D 缺乏性佝偻病鉴别。易惊和间断性短暂抽搐需与癫痫相鉴别。

19. ABD【解析】患儿为 13 个月男孩，体重低于均值的 3 个标准差（均值为 9.44kg，1 个标准差为 1.12），而且皮下脂肪消失，所以符合重度营养不良的诊断；有发热、肺部细湿啰音，符合支气管肺炎的诊断；Hb 50g/L，提示贫血，营养不良常见并发症是营养性缺铁性贫血和维生素 A 缺乏，结合患儿的病史及喂养史也支持营养性缺铁性贫血。

20. B【解析】营养不良常见并发症有营养性贫血，以小细胞低色素性贫血最常见。还可有多种维生素缺乏，以维生素 A 缺乏常见。营养不良时维生素 D 缺乏症状不明显，恢复期生长发育加快时可伴有维生素 D 缺乏。大部分患儿伴有锌缺乏。由于免疫功能低下，易患各种感染，加重营养不良，从而形成恶性循环。还可并发自发性低血糖，可突然表现为面色灰白、神志不清、脉搏减慢、呼吸暂停、体温不升但无抽搐，若诊治不及时，可危及生命。

21. D【解析】饮食能量调整应根据实际的消化能力和病情逐步增加。

22. C【解析】重度营养不良的患儿已适应低营养的摄入，一旦摄食稍多便可出现消化不良、腹泻等，故饮食能量调整应根据实际的消化能力和病情逐步增加，轻度营养不良可从 60~80kcal/kg 开始，中、重度营养不良从每日 40~60kcal/kg 开始，逐步少量增加。

23. AEF【解析】重度营养不良治疗初期，调节机体内环境，主要包括防治低血糖、低体温、纠正电解质紊乱及抗感染。

24. E【解析】考虑营养不良的治疗原则，营养不良患儿早上容易出现低血糖，表现出出汗、肢冷、脉弱、血压下降等休克表现及呼吸暂停，需立即静脉注射葡萄糖溶液进行抢救。

小儿胃炎

第四章　消化系统疾病

消化性溃疡

一　A1 型题

1. 小儿上消化道的解剖特点，下列哪项是错误的
   A. 新生儿食管全长约 100mm
   B. 1 岁时达 110~130mm
   C. 5 岁时为 160mm
   D. 学龄儿童为 200~250mm
   E. 成年人 250~300mm
2. 下述婴儿排大便情况中，异常的是
   A. 生后 12 小时排胎便
   B. 母乳喂养，大便有红色物
   C. 母乳喂养，每日排便 2~4 次
   D. 人工喂养，大便 2 天 1 次
   E. 混合喂养，大便有绿色物
3. 发生十二指肠闭锁最多的部位为
   A. 任何部位
   B. 水平部
   C. 壶腹部附近
   D. 升部
   E. 球部
4. EV71 病毒属于
   A. 肠道病毒
   B. 疱疹病毒
   C. 黄热病毒
   D. 细小病毒
   E. 副黏病毒
5. 有关婴儿肠道的解剖生理特点，错误的是
   A. 肠壁肌层较薄弱
   B. 肠神经髓鞘发育不足，易蠕动紊乱
   C. 肠系膜较短，活动度小
   D. 肠壁薄，通透性高
   E. 升结肠与后壁固定差，易发生肠扭转
6. 上、下消化道划分的解剖标志是
   A. 幽门
   B. 十二指肠壶腹
   C. 横结肠脾曲
   D. 回盲瓣
   E. 屈氏韧带

7. 下列哪一项不属于小儿低钾血症的常见病因

A. 钾的摄入量不足 B. 消化道丢失过多

C. 肾脏排出过多 D. 钾在体内分布异常

E. 各种原因的酸中毒

8. 关于小儿不同性质的脱水，下列不正确的是

A. 低渗性脱水时血清钠 <130mmol/L B. 等渗性脱水时血清钠在 130~150mmol/L

C. 高渗性脱水时血清钠 >150mmol/L D. 等渗性脱水最常见

E. 高渗性脱水最常见

9. 慢性腹泻是指

A. 病程在 3 个月以上 B. 病程在 2 周以上

C. 病程在 2 个月以上 D. 病程在 4 个月以上

E. 病程在 4 周以上

10. 腹泻合并脱水患儿，补液过程出现抽搐，经 10% 葡萄糖酸钙治疗后仍有抽搐，考虑以下哪种情况

A. 中毒性脑病 B. 低镁血症

C. 低钠血症 D. 低钾血症

E. 脑炎

11. 夏季时节，婴儿腹泻的病原菌主要是

A. 肠致病性大肠埃希菌 B. 大肠埃希菌

C. 变形杆菌 D. 克雷伯菌

E. 金黄色葡萄球菌

12. 下列血气分析结果，哪项提示可能存在混合性酸中毒

A. 标准碳酸氢盐下降，但高于实际碳酸氢盐

B. 标准碳酸氢盐下降，且低于实际碳酸氢盐

C. 标准碳酸氢盐正常，实际碳酸氢盐下降

D. pH 下降，血液碱剩余下降

E. pH 正常，实际碳酸氢盐下降

13. 急性腹泻，判断脱水性质有困难时，按以下哪一项进行治疗

A. 低渗性脱水 B. 等渗性脱水

C. 高渗性脱水 D. 代谢性酸中毒

E. 混合性脱水

14. WHO 推荐使用的口服补液盐的张力是

A. 1/5 张 B. 2/3 张

C. 3/5张　　D. 2/5张

E. 1/3张

15. WHO推荐的口服补液盐的氯化钾浓度为

A. 0.2%　　B. 0.1%

C. 0.3%　　D. 0.5%

E. 0.15%

16. 婴幼儿腹泻易感因素不包括

A. 消化系统发育不成熟

B. 胃酸和消化酶分泌少，酶活力偏低

C. 生长发育快，所需营养物质较多，胃肠道负担重

D. 婴儿胃酸偏低，胃排空快

E. 肠道SIgA较高

17. 有关婴儿腹泻伴低钾血症的描述，错误的是

A. 腹泻时由于排钾过多致缺钾

B. 酸中毒时易致低钾血症

C. 血钾低于3.5mmol/L时，临床出现低钾症状

D. 补液后钾由尿中排出引起缺钾

E. 补液后血液被稀释，血钾相对减少

18. 高渗性脱水易发生神经系统症状的原因是

A. 脑水肿　　B. 缺氧

C. 酸中毒　　D. 高热

E. 脑细胞脱水

19. 新生儿腹泻发生酸中毒时呼吸症状不明显的原因是

A. 酸中毒轻　　B. 失水少

C. 呼吸代偿功能差　　D. 肾脏调节功能差

E. 糖原储备少

20. 小儿腹泻补钾错误的是

A. 静脉补钾浓度不能超过0.5%　　B. 6小时内排过尿，可按有尿处理

C. 一般按每日3~4mmol/kg给予　　D. 有尿后补钾

E. 全日钾量不能少于8小时输入

21. 关于低渗性脱水，下列哪项是错误的

A. 皮肤弹性差　　B. 脱水症状重，易于发生休克

C. 多发生于营养不良伴慢性腹泻儿童　　D. 皮肤黏膜干燥，口渴明显

E. 失钠的比例大于失水

22. 小儿腹泻合并代谢性酸中毒时，以下哪项不正确
A. 轻症不需要另给碱性补液
B. 纠正酸中毒，碳酸氢钠为首选药物
C. 先给总需要量的 1/2
D. 碱性溶液需要量可按公式计算
E. 先给总需要量的 1/3
23. 小儿不显性失水的特点包括
A. 环境温度降低时不显性失水大体无变化
B. 环境湿度增加时不显性失水亦随之增加
C. 机体活动减少时不显性失水增多
D. 足月新生儿较早产儿相对少
E. 体表面积增大，不显性失水无变化
24. 小儿腹泻伴脱水，首选的检查是
A. 结核抗体检查　B. 血电解质测定
C. 支原体抗体检查　D. 腹部 CT 检查
E. 血常规检查
25. 抗生素相关性腹泻（AAD）一般不包括
A. 肠道菌群失调性肠炎　B. 金黄色葡萄球菌肠炎
C. 鼠伤寒沙门菌小肠结肠炎　D. 假膜性肠炎
E. 真菌性肠炎
26. 等渗性脱水，血清钠的浓度为
A. 120~140mmol/L　B. 130~150mmol/L
C. 135~145mmol/L　D. 135~155mmol/L
E. 145~150mmol/L
27. 以下为重度脱水临床特点的是
A. 皮肤黏膜稍干燥　B. 哭时少泪，尿量明显减少
C. 失水量为体重的 5%~10%　D. 心音低钝，血压下降，四肢厥冷
E. 食欲旺盛
28. 小儿腹泻重度脱水时，失水量为体重的
A. 5%~10%　B. <5%
C. >10%　D. 10%~15%
E. 15%~20%
29. 下列各项中不属于低渗性脱水特点的是
A. 失钠大于失水　B. 主要为细胞外液减少

C. 易出现休克　　D. 黏膜干燥，口渴重

E. 多见于营养不良小儿

30. 小儿每天补充生理需要所需液量

A. 30～50ml/kg　　B. 40～60ml/kg

C. 60～80ml/kg　　D. 80～100ml/kg

E. 100～150ml/kg

31. 小儿补充继续损失量，所选液体张力是

A. 1/5～1/4 张　　B. 1/3～2/5 张

C. 1/3～2/3 张　　D. 1/2～1/3 张

E. >2/3 等张

32. 低渗性脱水时，血钠

A. <135mmol/L　　B. <140mmol/L

C. <130mmol/L　　D. <143mmol/L

E. <150mmol/L

33. 关于小儿脱水程度分度，下列不正确的是

A. 中度脱水：体液丢失 50～100ml/kg　　B. 中度脱水：体液丢失 5%～10%

C. 重度脱水：体液丢失 >10% 体重　　D. 重度脱水：体液丢失 100～120ml/kg

E. 重度脱水：体液丢失 80～100ml/kg

34. 小儿液体生理需要量的补充，正确的是

A. 各年龄组小儿，100ml/(kg·d)

B. 0～10kg 体重小儿，100ml/(kg·d)

C. 1 岁以内小儿，100ml/(kg·d)

D. 0～20kg 体重小儿，80ml/(kg·d)

E. 2 岁以内小儿，100ml/(kg·d)

35. 关于小儿液体累积损失量的补充，说法不正确的是

A. 轻度脱水补液量为 30～50ml/kg　　B. 中度脱水补液量为 50～100ml/kg

C. 重度脱水补液量为 100～120ml/kg　　D. 等渗性脱水时补 2∶1 含钠液

E. 脱水性质不明时，先按等渗性脱水处理

36. 小儿腹泻中度脱水，第 1 天静脉补液总量为每千克体重

A. 60～90ml　　B. 90～120ml

C. 120～150ml　　D. 150～180ml

E. 180～210ml

37. 口服补液不适用于

A. 新生儿腹泻　　B. 腹泻时脱水的预防

C. 腹泻伴轻度脱水　D. 腹泻伴中度脱水而无明显周围循环障碍者
E. 补充继续丢失量

38. 对于重度脱水或中度脱水有明显周围循环衰竭者，2∶1 等张含钠液的使用正确的是
A. 只适用于高渗性脱水　B. 只适用于低渗性脱水
C. 只适用于等渗性脱水　D. 适用于任何性质的脱水
E. 以上都不适用

39. 婴儿腹泻轻型与重型的主要鉴别点是
A. 发热程度　B. 腹泻程度
C. 大便蛋花汤样，混有黏液　D. 大便镜检有脂肪球
E. 有无水及电解质紊乱

40. 以下关于急性腹泻病程，正确的是
A. 1 周　B. <2 周
C. 2~3 周　D. 3~4 周
E. 4 周以下

41. 目前我国最常见的菌痢病原是
A. 福氏痢疾杆菌　B. 宋氏痢疾杆菌
C. 鲍氏痢疾杆菌　D. 舒氏痢疾杆菌
E. 志贺痢疾杆菌

42. 下列哪项不是低渗性脱水的特点
A. 失钠大于失水　B. 主要为细胞内液减少
C. 皮肤弹性差　D. 易出现休克
E. 多见于营养不良、慢性腹泻者

43. 小儿不显性失水平均量为
A. 14ml/100kcal（418kJ）　B. 28ml/100kcal（418kJ）
C. 42ml/100kcal（418kJ）　D. 80ml/100kcal（418kJ）
E. 90ml/100kcal（418kJ）

44. 迁延性腹泻的病程是
A. <2 周　B. 2 周至 2 个月
C. <1 周　D. >1 个月
E. >2 个月

45. 中度低渗性脱水的特点
A. 失水量占体重的 3%，血钠 128mmol/L
B. 失水量占体重的 5%，血钠 130mmol/L

C. 失水量占体重的8%，血钠135mmol/L

D. 失水量占体重的8%，血钠128mmol/L

E. 失水量占体重的8%，血钠152mmol/L

46. 下列血气分析结果符合代偿性代谢性酸中毒的是

A. pH 7.40，PaO_2 60mmHg，$PaCO_2$ 65mmHg

B. pH 7.38，PaO_2 50mmHg，$PaCO_2$ 40mmHg

C. pH 7.30，PaO_2 50mmHg，$PaCO_2$ 70mmHg

D. pH 7.36，PaO_2 80mmHg，$PaCO_2$ 20mmHg

E. pH 7.25，PaO_2 80mmHg，$PaCO_2$ 40mmHg

47. 关于小儿腹泻，下列说法中不正确的是

A. 轻型腹泻无脱水及中毒症状

B. 中型腹泻有轻度至中度脱水及中毒症状

C. 重度腹泻有明显中毒症状

D. 轻型腹泻大便次数略为增多

E. 中型腹泻大便每天15次以内

48. 下列哪项不是幽门螺杆菌（Hp）感染的检测方法

A. 粪便Hp抗原检测

B. ^{13}C尿素呼气试验

C. 胃窦黏膜快速尿素酶试验

D. 胃窦黏膜组织切片银染色法查菌

E. 血培养

49. ^{13}C呼气试验检测Hp的原理是

A. Hp能产生黏液酶

B. Hp能产生脂酶

C. Hp能产生尿素酶

D. Hp能产生溶血素

E. Hp能产生磷脂酶

50. 功能性腹痛的腹部检查特点是

A. 触及肿物

B. 无固定压痛

C. 有肌紧张

D. 持续性疼痛

E. 局部性压痛

51. 儿童消化性胃溃疡最好发部位是

A. 胃底

B. 胃体

C. 胃窦

D. 胃角

E. 幽门管

52. 柏油样便中的血来源于

A. 胃及十二指肠

B. 空肠

C. 回肠

D. 结肠

E. 直肠

53. 质子泵抑制剂抑制胃酸分泌的机制是
A. 拮抗 H_2受体
B. 中和胃酸
C. 促进前列腺素的合成
D. 抑制 H^+-K^+-ATP 酶
E. 抑制迷走神经

54. 以呕吐为主要临床表现的疾病是
A. 先天性肥厚性幽门狭窄
B. 溃疡性口炎
C. 胃食管反流
D. 溃疡性结肠炎
E. 幽门痉挛

55. 胃食管反流的主要症状为
A. 便秘
B. 恶心
C. 呕叶
D. 腹痛
E. 头晕

56. 诊断儿童胃食管反流时，最具有诊断价值的方法为
A. 食管动力功能检查
B. 上消化道内镜检查
C. 胃-食管放射性核素闪烁扫描
D. 食管 pH 动态监测
E. B 超检查

57. 呕吐物为原奶，应考虑病变在
A. 幽门
B. 食管
C. 十二指肠
D. 空肠
E. 回肠

58. 诊断慢性胃炎最可靠的方法是
A. 胃液分析
B. 腹部 X 线平片
C. 胃肠 X 线钡餐造影
D. 胃镜检查
E. 幽门螺杆菌检查

59. 呕吐物含胆汁者考虑病变部位为
A. 食管
B. 胃
C. 小肠
D. 十二指肠壶腹以下
E. 结肠

60. 学龄儿童溃疡病的特征表现为
A. 恶心、呕吐
B. 腹胀、嗳气
C. 上腹部规律性疼痛
D. 出汗、心悸
E. 畏食、乏力

61. 生理性胃-食管反流症状消失的时间为
A. 生后 3 个月内
B. 生后 6 个月内

C. 生后 12 个月内　　D. 生后 18 个月内
E. 生后 24 个月内

62. 儿童幽门螺杆菌所致的局部病变较多的是
A. 结节性胃炎　　B. 出血性胃炎
C. 胃溃疡　　D. 局部黏膜糜烂
E. 局部黏膜充血、水肿

63. 先天性肥厚性幽门狭窄临床表现错误的是
A. 生后 2~3 周出现呕吐，先为溢乳，继而呈喷射性
B. 胃蠕动波从左季肋向右上腹移动
C. 呕吐物为黄绿色胆汁
D. 右上腹橄榄状肿块
E. 可伴黄疸

64. 先天性肥厚性幽门狭窄的典型临床特征是
A. 出生后进食即出现频繁呕吐
B. 呕吐严重时可有咖啡样物或胆汁
C. 可引起电解质紊乱和代谢性酸中毒
D. 腹部右肋缘下可触及橄榄样硬性肿物
E. 腹部 X 线平片可见“双气泡”征

65. Crohn 病最常累及的部位是
A. 十二指肠　　B. 空肠
C. 直肠　　D. 结肠
E. 回肠

66. 治疗炎性肠病的基础药物是
A. 柳氮磺吡啶 + 肾上腺皮质激素　　B. 柳氮磺吡啶 + 免疫抑制剂
C. 肾上腺皮质激素 + 免疫抑制剂　　D. 免疫抑制剂 + 微生态制剂
E. 微生态制剂 + 叶酸

67. 继发性腹膜炎的腹痛特点是
A. 阵发性腹痛，逐渐加重　　B. 持续性钝痛伴阵发性绞痛
C. 持续性全腹剧痛，原发部位显著　　D. 阵发性剧烈腹痛
E. 阵发性腹痛，能自行缓解

68. 婴幼儿最常见的急腹症是
A. 阑尾炎　　B. 腹膜炎
C. 肠套叠　　D. 急性胰腺炎
E. 坏死性小肠结肠炎

69. 诊断小儿肠套叠首选的检查是
A. 空气灌肠　B. 腹部 X 线平片
C. 腹部 CT　D. 钡剂灌肠
E. 腹部 B 超
70. 儿童肠套叠最常见类型是
A. 回盲型　B. 回结型
C. 小肠型　D. 结肠型
E. 回肠型
71. 肠套叠是婴幼儿最常见的急腹症之一，发病年龄集中于
A. 2~4 个月婴儿　B. 4~10 个月婴儿
C. 10~14 个月婴儿　D. 14~16 个月幼儿
E. 16~24 个月幼儿
72. 以下关于小儿急性肠套叠描述中，正确的是
A. 80% 患儿大于 2 岁
B. 此病因为先天性幽门肌间神经节数量增加
C. 营养不良儿多见
D. 继发性占 95%
E. 能排出果酱样黏液血便
73. 小儿肠套叠，可采用空气灌肠复位，但其时间限制在起病后不超过
A. 8 小时　B. 12 小时
C. 24 小时　D. 36 小时
E. 48 小时
74. 婴儿肠套叠一般有三大典型表现，即
A. 腹痛、呕吐、血便　B. 腹痛、呕吐、肿物
C. 腹痛、血便、肿物　D. 腹痛、肿物、哭闹
E. 腹痛、面色苍白、哭闹
75. 关于腹痛的治疗原则，哪项是错误的
A. 密切观察全身状态及腹痛的表现　B. 一旦有外科情况，及时进行处理
C. 必要时抗感染　D. 使用阿托品抑制胃肠道平滑肌的痉挛
E. 疼痛加剧可以注射吗啡、哌替啶镇痛
76. 1 个月大的先天性肥厚性幽门狭窄患儿，突然出现抽搐，最可能的原因是以下哪一项
A. 高热惊厥　B. 低钙血症
C. 缺氧中毒性脑病　D. 化脓性脑膜炎
E. 癫痫

二 A2 型题

1. 患儿，男，1 岁。因呕吐、腹泻 3 天入院，诊断为腹泻病，伴中度脱水、酸中毒。经补液治疗后出现低血钾，关于低血钾的原因不正确的是
   A. 腹泻时丢失大量钾盐
   B. 补液后钾经尿大量排出
   C. 酸中毒时钾经肾排出增加
   D. 补液后血液稀释，血钾相对降低
   E. 酸中毒纠正后部分钾向细胞内转移
2. 患儿，女，1 岁。腹泻 3 天，尿量明显减少。查体：精神萎靡，皮肤弹性较差，哭时泪少，血钠 136mmol/L，血钾 3.0mmol/L。该患儿诊断应为
   A. 小儿肠炎，轻度脱水
   B. 小儿肠炎，中度脱水，低钾血症
   C. 小儿肠炎，中度脱水
   D. 小儿肠炎，重度脱水
   E. 小儿肠炎，重度脱水，低钾血症
3. 患儿，女，10 个月。因腹泻 2 天伴惊厥 1 次入院，病程中有高热、烦渴。查体：体温 39.5℃，嗜睡与烦躁交替，前囟、眼眶凹陷，四肢肌张力较高，膝腱反射活跃。能解释其临床特点的检查结果是
   A. 血钠 140mmol/L
   B. 血钠 160mmol/L
   C. 血钾 3.2mmol/L
   D. 血清游离钙 1.1mmol/L
   E. 血镁 0.7mmol/L
4. 患儿，男，1 岁。体重 10kg，重度脱水，在补液初期给予的液体性质、量及速度为
   A. 等张含钠液，1200ml，8~12 小时静脉滴注
   B. 2/3 张含钠液，1200ml，8~12 小时静脉滴注
   C. 1/2 张含钠液，1200ml，8~12 小时静脉滴注
   D. 1/3 张含钠液，1200ml，8~12 小时静脉滴注
   E. 等张含钠液，200ml，0.5~1 小时静脉滴注
5. 患儿，女，4 个月。母乳喂养，腹泻 2 个月，大便 3~4 次/天，有时多达 5~6 次/天，稀水状或糊状，无脓血，食欲佳，精神好，用中西药治疗腹泻未见好转，有湿疹，体重 5.8kg。考虑为
   A. 迁延性腹泻
   B. 生理性腹泻
   C. 真菌性腹泻
   D. 慢性腹泻
   E. 病毒性腹泻
6. 患儿，女，7 个月。发热、呕吐、水样便 3 天，每天 7~8 次。入院查体：体温 38.5℃，轻度脱水貌，咽部充血，心肺正常，肠鸣音亢进。大便镜检脂肪球（++）。最可能的诊断为
   A. 上呼吸道感染
   B. 生理性腹泻

C. 饮食性腹泻　　D. 病毒性肠炎

E. 侵袭性细菌所致肠炎

7. 患儿，男，5 个月。腹泻 20 余天，近 2 日加重，每天 10 余次，黄色稀水样便。口渴不明显，尿量极少。体检：体重 5.2kg，精神萎靡，皮肤弹性极差，前囟及眼窝明显凹陷，四肢末梢凉，脉细弱，血清钠 125mmol/L。应考虑诊断为

A. 重度等渗性脱水　　B. 中度等渗性脱水

C. 中度低渗性脱水　　D. 重度低渗性脱水

E. 重度高渗性脱水

8. 患儿，女，5 个半月。患轮状病毒肠炎 10 天后腹泻仍不好转，大便常规 WBC 0~1 个/高倍视野，RBC 0~2 个/高倍视野。腹泻持续的原因中最大可能是

A. 病毒持续感染　　B. 继发乳糖不耐受

C. 合并细菌感染　　D. 未给予抗病毒药物治疗

E. 自然病程

9. 患儿，女，10 个月。腹泻蛋花汤样大便 1 天，在静脉滴注 3∶2∶1 溶液过程中，忽然出现抽搐。最恰当的处理是

A. 给予 50% 葡萄糖　　B. 给予 20% 甘露醇

C. 给予地西泮　　D. 给予 20% 硫酸镁

E. 给予地西泮及葡萄糖酸钙

10. 患儿，男，9 个月。腹泻 3 天，大便 10 余次/天，呈蛋花汤样。精神萎靡，皮肤弹性稍差，唇红口干，呼吸深快，前囟凹陷，眼泪及尿量减少。血清钠 135mmol/L。最可能的诊断为

A. 重度等渗性脱水　　B. 重度低渗性脱水、酸中毒

C. 中度等渗性脱水、酸中毒　　D. 中度低渗性脱水、酸中毒

E. 中度等渗性脱水

11. 患儿，男，10 个月。腹泻，伴发热，轻咳，呕吐，大便镜检见脂肪滴，白细胞 0~2 个/高倍视野。其中最常见的病原体为

A. 腺病毒　　B. 埃可病毒

C. 轮状病毒　　D. 柯萨奇病毒

E. 诺沃克病毒

12. 患儿，女，8 个半月。腹泻 2 天，轻度脱水，轻度酸中毒。在无明显呕吐、腹胀时，第 1 天补液首选

A. 3∶2∶1 溶液静脉滴注　　B. 2∶1 溶液静脉滴注

C. 4∶3∶2 溶液静脉滴注　　D. ORS 溶液

E. 以上都不是

13. 患儿，男，1岁。腹泻3天，中度脱水，伴中度酸中毒，血钠含量是122mmol/L。此患儿补充累积丢失量首选的液体是

A. 1/3张液
B. 1∶1液
C. 2∶1等张含钠液
D. 4∶3∶2溶液
E. 2∶3∶1溶液

14. 患儿，男，1岁。体重8kg，腹泻3天，每天7~8次。稀水便，尿量略减少。查体：皮肤弹性略差，眼窝略凹，有泪，心音有力，双肺呼吸音清，腹软。血钠132mmol/L。判断其脱水性质为

A. 轻度等渗脱水
B. 中度等渗脱水
C. 重度等渗脱水
D. 轻度低渗脱水
E. 中度低渗脱水

15. 患儿，男，5岁。因发热、腹痛、稀黏液便1天住院。大便常规示WBC（+++），RBC（++）。最可能的诊断是

A. 病毒性肠炎
B. 真菌性肠炎
C. 细菌性痢疾
D. 肠产毒性大肠埃希菌肠炎
E. 食饵性腹泻

16. 患儿，女，10个月。腹泻5天就诊，大便有脓血及黏液。查体：体温38.5℃，精神差，皮肤弹性尚可，腹软稍胀。大便镜检见大量红细胞、白细胞。该患儿腹泻的主要机制是

A. 肠绒毛被破坏，肠道水、电解质吸收减少
B. 消化酶分泌少、活性低
C. 细菌直接侵犯肠黏膜
D. cAMP、cGMP生成增多，肠道分泌增加
E. 双糖酶活性降低，导致高渗性腹泻

17. 患儿，男，6个月。发热、腹泻3天就诊。体温38.5~40℃（肛表），大便10~15次/天，为黄色稀水样，量中等。患儿较烦躁，哭无泪，尿量很少。最合理的实验室检查是

A. 尿常规+血常规+电解质测定
B. 大便常规+尿常规+大便培养
C. 大便常规+电解质测定+血气分析
D. 大便常规+血常规+大便病毒分离
E. 大便常规+电解质测定+血培养

18. 患儿，男，1岁。因呕吐腹泻2天就诊。呕吐6~7次，为胃内容物，大便初为糊状，后为黄色稀水样便，每天10余次，尿少。查体：精神萎靡，眼窝凹陷，口唇干燥，双肺

无异常，心率170次/分，腹软。四肢末梢凉，有花纹。该患儿需要输液治疗，首选的液体是

A. 2∶1等张含钠液　　B. 2∶3∶1液

C. 4∶3∶2液　　D. 0.9%氯化钠溶液

E. 5%的碳酸氢钠

19. 患儿，女，2岁。因腹泻3天入院。查体：精神萎靡，烦躁不安，皮肤干燥，弹性差，眼眶凹陷，哭时泪少，四肢稍凉。入院查电解质血钠为167mmol/L。该患儿脱水为

A. 轻度等渗性脱水　　B. 中度等渗性脱水

C. 重度等渗性脱水　　D. 重度高渗性脱水

E. 中度高渗性脱水

20. 患儿，女，3岁。查体：精神稍差，略有烦躁不安，皮肤稍干燥，弹性好，眼眶稍凹陷。诊断为等渗性脱水，补充累积损失量时选用哪种液体

A. 1/2张含钠液　　B. 等张含钠液

C. 2/3~4/5张含钠液　　D. 1/5~1/3张含钠液

E. 1/4张含钠液

21. 患儿，男，1岁。解稀水便，呕吐1天入院。查体：精神萎靡，腹胀，肠鸣音减弱，四肢无力。该患儿可能为

A. 低钙　　B. 低钾

C. 低钠　　D. 低镁

E. 低血糖

22. 患儿，男，6个月。因发热、咳嗽6天入院，诊断为肺炎。血气分析示：pH 7.38，$PaCO_2$ 60mmHg，HCO_3^- 23mmol/L。该患儿酸碱失衡类型为

A. 代谢性酸中毒　　B. 失代偿性代谢性碱中毒

C. 代谢性酸中毒合并呼吸性酸中毒　　D. 呼吸性酸中毒

E. 呼吸性碱中毒

23. 患儿，女，13个月。出现腹泻2天，蛋花汤样便，每天10多次，近半天无尿。查体：前囟、眼眶明显凹陷，四肢冰凉，可见大理石花纹，脉细弱，查血钠为172mmol/L。首要的急救处理为

A. 1/4张液20ml/kg快速扩容　　B. 1/6张液20ml/kg快速扩容

C. 等张液20ml/kg快速扩容　　D. 1/4张液缓慢静脉滴注

E. 腹膜透析

24. 下列液体中为2/3张的液体是

A. 0.9% NaCl 200ml，5% GS 150ml，1.4% $NaHCO_3$ 100ml

B. 0.9% NaCl 150ml，5% GS 200ml，1.4% $NaHCO_3$ 100ml

C. 0.9% NaCl 100ml，5% GS 200ml，1.4% $NaHCO_3$ 150ml

D. 0.9% NaCl 200ml，5% GS 100ml，1.4% $NaHCO_3$ 150ml

E. 0.9% NaCl 50ml，5% GS 100ml，1.4% $NaHCO_3$ 200ml

25. 患儿，男，6个月。因腹泻伴呕吐3天住院。查体：皮肤弹性稍差，前囟凹，口唇干。该患儿丢失的体液主要为

A. 血浆　B. 细胞外液和血浆
C. 间质液和细胞内液　D. 细胞外液
E. 细胞内液

26. 患儿，男，2个半月。生后3周出现溢乳，而后喷射性呕吐，吐出物为带凝块奶汁，不含胆汁。查体：可见胃蠕动波，右季肋下触到橄榄大小肿块，可以移动。最可能的诊断为

A. 胃扭转　B. 幽门痉挛
C. 胃食管反流　D. 贲门失弛缓症
E. 先天性肥厚性幽门狭窄

27. 患儿，女，8岁。反复发热，脓血便住院治疗3个月无效，曾正规用抗生素近2个月，数次大便培养阴性（包括厌氧菌、真菌、阿米巴），血肥达反应阴性，PPD皮试阴性，血清结核抗体阴性。可能的诊断为

A. 沙门菌属感染　B. 坏死性小肠结肠炎
C. 溃疡性小肠结肠炎　D. 阿米巴痢疾
E. 抗生素诱发肠炎

28. 患儿，男，3岁。腹泻、发热2天，大便7～8次/天，为暗绿似海水色，有黏液，有假膜，有腥臭味，大便镜检有大量脓细胞和成簇的革兰阳性球菌，凝固酶试验阳性。该患儿最可能的诊断为

A. 轮状病毒肠炎　B. 肠致病性大肠埃希菌肠炎
C. 金黄色葡萄球菌肠炎　D. 急性细菌性痢疾
E. 空肠弯曲菌肠炎

三、A3/A4型题

（1～3题共用题干）

患儿，男，9个月。因腹泻1周来急诊，大便初为5～6次/天，黄绿色，蛋花汤样便且伴有黏液、发霉臭味，无里急后重。近2天大便每天10余次，伴呕吐1～2次/天，食欲减退，饮水少，尿少，测血钠125mmol/L，体重7kg，精神萎靡，皮肤弹性较差，前囟、眼窝明显凹陷，四肢稍凉。

1. 患儿最可能患的疾病是

A. 细菌性痢疾　B. 真菌性肠炎

C. 金黄色葡萄球菌肠炎　　D. 轮状病毒肠炎

E. 肠产毒性大肠埃希菌肠炎

2. 入院后静脉补液，下列哪组液体治疗较合理

A. 第 1 天补液量 50~90ml/kg，液体种类为 2/3 含钠液，累积损失补 40~50ml/kg

B. 第 1 天补液量 90~120ml/kg，液体种类为 1/3 含钠液，累积损失补 50~60ml/kg

C. 第 1 天补液量 120~150ml/kg，液体种类为 2/3 含钠液，累积损失补 50~100ml/kg

D. 第 1 天补液量 150~180ml/kg，液体种类为 1/2 含钠液，累积损失补 100~120ml/kg

E. 第 1 天补液量 180~200ml/kg，液体种类为 1/2 含钠液，累积损失补 120~150ml/kg

3. 治疗后 6 小时有尿，入院 20 小时出现精神萎靡、心音低钝、腹胀，血钾 3.2mmol/L。下列补钾原则哪项不正确

A. 每日补钾总量静脉滴注不少于 8 小时

B. 氯化钾静脉滴注浓度一般不宜超过 0.3%

C. 排尿即可补钾

D. 按每日 7~9mmol/kg 补充

E. 一般补钾 4~6 天，严重缺钾适当延长

(4~5 题共用题干)

患儿，男，13 个月。腹泻并重度低张脱水酸中毒，补液 10 小时纠正脱水酸中毒，出现嗜睡，呼吸较前变浅，腹胀，肠鸣音减弱。

4. 应考虑该患儿出现的问题是

A. 血液低渗出现脑水肿　　B. 低钙血症

C. 低钾血症　　D. 败血症

E. 低血糖症

5. 最适当的辅助检查是

A. 血糖　　B. 血气

C. 血电解质　　D. 血培养

E. 颅脑 CT

(6~11 题共用题干)

患儿，女，8 个月。腹泻 2 天，大便每天 10~20 次，黄色稀水样便，伴有发热，体温 38℃左右，轻咳，流涕，近 4 小时未排尿。查体：体温 37.7℃，脉率 148 次/分，体重 7kg，精神萎靡，前囟及眼窝明显凹陷，心肺无异常。腹部平软，无包块，肠鸣音活跃。皮肤弹性极差，四肢冷。大便常规：白细胞 0~2 个/高倍视野，余正常。

6. 根据现有的临床资料，该患儿最可能的诊断是

A. 轮状病毒肠炎　　B. 细菌性痢疾

C. 症状性腹泻　　D. 中度脱水

E. 轻度脱水

7. 对该患儿进行的下列处理，不恰当的是

A. 查血气分析　　B. 开通静脉通路

C. 庆大霉素4万U保留灌肠　　D. 监测血压、心率

E. 采集大便标本，马上送检

8. 该患儿血气分析结果如下：pH 7.25，Na^+ 126mmol/L，K^+ 3.5mmol/L，Cl^- 92mmol/L，Ca^{2+} 1.12mmol/L，BE -12mmol/L，PaO_2 80mmHg，$PaCO_2$ 30mmHg。提示该患儿为

A. 低渗性脱水　　B. 等渗性脱水

C. 混合性酸中毒　　D. 低钾血症

E. 低钙血症

9. 该患儿首要补液为

A. 2∶3∶1液　　B. 2∶1等张含钠液

C. 4∶3∶2液　　D. 1∶1液

E. 4∶1液

10. 该患儿在静脉补液过程中，突然出现抽搐。抽搐的可能原因是

A. 低血糖症　　B. 低钾血症

C. 低钙血症　　D. 低钠血症

E. 中毒性脑病

11. 该患儿在经静脉补液治疗2天后一般情况好转，改口服补液盐补液，其补液盐特点错误的是

A. 为1/2张液　　B. 含氯化钠3.5g/L

C. 含碳酸氢钠2.5g/L　　D. 含氯化钾1.5g/L

E. 含葡萄糖20g/L

（12~14题共用题干）

患儿，男，7个月。呕吐、腹泻2天，腹泻7~8次/天，水样便，口渴，尿量稍减少。病初伴发热、咳嗽，呕吐2~3次/天。查体：T 37℃，双眼眶、前囟稍下凹，皮肤弹性尚好，四肢温暖。大便镜检：少量脂肪球。

12. 该患儿最可能的诊断是

A. 肠致病性大肠埃希菌肠炎，轻度脱水

B. 空肠弯曲菌肠炎，重度脱水

C. 病毒性肠炎，轻度脱水

D. 金黄色葡萄球菌肠炎

E. 病毒性肠炎，重度脱水

13. 下列哪项与该病的发病机制有关

A. 小肠绒毛的上皮细胞变性
B. 绒毛变短、脱落
C. 双糖酶活性降低
D. 肠腔内渗透压增加
E. 肠黏膜上皮细胞腺苷酸环化酶及鸟苷酸环化酶活性增强

14. 最佳治疗方案为

A. 大量静脉用抗生素
B. 口服大量抗生素
C. 口服补液及蒙脱石散
D. 静脉滴注葡萄糖
E. 只需给助消化药

(15~19 题共用题干)

患儿，男，1 岁。吐泻 2 天，大便每天 10 余次，为黄色稀水样便，呕吐数次，进食时显著，尿少。查体：呼吸 40 次/分，心率 140 次/分，皮肤干燥，弹性较差。前囟凹陷，心音稍低钝。血清钠 135mmol/L，血清钾 4mmol/L，CO_2CP 11. 3mmol/L。

15. 该患儿脱水程度及性质应为

A. 轻度等渗性脱水
B. 轻度低渗性脱水
C. 中度等渗性脱水
D. 中度低渗性脱水
E. 重度等渗性脱水

16. 患儿在维持补液阶段出现精神萎靡，腹胀，肠鸣音减弱，四肢无力。此时应考虑的诊断是

A. 低血钾
B. 低血钙
C. 低血糖
D. 低血镁
E. 低血磷

17. 如患儿在第 2 天补液过程中惊厥 2 次，每次持续 3~5 分钟，缓解抽搐后神志清楚。根据患儿惊厥原因采用哪项检查

A. 脑脊液
B. 测血钙、镁
C. 测血糖
D. 做脑电图
E. 查血常规

18. 该患儿系人工喂养儿，偶尔服过鱼肝油，平素多汗，易惊，体检明显方颅。患儿此次若为低钙惊厥，下列哪一项应除外

A. 钙摄入不足
B. 大便丢失钙
C. 酸中毒纠正后离子钙减少
D. 腹泻致一过性甲状旁腺功能低下
E. 合并有活动性佝偻病

19. 若患儿大便常规检查仅镜检有少许脂肪球，结合根据患儿的临床表现，考虑患儿腹泻的

最可能原因是

A. 喂养不当

B. 细菌感染肠毒素引起

C. 病毒感染引起小肠绒毛缩短、破坏，双糖酶活性降低

D. 细菌侵袭肠黏膜

E. 以上都不是

（20~24 题共用题干）

患儿，女，6 个月。吐泻 3 天，每天大便 12~15 次，呈蛋花汤样，尿量极少，皮肤弹性差，可见花纹，前囟、眼窝明显凹陷，四肢厥冷，大便镜检偶见白细胞，血清钠 135mmol/L。

20. 该患儿应诊断为

A. 中度等渗性脱水　　B. 重度等渗性脱水

C. 中度低渗性脱水　　D. 重度低渗性脱水

E. 中度高渗性脱水

21. 该患儿腹泻的病原以哪一种致病微生物的可能性较大

A. 金黄色葡萄球菌　　B. 白念珠菌

C. 难辨梭状芽胞杆菌　　D. 肠产毒性大肠埃希菌

E. 耶尔森菌

22. 对该患儿行静脉补液，应首先给予

A. 10% 葡萄糖溶液 20ml/kg　　B. 2∶1 等张含钠液 20ml/kg

C. 血浆 20ml/kg　　D. 5% 碳酸氢钠溶液 20ml/kg

E. 低分子右旋糖酐 20ml/kg

23. 接着应继续补充何种液体纠正脱水

A. 5% 葡萄糖盐水　　B. 复方氯化钠溶液

C. 生理维持液　　D. 1/3 张含钠液

E. 1/2 张含钠液

24. 该患儿除上述给予补液纠正水、电解质失衡外，下列处理哪项正确

A. 因吐泻明显，且已行静脉补液，可禁食 1 天

B. 立即给予止泻剂

C. 肌内注射肠蠕动抑制剂如山莨菪碱

D. 给予足量、足疗程的广谱抗生素

E. 若吐泻减轻，可改用 ORS 液口服补液

（25~26 题共用题干）

患儿，女，4 个月。近期用多种抗生素治疗，腹泻 2 天，每日 7~8 次，大便含泡沫多，有时呈豆腐渣样。查体：眼窝、前囟略凹，口腔黏膜有白色乳凝块状物。心肺腹检查（-）。

25. 该患儿可能的诊断为

A. 病毒性肠炎　　B. 真菌性肠炎

C. 大肠埃希菌性肠炎　　D. 生理性腹泻

E. 饮食因素腹泻

26. 明确诊断后应选择

A. 头孢菌素　　B. 庆大霉素

C. 制霉菌素　　D. 利巴韦林

E. 乳酶生

（27~28 题共用题干）

患儿，男，6 岁。因发热腹泻 3 天急诊入院。入院前 2 天清晨突起发热，下午呕吐 2 次，继而泻水样便 5~6 次，量少，次日热退吐止，泻频增至 10 余次/天，尿量减少，体温 38.8℃，精神萎靡，前囟眼窝凹陷，泪少，咽稍充血，心肺正常，皮肤弹性减退。

27. 该患儿最可能的诊断是

A. 肺炎 + 肠道外感染　　B. 急性胃肠炎

C. 细菌性痢疾　　D. 病毒性肠炎

E. 致病性大肠埃希菌肠炎

28. 该患儿入院后第 1 天补液总量及选用的液体是

A. 60~80ml/kg，1/2 张溶液　　B. 90~120ml/kg，2/3 张溶液

C. 120~150ml/kg，1/2 张溶液　　D. 150~180ml/kg，2/3 张溶液

E. 180~200ml/kg，1/2 张溶液

（29~30 题共用题干）

患儿，男，11 个半月。腹泻 2 天，大便为蛋花汤样，无腥臭。哭时泪少，尿量明显减少，就诊时间为 10 月下旬。查体：精神萎靡，皮肤弹性差，眼窝及前囟明显凹陷；查血钠 135mmol/L。

29. 该患儿最可能的诊断是

A. 肠致病性大肠埃希菌肠炎　　B. 鼠伤寒沙门菌肠炎

C. 轮状病毒肠炎　　D. 生理性腹泻

E. 空肠弯曲菌肠炎

30. 脱水性质和程度是
A. 重度等渗脱水
B. 中度等渗脱水
C. 重度低渗脱水
D. 中度低渗脱水
E. 中度高渗脱水

（31~32题共用题干）

患儿，女，1岁。体重9kg，因发热、腹泻2天入院。精神萎靡，皮肤弹性差，眼窝明显凹陷，四肢冰凉，尿极少。

31. 扩容应输注的液体组成是
A. 0.9%氯化钠60ml，1.4%碳酸氢钠120ml
B. 0.9%氯化钠80ml，1.4%碳酸氢钠100ml
C. 0.9%氯化钠100ml，1.4%碳酸氢钠80ml
D. 0.9%氯化钠120ml，1.4%碳酸氢钠60ml
E. 0.9%氯化钠140ml，1.4%碳酸氢钠40ml

32. 扩容后补充累积损失量的输液速度，一般为每小时每千克体重
A. 5~7ml
B. 8~10ml
C. 11~13ml
D. 14~16ml
E. 17~19ml

（33~35题共用题干）

患儿，男，7个月。因腹泻4天，呕吐2天而入院。大便7~10次/天，量多，为蛋花汤样。查体：发育营养差，精神萎靡，哭时泪少，尿少。皮肤弹性差，呼吸略深。心肺（-），腹不胀，血钠135mmol/L。

33. 其脱水程度及性质为
A. 轻度等渗性脱水
B. 轻度低渗性脱水
C. 中度等渗性脱水
D. 中度低渗性脱水
E. 重度等渗性脱水

34. 纠正脱水后，患儿排尿，考虑补钾。此时补液瓶中只有液体250ml，最多可加10%氯化钾多少毫升
A. 4ml
B. 5ml
C. 7ml
D. 10ml
E. 12ml

35. 在静脉补钾的过程中，突然出现抽搐，考虑为低钙血症，最恰当的补钙方法为
A. 静脉快速注射葡萄糖酸钙
B. 静脉缓慢滴注葡萄糖酸钙

C. 口服氯化钙　　D. 口服葡萄糖酸钙
E. 肌内注射葡萄糖酸钙

(36~38 题共用题干)

患儿，女，8 个月。腹泻 3 天，大便蛋花汤样带黏液，有霉臭味，无尿 11 小时，眼窝凹陷，四肢厥冷，诊断为腹泻病。

36. 该患儿所患疾病可能的病原是
A. 肠侵袭性大肠埃希菌　　B. 肠致病性大肠埃希菌
C. 鼠伤寒沙门菌　　D. 轮状病毒
E. 痢疾杆菌

37. 为协助治疗首先应选择的检查是
A. 血气 + 血电解质　　B. 血培养
C. 便培养　　D. 血电解质
E. 便常规

38. 如血钠为 129mmol/L，该患儿可能的诊断是
A. 等渗中度脱水　　B. 等渗重度脱水
C. 低渗中度脱水　　D. 低渗重度脱水
E. 等渗轻度脱水

(39~44 题共用题干)

患儿，女，12 岁。腹泻 3 年，间断出现脓血便，每日 4 次，无发热。查体：腹部未扪及包块。

39. 最合适的检查方法是
A. 结肠镜检查　　B. 结肠钡灌透视
C. 腹部 CT　　D. 全胃肠钡透
E. 便常规　　F. 便培养

40. 如确诊为溃疡性结肠炎，下列的 X 线表现哪项是错误的
A. 肠壁边缘呈锯齿样　　B. 结肠袋消失，肠壁变硬
C. 病变部位呈跳跃征象　　D. 肠腔见圆形或卵圆形充盈缺损
E. 肠管缩短，肠腔变窄，呈铅管状　　F. 钡柱局部中断，肠管边缘模糊

41. 治疗轻中度溃疡性结肠炎的主要口服药物有
A. 泼尼松　　B. 环磷酰胺
C. 柳氮磺吡啶（SASP）　　D. 甲硝唑
E. 抗生素　　F. 奥美拉唑（洛赛克）

42. 柳氮磺吡啶治疗溃疡性结肠炎的机制是
A. 降低肠腔酸度，促进溃疡愈合
B. 抑制炎症反应
C. 促进肠上皮细胞再生
D. 抑制细菌生长
E. 免疫抑制作用
F. 以上均正确

43. 溃疡性结肠炎的主要病理特点为
A. 结肠壁全层性炎症
B. 病变主要限于大肠黏膜与黏膜下层
C. 病变主要限于大肠黏膜
D. 病变是节段性分布
E. 病变先发生于盲肠，后向下侵犯远端结肠
F. 病变有肉芽肿形成

44. 溃疡性结肠炎最严重的并发症是
A. 结肠假息肉形成
B. 结肠狭窄
C. 瘘管形成
D. 中毒性巨结肠
E. 肛门直肠周围脓肿
F. 肠穿孔

（45~46题共用题干）

患儿，男，3岁。阵发性哭闹，果酱样血便，腹部可触及腊肠样肿块，考虑为肠套叠。

45. 早期治疗简便有效的方法是
A. 针灸治疗
B. 灌肠疗法
C. 空气灌肠复位
D. 钡剂灌肠复位
E. 手术复位

46. 病程超过48小时且复位失败时应
A. 手术复位
B. 应用抗生素
C. 腹部按摩
D. 输血补液
E. 纠正酸碱平衡失调

（47~48题共用题干）

患儿，男，13个月。突然哭闹，便血。查体：一般情况好，右上腹可扪及腊肠样肿物。

47. 与肠套叠诊断相符合的X线检查发现
A. 膈下游离气体
B. 钡剂在结肠受阻，阻端钡剂影呈“杯口”状
C. 钡剂在结肠受阻，钡影尖端呈“鸟嘴”状
D. 空肠、回肠换位
E. 结肠瘪细

48. 从发病到就诊42小时，采用X线下复位后，患儿仍阵发性哭闹，面色苍白，发作间歇比入院前缩短。此时治疗的最佳方案是
A. 再次X线下检查、复位
B. 立即手术探查
C. 改用氧气驱虫治疗
D. 改口服植物油
E. 给予止痛、解痉药物，继续密切观察

(49~51题共用题干)
患儿，男，2岁半。突然阵发性哭闹，面色苍白，不发作时正常，已排果酱样大便2次。
49. 首先要做的检查是
A. 钡剂灌肠X线检查
B. 腹部CT
C. 腹部B超
D. 立位腹部平片
E. 腹腔穿刺
50. 最有可能发现的腹部体征是
A. 板状腹
B. 腹部肿块
C. 振水音
D. 移动性浊音
E. 肝浊音界消失
51. 最佳治疗方案是
A. 输液，观察
B. 输液，胃肠减压、腹部轻柔按摩
C. X线下空气灌肠复位
D. 立即剖腹探查
E. 输液、解痉、吸氧，密切观察

四 B型题

(1~3题共用备选答案)
A. 大便为黏液脓血便
B. 大便腥臭呈暗绿色，黏液较多
C. 多数为脓血便，偶见黏液水样稀便
D. 大便水样或蛋花汤样，黏液少
E. 大便黄绿色，蛋花汤样，黏液较多
1. 金黄色葡萄球菌肠炎的大便特点
2. 病毒性肠炎的大便特点
3. 肠致病性大肠埃希菌肠炎的大便特点

(4~6题共用备选答案)
A. 50ml/kg
B. 50~100ml/kg
C. 100~120ml/kg
D. 120~150ml/kg
E. 150~200ml/kg
4. 轻度脱水累积损失量

5. 中度脱水累积损失量
6. 重度脱水累积损失量

（7~10题共用备选答案）

A. 等张
B. 1/2张
C. 2/3张
D. 1/5张
E. 1/3张

7. 生理盐水的张力
8. 2∶3∶1液的张力
9. 4∶3∶2液的张力
10. 1∶4含钠液

（11~12题共用备选答案）

A. 肠致病性大肠埃希菌肠炎
B. 轮状病毒肠炎
C. 金黄色葡萄球菌肠炎
D. 细菌性痢疾
E. 生理性腹泻

11. 多继发于长期使用广谱抗生素
12. 多发生在秋、冬季

（13~15题共用备选答案）

A. 病程<2周
B. 病程2周至2个月
C. 病程2周至6个月
D. 病程>2个月
E. 病程>6个月

13. 急性腹泻
14. 慢性腹泻
15. 迁延性腹泻

（16~20题共用备选答案）

A. 低渗性脱水
B. 高渗性脱水
C. 等渗性脱水
D. 低钾血症
E. 低钙血症

16. 烦渴、高热、尿少、尿比重高
17. 血清钾2.9mmol/L，心音低钝、腹胀、膝腱反射未引出

18. 皮肤弹性差，尿少，四肢凉，血压低，血清钠 125mmol/L
19. 平素健康的小儿患腹泻，病程短，脱水多为
20. Ⅱ度营养不良小儿，腹泻迁延，脱水多为

(21~24 题共用备选答案)

A. 轮状病毒肠炎
B. 空肠弯曲菌肠炎
C. 真菌性肠炎
D. 肠致病性大肠埃希菌肠炎
E. 假膜性肠炎

以下大便性状符合以上何种肠炎

21. 大便呈水样或蛋花汤样、无腥臭味
22. 黄绿色稀水便带黏液、有霉臭味
23. 黄绿色水样便，有假膜
24. 大便黏有脓血

(25~27 题共用备选答案)

A. 轮状病毒
B. 腺病毒
C. 肠产毒性大肠埃希菌
D. 肠侵袭性大肠埃希菌
E. 白念珠菌

下列病最可能的病原诊断是

25. 患儿，男，1 岁。因腹泻月余入院，大便稀黄，泡沫多，大便似“豆腐渣样”，每日 5~6 次，经用各种抗生素治疗，效果不显著
26. 患儿，女，5 个半月。腹泻 4 天入院，1 周前开始流涕，轻咳，低热，在当地医院服药(不详)，2 日后热退，仍咳，伴呕吐，3~4 次/天。腹泻为蛋花汤样大便，每日 10 余次，无腥臭味，口服庆大霉素、胃酶合剂无效，入院当日小便量减少，大便常规检查无特殊发现
27. 患儿，男，10 个半月。高热 4 天，频繁腹泻入院。3 天前无明显诱因高热，次日腹泻，每日约 20 次。水样便，黏液多，偶见血丝，病后易呕吐，烦闹，入院当日无尿；大便常规检查：黄色黏液水样便 WBC (++)，RBC (+)，可见吞噬细胞

(28~29 题共用备选答案)

A. 口服补液盐
B. 2∶1 等张含钠液
C. 4∶3∶2 液静脉滴注
D. 5% 碳酸氢钠静脉滴注
E. 2∶3∶1 液静脉滴注

对于下列腹泻患儿，首选治疗为

28. 患儿，女，1 岁。腹泻黄色稀水便 3 天，每日 10 余次，伴呕吐，大便镜检偶见脓细胞。

查体：精神萎靡，皮肤弹性极差，哭无泪，四肢发凉，脉速

29. 患儿，男，7个月。稀便2天，8~10次/天，有低热、流涕。查体：前囟凹陷，皮肤弹性差，查血钠132mmol/L，血钾3.4mmol/L，CO_2CP 15mmol/L

（30~31题共用备选答案）

A. 重症胆管炎
B. 肠系膜上动脉栓塞
C. 急性阑尾炎
D. 胆囊息肉
E. 小儿肠套叠

根据下列病历摘要，最可能的诊断是

30. 患儿，男，5岁。跑步后，发作右中下腹绞痛，果酱样血便，腹部可触及香肠样肿块

31. 患儿，女，4岁。剑突下持续性疼痛，寒战，高热，白细胞计数18×10^9/L且左移，有黄疸，血压80/60mmHg，急症入院

五 X型题

1. 婴儿消化系统特点，下列正确的是
A. 胃幽门括约肌发育良好
B. 婴儿胃呈水平位
C. 胃酸、胃蛋白酶活性较低
D. 婴儿肠管相对较短
E. 贲门括约肌发育不成熟

2. 呕吐患儿未确诊前的处理原则为
A. 观察病情
B. 插胃管
C. 胃肠减压
D. 补液
E. 药物治疗

3. 关于高渗性脱水，下列哪些是正确的
A. 多见于高热患儿
B. 循环障碍症状不明显
C. 皮肤黏膜干燥，口渴明显
D. 失水比例大于失钠
E. 脱水症状较其他两型重

4. 关于脱水，下列哪些是正确的
A. 轻度脱水的失水量为体重的5%以下
B. 重度脱水的失水量为体重的10%以上
C. 低渗性脱水者易发生休克
D. 高渗性脱水系电解质丢失比例大于水分丢失
E. 高渗性脱水口渴不明显

5. 下列符合轮状病毒肠炎特点的是
A. 秋季多见
B. 感染中毒症状重

C. 大便呈蛋花汤样，有腥臭
D. 多见于 3 岁以上儿童
E. 常伴有发热

6. 引起小儿腹泻的非感染因素有
A. 喂养不当
B. 过敏性腹泻
C. 症状性腹泻
D. 双糖酶缺乏
E. 气候变化

7. 小儿低钾血症的临床特点包括
A. 神经肌肉兴奋性增高的表现
B. 心律失常、心肌收缩力降低、血压降低
C. 心电图出现 T 波低宽、U 波
D. 心电图出现 QT 间期延长，T 波倒置及 ST 段下降
E. 肾损害的表现

8. 以下不是低渗性脱水的常见表现有
A. 初期明显口渴
B. 失水大于失钠
C. 静脉补充电解质溶液过多
D. 营养不良小儿多见
E. 肠鸣音亢进

9. 以下哪项不是重度脱水的表现特点
A. 尿量明显减少
B. 血压下降，四肢厥冷
C. 皮肤、口唇黏膜稍干燥
D. 失水量为体重的 5%~10%
E. 皮肤弹性尚可

10. 关于低钾血症的临床表现，不正确的是
A. 神经肌肉兴奋性降低
B. 腱反射亢进
C. 低钾低氯性碱中毒，尿液呈碱性
D. 神经肌肉兴奋性增高
E. 心电图 T 波高尖

11. 关于小儿钾代谢的说法，下列正确的是
A. 小儿正常血清钾浓度 3. 5~5. 5mmol/L
B. 当血清钾浓度 <3.5mmol/L 时称为低钾血症
C. 低钾血症在临床上多见
D. 低钾血症采用氯化钾液补充是最佳策略
E. 当血清钾浓度 >5.0mmol/L 时称为高钾血症

12. 对迁延性和慢性腹泻的治疗，下列哪项是错误的
A. 及时足量、足疗程使用抗生素进行病原治疗
B. 因消化能力低，禁食时间要长，这样有利于消化功能的恢复
C. 消化酶分泌不足，最好长期选用脱脂奶

D. 寻找并解除病程迁延的原因

E. 尽快调整饮食，以防止和纠正营养不良

13. 关于胃炎，说法正确的是

A. 胃窦炎最多见

B. 急性胃炎多为继发性

C. 慢性胃炎多为原发性

D. 按临床发病缓急分为急性和慢性两类

E. 慢性胃炎与幽门螺杆菌无关

14. 下述哪项方法适用于诊断小儿慢性胃炎

A. 上消化道内镜检查

B. ^{14}C 标记尿素呼气试验查幽门螺杆菌

C. 胃肠 X 线钡餐造影

D. 胃黏膜组织活检

E. 血清学检测抗 Hp 抗体

15. 下列属于抑酸药的是

A. 阿托品

B. 奥美拉唑

C. 碳酸氢钠

D. 丙谷胺

E. 雷尼替丁

16. 原发性消化性溃疡多发于

A. 学龄儿童

B. 新生儿

C. 婴儿

D. 幼儿

E. 青少年

17. 十二指肠球部溃疡钡餐的征象包括

A. 痉挛性切迹

B. 十二指肠球部激惹

C. 十二指肠球部变形

D. 龛影

E. 充盈缺损

18. 胃食管反流时可以出现下列病症

A. 婴儿哭吵综合征

B. 慢性呼吸道感染

C. 哮喘

D. 慢性浅表性胃炎

E. 婴儿猝死综合征

19. 下列哪项是小儿先天性肥厚性幽门狭窄的主要临床表现

A. 生后 2~3 周出现呕吐，呈进行性加重

B. 剧吐时可吐黄绿色胆汁

C. 可伴黄疸

D. 右上腹橄榄状肿块

E. 胃蠕动波从左上腹向右上腹移动

20. 下列说法正确的是

A. 柏油样黑便常常提示出血部位位于食管、胃、十二指肠等

B. 紫红色便提示小肠出血的可能性较大

C. 大便表面血液附着或血液与大便相混则提示结肠出血

D. 果酱样大便伴阵发性哭闹则是肠套叠的典型症状

E. 钻顶样疼痛见于肠结核

21. 有关小儿肠套叠的描述中，下列哪项是正确的

A. 多有果酱样大便　　B. 常发生于 2 岁以内小儿

C. 小儿常表现为阵发性哭闹　　D. 绝大多数与肠管本身病变有关

E. 腹部多可扪及腊肠型、光滑、压痛肿块

六 案例分析题

（1~3 题共用题干）

患儿，男，4 岁。高热、腹痛、腹泻，大便呈赤豆汤样血水便，伴明显中毒症状，诊断为急性坏死性肠炎。

1. 该病的主要病变部位为

A. 全部结肠　　B. 食管至小肠

C. 回盲部至结肠　　D. 食管至结肠

E. 空肠和回肠

2. 以下哪项关于肠产毒性大肠埃希菌致病的说法是正确的

A. 黏附在上部小肠黏膜上皮细胞上

B. 产生肠毒素

C. 毒性可通过质粒传递给其他大肠埃希菌

D. 造成黏膜组织严重损伤

E. 不影响双糖酶的活性

3. 婴儿腹泻导致代谢性酸中毒的主要原因是

A. 饥饿性酮症　　B. 机体酸性代谢产物增多

C. 腹泻液中丢失碳酸氢盐　　D. 排泄酸性代谢产物减少

E. 饱食　　F. 以上都不是

（4~11 题共用题干）

患儿，女，7 个月。腹泻 2 天，每天大便 8~15 次，黄色稀水便。起病时呕吐较重，伴发热，体温 38.2℃，声咳，流涕。来诊前 4 个小时未排尿。体格检查：体温 37.4℃，心率 128 次/分，体重 5.8kg，精神萎靡，前囟及眼窝明显凹陷，咽赤，心肺无异常。腹部平软，无包块，无固定压痛，皮肤弹性极差，肢冷。实验室检查：白细胞计数 6.7×10^9/L，中性粒细胞 0.62，淋巴细胞 0.38；便常规：白细胞 0~2 个/高倍视野，余正常。

4. 对于这个患儿，当前需要做的是

A. 采取静脉血常规分析　　B. 开通静脉通路

C. 监测血压　　D. 监测心率

E. 口服4万U庆大霉素做肠道清洁　　F. 采集粪便标本，马上送检

G. 采集尿液标本

5. 根据现有的临床资料，该患儿最可能诊断为

A. 轮状病毒肠炎　　B. 真菌性肠炎

C. 中毒性菌痢　　D. 坏死性小肠结肠炎

E. 肠梗阻

6. 血常规分析结果如下：pH 7.24，Na^+ 125mmol/L，K^+ 3.8mmol/L，Cl^- 92mmol/L，Ca^{2+} 1.13mmol/L，BE -1.4mmol/L。据此在下述合并症的诊断中，可能的是

A. 低渗性脱水　　B. 代谢性酸中毒

C. 低钙血症　　D. 低钠血症

E. 低氯血症　　F. 低钾血症

7. 此患儿首批最好输用下述哪种混合液

A. 4:3:2液（2/3张）　　B. 2:3:1液（1/2张）

C. 1:1液（1/2张）　　D. 生理维持液

E. 2:1等张含钠液

8. 补充该患儿的累计损失量，应选用下述哪种液体最合适

A. 2:1等张含钠液　　B. 2/3张含钠溶液

C. 1/3张含钠溶液　　D. 1/4张含钠溶液

E. 1/5张含钠溶液

9. 在静脉补液过程中，该患儿突然出现抽搐。当时测体温为37℃，最可能是发生了

A. 高热惊厥　　B. 化脓性脑膜炎

C. 中毒性脑病　　D. 低钙惊厥

E. 病毒性脑膜炎

10. 该患儿经第一阶段输液失水纠正后，在继续补液过程中出现精神萎靡、嗜睡，心率140次/分，心音低钝，腹胀，肠鸣音减弱，膝反射未引出。应选用何种治疗方法

A. 1.4%碳酸氢钠20ml/kg静脉滴注

B. 10%葡萄糖酸钙10ml稀释后缓慢静脉注射

C. 2:1等张含钠液20ml/kg静脉注射

D. 10%氯化钾注射液2~3ml/kg，以小于0.3%浓度加入液体中静脉滴注

E. 25%葡萄糖40ml稀释后缓慢静脉注射

11. 入院第2天，该患儿大便减少至7~8次/天，已排尿，吐止，除继续监测酸碱平衡并纠

正和继续静脉补钾外，第 2 天的静脉补液宜选哪种混合液

A. 1∶1 溶液　　B. 2∶1 等张含钠液
C. 生理盐水　　D. 5% 葡萄糖
E. 10% 葡萄糖

（12~16 题共用题干）

患儿，女，12 岁。反复上腹痛，反酸 3 年，与吃饭密切相关。伴食欲减退、消瘦。

12. 该患儿最可能的诊断是

A. 萎缩性胃炎　　B. 浅表性胃炎
C. 慢性胃炎　　D. 消化性溃疡
E. 糜烂性胃炎　　F. 胃癌

13. 胃镜检查示十二指肠球部溃疡，尿素酶试验阳性，治疗方案首选抑酸剂加

A. 1 种有效抗生素　　B. 2 种有效抗生素
C. 解痉剂　　D. 促胃动力剂
E. 以上均错误

14. 下述消化性溃疡的特点错误的是

A. 节律性上腹痛　　B. DU 为空腹痛、夜间痛
C. GL 为餐后痛　　D. 出血后疼痛的节律性消失
E. 可因情绪波动诱发疼痛　　F. 可合并上消化道出血

15. 患儿经治疗半个月后，症状缓解，自行停药，某天吃西瓜后突然出现剧烈腹痛，以下哪个体征对诊断消化性溃疡急性穿孔最有价值

A. 溃疡病史　　B. 严重上腹疼痛
C. 肝浊音消失　　D. 上腹部疼痛
E. 腹胀、尿少　　F. 腹肌紧张

16. 如患儿突然出现大量呕血、血便，面色苍白，尿少，血压下降，紧急的处理应是

A. 禁食　　B. 密切监测生命体征
C. 全身应用止血药　　D. 紧急内镜消化道局部止血
E. 补充足够血容量　　F. 以上均包括

参考答案与解析

一、A1 型题

1. B【解析】新生儿食管长度为 8~10cm，1 岁时为 12cm，5 岁时为 16cm，学龄儿童为

20～25cm，成人为25～30cm。

2. B【解析】人乳喂养儿粪便为黄色或金黄色，多为均匀膏状或带少许黄色粪便颗粒，或较稀薄，绿色、不臭。

3. C【解析】发生十二指肠闭锁最多的部位为壶腹部附近。

4. A【解析】EV71是人肠道病毒的一种。

5. C【解析】婴幼儿肠黏膜肌层发育差，肠系膜柔软而长，结肠无明显结肠带与脂肪垂，升结肠与后壁固定差，易发生肠扭转和肠套叠。肠壁薄，故通透性高，屏障功能差，肠内毒素、消化不全产物等过敏原可经肠黏膜进入体内，加之口服耐受机制尚不完善，容易引起全身感染和变态反应性疾病。

6. E【解析】上下消化道的分界线是在十二指肠和空肠的交界部，有一条韧带叫屈氏韧带，也叫作十二指肠悬韧带。

7. E【解析】酸中毒不属于小儿低钾血症的常见病因。

8. E【解析】按脱水性质分为：等渗性脱水，血清钠为130～150mmol/L；低渗性脱水，血清钠＜130mmol/L；高渗性脱水，血清钠＞150mmol/L。临床上以等渗性脱水最常见，其次为低渗性脱水，高渗性脱水少见。

9. C【解析】腹泻持续2周至2个月为迁延性腹泻，2个月以上为慢性腹泻。

10. B【解析】腹泻病时还可合并低钙血症和低镁血症：腹泻患儿进食少，吸收不良，从大便丢失钙、镁，可使体内钙、镁减少，此症在活动性佝偻病和营养不良患儿更多见。但是脱水、酸中毒时由于血液浓缩、离子钙增多等原因，不出现低钙的症状，待脱水、酸中毒纠正后则出现低钙症状（手足搐搦和惊厥）。极少数久泻和营养不良患儿输液后出现震颤、抽搐。用钙治疗无效时应考虑有低镁血症的可能。

11. A【解析】肠致病性大肠埃希菌是婴幼儿流行性腹泻的主要病原菌，具有高度传染性，多发生在夏秋季节。

12. D【解析】pH下降，血液碱剩余下降提示可能存在混合性酸中毒。

13. B【解析】等渗性脱水用1/2张含钠液，低渗性脱水用2/3张含钠液，高渗性脱水用1/3张含钠液。判断脱水性质困难时，先按等渗性脱水处理。

14. B【解析】张力就是含钠液量与总液量的比值。口服补液盐渗透压约220mmol/L，血浆渗透压约300mmol/L。WHO推荐使用的口服补液盐的张力是2/3。

15. E【解析】WHO推荐的口服补液盐的氯化钾浓度为0. 15%。

16. E【解析】婴幼儿腹泻易感因素如下。①消化系统特点：婴幼儿消化系统发育未成熟，胃酸和消化酶分泌不足，对食物质和量的较大变化耐受力差。②生长发育快：对营养物质的需求相对较多，胃肠负担重。③机体防御功能差：胃酸低，血液中免疫球蛋白和胃肠道SIgA均较低，对感染的防御能力差。④肠道菌群失调：新生儿出生尚未建立正常的肠道菌群，对入侵的致病微生物不具有拮抗作用。

17. B【解析】低钾血症：钾向细胞内转移，见于碱中毒（碱血症），选项B错误。

18. E【解析】高渗性脱水易发生神经系统症状的原因是脑细胞脱水。

19. C【解析】呼吸代偿功能差是新生儿腹泻发生酸中毒时呼吸症状不明显的原因。

20. A【解析】静脉补钾浓度不能超过0.3%。

21. D【解析】低渗性脱水的典型症状如下。①轻度缺钠：患者有疲乏感、头晕、手足麻木、口渴不明显。②中度缺钠：除上述症状外，常有恶心、呕吐、脉搏稀疏，血压不稳定，视物模糊，尿量少。③重度缺钠：患者神志不清、肌腱反射减弱或消失，出现木僵，甚至昏迷。常发生休克。

22. E【解析】小儿腹泻合并代谢性酸中毒时，先给总需要量的1/2。

23. D【解析】小儿不显性失水的特点为足月新生儿较早产儿相对少。

24. B【解析】小儿腹泻伴脱水，首选的检查是血电解质测定，确定有无电解质平衡紊乱情况。

25. C【解析】抗生素相关性腹泻（AAD）包括金黄色葡萄球菌肠炎、假膜性小肠结肠炎、真菌性肠炎、肠道菌群失调性肠炎。鼠伤寒沙门菌小肠结肠炎属于侵袭性细菌引起的肠炎。

26. B【解析】参见A1型题第8题解析。

27. D【解析】重度脱水皮肤发灰或有花纹、干燥、弹性极差。眼窝和前囟深陷，眼闭不合，两眼凝视，哭时无泪，口唇黏膜极度干燥，因血容量明显减少可出现休克症状，如心音低钝、脉细数、血压下降、四肢厥冷、尿极少或无尿。

28. C【解析】重度脱水时体内水分丢失相当于体重的10%以上，临床表现得非常明显。

29. D【解析】低渗性脱水最常见的并发症是休克，水和钠同时缺失，但缺水少于缺钠，血清钠低于正常范围，细胞外液呈低渗状态。机体减少抗利尿激素的分泌，使水在肾小管内的再吸收减少，尿量排出增多，以提高细胞外液的渗透压。但细胞外液量反更减少。低渗性脱水多发生于吐泻时间较久、营养不良及单纯补水过多的小儿。低渗性脱水初期可无口渴的症状。

30. C【解析】小儿每天补充生理需要，所需液量为60~80ml/kg。

31. D【解析】小儿补充继续损失量，所选液体张力为1/2~1/3张。

32. C【解析】参见A1型题第8题解析。

33. E【解析】轻度脱水：表示有3%~5%体重减少或相当于30~50ml/kg体液的减少。中度脱水：表示有5%~10%的体重减少或相当于体液丢失50~100ml/kg。重度脱水：表示有10%以上的体重减少或相当于体液丢失100~120ml/kg。

34. B【解析】小儿液体生理需要量的补充如下。0~10kg体重：100ml/(kg·d)；11~20kg体重：1000ml+超过10kg体重数×50ml/(kg·d)；20kg以上体重：1500ml+超过20kg体重数×20ml/(kg·d)。

35. D【解析】一般等渗性脱水用1/2张含钠液。

36. C【解析】根据脱水程度确定补液量，第1日的输液量包括累积损失量、继续丢失量和生理需要量；第2日的输液量只包括继续丢失量和生理需要量（生理需要量中每日所进的奶量和饮水量，应注意扣除）。在补液过程中注意先快后慢；先浓后淡；见尿补钾；酌情补钙、补镁等原则。一般轻度脱水为90~120ml/kg，中度脱水为120~150ml/kg，重度脱水为150~180ml/kg。

37. A【解析】口服补液可用于腹泻脱水的预防以及轻、中度脱水而无明显周围循环障碍的患儿。有明显腹胀、休克、心肾功能不全或其他严重并发症者及新生儿不宜口服补液。如口服补液过程中呕吐频繁或腹泻、脱水加重者，应改为静脉输液。

38. D【解析】对重度脱水或中度脱水有明显周围循环衰竭者，首先应给予扩容，2∶1等张含钠液20ml/kg于30~60分钟内静脉推注或快速滴注，以迅速增加血容量，改善循环和肾脏功能。适用于任何脱水性质的患儿。

39. E【解析】轻型腹泻大便次数每日10次以下，镜检可见大便含大量脂肪球，无明显全身症状，无明显脱水和电解质紊乱。重型腹泻大便每日10余次或数十次，大便镜检可见脂肪球及少量白细胞。有明显全身中毒症状及水、电解质和酸碱平衡紊乱症状。

40. B【解析】按病程分，急性腹泻病程小于2周，迁延性腹泻病程2周至2个月，慢性腹泻病程大于2个月。

41. A【解析】目前我国最常见的菌痢病原是福氏痢疾杆菌。

42. B【解析】根据病理生理改变，低渗性脱水时，细胞外的水进入细胞内，因此细胞外脱水更明显，临床脱水症状比实际脱水重，易发生休克。高渗性脱水则相反，细胞内水进入细胞外，细胞内脱水明显，易引起神经系统症状，而脱水症状比实际脱水轻，不易发生休克。

43. C【解析】不显性失水量一般比较恒定，由于小儿生长发育快，新陈代谢旺盛，所需热量较大，其不显性失水量也较多，按体重计算约为成人的2倍，在一般情况下平均为42ml/100kcal，其中细胞和皮肤失水分别为14ml/100kcal和28ml/100kcal。

44. B【解析】参见A1型题第9题解析。

45. D【解析】失水量占体重的5%~10%为中度脱水。低渗性脱水：血清钠<130mmol/L。因此选项D正确。

46. D【解析】pH正常范围为7.35~7.45，$PaCO_2$正常范围为30~45mmHg。代偿性代谢性酸中毒pH应在正常范围，$PaCO_2$应该是降低的。因为代谢性酸中毒只能靠呼吸代偿，排出较多的CO_2，pH才能维持在正常范围。

47. E【解析】小儿腹泻根据病情分类如下。①轻型：无脱水，无电解质平衡紊乱和酸碱失衡症状。②中型：轻至中度脱水或有轻度电解质平衡紊乱或酸碱失衡症状。③重型：重度脱水或有明显酸碱失衡症状。

48. E【解析】幽门螺杆菌（Hp）检测分为侵入性和非侵入性两大类。侵入性需通过胃镜检查取胃黏膜活组织进行检测，包括：①快速尿素酶试验。②组织学检查。③Hp培养。非侵入性检查主要有：①^{13}C尿素呼气试验。②粪便Hp抗原检测。③血清学检测抗Hp-IgG

抗体。唯有血培养无意义。

49. C【解析】^{13}C 呼吸试验检测 Hp 的原理是 Hp 能产生尿素酶。

50. B【解析】功能性腹痛是一种常见的儿童期身心疾病，与情绪改变、生活紧张、家庭成员过度焦虑等有关。表现为发作性腹痛，持续数十分钟或数小时而自行缓解，可伴恶心、呕吐等症状。临床与辅助检查没有阳性发现。功能性腹痛的腹部检查特点是无固定压痛。

51. C【解析】儿童消化性胃溃疡较常见的部位是胃窦、胃窦-胃体交界的小弯侧。

52. A【解析】血红蛋白中的铁，在胃酸和肠道细菌的作用下，与硫化物起作用而变成硫化铁，这种化合物使大便变黑。形、色如柏油，故称为柏油样便。当上消化道出血超过 50ml 时，就可以出现黑便。因此柏油样便中的血来源于胃及十二指肠。

53. D【解析】质子泵抑制剂抑制 H^+-K^+-ATP 酶的活性，可以完全阻断任何刺激引起的胃酸分泌。

54. C【解析】胃食管反流的临床表现如下。①呕吐：表现为溢奶、轻度呕吐或喷射性呕吐。②反复呼吸道疾患：因顽固性呕吐，呕吐物从呼吸道吸入可引起窒息、呼吸暂停、肺炎，甚至突然死亡。③反流性食管炎。④营养不良、贫血及生长发育迟缓。

55. C【解析】参见 A1 型题第 54 题解析。

56. D【解析】胃食管反流的检查方法很多，其中 24 小时 pH 动态监测是最可靠的方法，能 24 小时检测到有无反流、反流次数、反流最长时间、反流与症状的关系等。因而能区分生理性与病理性反流。

57. B【解析】常根据呕吐物的性状可以推测病变部位，吐原奶表明尚未进入胃即吐出，病变在食管。吐乳凝块而不含胆汁表明病变在十二指肠壶腹以上。吐出物含胆汁表明病变在十二指肠壶腹以下的十二指肠及空回肠。吐出物含粪质，则提示低位肠梗阻。

58. D【解析】胃镜检查为胃炎最可靠的诊断手段。可直接观察胃黏膜病变及其程度，可见黏膜广泛充血、水肿、糜烂、出血，有时可见黏膜表面的黏液斑或反流的胆汁。Hp 感染时，还可见到胃黏膜微小结节形成（又称胃窦小结节或淋巴细胞样小结节增生）。同时可取病变部位组织进行幽门螺杆菌和病理学检查。

59. D【解析】呕吐物含胆汁者考虑病变部位为十二指肠壶腹以下。

60. C【解析】学龄期溃疡病常表现为周期性发作性上腹疼痛，胃溃疡者常为饭后疼痛，十二指肠溃疡者常为饭前及夜间疼痛。

61. D【解析】小儿胃食管反流较常见，但绝大多数为生理性反流，大部分在生后 12~18 个月内呕吐症状消失，如无适当治疗，可发展为胃食管反流病。

62. A【解析】幽门螺杆菌感染时，胃黏膜可见胃窦小结节或称淋巴细胞样小结节增生。儿童幽门螺杆菌所致的局部病变较多的是结节性胃炎。

63. C【解析】先天性肥厚性幽门狭窄典型临床表现为生后 2~4 周开始呕吐，进行性加重，继而喷射性呕吐，吐出物为带凝块的乳汁，但不含胆汁，呕吐后食欲旺盛，在右季肋下触到橄榄状肿块，并可以移动。

64. D【解析】典型的先天性肥厚性幽门狭窄呕吐多发生在生后2~4周，呕吐物不含胆汁，由于反复呕吐丢失大量的H^+和Cl^-，患儿常表现体重不增、脱水和低氯性碱中毒，晚期脱水加重，组织缺氧，产生乳酸血症、低钾血症，肾功能损害时可合并代谢性酸中毒。腹部平片“双气泡”征是胃扭转的影像学改变。多数病例在右上腹肋缘下与右腹直肌之间可触诊枣核或橄榄大小肿物。

65. E【解析】Crohn病特点为回肠开始，向远端发展，回肠最常受累，直肠受累极少，炎症呈节段性，透壁性炎症，肠壁全层受累，肛周病变及瘘管多见。

66. A【解析】治疗炎性肠病常用的药物：①柳氮磺吡啶。②美沙拉嗪。③泼尼松。④硫唑嘌呤。⑤英夫利昔单抗。⑥双歧杆菌三联活菌。

67. C【解析】腹痛是腹膜炎主要的表现，一般都很剧烈，为持续性，难以忍受，腹痛多自原发病变部位开始，随炎症扩散而波及全腹，但以原发部位疼痛显著。

68. C【解析】肠套叠是指一段肠管套入与其相连的肠腔内，并导致肠内容物通过障碍，是婴幼儿时期最常见的急腹症之一，是3个月至6岁期间引起肠梗阻的最常见原因。

69. A【解析】空气灌肠能清楚看见套叠头的块影，并可同时进行复位治疗。适于肠套叠在48小时内，全身情况良好，腹部不胀，无明显脱水及电解质紊乱的患儿。

70. A【解析】肠套叠的类型，由于套入部位不同可分成下列几种类型。①回盲型：约占总数的50%~60%。②回结型：约占30%。③回回结型：占10%左右。④小肠型：即小肠套入小肠，比较少见。⑤结肠型：结肠套入结肠，也很少见。⑥多发型肠套叠，罕见。

71. B【解析】肠套叠是婴儿期一种特有疾病，偶见成人或新生儿，1岁以内最多见，尤其以4~10个月婴儿最多见，此期是发病高峰，2岁以后随年龄增长发病逐年减少。

72. E【解析】肠套叠是婴儿期一种特有疾病，偶见成人或新生儿，1岁以内最多见，尤其以4~10个月婴儿最多见，此期是发病高峰，2岁以后随年龄增长发病逐年减少，选项A、C错误。此病与上呼吸道感染及淋巴腺病毒感染有关，选项B错误。小儿急性肠套叠能排出果酱样黏液血便，选项E正确。

73. E【解析】参见A1型题第69题解析。

74. C【解析】婴儿肠套叠一般有三大典型表现，即腹痛、血便、肿物。①腹痛：为阵发性规律性发作，表现为突然发作剧烈的阵发性绞痛，患儿哭闹不安、屈膝缩腹、面色苍白，持续数分钟或更长时间后腹痛缓解，安静或入睡，间歇10~20分钟后伴随肠蠕动出现又反复发作。②血便：为重要症状。出现症状的最初几小时大便可正常，以后大便少或无便。约85%的病例在发病后6~12小时排出果酱样黏液血便，或直肠指检时发现血便。③腹部包块：多数病例在右上腹季肋下可触及有轻微触痛的套叠肿块，呈腊肠样，光滑不太软，稍可移动。晚期病例发生肠坏死或腹膜炎时，出现腹胀、腹水、腹肌紧张和压痛，不易扪及肿块，有时腹部扪诊和直肠指检双合检查可触及肿块。

75. E【解析】小儿腹痛病因未明时慎用止痛剂，尤其是麻醉性镇痛剂，以免掩盖病情，延误诊断。

76. B【解析】先天性肥厚性幽门狭窄患儿，随呕吐加剧、摄入不足，引起脱水、营养不良。血中游离钙下降，可发生喉痉挛及手足搐搦。

二、A2 型题

1. B【解析】尿钾的排出与血钾的水平成正比，原来因腹泻丢失，血钾降低，又经补液后稀释，尿中不会大量排钾。

2. B【解析】尿量明显减少，而不是无尿或稍减少，故为中度脱水。血钾正常范围是 3. 5~5. 5mmol/L，故为低钾血症。

3. B【解析】高渗性脱水时临床上常有高热、烦渴、嗜睡、肌张力较高、反射活跃，而脱水程度不太重。由于脑细胞脱水可致惊厥发作，此时血钠 >150mmol/L。

4. E【解析】重度脱水，在补液初期给予的液体性质、量及速度为等张含钠液，200ml，0. 5~1 小时静脉输入。

5. B【解析】生理性腹泻的特点有：①大便次数每天从 2~3 次到 8~9 次不等，像浆糊一样，没有特殊臭味。②患儿有点虚胖，面部、耳后或发际往往有奶癣。③患儿尽管有些拉稀，但身体所吸收的营养物质仍然超过一般小儿，生长发育也不受影响，胃口好，不生病。

6. D【解析】轮状病毒肠炎好发于 6 个月到 2 岁婴幼儿，每年在 10 月至次年 1 月秋冬寒冷季节多发。轮状病毒肠炎的自然病程一般在 7~10 天，临床表现有发热、腹泻蛋花汤样或水样便，每日 5~10 次至 10 多次。伴轻度呕吐，呕吐常发生在发病头 1~2 天。

7. D【解析】重度脱水：失水量为体重的 10% 以上（100~120ml/kg）。精神极度萎靡，表情淡漠，口唇黏膜极度干燥，眼窝和前囟深凹，哭时无泪。皮肤弹性极差，尿量极少或无尿，休克症状。低渗性脱水，血清钠 <130mmol/L。根据该患儿的临床表现及体检结果，考虑诊断为重度低渗性脱水。

8. B【解析】继发性乳糖不耐受一般需要半个月甚至需要 2 个月，不少新生儿和早产儿，在新生儿期由于肠黏膜发育不够成熟及乳糖酶活性暂时低下，对乳糖暂时不耐受，排便次数多，待活性正常之后次数就会减少。

9. E【解析】当脱水酸中毒纠正后，血钙被稀释及离子钙减少，可出现手足搐搦或惊厥。输液过程中如出现抽搐，可用地西泮控制抽搐症状，然后给 10% 葡萄糖酸钙 5~10ml 加等量 5% 葡萄糖液稀释后缓慢静脉注射。

10. C【解析】根据大便次数及患儿表现，可判断为婴幼儿腹泻，消化不良大便次数不会这么多。根据患儿尿量、精神、眼窝及前囟、皮肤弹性、末梢循环的情况可判断患儿为中度脱水。血清钠的正常范围为 130~150mmol/L，判定为中度等渗性脱水。通过呼吸深快等判断是代谢性酸中毒。

11. C【解析】轮状病毒肠炎：①起病急，常伴发热等症状。②多见于 6 个月至 2 岁婴幼儿。③秋冬季多见。④粪便呈蛋花汤样或无色水样，无腥臭味，有少量黏液，镜检白细胞极少或无。⑤无明显中毒症状，腹泻严重者可发生脱水、酸中毒及电解质紊乱。⑥本病为自限性疾病，病程5~7天。粪便显微镜检查偶有少量白细胞，感染后1~3天即有大量病毒自大便中排除。

12. D【解析】ORS溶液可用于纠正小儿腹泻所致轻、中度脱水，其配方为NaCl 3.5g、$NaHCO_3$ 2.5g、枸橼酸钾1.5g、葡萄糖20g、加水至1000ml；所提供的HCO_3^-可纠正轻、中度酸中毒。世界卫生组织（WHO）推荐使用这种溶液。

13. D【解析】该患儿血钠低于正常，为低渗性脱水，应给高张液体。4∶3∶2液的组成为4份0.9%氯化钠、3份5%~10%葡萄糖液、2份1.4%碳酸氢钠或1.87%乳酸钠，为2/3张液，常用于重度低渗性脱水。

14. A【解析】轻度脱水表现为：精神状态无明显改变，失水比例占体重的5%以下，皮肤弹性稍差，口腔黏膜稍干燥，眼窝前囟稍凹陷，有泪，尿量略减少，无周围循环衰竭及酸中毒表现。水和电解质丢失大致相同则多引起等渗性脱水，正常血钠130~150mmol/L。

15. C【解析】细菌性痢疾夏季发病多。大便次数多，含黏液、脓血，里急后重，多伴有高热等感染中毒症状。粪便检查可见成堆脓细胞，细菌培养阳性。但必须注意菌痢偶尔亦可引起肠套叠，两种疾病可同时存在或肠套叠继发于菌痢后。

16. C【解析】细菌性肠炎的症状：发热、腹泻、粪便有黏液或脓血、大便有腥臭味，有的有里急后重感，即便后仍有余便未尽的感觉。考虑该患儿腹泻为细菌直接侵犯肠黏膜所致。

17. C【解析】根据症状和体征，考虑小儿腹泻病。应检查大便常规、血气分析和血电解质。根据大便常规有无白细胞将腹泻分为侵袭性细菌以外的病原感染和侵袭性炎症病变2组；根据测定血生化了解有无低Na^+、低K^+、低Ca^{2+}等电解质紊乱；血气分析有助于判断有无酸碱平衡失调。

18. A【解析】根据临床表现，患儿诊断符合腹泻病并重度脱水（精神萎靡，心率170次/分，四肢末梢凉，有花纹），应该立即进行扩容纠正酸中毒，2∶1等张含钠液是2份0.9%的氯化钠和1份1.4%的碳酸氢钠或1份1.87%的乳酸钠。具有快速扩容纠酸的作用，适用于各种类型的重度脱水患儿。

19. E【解析】高渗性脱水时，轻度脱水口渴为主要特点，可伴有少尿，水分丧失量为体重的2%~3%；中度脱水口渴更加明显，黏膜干燥、皮肤弹性下降、眼窝凹陷、尿更少、尿比重高，水分丧失量为体重的4%~6%；严重者，高热，出现神经精神症状，如烦躁不安、躁动、幻觉、昏迷、惊厥等。

20. A【解析】等渗性脱水用1/2张含钠液，低渗性脱水用2/3张、高渗性脱水用1/3张含钠液。

21. B【解析】低钾血症的临床表现：①四肢软弱无力，软瘫，腱反射迟钝或消失，严重者出现呼吸困难。②神志淡漠，目光呆滞，嗜睡，神志不清。③恶心，呕吐，腹胀，肠麻痹。④心悸，心律失常。

22. D【解析】呼吸性酸中毒时血浆碳酸浓度的原发性增高，导致血液pH下降为主要特征的酸碱平衡紊乱，血中 HCO_3^- 或 $PaCO_2$ 增高。

23. C【解析】根据题干，该患儿可能患有重度高渗性脱水、低钾血症等，输液应为快速扩容 2∶1 液，累计损失量 3∶2∶1 液。快速扩容阶段（20ml/kg 在 30 分钟内输完）。

24. A【解析】根据题干选项 A：NaCl = 0.9% × 200 = 18ml，GS = 5% × 150 = 7.5ml，$NaHCO_3$ = 1.4% × 100 = 1.4ml。选项 A 的总量为 18 + 7.5 + 1.4 = 26.9（约等于 27），27 × 2/3 张 = 18ml，正好为 NaCl 的含量，所以选项 A 正确。同理计算其他选项。

25. D【解析】婴儿脱水的表现有皮肤弹性差、干哭无泪、口唇发干、长时间无尿等，甚至会出现囟门凹陷的症状；脱水患儿由于细胞外液渗透压降低，相对细胞外液水分向细胞内转移，所以，细胞外液减少更严重。

26. E【解析】先天性肥厚性幽门狭窄，呕吐为本病的首发症状，多于生后 2～3 周出现呕吐，少数病例生后即吐，也偶有迟至 7～8 周才吐的，早产儿多发病晚。呕吐物为乳汁及胃液或乳凝块，不含胆汁。约 95% 的患儿于上腹部可见胃蠕动波。在右上腹部触到橄榄样肿块是幽门狭窄的特有体征。

27. C【解析】反复发作性血便、发热、腹痛，除外细菌性痢疾、阿米巴痢疾、肠结核、局限性结肠炎、肿瘤，考虑溃疡性结肠炎。

28. C【解析】金黄色葡萄球菌肠炎典型大便为暗绿色海水样，多黏液，镜检见大量脓细胞和成簇的革兰阳性球菌，凝固酶试验阳性。

三、A3/A4 型题

1. E【解析】肠产毒性大肠埃希菌肠炎起病多较急，轻者大便次数稍增多，重者腹泻频繁，大便量多呈蛋花汤样或水样，可发生脱水、电解质紊乱和酸中毒。轮状病毒性肠炎起病急，大便呈水样或蛋花汤样，无臭味，易出现脱水和酸中毒。金黄色葡萄球菌肠炎起病急，发热，呕吐，腹泻，大便腥臭，水样便，易出现脱水、电解质紊乱和中毒症状。真菌性肠炎常为白念珠菌引起，大便稀黄，泡沫较多，带黏液，有时可见带豆腐渣样细块。

2. C【解析】根据年龄 9 个月，饮水少，尿少，体重 7kg，精神萎靡，皮肤弹性较差，前囟、眼窝明显凹陷，四肢稍凉，血钠 125mmol/L，判断本病例为中度低渗性脱水。第 1 天补液总量为 120～150ml/kg，溶液种类应选 2/3 张含钠液。累计损失量中度脱水为 50～100ml/kg，先按 2/3 量给予。

3. D【解析】补钾原则为见尿补钾，一般患儿按每日 3～4mmol/kg 补充，缺钾症状明显者可增至 4～6mmol/kg。轻度脱水可分次口服；重度脱水可静脉缓慢滴注，勿静脉注射。静脉滴注浓度不得超过 0.3%。补钾一般持续 4～6 天，严重缺钾适当延长。

4. C【解析】参见 A2 型题第 21 题解析。

5. C【解析】电解质紊乱导致低钾血症和低钠血症。

6. A【解析】大便为水样且伴有呼吸道症状，查大便常规，白细胞计数很少且没有红细胞及吞噬细胞等，临床符合病毒性肠炎的表现。患儿精神萎靡，前囟及眼窝明显凹陷，皮肤弹性极差，四肢冷，脉率快，应为重度脱水表现。

7. C【解析】患儿初步临床诊断为病毒感染所致，不应首选用抗生素，应先明确脱水性质，做好补液准备。

8. A【解析】血钠正常为130~150mmol/L，血钾正常为3.5~5.5mmol/L，BE值正常为-4~+2mmol/L，Ca^{2+}小于1.0mmol/L为低钙血症，pH偏低而$PaCO_2$不高，不存在呼吸性酸中毒。

9. B【解析】该患儿为重度脱水，应先用2∶1等张含钠液扩容治疗。

10. C【解析】患儿血钠经过补液应该较前提高，再发生抽搐的可能性较小，而血游离钙本来就不高，经过补液酸中毒纠正后很可能下降，当小于1.0mmol/L就可出现抽搐。

11. A【解析】口服补液盐补液可用氯化钠3.5g/L，碳酸氢钠2.5g/L，氯化钾1.5g/L，含葡萄糖20g/L加水到1000ml配制。其中，Na^+ 90mmol/L，K^+ 20mmol/L，Cl^- 80mmol/L，HCO_3^- 30mmol/L，其电解质的渗透压为2/3张。

12. C【解析】根据题干呕吐、腹泻、发热、咳嗽，水样便，口渴，尿量稍减少等判断其为病毒性肠炎。根据题干双眼眶、前囟稍下凹，皮肤弹性尚好，四肢温暖等判断其为轻度脱水。

13. E【解析】选项E为病毒性肠炎的发病机制。

14. C【解析】该患儿轻度脱水只需口服补液。蒙脱石散能吸附病原体和毒素，维持肠细胞的吸收和分泌功能，与肠道黏液糖蛋白相互作用，可增强其屏障功能，阻止病原微生物的攻击。

15. E【解析】患儿呼吸、心率都增快，皮肤干燥，前囟凹陷，尿量减少，心音稍低钝，符合重度脱水表现。血钠135mmol/L，在正常范围，所以脱水性质应该为重度等渗性脱水。

16. A【解析】患儿虽然查血钾不低，但可能由于脱水酸中毒细胞内钾外流，一旦补液酸中毒纠正以后，钾向细胞内转移、尿量增多钾排出增多等，很容易出现低钾表现，所以补液过程中要注意补钾。

17. B【解析】患儿惊厥持续时间短无发热，抽搐后神志清楚，不符合热性惊厥或颅内感染引起的惊厥表现，结合患儿有腹泻脱水酸中毒（CO_2CP 11.3mmol/L），而且是在脱水基本纠正的过程中出现惊厥，所以考虑为酸中毒纠正后离子钙降低引起的低钙惊厥，需测血钙、镁确诊病因。

18. D【解析】低钙的原因与患儿有佝偻病及钙补充不足、腹泻大便丢失钙等都有关。腹泻钙丢失增加可能会引起一过性甲状旁腺功能亢进，以维持正常血钙水平。

19. C【解析】根据患儿的发病季节及大便性状，考虑轮状病毒感染可能性大。病毒感染导致腹泻的机制主要是引起小肠绒毛缩短、破坏，双糖酶活性降低。

20. B【解析】根据题干，可判断为重度脱水，血清钠含量135mmol/L，判断为重度等渗性脱水。

21. D【解析】产毒性细菌引起的肠炎腹泻频繁，量多，呈水样或蛋花样混有黏液，镜检无白细胞。

22. B【解析】等渗性脱水补充累积损失量用 1/2～2/3 张含钠液（2∶1 液或 2∶3∶1 液），有酸中毒用 2∶3∶1 液；生理需要量用 1/4～1/5 张含钠液，60～80ml/(kg·d)；继续丢失量用 1/2～1/3 张含钠液。

23. E【解析】参见 A3/A4 型题第 22 题解析。

24. E【解析】若吐泻缓解，可酌情减少补液量或改为口服补液。

25. B【解析】婴儿在用多种抗生素后出现腹泻，大便泡沫多，有豆腐渣样改变，同时伴有鹅口疮。首先应考虑肠道菌群紊乱，导致白念珠菌大量繁殖而致真菌性肠炎。大肠埃希菌性肠炎多为黏液脓血便，病毒性肠炎多为水样便。

26. C【解析】治疗应首选抗真菌药物（制霉菌素），头孢菌素、庆大霉素用于细菌感染，利巴韦林用于病毒性肠炎。

27. D【解析】大便为水样且伴有呼吸道症状，查大便常规，突然发热、尿量减少等，临床符合病毒性肠炎的表现。

28. C【解析】补液总量包括：①累计损失（1/2 总量），中度脱水 50～100ml/(kg·d)。②继续损失 10～40ml/(kg·d)。③生理需要 60～80ml/(kg·d)。三方合计中度脱水 120～150ml/(kg·d)。

29. C【解析】参见 A2 型题第 6 题解析。

30. B【解析】患儿哭时泪少，尿量明显减少，精神萎靡，前囟及眼窝明显凹陷，皮肤弹性差，血钠含量 135mmol/L，为中度等渗脱水的表现。

31. D【解析】该患儿为急性重型腹泻病，重度脱水。因其已有明显周围循环障碍，故应先快速扩容，用 2∶1 液或 1. 4% 碳酸氢钠 20ml/kg 于 30～60 分钟内静脉注入，故选 D。而选项 A、B、C、E 均非 2∶1 液，不宜用于扩容。

32. B【解析】累积损失量（扣除扩容液量）一般在 8～12 小时内补完，每小时 8～10ml/kg。选项 B 正确。扩容时补液宜快，20ml/kg 在 30～60 分钟内快速输入。脱水纠正后，补充继续损失量和生理需要量时速度宜减慢，于 12～16 小时内补完，约每小时 5ml/kg。故选 B。

33. C【解析】根据大便次数及患儿表现，可判断为婴幼儿腹泻，消化不良大便次数不会这么多。根据患儿发育营养差，精神萎靡，哭时泪少，尿少；皮肤弹性差，呼吸略深；心肺（-），腹不胀，血钠 135mmol/L，判定为中度等渗性脱水。

34. C【解析】正常补钾的浓度为 3‰，也就是说 1000ml 液体里可以加入 3g 钾，故 250ml 液体中可以加入 0. 75g 钾。如果用 10% 氯化钾加入，就是在钾的克数上乘以 10（实际是用钾的克数/10%），故 250ml 液体中可以加入 7. 5ml 的 10% 氯化钾。

35. B【解析】由于钙制剂外溢易引起局部组织坏死，所以补钙应从中心静脉缓慢输入葡萄糖酸钙。

36. B【解析】肠致病性大肠埃希菌是婴幼儿腹泻的重要病原菌。细菌侵入肠道后，在十二指肠、空肠和回肠上段黏膜表面大量繁殖，黏附于微绒毛，导致刷状缘破坏、上皮细胞排列紊乱和功能受损，造成严重腹泻。其粪便呈蛋花样，腥臭味，有黏液。

37. A【解析】需至医院就诊，静脉输液，补充水电解质，应用抗革兰阴性菌抗生素。鉴定多数是用血清凝集的方式来分类（也有诸如基因分型等其他方法），将样品接种在培养基上，长出菌落后分别对可疑菌落进行血清凝集试验以判断是否为肠致病性大肠埃希菌。

38. D【解析】血清钠的正常范围为 130～150mmol/L，该患儿血钠为 129mmol/L，无尿 11 小时，眼窝凹陷，四肢厥冷，判断其为低渗重度脱水。

39. A【解析】结肠镜是通过肛门插入内镜，进行肠道的直视检查，不但可以清楚地发现肠道病变，还可对部分肠道病变进行治疗，是诊断和治疗大肠疾病安全、有效的方法之一。

40. C【解析】溃疡性结肠炎的 X 线检查表现：①锯齿样肠管与铁轨样皱襞。②充盈缺损：假息肉形成者，X 线可见到数目较多的圆形充盈缺损。③结肠袋消失。X 线可见结肠袋消失，结肠缩短，僵直，重者如水管状。④雪花征。⑤排钡异常。⑥直肠后间隙增大。⑦动脉中断：选择性肠系膜上和肠系膜下动脉造影，可见病变部位的肠壁动脉有中断，狭窄及扩张影像。

41. C【解析】轻中度的溃疡性结肠炎，口服美沙拉嗪、5-氨基水杨酸肠溶片和柳氮磺吡啶等消炎药即可。

42. B【解析】柳氮磺吡啶为磺胺类抗菌药。属口服不易吸收的磺胺药，吸收部分在肠微生物作用下分解成 5-氨基水杨酸和磺胺吡啶。5-氨基水杨酸与肠壁结缔组织络合后较长时间停留在肠壁组织中起到抗菌消炎和免疫抑制作用。

43. B【解析】溃疡性结肠炎镜下为非特异性炎症，多局限于大肠黏膜与黏膜下层，固有层内可见淋巴细胞、浆细胞、单核细胞浸润，急性期常伴有多量中性粒细胞及嗜酸性粒细胞浸润。

44. D【解析】溃疡性结肠炎的并发症有中毒性结肠扩张、肠穿孔、大出血、息肉、癌变、小肠炎等，最严重的为中毒性结肠扩张。

45. C【解析】参见 A1 型题第 69 题解析。

46. A【解析】晚期病情比较严重不适合做灌肠复位。已经灌肠并未复位的病例，复位达 3 次以上者，已出现腹膜炎、肠坏死的晚期病例，需要进行手术治疗。

47. B【解析】乙状结肠扭转钡剂灌肠见扭转部位钡剂受阻，钡剂尖端呈“鸟嘴”状，肠套叠钡剂在结肠受阻，阻端钡剂呈“杯口”或“弹簧”状。

48. B【解析】参见 A3/A4 型题第 46 题解析。

49. A【解析】根据题干判断该患儿可能患有肠套叠，需进行钡剂灌肠 X 线检查。

50. B【解析】肠套叠症状一般为腹痛、呕吐、便血、腹部包块。

51. C【解析】空气灌肠为早期小儿肠套叠首选疗法。

四、B 型题

1. B【解析】金黄色葡萄球菌肠炎典型大便为暗绿色，量多带黏液，少数为血便。

2. D【解析】病毒性肠炎粪便呈蛋花汤样或无色水样，无腥臭味，有少量黏液。

3. E【解析】肠致病性大肠埃希菌肠炎粪便呈蛋花汤样，腥臭味，有黏液。

4. A【解析】按脱水程度分为 3 度。①轻度脱水：失水量为体重的 5%（50ml/kg）。②中度脱水：失水量为体重的 5%～10%（50～100ml/kg）。③重度脱水：失水量为体重的 10% 以上（100～120ml/kg）。

5. B【解析】参见 B 型题第 4 题解析。

6. C【解析】参见 B 型题第 4 题解析。

7. A【解析】生理盐水即 0.9% 氯化钠含钠为 154mmol/L，与血浆相仿，为等张；2∶3∶1 液的组成为：2 份 0.9% 氯化钠，3 份 5% 或 10% 葡萄糖，1 份 1.4% 的碳酸氢钠或 1.87% 的乳酸钠，张力为 1/2 张；4∶3∶2 液的组成为 4 份 0.9% 氯化钠，3 份 5% 或 10% 葡萄糖，2 份 1.4% 的碳酸氢钠或 1.87% 的乳酸钠，张力为 2/3 张；1∶4 含钠液的组成为 1 份 0.9% 氯化钠，4 份 5% 或 10% 葡萄糖，张力为 1/5 张；1∶2 含钠液的组成为 1 份 0.9% 氯化钠，2 份 5% 或 10% 葡萄糖，张力为 1/3 张。

8. B【解析】参见 B 型题第 7 题解析。

9. C【解析】参见 B 型题第 7 题解析。

10. D【解析】参见 B 型题第 7 题解析。

11. C【解析】金黄色葡萄球菌肠炎多继发于使用大量抗生素后。由于长期大量使用抗生素引起耐药菌在肠道大量繁殖，最终导致肠道菌群失调。

12. B【解析】轮状病毒肠炎是由轮状病毒所致的急性消化道传染病。病原体主要通过消化道传播，主要发生在婴幼儿，常由 A 组轮状病毒引起，发病高峰在秋季，故名婴儿秋季腹泻。

13. A【解析】①急性腹泻：病程在 2 周以内。②迁延性腹泻：病程在 2 周至 2 个月。③慢性腹泻：病程在 2 个月以上。

14. D【解析】参见 B 型题第 13 题解析。

15. B【解析】参见 B 型题第 13 题解析。

16. B【解析】高渗性脱水表现为烦渴、高热、尿少、尿比重高。

17. D【解析】低钾血症：血清钾 <3.5mmol/L。表现为精神萎靡，肌张力减低，腱反射减弱或消失，腹胀，肠鸣音减少或消失，心音低钝，心律失常，心电图出现 T 波低平、倒置、ST 段下移、Q-T 间期延长，U 波增大。

18. A【解析】低渗性脱水，血钠≤135mmol/L，皮肤弹性降低，四肢厥冷，血压下降，尿量减少。

19. C【解析】平素健康的小儿患腹泻，病程短，脱水多为等渗性脱水。

20. A【解析】Ⅱ度营养不良小儿，腹泻迁延，脱水多为低渗性脱水。

21. A【解析】轮状病毒肠炎粪便呈蛋花汤样或无色水样，无腥臭味，有少量黏液，镜检白细胞极少或无。

22. D【解析】肠致病性大肠埃希菌肠炎粪便黄绿色呈蛋花汤样，腥臭味，有黏液。镜检有脂肪滴、黏液和少许白细胞。

23. E【解析】假膜性肠炎，腹泻可持续数周至数月，但该病患儿在发病前多有服用抗生素史，水样便多见，血便少见，大便中可有大小不等的假膜，结肠镜下可见肠壁上附有典型的圆形或椭圆形黄色假膜有助于与溃疡性结肠炎相鉴别。

24. B【解析】空肠弯曲菌肠炎：①多见于 6 个月至 2 岁婴幼儿。②夏季发病多见。③粪便为黏液便或脓血便，有腥臭味。镜检有大量白细胞和少量红细胞。④发热、腹痛，易并发多器官功能损害。

25. E【解析】渗出性腹泻，多为白念珠菌所致。常伴鹅口疮、便稀黄、多泡沫、黏液，可见豆腐渣样细块。

26. A【解析】轮状病毒肠炎粪便呈蛋花汤样或无色水样，无腥臭味，有少量黏液，镜检白细胞极少或无。

27. D【解析】肠侵袭性大肠埃希菌（EIEC）所致疾病很像菌痢，有发热、腹痛、腹泻、黏液脓血便和里急后重感等，且 EIEC 无动力、生化反应和抗原结构也近似志贺菌，很容易误诊。

28. B【解析】患儿重度脱水，循环差，应立即扩容。

29. E【解析】该患者为等渗脱水，需 2∶3∶1 液静脉滴注。

30. E【解析】小儿急性肠套叠临床表现：腹痛为阵发性规律性发作，表现为突然发作剧烈的阵发性绞痛。约 85% 的病例在发病后 6～12 小时排出果酱样黏液血便，或直肠指检时发现血便。多数病例在右上腹季肋下可触及有轻微触痛的套叠肿块，呈腊肠样，光滑不太软，稍可移动。该患儿症状符合小儿急性肠套叠的诊断。

31. A【解析】急性重症胆管炎：①多有胆道感染或胆道手术史。②起病急，有夏科三联征，伴恶心、呕吐等消化道症状。③约 50% 患儿出现烦躁不安，昏睡或昏迷。④体温高热或不升；脉快（120 次/分以上）；血压下降；神志改变，呈休克状态。⑤右上腹肌紧张、压痛、肝大、胆囊大，触痛，肠胀气明显。白细胞计数能在 $20 \times 10^9/L$ 以上，核左移，血清胆红素升高，代谢性酸中毒。

五、X 型题

1. ABCE【解析】肠管是消化管中最长的部分，上端起自胃幽门，下至肛门，全长 6.5～9m。小儿肠管的长度随年龄增长而增长，其长度相对较成年人长，这有利于消化和吸收，选项 D 错误。

2. ABCD【解析】未确诊之前不能盲目用药治疗。

3. ABCD【解析】高渗性脱水即水和钠同时丧失，但缺水多于缺钠。大多是由于高温、大量出汗或高热等导致大量失水，未能及时补充而造成的，出现口渴、皮肤弹性差、眼窝凹陷等表现。循环障碍不明显。低渗性脱水时因细胞外液丢失多，患儿脱水症状出现早且较重，但口渴较轻，而精神萎靡较重。选项 E 错误。

4. ABC【解析】按脱水程度分为 3 度。①轻度脱水：失水量为体重的 5%（50ml/kg）。②中度脱水：失水量为体重的 5%~10%（50~100ml/kg）。③重度脱水：失水量为体重的 10% 以上（100~120ml/kg）。高渗性脱水即水和钠同时丧失，但缺水多于缺钠，出现口渴、皮肤弹性差、眼窝凹陷等表现。低渗性脱水者易发生休克。

5. AE【解析】轮状病毒肠炎起病急，大便呈水样或蛋花汤样，无臭味，伴发热，易出现脱水和酸中毒。主要发生在 3 岁以下婴幼儿，常由 A 组轮状病毒引起，发病高峰在秋季，故名婴儿秋季腹泻。

6. ABCDE【解析】引起小儿腹泻的非感染因素如下。①饮食因素：喂养不当可引起腹泻；症状性腹泻；过敏性腹泻；原发性或继发性双糖酶缺乏或活性降低，肠道对糖的消化吸收不良而引起腹泻。②气候因素：气候突然变化、腹部受凉，使肠蠕动增加；天气过热，消化液分泌减少，或由于口渴饮奶过多等都可能诱发消化功能紊乱致腹泻。

7. BCDE【解析】小儿低钾血症时神经肌肉兴奋性降低，选项 A 错误。

8. ABCE【解析】低渗性脱水患儿初期口渴不明显。低渗性脱水即水和钠同时丧失，但缺水少于缺钠。肠鸣音亢进发生在肠管炎等疾病当中。静脉补充电解质溶液较少导致低渗性脱水。

9. ACDE【解析】中度脱水：失水量为体重的 5%~10%（50~100ml/kg）。轻度脱水的临床表现为：①烦躁。②口腔黏膜干燥。③皮肤弹性稍差。④眼泪少。⑤尿量明显减少。

10. BCDE【解析】小儿低钾血症时神经肌肉兴奋性降低。心电图出现 T 波低宽、U 波。低钾低氯性碱中毒，伴反常性酸性尿。低钾血症腱反射减退或消失。

11. ABCD【解析】血清钾浓度高于 5.5mmol/L 称为高钾血症，选项 E 错误。

12. ABCD【解析】迁延性和慢性腹泻，滥用抗生素会造成顽固菌群失调；此类患儿应继续喂养促进肠黏膜修复等，不应长时间禁食。饮食调整应由少到多，由稀到稠。

13. ABCD【解析】胃炎和幽门螺杆菌有相关性，但是有胃炎不代表一定有幽门螺杆菌。反过来有幽门螺杆菌也不一定会出现胃炎。选项 E 错误。

14. ABDE【解析】诊断小儿慢性胃炎适合做的检查有以下几种。①胃镜检查：为最有价值、安全、可靠的诊断手段。可直接观察胃黏膜病变及其程度，可见黏膜广泛充血、水肿、糜烂、出血，有时可见黏膜表面的黏液斑或反流的胆汁。②X 线钡餐造影：多数胃炎病变在黏膜表层，钡餐造影难有阳性发现。③幽门螺杆菌检测：a. 胃黏膜组织切片染色与培养。b. 尿素酶试验。c. 血清学检测抗 Hp 抗体。④^{14}C 标记尿素呼气试验。

15. BCDE【解析】阿托品是 M 胆碱受体阻断药；奥美拉唑作用于胃黏膜壁细胞，抑制胃酸的分泌；碳酸氢钠为弱碱，内服后能迅速中和胃酸；丙谷胺有抗促胃液素作用，对控制胃酸和抑制胃蛋白酶的分泌效果较好；雷尼替丁是 H_2 受体拮抗剂，能有效地抑制胃酸分泌。

16. AE【解析】原发性消化性溃疡一般多发于青壮年，各年龄儿童均可发病，以学龄儿童多见。

17. ABCD【解析】溃疡的X线征象有直接和间接2种：龛影是直接征象，对溃疡有确诊价值；球部畸形、十二指肠球部激惹、局部压痛、胃大弯痉挛性切迹均为间接征象。

18. ABCE【解析】胃食管反流时可出现以下症状。①呕吐：新生儿和婴幼儿为突出症状，大多数患儿出生后第1周即发生，表现为溢奶、轻度呕吐或喷射性呕吐。②反复呼吸道疾患：因顽固性呕吐，呕吐物从呼吸道吸入可引起窒息、呼吸暂停、肺炎，甚至突然死亡。③反流性食管炎：婴幼儿表现为喂食困难、拒食、哭闹不安，年长儿常有烧灼感，引用酸性饮料可使症状加重，服用抗酸剂后症状减轻，如发生溃疡或糜烂，则出现呕血和便血。④营养不良、贫血及生长发育迟缓。

19. ACDE【解析】先天性肥厚性幽门狭窄时呕吐物为乳汁及胃液或乳凝块，不含胆汁，呕吐严重时可呈咖啡色（占3%~5%），选项B错误。

20. ABCD【解析】阵发性剑突下钻顶样疼痛是胆道蛔虫症的典型表现，选项E错误。

21. ABCE【解析】60%的肠套叠患儿年龄在1岁以内，但新生儿罕见。80%的患儿年龄在2岁以内。选项B正确。原发性占95%，多见于婴幼儿，婴儿回盲部系膜尚未完全固定、活动度较大是容易发生肠套叠的结构上因素。5%继发性病例多为年长儿，发生肠套叠的肠管多有明显的器质性原因。选项D错误。腹痛为阵发性规律性发作，表现为突然发作剧烈的阵发性绞痛，患儿哭闹不安、屈膝缩腹、面色苍白，持续数分钟或更长时间后腹痛缓解，安静或入睡，间歇10~20分钟后伴随肠蠕动出现又反复发作。选项C正确。约85%的病例在发病后6~12小时排出果酱样黏液血便，或直肠指检时发现血便。选项A正确。多数病例在右上腹季肋下可触及有轻微触痛的套叠肿块，呈腊肠样，光滑不太软，稍可移动。选项E正确。

六、案例分析题

1. E【解析】急性坏死性肠炎是一种好发于小肠的局限性急性出血坏死性炎症，病变主要在空肠或回肠，甚至整个小肠，偶尔也可累及结肠。

2. ABCE【解析】肠产毒性大肠埃希菌病原体侵入肠道后，一般仅在肠腔内繁殖，黏附在肠上皮细胞刷状缘，不侵入肠黏膜。选项D错误。

3. C【解析】腹泻伴代谢性酸中毒的发生原因有：①腹泻丢失大量碱性物质。②进食少，肠吸收不良，热能不足，使机体得不到正常能量供应，导致脂肪分解增加，产生大量酮体。③脱水时血容量减少，血液浓缩，使血流缓慢，组织缺氧导致无氧酵解增多而使乳酸堆积。④脱水使肾血流量亦不足，其排酸、保钠功能低下，使酸性代谢产物滞留在体内。

4. ABCDF【解析】庆大霉素用于敏感菌引起的痢疾、肠炎等肠道感染性疾病，也可用于术前清洗肠腔等，选项E错误。

5. A【解析】参见A2型题第6题解析。

6. ABCDE【解析】人体血液的正常 pH 维持在 7.35～7.45 之间，选项 B 正确。血清中钠的浓度，正常值是 130～150mmol/L，选项 A、D 正确。正常人体的血钾水平是 3.5～5.5mmol/L，选项 F 错误。正常情况下，血液中的氯离子浓度是 95～105mmol/L，选项 E 正确。血清总钙为 2.25～2.75mmol/L，选项 C 正确，综上所述，选项 A 正确。

7. E【解析】患儿第一阶段改善循环（扩容），首选 20ml/kg 2∶1 等张含钠液或生理盐水。

8. B【解析】患儿为低渗性脱水，故累积损失量应补充 2/3 张含钠液。

9. D【解析】脱水、酸中毒时由于血液浓缩、离子钙增多等原因，不出现低钙的症状，待脱水、酸中毒纠正后则出现低钙症状（手足搐搦和惊厥），该患儿突然出现抽搐，考虑可能发生了低钙惊厥。

10. D【解析】补液后出现神经精神症状，肌张力改变，心音低钝高度考虑低钾，故予补钾。

11. A【解析】应补充继续损失量及生理维持量 1/2～1/3 张。只有选项 A 符合。

12. D【解析】消化性溃疡学龄期表现为周期性发作性上腹疼痛，胃溃疡者常为饭后疼痛，十二指肠溃疡者常为饭前及夜间疼痛。部分患儿常因上消化道出血、急性溃疡穿孔首次就诊。

13. B【解析】根据题意，患儿应采取根除 Hp 的治疗方案，即以抑酸剂或胶体铋为基础加上 2 种抗生素的三联治疗方案。

14. D【解析】十二指肠溃疡到了中后期，则可能会出现呕血、黑粪等症状，这时候，疼痛的节律渐渐打破，表示溃疡向深部穿透累及浆膜；或具有并发症，如穿孔、梗阻的发生，选项 D 错误。

15. C【解析】消化性溃疡穿孔时消化道内的气体进入腹腔，肝浊音区消失。

16. ABDE【解析】为十二指肠溃疡大出血，可经胃管注入止血药，选项 C 错误。

急性上呼吸道感染

第五章　呼吸系统疾病

一　A1 型题

1. 呼吸系统分为上、下呼吸道，其分界处为
   A. 喉部　　B. 声带
   C. 环状软骨　　D. 总气管分叉部
   E. 会厌软骨
2. 有关小儿呼吸系统的解剖特点，下列哪项是错误的
   A. 婴幼儿鼻黏膜易肿胀致鼻塞　　B. 鼻窦中上颌窦发育最迟
   C. 右支气管短而粗，异物容易进入　　D. 婴儿咽鼓管较宽，且直而短，呈水平位
   E. 肺血流量相对较多而含气量少
3. 小儿上呼吸道解剖生理特点不正确的是
   A. 鼻腔短、无鼻毛，后鼻道狭窄，黏膜娇嫩，血管丰富
   B. 咽鼓管宽、直、短，呈水平位
   C. 咽部较狭窄，方向垂直
   D. 喉部呈漏斗状，喉腔狭窄
   E. 扁桃体在 6 个月后逐渐增大
4. 咳嗽反射弧通路正确的是哪一项
   A. 咳嗽中枢发出冲动经迷走神经传至声带而产生咳嗽
   B. 刺激经传入迷走神经至咳嗽中枢，发出冲动到呼吸肌而产生咳嗽
   C. 刺激经感受器传入交感神经至咳嗽中枢，发出冲动到呼吸肌而产生咳嗽
   D. 咳嗽中枢发出冲动经三叉神经传至声带而产生咳嗽
   E. 咳嗽感受器经传入自主神经到咳嗽中枢，发出冲动到声带而产生咳嗽
5. 关于小儿呼吸系统解剖、生理特点，下列正确的描述是
   A. 气管腔狭窄，软骨柔软，弹力组织发育好
   B. 气管黏膜血管丰富，纤毛运动差
   C. 肺间质发育好，肺泡数量多
   D. 肋骨呈水平位，膈肌位置较低
   E. 纵隔相对较大，胸廓呈扁平状

6. 足月新生儿，出生时由口鼻排出部分肺内液体，其余经毛细血管和淋巴管吸收的肺液约为

A. 1/3　　B. 2/3

C. 1/4　　D. 3/4

E. 1/2

7. 应用定时限压或定容型人工呼吸机时，压力表显示峰压值下降，此时不可能的原因是

A. 管道出现漏气　　B. 管道出现阻塞

C. 气源压力不足　　D. 有人将潮气量调节减小

E. 有人将定时限压呼吸机的压力下调或流量减小

8. 咯血是指血液来自下列哪个部位

A. 鼻腔　　B. 口腔

C. 食管　　D. 肠道

E. 喉部以下呼吸道

9. 关于小儿咽喉部特点，下列哪项是不恰当的

A. 小儿喉部呈漏斗形，喉腔狭窄　　B. 声门裂狭窄

C. 软骨柔软　　D. 咽鼓管宽、短、直，呈水平位

E. 淋巴组织较少

10. 呼吸衰竭是指

A. $PaO_2 < 50mmHg$ 和 $PaCO_2 > 50mmHg$

B. $PaO_2 < 50mmHg$，或伴有 $PaCO_2 > 50mmHg$

C. $PaO_2 < 60mmHg$ 和 $PaCO_2 > 50mmHg$

D. $PaO_2 < 60mmHg$ 和 $PaCO_2 > 60mmHg$

E. $PaO_2 < 60mmHg$，或伴有 $PaCO_2 > 60mmHg$

11. 支气管肺炎患儿机体各系统病理生理改变的关键因素是

A. 机体抵抗力低下　　B. 缺氧和二氧化碳潴留

C. 病原体侵入　　D. 毒素作用

E. 各器官发育不成熟

12. 关于小儿扁桃体发育规律，下列正确的是

A. 1 岁后扁桃体增大，4~10 岁时达顶峰

B. 生后扁桃体增大，5~6 岁时明显增大

C. 3 岁时扁桃体增大，8~9 岁时缩小

D. 6 个月时扁桃体增大，6~8 岁时达顶峰

E. 1 岁后扁桃体增大，8~10 岁时达顶峰

13. 婴幼儿呼吸特点是
A. 胸式呼吸
B. 腹腔式呼吸
C. 腹式呼吸
D. 呼吸潜力大
E. 呼吸频率慢

14. 婴幼儿易出现呼吸不规则的原因主要是
A. 呼吸器官发育不完善
B. 呼吸肌发育不完善
C. 肺弹力组织发育不完善
D. 呼吸功能储备能力差
E. 呼吸中枢发育不完善

15. 链球菌性上呼吸道感染后2~3周可引起下列哪种疾病
A. 咽后壁脓肿
B. 川崎病
C. 急性肾小球肾炎
D. 中耳炎
E. 颈淋巴结炎

16. 急性上呼吸道感染的治疗不包括
A. 注意休息，保持良好的生活环境
B. 发生高热惊厥可降温、镇静、止痉等处理
C. 流感病毒感染，可用磷酸奥司他韦
D. 高热可口服药物或物理降温
E. 均应选用抗生素治疗

17. 咽结合膜热的病原体为
A. B组链球菌
B. 柯萨奇病毒
C. 腺病毒
D. 肺炎支原体
E. 葡萄球菌

18. 婴幼儿易患呼吸道感染的主要原因是
A. 呼吸浅表、呼吸频率快
B. 呼吸中枢发育不成熟
C. 肺活量小，潮气量小
D. 非特异性和特异性免疫功能均较差，呼吸道黏膜缺少SIgA
E. 鼻腔短小、狭窄、黏膜血管丰富

19. 小儿上呼吸道感染时易合并中耳炎的原因为
A. 小儿喉部呈漏斗形，感染不容易向下，故向周围蔓延
B. 咽鼓管宽、短、直，呈水平位
C. 鼻窦黏膜与鼻腔黏膜相连接，鼻窦开口相对较大
D. 鼻腔比成人短，鼻道狭窄，黏膜柔嫩，血管丰富
E. 上呼吸道IgA分泌少

20. 呼吸道感染（尤其是肺炎）咳嗽明显时应
A. 少用祛痰药，多用镇咳药
B. 多用祛痰药，少用镇咳药

C. 同时使用祛痰药和镇咳药
D. 常规使用可待因
E. 不使用祛痰药和镇咳药

21. 下列哪项不是小儿上呼吸道的解剖特点
A. 咽鼓管呈宽、直、短、平的特点
B. 咽扁桃体发育的高峰是1~3岁
C. 喉部呈漏斗状，喉腔狭窄
D. 鼻腔黏膜与鼻窦黏膜连续，且鼻窦开口相对较大
E. 鼻腔短，无鼻毛，后鼻道狭窄

22. 小儿咳嗽反射中枢位于
A. 中脑
B. 脑桥
C. 延髓
D. 小脑
E. 大脑

23. 小儿急性上呼吸道感染常见的病原体是
A. 真菌
B. 原虫
C. 肺炎链球菌
D. 肺炎支原体
E. 病毒

24. 引起疱疹性咽峡炎的病原体是
A. 鼻病毒
B. 流感病毒
C. 副流感病毒
D. 腺病毒
E. 柯萨奇病毒

25. 柯萨奇病毒引起的疱疹性咽峡炎多发于
A. 冬春季
B. 春秋季
C. 秋冬季
D. 春季
E. 夏秋季

26. 作为毛细支气管炎的原发病原，下列哪种可能性最小
A. 呼吸道合胞病毒
B. 流感病毒
C. 副流感病毒
D. 腺病毒
E. 肺炎链球菌

27. 肺炎与气管炎的鉴别要点为
A. 体温的高低
B. 咳嗽、咳痰
C. 两肺哮鸣音或干啰音
D. 呼吸急促
E. 血白细胞的高低

28. 毛细支气管炎的病原体主要是
A. 副流感病毒
B. 腺病毒

C. 支原体　　D. 鼻病毒
E. 呼吸道合胞病毒

29. 毛细支气管炎的临床表现高峰期在呼吸困难发生后
A. 24 小时　　B. 48 小时
C. 3 天　　D. 48～72 小时
E. 5 天

30. 下列哪项不是毛细支气管炎的特点
A. 喘憋　　B. 肺部哮鸣音
C. 下呼吸道梗阻　　D. 全身中毒症状较重
E. 间歇期呼气性喘鸣可消失

31. 毛细支气管炎发病年龄最多见于
A. 新生儿　　B. 2 个月以内的婴儿
C. 2～6 个月婴儿　　D. 1～2 岁
E. 5 岁以上

32. 急性上呼吸道感染患儿如腹痛持续存在，可能是
A. 全身症状的表现　　B. 肠痉挛所致
C. 发热致肠蠕动亢进　　D. 并发急性肠系膜淋巴结炎
E. 食入刺激性食物

33. 有关毛细支气管炎临床特征的描述，不正确的是
A. 喘憋重，感染中毒症状不重　　B. 呼吸道合胞病毒感染最常见
C. 肺部可闻及弥漫的哮鸣音　　D. 多见高热
E. 严重时可以发生呼吸衰竭

34. 小儿肺炎合并心力衰竭治疗中，关于洋地黄应用的描述不正确的是
A. 心率增快，超过 160 次/分时可考虑应用
B. 肝肋下迅速增大 2cm 以上时可考虑应用
C. 不与钙剂同时应用
D. 首剂给予口服 1/3 饱和量
E. 首剂给予口服 1/2 饱和量

35. 肺炎患儿鼻前庭导管给氧，氧流量和氧浓度的选择是
A. 氧流量 0.5～1.0L/min，氧浓度 $<40\%$
B. 氧流量 2～4L/min，氧浓度 $<60\%$
C. 氧流量 5～6L/min，氧浓度 $<70\%$
D. 氧流量 7～8L/min，氧浓度 $<80\%$
E. 氧流量 9～10L/min，氧浓度 $<90\%$

36. 肺炎治疗中糖皮质激素使用指征不包括
A. 严重喘憋或呼吸衰竭　B. 全身中毒症状明显
C. 出现脑水肿　D. 高热
E. 胸腔积液

37. 肺炎患儿出现下列哪种情况时可发生自主呼吸突然停止
A. 呼吸困难伴三凹征　B. 肝脏进行性增大
C. 肺部啰音密集　D. 动脉血二氧化碳分压 >70mmHg
E. 动脉血氧分压 <85%

38. 肺炎呼吸性酸中毒引起的一系列病理生理变化中，不包括下列哪项
A. 血液 pH 低于 7.35　B. 颅内血管收缩
C. 肺动脉收缩　D. 血钾增高
E. 血浆中碳酸盐增加

39. 小儿肺炎病理生理变化中，最重要的改变为
A. 机体缺氧　B. 毒血症
C. 肺水肿　D. 脏器功能异常
E. 酸碱代谢失衡

40. 重症肺炎发生腹胀多因为
A. 低钠血症　B. 消化不良
C. 低钾血症　D. 中毒性肠麻痹
E. 坏死性小肠结肠炎

41. 肺炎并发呼吸衰竭的主要诊断依据是
A. 严重气促　B. 严重青紫
C. 烦躁不安　D. 明显三凹征
E. 血气分析

42. 肺炎患儿补液的原则应除外
A. 能进食者一般不需静脉补液
B. 用生理维持液按 60~80ml/(kg·d) 补给，于 12~24 小时内均匀静脉滴注
C. 液体张力应偏高
D. 肺炎合并腹泻处理原则同婴儿腹泻，但按 3/4 量补给
E. 重度脱水亦应扩容，时间是第 1 小时内静脉快滴

43. 小儿肺炎停止用药的标准一般为
A. 症状、体征消失　B. 症状、体征消失 3 天
C. 治疗 2 周　D. 体温正常 3 天
E. 治疗 3~4 周

44. 重症肺炎和一般肺炎的不同点在于

A. 稽留热
B. 肺部炎症范围广泛
C. 两肺闻及广泛细湿啰音
D. 出现循环、神经系统等功能影响
E. 烦躁不安伴食欲减退

45. 以下哪一项不符合支原体肺炎的发病特点

A. 高热持续1~3周
B. 可伴有心、脑、肝等多脏器受损
C. 咳嗽剧烈，痰多且黏稠
D. 婴幼儿感染时喘憋症状较突出
E. 累及胸膜时可出现中等至大量胸腔积液

46. 鉴别金葡菌肺炎是否合并脓胸最有意义的临床表现为

A. 高热持续不退
B. 中毒症状不断加重
C. 呼吸困难突然加重
D. 听诊两侧呼吸音消失
E. 一侧胸部叩诊呈浊音

47. 腺病毒肺炎的主要临床特点为

A. 年长儿多见
B. 喘憋明显而肺部啰音不明显
C. 常有高热而一般情况好
D. 咳嗽，咳粉红色泡沫痰
E. 夏季多见

48. 小儿重症肺炎不能进食时，合适的补液为

A. 2∶1等张液
B. 3∶1含钠液
C. 1∶2含钠液
D. 1∶1含钠液
E. 1∶4含钠液

49. 下列哪项不符合婴幼儿肺炎的X线特点

A. 两肺气肿
B. 两肺内斑片状阴影
C. 间质病变多
D. 一侧大叶或节段实变
E. 双肺毛玻璃样改变

50. 婴幼儿肺炎首先出现的病理生理改变是

A. 高碳酸血症
B. 呼吸性酸中毒
C. 低氧血症
D. 混合性酸中毒
E. 代谢性中毒

51. 咽后壁穿刺脓培养为金黄色葡萄球菌，耐甲氧西林金葡菌（MRSA）株，建议使用何种抗生素比较有效

A. 青霉素
B. 阿米卡星
C. 万古霉素
D. 红霉素
E. 头孢曲松

52. 小儿肺炎的常见病原为
A. 革兰阳性球菌和病毒
B. 革兰阴性杆菌和病毒
C. 革兰阴性杆菌和支原体
D. 病毒和衣原体
E. 细菌和霉菌
53. 小儿肺炎出现发绀时，其化验结果最可能出现的是
A. $SaO_2<85\%$，还原血红蛋白 $<50g/L$
B. $SaO_2>85\%$，还原血红蛋白 $>50g/L$
C. $SaO_2<85\%$，还原血红蛋白 $>50g/L$
D. $SaO_2>85\%$，还原血红蛋白 $<50g/L$
E. $SaO_2<85\%$，与还原血红蛋白无关
54. 下列哪项不是引起肺炎的常见病原体
A. 立克次体
B. 肺炎支原体
C. 腺病毒
D. 呼吸道合胞病毒
E. 金黄色葡萄球菌
55. 小儿重症肺炎常并发下列哪种情况
A. 气胸
B. 肾衰竭
C. 肝衰竭
D. 中毒性脑病
E. 败血症
56. 哪项支持金黄色葡萄球菌肺炎诊断
A. 喘憋伴少量肺部啰音
B. 肺水肿
C. 高热伴干咳
D. 左背部呼吸音降低
E. 两肺 X 线片呈棉絮状改变
57. 小儿病毒性肺炎最常见的病毒是
A. 腺病毒
B. 呼吸道合胞病毒
C. 疱疹病毒
D. 流感病毒
E. 巨细胞病毒
58. 下列哪项药物不是 β_2 受体激动剂
A. 妥洛特罗
B. 肾上腺素
C. 沙美特罗
D. 间羟胺
E. 福莫特罗
59. 迁延性肺炎的病程在
A. <1 个月
B. 1~3 个月
C. 3~6 个月
D. 6~9 个月
E. 9~12 个月

60. 小儿肺炎时，应用肾上腺皮质激素的禁忌证是
A. 合并水痘
B. 中毒症状明显
C. 严重喘憋
D. 中毒性脑病
E. 感染性休克

61. 小儿肺炎最主要的发病机制是
A. 缺氧
B. 二氧化碳潴留
C. 毒血症
D. 酸中毒
E. 水钠潴留

62. 肺炎支原体肺炎最突出的临床特点是
A. 多见于年长儿
B. 初为干咳，后转为顽固性剧咳
C. 肺部体征常不明显
D. 热型不定，热程1~3周
E. 全身多系统可受累

63. 慢性支气管肺炎的病程
A. 1个月以上
B. 2个月以上
C. 3个月以上
D. 4个月以上
E. 5个月以上

64. 肺炎并发脓胸的常见病原体是
A. 肺炎链球菌
B. 大肠埃希菌
C. 溶血性链球菌
D. 金黄色葡萄球菌
E. 铜绿假单胞菌

65. 支气管肺炎患儿右心负荷增加的主要原因是
A. 病原体及毒素作用
B. 缺氧致肺小动脉收缩
C. 体循环阻力增加
D. 中毒性心肌炎
E. 心率加快致心脏负荷加重

66. 重症肺炎小儿常存在
A. 呼吸性酸中毒
B. 代谢性酸中毒和呼吸性酸中毒
C. 代谢性酸中毒
D. 呼吸性碱中毒
E. 代谢性碱中毒

67. 重症肺炎患儿面罩给氧时，吸氧浓度最好为
A. 10%~20%
B. 20%~30%
C. 30%~40%
D. 40%~50%
E. 50%~60%

68. 有关胸膜炎的说法不正确的是
A. 纤维素性胸膜炎见于结核和细菌感染

B. 胸膜炎包括干性胸膜炎、浆液性胸膜炎、化脓性胸膜炎
C. 浆液性胸膜炎多由结核、腺病毒引起
D. 渗出液与漏出液的不同之处在于渗出液胸腔积液蛋白与血清蛋白之比多小于0.5
E. 化脓性胸膜炎的常见致病菌是金黄色葡萄球菌

69. 最方便且快速直接扩张支气管的药物是
A. 口服 $β_2$受体激动剂　　B. 吸入 $β_2$受体激动剂
C. 静脉用氨茶碱　　D. 吸入溴化异丙托品
E. 口服抗组胺类药物

70. 不能用于吸入治疗的支气管扩张剂为
A. 妥布特罗（丁氯喘）　　B. 特布他林
C. 福莫特罗　　D. 沙丁胺醇
E. 酚间羟异丙肾上腺素

71. 呼吸道异物的确诊检查是
A. 肺功能　　B. 血常规
C. 气管镜或支气管镜　　D. 胸腔穿刺
E. 血气分析

72. 特发性肺含铁血黄素沉着症可分为以下几种亚型，但除外下列哪项
A. 单纯型　　B. 伴牛奶过敏
C. 伴麦角蛋白过敏　　D. 伴心肌炎或胰腺炎
E. 伴出血性肾小球肾炎

73. 学龄儿童反复上呼吸道感染，与下列哪项因素无关
A. 慢性扁桃体炎　　B. 慢性鼻窦炎
C. 肺先天畸形　　D. 腺样体肥大
E. 慢性鼻炎

74. 先天性喉喘鸣发病的主要原因是
A. 感染　　B. 血管环压迫
C. 肌肉发育不良　　D. 软骨组织软化
E. 钙缺乏

75. 表现为吸气性呼吸困难的疾病是
A. 急性喉炎　　B. 支气管异物
C. 毛细支气管炎　　D. 哮喘
E. 气胸

76. 婴幼儿上呼吸道感染的临床特点是
A. 以消化道症状为主　　B. 以呼吸道症状为主

C. 以鼻咽部症状为主
D. 全身症状重
E. 全身症状轻

77. 急性感染性喉炎患儿下列哪种情况适宜用肾上腺皮质激素
A. 需气管插管者
B. 伴高热患儿
C. 伴支气管炎者
D. 伴Ⅱ度以上喉梗阻者
E. 所有患儿

78. 先天性喉部异常不包括
A. 先天性喉喘鸣
B. 会厌两裂
C. 先天性喉蹼
D. 声门下狭窄
E. 喉痉挛

79. 婴幼儿肺炎给氧的主要条件是
A. 发热，咳嗽
B. 呼吸困难
C. 合并脓胸
D. 烦躁不安，口周发绀
E. 双肺密集中小水泡音

80. 急性感染性喉炎治疗时不宜使用的药物是
A. 青霉素
B. 红霉素
C. 氯丙嗪
D. 地塞米松
E. 异丙嗪

81. 下列哪种肺炎易合并脓胸
A. 支原体肺炎
B. 金黄色葡萄球菌肺炎
C. 呼吸道合胞病毒肺炎
D. 支气管肺炎
E. 腺病毒肺炎

82. 目前支原体肺炎主要依靠的确诊手段是
A. 血常规
B. 肺部 X 线
C. 支原体培养
D. 支原体抗体检测
E. C 反应蛋白

二 A2 型题

1. 患儿，女，1 岁。因肺炎入院，目前憋喘明显，发绀、持续高热，经多种抗生素治疗无好转。该患儿感染的病原体可能是
A. 肺炎链球菌
B. 金黄色葡萄球菌
C. 流感嗜血杆菌
D. 大肠埃希菌
E. 腺病毒

2. 患儿，男，5 岁。反复咳嗽 2 年余，伴气短、进行性呼吸困难 1 个月。咳嗽以干咳为主，

不伴发热。查体：营养不良貌，肺部未闻及明显的干、湿啰音，有轻度杵状指。最可能的诊断是

A. 肺结核
B. 特发性肺纤维化
C. 特发性肺含铁血黄素沉着症
D. 慢性肺炎
E. 咳嗽变异型哮喘

3. 患儿，女，2 岁。发热、咳嗽 2 天，喘息 1 天入院。查体：双肺闻及呼气性喘鸣音和中等水泡音，其余检查正常。重要的检查是

A. WBC 及分类
B. 血培养
C. 血清病毒抗体
D. 询问既往有无类似发作史
E. 痰液检查

4. 患儿，男，2 岁。夏季发病，急性起病，高热 1 天，食欲减退，咽痛。查体：咽部充血，在咽弓、腭垂黏膜上可见数个 2~4mm 大小灰白色小疱疹，周围有红晕。白细胞计数 $4\times10^9/L$，分类正常。患儿诊断为

A. 咽结合膜炎
B. 疱疹性咽峡炎
C. 流行性感冒
D. 急性咽炎
E. 球菌性口炎

5. 患儿，女，6 个月。发热、咳嗽、喘憋 2 天。查体：体温 37.8℃，呼吸 66 次/分，心率 150 次/分，呼气性呼吸困难明显，两肺满布喘鸣音。治疗时加用哪种药物对缓解呼吸困难最好

A. 氨茶碱
B. 复方氯丙嗪
C. 肾上腺素
D. 肾上腺皮质激素
E. 糜蛋白酶雾化吸入

6. 患儿，女，3 岁半。高热，咽痛，眼部刺痛。查体：咽部充血，一侧眼球结膜炎。可能的诊断是

A. 疱疹性咽炎
B. 红眼病
C. 川崎病
D. 流行性感冒
E. 咽眼结合膜热

7. 患儿，女，10 个月。1 天前出现发热，体温 38.8℃，犬吠样咳嗽、声音嘶哑、烦躁不安，安静时有吸气性喉鸣和三凹征，听诊双肺可闻及喉传导音或管状呼吸音，心率加快。此患儿被诊断为急性感染性喉炎，其喉梗阻程度为

A. Ⅰ度
B. Ⅱ度
C. Ⅲ度
D. Ⅳ度
E. Ⅴ度

8. 患儿，女，9 个月。咳嗽、流涕 4 天，发热半日，体温 39℃，惊厥 1 次，5 分钟后自行缓

解。查体：意识清，前囟平坦，肺呼吸音清，无脑膜刺激征。白细胞计数 6.5×10^9/L，血钙2.24mmol/L。最可能的诊断是

A. 上呼吸道感染，高热惊厥
B. 肺炎，中毒性脑病
C. 肺炎，维生素D缺乏伴手足搐搦症
D. 化脓性脑膜炎
E. 肺炎，高热惊厥

9. 患儿，男，1岁。发热、咳嗽、咳痰5天。查体：呼吸38次/分，双肺闻及中小水泡音，胸部X线示两下肺模糊片影。最可能的诊断是

A. 大叶性肺炎
B. 腺病毒肺炎
C. 支原体肺炎
D. 毛细支气管炎
E. 支气管肺炎

10. 患儿，女，9个月。咳嗽，喘息4天，呼吸增快，心率142次/分，喘憋，两肺闻及广泛哮鸣音，诊断为毛细支气管炎。该患儿的治疗加用何种药物对缓解喘憋效果好

A. 异丙肾上腺素
B. 肾上腺素
C. 肾上腺皮质激素
D. α-糜蛋白酶雾化吸入
E. 氨茶碱

11. 患儿，女，2岁半。冬季发病，突发高热，喘憋2天，病前1周有皮肤感染史。查体：肺部散在中细湿啰音，皮肤可见猩红热样皮疹，血象白细胞计数 8.0×10^9/L，中性粒细胞0.9，胸部X线片可见大小不等的斑点状结节阴影。该患儿应诊断为

A. 腺病毒肺炎
B. 支原体肺炎
C. 金黄色葡萄球菌肺炎
D. 呼吸道合胞病毒肺炎
E. 肺结核

12. 患儿，男，出生20天。发热，气促，呼吸85次/分，伴少哭、少吃、少动，胸部X线片可见双肺渗出性病变，肺大疱伴胸腔积液。该患儿最可能的诊断为

A. 湿肺
B. 金黄色葡萄球菌肺炎
C. 结核性胸膜炎
D. 支原体肺炎
E. 呼吸道合胞病毒肺炎

13. 患儿，男，1岁。发热2天，咳嗽、喘或憋2天，已诊断支气管肺炎。确诊最主要的体征是

A. 三凹征（+）
B. 双肺闻及中、细湿啰音
C. 呼吸急促
D. 口唇发绀
E. 双肺闻及哮鸣音

14. 患儿，男，8岁。咽痛，干咳，发热3天，体温38℃左右，右肺呼吸音低，无啰音。白细胞计数 9.0×10^9/L，N 0.65。胸部X线片示右下肺薄片状阴影。治疗应选

A. 青霉素
B. 利巴韦林

C. 头孢克肟　　D. 阿奇霉素

E. 复方新诺明口服

15. 患儿，男，1 岁。肺炎合并心力衰竭，血钾 3.4mmol/L，血钙 2mmol/L。治疗宜选

A. 毛花苷 C 与钙剂　　B. 毛花苷 C 与钾剂

C. 毛花苷 C 与钙、钾剂　　D. 毛花苷 C

E. 毛花苷 C 与呋塞米

16. 患儿，男，4 岁。发热、咳脓痰 2 周。体温波动于 38~39℃。胸部 X 线片示右肺下叶大片致密影，右胸腔积液。最常见的致病菌是

A. 链球菌　　B. 厌氧菌

C. 肺炎球菌　　D. 大肠埃希菌

E. 金黄色葡萄球菌

17. 患儿，男，9 个月。急起喘憋，频咳，伴发热 4 天，体温 39℃，嗜睡与烦躁交替，面色苍白，口周青紫，肺部听诊体征不明显，心率 150 次/分，肝右肋下 2cm。WBC $8.0 \times 10^9/L$，L 0.62。该患儿最可能的诊断是

A. 金黄色葡萄球菌肺炎　　B. 腺病毒肺炎

C. 衣原体肺炎　　D. 肺炎支原体肺炎

E. 呼吸道合胞病毒肺炎

18. 患儿，男，5 岁。发热 12 天，伴刺激性干咳，门诊使用阿莫西林、头孢噻肟治疗 1 周无好转。查体：精神尚可，呼吸稍促，右下肺可闻及少许湿啰音，X 线片两肺下部呈云雾状浸润影。最可能的诊断是

A. 金黄色葡萄球菌肺炎　　B. 腺病毒肺炎

C. 肺结核　　D. 支原体肺炎

E. 大叶性肺炎

19. 患儿，女，3 岁。咳嗽、气促 3 天，咯血 1 次，有受凉史，咳嗽较剧烈，咯血为痰中带少许血丝，无消瘦、盗汗。查体：体重 14.5kg，R 40 次/分，双肺闻及粗、中湿啰音。既往体健。该患儿最有可能的诊断是

A. 支气管炎　　B. 肺炎

C. 肺结核　　D. 支气管扩张

E. 肺纤维化

20. 患儿，女，7 岁。发热、刺激性咳嗽 1 周，少痰。查体：热病容，右肺呼吸音略低。胸部 X 线片示右下肺可见云雾状阴影。为进一步明确诊断，首选的检查是

A. C 反应蛋白　　B. 红细胞沉降率

C. 结核抗体　　D. 嗜异性凝集试验

E. 肺炎支原体抗体

21. 金葡菌肺炎患儿突然出现呼吸困难、憋气。应首先考虑
A. 肺炎加重
B. 心力衰竭
C. 脓气胸
D. 肺部多发的小脓肿
E. 化脓性胸膜炎

22. 肺炎患儿进食少时可给予补液，补液量为
A. 150~160ml/(kg·d)
B. 130~140ml/(kg·d)
C. 110~120ml/(kg·d)
D. 90~100ml/(kg·d)
E. 70~80ml/(kg·d)

23. 患儿，女，5岁。弛张高热，气促，咳嗽有黄痰，突然出现明显的呼吸困难、烦躁、剧烈咳嗽、面色发绀、不能平卧。查体：胸廓饱满，叩诊上方呈鼓音、下方呈实音，听诊呼吸音减弱，心率140次/分，肝大，肋下2.0cm。可能合并
A. 心力衰竭
B. 气胸
C. 脓气胸
D. 肺不张
E. 中毒性脑病

24. 患儿，男，4岁。反复左下肺炎6次，未问出明确异物史。查体：左下肺可闻及喘鸣音。胸部X线片：气管向左侧移位，左下肺炎、肺不张。可能的诊断是
A. 支气管肿瘤
B. 支气管异物
C. 支气管扩张
D. 支气管先天畸形
E. 支气管内膜结核

25. 患儿，女，4岁半。因咳嗽10天，咯血2小时急诊入院。咯血量为Ⅱ~Ⅲ度。入院后应做的紧急处理是
A. 抗感染
B. X线检查
C. 纤维支气管镜检查
D. 积极止血，保持呼吸道通畅
E. 取半卧位，无须特殊处理

26. 患儿，男，2岁。玩耍时突然倒地，家长发现小孩不能说话，面色发紫，立即送医院。患儿平素健康，近日无感冒。来院时查体：面色发绀，呼吸困难，三凹征明显，双肺有大量喘鸣音，心音尚有力。为尽快明确诊断及进行鉴别诊断，需立即进行的检查是
A. 纤维支气管镜
B. 胸部X线片
C. 胸部CT
D. 支气管镜
E. 不需要检查

27. 患儿，男，2岁。咳嗽5天，伴喘3天、咯血1次入院。有刺激性呛咳史，喜吃瓜子。查体：双肺呼吸音不对称，闻及哮鸣音。胸透示纵隔摆动，心影吸气时反向增大。其咯血最可能的原因是
A. 肺结核
B. 肺炎

C. 异物吸入 D. 支气管炎

E. 肺脓肿

28. 患儿，男，6岁。反复咳嗽半年，曾咯血3次，多为痰中带血，无潮热盗汗。查血常规：WBC $5.0\times10^9/L$，Hb 85g/L，RBC $3.0\times10^{12}/L$，N 0.6，L 0.4。疑诊为特发性肺含铁血黄素沉着症，首先应做下列哪项检查

A. 痰培养 B. 纤维支气管镜检查

C. 血气分析 D. 肺功能

E. 胸部X线片

29. 患儿，女，5岁半。因受凉后发热半天，呼吸困难、喘憋1小时，吸气时喘憋明显，院外诊断“急性喉炎”，给予泼尼松后患儿仍喘憋。查体：体温38℃，呼吸40次/分，心率120次/分，Ⅲ度吸气性呼吸困难，张口呼吸，流涎拒吞咽，哭闹不安，其声音响亮，无明显犬吠样咳嗽，咽部轻度充血，无水肿，无异物，无假膜，喘鸣音明显，心(-)。该患儿可能诊断为

A. 支气管哮喘重度发作 B. 气管异物

C. 支气管异物 D. 急性喉炎

E. 急性会厌炎

30. 患儿，男，2岁。发热5天，咳嗽、声音嘶哑半天入院，闻及犬吠样咳嗽及喉鸣音。查体：双肺呼吸音清。最可能的诊断是

A. 喉痉挛 B. 急性喉炎

C. 先天性喉喘鸣 D. 喉异物

E. 哮喘

三 A3/A4型题

（1~3题共用题干）

患儿，男，14个月。因发热1天，抽搐1次就诊。无呕吐及腹泻，体温39.5℃，抽搐为全身性发作，持续2分钟左右缓解，急来院。

1. 该患儿按年龄分期应为

A. 婴儿期 B. 幼儿期

C. 学龄前期 D. 学龄期

E. 以上都对

2. 依据小儿疾病的特点该患儿最可能的诊断是

A. 上呼吸道感染并高热惊厥 B. 化脓性脑膜炎

C. 低钠血症 D. 低钙惊厥

E. 中毒性菌痢

3. 结合该患儿特点应注意预防下列疾病，但不包括

A. 营养不良　　B. 意外

C. 中毒　　D. 传染病

E. 龋齿

(4~6题共用题干)

患儿，男，3岁。因发热4天，咳嗽1天伴腹痛来就诊。查体：体温38.4℃，神志清，扁桃体Ⅱ度肿大，颈软，颈部可触及黄豆大淋巴结3~4枚，活动，有压痛，心肺(-)，腹稍胀，质软，满腹痛，以脐周为主，无腹肌紧张和固定压痛点。化验：Hb 128g/L，WBC 11.2×10^9/L，N 0.65，L 0.35。

4. 该患儿可能的诊断

A. 急性阑尾炎　　B. 肠套叠

C. 急性胰腺炎　　D. 梅克尔憩室炎

E. 上感伴肠系膜淋巴结

5. 为明确诊断，须做

A. 肛门指诊　　B. 腹部B超

C. 腹腔穿刺　　D. 查血尿淀粉酶

E. 对症处理后临床密切观察

6. 进一步治疗措施为

A. 只给退热药即可　　B. 静脉滴注激素+利巴韦林

C. 口服中药　　D. 口服雷尼替丁+颠茄

E. 抗生素治疗　　F. 立即给予激素治疗

(7~8题共用题干)

患儿，男，4个月。咳嗽、喘4天，喘憋加重1天，病后低热，精神、食欲尚可。查体：体温37.8℃，呼吸60次/分，心率150次/分，两肺布满哮鸣音，两背下可闻及细湿啰音，肝肋下3.5cm。

7. 该患儿呼吸道感染可能的病原体是

A. 呼吸道合胞病毒　　B. 腺病毒

C. 流感病毒　　D. 埃可病毒

E. 柯萨奇病毒

8. 胸部X线片最可能出现的异常表现是

A. 不同程度梗阻性肺气肿和支气管周围炎

B. 常见肺浸润、多发性肺脓肿、肺大疱

C. 大小不等的片状阴影或融合成大病灶

D. 肺大叶或肺节段出现

E. 以上均是

(9~11 题共用题干)

患儿，男，6个月。发热、喘憋3天。查体：体温38.4℃，呼吸64次/分，心率160次/分，面色苍白，烦躁，呻吟。双肺可闻及大量哮鸣音、少许细湿啰音，肝肋下2cm，胸部X线片示两肺透亮度增强，双下肺纹理增粗。

9. 该患儿最可能的诊断是

A. 毛细支气管炎　　B. 急性支气管炎

C. 喘息性支气管炎　　D. 支气管哮喘

E. 支气管肺炎

10. 其最可能的病原体是

A. 呼吸道合胞病毒　　B. 肺炎链球菌

C. 腺病毒　　D. 金黄色葡萄球菌

E. 流感病毒

11. 治疗中，下列哪项不正确

A. 吸氧　　B. 镇静

C. 静脉滴注大剂量抗生素　　D. 吸痰

E. 地塞米松

(12~14 题共用题干)

患儿，女，1岁。因受凉后发热、咳嗽、气促5天，加剧1天而就诊。查体：体温39.2℃，脉搏180次/分，呼吸72次/分，极度烦躁，发绀，三凹征明显，双肺散在中、细湿啰音，心音低钝，肝在右肋下4cm。入院后急抽血查电解质，其结果为：血清钾2.5mmol/L，血清钙2mmol/L。

12. 若考虑支气管肺炎，在病史与体格检查中最有意义的指征是

A. 发热的高低　　B. 咳嗽的轻重

C. 呼吸困难的程度　　D. 有无累及其他系统

E. 肺部啰音的性质

13. 宜先给的药物治疗是

A. 毛花苷C与钙剂　　B. 毛花苷C

C. 毛花苷C与大剂量维生素D　　D. 毛花苷C与钾盐

E. 毛花苷C与钙剂、钾盐

14. 该患儿入院第2天嗜睡、呕吐、抽搐，脑脊液压力稍高，细胞数 $10\times10^{6}/L$，糖、蛋白质、氯化物均正常。该患儿可能并发

A. 低镁血症　　B. 低糖血症

C. 低钠血症　　D. 中毒性脑病

E. 病毒性脑炎

（15~16题共用题干）

患儿，女，4个月。咳嗽3天，加重伴呼吸急促1天入院。查体：体温37℃，呼吸60次/分，呼吸困难，鼻扇、三凹征阳性，双肺广泛呼气性喘鸣音，少量干啰音，心率180次/分，律齐有力，无杂音，腹部胀气，肝肋下2cm，剑下1.5cm，质软，神经系统查体未见异常。

15. 该患儿可能的诊断

A. 支气管炎　　B. 喘息性支气管炎

C. 毛细支气管炎　　D. 支气管哮喘

E. 支气管肺

16. 下列哪项不应作为常规检查

A. 血常规　　B. 胸部X线片

C. 呼吸道合胞病毒抗体测定　　D. 呼吸道分泌物病毒抗原检测

E. 血培养

（17~18题共用题干）

患儿，男，5个月。由于呼吸困难半天来院急诊。平时体健，2天前突然流涕，轻咳，今晨热退，呼吸急促，查体：体温37.8℃，急性病容，喘息，唇周轻紫，呼吸80次/分，脉搏150次/分，两肺呼气相延长，闻及干啰音。

17. 患儿呼吸系统主要的病变部位最可能是在

A. 肺泡　　B. 气管

C. 支气管　　D. 细支气管

E. 肺间质

18. 对于指导治疗最首要的检查是

A. 鼻咽分泌物脱落细胞检测　　B. 全血细胞计数

C. 动脉血气分析　　D. 胸部X线透视

E. 特异IgE抗体检查

（19~21题共用题干）

患儿，男，5岁。咳嗽1周，喘息2天就诊，无发热。

19. 为证实患肺炎，下列哪项检查最有价值
A. 观察一般状态、生命体征　　B. 有无三凹征
C. 肝是否增大　　D. 心音是否低钝，有无奔马律
E. 肺部有无水泡音
20. 哪项检查对诊断有帮助
A. 血常规　　B. 病毒分离
C. 胸部 X 线正位片　　D. 嗜异性冷凝集试验
E. OT 试验
21. 对患儿进行治疗，哪项不必要
A. 止咳祛痰　　B. 平喘
C. 抗生素　　D. 输血
E. 适当镇静

(22~24 题共用题干)
患儿，女，10 个月。发热、咳嗽 3 天，近半天来嗜睡，因抽搐、昏迷 2 小时来急诊。体温 38.4℃，前囟膨隆，呼吸 44 次/分，双肺散在细湿啰音，心率 140 次/分，肝肋下 2cm，白细胞计数 $22\times10^9/L$，N 0.75。
22. 首先应如何处理
A. 缓慢静脉注射地西泮，静脉补钙
B. 肌内注射复方氨林巴比妥及地西泮
C. 缓慢静脉注射地西泮，快速静脉滴注 20% 甘露醇
D. 肌内注射鲁米钠及维生素 D
E. 缓慢静脉注射毛花苷 C 及钙剂
23. 最需要做哪项检查
A. 脑脊液检查　　B. 头颅 CT
C. 胸部 X 线片　　D. 血钙
E. 心电图
24. 脑脊液压力 $210mmH_2O$，白细胞计数 $10\times10^6/L$，均为淋巴细胞，则该患儿应诊断为
A. 支气管肺炎合并化脓性脑膜炎　　B. 支气管肺炎合并心力衰竭及低钙惊厥
C. 支气管肺炎合并高热惊厥　　D. 支气管肺炎合并中毒性脑病
E. 支气管肺炎合并病毒性脑膜炎

(25~26 题共用题干)
患儿，男，2 岁。高热，体温 39~40℃，频繁咳嗽、喘憋 5 天住院。查体：精神弱，面

色苍灰，口周发青，呼吸40次/分，左肺呼吸音低，叩诊浊音，少许细湿啰音。外周血白细胞计数8.8×10^9/L，N 0.44，异形淋巴细胞0.1，胸部X线片示左下肺大片状阴影。

25. 该患儿最可能的诊断是
    A. 金黄色葡萄球菌肺炎
    B. 肺炎链球菌肺炎
    C. 呼吸道合胞病毒肺炎
    D. 腺病毒肺炎
    E. 干酪性肺炎
26. 1天后该患儿呼吸困难加重，胸部X线片示左下胸呈密度均匀影，上界呈弧形，左肋膈角消失。该患儿可能合并
    A. 脓胸
    B. 脓气胸
    C. 渗出性胸膜炎
    D. 结核性胸膜炎
    E. 血胸

（27~30题共用题干）

患儿，男，7个月。发热、咳嗽4天，加重伴气促2天，精神不振，食欲减退。查体：体温37.9℃，呼吸46次/分，咽部充血，双肺可闻及哮鸣音，心率140次/分，肝脏肋下1.0cm，血常规WBC 8.2×10^9/L，L 0.72，胸部X线片示两肺小点片状阴影，伴肺气肿。

27. 对诊断最有价值的实验室检查应是
    A. 血常规
    B. 红细胞沉降率
    C. 结核菌素试验
    D. 病毒抗体检测
    E. C反应蛋白
28. 临床诊断考虑为
    A. 呼吸道合胞病毒肺炎
    B. 婴幼儿哮喘
    C. 腺病毒肺炎
    D. 支原体肺炎
    E. 金黄色葡萄球菌肺炎
29. 按病理分类，本病属于
    A. 间质性肺炎
    B. 大叶性肺炎
    C. 支气管肺炎
    D. 间质性肺炎与支气管肺炎同时存在
    E. 以上都不是
30. 按可能的病原体选择哪种药物
    A. 青霉素
    B. 利巴韦林
    C. 红霉素
    D. 头孢曲松钠
    E. 阿莫西林

（31~33题共用题干）

患儿，女，7岁。咳嗽15天，加重1周，晚间明显，病初伴发热、咳黏痰、胸痛。查

体：一般情况可，呼吸平稳，咽充血，两肺呼吸音稍粗，偶闻及干啰音，胸部X线片呈肺门阴影增浓，右下肺有云雾状阴影，病初用过利巴韦林及青霉素无效，改用红霉素后近日症状好转。

31. 其最可能的诊断为

A. 金黄色葡萄球菌肺炎
B. 支原体肺炎
C. 腺病毒肺炎
D. 肺炎链球菌肺炎
E. 真菌性肺炎

32. 进一步的检查首选

A. 嗜异性凝集试验
B. 血常规
C. 支原体培养
D. 肺炎支原体抗体
E. 血培养

33. 其治疗的时间

A. 5~7天
B. 2~3周
C. 3~4周
D. 4周
E. 1个月以上

(34~37题共用题干)

患儿，女，8个月。因发热，咳嗽4天住院。查体：精神萎靡，躯干可见充血性粟粒样皮疹。白细胞计数$21\times10^9/L$，N 0.7，核左移，胸部X线片示两肺有多个小圆形密度增高影。

34. 该患儿诊断最可能为

A. 金黄色葡萄球菌肺炎
B. 腺病毒肺炎
C. 呼吸道合胞病毒肺炎
D. 粟粒性肺结核
E. 肺炎链球菌肺炎

35. 抗感染首选

A. 红霉素
B. 利巴韦林
C. 新青霉素Ⅱ
D. 异烟肼
E. 青霉素

36. 3天后，患儿突然呼吸困难，烦躁不安，面色青紫，呼吸80次/分，左肺呼吸音明显减低，左上肺叩鼓音，左下肺叩浊音，心音遥远，心率170次/分，肝肋下2cm。该患儿最可能出现

A. 脓胸
B. 脓气胸
C. 心力衰竭
D. 肺大疱
E. 渗出性胸膜炎

37. 出现以上情况时应怎样处理
A. 应用快速洋地黄制剂
B. 胸腔闭式引流
C. 加用解痉药
D. 加大抗生素剂量
E. 肌内注射呋塞米和地高辛

（38~41 题共用题干）

患儿，男，11 个月。低热、咳喘 1 天，吃奶时呛咳，哭闹时口周轻度发绀。查体：体温 38℃，精神及面色尚可，呼吸 50 次/分，节律规整，呼气延长，两肺闻及多量哮鸣音，心率 160 次/分，心音有力，肝肋下 2. 5cm。

38. 该患儿最可能的诊断是
A. 呼吸道合胞病毒肺炎
B. 金黄色葡萄球菌肺炎
C. 婴幼儿哮喘
D. 吸入性肺炎
E. 重症肺炎

39. 下列哪项检查有助于明确诊断
A. 进行呼吸道病原检测
B. 立即查血气分析
C. 摄胸部 X 线片
D. 血常规
E. 过敏原检测

40. 患儿出现心力衰竭，下面可能的表现有
A. 心率突然增快 >180 次/分，呼吸加快 >60 次/分
B. 突发极度烦躁不安，明显发绀
C. 心音低钝、奔马律
D. 肝脏迅速增大超过 3cm
E. 以上都是

41. 下一步的治疗措施不包括
A. 镇静、吸氧
B. 应用毛花苷 C
C. 应用糖皮质激素
D. 应用利尿剂
E. 应用血管活性药物

（42~45 题共用题干）

患儿，男，3 个月。发热、咳嗽伴腹泻 15 天，院外头孢菌素等治疗 1 周无效。该患儿生后反复有鹅口疮病史。其两位舅舅幼年夭折。查体：面色苍白，双肺大量中、细湿啰音。

42. 首先要考虑的临床诊断是
A. 肺炎 + X 连锁严重联合免疫缺陷病
B. 肺炎 + 先天性心脏病

C. 肺炎 + 获得性免疫缺陷综合征（AIDS）
D. 肺炎 + 慢性肉芽肿病
E. 肺炎 + 严重联合免疫缺陷

43. 以下哪项实验室检查结果可明确临床诊断
A. 外周血白细胞总数明显减少
B. 血清各种免疫球蛋白水平明显降低
C. 外周血 T 细胞水平明显降低
D. 血清 IgG 明显降低，IgM 正常
E. 外周血血小板计数减少、体积减小

44. 首选以下哪项治疗措施
A. 胎肝移植
B. 免疫配型的兄弟姐妹供者骨髓移植
C. 免疫配型的无关供者骨髓移植
D. 胎儿胸腺移植
E. 脐带血移植

45. 关于该原发病的说法，正确的是
A. 接种卡介苗可能导致严重或致死性感染
B. 输注全血和血制品，可导致患儿发生移植物抗宿主病（GVHD）
C. 如需输血制品，在输注前必须通过 25Gy 的辐射照射
D. X 线检查胸腺缺如，淋巴组织病理检查浆细胞、淋巴细胞计数减少
E. 以上都是

（46~48 题共用题干）

患儿，女，37 个月。发热，咳喘 2 天住院，半日来喘憋加重，食欲尚好，未吐泻。查体：体温 38℃，烦躁，口鼻周发青，鼻翼扇动，三凹征（+），呼吸 80 次/分，呼气相延长，双肺闻喘鸣音，少量细湿啰音。血常规：白细胞计数 4.6×10^9/L，N 0.44。胸部 X 线片：双肺纹理重，伴少量小点片影及肺气肿。

46. 该患儿诊断最可能是
A. 腺病毒肺炎
B. 呼吸道合胞病毒肺炎
C. 支气管哮喘
D. 哮喘性支气管炎
E. 金黄色葡萄球菌肺炎

47. 若测血 pH 7.0，PaO_2 70mmHg，$PaCO_2$ 70mmHg，HCO_3^- 26mmol/L。诊断该患儿合并
A. 代谢性酸中毒
B. 混合性酸中毒
C. 呼吸性酸中毒
D. 呼吸性碱中毒
E. 呼吸性碱中毒合并代谢性酸中毒

48. 下一步治疗应为
A. 1.4% 碳酸氢钠 3ml/kg 静脉滴注
B. 改善通气
C. 洛贝林肌内注射
D. 1.87% 乳酸钠 3ml/kg 静脉滴注
E. 0.9% 氯化钠 3ml/kg 静脉滴注

（49～52题共用题干）

患儿，男，1岁半。因发热、咳嗽5天来诊。查体：嗜睡，皮肤有猩红热样皮疹，呼吸急促，鼻扇，三凹征明显，两肺散在中、细湿啰音。血象：WBC 25×10^9/L，N 0.85，L 0.15。

49. 该患儿的诊断考虑为

A. 肺炎双球菌肺炎

B. 金黄色葡萄球菌肺炎

C. 腺病毒肺炎

D. 呼吸道合胞病毒肺炎

E. 肺炎支原体肺炎

50. 患儿入院后经抗生素治疗，病情一度好转，近2天病情加重，今晨突起呼吸困难。查体：体温39.5℃，脉搏160次/分，呼吸64次/分，面色苍白，唇周发绀，肝肋下1.5cm，脾未及。此时首先应考虑

A. 支气管肺炎恶化

B. 支气管肺炎伴心衰

C. 支气管肺炎伴中毒性心肌炎

D. 并发霉菌感染

E. 出现肺炎的并发症（脓胸、脓气胸）

51. 该患儿病后一直进食较少，今起进食即呕，尿少。若要行静脉补液，下列处理哪项不正确

A. 第1天补液总量按60～80ml/kg给予

B. 用生理维持液补充

C. 液体的速度不宜过快，按每小时3～5ml/kg速度进行

D. 根据所测CO_2CP的结果，用等渗的碳酸氢钠溶液纠酸，使CO_2CP恢复到正常范围

E. 必要时输血浆或鲜血，提高机体抗病能力

52. 该患儿经用新型青霉素Ⅱ、庆大霉素及胸腔穿刺排脓等治疗后体温仍不退，呼吸困难，胸透有胸膜增厚，右胸腔包裹性积液。此时应采取的措施是

A. 改用头孢唑林及阿米卡星静脉滴注

B. 胸腔内注射抗生素

C. 反复胸腔排脓

D. 胸腔闭式引流

E. 加用激素治疗

（53～55题共用题干）

患儿，女，5个月。咳嗽2天，喘憋1天入院。查体：体温38℃，呼吸60次/分，心率160次/分，烦躁不安，面色尚红润，口周微绀，满肺喘鸣音，并可闻及少许细湿啰音，肝肋下2cm。

53. 该患儿最可能的诊断是

A. 支气管异物

B. 腺病毒肺炎

C. 婴幼儿哮喘　　D. 呼吸道合胞病毒肺炎
E. 葡萄球菌肺炎

54. 下列哪项检查能帮助快速诊断
A. 血常规
B. 免疫酶标法测鼻咽拭子或痰中病原体
C. 鼻咽拭子分泌物进行病毒分离
D. 胸部 X 线片
E. 痰培养、血培养

55. 此病最常见的并发症是
A. 心力衰竭　　B. 支气管扩张
C. 脓胸　　D. 中毒性脑病
E. 休克

（56~57 题共用题干）

患儿，男，10 个月。发热 4 天，体温 39℃，烦躁、频咳、气喘，体检口周发绀，鼻翼扇动，三凹征阳性，两肺呼吸音粗。血象 WBC 9×10^9/L，N 0.47。

56. 此时应首先做哪项检查
A. 血培养　　B. 咽拭子培养
C. 胸部 X 线检查　　D. 呼吸道合胞病毒血清学检查
E. 腺病毒血清学检查

57. 第 5 天患儿仍高热不退，咳喘加重，精神萎靡，面色青灰，呼吸 70 次/分，右下肺叩浊，可闻及管样呼吸音及中小水泡音，心率 180 次/分，心音低钝，肝脏肋下 3.5cm。此时最可能的诊断是
A. 肺炎链球菌肺炎　　B. 腺病毒肺炎合并心衰
C. 呼吸道合胞病毒肺炎　　D. 金黄色葡萄球菌肺炎
E. 支原体肺炎

（58~59 题共用题干）

患儿，男，10 个月。发热、咳嗽、气喘 4~5 天，近 2 天腹泻，大便 3~4 次/天，呈黄稀便，偶有呕吐，体检两肺可闻及喘鸣音及湿啰音，心音有力，律齐，心率 136 次/分，腹软，肝肋下 2cm，质软，脾不大。

58. 该患儿最可能的诊断是
A. 支气管炎　　B. 支气管肺炎
C. 气管炎　　D. 支气管哮喘
E. 肺结核

59. 帮助确诊的首选检查是

A. 外周血白细胞数
B. 胸部 CT 平扫
C. 胸部 X 线检查
D. 血沉
E. 痰培养

（60～61 题共用题干）

患儿，男，3 岁。诊断脓胸，住院第 2 天发生呼吸困难，发憋，烦躁，心率快，右下肺叩浊，右上肺叩鼓音。

60. 该患儿可能发生

A. 张力性脓气胸
B. 心力衰竭
C. 呼吸衰竭
D. 气胸
E. 支气管胸膜瘘

61. 最适当的治疗

A. 强心、抗感染
B. 辅助呼吸
C. 闭式引流
D. 加大原抗生素用量
E. 穿刺抽脓

（62～63 题共用题干）

患儿，男，3 个月。因咳嗽、喉鸣、呼吸困难 4 天来院。患儿 4 天前有低热，体温 37～38℃，微咳，声音轻度嘶哑，有时有呼噜声，偶呕吐，无犬吠样咳嗽，曾在外口服头孢氨苄及镇咳药，但体温反而上升至 39℃。2 天来发憋，有时张口呼吸，流涕，以“急性喉炎”收入院。体温 37.2℃，心率 164 次/分，呼吸 48 次/分，发育营养中等，气促，有张口呼吸，前囟 2cm×2cm，平坦，方颅，有枕秃，眼耳鼻无异常。咽部明显充血，扁桃体不大，右颈部及颌下可扪及黄豆大淋巴结 2～3 个，有压痛，有轻度喉鸣及三凹征，无发绀，两肺呼吸音粗，有痰鸣音，未闻及湿啰音，心率 164 次/分，律齐，无杂音，腹软，稍膨隆，肝肋下 2cm，脾下 1cm，均软，神经系统及四肢检查正常。入院后查：Hb 105g/L，RBC 388×10^{12}/L，WBC 14×10^{9}/L，P 0.59，L 0.41，尿便(-)，胸部 X 线片可见两肺纹理粗厚，心膈未见异常。

62. 入院后主要诊断是什么

A. 急性喉炎
B. 急性咽炎
C. 急性上呼吸道梗阻
D. 支气管炎
E. 支气管肺炎

63. 从咳嗽、喉鸣、呼吸困难考虑鉴别诊断，下列哪个不属于

A. 先天性喉软骨软化症
B. 急性喉气管支气管炎

C. 急性会厌炎　　D. 咽后壁脓肿
E. 气管异物

（64~67 题共用题干）

患儿，女，3 岁。反复咳嗽月余。查体：体温正常，浅表淋巴结无肿大，咽无充血，双肺可闻及较多哮鸣音，反复抗生素治疗无效。既往无呛咳病史，有过敏性鼻炎病史。

64. 此患儿可能诊断是
A. 喘息性支气管炎　　B. 毛细支气管炎
C. 咳嗽变异性哮喘　　D. 支气管异物
E. 支气管肺炎

65. 首选的检查是
A. 胸部 X 线片　　B. 气管镜
C. 血培养　　D. 气道分泌物病毒分离
E. 心电图

66. 首选的治疗是
A. 静脉滴注阿奇霉素　　B. 利巴韦林
C. 布地奈德及沙丁胺醇雾化吸入　　D. 孟鲁司特钠口服
E. 多巴酚丁胺静脉滴注

67. 如病情恶化，呼吸音减弱，患儿出现意识障碍，烦躁或抑制，应紧急采用
A. 纯氧吸入　　B. 机械通气
C. 胸外按摩　　D. 头部冰枕
E. 水合氯醛灌肠

（68~71 题共用题干）

患儿，女，13 个月。因咳嗽、呼吸困难 1 天入院。有受凉史，轻咳，声音轻度嘶哑，时有呼噜声，偶尔呕吐，无犬吠样咳嗽，曾在外口服头孢氨苄及止咳药，半天来憋气明显，有时张口呼吸，流涕，流涎，拒吞咽，哭闹不安。查体：体温 39℃，P 164 次/分，R 48 次/分，发育营养好，张口呼吸，前囟 2cm × 2cm，眼耳鼻无异常，咽部充血，有轻度喉鸣及吸气性三凹征，口唇轻度发绀，可闻及喉鸣音，心腹（-）。辅助检查血常规：Hb 101g/L，RBC 3.88×10^{12}/L，WBC 15×10^{9}/L，N 0.64，L 0.31，大小便（-）。胸部 X 线检查可见两肺纹理粗厚，心膈未见异常。

68. 该患儿主要诊断是
A. 急性咽炎　　B. 毛细支气管炎

C. 支气管哮喘首次发作
D. 哮喘性支气管炎
E. 急性上呼吸道梗阻

69. 从咳嗽、喉鸣、呼吸困难考虑，应与下列哪项进行鉴别诊断
A. 支气管异物
B. 支气管炎
C. 细菌性肺炎
D. 毛细支气管炎
E. 咽后壁脓肿

70. 查体时尤其要注意的是
A. 肺部有无哮鸣音
B. 心脏节律
C. 前囟张力
D. 瞳孔对光反射
E. 咽部情况

71. 为明确诊断，需要立即进行的辅助检查是
A. 肺功能
B. 血气分析
C. 腰椎穿刺
D. 颈部正侧位片
E. 血电解质

（72~73 题共用题干）

患儿，女，11 个月。发热，咳嗽，声音嘶哑 1 天，查体闻及犬吠样咳嗽及喉鸣音，双肺呼吸音清。

72. 该患儿最可能的诊断是
A. 喉痉挛
B. 喉异物
C. 先天性喉喘鸣
D. 急性喉炎
E. 支气管炎

73. 如果患儿安静时出现喘鸣和呼吸困难，应进行哪项处理
A. 带药回家观察
B. 在医生观察下治疗，做好气管切开准备
C. 立刻做气管切开
D. 立刻气管插管
E. 立刻抗过敏治疗

四 B 型题

（1~3 题共用备选答案）

A. 鼻部、咽部、喉部
B. 气管分支部和上呼吸道
C. 末梢毛细支气管和肺泡
D. 气管分支至末梢支气管和毛细支气管
E. 肺泡

1. 咳嗽化学感受器多分布于

2. 咳嗽伸张感受器多分布于
3. 咳嗽机械感受器多分布于

（4~8 题共用备选答案）

A. 流行性感冒病毒　　B. 腺病毒
C. 鼻病毒　　D. 链球菌
E. 柯萨奇病毒

4. 化脓性扁桃体炎病原体
5. 疱疹性咽峡炎病原体
6. 急性鼻炎病原体
7. 咽眼结合膜热病原体
8. 流感病原体

（9~10 题共用备选答案）

A. 心力衰竭　　B. 中毒性脑病
C. 中毒性肠麻痹　　D. 弥散性血管内凝血
E. 酸中毒

9. 肺炎患儿呼吸困难突然加重，心率增快，肝脏迅速增大，应考虑合并上述哪种疾病
10. 肺炎患儿出现严重腹胀，肠鸣音消失，甚至吐咖啡渣样物，应考虑合并上述哪种疾病

（11~13 题共用备选答案）

A. 喘憋重伴少量肺部啰音　　B. 湿啰音出现早，并有呼吸音减低
C. 高热伴干咳　　D. 肺水肿
E. 两肺 X 线呈云雾状浸润影

11. 支持腺病毒肺炎诊断的是
12. 支持金葡菌肺炎诊断的是
13. 支持支原体肺炎诊断的是

（14~16 题共用备选答案）

A. 毛细支气管炎　　B. 肺间质病变
C. 肺实质病变　　D. 毛细支气管炎合并间质性肺炎
E. 肺泡毛细血管出血性疾病

14. 闭塞性毛细支气管炎的主要病理改变是

15. 流感病毒肺炎的主要病理改变是
16. 肺炎链球菌肺炎

（17~18题共用备选答案）

A. 金黄色葡萄球菌
B. 腺病毒
C. 流感嗜血杆菌
D. 结核杆菌
E. 肺炎支原体

17. 结核性胸膜炎最常见的致病菌
18. 脓胸最常见的致病菌

（19~21题共用备选答案）

A. 肺纹理增粗、紊乱，呈蜂窝状小透明区
B. 咯血、肺浸润、低色素贫血、肾小球肾炎伴肾功能不全
C. 免疫低下患儿出现发热、咳嗽、咳胶冻样痰及咯血
D. 慢性咳嗽、咯血及小细胞低色素贫血
E. 骨折后7天突然出现胸痛、咯血及呼吸困难

19. 肺栓塞
20. 支气管扩张
21. 肺出血-肾炎综合征

（22~24题共用备选答案）

A. 扁桃体切除
B. 免疫调节剂
C. 抗生素+抗病毒药
D. 纤维支气管镜局部灌洗治疗
E. 肺叶切除

以下情况，应采取哪项治疗

22. 患儿，男，5岁。反复咳嗽、咳脓痰，肺CT示右下叶柱状支气管扩张
23. 患儿，男，7岁。反复发热、咳嗽，5~6次/年。多次诊断为化脓性扁桃体炎
24. 患儿，女，5岁。反复咳嗽、咳脓痰，肺CT示右中叶囊状支气管扩张

（25~27题共用备选答案）

A. 喉喘鸣，睡眠时出现，伴有鼾音
B. 喉喘鸣，哭闹时出现，哭声正常
C. 喉喘鸣突然出现，伴有反复窒息，有缺钙病史

D. 喉喘鸣突然出现，伴有颜面及口唇水肿，与食物有关

E. 喉喘鸣伴有发热，犬吠样咳嗽，哭声嘶哑

25. 喉痉挛

26. 喉水肿

27. 先天性喉喘鸣

五 X型题

1. 下列哪项是婴儿下呼吸道的解剖生理特点

A. 黏液腺分泌不足　　B. 纤毛运动差

C. 黏膜血管少　　D. 缺乏弹性组织

E. 淋巴组织发达

2. 下列说法错误的是

A. CMV 指呼吸机的各项通气参数完全由呼吸机控制

B. IMV 不允许患儿有自主呼吸

C. PSV 在 IMV 的基础上改进

D. VS 常用压力为 8~20cmH_2O

E. 以上说法都正确

3. 小儿易患急性呼吸道感染的原因有

A. 婴幼儿缺乏鼻毛　　B. 呼吸道黏膜柔嫩，血管丰富

C. 呼吸道上皮细胞纤毛运动功能差　　D. $CD4^+$ 细胞偏低

E. SIgA、血清 IgA、IgM、IgG 均偏低

4. 疱疹性咽峡炎的临床表现包括

A. 通常为高热　　B. 结膜炎

C. 咽部充血　　D. 口腔疱疹或溃疡

E. 易伴发热性惊厥

5. 下列哪种疾病属于急性上呼吸道感染引起的并发症

A. 中耳炎　　B. 颈淋巴结炎

C. 肺炎　　D. 手足口病

E. 急性肾炎

6. 急性上呼吸道感染直接蔓延会引起哪种疾病

A. 支气管炎　　B. 咽后壁脓肿

C. 肺炎　　D. 风湿热

E. 中耳炎

7. 儿童反复呼吸道感染的诊断应注意
   A. 2 次感染间隔时间至少 7 天以上
   B. 若上呼吸道感染次数不够，可以将上、下呼吸道感染次数相加
   C. 若下呼吸道感染次数不够，可以将上、下呼吸道感染次数相加
   D. 确定感染次数需连续随访 1 年
   E. 2 次肺炎诊断间期肺炎体征和影像学改变应完全消失
8. 哮喘性支气管炎的临床特点有
   A. 3 岁以下小儿发病　　B. 特应性体质
   C. 肺部可闻及哮鸣音　　D. 反复发作
   E. 易发展为支气管哮喘
9. 下列哪些不是小儿肺炎的常见病原体
   A. 革兰阳性球菌和病毒　　B. 革兰阴性杆菌和病毒
   C. 革兰阴性杆菌和支原体　　D. 病毒和衣原体
   E. 细菌和真菌
10. 小儿重症肺炎发生心力衰竭的主要原因有
   A. 肺动脉痉挛　　B. 心律失常
   C. 左心负担过重　　D. 二氧化碳潴留
   E. 肺循环速度加快
11. 关于吸入性糖皮质激素的描述，下列哪项是正确的
   A. 抑制白三烯及其释放　　B. 抑制肥大细胞及其脱颗粒
   C. 是目前控制哮喘症状的最有效药物　　D. 是目前预防哮喘发作的最有效药物
   E. 激素在被人体吸收后，排泄较慢
12. 反复肺炎的病因有
   A. 原发性免疫缺陷病　　B. 先天性肺实质、肺血管发育异常
   C. 先天性气道发育异常　　D. 先天性心脏畸形
   E. 纤毛不动综合征
13. 不属于婴幼儿肺炎中常见的类型是
   A. 大叶性肺炎　　B. 小叶性肺炎
   C. 节段性肺炎　　D. 混合性肺炎
   E. 干酪性肺炎
14. 气管支气管异物的临床分期包括
   A. 吸入期　　B. 刺激期
   C. 安静期　　D. 感染期
   E. 症状期

15. 下列哪项是支气管肺炎引起代谢性酸中毒的原因

A. 缺氧　　B. 二氧化碳潴留

C. 进食差引起酮症　　D. 感染引起机体组织代谢紊乱

E. 发热及感染导致机体分解代谢增加

16. 纤维支气管支镜检查的禁忌证有

A. 肺功能严重减退者或呼吸衰竭者

B. 心脏功能严重减退，有心力衰竭者

C. 高热患儿

D. 大咯血者

E. 肺不张

六 案例分析题

（1~4 题共用题干）

患儿，男，5 岁。发热，流涕，轻咳 2 天，喉鸣半天就诊。查体：体温 39.5℃；吸气性喘鸣及三凹征，咽红，双肺呼吸音稍粗；心率 110 次/分，偶闻期前收缩。

1. 为明确诊断应首先检查的项目包括

A. 血常规　　B. 血细菌培养

C. 胸部 X 线片　　D. 心电图

E. 心脏 B 型超声　　F. 血气分析

2. 目前考虑的可能诊断有（提示胸部 X 线片：未见异常。ECG：窦性心律不齐，偶发室性期前收缩，T 波、ST-T 无改变。血常规：血红蛋白 120g/L，白细胞计数 17×10^9/L，中性粒细胞 0.78，淋巴细胞 0.2）

A. 急性感染性喉炎　　B. 哮喘性支气管炎

C. 支气管哮喘并感染　　D. 上呼吸道感染

E. 心肌炎　　F. 咽后壁脓肿

G. 支气管肺炎

3. 入院后患儿吸气性喉鸣及呼吸困难进一步加重，此时应采取的措施包括

A. 雾化 β_2受体激动药

B. 静脉滴注青霉素

C. 雾化地塞米松

D. 肌内注射异丙嗪

E. 请耳鼻咽喉头颈外科医师会诊做喉镜检查

F. 请耳鼻咽喉头颈外科医师会诊做气管切开

G. 静脉滴注果糖二磷酸钠

4. 心肺复苏中畅通气道的措施为

A. 置头部于后仰位，抬高下颏或向前上方托举颌骨

B. 吸引口腔分泌物、血及异物

C. 垫高肩部、头偏向一侧，让口鼻腔内分泌物流出

D. 去除气道内的异物或呕吐物

E. 放置口咽通气管

F. 雾化吸入

G. 心脏按压

（5~7题共用题干）

患儿，男，7个月。发热，憋喘4天就诊。查体：体温38℃，呼吸64次/分；面色苍白，烦躁，呻吟；双肺可闻及大量哮鸣音，少量中小水泡音；心率160次/分；肝肋下2cm，质软。胸部X线片示双肺透亮度增加，双下肺纹理增粗。

5. 该患儿最可能的诊断是

A. 急性支气管炎

B. 毛细支气管炎

C. 喘息性支气管炎

D. 支气管哮喘

E. 支气管肺炎

6. 若考虑病毒感染，最可能的致病病毒为

A. EV71病毒

B. 腺病毒

C. 副流感病毒

D. 呼吸道合胞病毒

E. 柯萨奇病毒

7. 治疗措施是

A. 吸氧

B. 吸痰防止呼吸道阻塞

C. 雾化吸入

D. 静脉补液，并加用氢化可的松

E. 静脉滴注抗生素抗感染

F. 注射免疫球蛋白

G. 给予利尿剂

（8~10题共用题干）

患儿，男，3岁。反复咳嗽和喘息发作6个月，夜间为甚。体格检查：双肺可闻及哮鸣音和粗湿啰音，余无异常发现。外周血WBC 7×10^9/L，N 0.51，L 0.49。

8. 该患儿需考虑的诊断是

A. 毛细支气管炎

B. 支气管异物

C. 先天性气管发育异常

D. 婴幼儿哮喘

E. 慢性支气管炎

F. 肺结核

9. 为了明确诊断，应选用

A. 胸部 X 线检查　　B. PPD 试验

C. 纤维支气管镜活组织检查　　D. 肺功能测定

E. 下呼吸道分泌物普通培养　　F. 皮肤点刺试验

10. 若患儿胸部 X 线检查示肺充气过度，PPD 试验为阴性，纤支镜排除异物，支气管舒张试验为阳性，过去有反复喘息发作，有湿疹史。该例的最佳治疗方案是

A. 长期使用 β 受体激动剂　　B. 口服糖皮质激素

C. 静脉滴注糖皮质激素　　D. 呼吸道吸入糖皮质激素

E. 发作时使用白三烯受体拮抗剂　　F. 长期使用抗生素

（11~13 题共用题干）

患儿，男，1 岁半。发热咳嗽 5 天，嗜睡伴抽搐 1 次被收住院治疗。体检肛温 38.5℃，前囟膨突，呼吸浅快，两肺散在中、细湿啰音，心率 170 次/分，律齐，心音正常，肝肋下 2.5cm，四肢肌张力偏高。血常规：白细胞计数 18×10^9/L，中性粒细胞 0.88。

11. 此患儿首选的处理为

A. 静脉补充钙剂和维生素 D_3　　B. 注射抗生素

C. 注射地西泮和甘露醇　　D. 肌内注射苯巴比妥

E. 注射地高辛

12. 需尽快做的检查是

A. 心电图　　B. 脑脊液检查

C. 急查血清钙　　D. 胸部 X 线片

E. 血培养

13. 重症肺炎心力衰竭的治疗包括

A. 镇静　　B. 应用毛花苷 C

C. 应用多巴酚丁胺　　D. 限制水、钠摄入

E. 应用肾上腺皮质激素　　F. 给氧

（14~17 题共用题干）

患儿，女，2 岁。因发热、咳嗽 8 天，加重伴气促 1 天而入院。体温 39.5~40℃之间，静脉滴注青霉素疗效差。查体：一般状态差，呼吸急促，口周发绀，鼻翼扇动，三凹征阳性，气管略向右移，左下肺呼吸音减弱，叩诊呈浊音。肝脏肋下 2cm。血常规：白细胞计数 19.0×10^9/L，中性粒细胞 0.76。胸部 X 线片示两肺散在斑片状阴影，左肺下野密度增浓，可见自外上向内下的反抛物线状边缘。

14. 本病例诊断考虑为

A. 腺病毒肺炎　　B. 支原体肺炎

C. 金黄色葡萄球菌肺炎
D. 肺炎链球菌肺炎
E. 毛细支气管炎

15. 本病敏感抗生素为
A. 第三代头孢菌素
B. 庆大霉素
C. 红霉素
D. 氨苄西林
E. 万古霉素

16. 本病抗生素疗程为
A. 体温正常后5~7天
B. 症状、体征消失后3天
C. 2~3周
D. 体温正常后2~3周
E. 脓液吸收后即停药
F. 2~4周

17. 本例发生的并发症为
A. 脓胸
B. 脓气胸
C. 肺大疱
D. 肺脓肿
E. 败血症

（18~21题共用题干）

患儿，女，8岁。干咳月余，加重1周就诊。有时表现为百日咳样咳嗽，痰带血丝，发热不规则。查体：双肺散在干啰音，右下背部少许中湿啰音。实验室检查：血WBC计数正常，ESR增快，PPD试验(-)。胸部X线片示右肺下叶淡薄片状阴影。

18. 为明确诊断应检查
A. 嗜异性凝集试验
B. 冷凝集试验
C. 抗链球菌溶血素O试验（ASO试验）
D. 血清补体C3
E. 结核抗体

19. 考虑临床诊断为
A. 大叶性肺炎
B. 干酪性肺炎
C. 腺病毒肺炎
D. 肺炎支原体肺炎
E. 百日咳肺炎

20. 治疗选用的抗生素为
A. 青霉素
B. 头孢曲松
C. 阿莫西林
D. 克林霉素
E. 阿奇霉素

21. 抗生素的应用疗程为
A. 1周
B. 3~5天

C. 1~2 个月
D. 1~2 周
E. 2~4 周

(22~26 题共用题干)

患儿，女，11 岁。因呕吐、腹痛、嗜睡 3 天加重伴昏迷 8 小时来院急诊。1 周前因受凉后发热、咳嗽，经当地医院静脉滴注头孢呋辛 3 天后，出现乏力、口干、多饮、多尿症状进行性加剧。查体：T 38.5℃，P 120 次/分，R 34 次/分，BP 113/68mmHg。消瘦、唇舌干燥，唇樱红，呼吸深大，皮肤弹性差，四肢肢端凉，可见大理石样花纹。右下肺可闻及湿啰音。

22. 为明确诊断先重点检查哪些项目
A. 血气分析
B. 血清钾、钠、氯、钙
C. 血脂
D. 尿糖
E. 血糖
F. 脑脊液检查

23. 假设：血钾 3.8mmol/L、钠 150mmol/L、氯 110mmol/L、钙 2.5mmol/L，血糖 46mmol/L，尿糖（++++），尿酮体（++），pH 7.15，ABE −13.7mmol/L，TCO 13.9mmol/L，SBE −12.3mmol/L，SaO_2 0.710，血浆渗透压 290mmol/L，胸部 X 线片示右肺感染。目前应作出什么诊断
A. 颅内感染
B. 肺炎
C. 1 型糖尿病
D. 2 型糖尿病
E. 糖尿病酮症酸中毒昏迷
F. 糖尿病高渗性无酮症性昏迷

24. 目前应急诊作出什么处理
A. 静脉滴注 5% 葡萄糖液
B. 静脉滴注 5% 碳酸氢钠液
C. 应用 20% 甘露醇脱水
D. 静脉滴注 0.9% 氯化钠液或 0.45% 氯化钠液
E. 静脉滴注抗生素
F. 静脉滴注小剂量胰岛素

25. 静脉滴注胰岛素 0.1U/(kg·h)，1 小时后复查血钾 2.9mmol/L、钠 148mmol/L，血糖 40mmol/L，血浆渗透压 284mmol/L。患儿第 1 小时补 0.9% 氯化钠液及 0.45% 氯化钠 600ml，血压 90/60mmHg。目前以下处理哪些正确
A. 继续静脉补钾
B. 继续静脉滴注 0.45% 氯化钠液
C. 静脉滴注 5% 葡萄糖液
D. 静脉输入血浆或全血
E. 静脉输入 25% 人血白蛋白
F. 继续每小时静脉滴注胰岛素 0.1U/kg

26. 经上述处理 2 天，患儿已能进半流食，尚有咳嗽，咳黄白色黏痰，低热，复查胸部 X 线片示右肺感染，查空腹血糖 14.6mmol/L。下一步治疗应做哪些调整
A. 皮下注射胰岛素控制血糖
B. 停止补钾
C. 糖尿病饮食
D. 给予磺脲类或双胍类口服降血糖药治疗
E. 继续应用抗生素
F. 继续静脉滴注胰岛素

（27~30 题共用题干）

患儿，男，3 岁。咳嗽 5 天，加重伴发热 1 天入院。3 天前受凉后出现咳嗽，渐加重，伴有痰，无犬吠样及鸡鸣样回声，在当地医院诊断“肺炎”，予静脉滴注“青霉素 + 头孢类抗生素”治疗（具体不详），1 天前出现发热，最高 39℃，并反复发生。1 天前咳嗽加重，呼吸困难明显，呈端坐呼吸，不能平卧。入院查体：体温 39. 3℃，心率 144 次/分，呼吸 36 次/分，神清，气促，唇周发绀，咽充血，扁桃体Ⅱ度肿大，未见脓点，双肺可及中、细湿啰音及哮鸣音，心音有力、律齐。患儿既往体格健康，无抽搐病史，无先天性心脏病史。

27. 体格检查应补充哪些部位或器官系统

A. 末梢循环　　B. 肝脾有无增大

C. 胸部触诊有无捻发感　　D. 心脏听诊

E. 颈抵抗感　　F. 呼吸困难程度

28. 查体提示：气促明显，口周发绀，三凹征（+），颈无抵抗，颈部皮肤触诊有捻发感，肺部听诊可触及中、细湿啰音及哮鸣音，心音有力、律齐，未闻及杂音，腹软，肝肋下 2cm，质软，剑下未触及，四肢末梢温暖。急诊检查应首先进行哪些检查

A. 腰椎穿刺　　B. 血气分析

C. 胸部 X 线片　　D. 胸穿

E. 尿糖　　F. 血常规 + CRP

29. 查血常规示：WBC 18×10^9/L，N 0. 8，L 0. 15，RBC 4. 12 $\times10^{12}$/L，Hb 132g/L，PLT 115×10^9/L；血气分析：pH 7. 41，SaO_2 70%，PaO_2 35mmHg，$PaCO_2$ 70mmHg。目前可诊断为

A. 重症肺炎　　B. 呼吸衰竭

C. 纵隔积气　　D. 皮下气肿

E. 心力衰竭　　F. 中毒性心肌炎

30. 胸部 X 线片提示肺炎，右肺门外透亮腔影；明显纵隔气肿；前上胸壁及双侧颈部皮下积气；右侧肺组织被压迫 50%，右侧少量胸腔积液。最可能的病原体是

A. 腺病毒肺炎　　B. 金葡菌肺炎

C. 支原体肺炎　　D. 呼吸道合胞病毒肺炎

E. 衣原体肺炎　　F. 肺炎链球菌肺炎

参考答案与解析

一、A1 型题

1. C【解析】呼吸系统以环状软骨为界分为上、下呼吸道。

2. B【解析】鼻窦中上颌窦发育最早，2 岁左右开始发育。

3. E【解析】咽扁桃体又称腺样体，6 个月时已经发育，腭扁桃体 1 岁末时才逐渐增大。

4. B【解析】咳嗽反射弧通路是由咳嗽刺激传入迷走神经至咳嗽中枢，再由咳嗽中枢发出冲动经过迷走神经传至呼吸肌产生咳嗽。

5. B【解析】婴幼儿的气管、支气管较成年人狭窄，黏膜柔嫩，血管丰富，软骨柔软，因缺乏弹力组织而支撑作用差，因黏液腺分泌不足易致气道干燥，因纤毛运动较差而清除能力差。选项 A 错误。肺泡数量较少且肺泡小，弹性纤维发育较差，血管丰富，间质发育旺盛，致肺含血量多而含气量少，易于感染。选项 C 错误。肋骨水平位，膈肌位置较高。选项 D 错误。婴幼儿胸廓较短，前后径相对较长，呈桶状。选项 E 错误。

6. B【解析】在胎儿发育过程中，肺本身产生液体，充满囊泡及肺泡腔，并随孕周增加。肺液的存在有利于呼吸的建立，降低肺泡膨胀所需的压力，使肺易于扩张。出生时 1/3 的肺液经产道挤压从咽喉和口鼻中挤出，其余 2/3 经毛细血管和淋巴管吸收。

7. B【解析】管道出现阻塞时峰压值应上升。

8. E【解析】咯血是来自喉部以下呼吸道的血液。

9. E【解析】小儿咽喉部淋巴组织多。

10. C【解析】呼吸衰竭分为 2 型。①Ⅰ型呼吸衰竭：缺氧而无二氧化碳潴留（$PaO_2<60mmHg$，$PaCO_2$正常或降低）。②Ⅱ型呼吸衰竭：缺氧伴二氧化碳潴留（$PaO_2<60mmHg$ 和 $PaCO_2>50mmHg$）。

11. B【解析】支气管肺炎主要变化是由于支气管、肺泡炎症引起通气和换气障碍，导致缺氧和二氧化碳潴留，从而产生一系列病理生理改变。

12. A【解析】扁桃体在 1 岁末开始增大，4~10 岁达发育高峰，14~15 岁渐退化。

13. C【解析】小儿膈肌较肋间肌相对发达，且肋骨呈水平位，肋间隙小，故婴幼儿为腹式呼吸。

14. E【解析】婴幼儿由于呼吸中枢发育不完善，调节能力差，易出现呼吸节律不整、间歇、暂停等现象，尤以早产儿、新生儿明显。

15. C【解析】年长儿若患链球菌性感染可以引起急性肾炎、风湿热等。

16. E【解析】急性上呼吸道感染的治疗如下。①一般治疗：注意休息，居室通风，多饮水。预防交叉感染及并发症。②对症治疗：a. 高热可予对乙酰氨基酚或布洛芬，亦可采用物理降温，如冷敷或温水浴。b. 发生热性惊厥者可予镇静、止惊等处理。c. 鼻塞者可酌情给予减充血剂，咽痛可予咽喉含片。③抗感染治疗：a. 单纯的病毒性上呼吸道感染属于自限性疾病。若为流感病毒感染，可用磷酸奥司他韦。b. 细菌性上呼吸道感染或病毒性上呼吸道感染继发细菌感染者可选用抗生素治疗。

17. C【解析】咽结合膜热由腺病毒 3、7 型所致。

18. D【解析】新生儿和婴幼儿血液中各种免疫球蛋白均低，婴幼儿呼吸道的非特异性和特异性免疫功能均较差，黏膜缺少 SIgA。因此，婴幼儿易患呼吸道感染。

19. B【解析】婴儿咽鼓管较宽，且直而短，呈水平位，故鼻咽炎时易患中耳炎。

20. B【解析】婴幼儿患呼吸道感染时，除适当选择抗生素外，应根据病情选择祛痰、镇咳、平喘药物。祛痰药物能稀释痰液，使之易于咳出；镇咳药物能抑制咳嗽反射的任何一个环节，产生镇咳作用；平喘药物能作用于诱发哮喘的不同环节，缓解或预防哮喘的发作。咳嗽时，一般不用镇咳药，而应用祛痰药或雾化吸入法稀释呼吸道的分泌物，配合体位引流排出痰液。

21. B【解析】参见A1型题第12题解析。

22. C【解析】咳嗽反射弧包括4个环节：①呼吸道神经末梢感受器，包括机械感受器、化学感觉器和肺牵张感受器。②传入神经，为迷走神经纤维。③延髓咳嗽中枢，位于延髓背侧部，邻近呼吸中枢。④传出神经，包括迷走神经传出纤维、喉上神经和脑神经。它们协同完成咳嗽运动。

23. E【解析】小儿急性上呼吸道感染以病毒感染多见。

24. E【解析】疱疹性咽峡炎由柯萨奇A组病毒所致。

25. E【解析】柯萨奇病毒引起的疱疹性咽峡炎多见于3~10岁儿童，好发于夏秋季。

26. E【解析】毛细支气管炎病原主要为病毒。

27. D【解析】气管炎时炎症仅影响气管、支气管，临床表现一般仅有发热、咳嗽及咳痰等。当患肺炎时不仅有气道炎症，炎症还累及肺泡，使气体交换功能下降，从而促使机体加快呼吸来代偿气体交换的不足，此时临床不但有气管炎的表现，还会出现呼吸急促和发绀。

28. E【解析】毛细支气管炎的病原体主要为呼吸道合胞病毒（RSV），腺病毒（3、7、11型）、副流感病毒（1、2、3型）、肠道病毒、鼻病毒、肺炎支原体或肺炎衣原体等也可引起。

29. D【解析】毛细支气管炎的临床表现高峰期在呼吸困难发生后48~72小时。

30. D【解析】毛细支气管炎患儿常在上感后2~3天出现持续性干咳和发作性喘憋。咳喘同时发生为本病特点。症状轻重不等，可无热或低热至中度发热。体格检查的突出特点为胸部叩诊呈鼓音，常伴呼气相呼吸音延长，呼气性喘鸣。呼吸浅快，伴鼻翼扇动和三凹征。重症患儿面色苍白或发绀。当毛细支气管接近完全梗阻时，呼吸音明显减低。在喘憋严重时往往听不到湿啰音；当喘憋稍缓解，可闻及弥漫性中、细湿啰音。重者可发展成心力衰竭及呼吸衰竭。

31. C【解析】毛细支气管炎病仅发生于2岁以下，多数为6个月左右的婴儿。

32. D【解析】急性上呼吸道感染部分患儿病初可出现脐部附近阵发性疼痛，多为暂时性，无压痛。可能是发热引起反射性肠蠕动亢进或蛔虫骚动所致。如腹痛持续存在，多为并发急性肠系膜淋巴结炎，注意与急性阑尾炎鉴别。

33. D【解析】参见A1型题第30题解析。

34. E【解析】肺炎导致的心力衰竭多因病毒侵犯心肌引起心肌炎所致；而心肌炎后的患儿应用洋地黄易发生中毒，应常规量减去1/3，且饱和时间不宜过快。

35. A【解析】有缺氧表现，或动脉血氧分压<60mmHg时需吸氧，鼻前庭导管给氧氧流量0.5~1L/min，氧浓度<40%；面罩给氧2~4L/min，氧浓度50%~60%。

36. D【解析】任何情况不应将糖皮质激素作为退热剂使用。

37. D【解析】肺炎患儿出现动脉血二氧化碳分压>70mmHg可发生自主呼吸突然停止。

38. B【解析】肺炎呼吸性酸中毒会引起血液pH下降，肺动脉痉挛，血钾升高。血浆碳酸氢盐由于代偿血二氧化碳浓度升高而上升。颅内脑血管的舒缩情况则与血二氧化碳浓度有关，二氧化碳升高可导致脑血管扩张。

39. A【解析】参见A1型题第11题解析。

40. D【解析】重症肺炎时消化系统可表现为食欲减退、呕吐或腹泻。发生中毒性肠麻痹时出现明显的腹胀，呼吸困难加重，肠鸣音消失。

41. E【解析】呼吸衰竭诊断主要靠血气分析，有动脉血氧分压降低伴或不伴二氧化碳分压增高。

42. C【解析】肺炎脱水多为等渗性或高渗性脱水，不应补充高张力液体。

43. B【解析】肺炎疗程应持续至体温正常后7天，症状、体征消失3天。

44. D【解析】重症肺炎由于严重的缺氧及毒血症，除有呼吸衰竭外，还可发生循环、神经和消化系统功能障碍。

45. C【解析】肺炎支原体肺炎的临床表现如下。①症状：多数有发热，热型不定，热程1~3周。刺激性咳嗽为本病突出症状，初为干咳，后转为顽固性巨咳，常有黏稠痰液，偶带血丝。年长儿自感胸闷、胸痛。婴幼儿则发病急，病程长，病情较重，以呼吸困难、喘憋较突出。部分患儿可出现肺外并发症，如溶血性贫血、心肌炎、脑膜炎、吉兰-巴雷综合征、肝炎、各型皮疹、肾炎等。②体征：肺部体征多不明显，少数可闻及干、湿啰音。③胸部X线检查：X线表现明显，肺门阴影增浓，或以肺门为中心沿支气管行走的云雾状阴影。

46. E【解析】合并急性脓胸纵隔向健侧移位，叩诊呈浊音。

47. B【解析】腺病毒肺炎临床特点为起病急骤、高热持续时间长、中毒症状重、啰音出现较晚、X线改变较肺部体征出现早，易合并心肌炎和多器官功能障碍。咳嗽频繁，呈阵发性憋喘，轻重不等的呼吸困难和发绀。

48. E【解析】补充生理需要量选择1/4~1/5张力液体。

49. D【解析】婴幼儿肺炎一般为支气管肺炎，儿童2岁以后才出现Kohn孔，肺叶、肺段局限性受累较少。

50. C【解析】肺炎时由于通气和换气障碍，氧进入肺泡以及氧自肺泡弥散至血液和二氧化碳排出均发生障碍，血液含氧量下降，动脉血氧分压（PaO_2）和动脉血氧饱和度（SaO_2）均降低，致低氧血症。

51. C【解析】MRSA 首选万古霉素。

52. A【解析】小儿肺炎的常见病原为革兰阳性球菌和病毒。

53. C【解析】血氧下降，毛细血管床还原血红蛋白增加，达 40~60g/L，可出现发绀。

54. A【解析】引起肺炎的常见病原体有病毒、细菌、支原体、衣原体、原虫、真菌。

55. D【解析】小儿重症肺炎常并发心衰、呼衰、中毒性脑病和消化道功能障碍。

56. D【解析】金黄色葡萄球菌肺炎的肺部体征出现早，早期呼吸音减低，有散在湿啰音，发展成为肺脓肿、脓胸时，叩诊浊音、语颤及呼吸音减弱或消失。有时可有猩红热样皮疹。

57. B【解析】病毒性肺炎最常见的病原是呼吸道合胞病毒。

58. D【解析】第一代 β 受体激动剂包括肾上腺素、异丙肾上腺素、麻黄碱等。第二代 β 受体激动剂包括沙丁胺醇、特布他林等。第三代 β 受体激动剂包括沙美特罗、福莫特罗、丙卡特罗等。

59. B【解析】肺炎按病程分类如下。①急性肺炎：病程 <1 个月。②迁延性肺炎：病程 1~3 个月。③慢性肺炎：病程 >3 个月。

60. A【解析】如果病原菌对抗生素敏感，在下列情况下可加用激素。①中毒症状严重，如出现休克、中毒性脑病、超高热（体温在 40℃以上持续不退）等。②毛细支气管痉挛明显或分泌物较多。③早期胸腔积液，为了防止胸膜粘连也可局部应用。小儿肺炎时，应用激素不超过 3 天，当然是在充分应用有效抗菌药物治疗的前提下使用。对病毒性肺炎，一般忌用。激素可使病毒扩散，使病情恶化，但遇危重病例或毛细支气管炎喘憋较重时，也可短期应用。

61. A【解析】小儿支气管肺炎是以肺泡为中心的水肿、炎症渗出，影响通气与换气功能。通气不足引起低氧血症和高碳酸血症。换气功能障碍主要引起低氧血症，通气换气功能障碍均导致缺氧。

62. B【解析】肺炎支原体肺炎的临床表现：多数有发热，热型不定，热程 1~3 周。刺激性咳嗽为本病突出症状，初为干咳，后转为顽固性剧咳，常有黏稠痰液，偶带血丝。

63. C【解析】参见 A1 型题第 59 题解析。

64. D【解析】金黄色葡萄球菌是产脓菌，可引起脓胸、脓气胸、肺大疱、肺脓肿等。

65. B【解析】病原体和毒素侵袭心肌，引起心肌炎；缺氧使肺小动脉反射性收缩，肺循环压力增高，使右心负荷增加。肺动脉高压和中毒性心肌炎是诱发心力衰竭的主要原因。

66. B【解析】重症肺炎因严重缺氧体内无氧酵解增加，酸性代谢产物增多，加上高热、呕吐、腹泻等原因，引起代谢性酸中毒，而二氧化碳潴留，碳酸氢根增加又可致呼吸性酸中毒。

67. E【解析】参见 A1 型题第 35 题解析。

68. D【解析】漏出液积液与血清蛋白比值 <0.5，渗出液积液与血清蛋白比值 >0.5。

69. B【解析】吸入 β_2受体激动剂可选择性兴奋 β_2受体，快速产生扩张支气管平滑肌的作用，应用方便。

70. A【解析】丁氯喘又称妥洛特罗，为选择性 β_2受体激动剂，对支气管平滑肌具有较强而持久的扩张作用，对心脏的兴奋作用较弱，口服使用。

71. C【解析】支气管镜检查是确诊气管、支气管异物的最直接准确的方法。

72. C【解析】特发性肺含铁血黄素沉着症可分为 4 个亚型：①单纯型。②牛奶过敏共同发病。③与心肌炎或胰腺炎共同发病。④与出血性肾小球肾炎共同发病（Goodpasture 综合征）。

73. C【解析】婴幼儿时期由于上呼吸道的解剖和免疫特点易患急性上呼吸道感染。儿童有营养障碍性疾病，如维生素 D 缺乏性佝偻病、锌或铁缺乏症等，或有免疫缺陷病、被动吸烟、护理不当、气候改变和环境不良等因素，易反复发生上呼吸道感染或使病程迁延。

74. D【解析】因妊娠期营养不良，导致胎儿缺钙而引起的喉软骨软弱，吸气时负压增大，使会厌软骨两侧边缘向内卷曲接触，或会厌软骨过大而柔软，两侧杓会厌襞互相接近，喉腔变窄成活瓣状震颤而发生喉鸣。

75. A【解析】急性喉炎引起的是上气道梗阻，表现为吸气性呼吸困难。支气管异物、毛细支气管炎和哮喘均为呼气性呼吸困难，气胸可为混合性呼吸困难。

76. D【解析】由于年龄、体质、病原体及病变部位的不同，病情的缓急、轻重程度也不同。年长儿症状较轻，婴幼儿则较重。

77. D【解析】糖皮质激素有抗炎和抑制变态反应等作用，能及时减轻喉头水肿，缓解喉梗阻。病情较轻者可口服泼尼松，Ⅱ度以上喉梗阻患儿应给予静脉滴注地塞米松、氢化可的松或甲泼尼龙。

78. E【解析】喉痉挛是指喉部肌肉反射性痉挛收缩，使声带内收，声门部分或完全关闭而导致患者出现不同程度的呼吸困难甚至完全性的呼吸道梗阻。

79. D【解析】肺炎患儿有缺氧表现，如烦躁、发绀或动脉血压分压 <60mmHg 时需吸氧。

80. C【解析】氯丙嗪使喉头肌肉松弛，加重呼吸困难。

81. B【解析】金黄色葡萄球菌肺炎易合并脓胸。

82. D【解析】支原体肺炎目前诊断主要依靠肺炎支原体 IgM（也即是肺炎支原体抗体）检查和肺炎支原体培养。

二、A2 型题

1. E【解析】腺病毒引起的小儿肺炎多见于 6 个月至 2 岁儿童，多起病急骤。全身中毒症状明显，发热呈稽留热型；咳嗽频繁，可出现憋喘、呼吸困难、发绀等，肺部体征出现较迟。多于高热 3~7 天后才出现。肺炎支原体肺炎以学龄儿童多见，起病缓慢，常有发热，可持续 1~3 周，以刺激性咳嗽为突出表现。肺部体征不明显，少数可闻及干、湿啰音。金黄色葡萄球菌肺炎以婴幼儿多见，起病急，发展快，全身中毒症状明显，发热呈弛张热，皮肤常见猩红热样皮疹，易并发气胸等。肺部体征出现较早，可闻及中、细湿啰音。就症状来看，应该选择腺病毒。

2. B【解析】该患儿有反复咳嗽2年的病史，且伴有气短、进行性呼吸困难1个月，咳嗽又以干咳为主，营养发育不良，肺部无明显体征，有杵状指等临床特点，均为特发性肺纤维化的较典型表现。

3. D【解析】可疑诊断哮喘，应首先询问既往有无类似发作史。

4. B【解析】疱疹性咽峡炎典型症状在咽部，表现为咽部充血，起病2日内口腔黏膜出现数个小的灰白色疱疹，周围绕以红晕。

5. D【解析】肾上腺皮质激素是最有效的呼吸道抗炎药物。

6. E【解析】咽眼结合膜热病原体为腺病毒3、7型，常发生于春夏季节，可在集体儿童机构中流行，是一种以发热、咽炎、结合膜炎为特征的急性传染病。多呈高热、咽痛、眼部刺痛、一侧或两侧滤泡性眼结合膜炎。颈部、耳后淋巴结肿大，有时有胃肠道症状。

7. B【解析】按吸气性呼吸困难的严重程度将喉梗阻分为4度。①Ⅰ度喉梗阻：患儿在安静时如常人，只在活动后才出现吸气性喉鸣和呼吸困难。②Ⅱ度喉梗阻：患儿在安静时也出现喉鸣及吸气性呼吸困难。胸部听诊可闻及喉鸣音或管状呼吸音。支气管远端呼吸音降低听不清啰音。心音无改变，心率较快，每分钟120~140次。③Ⅲ度喉梗阻：除Ⅱ度喉梗阻的症状外，患儿因缺氧而出现口唇及指、趾发绀，口周发青或苍白，阵发性烦躁不安，常爬上爬下、打人或咬人、恐惧、多汗。胸部听诊呼吸音明显降低或听不见，也无啰音。心音较钝，心率每分钟140~160次。④Ⅳ度喉梗阻：经过呼吸困难挣扎后，渐呈衰竭，处于半昏睡或昏睡状态，由于无深大呼吸，表现暂时安静，“三凹”征也不明显，但面色苍白或发灰。此时呼吸音几乎全消失，仅有气管传导音。心音微弱极钝，心率或快或慢，不规律。

8. A【解析】高热惊厥好发年龄为6个月至3岁，上感引起者占60%；常在病初体温急剧升高时发生，体温常达39~40℃以上；全身性抽搐伴有意识障碍，但惊厥停止后，意识很快恢复；一般只发作1次，抽搐时间短暂，数秒至数分钟，一般不超过5~10分钟；神经系统检查为阴性，脑脊液检查除压力增高，无异常发现。根据以上特点可作出诊断。

9. E【解析】支气管肺炎高发年龄为2岁内婴幼儿，其特点为发热、咳嗽、气促，肺内可闻及中、细湿啰音。胸片见小斑片状阴影，以双肺下野、中内带居多。大叶性肺炎及支原体肺炎以年长儿居多；腺病毒肺炎持续高热、喘憋症状突出；毛细支气管炎多见于6个月至2岁小儿，肺内可闻及呼气性喘鸣音。

10. C【解析】治疗加用肾上腺皮质激素，对缓解憋喘效果好。

11. C【解析】金黄色葡萄球菌肺炎的肺部体征出现早，早期呼吸音减低，有散在湿啰音，发展成为肺脓肿、脓胸时，叩诊浊音、语颤及呼吸音减弱或消失。有时可有猩红热样皮疹。

12. B【解析】金黄色葡萄球菌肺炎常与严重的中毒症状和呼吸道症状不平行，其后可出现两肺散在湿啰音。病变较大或融合时可有肺实变体征。

13. B【解析】支气管肺炎的诊断比较简单，一般有发热、咳嗽、呼吸急促的症状，肺部听诊闻及中、细湿啰音和/或胸部影像学有肺炎的改变均可诊断为支气管肺炎。

14. D【解析】该患儿为学龄儿童，学龄儿童肺炎以支原体肺炎多见。其特点为发热38~39℃，热程1~3周。刺激性咳嗽，患儿常有多个系统病变。肺部体征不明显。胸部X线多型性改变，胸部X线片阴影显著而体征轻微是本病特征之一。血清冷凝集试验呈阳性；支原体抗体阳性。支原体肺炎首选阿奇霉素。

15. B【解析】心力衰竭的治疗包括吸氧、镇静、强心、利尿和血管扩张剂。可选用毒毛花苷K，饱和量为0.007mg/kg，加于10%葡萄糖10~20ml中10分钟内缓慢滴注，或直接加入莫菲管内缓慢滴注。根据病情需要6~12小时后可重复使用。也可用毛花苷C，饱和量为0.03~0.04mg/kg，首次给1/2量。余量分2次，每4~6小时给药1次，加入10%葡萄糖液10~20ml中缓慢滴注。另外，该患儿存在低血钾，应注意补钾。

16. E【解析】在抗生素出现以前，脓胸中发现的主要病原菌为肺炎球菌与链球菌。随着抗生素的广泛应用，不仅使脓胸的发生率和死亡率大大降低，也使病原菌谱发生了改变。近年来，从脓胸中分离出的主要病原菌为金黄色葡萄球菌和革兰阴性肠杆菌，而在儿童患儿中最常见的致病菌为金黄色葡萄球菌。

17. B【解析】腺病毒肺炎的临床表现如下。①发热：可达39℃以上，呈稽留热或弛张热，热程长，可持续2~3周。②中毒症状重：面色苍白或发灰，精神不振，嗜睡与烦躁交替。③呼吸道症状：咳嗽频繁，呈阵发性喘憋，轻重不等的呼吸困难和发绀。④消化系统症状：腹泻、呕吐和消化道出血。⑤可因脑水肿而致嗜睡、昏迷或惊厥发作。

18. D【解析】参见A1型题第45题解析。

19. B【解析】患儿为幼儿，有受凉史，病程短，起病急，以咳嗽、气促为主要表现，伴轻度咯血1次。因此，首先应想到为感染性疾病，故可排除D、E，患儿有气促表现，故正确答案应选B。

20. E【解析】年长儿，发热时间比较长，肺部体征不明显，X线有明显的云雾状阴影，符合支原体感染的临床表现。嗜异性凝集试验是非特异性检查，传染性单核细胞增多症可以为阳性。

21. C【解析】脓胸常由金黄色葡萄球菌引起，肺脏边缘的脓肿破裂与肺泡或小支气管相通即造成脓气胸。表现为突然出现呼吸困难加剧，剧烈咳嗽，烦躁不安，面色发绀。

22. E【解析】肺炎患儿补液，总量应酌减1/4~1/3。

23. C【解析】根据题干，该患儿可能为金黄色葡萄球菌肺炎合并急性脓胸。

24. B【解析】临床中遇到患儿反复在同一部位发生肺炎，尤其是合并肺不张时，要警惕是否有异物吸入。虽然不能问出异物吸入史，但是仍然不能轻易放弃气道异物诊断。

25. D【解析】Ⅰ度咯血无须特殊处理，Ⅱ度以上咯血应做紧急处理，积极止血，保持呼吸道通畅，防止窒息。

26. B【解析】应立即进行X线检查，观察是否有气管、支气管异物的特征性表现。

27. C【解析】结合该患儿年龄特点，喜欢吃瓜子，有刺激性呛咳史，胸透示纵隔摆动，心影吸气时反向增大。故咯血最可能的原因是异物吸入。

28. E【解析】疑诊为特发性肺含铁血黄素沉着症，首先应做的常规检查是X线胸片，应该了解其胸片改变情况是否符合特发性肺含铁血黄素沉着症的X线改变。反复肺出血后由于含铁血黄素沉积以及继发肺纤维化，肺纹理增粗伴有粟粒状阴影，晚期患儿可见肺不张、肺气肿、支气管扩张、肺心病等改变。

29. E【解析】急性会厌炎又称急性声门上喉炎，多见于3~7岁，婴儿较少见。一旦患病病情发展极快，可危及生命，常因喉阻塞而窒息死亡，增大、红肿，呈樱桃样的会厌，是本病的特征。激素是抢救的有效药物。由于缺氧，患儿常有烦躁，应尽量不用镇静剂。对喉头梗阻严重者应尽早做气管切开或经鼻气管插管，排除喉气管异物、喉外伤、急性喉炎而后建立初步印象，给予恰当的治疗。

30. B【解析】急性感染性喉炎多继发于上呼吸道感染，也可为急性传染病的前驱症状或并发症。可有不同程度的发热，突发声嘶、犬吠样咳嗽和吸气性喉鸣；有明显的吸气性呼吸困难。患儿面色发灰，有不同程度的烦躁不安，咳出分泌物后可稍见缓解；白天症状较轻，夜间加剧。

三、A3/A4型题

1. B【解析】自1岁至满3周岁之前为幼儿期。

2. A【解析】幼儿期神经系统由于髓鞘发育不完善，兴奋易泛化，感染高热很容易引起惊厥。患儿无消化系统症状，可排除低钠血症、低钙惊厥、中毒性菌痢，病程短，抽搐时间短，不支持化脓性脑膜炎。

3. E【解析】幼儿期小儿接触周围事物增多，智能发育较快，但对各种危险识别能力不足，所以应注意预防意外和中毒；由于活动范围增大而自身免疫力不健全，应注意防止传染病；另外，幼儿期膳食变化较大，应注意预防消化不良和营养紊乱。

4. E【解析】肠系膜淋巴结炎以腹痛、发热、消化道症状为特征，易与其他外科急腹症混淆。急性肠系膜淋巴结炎在7岁以下儿童中更常见，在冬季和春季发生。常继发于上感或肠道炎症。有腹痛、发热、恶心、呕吐、腹泻或便秘。该病变常累及回肠末端的一组淋巴结，因此在脐周或右下腹发生腹痛，压痛点固定，无反跳痛和腹肌张力。但偶尔右下腹可见小结节状压痛肿块，即肠系膜淋巴结肿大。

5. B【解析】上感伴肠系膜淋巴结的诊断：有上感伴腹病病史，腹病发作间期患儿一般症状良好，腹腔B超能够发现多个肿大的淋巴结。

6. E【解析】如果有感染，需要用抗感染药，抗细菌药如阿莫西林、抗病毒药如利巴韦林等，进行抗炎抗病毒护胃补液等对症处理。

7. A【解析】根据题干判断该患儿可能是支气管炎。毛细支气管炎的病原体主要为呼吸道合胞病毒。

8. A【解析】支气管炎 X 线胸片显示全肺有不同程度的梗阻性肺气肿，肺纹理增粗，可有支气管周围炎，少数有肺段或肺叶不张。

9. A【解析】6 个月婴儿，急性起病，以发热、喘憋为主要表现，听诊两肺大量哮鸣音、少许湿啰音，首先考虑毛细支气管炎。

10. A【解析】毛细支气管炎约 1/2 的病原体为呼吸道合胞病毒。

11. C【解析】毛细支气管炎因为病毒感染，大剂量抗生素治疗无效。

12. E【解析】典型肺炎表现为发热、咳嗽、气促、呼吸困难，肺部较固定的中、细湿啰音。

13. D【解析】参见 A2 型题第 15 题解析。

14. D【解析】患儿有心衰及低钾血症表现，应先纠正，并预防洋地黄中毒。有原发病，出现神经系统症状，脑脊液正常，为中毒性脑病。

15. C【解析】毛细支气管炎患儿常在上感后 2～3 天出现持续性干咳和发作性喘憋。症状轻重不等，可无热或低热至中度发热。体格检查的突出特点为胸部叩诊呈鼓音，常伴呼气相呼吸音延长，呼气性喘鸣。呼吸浅快，伴鼻翼扇动和三凹征。重症患儿面色苍白或发绀。当毛细支气管接近完全梗阻时，呼吸音明显减低。在喘憋严重时往往听不到湿啰音；当喘憋稍缓解，可闻及弥漫性中、细湿啰音。重者可发展成心力衰竭及呼吸衰竭。

16. E【解析】患儿诊断考虑为毛细支气管炎，病原体大多为病毒感染，血培养对细菌感染诊断有益。

17. D【解析】5 个月婴儿，2 天前有流涕、轻咳症状，现以发热、喘憋为主要表现，听诊两肺呼气延长，闻及干啰音，首先考虑毛细支气管炎。

18. C【解析】许多疾病均可引起如呼吸系统疾病，心脏疾病、严重创伤、休克，多脏器功能不全综合征，中毒等各种微重病，以及手术麻醉等，单凭临床症状和体征，无法对低氧血症及其程度作出准确的判断和评估，动脉血气分析是唯一可靠的诊断低氧血症和判断其程度的指标。

19. E【解析】大水泡音多见于支气管扩张、肺结核空洞、肺水肿及昏迷等患者；中、小水泡音见于支气管肺炎、慢性支气管炎、肺间质纤维化等。

20. C【解析】胸部正侧位片能了解气管、肺部、肋骨和心脏大小问题。

21. D【解析】单纯的肺炎疾病，只需要抗感染、止咳、化痰治疗，是不需要输血治疗的。

22. C【解析】首先应针对惊厥和脑水肿进行处理，止惊首选地西泮，降低颅内压，可静脉注射20% 甘露醇，每次 1～1.5g/kg，根据需要每日注射 4 次，不超过 3 天。甘露醇也可和利尿剂合用脱水。

23. A【解析】脑脊液检查有助于各种脑病的鉴别。

24. D【解析】中毒性脑病是指急性感染时可出现类似脑炎的表现，可能与感染中毒、人体对病毒的过敏反应、缺氧、脑水肿、小血管内膜细胞肿胀造成脑局部缺血坏死有关。支气管肺炎轻度缺氧时神经系统症状表现为烦躁或嗜睡。脑水肿时可有嗜睡、凝视、昏睡、昏迷、反复惊厥、球结膜水肿，前囟膨隆，可有脑膜刺激征、呼吸不规则，瞳孔对光反射迟钝或消失。

25. D【解析】腺病毒肺炎多见于 6 个月至 2 岁小儿。表现为持续高热，轻者 7～10 天，重症持续 2～3 周。全身中毒症状如萎靡、嗜睡、面色苍白，严重者可发生中毒性脑病或心力衰竭。有咳嗽频繁、阵发性喘憋、发绀等。肺部体征出现晚，发热 3～7 天后可闻及细小湿啰音。X 线胸片异常表现常较体征出现早，可见大片阴影且消失较慢。

26. C【解析】少数腺病毒肺炎患儿可并发渗出性胸膜炎，典型 X 线改变为下肺野密度均匀影，上界呈弧形，肋膈角消失或变钝。

27. D【解析】对诊断腺病毒肺炎患儿最有价值的实验室检查应是病毒抗体检测。

28. A【解析】呼吸道合胞病毒肺炎发热可以为低、中度热或高热。肺部听诊可有中、细湿罗音，X 线表现为两肺可见小点片状、斑片状阴影，部分病儿有不同程度的肺气肿，外周血白细胞总数大多正常。

29. A【解析】呼吸道合胞病毒是引起小儿病毒性肺炎最常见的病原体，可引起间质性肺炎及毛细支气管炎。

30. B【解析】呼吸道合胞病毒引起的病毒性肺炎与支气管炎可以通过服用利巴韦林颗粒来治疗。

31. B【解析】参见 A1 型题第 45 题解析。

32. D【解析】参见 A2 型题第 20 题解析。

33. B【解析】肺炎支原体肺炎抗感染疗程 2～3 周。

34. A【解析】根据起病急、中毒症状明显、皮肤皮疹、X 线胸片表现，考虑金黄色葡萄球菌肺炎。

35. C【解析】金黄色葡萄球菌肺炎治疗首选氨苄西林、苯唑西林等。

36. B【解析】金黄色葡萄球菌肺炎可能出现脓气胸，应及时抽气、排脓，或胸腔闭式引流。

37. B【解析】参见 A3/A4 型题第 36 题解析。

38. A【解析】临床上呼吸道合胞病毒肺炎轻症患者发热、呼吸困难等症状不重；中、重症者有较明显的呼吸困难、喘憋、口唇发绀、鼻翼扇动及三凹征，发热可为低、中度热和高热。

39. A【解析】为明确诊断应进行呼吸道病原检测。

40. E【解析】肺炎合并心衰的表现包括：①呼吸加快（>60 次/分）。②心率增快（婴儿>180 次/分，幼儿>160 次/分）。③突然极度烦躁不安、面色苍白或发灰、发绀。④心音低钝、奔马律、颈静脉怒张。⑤肝脏迅速增大。⑥尿少或无尿。

41. C【解析】肺炎合并心衰治疗包括镇静、给氧，增强心肌收缩力；减慢心率、增加心搏出量；减轻水钠潴留、减轻心脏负荷。

42. A【解析】严重联合免疫缺陷病（SCID）包括一组遗传性疾病，是指 T 细胞和 B 细胞功能联合缺陷引起的原发性免疫缺陷病，以 T 细胞缺如尤为严重和突出，可伴有 B 细胞分化异常，也可不伴有 B 细胞分化异常，如不给以造血干细胞移植则常于幼年夭折。根据题干双肺大量中、细湿啰音等，判断其可能患有肺炎。

43. C【解析】严重联合免疫缺陷病所有细胞免疫试验均异常，外周血 T 细胞数明显减少。

44. B【解析】用骨髓移植进行免疫重建对治疗本病有效。

45. E【解析】接种卡介苗（BCG）和非结核性分枝杆菌感染可导致致死性感染的扩散，选项 A 正确。输注全血和血制品可导致 SCID 患儿发生移植物抗宿主病（GVHD）。因此血制品在输注前必须通过 25Gy 的辐射照射，选项 B、C 正确。X 线检查胸腺缺如，淋巴组织病理检查浆细胞、淋巴细胞减少等可诊断本症，选项 D 正确。综上所述，选 E。

46. B【解析】小婴儿、发热、喘憋、伴有细湿啰音，X 线胸片示小点片影及肺气肿，符合呼吸道合胞病毒肺炎。

47. C【解析】pH 降低，CO_2升高，HCO_3^-正常，考虑呼吸性酸中毒。患儿 CO_2潴留明显，应改善通气。

48. B【解析】呼吸性酸中毒尽可能地增加肺泡通气，恢复弥散功能，治疗原发病。

49. B【解析】金黄色葡萄球菌肺炎的肺部体征出现早，早期呼吸音减低，有散在湿啰音，发展成为肺脓肿、脓胸时，叩诊浊音、语颤及呼吸音减弱或消失。有时可有猩红热样皮疹。

50. E【解析】婴儿发生脓胸时，只显示中度的呼吸困难加重；较大患儿则出现较重的中毒症状和重度呼吸困难，咳嗽、胸痛也较明显。若发生张力性脓气胸，则可突然出现呼吸急促、鼻扇、发绀、烦躁、持续性咳嗽，甚至休克。部分病例可出现营养不良和贫血。

51. D【解析】患儿中毒症状明显，并有猩红热样皮疹，血白细胞增多伴核左移提示金黄色葡萄球菌肺炎。该病组织破坏严重，易形成肺脓肿、脓胸等。患儿酸中毒由二氧化碳潴留、机体缺氧，无氧酵解增多，酸性代谢产物增加，脂肪分解等引起的混合性酸中毒，以改善通气纠酸为主。此时应用碳酸氢钠可使二氧化碳潴留加重，酸中毒加重。

52. D【解析】胸腔闭式引流是将引流管一端放入胸腔内，而另一端接入比其位置更低的水封瓶，以便排出气体或收集胸腔内的液体，使得肺组织重新张开而恢复功能。作为一种治疗手段广泛应用于血胸、气胸、脓胸的引流及开胸术后，对于疾病的治疗起着十分重要的作用。

53. D【解析】支气管异物多为突然发病，咳嗽、喘，肺部可有喘鸣音，但早期不会有细湿啰音。婴幼儿哮喘多有湿疹等过敏表现，而且肺部以喘鸣音为主，多有反复咳喘。腺病毒肺炎高热，中毒症状重。葡萄球菌肺炎起病急，病情重，发展快，多呈弛张高热，中毒症状明显，肺部体征出现早，皮肤常有猩红热样或荨麻疹样皮疹；呼吸道合胞病毒肺炎多见于婴幼儿，特别是2~6个月婴儿多见，临床以咳嗽、喘憋为主，严重者可有发绀。

54. B【解析】患儿考虑为呼吸道合胞病毒感染，可取鼻咽拭子或痰查找病原体。

55. A【解析】呼吸道合胞病毒肺炎喘憋严重者合并心力衰竭、呼吸衰竭常见。

56. C【解析】根据患者发热、频咳及典型的鼻翼扇动，三凹征阳性，两肺呼吸音粗，首先考虑支气管肺炎，首选检查应做胸部X线检查。

57. B【解析】肺炎合并心衰诊断标准：①心率超过180次/分，或已超过200次/分。②突然呼吸加快60次/分。③突然极度烦躁不安。④皮肤苍白、发灰、发花、凉，少尿或无尿。⑤有奔马律，心音低钝，颈静脉怒张，X线检查示心脏扩大。⑥肝脏迅速增大。⑦颜面、眼睑出现水肿。

58. B【解析】临床上这类患者多表现有发热、咳嗽、气促及呼吸增快等临床表现，并且听诊时肺部会有中、细湿啰音。再通过X线检查和血常规检查，即可以诊断支气管肺炎。

59. C【解析】参见A3/A4型题第58题解析。

60. A【解析】张力性脓气胸患者表现为极度呼吸困难，端坐呼吸，缺氧严重者烦躁不安、昏迷，甚至窒息。体格检查，可见伤侧胸部饱胀，肋间隙增宽，呼吸幅度减低，可有皮下气肿，叩诊呈鼓音，听诊呼吸音消失。

61. C【解析】脓胸及脓气胸的治疗如下。①一般疗法：应加强支持疗法。②抗生素治疗：全身抗生素治疗是必要的。③脓腔抽液。④闭式引流。

62. C【解析】急性上呼吸道梗阻的表现：刺激性干咳、呛咳，气喘、呼吸困难、发绀、烦躁、昏迷，或伴有发热、声音嘶哑。吸气性或双相性喘鸣，三凹征、窒息。多见于气道异物、喉头痉挛、肿瘤和受压。

63. E【解析】气管异物症状有剧烈呛咳、咳嗽、声音嘶哑、呼吸困难、窒息等，不伴有喉鸣。

64. C【解析】对长期反复咳嗽，抗生素治疗无效者，特别是有过敏病史者，要考虑咳嗽变异性哮喘的可能。

65. A【解析】胸片可表现肺过度充气，透明度增高。同时可除外气管异物以做鉴别。

66. C【解析】β肾上腺素能受体兴奋剂，增加细胞合成CAMP，使支气管平滑肌松弛和肥大细胞稳定。布地奈德减轻气道炎症反应，减少渗出，从而控制及预防哮喘发作。

67. B【解析】药物无效时应给予机械通气。

68. E【解析】上气道梗阻病因主要包括咽喉炎症、外伤、水肿、异物等，小儿时期，以感染性疾病为多见，临床上多为急症。要注意判断呼吸困难的类型，是呼气性还是吸气性呼吸困难，并注意检查咽喉部体征，有无咽部脓肿等，但是检查时要非常小心，进一步检查应进行颈部侧位片，了解颈部软组织有无肿胀等 X 线表现。本患儿表现为吸气性呼吸困难，伴有高热，提示感染性上气道梗阻，注意咽后壁脓肿可能。

69. E【解析】参见 A3/A4 型题第 68 题解析。

70. E【解析】参见 A3/A4 型题第 68 题解析。

71. D【解析】参见 A3/A4 型题第 68 题解析。

72. D【解析】急性感染性喉炎起病急，有声嘶、喉鸣、犬吠样咳嗽、吸气性呼吸困难等特殊症状。

73. B【解析】患儿安静时出现喘鸣和呼吸困难，提示Ⅱ度喉梗阻，需要密切观察病情进展，一旦喉梗阻加重，需要气管切升。

四、B 型题

1. D【解析】机械刺激时机械感受器多分布于气管分支部和上呼吸道；化学刺激时化学感受器多分布于气管分支部至末梢支气管和毛细支气管；伸张感受器分布于末梢毛细支气管和肺泡。

2. C【解析】参见 B 型题第 1 题解析。

3. B【解析】参见 B 型题第 1 题解析。

4. D【解析】化脓性扁桃体炎的病原体多数为溶血性链球菌，其次为流感嗜血杆菌、肺炎链球菌、葡萄球菌等。

5. E【解析】疱疹性咽峡炎的病原体为柯萨奇 A 组病毒，好发于夏秋季。

6. C【解析】急性鼻炎一般是由于病毒感染引起的鼻黏膜的急性炎性，病原体是鼻病毒。

7. B【解析】咽眼结合膜热从病原上来说是腺病毒 3 型和 7 型病毒感染。

8. A【解析】流行性感冒的病原体主要是流感病毒。

9. A【解析】参见 A3/A4 型题第 57 题解析。

10. C【解析】若发生中毒性肠麻痹，腹胀严重，肠鸣音消失。有时呕吐咖啡渣样物。

11. A【解析】腺病毒体征：①肺部啰音出现较迟，多于高热 3~7 天后才出现，肺部病变融合时可出现实变体征。②肝脾增大，由于单核-吞噬细胞系统反应较强所致。③麻疹样皮疹。④出现心率加速、心音低钝等心肌炎、心力衰竭表现；亦可有脑膜刺激征等中枢神经系统体征。

12. B【解析】参见 A3/A4 型题第 49 题解析。

13. E【解析】参见 A1 型题第 45 题解析。

14. D【解析】因病原体不同，病理改变也有一定差异，但其大致的病理改变为细支气管及其周围炎和间质性肺炎。

15. B【解析】流感病毒性肺炎病理改变以出血、严重气管支气管炎症和肺炎为主，其特点是支气管和细支气管细胞广泛坏死，伴随有纤毛上皮细胞脱落、纤维蛋白渗出、炎细胞浸润、透明膜形成、肺泡和支气管上皮细胞充血、间质性水肿、单核细胞浸润的病理改变。

16. C【解析】肺炎链球菌肺炎是由肺炎链球菌所引起的肺实质性炎症。

17. D【解析】结核性胸膜炎是结核分枝杆菌侵犯胸膜而引起的炎症。

18. A【解析】脓胸是胸膜腔的感染，导致胸膜腔感染的最常见致病菌是金黄色葡萄球菌。

19. E【解析】骨折后 7 天突然出现胸痛、咯血及呼吸困难应诊断为肺栓塞。

20. A【解析】支气管扩张判断依据：X 线检查示肺纹理增多、增粗，排列紊乱，其中可见卷发状阴影。

21. B【解析】肺出血–肾炎综合征发病前不少患者有呼吸道感染，以后有反复咯血，两肺有弥漫性或结节状阴影，在咯血时肺弥散功能减退，出现低氧血症，贫血常见。

22. D【解析】叶柱状支气管扩张需要清除过多的分泌物，依病变区域不同进行体位引流，并配合雾化吸入。可通过纤维支气管镜行局部灌洗。

23. A【解析】扁桃体通常在 14 岁左右就会逐渐出现萎缩，如果到了成人扁桃体依然反复的发炎化脓，这种情况会导致身体的严重病变。所以需要在控制感染之后给予手术切除。

24. E【解析】叶囊状支气管扩张反复感染、大咯血，这种情况可以通过外科手术的方式切除肺叶、肺段。

25. C【解析】喉痉挛夜间突然发生呼吸困难，吸气时有喉鸣音，患儿惊醒、手足抽搐、头部多汗，每在呼吸最困难时做深呼吸后，症状骤然消失，需要补充钙剂。

26. D【解析】喉水肿主要症状有声嘶、语音含混、咽喉梗阻感，急性梗阻感。急性感染性喉水肿伴有发热、喉痛，严重者可有喉梗阻表现。非感染性者有原发疾病的临床表现。皮肤于睑、唇、面部、四肢部位出现硬性水肿，并伴有浅红色斑。

27. B【解析】先天性喉喘鸣：婴儿出生时呼吸尚正常，于出生后 1~2 个月逐渐发生喉鸣。多为持续性或呈间歇性加重。喉鸣仅发生在吸气期，可伴有吸气性呼吸困难；亦有平时喉鸣不明显，稍受刺激后立即发生者。有的与体位有关，仰卧时加重，俯卧或侧卧时轻。多数患儿的全身情况尚好，哭声无嘶哑。

五、X 型题

1. ABDE【解析】小儿下呼吸道黏膜柔嫩，血管丰富，含丰富的黏液腺。选项 C 错误。

2. BCDE【解析】机械控制通气（CMV）：呼吸机控制患者呼吸，有关参数全由呼吸机控制，选项 A 正确。间歇性强制通气（IMV）是指呼吸器以预置的频率向患者传送常规正压通气，在 2 次机械通气之间允许患者自由地、无辅助地自主呼吸，选项 B 错误。SIMV 是指在 IMV 的基础上的进一步改进方式，选项 C 错误。呼吸机工作参数的调节压力 20~

$30cmH_2O$，选项 D 错误。综上所述，选项 E 错误。

3. ABCE【解析】CD4$^+$细胞偏低不是小儿易患急性呼吸道感染的原因。

4. ACD【解析】疱疹性咽峡炎的病原体为柯萨奇 A 组病毒，好发于夏秋季，可有局部流行。急性起病，突超高热，咽痛，流涎，厌食，呕吐等。查体除咽部充血外，突出表现在腭咽弓、腭垂、软腭或扁桃体上可见 2~4mm 大小的疱疹，周围有红晕，疱疹破溃后形成小溃疡。病程 1 周左右。

5. ABCE【解析】急性上呼吸道感染并发症有中耳炎、鼻窦炎、颈淋巴结炎、支气管炎、肺炎、急性肾炎等。

6. ABCE【解析】风湿热是链球菌上呼吸道感染后引起的免疫炎症性疾病，而不是直接蔓延引起。

7. ABDE【解析】儿童反复呼吸道感染的诊断应注意若上呼吸道感染次数不够，可以将上、下呼吸道感染次数相加。

8. ABCD【解析】婴幼儿可发生一种特殊类型的支气管炎，称为哮喘性支气管炎，又称喘息性支气管炎，泛指一组以喘息为突出表现的婴幼儿急性支气管感染。主要特点有：①多见于有湿疹或其他过敏史的婴幼儿。②有类似哮喘的临床表现，如呼气性呼吸困难，肺部叩诊呈鼓音，听诊两肺布满哮鸣音及少量粗湿啰音。③部分病例复发，大多与感染有关。④近期预后大多良好，3~4 岁后发作次数减少渐趋康复，但少数可发展为支气管哮喘。

9. BCDE【解析】小儿肺炎的常见病原体为革兰阳性球菌和病毒。

10. BCDE【解析】小儿重症肺炎发生心力衰竭的主要原因有心律失常、左心负担过重、二氧化碳潴留和肺循环速度加快。

11. ABCD【解析】选项 E 激素吸入治疗，不易被人体吸收，代谢快。

12. ABCDE【解析】对于反复肺炎，除必须考虑何种致病微生物外，更重要的是认真寻找导致反复肺炎的基础疾病：①原发性免疫缺陷病。②先天性肺实质、肺血管发育异常：先天性肺实质发育异常的患儿，如肺隔离症、肺囊肿等，易发生反复肺炎或慢性肺炎。肺血管发育异常导致肺淤血或缺血，易合并感染，引起反复肺炎。③先天性气道发育异常：如气管-支气管软化、气管-支气管狭窄、气管-支气管桥，这些畸形常引起气道分泌物阻塞，反复发生肺炎。④先天性心脏畸形。⑤原发性纤毛运动障碍。⑥囊性纤维性变。⑦气道内阻塞或管外压迫：最常见疾病为支气管异物，其次是结核性肉芽肿和干酪样物质阻塞，偶见气管和支气管原发肿瘤。气道管外压迫的原因多为纵隔、气管支气管淋巴结结核、肿瘤、血管畸形。⑧支气管扩张。⑨反复吸入：吞咽功能障碍患儿，由于反复吸入，导致反复肺炎。

13. ACDE【解析】支气管肺炎又称小叶性肺炎，为小儿最常见的肺炎。

14. ACE【解析】气管支气管异物的临床分期包括吸入期、安静期和症状期。

15. ACDE【解析】二氧化碳潴留引起呼吸性酸中毒。

16. ABD【解析】纤维支气管支镜检查禁忌有：①活动性大咯血。②严重心、肺功能障碍。③严重心律失常。④全身情况极度衰竭。⑤不能纠正的出血倾向。⑥严重的上腔静脉阻塞综合征，纤支镜易导致喉头水肿。⑦新发生的心肌梗死，或有不稳定性心绞痛。⑧疑有主动脉瘤。⑨气管过分狭窄。⑩尿毒症，活检时可能发生大出血。严重的肺动脉高压。活检时可能发生严重出血。

六、案例分析题

1. ACD【解析】发热、咳嗽伴喉鸣，考虑急性喉炎可能性较大。但要排除心肺疾患引起的喘鸣，所以要拍胸片，做心电图检查。

2. ADF【解析】急性喉炎可引起喉梗阻，按照吸气性呼吸困难的程度可分为 4 度。该患儿入院时已有三凹征，心率增快，应该是Ⅱ度喉梗阻。上呼吸道感染的症状包括咽痛、咽干、流鼻涕、体温升高，部分患者还会出现咳嗽、打喷嚏等症状。急性咽后壁脓肿临床表现为发病急，初有畏寒、发热、咽痛、不愿吸乳、进食，日益加重；咽部因脓肿而共鸣腔缩小，说话含糊不清。

3. BCDF【解析】该患儿入院时已有三凹征，心率增快，应该是Ⅱ度喉梗阻，病情进一步加重，也就是至少为Ⅲ度喉梗阻，所以应该进行气管切开。

4. ABDE【解析】保持呼吸道通畅首先应去除气道内的分泌物、异物或呕吐物，有条件时予以口、鼻等上气道吸引。将患儿头向后仰，抬高下颌，一只手置于患儿的前额，将头向背部倾斜处于正中位，颈部稍微伸展。用另一只手的几个手指放在下颌骨的颏下，提起下颌骨向外上方，注意不要让嘴闭上或推颌下的软组织，以免阻塞气道。当颈椎完全不能运动时，通过推下颌来开通气道。也可放置口咽导管，使口咽部处于开放状态。通过推下颌来开通气道。

5. B【解析】毛细支气管炎患儿常在上感后 2~3 天出现持续性干咳和发作性喘憋。症状轻重不等，可无热或低热至中度发热。体格检查的突出特点为胸部叩诊呈鼓音，常伴呼气相呼吸音延长，呼气性喘鸣。呼吸浅快，伴鼻翼扇动和三凹征。重症患儿面色苍白或发绀。当毛细支气管接近完全梗阻时，呼吸音明显减低。在喘憋严重时往往听不到湿啰音；当喘憋稍缓解，可闻及弥漫性中细湿啰音。重者可发展成心力衰竭及呼吸衰竭。

6. D【解析】毛细支气管炎病毒是主要致病原（约占 90%），首位为呼吸道合胞病毒。

7. ABCD【解析】毛细支气管炎的治疗如下。①支持治疗：a. 氧疗，除轻症患儿外均应吸氧；b. 补充液体；c. 雾化治疗，拍背吸痰；d. 适当镇静。②控制喘憋：可给予糖皮质激素、沙丁胺醇、异丙托溴铵等雾化吸入。喘憋重、烦躁者宜用静脉滴注肾上腺皮质激素抑制炎症。③病原治疗：病毒感染可使用利巴韦林，也可试用干扰素；支原体感染用大环内酯类抗生素；细菌感染予抗生素治疗。④治疗并发症。

8. BCDE【解析】一般气管异物有以下 3 个典型特征：①气喘哮鸣。②气管拍击音。③气管撞击感。先天性气管发育异常吸气时可出现喘鸣，喂食困难，生长发育延缓。婴幼儿哮喘多有上呼吸道感染诱哮喘发作的前驱症状，如发热、流鼻涕、打喷嚏、咽喉疼痛及咳嗽，症状以晨起及活动后较重，多不伴发热症状。慢性支气管炎一般症状为咳嗽、咳痰，或伴有喘息。

9. ABCD【解析】X 线胸片可提示肺部病变情况；PPD 实验可明确有无结核感染；纤维支气管镜检查可判断有无支气管异物和发育异常；肺功能测定是诊断和评定哮喘的主要依据。

10. D【解析】支气管哮喘和慢性阻塞性肺部患者，如果肺功能下降到中、重度以下可以使用呼吸道吸入糖皮质激素。副反应较小，安全性好，可以有效缓解气喘等因气管痉挛引起的症状，是呼吸科最常使用的药物之一。

11. C【解析】患儿高热，前囟膨隆，白细胞计数增多，考虑颅内感染及颅内高压，应降颅压，选项 C 正确。

12. B【解析】脑脊液细菌培养阳性，为诊断颅内感染的金标准。

13. ABCDF【解析】洋地黄类药物可有正性肌力、减慢心率作用；多巴酚丁胺亦有正性肌力，增强心肌收缩和增加搏出量，降低外周血管阻力，减轻心脏后负荷作用；限制水钠摄入可减轻心脏负荷。

14. C【解析】白细胞明显增高支持金葡菌肺炎，腺病毒肺炎、支原体肺炎、毛细支气管炎（呼吸道合胞病毒肺炎）均不会出现白细胞明显增高。肺炎链球菌肺炎 X 线胸片多为大片状阴影，与本题不符。

15. E【解析】本例患者为金葡菌感染，故最有效的药物是万古霉素。

16. D【解析】肺炎用药时间一般应持续至体温正常后 5~7 天，症状、体征消失后 3 天停药。葡萄球菌肺炎比较顽固，在体温正常后 2~3 周可停药，一般总疗程≥6 周。

17. A【解析】金黄色葡萄球菌肺炎起病急，全身中毒症状重，易发生脓胸、脓气胸、肺大疱、多发性脓肿，X 线自外上向内下的反抛物线状边缘支持脓胸。

18. B【解析】患儿考虑为肺炎支原体肺炎，5 个选项中只有 B 是肺炎支原体感染的间接诊断检查。

19. D【解析】肺炎支原体肺炎以发热和咳嗽为主要表现，还伴有厌食、畏寒、头痛、咽痛、胸骨下疼痛等，偶见恶心、呕吐及短暂的斑丘疹和荨麻疹。

20. E【解析】支原体感染容易反复出现发热，需要注意阿奇霉素足疗程治疗。

21. E【解析】肺炎支原体肺炎自然病程自数天至 2~4 周不等，大多数在 8~12 天退热，恢复期需 1~2 周。抗生素的应用疗程为 2~4 周。

22. ABDE【解析】该患儿可能为肺炎等呼吸系统疾病，为进一步确诊，应进行的检查为血气分析，血清钾、钠、氯、钙，尿糖及血糖等。

23. BCE【解析】患儿为儿童，急性发病，尿常规示尿糖（++++），尿酮体（++），pH 7.15，SBE -12.3mmol/L，提示代谢性酸中毒，诊断为 1 型糖尿病、糖尿病酮症酸中毒。胸部 X 线片示右肺感染，提示肺炎。

24. DEF【解析】患儿为1型糖尿病酮症酸中毒昏迷、肺炎，治疗原则为：①补液治疗。②积极抗感染。③胰岛素降血糖。

25. ABF【解析】继续补液，胰岛素降血糖治疗。

26. ACE【解析】患儿1型糖尿病酮症酸中毒已纠正，可进食后改为皮下注射胰岛素控制血糖，给予配合糖尿病饮食。患儿右肺炎继续抗感染治疗。

27. ABCDEF【解析】患儿初步诊断为肺炎，且对青霉素及头孢类抗生素无效，提示非肺炎链球菌肺炎。应注意有无其他系统受累及肺内并发症的可能。

28. BCF【解析】患儿存在呼吸困难，应查血气分析判断缺氧及酸碱平衡紊乱情况，查血常规及CRP判断感染中毒情况，拍胸部X线片了解肺内病灶。

29. ABD【解析】根据患儿中毒症状较重，病情进展较迅速，并有化脓性渗出及胸腔积液、液气胸等，治疗对青霉素及头孢菌素不敏感，考虑金葡菌肺炎。

30. B【解析】参见案例分析题第29题解析。

感染性心内膜炎

第六章　循环系统疾病

一 A1 型题

1. 关于小儿正常心率的波动范围，下列哪项是错误的
   A. 新生儿平均 120~140 次/分　B. 1 岁以内为 110~130 次/分
   C. 2~3 岁为 100~120 次/分　D. 4~7 岁为 80~100 次/分
   E. 8~14 岁为 60~80 次/分
2. 主动脉缩窄最特征性的临床表现是
   A. 发绀　B. 反复肺炎
   C. 心力衰竭　D. 缺氧发作
   E. 下肢血压低于上肢
3. 动脉导管完全闭合绝大多数发生于
   A. 3 个月内　B. 5 个月内
   C. 6 个月内　D. 9 个月内
   E. 1 岁以内
4. 卵圆孔解剖上关闭的时间为
   A. 生后 3 周内　B. 生后 5 周内
   C. 生后 8~10 周　D. 生后 5~7 个月
   E. 生后 8~10 个月
5. 哪组年龄范围内响亮的心脏杂音对诊断先心病最有价值
   A. 6 岁以上　B. 5~6 岁
   C. 4~5 岁　D. 3 岁以后
   E. 3 岁以前
6. 以下小儿心脏叩诊哪项是异常的
   A. 8 个月婴儿心左界在左乳线外 1.8cm
   B. 6 岁小儿心左界在左乳线上
   C. 4 岁小儿心左界在左乳线外 1.0cm
   D. 3 岁小儿心左界在左乳线外 1.5cm
   E. 12 岁小儿心左界在左乳线内 0.5cm

7. 关于小儿心脏听诊的描述，下列哪项是异常的
   A. 小儿第一心音与第二心音响度几乎相等
   B. 小儿期主动脉瓣区第二心音比肺动脉瓣区第二心音响
   C. 小儿可出现吸气性第二心音分裂
   D. 学龄前期小儿可于心尖部听到生理性收缩期杂音
   E. 学龄前期小儿可有窦性心律不齐
8. 心脏发育的关键时期是胚胎
   A. 第1~6周
   B. 第2~8周
   C. 第4~8周
   D. 第8~10周
   E. 第6~12周
9. 先天性心脏畸形形成的主要时期是在胚胎发育的
   A. 第1~2周
   B. 第2~4周
   C. 第2~8周
   D. 第4~8周
   E. 第8~16周
10. 动脉导管未闭血流动力学的改变首先是引起
   A. 肺动脉扩张
   B. 左心室增大
   C. 右心房增大
   D. 右心室增大
   E. 左心房增大
11. 正常胎儿循环时血氧饱和度最高的部位在
   A. 脐动脉
   B. 脐静脉
   C. 下腔静脉
   D. 上腔静脉
   E. 升主动脉
12. 1岁以内婴儿心脏的左界在
   A. 左乳线内1.0~1.5cm
   B. 左乳线内0.5~1.0cm
   C. 左乳线外1~2cm
   D. 左乳线外3cm
   E. 左乳线上
13. 肺循环血流量增多，而左心室、主动脉及体循环血流量减少的先心病是
   A. 动脉导管未闭
   B. 室间隔缺损
   C. 法洛四联症
   D. 房间隔缺损
   E. 肺动脉狭窄
14. 肺动脉瓣区第二心音亢进和固定分裂多见于
   A. 房间隔缺损
   B. 室间隔缺损
   C. 动脉导管未闭
   D. 法洛四联症
   E. 肺动脉瓣狭窄

15. 房间隔缺损最常见的类型为

A. 卵圆孔未闭

B. 原发孔型房间隔缺损

C. 原发孔型房间隔缺损伴二尖瓣裂

D. 继发孔型房间隔缺损

E. 继发孔型房间隔缺损伴部分肺静脉异位引流

16. 胚胎期造血首先出现在

A. 胸腺

B. 骨髓

C. 肝脏

D. 卵黄囊

E. 淋巴结

17. 当毛细血管内还原型血红蛋白达到多少浓度时患儿出现发绀症状

A. 10g/L

B. 20g/L

C. 30g/L

D. 40g/L

E. 50g/L

18. 动脉导管未闭婴儿在解剖上关闭的年龄，约 80% 为生后

A. 3 个月

B. 6 个月

C. 9 个月

D. 1 岁

E. 2 岁

19. 动脉导管未闭婴儿在解剖上关闭的年龄，约 95% 为生后

A. 3 个月

B. 6 个月

C. 9 个月

D. 1 岁

E. 2 岁

20. 左向右分流型先天性心脏病可出现以下症状但除外

A. 体循环血量减少

B. 肺循环血量增多

C. 肺动脉压力增高

D. 肺动脉压力下降

E. 反复肺炎

21. 新生儿期最常见的发绀型先天性心脏病是

A. 房间隔缺损

B. 室间隔缺损

C. 法洛四联症

D. 动脉导管未闭

E. 完全性大动脉转位

22. 先天性心脏病最主要的原因是

A. 宫内病毒感染

B. 宫内细菌感染

C. 宫内弓形虫感染

D. 母亲妊娠毒血症

E. 宫内立克次体感染

23. 下列有关房间隔缺损的叙述，错误的是

A. 胸骨左缘第 2~3 肋间可听到Ⅱ~Ⅲ级收缩期杂音

B. 肺动脉瓣区第二心音增强或固定分裂

C. 胸部 X 线示肺血管影纤细

D. 心电图示不完全性右束支传导阻滞

E. 右心房血氧含量高于上、下腔静脉血氧含量

24. 先心病患儿右心房轻度增大，右心室显著增大，右心室血氧含量正常但压力增高，肺动脉压力降低，诊断可考虑

A. 肺动脉狭窄　　B. 动脉导管未闭

C. 法洛四联症　　D. 房间隔缺损

E. 室间隔缺损

25. 右向左分流型先天性心脏病不包括

A. 全肺静脉异位引流　　B. 肺动脉闭锁

C. 法洛四联症　　D. 大血管转位

E. 完全性房室通道

26. 先天性心脏病的发病机制是

A. 单基因突变　　B. 染色体异常

C. 孕期感染　　D. 孕期射线或特殊药物、毒物接触史

E. 遗传与环境因素相互作用

27. Roger 病的缺损直径为

A. $<5mm$　　B. $>5mm$

C. $<10mm$　　D. $>10mm$

E. $<15mm$

28. B 超在心尖四腔切面不能见到哪一结构

A. 房间隔　　B. 室间隔

C. 肺静脉　　D. 肺动脉

E. 左心房

29. 法洛四联症患儿蹲踞是因为

A. 缓解漏斗部痉挛　　B. 使腔静脉回心血量增加

C. 使心脑供血增加　　D. 增加体循环阻力，减少右向左分流量

E. 使劳累、气急缓解

30. 下列哪一项不是法洛四联症的 4 个畸形组成

A. 右心室肥厚　　B. 右心室流出道梗阻

C. 室间隔缺损　　D. 主动脉骑跨

E. 房间隔缺损

31. 法洛四联症对病理生理影响最大的是

A. 右位主动脉弓　　B. 肺动脉狭窄

C. 室间隔缺损　　D. 主动脉骑跨

E. 右心室肥厚

32. 与心血管畸形相关性较强的因素主要为哪一种

A. 早期宫内感染　　B. 孕母接触大剂量放射线

C. 孕母有代谢紊乱性疾病　　D. 妊娠早期酗酒、吸毒

E. 以上都是

33. 房间隔缺损分流量较大时，胸骨左缘下方第 4~5 肋间舒张早期杂音是因为

A. 主动脉瓣关闭不全　　B. 肺动脉瓣关闭不全

C. 相对性二尖瓣狭窄　　D. 相对性三尖瓣狭窄

E. 相对性肺动脉瓣狭窄

34. 下列哪项不是法洛四联症的主要临床表现

A. 肺炎　　B. 脑缺氧发作

C. 杵状指　　D. 蹲踞动作

E. 青紫

35. 法洛四联症一般不会发生

A. 脑缺氧发作　　B. 感染性心内膜炎

C. 肺炎　　D. 脑栓塞

E. 脑脓肿

36. 先天性心血管畸形主要发生在胚胎发育哪个阶段

A. 2~8 周　　B. 3 个月

C. 4 个月　　D. 2~5 个月

E. 6 个月

37. 小儿先天性心脏畸形的形成主要在心脏胚胎发育的

A. 第 2 周　　B. 第 4 周

C. 第 12 周　　D. 第 2~8 周

E. 以上都不对

38. 引起先天性心脏病最主要的病因是

A. 宫内细菌感染　　B. 放射线接触

C. 药物影响　　D. 宫内病毒感染

E. 孕母妊娠毒血症

39. 法洛四联症的青紫出现的早晚轻重主要取决于

A. 室间隔缺损的大小　　B. 肺动脉狭窄的程度

C. 主动脉骑跨的程度　　D. 右心室增大的程度
E. 以上都不是

40. 胸部透视有肺门舞蹈征象的先天性心脏病是
A. 法洛四联症　　B. 肺动脉狭窄
C. 房间隔缺损　　D. 大动脉错位
E. 主动脉狭窄

41. 室间隔缺损伴明显肺动脉高压后，以何者增大为主
A. 左心房　　B. 右心房
C. 左心室　　D. 右心室
E. 肺动脉

42. 法洛四联症患儿哭闹时，突然发生昏厥、抽搐的原因是
A. 哭闹使耗氧量增加　　B. 右向左分流量增加
C. 颅内出血　　D. 右室流出道肌肉痉挛，致脑缺氧
E. 血液黏稠度增加，血流缓慢

43. X 线胸片显示肺动脉段凹陷的先天性心脏病是
A. 法洛四联症　　B. 动脉导管未闭
C. 肺动脉狭窄　　D. 室间隔缺损
E. 主动脉狭窄

44. 先心病中最有可能自然闭合的是
A. 原发孔型房间隔缺损　　B. 继发孔型房间隔缺损
C. 室间隔缺损　　D. 动脉导管未闭
E. 主肺动脉间隔缺损

45. 房间隔缺损典型的肺动脉瓣区第二心音
A. 单一　　B. 减弱
C. 固定分裂　　D. 亢进
E. 消失

46. 下列哪项不是左向右分流先心病的共同特征
A. 生长发育落后　　B. 容易并发肺部感染
C. 胸骨左缘收缩期杂音　　D. 肺动脉瓣区第二心音增强
E. 蹲踞现象

47. 室间隔缺损首先导致哪个心腔扩大
A. 右心房增大　　B. 左心室增大
C. 右心室增大　　D. 左心房增大
E. 都有可能

48. 法洛四联症最常见的并发症是
A. 心力衰竭
B. 肺炎
C. 亚急性细菌性心内膜炎
D. 脑血栓
E. 急性肺水肿

49. 房间隔缺损特征性改变是
A. 生长发育延迟、乏力、心悸
B. 心前区粗糙收缩期杂音
C. 有肺动脉高压时，可出现青紫
D. 肺动脉瓣区第二心音亢进、固定性分裂
E. X 线可见心房、心室扩大及“肺门舞蹈”

50. 室间隔缺损患儿有时出现声音嘶哑，其原因是
A. 扩张的右心房压迫喉返神经
B. 扩张的左心房压迫喉返神经
C. 扩张的主动脉压迫喉返神经
D. 扩张的肺动脉压迫喉返神经
E. 扩张的左、右心房压迫喉返神经

51. 肺动脉狭窄中哪个部位最常见
A. 肺动脉瓣狭窄
B. 肺动脉瓣上狭窄
C. 肺动脉分支狭窄
D. 肺动脉瓣下狭窄
E. 漏斗部狭窄

52. 下列哪项不是室间隔缺损的并发症
A. 肺动脉高压
B. 心力衰竭
C. 肺炎
D. 脑脓肿
E. 感染性心内膜炎

53. 婴儿室上性心动过速的正确治疗是
A. 利多卡因 3mg/kg，缓慢静脉注射
B. 葡萄糖酸钙 10ml，静脉注射
C. 维拉帕米 0.1mg/kg，静脉注射
D. 普罗帕酮（心律平）1~2mg/kg，缓慢静脉注射
E. ATP 4mg/kg，缓慢静脉注射

54. 洋地黄中毒的常见心电图表现是
A. 窦性心动过缓
B. ST-T 段呈鱼钩样改变
C. 二度房室传导阻滞
D. 室性期前收缩二联律
E. QT 间期缩短

55. 婴儿室上性心动过速的终止方法是
A. 冰水毛巾敷面部，每次 10~15 秒
B. 压迫双侧颈静脉窦
C. 深吸气屏住呼吸
D. 用力压双侧眼球
E. 持续吸氧

56. 阵发性室上性心动过速患儿的病因多由于
A. 先天性心脏病
B. 预激综合征
C. 病毒性心肌炎
D. 心内膜弹力纤维增生症
E. 无器质性心脏病

57. 采用刺激迷走神经的方法可以纠正的心律失常是
A. 阵发性室性心动过速
B. 窦性心动过缓
C. 窦性心律不齐
D. 阵发性室上性心动过速
E. 室性期前收缩

58. 下列哪项不是洋地黄中毒的易发原因
A. 严重心力衰竭
B. 低钾血症
C. 低钙血症
D. 心肌炎
E. 肾功能不全

59. 小儿洋地黄中毒最常见的表现是
A. 心律失常
B. 胃肠道症状
C. 嗜睡、头昏
D. 色视症
E. 以上都是

60. 心内膜弹力纤维增生症的发病年龄多数为
A. 3个月内
B. 6个月内
C. 9个月内
D. 1岁以内
E. 2岁以内

61. 重症肺炎心力衰竭的治疗不包括
A. 镇静、给氧
B. 应用洋地黄类药物
C. 应用多巴酚丁胺
D. 限制水、钠摄入
E. 应用肾上腺皮质激素

62. 小儿心力衰竭在1岁以内发病率最高，主要是因为
A. 先天性心脏病
B. 心律失常
C. 心内膜弹力纤维增生症
D. 病毒性心肌炎
E. 肺部感染

63. 单纯左心衰竭的典型体征是
A. 颈静脉怒张
B. 肝大
C. 双下肢水肿
D. 双肺底可闻及中小水泡音
E. 移动性浊音阳性

64. 心力衰竭时，血流动力学异常的特点是
A. 心排血量降低，心室舒张末压增高

B. 心排血量降低，心室舒张末压正常

C. 心排血量降低，心室舒张末压降低

D. 外周阻力降低

E. 心排血量增加，心室舒张末压正常

65. 检查地高辛血浓度需在服药后几小时采血

A. 2 小时　　B. 4 小时

C. 8 小时　　D. 12 小时

E. 14 小时

66. 下列哪项不是诊断充血性心力衰竭的主要依据

A. 安静时心率增快，婴儿 >180 次/分、幼儿 >160 次/分，不能以发热、缺氧解释

B. 呼吸困难，青紫突然加重，安静时呼吸达每分钟 60 次以上

C. 肝大，在肋下 3cm 以上，或在短期明显增大，不能用横膈下移解释

D. 突然烦躁不安，面色发灰，心音明显低钝或出现奔马律

E. 尿少，颜面、下肢水肿

67. 下列哪项不引起充血性心力衰竭

A. 严重缺铁　　B. 重度营养不良

C. 缺钙　　D. 缺维生素 B_1

E. 严重缺钾

68. 病毒性心肌炎酶学检查下列哪种特异性最高

A. GOT　　B. GPT

C. LDH 和 CPK 同工酶　　D. AKP

E. LDH

69. 病毒性心肌炎在下列哪种情况下可使用糖皮质激素

A. ST-T 改变　　B. 室性期前收缩

C. 心包摩擦音　　D. 发热

E. 有二度至三度房室传导阻滞

70. 病毒性心肌炎的主要体征是

A. 心包摩擦音　　B. 心尖区收缩期杂音

C. 心尖区第一心音低钝和期前收缩　　D. 奔马律

E. 肺动脉瓣区第二心音减弱

71. 病毒性心肌炎患儿一般总的休息时间应该为

A. 1~3 个月　　B. 3~6 个月

C. 6~9 个月　　D. 9~12 个月

E. 以上均不是

72. 引起病毒性心肌炎最常见的为
A. 埃可病毒
B. 脊髓灰质炎病毒
C. 腺病毒
D. 柯萨奇病毒 B 组
E. 柯萨奇病毒 A 组

73. 目前认为对心肌炎有诊断价值的血清酶是
A. 乳酸脱氢酶（LDH）增高
B. 肌酸激酶（CK）增高
C. 谷草转氨酶（GOT）增高
D. LDH1 增高
E. CK-MB 增高

74. 能确诊病毒性心肌炎急性期的检查是
A. 超声心动图检查
B. 血清检查
C. 心电图检查
D. 心肌放射性核素显像法
E. 以上都不是

75. 缺损位于房间隔与心内膜垫交界处的房间隔缺损类型是
A. 原发孔型
B. 继发孔型
C. 静脉窦型
D. 冠状静脉窦型
E. 以上都不是

76. 亚急性感染性心内膜炎最常见的致病菌是
A. 肺炎链球菌
B. 产气荚膜杆菌
C. 金黄色葡萄球菌
D. 草绿色链球菌
E. 大肠埃希菌

77. 以下哪项不是风湿性心包炎的 X 线表现
A. 心影向两侧扩大，呈烧瓶状
B. 心脏搏动减弱或消失
C. 卧位时心腰增宽
D. 立位时阴影又变窄
E. 心影呈靴形

78. 一度房室传导阻滞的最常见病因为
A. 病毒性心肌炎
B. 急性风湿性心肌炎
C. 先天性心脏病
D. 急性肾炎
E. 正常小儿

二 A2 型题

1. 患儿，男，3 岁。生长发育正常，胸骨左缘第 3、第 4 肋间Ⅱ级收缩期吹风样杂音，柔和，卧位较坐位响亮。其最可能的诊断是
A. 室间隔缺损
B. 肺动脉狭窄
C. 动脉导管未闭
D. 法洛四联症
E. 生理性杂音

2. 患儿，女，5 岁。病毒性感冒 3 天后出现心悸、胸闷。查体：面色苍白，精神萎靡，两肺无异常，心律不齐，心电图示窦性心律，心率 95 次/分，P-R 间期逐渐延长，终于 P 波后不出现 QRS 波。其可能性最大的诊断是
   A. 一度房室传导阻滞　　B. 二度房室传导阻滞文氏型
   C. 二度房室传导阻滞莫氏型　　D. 三度房室传导阻滞
   E. 心室内传导差异
3. 患儿，女，4 岁。自幼青紫，胸骨左缘第 3 肋间闻及Ⅲ级喷射性收缩期杂音，肺动脉瓣区第二心音减弱，股动脉血氧饱和度 86%。心电图示右心室肥大，X 线胸片示心脏呈“靴形”，两侧肺野透亮度增加，可见网状血管影。其最可能的诊断是
   A. 房间隔缺损　　B. 室间隔缺损
   C. 肺动脉瓣狭窄　　D. 动脉导管未闭
   E. 法洛四联症
4. 患儿，男，5 岁。曾患肺炎 2~3 次，剧烈活动后有气促。查体：心前区隆起，心尖搏动较弥散，无震颤。胸骨左缘第 2 肋间闻及Ⅲ级收缩期杂音，肺动脉第二心音亢进，固定分裂，胸部透视示肺门舞蹈，右心房、右心室增大。心电图：电轴右偏，V_1 呈 rSR′、R′V_1 15mm，P_{II} 2.5mm。其可能的诊断是
   A. 室间隔缺损　　B. 艾森曼格综合征
   C. 房间隔缺损　　D. 动脉导管未闭
   E. 法洛四联症
5. 患儿，男，4 岁。反复呼吸道感染，2 岁之内患肺炎数次，易感乏力，活动后有气促但无青紫。胸骨左缘第 3、第 4 肋间闻及Ⅳ级吹风样收缩期杂音，肺动脉第二心音较亢进，心尖部闻及短促舒张期杂音。心电图：左、右心室合并肥大。胸部 X 线片：两肺充血，左、右心室均肥大，以左心室为显著，肺动脉段突出，主动脉结偏小。最可能诊断为
   A. 房间隔缺损，肺动脉高压　　B. 室间隔缺损，肺动脉高压
   C. 动脉导管未闭，肺动脉高压　　D. 房间隔缺损合并动脉导管未闭
   E. 室间隔合并动脉导管未闭
6. 患儿，男，1 岁。生后 3 个月发现心脏杂音，平时易感冒，曾患肺炎 3 次，无发绀，活动后气促。查体：血压 80/50mmHg，发育营养差，稍瘦，心前区隆起，胸骨左缘第 3、第 4 肋间可闻及Ⅲ级收缩期杂音，P_2亢进，无周围血管体征。心电图示左、右心室肥大。诊断考虑
   A. 房间隔缺损　　B. 室间隔缺损
   C. 动脉导管未闭　　D. 肺动脉瓣狭窄
   E. 法洛四联症
7. 患儿，女，2 岁。曾多次患肺炎，不发绀，胸骨左缘第 3~4 肋间闻及Ⅲ级粗糙全收缩期

杂音。X线检查左心室增大，肺动脉段突出，肺血管影增粗，主动脉影较小。诊断应为

A. 房间隔缺损　　B. 室间隔缺损
C. 动脉导管未闭　　D. 法洛四联症
E. 肺动脉瓣狭窄

8. 患儿，女，9岁。2岁时诊断为先天性心脏病，半年前出现下半身青紫。诊断应为

A. 房间隔缺损合并肺动脉高压　　B. 室间隔缺损合并肺动脉高压
C. 动脉导管未闭合并肺动脉高压　　D. 法洛四联症合并肺动脉高压
E. 完全性大血管错位合并肺动脉高压

9. 患儿，男，7岁。因发热、畏寒1周来急诊。查体：精神、面色差，皮肤有少量瘀点，无黄染及发绀，胸骨左缘第3~4肋间有全收缩期杂音，伴震颤，肝肋下2cm，脾肋下1cm，Hb 100g/L，WBC 18×10^9/L，N 0.8，L 0.2。诊断考虑为

A. 房间隔缺损伴肠伤寒　　B. 室间隔缺损伴败血症
C. 动脉导管未闭伴感染性心内膜炎　　D. 房间隔缺损伴充血性心力衰竭
E. 室间隔缺损伴感染性心内膜炎

10. 患儿，男，5岁。出生后数月逐渐出现青紫，活动后发绀加剧，胸骨左缘第3肋间闻及Ⅲ级喷射性收缩期杂音，X线检查心脏稍增大，心尖圆钝上翘，肺动脉段凹陷，上纵隔增宽，肺门血管影缩小，肺野透亮度增加。最大可能诊断是

A. 完全性大动脉错位　　B. 房间隔缺损
C. 室间隔缺损　　D. 动脉导管未闭
E. 法洛四联症

11. 患儿，女，6岁半。胸骨左缘第3~4肋间闻及Ⅲ级喷射性杂音，肺动脉瓣第二心音增强、固定分裂，并在胸骨左缘下部闻及Ⅱ级柔和舒张期杂音。心电图显示电轴右偏，右心房、右心室增大。应考虑下列哪一种可能性较大

A. 房间隔缺损合并三尖瓣狭窄
B. 室间隔缺损合并三尖瓣狭窄
C. 房间隔缺损较大，左向右分流量较多
D. 室间隔缺损较大，左向右分流量较多
E. 以上都不是

12. 患儿，女，2岁。发现心脏杂音1年，无发绀，活动后易气促，胸骨左缘第2肋间闻及Ⅲ级喷射性收缩期杂音，肺动脉瓣区第二心音减低，诊断为先天性心脏病。最可能的畸形是

A. 法洛四联症　　B. 室间隔缺损
C. 房间隔缺损　　D. 肺动脉瓣狭窄
E. 漏斗部狭窄

13. 患儿，男，11 岁。体育课时突感心悸，面色发白，出冷汗。心电图示：心率 180 次/分，QRS 波时间 0.10 秒，R-R 绝对整齐，P 波显示不清。诊断可能是

A. 交界性逸搏心律　　B. 阵发性室上性心动过速

C. 阵发性室性心动过速　　D. 窦性心动过速

E. 房颤

14. 患儿，男，2 岁。诊断为先心病，X 线检查示心脏呈靴形，动脉血氧饱和度降低。应考虑

A. 室间隔缺损伴肺动脉高压　　B. 房间隔缺损伴肺动脉高压

C. 动脉导管未闭伴肺动脉高压　　D. 法洛四联症

E. 完全性大血管错位

15. 患儿，男，11 个月。已患肺炎数次。2 天前又发热、咳嗽，1 天来气促、烦躁不安、尿少。查体：呼吸 60 次/分，口唇青紫，两肺细湿啰音。胸骨左缘第 3~4 肋间闻及收缩期杂音Ⅲ~Ⅳ级，触及收缩期震颤，肺动脉瓣区第二心音亢进，心率 180 次/分。肝右肋下 3cm，双足背轻度水肿。考虑诊断为

A. 室间隔缺损　　B. 室间隔缺损合并肺炎

C. 室间隔缺损合并心力衰竭　　D. 室间隔缺损合并肺炎和心力衰竭

E. 室间隔缺损合并亚急性感染性心内膜炎

16. 患儿，男，8 岁。自幼体弱，多次因患肺炎住院。近 2 年来感冒次数明显减少，口唇及甲床发绀，心前区隆凸，可见剑突下搏动，于胸骨左缘第 3~4 肋间闻及Ⅱ~Ⅲ级收缩期杂音，肺动脉瓣区第二心音亢进，心电图提示左、右心室肥大，心电轴右偏。此例最可能的诊断是

A. 法洛四联症　　B. 室间隔缺损

C. 房间隔缺损　　D. 艾森曼格综合征

E. 以上都不是

17. 患儿，男，5 个月。患肺炎 1 天，突然烦躁，喘憋加重，发绀。心率 180 次/分，心音低钝；双肺密布细啰音，叩诊正常；肝肋下 3cm，心电图示 T 波低平。可能合并

A. 脓气胸　　B. 心力衰竭

C. 脓胸　　D. 肺不张

E. 肺大疱

18. 患儿，女，3 个月。因发热，咳嗽喘憋 2 天入院。诊断为腺病毒肺炎合并心力衰竭。下述临床表现描述不正确的是

A. 突然极度烦躁不安，青紫加重　　B. 心率 >180 次/分

C. 肝脏迅速增大　　D. 呼吸突然加快，>60 次/分

E. 咳粉红色泡沫样痰

19. 患儿，男，6岁。发热伴腹泻3天，胸闷、心悸2天。心率52次/分，心律略不齐，ECG示二度房室传导阻滞，血清肌钙蛋白T（+）。诊断为
A. 感染性心内膜炎
B. 风湿性心肌炎
C. 病毒性心肌炎
D. 中毒性心肌炎
E. 心肌病

20. 患儿，男，4岁。发热、咳嗽1周，胸闷不适2天。查体：心率140次/分，心律不齐，ECG示频发室性期前收缩伴二联律，测CK-MB增高，血清肌钙蛋白I增高。可初步诊断为
A. 风湿性心肌炎
B. 中毒性心肌炎
C. 病毒性心肌炎
D. 甲状腺功能亢进
E. 以上均不是

21. 患儿，男，10岁。发热7天，平卧困难伴左胸及左肩部痛、憋气3天入院。发病初期曾检查有扁桃腺化脓。并应用头孢唑林、阿奇霉素、头孢呋辛等治疗。入院查体：体温39℃，精神可，无皮疹。口唇无发绀。咽红，扁桃体Ⅱ度大，双肺呼吸音粗，啰音不明显。心界向两侧扩大，心率96次/分，心音低钝，心前区可闻及摩擦音。肝肋下4cm，轻触痛。双下肢轻度凹陷性水肿。化验检查：白细胞22.6×10^9/L，中性0.82。红细胞沉降率112mm/h。心电图：低电压并有束支传导阻滞。该患儿目前最可能的诊断是
A. 肺炎合并心衰
B. 风湿性心包炎、心包积液
C. 病毒性心肌炎
D. 肾炎合并心衰
E. 心内膜弹力纤维增生症

三 A3/A4型题

（1~4题共用题干）

患儿，男，5岁。自幼唇、指（趾）甲床青紫，乏力，活动后气促，体格发育落后，胸骨左缘第2~3肋间可闻及Ⅲ级收缩期杂音，经超声心动图证实为先天性心脏病，法洛四联症。

1. 此患儿心脏由哪4种畸形组成
A. 主动脉狭窄，室间隔缺损，肺动脉骑跨，右心室肥厚
B. 主动脉狭窄，房间隔缺损，主动脉骑跨，左心室肥厚
C. 肺动脉狭窄，室间隔缺损，主动脉骑跨，右心室肥厚
D. 肺动脉狭窄，房间隔缺损，肺动脉骑跨，左心室肥厚
E. 肺动脉狭窄，房间隔缺损，主动脉骑跨，右心室肥厚

2. 最早且主要的临床表现是
A. 青紫
B. 蹲踞

C. 突然晕厥　　D. 杵状指（趾）

E. 活动耐力下降

3. 法洛四联症患儿青紫的程度主要取决于

A. 肺动脉狭窄的程度　　B. 室间隔缺损的大小

C. 室间隔缺损的部位　　D. 主动脉骑跨的程度

E. 右心室肥厚的程度

4. 患儿突然发生昏厥、抽搐最可能的原因是

A. 支气管肺炎　　B. 肺动脉梗阻

C. 低钙惊厥　　D. 充血性心力衰竭

E. 癫痫

（5~10题共用题干）

患儿，男，5岁。出生后6个月开始出现唇周及肢端发绀，胸骨左缘第3肋间闻及Ⅲ级收缩期杂音。X线示肺野缺血，心外形呈靴形。心电图示右心室肥大。股动脉血氧饱和度为85%，该患儿为法洛四联症。

5. 下列哪项不是构成法洛四联症的畸形

A. 室间隔缺损　　B. 右心室流出道梗阻

C. 房间隔缺损　　D. 主动脉骑跨

E. 右心室肥厚

6. 患儿入院后体检，下列哪项不是法洛四联症的主要体征

A. 不同程度发绀和体格发育落后，1岁后杵状指可持续存在

B. 心前区稍隆起，心界不扩大，心尖冲动不强烈

C. 胸骨左缘第3~4肋间常闻及Ⅰ~Ⅱ级喷射性收缩期杂音

D. 肺动脉瓣区第二心音亢进分裂

E. 肺动脉瓣区听到响亮而单一的第二心音

7. 该患儿进行X线检查时，最具有特征性表现的是

A. 肺血管影减少　　B. 升主动脉通常扩大

C. 心影大小正常呈靴形　　D. 侧支循环的肺野为网状形

E. 主动脉弓可能位于右侧

8. 该患儿进行心电图检查时，最主要的变化为

A. 右心房肥大　　B. 右心室肥厚

C. 右束支传导阻滞　　D. 左、右心室肥厚

E. 电轴右偏，右心室肥厚

9. 该患儿曾发生2次昏厥，其发生昏厥的主要原因是

A. 右心室肥厚　　B. 肺动脉漏斗部痉挛

C. 主动脉骑跨　　D. 血液黏稠致脑栓塞
E. 室间隔缺损太大

10. 当患儿发热、腹泻、失水时，应特别警惕下列哪个并发症的发生
A. 充血性心力衰竭　　B. 脑脓肿
C. 右心室流出道肌肉的痉挛　　D. 亚急性感染性心内膜炎
E. 脑栓塞

（11~15 题共用题干）

患儿，女，5 岁。平时无发绀，曾多次患肺炎并发心力衰竭。查体：胸骨左缘第 2 肋间有响亮的连续性机器样杂音，有水冲脉。

11. 该患儿最可能的诊断为
A. 室间隔缺损　　B. 房间隔缺损
C. 法洛四联症　　D. 动脉导管未闭
E. 肺动脉狭窄

12. 该患儿的血流动力学改变主要为
A. 体循环血流量增加，肺循环血流量减少
B. 肺循环血流量增加，体循环血流量减少
C. 体循环、肺循环血流量无变化
D. 有双向分流存在
E. 有右向左分流存在

13. 该患儿最典型的心电图改变为
A. 右心房、右心室肥大　　B. 左心房、左心室肥大
C. 左、右心室肥大　　D. 左心房肥大
E. 左心室肥大

14. 如行右心导管检查将有下列哪项改变
A. 左心室压力增高，血氧饱和度增高
B. 右心室压力增高，血氧饱和度增高
C. 右心房、右心室压力增高，肺动脉压力降低
D. 肺动脉血氧比右心室高 0.5 Vol%
E. 右心室血氧比右心房高 1.0 Vol%

15. 针对该患儿的治疗措施为
A. 等待肺高压手术　　B. 等待导管自行关闭
C. 手术根治　　D. 长期地高辛治疗
E. 治疗肺炎

(16～17 题共用题干)

患儿，男，6 个月。生后约 2 个月发现心脏有杂音，哭吵后唇发绀。查体：发育、营养欠佳，胸骨左缘第 2 肋可闻及Ⅱ～Ⅲ/Ⅵ级收缩期杂音，P_2亢进，心尖区可听到短促舒张期杂音，胸部 X 线片示左心室肥大。

16. 为明确患儿属于哪一类型的先心病，首先应采用的最简便、最经济的检查是
A. 心脏 X 线摄片　B. 心电图
C. 多普勒彩色血流显像　D. 心导管检查及心室造影
E. 放射性同位素的心血管造影

17. 诊断考虑
A. 房间隔缺损　B. 室间隔缺损
C. 肺动脉瓣狭窄　D. 动脉导管未闭
E. 法洛四联症

(18～21 题共用题干)

患儿，男，6 岁。平时反复发生呼吸道感染，每年发生肺炎 2～3 次，活动后乏力、气促、无发绀。胸骨左缘第 3～4 肋间有Ⅲ～Ⅳ级收缩期杂音，粗糙，传导广，伴震颤。临床怀疑先天性心脏病（室间隔缺损）。

18. 该患儿胸骨左缘第 3～4 肋间的Ⅲ～Ⅳ级全收缩期吹风样粗糙杂音产生的机制是
A. 血流通过缺损口产生　B. 相对的肺动脉瓣狭窄
C. 相对的左房室瓣狭窄　D. 相对的右房室瓣关闭不全
E. 相对的主动脉瓣狭窄

19. 该患儿入院后为了明确诊断，主要依靠下列哪项检查
A. 心电图　B. 心脏三维胸片
C. 右心导管检查　D. 放射性核素检查
E. 多普勒彩色超声心动图

20. 当该患儿出现明显肺动脉高压时，下列哪项是正确的
A. 形成艾森曼格综合征，患儿呈现青紫并逐渐加重
B. 胸骨左缘第 3～4 肋间粗糙全收缩期杂音变响
C. 肺动脉瓣区第二心音明显变弱
D. 右心室收缩期负荷增加
E. 心电图示左心室肥厚

21. 该患儿系室间隔缺损，下列哪项为其血流动力学特点
A. 肺循环血流量增多，右心室、主动脉血流量减少
B. 肺循环血流量增多，右心房、右心室和体循环血流量减少
C. 肺循环血流量增多，左心室、主动脉和体循环血流量减少

D. 肺循环血流量增多，左心室舒张期负荷加重

E. 肺循环血流量增多，左心室、主动脉和体循环血流量增加

（22~24 题共用题干）

患儿，男，2 岁。体重 9kg，入托体检时发现心脏杂音前来就诊，曾患肺炎 3 次，有喂养困难史，无昏厥、抽搐史。

22. 诊断首先考虑

A. 先天性心脏病　　B. 风湿性心脏病

C. 病毒性心肌炎　　D. 心肌病

E. 营养不良

23. 进一步检查发现心前区饱满，胸骨左缘第 3~4 肋间闻及收缩期杂音，伴震颤感。说明杂音至少

A. Ⅰ级　　B. Ⅱ级

C. Ⅲ级　　D. Ⅳ级

E. Ⅴ级

24. 心电图检查显示左心室肥大，X 线胸片显示心影轻度至中度增大，两侧肺血增多，肺动脉段突出，主动脉结缩小。符合的诊断为

A. 二尖瓣狭窄　　B. 房间隔缺损

C. 室间隔缺损　　D. 心肌炎

E. 动脉导管未闭

（25~26 题共用题干）

患儿，女，3 岁。近 1 年多，大哭时出现青紫。查体：心前区隆起，胸骨左缘第 3~4 肋间可闻及Ⅳ级收缩期杂音，可触及震颤。X 线检查示：左、右心室及左心房增大，肺血管影增多，肺动脉段凸出。

25. 此患儿最可能的诊断是

A. 房间隔缺损　　B. 室间隔缺损

C. 肺动脉狭窄　　D. 动脉导管未闭

E. 法洛四联症

26. 此患儿如决定手术必须做的检查是

A. 心电图　　B. 磁共振成像

C. 心功能检查　　D. 心导管检查

E. 超声心动图

(27~29 题共用题干)

患儿，男，2 岁。玩耍时突然短暂晕厥。其母儿时也有类似病史数次。小儿发作时心电图示：QRS 波群宽大畸形，且 QRS 波群的振幅和波峰方向呈周期性改变，围绕等电基线扭转，心室率 160 次/分。

27. 小儿最有可能是哪种类型心律失常

A. 室上性心动过速伴室内差异性传导　B. 加速性室性自主心律

C. 阵发性室性心动过速　D. 尖端扭转型室性心动过速

E. 窦性心动过速

28. 晕厥发作后心电图显示窦性节律，ST 段延长，QTc 为 0.48 秒，下列引起该小儿晕厥的可能病因是

A. 低钙血症　B. 周期性低血钾

C. 癫痫　D. 血管迷走性晕厥

E. 长 Q-T 间期综合征

29. 观察数月发现小儿晕厥发作数次，心电图示 QTc 为 0.48~0.50 秒，应该给予哪种药物治疗

A. 普萘洛尔　B. 普罗帕酮

C. 利多卡因　D. 钙剂

E. 卡马西

(30~31 题共用题干)

患儿，男，3 岁。曾多次患肺炎，平时无发绀。查体：心前区隆起，心尖搏动弥散，胸骨左缘第 2 肋间闻及Ⅲ级粗糙的连续性机器样杂音，向颈部传导，有震颤，有水冲脉。

30. 此患儿特别应注意的体征是

A. 脉压减少　B. 脉压增宽

C. 下肢血压低　D. 腹部血管杂音

E. 三凹征

31. 血流动力学改变是

A. 体循环血流量增加　B. 肺循环血流量增加

C. 肺循环血流量减少　D. 右向左分流

E. 左心室舒张期容量减少

(32~33 题共用题干)

患儿，女，10 岁。发热半个月余，苍白，多汗，心悸，双膝关节痛肿，第一心音低钝，ASO 增高，ESR 增快。

32. 心电图最可能的改变是
A. 窦性心动过缓
B. 一度房室传导阻滞
C. 交界区性心律
D. 三度房室传导阻滞
E. U 波明显低血钾

33. 该患儿的药物治疗方案应是
A. 阿司匹林
B. 氯化钾
C. 葡萄糖酸钙
D. 泼尼松
E. 阿托品

（34～35 题共用题干）

患儿，男，13 岁。学校体检：心界正常。心率 82 次/分，期前收缩 5～7 次/分，心音正常，无杂音，心电图示室性期前收缩，平时无自觉症状。

34. 处理措施是
A. 利多卡因
B. 普萘洛尔
C. 普罗帕酮
D. 胺碘酮
E. 仍需进一步检查

35. 有助于诊治的检查应首选
A. 动态心电图
B. 运动心电图
C. 心脏超声检查
D. X 线心脏片
E. 心脏磁共振成像

（36～37 题共用题干）

患儿，男，4 岁。自幼青紫，有蹲踞现象，胸部 X 线片示肺血少。

36. 该患儿最可能的诊断为
A. 室间隔缺损
B. 房间隔缺损
C. 法洛四联症
D. 动脉导管未闭
E. 右位心

37. 患儿的听诊特点是
A. 胸骨左缘第 2～3 肋间Ⅱ～Ⅲ/Ⅵ级收缩期喷射性杂音，肺动脉瓣区第二心音减弱
B. 胸骨左缘第 2～3 肋间Ⅱ～Ⅲ/Ⅵ级收缩期喷射性杂音，肺动脉瓣区第二心音亢进
C. 胸骨左缘第 3～4 肋间Ⅲ～Ⅳ/Ⅵ级收缩期反流性杂音，肺动脉瓣区第二心音亢进
D. 胸骨左缘第 1～2 肋间Ⅲ～Ⅳ/Ⅵ级收缩期喷射性杂音，肺动脉瓣区第二心音减弱
E. 胸骨左缘第 1～2 肋间Ⅱ～Ⅲ级收缩期喷射性杂音，肺动脉瓣区第二心音亢进

（38～39 题共用题干）

患儿，男，6 岁。因活动后气短就诊，查体发现胸骨左缘第 2 肋间可闻及收缩期震颤，并可闻及Ⅳ/Ⅵ收缩期杂音，P_2明显减弱。

38. 该患儿可能性最大的诊断是

A. 动脉导管未闭　　B. 房间隔缺损

C. 肺动脉口狭窄　　D. 室间隔缺损

E. 主动脉缩窄

39. 患儿接受右心导管检查，发现右室窦部与漏斗部之间存在约 25mmHg 的压差，这说明

A. 右心室窦部存在病变　　B. 右心室漏斗部存在病变

C. 肺动脉瓣存在病变　　D. 主、肺动脉存在病变

E. 肺动脉分叉部存在病变

（40～41 题共用题干）

患儿，男，4 岁。因发现心脏杂音就诊，超声心动图示干下型室间隔缺损 5mm。

40. 该患儿适宜的治疗建议是

A. 晚几年治疗　　B. 尽早治疗

C. 有症状时治疗　　D. 不必治疗

E. 药物治疗

41. 如治疗应选择

A. 服用普萘洛尔　　B. 介入封堵

C. 服用地高辛　　D. 手术修补

E. 服用卡托普利

（42～43 题共用题干）

患儿，男，出生 5 天。因生后即有青紫来诊。查体：新生儿貌，中度发绀，呼吸急促，心脏杂音不明显。超声心动图检查示心房正位，心室右袢，主动脉位于右前方，起自右心室，肺动脉位于左后方，起自左心室，房间隔中部回声脱失 5mm，室间隔完整，于主动脉弓降部可见一管道与肺动脉相通。

42. 此症的初步印象是

A. 完全性大动脉转位　　B. 右心室双出口

C. 左心室双出口　　D. 动脉导管未闭

E. Taussig-Bing 畸形

43. 此症最适宜的手术时机是

A. 立即　　B. 1 月龄

C. 半岁　　D. 1岁
E. 3岁

（44～45题共用题干）

患儿，男，7岁。主诉发热、咳嗽、乏力、心悸半天，突然晕厥、意识丧失伴抽搐急诊入院。查体：面色苍白，昏迷，心率60次/分，第一心音低钝，肺部、腹部未见异常。心电图为三度AVB，既往体健。

44. 该患儿最可能的临床诊断是
A. 风湿性心肌炎　　B. 病毒性心肌炎（重型）
C. 先天性心脏病　　D. 扩张型心肌病
E. 先天性房室传导阻滞

45. 此患儿的抽搐属于
A. 热性惊厥　　B. 神经源性抽搐
C. 心源性抽搐　　D. 低钙抽搐
E. 遗传代谢抽搐

（46～50题共用题干）

患儿，女，8岁。半个月前有发热，体温38.6～39.8℃，稀水便，7～8次/天，1周后自愈。近2天感疲乏、头晕，晕厥1次。入院查面色苍白、脉缓而规则、血压65/40mmHg，心界扩大，心率50次/分，有大炮音。

46. 该患儿ECG检查的结果最有可能是
A. 窦性心动过缓　　B. 二度房室传导阻滞
C. 三度房室传导阻滞　　D. 室率慢的房颤
E. 交界性心动过速

47. 最可能的诊断为
A. 中毒性心肌炎　　B. 病毒性心肌炎
C. 病毒性脑炎　　D. 以上均不是
E. 以上均可能

48. 目前治疗应首选
A. 大剂量青霉素静脉滴注　　B. 使用氢化可的松
C. 阿托品口服　　D. 异丙肾上腺素静脉滴注
E. 临时人工心脏起搏

49. 假设心电图检查结果为室上性心动过速伴差异传导，其与室性心动过速鉴别，下列哪项最有帮助
A. QRS宽大畸形≥0.11秒　　B. 心室率220次/分

C. 房室分离，有室性融合波　　D. 室率绝对不规则

E. V_1导联呈 rsR′型

50. 假设经心电图检查示室性期前收缩，下列哪项心电图表现不符合室性期前收缩

A. QRS 波提前，形态异常，QRS > 0.12 秒，T 波与主波方向一致

B. QRS 波提前，形态异常，QRS > 0.12 秒，T 波与主波方向相反

C. 代偿间歇完全

D. 有时在同导联出现形态不一，配对时间不等

E. QRS 波前无 P 波

（51～52 题共用题干）

患儿，男，8 个月。发热、腹泻 5 天，气促、面色苍白、烦躁 1 天。心率 56 次/分，律略不齐，心音低钝。心电图示高度房室传导阻滞。

51. 该患儿最可能的诊断为

A. 化脓性心包炎　　B. 中毒性心肌炎

C. 病毒性心肌炎　　D. 腹泻病伴低血钾症

E. 腹泻病伴低血钠症

52. 有助于诊断的实验室检查是

A. 血电解质测定　　B. 血清 CK-MB

C. 大便病毒分离　　D. 血液病毒分离

E. 血培养

（53～54 题共用题干）

患儿，男，1 岁半。出生后 3 个月出现气促，两肺水泡音，急诊查体发现胸骨左缘 2～3 肋间收缩期杂音，上肢动脉搏动强，股动脉搏动触及不清。

53. 其可能的诊断为

A. 室间隔缺损　　B. 房间隔缺损

C. 主动脉缩窄　　D. 动脉导管未闭

E. 法洛四联症

54. 以下治疗中，错误的是

A. 吸氧　　B. 静脉输入前列腺素 E_1

C. 及早手术治疗　　D. 予以吲哚美辛或阿司匹林

E. 静脉输入多巴胺

（55～56 题共用题干）

患儿，男，3 岁。主诉发热 7 天，抽搐 3 次。查体：体温 39℃，右眼球结膜及口腔黏膜可见

瘀斑，胸骨左缘3~4肋间闻及Ⅲ/Ⅳ级收缩期杂音，触及震颤，肝肋下3cm，脾肋下2cm，双下肢水肿，神经病理征可疑阳性。超声心动图提示三尖瓣隔瓣有一个尺寸为3mm×3mm的赘生物。

55. 该病例最可能的临床诊断是
A. 感染性心内膜炎
B. 化脓性脑膜炎
C. 高热惊厥
D. 败血症
E. 病毒性脑炎

56. 引起患儿抽搐的原因最可能是
A. 癫痫
B. 病毒性脑炎
C. 高热惊厥
D. 脑栓塞
E. 脑出血

（57~59题共用题干）

患儿，男，11岁。自幼发现心脏杂音，平素易感冒，查体发现胸骨左缘第2肋间收缩期轻震颤及杂音，心脏超声提示降主动脉及肺动脉之间可见分流。

57. 此时最可能的诊断为
A. 动脉导管未闭
B. 高位室间隔缺损
C. 主动脉窦瘤破裂
D. 肺动脉口狭窄
E. 主动脉狭窄

58. 患儿近2周来感冒后反复出现寒战、高热，无明显胸痛，偶有咳嗽、咳痰。行UCG检查提示肺动脉内可见赘生物，此时最可能的诊断为
A. 肺部感染
B. 败血症
C. 感染性心内膜炎
D. 风湿热
E. 上呼吸道感染

59. 经辅助检查已确诊为先天性心脏病，原拟行根治手术治疗，根据现在情况，应于何时手术为宜
A. 立刻手术治疗
B. 控制感染后2个月
C. 控制感染后1个月
D. 控制感染后2周
E. 控制感染后半年

（60~61题共用题干）

患儿，男，5岁。平素健康，生长发育正常，体检时发现在胸骨左缘第2肋间可闻及Ⅱ级柔和的收缩期杂音，传导局限，心电图检查正常，X线胸片检查正常。

60. 患儿诊断应考虑
A. 先心病
B. 风湿性心脏病

C. 心肌炎
D. 心律失常
E. 正常心脏杂音

61. 其上肢血压为
A. 85/50mmHg
B. 90/60mmHg
C. 90/50mmHg
D. 100/60mmHg
E. 120/80mmHg

四 B型题

(1~2 题共用备选答案)
A. 第 4 肋间左锁骨中线外 1cm
B. 第 4 肋间左锁骨中线内
C. 第 5 肋间左锁骨中线内
D. 第 5 肋间左锁骨中线上
E. 第 5 肋间左锁骨中线外 1cm

1. 2 岁以下正常小儿心尖冲动在
2. 5~6 岁正常小儿心尖冲动在

(3~4 题共用备选答案)
A. 室间隔缺损
B. 房间隔缺损
C. 动脉导管未闭
D. 肺动脉狭窄
E. 法洛四联症

3. 水冲脉见于
4. 易发生脑栓塞

(5~7 题共用备选答案)
A. 动脉导管未闭
B. Roger 病
C. 法洛四联症
D. 室间隔缺损
E. 房间隔缺损

5. 胸部 X 线提示肺血多，主动脉弓增大
6. 胸部 X 线提示肺血多，右心房、右心室大
7. 胸部 X 线提示肺血减少

(8~9 题共用备选答案)
A. 胸骨左缘第 2~3 肋间连续性杂音
B. 肺动脉瓣区第二心音减弱
C. 奔马律
D. 心包摩擦音
E. 心尖部收缩期杂音

8. 动脉导管未闭

9. 法洛四联症

（10~11 题共用备选答案）

A. 室间隔缺损
B. 房间隔缺损
C. 动脉导管未闭
D. 肺动脉狭窄
E. 法洛四联症

10. 心电图显示 V_1 导联 QRS 波群呈 rsR′型
11. 体检发现脚趾甲床发绀，而口唇和手指、甲床无发绀

（12~13 题共用备选答案）

A. 胸骨左缘第 2 肋间闻及Ⅱ~Ⅲ级喷射性收缩期杂音
B. 胸骨左缘第 3~4 肋间闻及响亮粗糙Ⅲ级全收缩期杂音，而无舒张期杂音
C. 胸骨左缘第 2 肋间可闻及粗糙的连续性机器样杂音
D. 胸骨左缘第 2~4 肋间可闻及粗糙喷射性收缩杂音
E. 胸骨左缘第 4~5 肋间可闻及粗糙Ⅳ级全收缩期杂音，伴收缩震颤

12. 室间隔小型缺损
13. 房间隔缺损

（14~15 题共用备选答案）

A. 胸骨左缘收缩期杂音
B. 肺动脉瓣区第二心音亢进
C. 奔马律
D. 心尖部收缩期杂音
E. 心包摩擦音

14. 肺动脉高压
15. 心力衰竭

（16~18 题共用备选答案）

A. 二尖瓣狭窄
B. 主动脉瓣关闭不全
C. 主动脉窦瘤破裂
D. 动脉导管未闭
E. 主动脉瓣狭窄

16. 患儿，男，2 岁。自幼发现心脏杂音，3 个月来出现心前区疼痛和晕厥，检查发现升主动脉扩张，最大可能是
17. 患儿，男，2 岁 6 个月。活动后突然发生胸痛、气短，查体胸骨左缘 3~4 肋间可闻及连续性杂音，可触及震颤
18. 患儿，男，6 岁。查体发现胸骨左缘第 2 肋间连续性机器样杂音，并出现高热不退，血培养阳性，胸骨左缘 3~4 肋间舒张期杂音，可能存在

（19～20 题共用备选答案）

A. 暴发型充血性心力衰竭　　B. 亚急性型充血性心力衰竭
C. 急性型充血性心力衰竭　　D. 反复发作型充血性心力衰竭
E. 慢性型充血性心力衰竭

19. 患儿，女，5 个月。出现呼吸困难，面色苍白。心率 160 次/分，律齐，第一心音低钝，肝脏肋下 4.5cm，两肺部有较多细啰音，右侧肢体活动减弱，肌力 4 级。X 线示心脏外形呈球形扩大，搏动减弱，左心导管示左心室舒张压增高，患儿诊断为心内膜弹力纤维增生症。其充血性心力衰竭类型为

20. 患儿，男，4 个月。突然出现呼吸困难，面色苍白，烦躁不安。心率 170 次/分，第一心音可闻及奔马律，肝于肋下 4cm 可及。X 线检查心脏外形为球状扩大，搏动减弱，诊断为心内膜弹性纤维增生症。其充血性心力衰竭类型为

（21～22 题共用备选答案）

A. 普萘洛尔（心得安）　　B. 普罗帕酮（心律平）
C. 胺碘酮　　D. 镇静剂
E. 利多卡因

21. 室上性心动过速急性发作时选用

22. 长 Q-T 间期综合征小儿药物治疗首选

五 X 型题

1. 心脏触诊关于震颤的描述，正确的是

A. 震颤又称猫喘　　B. 器质性心脏病不一定有震颤
C. 震颤肯定有器质性心脏病　　D. 有震颤一定能听到杂音
E. 听到杂音一定能触到震颤

2. 胎儿出生后血液循环的改变，下列哪几项是正确的

A. 肺小动脉肌层退化　　B. 肺循环压力增高
C. 卵圆孔未闭　　D. 体循环压力增高
E. 动脉导管闭塞

3. 小儿心脏听诊可闻及生理性杂音，其特点是

A. 位于心尖区或肺动脉瓣区　　B. 卧位比坐位清楚
C. 可伴轻度震颤　　D. 性质柔和，一般为Ⅰ～Ⅱ级
E. 杂音局限不传导

4. 可导致右心室舒张期负荷过重的先心病，除了

A. 室间隔缺损　　B. 房间隔缺损

C. 动脉导管未闭　　D. 法洛四联症
E. 肺动脉瓣狭窄

5. 法洛四联症的表现包括
A. 肺动脉狭窄　　B. 动脉血氧饱和度95%
C. 室间隔缺损　　D. 主动脉骑跨
E. 右心室肥大

6. 动脉导管未闭X线检查可表现为
A. 肺动脉高压时，远端肺野肺小动脉狭小
B. 动脉导管细的患儿心血管影可正常
C. 大分流量的患儿心胸比增大，左心室及左心房增大
D. 肺血增多，肺动脉段突出，肺门血管影增粗，透视下可见搏动
E. 肺动脉高压时，肺门处肺动脉总干及其分支扩大，而远端肺野肺小动脉狭小

7. 患儿，男，4岁。听诊于胸骨左缘2、3肋间闻及Ⅱ级收缩期杂音，心电图显示右心室肥厚及不完全性右束支传导阻滞。本例诊断不可能是
A. 房间隔缺损　　B. 法洛四联症
C. 室间隔缺损　　D. 肺动脉狭窄
E. 右位心

8. 下列哪项是房间隔缺损的表现
A. 小型缺损可无任何症状　　B. 易有呼吸道感染
C. 严重者早期出现心力衰竭　　D. 多数患儿在婴幼儿期即有明显体征
E. 大型缺损随年龄增长，症状逐渐变得明显

9. 下列说法正确的是
A. MRI胸部主要用于纵隔病变
B. MRI胸部主要用于心脏大血管病变
C. MRI难于鉴别肺门区和隆嵴下区支气管淋巴结肿大
D. MRI缺点为需心电门控，不适于心律失常患儿
E. MRI对纵隔肿物的钙化斑几乎无信号

10. 下列哪项符合肺动脉狭窄的病理生理
A. 右心室排血受阻，收缩期负荷加重，导致右心室肥厚
B. 右心室和肺动脉之间出现压力差
C. 右心室负荷加重，可出现右心衰竭
D. 若合并有卵圆孔未闭或房缺，可出现发绀
E. 右心室负荷加重，导致右心室腔进行性扩大

11. 下列哪些是室性心动过速的心电图依据
A. 心室率150~250次/分

B. QRS 波宽大畸形，时限大于 0.10 秒
C. P 波与 QRS 波无固定关系
D. 心室夺获或室性融合波
E. 心室率较心房率快

12. 充血性心力衰竭患儿的治疗主要包括
A. 卧床休息，适当镇静，避免患儿烦躁、哭闹
B. 吸氧
C. 洋地黄类药物
D. 肾上腺糖皮质激素
E. 控制水、钠盐的摄入

13. 下列哪些是充血性心力衰竭的诊断
A. 安静时心率增快
B. 青紫突然加重，呼吸困难
C. 肝脏短时间内增大
D. 心音低钝，奔马律
E. 下肢水肿，尿少，除外肾炎、营养不良

14. 关于病毒性心肌炎的预后，下列哪项是正确的
A. 多数可以治愈
B. 可在短时间内急剧恶化或死亡
C. 可出现心功能不全
D. 是否转化为心肌病尚未定论
E. 新生儿急性心肌炎预后好

15. 以下哪项是非甾体抗炎药
A. 布洛芬
B. 双氯芬酸
C. 萘普生
D. 特异性 COX-2 抑制剂
E. 氢化可的松

六 案例分析题

(1~6 题共用题干)

患儿，男，1 岁半。经常上呼吸道感染。查体：心前区隆起，无震颤，胸骨左缘第 2 肋间可闻及Ⅱ级喷射性杂音，$P_2>A_2$伴有固定分裂，心电图显示电轴右偏，V_1呈 rsR′波型。

1. 该患儿考虑何种先天性心脏病
A. 动脉导管未闭
B. 室间隔缺损
C. 法洛四联症
D. 肺动脉狭窄
E. 房间隔缺损

2. 患儿于胸骨左缘 2~3 肋间可闻及收缩期杂音，产生的机制是
A. 血流通过缺损口
B. 主动脉瓣相对狭窄
C. 肺动脉瓣相对狭窄
D. 三尖瓣相对狭窄
E. 二尖瓣相对狭窄

3. 若患儿出生时明显青紫，呼吸急促，不吃奶。查体：心脏扩大无明显杂音。首先考虑可能是

A. 法洛四联症　　B. 肺动脉狭窄

C. 动脉导管未闭　　D. 艾森门格综合征

E. 大动脉转位

4. 若X线检查示肺动脉段凹陷，考虑的先天性心脏病是

A. 房间隔缺损　　B. 室间隔缺损

C. 法洛四联症　　D. 肺动脉狭窄

E. 动脉导管未闭

5. 患儿出现下列哪些表现时，提示可能患有先天性心脏病

A. 肺部反复出现“肺炎”样体征

B. 喂养困难

C. 出生后持续有心脏、呼吸功能不全的症状

D. 反复神志不清

E. 体重不增、易激惹

6. 先天性心脏病的预后差主要与下列哪些因素有关

A. 早期出现严重的青紫或反复心功能不全者

B. 右向左分流型先天性心脏病者

C. 左向右分流型先天性心脏病分流量大，肺动脉压力高者

D. 反复感染肺炎者

E. 心脏杂音越大，预后越差

（7~9题共用题干）

患儿，女，12岁。10岁前无症状，后自觉体力不如同学，剧烈运动后胸闷气短。此次因高热1天门诊收住院。查体：心前区未触及震颤，胸骨左缘第2~3肋间Ⅱ/Ⅵ级收缩期喷射性杂音，第二心音固定分裂，肺动脉瓣第二心音稍增强。

7. 此例患儿最可能是哪种先天性心脏病

A. 继发孔型房间隔缺损　　B. 部分型心内膜垫缺损

C. 动脉导管未闭　　D. 室间隔缺损

E. 单纯肺动脉瓣狭窄

8. 该患儿于胸骨左缘第4~5肋间闻及柔和舒张期杂音，导管检查示右房血氧饱和度较上腔静脉明显增高，此患儿最典型的心电图改变是下列哪一种

A. 右心室肥厚　　B. 左心室高电压

C. 不完全右束支阻滞　　D. 右心房扩大

E. Ⅰ度房室传导阻滞

9. 此例患儿心脏杂音形成最直接的血流动力学变化是下列哪一种

A. 左心容量负荷增多　　B. 经主动脉瓣血流量减少

C. 右心压力负荷增加　　D. 血液经房间隔缺损自左房流入右房

E. 经肺动脉瓣血流量增多

(10~13 题共用题干)

患儿，女，8 岁。因发现心脏杂音 9 天，发热 20 天，抽搐 1 次入院。在当地县医院住院治疗 4 天无效。查体：体温 39℃，心率 126 次/分，呼吸 34 次/分，体重 22kg，神清，精神萎靡，口唇、颜面、睑结膜苍白，消瘦，双肺可闻及粗、中湿啰音，心音有力，胸骨左缘第 3~4 肋间闻及Ⅱ~Ⅲ/Ⅵ级收缩期杂音，粗糙，腹软，全腹压痛，未扪及包块，脾左肋下 1cm，四肢无异常。

10. 急诊先重点检查哪些项目

A. 血培养、药敏　　B. 血液分析

C. 头颅 CT　　D. 脑脊液检查

E. 心脏彩色多普勒检查　　F. 腹部 B 超

11. 假设血液分析示 WBC 21.6×10^{9}/L、N 0.87、L 0.13、RBC 2.5×10^{12}/L、Hb 80g/L，心脏彩色多普勒示室间隔缺损、三尖瓣前瓣发现 0.5cm×0.3cm 赘生物，胸部 X 线片示双肺内絮状影，头颅 CT 无异常。目前可考虑急诊判断

A. 先天性心脏病　　B. 肺炎

C. 败血症　　D. 热性惊厥

E. 化脓性脑膜炎　　F. 感染性心内膜炎

12. 目前应采取以下哪些处理措施

A. 外科手术　　B. 应用 20% 甘露醇脱水

C. 应用敏感抗生素　　D. 物理或药物降温

E. 输血　　F. 溶栓治疗

13. 采用联合抗生素治疗 3 天，仍然发热、咳嗽，体温 37.5~38.6℃，进食半流质饮食，无呕吐，再次抽搐 1 次。下一步治疗应做哪些调整

A. 根据血培养结果更换抗生素　　B. 介入治疗

C. 继续溶栓治疗　　D. 感染不能控制时可考虑外科摘除赘生物

E. 支持治疗　　F. 应用抗癫痫药物

（14~18 题共用题干）

患儿，女，4 岁。感冒 3 天后出现心悸、胸闷。查体：面色苍白，精神萎靡，两肺无异常，心音有力，心律不齐。

14. 急查心电图示窦性心律，95 次/分，P-R 间期逐渐延长，最终于 P 波后不出现 QRS 波，最可能的诊断是

A. 一度房室传导阻滞　　B. 二度房室传导阻滞莫氏Ⅰ型

C. 二度房室传导阻滞莫氏Ⅱ型　　D. 二度窦房传导阻滞

E. 心室差异性传导

15. 除心电图外，下列哪些检查有助于诊断

A. 血常规　　B. 尿常规

C. 肌钙蛋白　　D. 心肌酶

E. 心脏彩超

16. 假设患儿血常规 WBC 8.6×10^9/L，N 0.28，L 0.65，心肌酶 CK-MB 56U/L，心肌酶蛋白 cTnT 0.15μg/L，心脏彩超提示心脏稍增大。其最可能的诊断是

A. 中毒性心肌炎　　B. 风湿性心肌炎

C. 病毒性心肌炎　　D. 克山病

E. 扩张型心肌病

17. 假设患儿突然出现烦躁不安，呼吸困难，频繁抽搐，心电图示完全性房室传导阻滞。考虑可能并发

A. 心力衰竭　　B. 阿-斯综合征

C. 病毒性脑炎　　D. 中毒性心肌病

E. 脑栓塞

18. 最有效的治疗措施是

A. 镇静　　B. 吸氧

C. 安装临时心脏起搏器　　D. 糖皮质激素

E. 强心

（19~23 题共用题干）

患儿，女，11 个月。不规则发热持续 2 周，体温 39℃，食欲减退、乏力。查体：发育营养欠佳，面色苍白，睑结膜可见瘀斑，心脏杂音同前，肝肋下 3cm，脾肋下 1cm。血常规：Hb 70g/L，WBC 14.2×10^9/L，N 0.78，PLT 87×10^9/L。尿常规：蛋白（++），RBC 8~10个/高倍视野，WBC 5~7 个/高倍视野。明确诊断为室间隔缺损。

19. 根据以上资料，患儿最可能合并

A. 肺结核　　B. 弥散性血管内凝血（DIC）

C. 泌尿道感染
D. 败血症
E. 感染性休克
F. 感染性心内膜炎

20. 此患儿确诊需要进行的检查是
A. 血培养
B. X 线检查
C. 腹部 B 超
D. 心电图
E. 尿培养
F. 心导管检查

21. 确定诊断后，一般抗菌治疗需多长时间
A. 4~6 周
B. 3~4 周
C. 4~8 周
D. 6~8 周
E. 3 个月
F. 2~4 周

22. 此病最常见的病原是
A. 金黄色葡萄球菌
B. 肺炎球菌
C. 肠球菌
D. 草绿色链球菌
E. A 族链球菌
F. 溶血葡萄球菌

23. 上题中所述及的病例，因诊断不明，未能得到及时合理治疗，于病程第 13 周末，突然出现右侧偏瘫伴失语。对于偏瘫的原因最可能为
A. 细菌性赘生物脱落，形成脑栓塞
B. 心脏内腹壁血栓脱落，形成脑栓塞
C. 脑栓塞形成
D. 颅内出血
E. 脑血管痉挛
F. 以上均不是

（24~26 题共用题干）

患儿，女，6 岁半。近期腹胀、乏力，两肺底有细小水泡音，心浊音界稍向左扩大，心率 94 次/分，无杂音，血压 110/70mmHg，腹膨隆，肝脾触诊不满意，有移动性浊音，白、球蛋白比值为 4.2∶3.0，谷丙转氨酶 48 单位。

24. 腹水：淡黄，比重 1.018，李凡他试验（+），细胞总数 $600 \times 10^6/L$，中性粒细胞计数 0.15，淋巴细胞计数 0.78，应考虑诊断
A. 缩窄性心包炎
B. 心肌病
C. 门脉性肝硬化
D. 肝硬化伴原发性腹膜炎
E. 结核性腹膜炎

25. 腹腔内有多少游离液体时，称为腹水
A. 100ml
B. 300ml
C. 500ml
D. 700ml
E. 150ml

26. 该患儿可能出现的症状有

A. 发热
B. 抽搐
C. 腹痛
D. 结核病一般症状
E. 昏厥

参考答案与解析

一、A1 型题

1. E【解析】8~14 岁为 70~90 次/分，选项 E 错误。

2. E【解析】先天性主动脉缩窄：男童多见，上肢高血压，下肢低血压或测不到。血管杂音位置较高，限于心前区及背部，全身无炎症活动表现，胸主动脉造影见特定部位（婴儿在主动脉峡部，成年人型位于动脉导管相接处）狭窄，选项 E 正确。

3. A【解析】一般在 3 个月以前动脉导管会解剖关闭。1 岁解剖上应完全关闭，若持续开放称动脉导管未闭。

4. D【解析】出生后脐血管被阻断，呼吸建立、肺泡扩张，肺循环压力降低，从右心室流入肺血增多，而肺静脉流入左心房的血亦增多，从而左心房压力增高，超过右心房，即卵圆孔先在功能上关闭，至生后 5~7 个月解剖上关闭。

5. E【解析】若体检发现心脏有典型的器质性杂音（胸骨左缘有Ⅱ级以上收缩期杂音）或有心脏扩大、形态异常，即可初步确定存在心血管畸形。其中以杂音最为重要，一般 3 岁以前听到的器质性杂音多为先天性心脏病。

6. D【解析】2~5 岁小儿心左界在左乳腺外 1.0cm，选项 D 错误。

7. B【解析】第二心音（S_2）有 2 个主要部分即主动脉瓣部分（A_2）和肺动脉瓣部分（P_2），一般情况下，青少年 $P_2 > A_2$，成年人 $P_2 = A_2$。

8. B【解析】原始心脏在胚胎发育第 2 周开始形成，于第 4 周起有循环作用，到第 8 周心房和心室分隔基本完成，即形成四腔心脏。如果在这一时期心脏发育障碍，即可造成先天性心脏病。

9. C【解析】参见 A1 型题第 8 题解析。

10. A【解析】肺动脉扩张主动脉血经常流入肺动脉。

11. B【解析】由胎盘来的动脉血首先经脐静脉进入胎儿体内，最终由脐动脉回流至胎盘，因此脐静脉血氧饱和度最高。

12. C【解析】叩心界可估计心脏大小、形状，3 岁以内婴幼儿一般只叩心脏左界。通常 1 岁以内小儿心脏左界在左乳线外 1~2cm。

13. D【解析】房间隔缺损时，血液通过左心房的缺口部分进入右心房，故肺循环、右心房、右心室、左心房血流量增多，而左心室、体循环血流量减少。

14. A【解析】房间隔缺损听诊有以下 4 个特点：①第一心音亢进，肺动脉瓣区第二心音增强。②宽而不受呼吸影响的第二心音固定分裂。③左第 2 肋间近胸骨旁可闻及Ⅱ~Ⅲ级喷射性收缩期杂音。④胸骨左下第 4~5 肋间隙处可有三尖瓣相对狭窄的短促与低频的舒张早中期杂音，吸气时更响，呼气时减弱。

15. D【解析】房间隔缺损最常见的类型是继发孔型，约占 75%。缺损位于房间隔中心卵圆窝部位，亦称为中央型。

16. D【解析】胚胎期造血首先在卵黄囊出现，然后在肝脏，最后在骨髓。

17. E【解析】当毛细血管中还原血红蛋白升高到 5g/dl（5g/100ml）血液以上时，血液就会变成暗紫红。皮肤、黏膜呈现青紫色，称为发绀。

18. A【解析】大约 80% 婴儿于生后 3 个月，95% 婴儿于生后 1 年内形成解剖上的关闭。

19. D【解析】参见 A1 型题第 18 题解析。

20. D【解析】左向右分流，右心血量增多，肺动脉压力增高。

21. E【解析】房间隔缺损、室间隔缺损、动脉导管未闭为潜在发绀型；法洛四联症是 1 岁以后小儿最常见的发绀型先天性心脏病。

22. A【解析】先天性心脏病由多基因和环境因素共同作用所致，相关性较强的因素有早期宫内感染如风疹、流感、腮腺炎和柯萨奇病毒感染，孕母射线接触史和用药史，孕期代谢性疾病史，宫内缺氧的慢性病史，妊娠早期酗酒、吸毒等。

23. C【解析】房间隔缺损时，胸部 X 线示肺血管影增粗，可见"肺门舞蹈"。

24. A【解析】房间隔缺损、室间隔缺损肺动脉压力增高；动脉导管未闭左心房、左心室肥大；法洛四联症右心室血氧含量降低。

25. E【解析】右向左分流型包括法洛四联症、右心室双出口、大动脉转位、完全性肺静脉异位引流、肺动脉闭锁等。

26. E【解析】先天性心脏病的发病机制比较复杂，是遗传和环境多方复杂因素相互作用的结果。

27. A【解析】室间隔缺损的小型缺损即 Roger 病，小于 5mm，常见于肌部。5~10mm 属中型，大于 10mm 为大型。

28. D【解析】心尖四腔切面可显示心脏的 4 个心腔，房间隔、室间隔、2 组房室瓣及肺静脉。

29. D【解析】法洛四联症患儿蹲踞时下肢屈曲，使静脉回心血量减少，减轻心脏负荷，同时，下肢动脉受压，循环阻力增大，右向左分流减少，使缺氧症状暂时得到缓解。

30. E【解析】法洛四联症的 4 种畸形为：①室间隔缺损。②主动脉骑跨。③肺动脉狭窄。④右心室肥厚。

31. B【解析】肺动脉狭窄，右心排血受限，肺循环血量减少，严重影响静脉血氧化，导致组织缺氧，是该病对病理生理影响最大的因素。

32. E【解析】参见A1型题第22题解析。

33. D【解析】自左向右分流量较大时，可在胸骨左缘下方听到舒张期杂音，此为三尖瓣相对狭窄所致。

34. A【解析】法洛四联症的典型症状为发绀、呼吸困难和缺氧性发作、蹲踞。体征为患儿生长发育迟缓，常有杵状指、趾。这种患儿出生后很早即可明确诊断，患儿出生后全身多半是发绀。

35. C【解析】法洛四联症的病理改变为肺动脉狭窄、室间隔缺损、主动脉骑跨和右心室肥厚，其基本病理生理改变为肺缺血和右向左分流造成的低氧血症，一般不发生肺炎。

36. A【解析】参见A1型题第8题解析。

37. D【解析】参见A1型题第8题解析。

38. D【解析】引起先天性心脏病的病因有内因和外因，内因主要与遗传有关，外因主要与宫内病毒感染有关。

39. B【解析】法洛四联症是一种常见的青紫型先天性心脏病。以肺动脉狭窄、室间隔缺损、主动脉骑跨和右心室肥厚为主要临床特征。其中以肺动脉狭窄为重要畸形。青紫为主要临床表现，其程度和出现早晚与肺动脉狭窄程度有关。

40. C【解析】临床上肺门舞蹈征象最常见于房间隔缺损、室间隔缺损、动脉导管未闭等分流导致肺循环血量增多的先心病，患者的肺动脉扩张，透视下可见搏动明显。

41. D【解析】室间隔缺损伴明显肺动脉高压后，右心室显著增大，压力明显增高，逆转为右向左分流，出现青紫，并逐渐加重，此时心脏杂音较轻而肺动脉第二心音显著亢进。

42. D【解析】法洛四联症的主要表现为青紫，其轻重和出现早晚与肺动脉狭窄程度有关，常在哭闹和活动后加重。严重者引起突然晕厥、抽搐，系因肺动脉漏斗部狭窄的基础上，突然发生该处肌肉痉挛，引起一时性肺动脉梗阻，使脑缺氧加重所致。

43. A【解析】法洛四联症的X线检查表现为右心室肥大，肺动脉狭窄使心尖圆钝上翘，肺动脉段凹陷，靴形心，肺门影缩小，肺野清晰。

44. C【解析】小儿先心病的种类很多，其中以室间隔缺损、房间隔缺损和动脉导管未闭最常见，这3种先心病在出生后均有可能自然关闭。据有关资料统计，室间隔缺损有20%~50%可以自然关闭，关闭年龄多在7~12个月，其中60%在3岁以内，90%在8岁以内。房间隔缺损自然关闭达30%，年龄多在7个月至8岁。动脉导管未闭约80%在出生后3个月，95%在生后1年内形成解剖上的关闭，并非自然关闭。

45. C【解析】第二心音由主动脉瓣和肺动脉瓣关闭所产生。房间隔缺损时，不管是在吸气期，还是在呼气期，左向右分流汇同静脉回流使右心室舒张期容量负荷增大，右心室射血时间明显延长，故听诊时肺动脉瓣区第二心音出现固定分裂。

46. E【解析】左向右分流型先心病主要包括室间隔缺损、房间隔缺损和动脉导管未闭。

这些先心病具有相似的血流动力学异常，如体循环血流量不足、肺循环充血和肺动脉压增高等。因此，容易发生生长发育落后、肺部感染、肺动脉瓣区第二心音增强等；室间隔缺损、房间隔缺损和动脉导管未闭分别在胸骨左缘第 3~4 肋间、2~3 肋间可闻及收缩期杂音。而蹲踞动作发生于肺动脉口梗阻、右向左分流型先心病，如法洛四联症。

47. B【解析】室间隔缺损时血流动力学改变为收缩期左心室一部分血流通过缺损分流到右心室，并很快进入肺循环，故肺循环血流量增加。因此，当心脏舒张时，较多的血流从肺循环经左心房回流入左心室，导致左心室舒张期容量负荷增加、左心室扩大。虽然从肺循环进入左心房的血流也增多，但在左心房停留的时间短暂，因此所受影响不如左心室明显。右心室舒张期容量负荷不增加，右心室收缩期负荷可增加，但仅发生于肺动脉压力增高之后，故右心室扩大发生于晚期。右心房负荷状态一般不受影响。

48. D【解析】法洛四联症最常见的并发症是脑血栓、脑脓肿、亚急性感染性心内膜炎，与红细胞增多、血黏稠度高、血流变慢等原因有关。

49. D【解析】房间隔缺损由于右心室容量增加，收缩时喷射血流时间延长，肺动脉瓣关闭更落后于主动脉瓣，出现不受呼吸影响的第二心音亢进并固定分裂。

50. D【解析】室间隔缺损患儿有时出现声音嘶哑是由于扩张的肺动脉压迫喉返神经。

51. A【解析】肺动脉瓣狭窄发病率占先天性心脏病的 8%~10%，肺动脉狭窄以单纯肺动脉瓣狭窄最为常见，约占 90%。

52. D【解析】室间隔缺损于出生后第 1 年可能逐渐变小或自然愈合，小型继发孔型房间隔缺损在 4 岁内有 15% 的自然闭合率。小型室间隔缺损、膜周部、肌部缺损容易自然愈合。大型室间隔缺损者，在出生后 2~3 周内即可因急性左心衰竭、肺水肿而死亡。部分存活者，因肺血管阻力严重升高，出现艾森-曼格综合征而失去手术机会。心内膜炎、充血性心力衰竭和继发性肺动脉漏斗部狭窄是常见的并发症。

53. D【解析】普罗帕酮对折返性心动过速及自律性增高均有效。维拉帕米为钙通道阻滞药，适用于 1 岁以上儿童，未并发心衰者；利多卡因用于室性心律失常；ATP 应用于婴儿剂量为 3~5mg/次；葡萄糖酸钙可加重心律失常，禁用。

54. D【解析】洋地黄中毒最常见的心电图是各种心律失常，其中最常见的是室性期前收缩。

55. A【解析】冰水毛巾敷面法适用于新生儿、小婴儿。用 4~5℃的湿毛巾敷患儿面部，每次 10~15 秒，隔 3~5 分钟可重复再用，一般不超过 3 次。

56. E【解析】阵发性室上性心动过速是指连续出现 3 次以上的房性期前收缩或房室交界性期前收缩所组成的异常性心律，多见于无器质性心脏病的年轻人或有风湿性心脏病、冠心病、心肌病及甲亢患者。

57. D【解析】从心房或房室连接处突然发生规律、快速心律，统称为室上性心动过速，常具有突发突止、反复性的特点，发作时可首选兴奋迷走神经的方法纠正。阵发性室性心动过速则首选同步直流电击复律。

58. C【解析】低钾血症、低镁血症、心肌病变时，心肌对洋地黄的敏感性增加，按常规剂量治疗时，易发生洋地黄中毒。肾脏功能不全时，洋地黄的排泄清除受到影响，按常规剂量治疗时，也易发生洋地黄中毒。用洋地黄治疗心衰时需要考虑上述因素，选择合适的剂量。

59. A【解析】小儿洋地黄中毒常见的表现是出现心律失常、嗜睡、昏迷等，最常见的为心律失常。

60. D【解析】心内膜弹力纤维增生症暴发型及急性型多于生后 6 个月内发病，慢性型多于 6 到 12 个月内发病，相当一部分患儿尤其是慢性型的心衰对洋地黄效应好，如及时诊治，可获痊愈，否则常危及患儿生命。

61. E【解析】洋地黄类药物可有正性肌力、减慢心率作用；多巴酚丁胺亦有正性肌力，增强心肌收缩和增加搏出量，降低外周血管阻力，减轻心脏后负荷作用；限制水钠摄入可减轻心脏负荷。

62. A【解析】小儿心力衰竭的病因有心血管因素和非心血管因素。心血管因素：小儿时期 1 岁以内心力衰竭的发病率最高，其中先天性心脏病引起者最多见。

63. D【解析】单纯左心衰竭的典型体征是双肺底湿啰音，右心衰竭的典型体征是水肿。

64. A【解析】充血性心力衰竭时血流动力学异常主要表现为心排血量降低，心室舒张末压力增高。

65. C【解析】因为地高辛口服后至少需要 6~8 小时，血清与心肌中的浓度才能达到平衡状态，故应在服药后 6~8 小时取血。

66. E【解析】充血性心力衰竭的临床诊断主要依据：①安静时心率增快，婴儿 >180 次/分，幼儿 >160 次/分，不能用发热或缺氧解释者。②呼吸困难、青紫突然加重，安静时呼吸达 60 次/分以上。③肝大，达肋下 3cm 以上，或短时间内较前增大，不能以横膈下移等原因解释者。④心音明显低钝或出现奔马律。⑤突然烦躁不安，面色苍白或发灰，不能用原有疾病解释者。⑥尿少，下肢水肿，除外营养不良、肾炎、维生素缺乏等因素造成者。

67. C【解析】由于心室泵血或充盈功能低下，心排血量不能满足机体代谢的需要，组织、器官血液灌注不足，同时出现肺循环和/或体循环淤血，为充血性心力衰竭。缺铁引起贫血，代偿性心率加快，到失代偿阶段出现心衰；重度营养不良心脏收缩力减弱，心排出量减少，发生心衰；低钾血症可导致心脏肌肉细胞及其传导组织的功能障碍，可致心衰；缺维生素 B_1 可出现高输出量型心力衰竭，称为“湿性脚病”。缺钙对心脏影响主要为传导阻滞等心律失常，严重时可出现心室颤动等。

68. C【解析】病毒性心肌炎检查急性期或慢性心肌炎活动期可有血清天门冬氨酸氨基转移酶（AST）、谷草转氨酶（GOT）、乳酸脱氢酶（LDH）、肌酸磷酸激酶（CPK）及其同工酶（CK-MB）增高，部分患者血清转氨酶、肌酸磷酸激酶增高，反映心肌坏死。

69. E【解析】糖皮质激素可促进心肌中酶的活力，改善心肌功能，有减轻心肌炎性反应和抗休克作用，一般用于急症抢救病例和较重的急性病例，如二度至三度房室传导阻滞。

70. C【解析】病毒性心肌炎患儿主要表现为心功能不全、心源性休克、心脑综合征，常合并的心律失常是各种期前收缩，所以体征主要是心音低钝和期前收缩。

71. B【解析】病毒性心肌炎重症患儿应卧床休息以减轻心脏负担及减少耗氧量。心脏扩大及并发心力衰竭者，应延长卧床时间至少3~6个月。

72. D【解析】各种病毒都可以引起心肌炎，临床上绝大多数病毒性心肌炎由柯萨奇病毒A、柯萨奇病毒B，ECHO病毒，脊髓灰质炎病毒，流感病毒和HIV病毒等引起。尤其是柯萨奇病毒B感染占多数。

73. E【解析】患者心肌组织受损后，常会出现血液生化指标异常的情况，CK、CK-MB、LDH以及AST都是临床常用的检测诊断指标，且CK-MB被认为是血清酶学检测的金标准。

74. E【解析】目前能够确诊病毒性心肌炎的检查为心内膜心肌活检和病毒学检测，以发现心肌组织中炎症的证据以及病毒感染的证据。

75. A【解析】原发孔型缺损位于房间隔与心内膜垫交界处。继发孔型缺损位于房间隔中心卵圆窝部位。上腔静脉窦型缺损位于上腔静脉入口处，下腔静脉型缺损位于下腔静脉入口处。冠状静脉窦型缺损位于冠状静脉窦上端与左心房间。

76. D【解析】草绿色链球菌是引起亚急性感染性心内膜炎最常见的致病菌；金黄色葡萄球菌是引起急性感染性心内膜炎最常见的致病菌。

77. E【解析】心包炎一般积液量少，临床上难以发现，有时于心底部听到心包摩擦音，少有心音遥远、肝大、颈静脉怒张和奇脉等大量心包积液体征。X线检查心搏减弱或消失，心影向两侧扩大，呈烧瓶状，卧位由心腰部增宽，立位时阴影又复变窄。心电图检查早期低电压、ST段抬高，以后ST段下降和T波平坦或倒置。发生心包炎者，一般都有全心炎。

78. B【解析】一度房室传导阻滞大多由急性风湿性心肌炎引起，亦可见于发热、心肌炎、肾炎、先天性心脏病或个别正常小儿。

二、A2型题

1. E【解析】生理性杂音在小儿时期较常见，医学资料表明健康小儿有23%~60%在胸骨左缘或心尖部可听到这种杂音，从新生儿、婴幼儿直至学龄儿心脏可有Ⅰ~Ⅱ级收缩期轻微的杂音，其性质较柔和如吹风样“夫—夫”音，有的呈乐音样。

2. B【解析】二度房室传导阻滞是电激动自心房传至心室过程中有部分传导中断，即有心室脱漏现象，可同时伴有房室传导延迟。二度房室传导阻滞可分2型：①二度Ⅰ型（文氏型）心电图表现为P-R间期逐渐延长直至QRS波群脱落（P波不能下传），R-R间期逐渐缩短直至一个P波不能下传，包含受阻P波在内的R-R间期小于正常窦性P-P间期的2倍，通常以P波数与P波下传数的比例来表示房室阻滞的程度。②二度Ⅱ型（莫氏型）。

3. E【解析】法洛四联症的表现为：生后逐渐出现青紫，在哭闹和活动后加重；患儿多有蹲踞现象和杵状指；年长儿述头痛、头昏，严重者引起突然晕厥、抽搐，还可引起脑血栓；小儿体格发育缓慢。查体：心前区隆起，胸骨左缘第 2~4 肋间可闻及喷射性Ⅱ~Ⅲ级收缩期杂音，响度取决于肺动脉狭窄程度。肺动脉第二心音减弱或消失。X 线检查：右心室肥大，肺动脉狭窄使心尖圆钝上翘，肺动脉段凹陷使心影呈靴形。肺门影缩小，肺野清晰。

4. C【解析】房间隔缺失者多数儿童体型瘦弱，并常表现左侧前胸壁稍有隆起，心脏搏动增强，胸骨左缘第 2~3 肋间闻及Ⅱ~Ⅲ级收缩期吹风样杂音，伴有第二心音亢进和固定分裂。

5. B【解析】室间隔缺损心尖搏动增强并向左下移动，心界向左下扩大，典型体征为胸骨左缘 3~4 肋间有Ⅳ~Ⅴ级粗糙收缩期杂音，若分流量大时，心尖部可有功能性舒张期杂音，肺动脉瓣第二音亢进及分裂。肺动脉高压出生后 12 小时内出现明显发绀，一般吸氧不能缓解。心脏听诊可在左或右下胸骨缘闻及三尖瓣反流所致的收缩期杂音。因肺动脉压力增高而出现第二心音增强。

6. B【解析】参见 A2 型题第 5 题解析。

7. B【解析】室间隔小型缺损时心、肺 X 线检查无明显改变，或只有轻度左心室增大或肺充血。大型缺损心外形中度以上增大，肺动脉段明显突出，肺血管影增粗、搏动强烈。左、右心室增大，左心房往往也增大，主动脉弓影小。

8. C【解析】差异性青紫和杵状指为动脉导管未闭合并肺动脉高压的典型症状。

9. E【解析】根据病例所示杂音特点提示为室间隔缺损，因畸形引起血流改变冲击心内膜，病原菌易在该处停留，而引发感染性心内膜炎，结合该病例有发热及皮肤瘀点诊断不难。

10. E【解析】参见 A2 型题第 3 题解析。

11. C【解析】室间隔缺损和房间隔缺损分流量较大时，从左心房进入左心室或右心房进入右心室的血流量较多，从而导致二尖瓣或三尖瓣相对性狭窄，此时在心尖部（二尖瓣听诊区）或胸骨左缘下部（三尖瓣听诊区之一）可闻及舒张期柔和短促的隆隆样杂音。该患儿心脏杂音特点和心电图检查结果符合房间隔缺损，不符合室间隔缺损，也不符合器质性二尖瓣或三尖瓣狭窄。

12. D【解析】肺动脉瓣狭窄多数患者发育良好，主要体征是在胸骨左缘第 2 肋间处可听到Ⅲ~Ⅳ级响亮粗糙的喷射性吹风样收缩期杂音，向左颈部或左锁骨下区传导，杂音最响亮处可触及收缩期震颤，杂音强度因狭窄程度，血流流速，血流量和胸壁厚度而异，肺动脉瓣区第二心音常减弱、分裂，漏斗部狭窄的患者，杂音与震颤部位一般在左第 3 或第 4 肋间处，强度较轻，肺动脉瓣区第二心音可能不减轻，有时甚至呈现分裂。

13. B【解析】当患者出现阵发性室上性心动过速的时候，主要表现为心悸、胸闷、胸痛。还有一些患者可能会自觉乏力，四肢无力，甚至有一些患者可能会出现头晕、眼前发黑或自觉肢体颤抖。心电图示连续 3 个以上迅速出现的 QRS 波，频率 160~220 次/分钟，R-R

间距相等。

14. D【解析】血氧饱和度降低说明存在右向左分流。法洛四联症的 X 线检查：右心室肥大，肺动脉狭窄使心尖圆钝上翘，肺动脉段凹陷而使心影呈靴形。肺门影缩小，肺野清晰。

15. D【解析】患儿发热、气促、咳嗽、肺部细湿啰音，可临床考虑肺炎。呼吸 60 次/分，心率 180 次/分，肝右肋下 3cm，尿少，双足背轻度水肿考虑心力衰竭，杂音特点符合室间隔缺损特点。

16. D【解析】艾森曼格综合征主要发生于室间隔缺损较大的患儿，所以在婴儿期会出现明显的症状，常有发绀、呼吸急促、多汗。平时经常会感冒、发热，甚至发生肺炎。当患儿肺动脉压力增高以后，在活动时会出现明显的呼吸困难、活动受限，身上出现青紫。查体时往往会发现心界扩大、心前区出现膨隆、搏动感强烈，做心脏彩超可以发现室间隔缺损明显，胸骨左缘第 3~4 肋间可闻及典型的全收缩期响亮性的杂音。

17. B【解析】肺炎合并心力衰竭的临床诊断指征：①呼吸困难突然加重，呼吸加快，婴儿 >60 次/分，幼儿 >50 次/分，儿童 >40 次/分。②心率突然加快，婴儿 >180 次/分，幼儿 >160 次/分，儿童 >140 次/分；不能用发热、呼吸困难解释，或心脏增大，心音低钝，奔马律。③肝脏进行性增大，婴幼儿≥3.0cm，儿童≥2.0cm，颈静脉怒张，颜面、眼睑或双下肢水肿，少尿或无尿。④骤发极度烦躁不安。

18. E【解析】肺炎合并心力衰竭主要是右心衰竭，而粉红色泡沫样痰是左心衰竭的典型表现。

19. C【解析】病毒性心肌炎临床诊断依据：①心功能不全，心源性休克或心脑综合征。②心脏扩大。③心电图有严重心律失常或 ST-T 改变持续 4 天以上。④CK-MB 升高或心肌肌钙蛋白阳性。具有以上 2 项即可诊断。发病同时或发病前 1~3 周有病毒感染证据更支持诊断。

20. C【解析】病毒性心肌炎患者可出现胸闷、胸痛、心律失常等症状，大部分患者可出现频发室性期前收缩；暴发性心肌炎可出现严重心衰、呼吸困难、泡沫样痰、夜间阵发性呼吸困难、心脏间歇性扩大，最后出现呼吸困难、不能平卧、端坐呼吸，预后较差。病毒性心肌炎为病毒侵犯人体时，除侵犯呼吸道外，可能侵犯心肌导致心肌直接损伤。部分病毒表面标志物侵害相同心肌标志物，引起免疫损伤。引起病毒性心肌炎的常见病毒有 ECHO 病毒、柯萨奇病毒等。

21. B【解析】根据查体及心电图改变，心包炎比较明确。此前有化脓性扁桃体炎病史，而化脓性扁桃腺炎和风湿热均与 A 族溶血性链球菌感染有关。说明是链球菌感染引起的风湿性心包炎可能。

三、A3/A4 型题

1. C【解析】参见 A1 型题第 30 题解析。

2. A【解析】法洛四联症是以室间隔缺损、右心室流出道梗阻、主动脉骑跨和右心室肥厚为特征，青紫是法洛四联症患儿最早出现而且是主要表现，患儿还会有蹲踞现象和阵发性缺氧发作，伴有活动耐力下降，长期缺氧造成杵状指（趾）。

3. A【解析】青紫轻重和出现早晚与肺动脉狭窄程度有关。

4. B【解析】在肺动脉漏斗部狭窄的基础上，突然发生该肌部痉挛，引起一时性肺动脉梗阻，使脑缺氧加重，发生昏厥、抽搐。

5. C【解析】参见A1型题第30题解析。

6. D【解析】法洛四联症的表现为肺动脉第二心音减弱或消失，选项D错误。

7. C【解析】参见A1型题第43题解析。

8. E【解析】法洛四联症的患者在心电图检查中显示电轴右偏，右心房肥大，右心室肥大。

9. B【解析】参见A3/A4型题第4题解析。

10. E【解析】法洛四联症患儿腹泻时最易出现的并发症是脑血栓形成。

11. D【解析】根据该患儿典型症状、体征，考虑动脉导管未闭。

12. B【解析】通过未闭的导管，左向右分流，肺循环及左心房、左心室、升主动脉的血量明显增加，左心负荷加重，使左心肥大；肺动脉血氧增高。

13. B【解析】参见A3/A4型题第12题解析。

14. D【解析】根据典型症状、体征，考虑动脉导管未闭。通过未闭的导管，左向右分流，肺循环及左心房、左心室、升主动脉的血量明显增加，左心负荷加重，使左心肥大；肺动脉血氧增高。

15. C【解析】患儿年龄5岁，并反复发生心力衰竭，应行手术治疗关闭动脉导管。

16. C【解析】彩色多普勒检查可以无创、实时地提供病变区域的血流信号信息，这是X线、核医学、CT、MRI及PET－CT所做不到的。

17. A【解析】房间隔缺损，哭闹时因暂时性右向左分流可出现青紫。大多数房间隔缺损患儿胸骨左缘第2肋可闻及Ⅲ~Ⅵ级收缩期杂音，因有心室排血量增多，引起右心室流出道相对狭窄，P_2亢进，因三尖瓣相对狭窄，心尖区可听到短促舒张期杂音。

18. A【解析】参见A3/A4型题第17题解析。

19. E【解析】参见A3/A4型题第16题解析。

20. A【解析】肺动脉压力增高时，左向右分流减少，第3~4肋间收缩期杂音变弱，继而呈现双向分流，甚至反向分流，出现发绀，成为艾森曼格综合征。

21. C【解析】室间隔缺损时，左心室收缩压显著高于右心室，分流由左向右，使肺循环血流量增加，左心室、主动脉和体循环的血流量减少。

22. A【解析】小儿先天性心脏病的表现有以下几个方面：①出生后即有呼吸困难。②生后即有口唇发绀，或哭闹后出现口唇发绀，或反复出现神志不清。③喂养困难。孩子体重不增、消瘦、多汗、睡眠不好、爱哭闹。④肺部反复出现水泡音，大点的孩子感冒后很容易患肺炎。患有肺炎的患儿病情较重，病程比较长。⑤听诊时可以听到各种心脏病的杂音。⑥心脏彩超检查可以探测到心脏缺损或大血管错位、畸形等。

23. C【解析】胸骨右缘第 2 肋间和胸骨左缘第 3～4 肋间闻及收缩期杂音，强度达Ⅲ～Ⅳ级，多伴有震颤。

24. C【解析】患儿易患反复呼吸道感染，体格检查胸骨左缘第 3～4 肋间可闻及收缩期杂音，符合室间隔缺损的诊断。

25. B【解析】参见 A2 型题第 5 题解析。

26. E【解析】超声心动图可以对室间隔缺损患者手术前后左心室功能进行研究。

27. D【解析】端扭转是多形性室速的一个特殊类型，因发作时 QRS 波的振幅与波峰呈周期性改变，宛如围绕等电位线连续扭转得名，频率 200～250 次/分。其他特征包括 Q-T 间期通常超过 0.5 秒，U 波显著。

28. E【解析】长 Q-T 间期综合征又称为复极延迟综合征，是指心电图上 Q-T 间期延长，伴有 T 波和/或 U 波形态异常，临床上表现为室性心律失常、晕厥和猝死的一组综合征。

29. A【解析】普萘洛尔用于治疗多种原因所致的心律失常，如房性及室性期前收缩（效果较好）、窦性及室上性心动过速、心房颤动等，但室性心动过速宜慎用。

30. B【解析】机器样杂音典型的动脉导管未闭，因为是连续性的，所以不可能是狭窄，狭窄引起的杂音都在收缩期。动脉导管不闭合时收缩期和舒张期主动脉内的血压都会回流，所以是连续性杂音。分流量较大者，在心尖区尚可听到因二尖瓣相对性狭窄产生的舒张期杂音。测血压示收缩压多在正常范围，而舒张压降低，使脉压增宽，四肢血管有水冲脉和枪击音。

31. B【解析】动脉导管未闭由于主动脉压力的升高和肺血管阻力下降，血液由主动脉流入肺动脉，造成左向右分流，结果使左心负荷加重，左心逐渐肥厚扩张，肺循环血流量增加。

32. B【解析】一度房室传导阻滞本身对血流动力学并无不良影响。临床听诊，除第一心音较低钝外，并无其他特殊体征。诊断主要通过心电图检查。

33. A【解析】ASO 增高，ESR 增快说明有链球菌感染，提示风湿热可能。无心脏炎患儿可用阿司匹林。

34. E【解析】期前收缩应针对病因治疗原发病，如期前收缩次数不多，无自觉症状不需要用药。

35. A【解析】该患儿室性期前收缩偏多，行动态心电图和进一步评估病情指导治疗。

36. C【解析】参见 A3/A4 型题第 2 题解析。

37. A【解析】法洛四联症的听诊特点：胸骨左缘第 2～4 肋间可闻及喷射性Ⅱ～Ⅲ级收

缩期杂音，响度取决于肺动脉狭窄程度。肺动脉瓣区第二心音减弱或消失。

38. C【解析】症状轻重与肺动脉口狭窄程度有关。轻度狭窄时心脏大小往往正常，中度及重度狭窄时因右心室增大，可形成心前区膨隆，肺动脉瓣狭窄者在胸骨左缘第2肋间有收缩期震颤，并可听到粗糙而较长的喷射性收缩期杂音，漏斗部狭窄者杂音于第3、4肋间最响。肺动脉第二心音减弱及分裂程度亦随轻、中、重度狭窄而逐渐明显。

39. B【解析】右心室向肺动脉射血遇到狭窄阻力，右心室必须提高收缩压方能向肺动脉泵血。产生压差提示病变部位。

40. B【解析】干下型室缺因位置关系没有其他周围组织遮挡，致血流分流可能比膜周更大。另外干下型室缺有血流分流，在主动脉段会形成涡流，可能会影响周边，尤其主动脉瓣，所以如果发现尽早治疗。

41. D【解析】干下型室缺通常不能自愈，应尽早手术修补。

42. A【解析】完全性大动脉转位发绀出现早，半数生后即严重发绀，大多始于1个月内。随着年龄增长及活动量的增加，青紫逐渐加重。充血性心力衰竭生后3~4周婴儿出现喂养困难、多汗、气促、心率快、肺大和肺部细湿啰音等。体征早期出现杵状指。超声心电图、CT、MRI等能很好地显示心房、心室及大动脉的连接关系和并发畸形。

43. A【解析】完全性大动脉转位是一种很严重的复杂先心病，出生后需要马上治疗。

44. B【解析】病毒性心肌炎患者临床表现取决于病变的广泛程度和部位，轻者可无症状，重者可出现心力衰竭、心源性休克和猝死。患者常在发病前1~3周有上呼吸道或肠道感染史，表现为发热、全身酸痛、咽痛、倦怠、恶心、呕吐、腹泻等症状，然后出现心悸、胸闷、胸痛或心前区隐痛、头晕、呼吸困难、水肿。第一心音减弱或分裂，心音可呈胎心律样。

45. C【解析】心律失常，心音微弱和相应的心电图异常。其中心律失常是心源性抽搐和昏厥最常见的病因。

46. C【解析】三度房室传导阻滞在完全性房室脱节中传导阻滞，根据P波的频率、出现时相与QRS形态、时间、频率进行比较，P与QRS无关，心室率<60次/分钟。

47. B【解析】参见A3/A4型题第44题解析。

48. B【解析】小儿病毒性心肌炎急性危重期可先静脉滴注氢化可的松或地塞米松，或用甲基泼尼松龙冲击疗法，10mg/(kg·d)，2小时静脉滴注，连用3天后逐渐减量，症状缓解后可改口服泼尼松维持，疗程为2~4周。

49. C【解析】偶尔室上性激动可下传心室，称为心室夺获，其QRS时限较短，形态正常，有时可见到室性融合波。

50. A【解析】室性期前收缩提前出现宽大畸形QRS波，其前无P波，QRS≥0.12秒，T波与QRS波主波方向相反。由于除极程序改变，复极相应改变，代偿间期完全。

51. C【解析】参见A3/A4型题第44题解析。

52. B【解析】参见 A1 型题第 68 题解析。

53. C【解析】先天性主动脉缩窄多见于男童，上肢高血压，下肢低血压或测不到。血管杂音位置较高，限于心前区及背部，全身无炎症活动表现，胸主动脉造影见特定部位（婴儿在主动脉峡部，成年人型位于动脉导管相接处）狭窄。导管前缩窄者约半数病例在出生 1 个月内动脉导管闭合时症状加重，表现为烦躁、呼吸困难等，左前胸及背部可有收缩期杂音。

54. D【解析】应及早手术治疗，内科保守治疗包括积极抗心衰，静脉输入多巴胺，利尿，吸氧，输注前列腺素 E_1，维持动脉导管开放。

55. A【解析】根据发热，黏膜瘀斑，心脏杂音以及超声心动图，典型的赘生物，可以诊断为感染性心内膜炎。

56. D【解析】心内赘生物可脱落引起栓塞，视栓塞部位的不同而出现不同的临床表现。皮肤栓塞可见散在的小瘀点，指趾屈面可有隆起的紫红色小结节，略有触痛，此即 Osler 结节；内脏栓塞可致脾大、腹痛、血尿、便血，有时脾大很显著；肺栓塞可有胸痛、咳嗽、咯血和肺部啰音；脑动脉栓塞则有头痛、呕吐、偏瘫、失语、抽搐，甚至昏迷等。

57. A【解析】动脉导管未闭的临床表现：①胸骨左缘第 2 肋间可闻及粗糙响亮的连续性杂音，于收缩末期最响，向左锁骨下、颈部和背部传导，触及震颤，P_2 亢进，但多被杂音掩盖，心尖部可闻及舒张中期杂音；婴儿期、合并肺动脉高压或心力衰竭时，仅有收缩期杂音。②周围血管检查：脉压增宽 >40mmHg，轻压指甲床或下唇内侧可见毛细血管搏动，扪及水冲脉，闻及股动脉枪击音。分流量较大者下肢血压可比上肢血压高 50mmHg 以上。

58. C【解析】感染性心内膜炎起病多缓慢，表现为发热，热型不规则，乏力多汗，进行性贫血，体重减轻，亦有关节酸痛等。后期可有器官栓塞症状出现。

59. B【解析】抗生素改用 4~8 周，用至体温正常，栓塞现象消失，周围血象、血沉恢复正常，血培养阴性，停药 8 周后需复查血培养，之后手术为宜。

60. E【解析】生理性杂音的儿童，心脏彩超未见心脏大小、结构、血流动力学及心功能异常，即为正常健康儿童。

61. B【解析】出生时收缩期血压（收缩压）为 60~70mmHg，2 岁以内为 70~80mmHg，2 岁以后可按以下公式来计算：收缩压（mmHg）$=$ 年龄 $\times 2+80$。舒张期血压（又称舒张压）约为收缩压的 2/3。下肢血压比上肢血压高 20mmHg 左右。根据题干该儿童收缩压 $=5\times 2+80=90$mmHg，选项 B 正确。

四、B 型题

1. A【解析】2 岁的正常小儿，心尖搏动位于左第 4 肋间，锁骨中线外 1cm 处。2 岁以后，小儿心脏由横位逐渐转成斜位，心尖搏动向下、向内移动。5~6 岁时在左第 5 肋间，锁骨中线上。

2. D【解析】参见 B 型题第 1 题解析。

3. C【解析】动脉导管未闭由于脉压增大，出现周围血管征包括水冲脉、枪击音、杜氏双重杂音等。

4. E【解析】法洛四联症主要病理变化是右室流出道狭窄和高位巨大室间隔缺损导致右向左分流，肺血流减少，血液黏稠，氧运送障碍；由于缺氧刺激红细胞增多，血液黏稠度增高，血流滞缓，容易发生脑栓塞。

5. A【解析】动脉导管未闭 X 线检查：心影轻度至中度增大，左心室和左心房增大。肺部充血，肺动脉段突出，主动脉影增宽。有肺动脉高压时，右心室也增大。

6. E【解析】房间隔缺损 X 线检查：缺损小者可无变化，中等以上者肺血增多，肺门舞蹈，肺动脉段突出，主动脉影缩小，心影轻度至中度增大，右心房和右心室增大。

7. C【解析】法洛四联症 X 线检查：心尖圆钝上翘，肺动脉段凹陷，上纵隔较宽，肺门血管影缩小，两侧肺纹理减少，透亮度增加，年长儿可因侧支循环形成，肺野呈网状纹理，25% 的患儿可见到右位主动脉弓。

8. A【解析】动脉导管未闭听诊：胸骨左缘第 2 肋间可闻及粗糙响亮的连续性杂音，于收缩末期最响。

9. B【解析】参见 A3/A4 型题第 37 题解析。

10. B【解析】房间隔缺损心电图多见右心前导联 QRS 波呈 rSr′或 rsR′型波 R 伴 T 波倒置，电轴右偏，有时可有 P-R 延长。

11. C【解析】差异性青紫是动脉导管未闭合并严重肺动脉高压的特征性表现。动脉导管一般位于左锁骨下远端和左、右肺动脉分叉处，当动脉导管未闭合并严重肺动脉高压时，动脉导管水平可发生右向左分流，使降主动脉的血氧含量降低，而升主动脉、主动脉弓和头臂动脉的血氧含量不变或变化不大，造成下半身青紫，而头面部和上肢无青紫。

12. B【解析】室间隔小型缺损一旦发生右向左分流，临床可出现发绀，此时已至病变晚期体格检查分流量小，除胸骨左缘第 3~4 肋间闻及Ⅱ~Ⅲ级或Ⅲ级以上粗糙的全收缩期杂音外，无其他明显体征。

13. A【解析】参见 A1 型题第 14 题解析。

14. B【解析】肺动脉高压心脏听诊可在左或右下胸骨缘闻及三尖瓣反流所致的收缩期杂音。因肺动脉压力增高而出现第二心音增强。

15. C【解析】心力衰竭听诊：心音低钝、奔马律、颈静脉怒张。

16. E【解析】主动脉瓣狭窄的症状包括乏力、眩晕、心绞痛、劳累后气促等，X 线检查可见升主动脉的狭窄后扩大。

17. C【解析】主动脉窦瘤破裂可剧烈活动时突发心前区疼痛，随即出现心悸、气急，迅速恶化至心力衰竭。亦有缓慢发病，劳累后心悸、气急、乏力，逐渐加重至丧失劳动能力。胸骨左缘 3、4 肋间震颤和粗糙Ⅳ级连续性杂音，并向心尖传导。

18. B【解析】动脉导管未闭的患者在心脏检查时可发现胸骨左缘第 2 肋间响亮的粗糙

的连续性机器样杂音，患者易发生感染，如感染性心内膜炎，发生感染性心内膜炎时可有高热、血细菌培养阳性等表现。当感染性心内膜炎累及主动脉瓣时，可以造成主动脉瓣关闭不全和反流，此时可出现胸骨左缘3~4肋间舒张期杂音。

19. C【解析】心内膜弹力纤维增生症引起的充血性心力衰竭分3型：暴发型、急性型、慢性型。暴发型起病急骤，突发呼吸困难、烦躁不安，奔马律，甚至心源性休克等。急性型起病不如暴发型急剧，常并发支气管炎。慢性型进展缓慢。

20. A【解析】参见B型题第19题解析。

21. B【解析】室上性心动过速（PSVT）是临床常见的心律失常，严重的PSVT可导致心力衰竭、休克。立即终止其发作是治疗的主要目的之一。盐酸普罗帕酮注射液是ⅠC类广谱抗心律失常药，主要电生理作用是阻断心肌细胞膜钠离子内流，减低动作电位0相最大上升率，减慢传导速度，可延长有效不应期，降低兴奋性。

22. A【解析】长Q-T间期综合征发作时用苯妥英钠、普萘洛尔或氯化钾合并异丙肾上腺素可终止室性快速性心律失常。

五、X型题

1. ABCD【解析】震颤与心脏的杂音有相同的发生机制，触诊有震颤者，一般均可听到杂音。但能听到杂音，不一定能触及震颤，如瓣膜关闭不全时，则有杂音而较少有震颤，仅在房室瓣重度关闭不全时可触及震颤。

2. ACDE【解析】胎儿出生后，肺开始呼吸，动脉导管壁的平滑肌收缩，引起动脉导管闭锁，形成动脉韧带。由于脐循环中断，汇入右心房的血量减少，引起右心房压力下降。由于肺循环功能启动，自肺静脉流入左心房的血量增多，导致左心房压力升高。当左心房压力高于右心房时，推动卵圆孔瓣贴附于继发隔，并发生粘连，使卵圆孔封闭。出生后1年左右，卵圆孔完全封闭，成为卵圆窝。至此，动脉血和静脉血完全分流。

3. ABDE【解析】生理性杂音必须符合以下条件：①只限于收缩期，若为舒张期杂音一定为器质性杂音，指杂音产生的部位有器质性病变。②心脏无扩大。③杂音柔和。④杂音为吹风样。⑤无震颤。

4. ACDE【解析】舒张期负荷就是容量负荷，房间隔缺损时左心房向右心房反流，右心室容量负荷过重。法洛四联症是肺动脉狭窄引起的右心室后负荷过重，即收缩期负荷过重，不是舒张期负荷。

5. ACDE【解析】参见A1型题第30题解析。

6. ABCDE【解析】动脉导管未闭X线检查，动脉导管细者心血管影可正常，大量分流者心胸比率增大，左心室增大，心尖向下扩张，左心房亦轻度增大，肺血流增多，肺动脉段突出，肺门血管影增粗。当婴儿有心力衰竭时，可见肺淤血的表现，透视下左心室和主动脉搏动增强。肺动脉高压时，肺门处肺动脉总干及分支扩大，而远端肺野肺小动脉狭小，左心室有扩大肥厚征象，主动脉结正常或凸出。

7. BCDE【解析】房间隔缺损听诊有以下4个特点：①第一心音亢进，肺动脉瓣区第二心音增强。②宽而不受呼吸影响的第二心音固定分裂。③左第2肋间近胸骨旁可闻及Ⅱ~Ⅲ级喷射性收缩期杂音。④胸骨左下第4~5肋间隙处可有三尖瓣相对狭窄的短促与低频的舒张早、中期杂音，吸气时更响，呼气时减弱。血液通过左心房的缺口部分进入右心房，故肺循环、右心房、右心室、左心房血流量增多，而左心室、体循环血流量减少。

8. ABCE【解析】房间隔缺损小的小儿，一般没有临床表现，大的房间隔缺损，虽然两边的压力差比较小，但由于缺损较大，产生大量的左向右分流。第一，会导致肺部的血流量增加，肺淤血，故这类孩子可能容易感冒、肺炎；第二，因为从左心房水平，已经造成一个无效分流，所以真正到左心室再到各个组织脏器，提供有效的血供、氧供，对孩子的生长发育，包括活动量，都会有一些受限。

9. ABDE【解析】MRI检查易于发现纵隔淋巴结转移，特别是冠状面成像清楚显示隆突下、主-肺动脉窗等处肿大淋巴结。与CT相同，MRI判断淋巴结增大的标准为大于15cm，同样也不能鉴别转移或炎性淋巴结增大。

10. ABCD【解析】肺动脉狭窄，右心室排血受阻，收缩期负荷加重，致右心室压力增高，右心室出现代偿性增厚。右心室代偿失调后可出现右心衰竭、右心房压力增高。如肺动脉狭窄极其严重，临床上可出现发绀，这是由于右心房压力升高通过房间隔缺损或未闭的卵圆孔产生右向左分流。

11. ABCDE【解析】阵发性室性心动过速的心电图特征：①心室率150~300次/分，QRS波群宽大畸形，QRS时限≥0.10s，R-R间期不匀齐。②有房室分离、心室夺获、室性融合波。③T波与QRS波主波方向相反，P波与QRS波之间无固定关系。④如QRS呈右束支传导阻滞时，电轴左偏，V_1呈qR或R型，呈兔耳征（R′<R，前峰>后峰），V_5导联S>R。⑤如QRS呈左束支传导阻滞时，RV_1时限≥40ms，V_1从R波起始点至S波最深点的距离≥70ms。⑥电轴西北向。

12. ABCE【解析】充血性心力衰竭患儿的治疗不包括使用肾上腺糖皮质激素。

13. ABCDE【解析】充血性心力衰竭，有休息或运动时呼吸困难、乏力、踝部水肿的典型症状，有心动过速、心脏杂音，外周水肿、肝脏肿大等典型体征。极少数起病很急，出现心源性休克或猝死。

14. ABCD【解析】新生儿急性心肌炎预后差。

15. ABCD【解析】氢化可的松是甾体类抗炎药。

六、案例分析题

1. E【解析】参见B型题第10题解析。

2. C【解析】房间隔缺损在早期是右心房压力可略高于左心房，血流自右向左，随着肺循环量增加，转为左向右分流，晚期可因肺血管硬化而致严重的肺动脉高压，而又出现右向左分流。其胸骨左缘2~3肋间可闻及收缩期杂音产生是因为左向右分流使右心房舒张期容量增加，而导致右心房、右心室增大，右心室排血量增多，引起右心室流出道相对狭窄及肺动脉瓣相对狭窄所致。故本题选 C。

3. E【解析】完全性大血管转位 X 线检查主要表现为：①由于主、肺动脉干常呈前后位排列，因此正位片见大动脉阴影狭小，肺动脉略凹陷，心蒂小而心影呈蛋形。②心影进行性增大。③大多数患者肺纹理增多，若合并肺动脉狭窄者肺纹理减少。

4. C【解析】法洛四联症包括肺动脉狭窄、室间隔缺损、主动脉骑跨和右心室肥厚，早期出现青紫是其主要临床表现。本例胸部 X 线检查肺动脉段凹陷。动脉导管未闭、房间隔缺损及室间隔缺损均为左向右分流型先天性心脏病，胸部 X 线检查的共同特点是肺动脉段凸出、肺血增多及有肺门舞蹈征象，与本征不难鉴别。艾森门格综合征为房或室间隔缺损晚期伴肺动脉高压，右心室压力高于左心室时，血自右向左分流，而出现永久性青紫。

5. ABCDE【解析】小儿心脏病早期一般有以下症状：①经常感冒，反复出现支气管炎、肺炎。②婴儿吃奶困难或拒食，呛咳，常出现吃吃停停、呼吸急促、面色苍白、憋气等。③皮肤持续出现发绀，在鼻尖、口唇、指趾甲根最明显。④能走路的孩子，在行走或玩耍时常会主动蹲下片刻。⑤较年长的小儿手指及脚趾末节粗大，颜色变暗。⑥易疲乏，体力较差，平素多汗，口周发青，咯血。⑦发育不正常，表现为瘦弱、发育迟缓等。⑧孩子出现胸痛，晕厥。

6. ABC【解析】先心病预后差的主要因素：早期出现严重青紫或反复心功能不全，右向左分流。先心病者，左向右分流型先心病分流量大，肺动脉压力高者。

7. A【解析】继发孔型房间隔缺损活动后心悸、气短、疲劳是最常见的症状。但部分儿童可无明显症状。房性心律失常多见成年患者。若有严重肺动脉高压引起右向左分流者，出现发绀。体征：胸骨左缘 2、3 肋间隙可听到柔和的吹风样收缩期杂音，杂音由于增多的肺血流流经肺动脉瓣孔产生。肺动脉瓣区第二心音亢进和分裂。

8. C【解析】电轴右偏平均额面电轴为 +95°~ +170°，右心房和右心室肥大。P–R 间期延长，V_1 及 V_3R 导联呈 rSr′或 rsR′等不完全性右束支传导阻滞的图形。

9. E【解析】由于右心室增大，大量的血流通过正常肺动脉瓣时（形成相对狭窄）在左第 2 肋间近胸骨旁可闻及Ⅱ~Ⅲ级喷射性收缩期杂音。

10. ABCE【解析】脑脊液检查是临床体液检查最常用的手段之一，检查脑积液可以诊断脑部的炎症、肿瘤等情况，如通过脑脊液可以初步判断脑积液过多，或者是颅内压力增高，这种情况是由于感染造成还是由于肿瘤造成，该题干并未涉及。

11. ABCEF【解析】除热性惊厥可排除诊断，其余诊断均可疑。

12. CD【解析】患儿存在感染为主要问题，对症治疗，可降温。其余治疗依据均不充分。

13. ADE【解析】对症支持治疗必不可少。患儿体温及抽搐未控制，抗感染应更积极，如仍高热，赘生物增大，反复发生栓塞，早期外科治疗效果良好。

14. B【解析】二度房室传导阻滞二度Ⅰ型（文氏型）：心电图表现为P-R间期逐渐延长直至QRS波群脱落（P波不能下传），R-R间期逐渐缩短直至一个P波不能下传，包含受阻P波在内的R-R间期小于正常窦性P-P间期的2倍，通常以P波数与P波下传数的比例来表示房室阻滞的程度。

15. ACDE【解析】血常规初步区分细菌及病毒感染，CK-MB、肌钙蛋白、超声是确诊病毒性心肌炎的依据。

16. C【解析】血常规提示病毒性，心肌酶改变，心脏超声提示心脏增大，结合病史、体征可考虑病毒性心肌炎。

17. B【解析】阿-斯综合征最突出的表现为突发晕厥症状，轻者可只有眩晕和黑矇，重者表现为意识丧失，常伴有抽搐、大小便失禁、面色苍白、青紫，呼吸也会受到影响，可以有鼾声及喘息性呼吸，有时可见潮式呼吸。

18. C【解析】最有效的治疗措施是安装临时心脏起搏，起搏电极导线放置时间一般不超过2周，起搏器均置于体外，待达到诊断、治疗和预防目的后随即撤出起搏电极导线。

19. F【解析】感染性心内膜炎最主要的表现是发热。高热类型不是一般的高热，是弛张热，体温会急剧升高，升高到39℃以上，这是它最主要的特点。另一个特点是造成心脏损伤，主要是瓣膜穿孔，或者瓣膜严重反流，主要表现为气急，包括活动后气急，安静状态下感觉呼吸困难，平卧困难，出现严重心功能损伤的表现，如果出现在皮肤表层，造成皮肤血管炎，会出现特殊的瘀血、瘀斑。

20. A【解析】室间隔缺损的确诊需要进行的检查是血培养。

21. C【解析】室间隔缺损的一般抗菌治疗需要4~8周。

22. D【解析】室间隔缺损最常见的病原是草绿色链球菌。

23. A【解析】室缺时当有菌血症时，有菌性赘生物，常见于缺损右缘，三尖瓣隔叶及肺动脉瓣。

24. E【解析】结核性腹膜炎有发热、腹痛及结核病一般症状。腹水的性质是炎性渗出液，细胞和蛋白都较高。

25. E【解析】腹腔内有150ml游离液体时，称为腹水。

26. ACD【解析】参见案例分析题第24题解析。

第七章　血液系统疾病

小儿恶性淋巴瘤

一　A1 型题

1. 下列哪项关于血红蛋白种类的叙述不正确
   A. 正常构成人不同时期的血红蛋白分子有 6 种
   B. 血红蛋白 Gower 1、Gower 2 和 Porland 在胚胎 12 周消失
   C. 胎儿血红蛋白由 $\alpha_2\gamma_2$ 两对多肽链组成
   D. 成人血红蛋白分为 HbA 和 HbA2 两种
   E. 出生时血红蛋白 A 约占 0.30
2. 维生素 B_{12} 缺乏性贫血的发病高发年龄为
   A. 生后 4~7 个月　　B. 生后 2~3 个月
   C. 生后半年　　D. 生后 3~4 个月
   E. 6 个月至 2 岁
3. 患儿血清铁蛋白降低，红细胞游离原卟啉正常，未出现贫血表现为
   A. 铁减少期　　B. 红细胞生成缺铁期
   C. 缺铁性贫血期　　D. 缺铁性贫血恢复期
   E. 缺铁性贫血已治愈
4. 符合营养性缺铁性贫血的骨髓检查结果是
   A. 骨髓有核细胞增生降低　　B. 幼稚白细胞增生降低
   C. 有核红细胞胞核发育落后于胞质　　D. 巨核细胞计数正常
   E. 骨髓铁染色阳性
5. 在预防小儿缺铁性贫血的措施中，下列哪项是错误的
   A. 母乳喂养　　B. 及时添加辅食
   C. 婴幼儿食品适量铁强化　　D. 牛乳喂养者，应加热处理
   E. 早产儿、低出生体重儿宜从生后 4 个月开始给予铁剂预防
6. 有关小儿生后造血，下列哪项是错误的
   A. 生后造血分骨髓造血和髓外造血　　B. 生后主要是骨髓造血
   C. 必需时可出现髓外造血　　D. 儿童期长骨全为红骨髓
   E. 主要是红骨髓造血

7. 关于叶酸缺乏的病因，应除外

A. 慢性腹泻　　B. 长期使用甲氨蝶呤

C. 长期服用广谱抗生素　　D. 未经加热的鲜牛乳喂养

E. 婴儿单纯乳制品喂养未及时添加辅食

8. 小儿生理性贫血的好发年龄是

A. 生后6~12小时　　B. 1~2个月

C. 2~3个月　　D. 3~6个月

E. 6个月~2岁

9. 各种营养性贫血的共同临床表现可有

A. 神经精神发育倒退　　B. 食欲不增、呕吐、异食癖

C. 肝脾常中度肿大　　D. 舌炎、喉部痰鸣音

E. 多见于婴幼儿时期

10. 小儿骨髓外造血时，末梢血中可出现

A. 巨大血小板　　B. 幼稚单核细胞

C. 幼稚淋巴细胞　　D. 幼稚中性粒细胞

E. 幼稚嗜酸性粒细胞

11. 关于贫血的形态学分类法，表示细胞色素高低的指标是

A. 血细胞比容　　B. 红细胞计数

C. MCV　　D. MCH

E. MCHC

12. 青紫的病因，除了

A. 先天性心脏病　　B. 哮喘

C. 新生儿肺透明膜病　　D. 重症肌无力

E. 贫血

13. 蛋白质-能量营养不良合并贫血，最多见的是

A. 铁粒幼细胞贫血　　B. 缺乏叶酸所致的巨幼细胞贫血

C. 溶血性贫血　　D. 混合性贫血

E. 营养性缺铁性贫血

14. 6个月至6岁儿童血红蛋白值低限是

A. 90g/L　　B. 100g/L

C. 110g/L　　D. 120g/L

E. 130g/L

15. 小儿白细胞总数接近成年人水平的年龄为

A. 2岁　　B. 4岁

C. 6岁　　D. 8岁
E. 10岁

16. 胚胎造血首先在
A. 卵黄囊　　B. 骨髓
C. 胸腺　　D. 肝脏
E. 淋巴结

17. 关于骨髓外造血，哪项是正确的
A. 造血需要增加时恢复到胎儿期造血状态
B. 骨髓外造血是正常儿童主要造血场所
C. 表现为肝大，脾及淋巴结不肿大
D. 末梢血中可出现异常淋巴细胞
E. 贫血矫正后仍不能恢复正常状态

18. 新生儿诊断中度贫血的标准是
A. 60g/L < 血红蛋白 < 90g/L　　B. 90g/L < 血红蛋白 < 120g/L
C. 120g/L < 血红蛋白 < 145g/L　　D. 60g/L < 血红蛋白 < 100g/L
E. 以上都不是

19. 年长儿红骨髓不存在于下列哪一种
A. 脊椎　　B. 胸骨
C. 肋骨　　D. 胫骨
E. 骨盆

20. 营养缺乏性贫血最易发病的年龄是
A. 生后1~3个月　　B. 生后3~6个月
C. 生后6~9个月　　D. 生后6~24个月
E. 2岁以后

21. 营养性缺铁性贫血的周围血涂片可见
A. 红细胞大小不等，以小者为多，中央淡染区扩大
B. 红细胞大小不等，以大者为多，中央淡染区不明显
C. 红细胞大小不等，易见多染及有核红细胞
D. 红细胞大小不等，大者为多，中央淡染区扩大
E. 红细胞大小不等，易见深染核

22. 诊断小儿贫血，血红蛋白数值下列哪项是正确的
A. 新生儿血红蛋白 < 135g/L　　B. 1~4个月婴儿血红蛋白 < 120g/L
C. 4~6个月婴儿血红蛋白 < 90g/L　　D. 6个月至6岁儿童血红蛋白 < 130g/L
E. 6~12岁儿童血红蛋白 < 120g/L

23. 早产儿比同龄足月儿更易发生缺铁性贫血，主要原因是
A. 红细胞生成素合成不足
B. 生长快及铁储备少
C. 铁摄入量更少
D. 食物中存在的铁利用少
E. 氧需要减少

24. 急性失血性贫血是
A. 正细胞性贫血
B. 大细胞性贫血
C. 单纯小细胞性贫血
D. 低色素小细胞性贫血
E. 以上都不是

25. 6个月以后婴儿发生缺铁性贫血的常见原因为
A. 慢性腹泻
B. 未及时添加含铁食物
C. 生长发育快
D. 慢性疾病
E. 储存于肝脾和骨髓内的铁耗尽

26. 营养性缺铁性贫血，哪一项是正确的
A. 血清铁降低，总铁结合力增高，转铁蛋白饱和度增高
B. 血清铁降低，总铁结合力增高，转铁蛋白饱和度正常
C. 血清铁降低，总铁结合力增高，转铁蛋白饱和度降低
D. 血清铁降低，总铁结合力降低，转铁蛋白饱和度增高
E. 血清铁降低，总铁结合力降低，转铁蛋白饱和度降低

27. 铁在哪个部位与原卟啉结合成血红素
A. 骨髓幼红细胞内
B. 网织红细胞内
C. 肠黏膜细胞
D. 骨髓成熟红细胞内
E. 末梢血幼红细胞内

28. 营养性贫血的患儿经治疗后，如果有效，血常规中最早出现的变化是
A. 血红蛋白量上升，在治疗后4~5天增高
B. 红细胞中心浅染恢复，出现于治疗后2~3天
C. 红细胞数增加，在治疗后3~5天明显增多
D. 红细胞变大，在治疗后2~3天明显变大
E. 2~3天网织红细胞数增加，治疗后5~7天达高峰

29. 营养性巨幼细胞贫血治疗后，首先出现的治疗反应是
A. 骨髓中红细胞形态恢复正常
B. 红细胞总数增多
C. 精神神经症状好转
D. 网织红细胞增多
E. 面色苍白开始好转

30. 营养性缺铁性贫血铁剂治疗疗程须应用至
A. 血红蛋白量恢复正常

B. 血红蛋白量恢复正常后再用 2 个月

C. 血红蛋白量及红细胞数均恢复正常

D. 症状消失

E. 血红蛋白量恢复正常后 6~8 周

31. 为预防缺铁性贫血，足月正常新生儿开始添加含铁辅食的年龄是

A. 新生儿期

B. 1~2 个月

C. 4 个月后

D. 5~6 个月

E. 6 个月后

32. 营养性缺铁性贫血患儿，血红蛋白 102g/L，最适宜的措施是

A. 反复多次少量输血

B. 肌内注射右旋糖酐铁

C. 多吃含铁丰富食物

D. 服用枸橼酸铁铵

E. 服用硫酸亚铁及维生素 C

33. 新生儿诊断为中度贫血，血红蛋白（Hb）应是

A. <30g/L

B. 30~60g/L

C. 60~90g/L

D. 90~120g/L

E. 120~145g/L

34. 小儿时期白细胞分类有一重要特点，即中性粒细胞和淋巴细胞比例的“两次交叉”，时间分别是

A. 4~6 周和 4~6 个月

B. 4~6 天和 4~6 个月

C. 4~6 天和 4~6 岁

D. 4~6 周和 4~6 岁

E. 4~6 个月和 4~6 岁

35. 小儿生长发育过程中，早期所有骨髓均为红骨髓并参与造血。随后，脂肪组织（黄骨髓）逐渐代替长骨中的造血组织，这一时期发生在

A. 生后满 28 周

B. 生后满 1 周岁

C. 2~3 岁开始

D. 5~7 岁开始

E. 10~12 岁开始

36. 以下哪项关于 1 岁时血红蛋白种类的叙述是正确的

A. 以血红蛋白 Portland 为主

B. 血红蛋白 F 占 0.70，血红蛋白 A 约占 0.30

C. 以血红蛋白 Gower 1、Gower 2 为主

D. 血红蛋白 F 不超过 0.05

E. 以血红蛋白 A_2 为主

37. 关于髓外造血的描述，哪项是错误的

A. 常见于造血需要增加时

B. 病因去除后造血可恢复正常

C. 肝、脾、淋巴结肿大
D. 可发生于生前与生后的各个年龄段小儿
E. 末梢血中可出现有核红细胞及幼稚中性粒细胞

38. 婴儿生理性贫血常发生的年龄是
A. 新生儿期
B. 生后2~3个月
C. 生后5~6个月
D. 生后8~9个月
E. 1岁左右

39. 下列哪一项最有帮助诊断早期缺铁
A. 血清铁
B. 红细胞游离原卟啉
C. 骨髓可染铁
D. 血清铁蛋白
E. 转铁蛋白饱和度

40. 下列哪一项不是营养性巨幼细胞贫血的好发对象
A. 男，6个月，单纯母乳喂养，乳母长期素食
B. 男，5岁，2岁诊出急性淋巴细胞白血病，长期以甲氨蝶呤及6-巯基嘌呤维持治疗
C. 女，5个月，来自牧区，长期羊乳喂养
D. 男，3岁，来自农村，无偏食、挑食习惯，确诊存在钩虫感染
E. 先天性叶酸代谢障碍患儿

41. 不符合营养性巨幼细胞贫血的是
A. 可出现血小板减少
B. 血涂片中红细胞大小不等，中心浅染区明显
C. 智力及动作发育倒退
D. 肝脾轻度肿大
E. 骨髓各期幼红细胞均出现巨幼变

42. 营养性巨幼细胞贫血出现明显神经精神症状时首先选用
A. 维生素B_{12}
B. 叶酸
C. 维生素C
D. 高蛋白食物
E. 维生素B_6

43. 根据世界卫生组织的资料，血红蛋白值在6~14岁的儿童期最低限是多少
A. 110g/L
B. 120g/L
C. 90g/L
D. 100g/L
E. 130g/L

44. 贫血合并肺炎的患儿，每次输血量为
A. 20ml/kg
B. 3ml/kg
C. 15ml/kg
D. 5~7ml/kg
E. <5ml/kg

45. 出现呼吸音增强的疾病是
A. 重症肌无力
B. 贫血

C. 胸膜炎

D. 膈肌瘫痪

E. 急性弥漫性腹膜炎

46. 营养性巨幼细胞贫血是因为缺乏

A. 叶酸

B. 叶酸和维生素 C

C. 维生素 C 和维生素 B_{12}

D. 叶酸和维生素 B_{12}

E. 维生素 A 和维生素 C

47. 关于营养性缺铁性贫血的实验室检查，下述哪项正确

A. 血清铁降低，总铁结合力增高，铁粒幼细胞增多

B. 血清铁蛋白降低，血清铁降低，总结合力降低

C. 血清铁蛋白降低，红细胞游离原卟啉增高，血清铁降低

D. 总铁结合力降低，血清铁降低，铁粒幼细胞减少

E. 红细胞游离原卟啉增高，铁粒幼细胞增多，血清铁降低

48. 原发性血小板减少性紫癜，血小板重度减少时，最严重的后果是

A. 大量鼻出血

B. 肉眼血尿

C. 大量咯血

D. 消化道出血

E. 颅内出血

49. 关于营养性巨幼细胞贫血，下列哪项不正确

A. 维生素 B_{12}缺乏，使四氢叶酸减少，红细胞 DNA 合成不足

B. 维生素 B_{12}缺乏，使四氢叶酸减少，红细胞 RNA 合成不足

C. 红细胞生成减慢，但在血中和骨髓中破坏增加

D. 粒细胞及巨核细胞系也有红细胞类似变化

E. 红细胞胞核发育落后，但血红蛋白发育正常

50. 缺铁性贫血患儿对感染的易感性高，最可能的机制为

A. 细胞免疫功能缺陷

B. 微量元素缺乏

C. 能量和蛋白质营养不良

D. 体温较低

E. 体液免疫功能缺陷

51. 下列哪一项与营养性巨幼细胞贫血的发病机制无关

A. DNA 合成减少

B. 红细胞的分裂增殖时间延长

C. 红细胞中血红蛋白合成减少

D. 红细胞的胞体变大，形成巨幼红细胞

E. 巨幼红细胞在骨髓内易遭破坏

52. 下列哪项是轻型 β 地中海贫血患儿 Hb 电泳的特点

A. HbA 正常，HbA2 0.035~0.060，HbF 正常

B. HbA 0.035~0.060，HbA2 正常，HbF >0.40

C. HbA 正常，HbA2 正常，HbF 0.035~0.060

D. HbA 0.035~0.060，HbA2 正常，HbF 正常

E. HbA 正常，HbA2 >0.4，HbF 0.035~0.060

53. 下列贫血中，属于红细胞酶异常所致的溶血性贫血是

A. 蚕豆病

B. 铜氧化酶缺乏所致溶血性贫血

C. 遗传性球形细胞增多症

D. 自身免疫性溶血性贫血

E. 地中海贫血

54. 由弥散性血管内凝血（DIC）引起的贫血属于

A. 失血性贫血

B. 缺铁性贫血

C. 溶血性贫血

D. 中毒性贫血

E. 再生障碍性贫血

55. ABO 血型不合溶血病的确诊依据是

A. 生后 24 小时内出现黄疸

B. 血清游离抗体阳性

C. 母亲为 O 型血，婴儿为 A 或 B 型血

D. 抗体释放试验阳性

E. 有贫血、肝脾大、黄疸进展快

56. 关于遗传性球形红细胞增多症的描述，下述哪一项是正确的

A. 是小细胞低色素性贫血

B. 常有肝脏轻中度肿大

C. 无明显黄疸

D. 可出现新生儿高胆红素血症

E. 是血管内溶血性贫血

57. 急性白血病患儿急性肾衰竭最常见的原因是

A. 肾脏白血病细胞浸润

B. 剧烈呕吐和腹泻所致严重失水

C. 高尿酸血症和尿酸性肾病

D. 肾盂肾炎

E. 大量使用肾毒性化疗药物或抗生素

58. 对白血病的 MICM 分型诊断中，C 指的是哪一种分类方法

A. 免疫学

B. 形态学

C. 分子生物学

D. 细胞遗传学

E. 形态学与分子生物学

59. 小儿急性淋巴细胞白血病中以下列哪一亚型多见

A. 早期前 B 细胞型

B. 普通 B 细胞型

C. 前 B 细胞型

D. 成熟 B 细胞型

E. T 细胞型

60. 急性淋巴细胞白血病中，目前治疗预后最好的类型是

A. 原粒细胞白血病未分化型（M_1）

B. 原粒细胞白血病部分分化型（M_2）

C. 颗粒增多的早幼粒细胞白血病（M_3）

D. 单核细胞白血病（M_5）

E. 红白血病（M_6）

61. 急性白血病患儿出现发热的主要原因是

A. 白血病细胞代谢旺盛
B. 合并感染
C. 白血病细胞释放内源性致热原
D. 机体体温调节中枢功能失调
E. 白血病时机体反应性增强

62. 预防中枢神经系统白血病所采用的三联鞘内注射药物是

A. 碳酸氢钠 + 地塞米松 + 阿糖胞苷
B. 长春新碱 + 地塞米松 + 阿糖胞苷
C. 甲氨蝶呤 + 地塞米松 + 阿糖胞苷
D. 碳酸氢钠 + 地塞米松 + 硫鸟嘌呤
E. 长春新碱 + 甲氨蝶呤 + 阿糖胞苷

63. 小儿时期最常见的白血病类型是

A. 急性 T 系淋巴细胞白血病
B. 急性 B 系淋巴细胞白血病
C. 急性早幼粒细胞白血病
D. 急性单核细胞白血病
E. 慢性粒细胞白血病

64. 霍奇金淋巴瘤最常见的临床表现是

A. 颈部无痛性肿块
B. 肝脾大
C. 贫血
D. 全身淋巴结肿大
E. 腹部无痛性肿块

65. 有关恶性淋巴瘤，下述哪一项是错误的

A. 恶性淋巴瘤分为霍奇金病和非霍奇金淋巴瘤
B. 霍奇金病 60%~90% 原发于颈淋巴结
C. 霍奇金病有发热、盗汗、食欲缺乏、体重减轻等全身症状
D. 非霍奇金淋巴瘤 60%~90% 原发于颈淋巴结
E. 非霍奇金淋巴瘤有发热、苍白、疲乏等全身症状

66. 恶性淋巴瘤最常见的原发部位是

A. 颈淋巴结
B. 腋窝淋巴结
C. 腹腔淋巴结
D. 纵隔淋巴结
E. 咽部淋巴组织

67. 下述哪一项不是噬血细胞综合征的表现

A. 血纤维蛋白原升高
B. 血白蛋白降低
C. 血三酰甘油升高
D. 血乳酸脱氢酶升高
E. 血清间接胆红素升高

68. 下列哪种物质有利于铁的吸收

A. 牛奶
B. 蛋

C. 咖啡　　D. 茶

E. 维生素 C

二、A2 型题

1. 患儿，女，11岁。月经量增多10多天。查体：贫血貌，皮肤散在出血点，肝脾未触及，Hb 10.0g/L，WBC 10×10^9/L，血小板 25×10^9/L，骨髓增生活跃，全片可见巨核细胞55个。可能的诊断是

A. 再生障碍性贫血　　B. 急性白血病

C. 脾功能亢进　　D. 原发性血小板减少性紫癜

E. 系统性红斑狼疮

2. 患儿，男，8个月。牛奶喂养。近2个月腹泻，肤色苍白，食欲减退。RBC 2.7×10^{12}/L，Hb 71g/L。为明确贫血原因，下列哪项检查有早期诊断价值

A. 血清铁测定　　B. 总铁结合力测定

C. 血清铁蛋白测定　　D. MCV、MCH、MCHC测定

E. 骨髓检查

3. 患儿，女，2岁。晨起时发现患儿面部及胸背部有大小不等的出血点。近3个月来，患儿多汗，食欲缺乏，偶有腹泻，3周以前曾复种麻疹疫苗。面色稍苍白，肝脾淋巴结不大，红细胞 3.8×10^{12}/L，血红蛋白99g/L，平均红细胞体积79fl，白细胞 5.1×10^9/L，分类无异常，血小板 19×10^9/L。初步诊断首先考虑

A. 特发性血小板减少性紫癜合并大细胞贫血

B. 白血病

C. 特发性血小板减少性紫癜合并营养性缺铁性贫血

D. 再生障碍性贫血

E. 骨髓异常增生综合征

4. 患儿，女，2岁。到医院体检，发现血清铁蛋白降低，红细胞游离原卟啉正常，未出现贫血表现。此为哪个阶段表现

A. 铁减少期　　B. 红细胞生成缺铁期

C. 缺铁性贫血期　　D. 缺铁性贫血恢复期

E. 缺铁性贫血已治愈

5. 患儿，女，8个月。面色蜡黄、虚胖、手足颤抖，肝肋下2cm，红细胞 2.1×10^{12}/L，血红蛋白80g/L。下列有关治疗哪项是错误的

A. 维生素 B_{12} 肌内注射　　B. 补充铁剂治疗

C. 及时添加辅食　　D. 改为羊奶喂养

E. 加强护理，防止感染

6. 患儿，女，7 岁。1 个月来不规则发热，面色逐渐苍白，Hb 80g/L，Coombs 试验阳性。可排除的诊断是

A. 自身免疫性溶血性贫血
B. 霍奇金淋巴瘤
C. 系统性红斑狼疮
D. 再生障碍性贫血
E. 药物性溶血性贫血

7. 患儿，男，3 岁。面色苍白 20 天，皮肤有出血点，牙龈出血 5 天。查体：贫血貌，全身皮肤散在出血点，牙龈轻微出血，浅表淋巴结未触及肿大，心肺无异常。肝脾未触及肿大。血常规：WBC $2 \times 10^9/L$，Hb 65g/L，PLT $30 \times 10^9/L$；外周血涂片白细胞、红细胞形态正常，血小板分布稀疏。该患儿最可能的诊断是

A. 急性白血病
B. 再生障碍性贫血
C. 特发性血小板减少性紫癜
D. 血友病
E. 营养性贫血

8. 患儿，男，1 岁。确诊为营养性缺铁性贫血，遂用铁剂正规治疗。下列哪项最符合铁剂治疗的一般规律

A. 服铁剂后网织红细胞 1~2 天升高，3~4 天达高峰，7~10 天下降至正常；血红蛋白 10 天增加
B. 服铁剂后网织红细胞 2~3 周升高，1~2 个月达高峰，2~3 个月下降至正常；血红蛋白 3~4 个月增加
C. 服铁剂后网织红细胞 7~10 天升高，2~3 周达高峰，1~2 个月下降至正常；血红蛋白 1~2 个月增加
D. 服铁剂后网织红细胞 4~7 天升高，10~14 天达高峰，1~2 个月下降至正常；血红蛋白 2~3 周增加
E. 服铁剂后网织红细胞 2~3 天升高，5~7 天达高峰，2~3 周下降至正常；血红蛋白 1~2 周增加

9. 患儿，男，1 岁。外周血示小细胞低色素性贫血，下列疾病均有可能但除外

A. 铁粒幼细胞贫血
B. 缺铁性贫血
C. 地中海贫血
D. 感染性贫血
E. 再生障碍性贫血

10. 患儿，女，8 岁。3 个月前因皮肤黏膜出血诊断为血小板减少性紫癜，用泼尼松治疗缓解。近 1 周来疲乏无力。脾肋下 2cm，Hb 70g/L，网织红细胞 0.06，血小板 $60 \times 10^9/L$，白细胞计数正常；血清总胆红素 76μmol/L，间接胆红素 66μmol/L，骨髓增生明显活跃，以幼红细胞增生为主，巨核细胞 35 个，Coombs 试验阳性。其诊断是

A. 血小板减少性紫癜并发贫血
B. 骨髓增生异常综合征

C. Evans综合征　D. 脾功能亢进

E. 药物引起的溶血反应

11. 患儿，男，4岁。因患“感冒”家长给服磺胺类药物1片，次日排浓茶色尿，第3天巩膜、皮肤发黄，头晕、乏力来诊。化验：Hb 55g/L，WBC 13.5×10^9/L，血小板正常，网织红细胞0.55，高铁血红蛋白还原率25%。最可能的诊断为

A. 磺胺中毒　B. 自身免疫性溶血性贫血

C. 遗传性球形细胞增多症　D. 地中海贫血

E. 红细胞G-6-PD缺乏症

12. 患儿，男，3岁半。面色苍白3年，脾肋下4cm，Hb 52g/L，WBC 7.5×10^9/L，N 0.35，L 0.67，M 0.02，RC 0.02，MCV 65fl，MCH_2 4pg，MCHC 0.27，HbF 0.42。此患儿最可能的诊断是

A. 缺铁性贫血　B. 生理性贫血

C. 叶酸缺乏所致营养性贫血　D. 地中海贫血

E. 维生素B_{12}缺乏所致营养性贫血

13. 患儿，男，8岁。2周前发热，体温39℃，咽痛、鼻塞、流涕、全身酸痛，治疗1周，痊愈。1天前晨起牙龈出血，不易止。查体：体温正常，无贫血貌，全身皮肤布满针尖大小出血点，无骨压痛，肝脾肋下未触及；Hb 128g/L，WBC 8.4×10^9/L，分类正常，血小板18×10^9/L。该患儿最可能的诊断是

A. 急性白血病　B. 急性再生障碍性贫血

C. 类白血病反应　D. 过敏性紫癜

E. 特发性血小板减少性紫癜

14. 患儿，女，5岁。检查血常规发现全血细胞减少。下列哪项不可能有此表现

A. 再生障碍性贫血　B. 假性白血病

C. 播散型红斑狼疮　D. 脾功能亢进

E. 恶性组织细胞增多症

15. 患儿，男，2岁。右膝关节肿胀、功能障碍5天。5个月前曾有同样的发作但肿胀程度较轻，血常规检查正常，出血时间正常，凝血时间延长，凝血酶原时间正常，活化部分凝血酶时间延长，患儿血浆被硫酸镁吸附后的正常血浆纠正，而不能被正常血清纠正。该患儿的诊断应为

A. 血友病甲　B. 血友病乙

C. 血友病丙　D. 血管性血友病

E. 血小板无力症

16. 患儿，女，9岁。发热、面色苍白3周。查体：全身浅表淋巴结肿大，肝肋下4cm，脾

肋下 2cm。为明确诊断，最主要的检查是

A. 腹部 CT B. 肝穿刺

C. 腹部 B 超 D. X 线片

E. 骨髓检查

17. 患儿，男，5 岁。确诊急淋白血病已 2 年半，一直处于持续完全缓解状态。3 天前出现头痛、呕吐及视物模糊。查体：脑膜刺激征阳性。拟诊中枢神经系统白血病复发，立即进行哪项检查可确立诊断

A. 头颅 CT 或 MRI B. 眼底检查

C. 脑电图 D. 骨髓穿刺

E. 腰穿查脑脊液

18. 患儿，男，6 岁半。之力、腹胀半年。查体：贫血貌，肝在右肋下 2cm、脾丁左肋下 7cm 触及。Hb 65g/L，WBC 21×10^9/L，分类可见中、晚幼粒为主，PLT 400×10^9/L，NAP 积分降低。可能的诊断为

A. 脾功能亢进 B. 骨髓纤维化

C. 类白血病反应 D. 慢性粒细胞白血病

E. 黑热病

19. 患儿，男，3 岁。发热、咽痛 3 天，平时易感冒。查体：体温 39℃，右颈及颌下各有一个花生米大小淋巴结，有触痛，咽充血，扁桃体肿大，有黄白色分泌物，颈无抵抗，心率 130 次/分，律齐，两肺未闻及啰音，肝肋下 2.5cm，脾肋下 2.0cm。血红蛋白 105g/L，红细胞数 3.3×10^{12}/L，白细胞数 52×10^9/L，中性粒细胞杆状 0.38，分叶 0.40，淋巴细胞 0.12，有 10% 形态较大，核染色质细致的似为幼稚细胞，血小板 9×10^9/L。在门诊遇此病例，首先应采取下述哪项检查措施

A. 淋巴结穿刺液涂片或淋巴结活组织检查

B. 抽血验嗜异性凝集试验

C. 咽拭子培养 + 药敏试验

D. 骨髓穿刺细胞分类

E. 测白细胞碱性磷酸酶

20. 患儿，女，12 岁。喘憋 2 周，不能平卧。查体：左锁骨上及左颈部多个肿大淋巴结，胸部 X 线示上纵隔明显增宽，气管影偏向右侧，变窄。其最可能的诊断为

A. 传染性单核细胞增多症 B. 神经母细胞瘤

C. 急性白血病 D. 慢性白血病

E. 恶性淋巴瘤

21. 患儿，女，9 个月。因长期腹泻导致缺铁性贫血，用硫酸亚铁治疗 3~5 天后，判断治疗

效果。最合适的指标是

A. 红细胞计数 B. 血清铁蛋白

C. 红细胞游离原卟啉 D. 血红蛋白量

E. 网织红细胞

22. 患儿，女，14岁。月经量增多10天。查体：贫血貌，皮肤散在出血点，肝脾未触及。Hb 109g/L，WBC $10\times10^9/L$，血小板 $25\times10^9/L$，骨髓增生活跃，全片可见巨核细胞55个。可能的诊断是

A. 再生障碍性贫血 B. 特发性血小板减少性紫癜

C. 急性白血病 D. 脾功能亢进

E. 系统性红斑狼疮

三 A3/A4型题

（1~3题共用题干）

患儿，男，8个月。平时经常腹泻，近2个月面色苍白，食欲缺乏，喜吃土，精神不活泼。查体：口唇黏膜苍白，皮肤无出血点，浅表淋巴结不大，心率120次/分，心尖部Ⅱ级收缩期杂音，腹软，肝肋下2cm，脾肋下2.5cm。

1. 为确诊，下列哪项检查最不重要

A. 血清铁测定 B. 血清铁蛋白测定

C. 血清总铁结合力测定 D. 血浆蛋白测定

E. 血常规检查

2. 此患儿最可能出现的检查结果是

A. 白细胞数增多 B. 血小板减少

C. 出凝血时间延长 D. Hb明显下降

E. 网织红细胞明显增多

3. 此患儿用铁剂治疗的停药时间是

A. RBC、Hb达正常水平 B. RBC、Hb正常后1周

C. RBC、Hb正常后6~8周 D. RBC、Hb正常后减少剂量用至1岁

E. 用到临床症状结束

（4~6题共用题干）

患儿，男，1岁。母乳喂养未加辅食。查体：皮肤黏膜苍白，肝肋下2cm，脾肋下1cm，化验血象Hb 78g/L，RBC $3.6\times10^{12}/L$，PLT $121\times10^9/L$。

4. 该患儿最可能的诊断是

A. 营养性缺铁性贫血 B. 营养性巨幼细胞贫血

C. 营养性混合性贫血　　D. 生理性贫血

E. ABO 溶血症

5. 贫血程度为

A. 轻度贫血　　B. 中度贫血

C. 重度贫血　　D. 极重度贫血

E. 以上都不是

6. 此患儿 MCV（fl）、MCH（pg）、MCHC（%）最可能出现的化验结果是

A. 80~90，28~32，32~38　　B. >94，>32，32~38

C. 80~94，>32，32~38　　D. <80，<28，32~38

E. <80，<28，<32

（7~11 题共用题干）

患儿，女，3 岁。长期偏食，近 1 个月面色渐苍黄，懒动。查体：面色苍黄，头发干黄，心前区可闻及Ⅱ级收缩期杂音，肝肋下 4cm，脾肋下 1cm。血常规：RBC 3.0×10^{12}/L，Hb 70g/L，Ret 2.0%，WBC 和 PLT 正常。MCV 74fl，MCH 26pg，MCHC 30%，诊断考虑为缺铁性贫血。

7. 口服铁剂治疗正确的是

A. 元素铁 0.5~1.0 毫克/(千克・次)，每日 2~3 次，餐前服

B. 元素铁 1~2 毫克/(千克・次)，每日 2~3 次，餐前服

C. 元素铁 3~4 毫克/(千克・次)，每日 2~3 次，餐前服

D. 元素铁 0.5~1.0 毫克/(千克・次)，每日 2~3 次，两餐之间

E. 元素铁 1~2 毫克/(千克・次)，每日 2~3 次，两餐之间

8. 铁剂治疗有效首先出现什么变化

A. 血常规检查红细胞增多　　B. 血常规检查血红蛋白上升

C. 血清铁蛋白升高　　D. 网织红细胞增多

E. 总铁结合力升高

9. 铁剂治疗有效果，Hb 恢复正常，还需要继续服用铁剂多长时间

A. 1 周　　B. 2~3 周

C. 1 个月　　D. 2 个月

E. 3~4 个月

10. 如该患儿服用铁剂无效，应考虑下列何种情况，除了

A. 服用铁剂时同时补充了维生素 B_{12}　　B. 诊断可能有误

C. 饮食习惯未改正　　D. 存在慢性失血

E. 服用铁剂方法不当

11. 该患儿服用铁剂后 Hb 有所上升，但升到 90g/L 后不再升高，最应与下列何种疾病引起的贫血相鉴别

A. 轻型珠蛋白生成障碍性贫血　　B. 遗传性球形红细胞增多症

C. 巨幼细胞贫血　　D. 铁粒幼细胞贫血

E. 慢性病贫血

（12～14 题共用题干）

患儿，女，5 个月。双胎之一，面色苍白 3 个月，呈加重趋势，食欲减退，平时易感冒，出生后以人工喂养，未加辅食。查体：发育、营养差。皮肤、黏膜苍白，心前区有Ⅰ级收缩期杂音，肝肋下 3cm，脾肋下 1cm。血常规：血红蛋白 55g/L，红细胞数 $3.0\times10^{12}/L$，白细胞、血小板及网织红细胞均正常。

12. 患儿最可能的诊断是

A. 生理性贫血　　B. 婴儿感染性贫血

C. 营养性缺铁性贫血　　D. 营养性混合性贫血

E. 营养性巨幼细胞贫血

13. 最有助于确诊的检查是

A. 骨髓片检查　　B. B 超检查

C. X 线胸片检查　　D. 血清铁及血清总铁结合力测定

E. 血清叶酸及维生素 B_{12} 测定

14. 最适宜的治疗是

A. 铁剂口服　　B. 铁剂肌内注射

C. 铁剂及维生素 C 口服　　D. 铁剂、维生素 C 口服 + 输血

E. 铁剂、维生素 C、叶酸口服及维生素 B_{12} 肌内注射

（15～18 题共用题干）

患儿，男，1 岁半。面色苍白 2 个月，母乳喂养，未断奶，间断添加辅食，平时易患感冒，浅表淋巴结不大，心尖区闻及收缩期Ⅱ级杂音，肺、腹查体未见异常。

15. 为了诊断，应首选的检查是

A. 血常规　　B. 尿常规

C. 大便常规　　D. 骨髓检查

E. X 线胸片

16. 外周血 RBC $3.8\times10^{12}/L$，Hb 85g/L，MCV 78fl，MCH 26pg，MCHC 0.29，进一步检查应选

A. 叶酸测定　　B. 维生素 B_{12} 测定

C. 血红蛋白电泳　　D. 血清铁
E. 血清铁蛋白

17. 如果检查结果示：RBC 4.0×10^{12}/L，Hb 75g/L，MCV 63fl，血清铁蛋白 9μg/L，血清铁 25μmol/L。最可能的诊断是
A. 营养性巨幼细胞贫血　　B. 营养性缺铁性贫血
C. 地中海贫血　　D. 感染性贫血
E. 失血性贫血

18. 最佳的治疗是
A. 注射维生素 B_{12}　　B. 口服叶酸
C. 口服二价铁　　D. 口服三价铁
E. 注射铁剂

（19~21 题共用题干）

患儿，男，2 岁。因食欲差 2 个月就诊。母乳喂养，辅食吃得很少。查体：精神可，面色略苍黄，结膜、口唇略苍白。心肺无异常。腹软，肝肋下 1.5cm，脾未触及。考虑患儿可能为营养性缺铁性贫血。

19. 如果患儿查血常规确诊为缺铁性贫血，则 Hb 为
A. <120g/L　　B. <110g/L
C. <100g/L　　D. <90g/L
E. <145g/L

20. 确诊缺铁性贫血后，铁剂治疗有效，Hb 开始上升的时间是
A. 1~2 天　　B. 5~7 天
C. 1~2 周后　　D. 1 个月
E. 2 个月

21. 铁剂治疗有效，停药时间应该在 Hb 达正常以后
A. 5~7 天　　B. 1~2 周
C. 3 周　　D. 1 个月
E. 2 个月

（22~25 题共用题干）

患儿，男，3 岁。喜食蛋、鱼、肉、青菜、水果，每天喜欢饮冷鲜牛奶，常于饮牛奶后诉脐周痛，近 3 个月面色差，易发热、咳嗽。大便 1~2 次/天，稍稀。查体：面色苍白，心尖部Ⅰ级收缩期杂音，双肺无异常，腹平软，肝、脾未触及。Hb 80g/L，RBC 3.5×10^{12}/L，MCV 67fl，网织红细胞 0.015。大便潜血试验（+）。

22. 该患儿最可能的诊断是
A. 地中海贫血
B. 肺含铁血黄素沉着症
C. 营养性巨幼细胞贫血
D. 缺铁性贫血
E. 再生障碍性贫血

23. 引起本例贫血的可能病因是
A. 相关营养素补充不足
B. 钩虫感染
C. 慢性肠道吸收不良
D. 牛奶过敏所致铁丢失
E. 先天性血红蛋白异常

24. 该患儿给予硫酸亚铁每天 4mg/kg 治疗 1 个月后，贫血稍有改善但仍不正常，可能原因是
A. 病因未去除
B. 硫酸亚铁吸收不良
C. 诊断错误
D. 药物剂量不够
E. 硫酸亚铁剂型不好

25. 解决上述情况最佳方法是
A. 停饮鲜牛奶
B. 驱钩虫治疗
C. 改为注射铁剂
D. 增加叶酸口服
E. 给予维生素 B_{12}肌内注射

（26～29 题共用题干）

患儿，男，7 个月。母乳喂养，未加辅食，生后 6 个月内生长发育良好，2 个月来面色黄、反应呆滞。查体：面色蜡黄，嗜睡，舌震颤，心肺无异常，肝肋下 3cm，腱反射亢进，踝阵挛阳性。

26. 为确定诊断，选用的检查方法为
A. 血涂片检查
B. 骨髓穿刺检查
C. 血清铁测定
D. 血清叶酸、维生素 B_{12}测定
E. 红细胞寿命测定

27. 该患儿最可能的诊断为
A. 缺铁性贫血
B. 营养性巨幼细胞贫血
C. 溶血性贫血
D. 混合性贫血
E. 再生障碍性贫血

28. 此患儿的发病原因为
A. 喂养不当
B. 营养物质吸收障碍
C. 生长发育过快，需要增多
D. 丢失过多
E. 慢性感染

29. 应选择下列哪项治疗最佳

A. 输血治疗　　B. 口服铁剂治疗

C. 肌内注射维生素 B_{12}　　D. 激素治疗

E. 丙酸睾酮治疗

(30~32 题共用题干)

患儿，女，11 个月。面色苍白 2 个月，母乳喂养，未断奶，间加辅食，平时易感冒。发育营养稍差，皮肤黏膜苍白、无黄疸，无出血点，浅淋巴结不大，心尖 SMⅡ，肺正常，肝脾肋下未触及。

30. 为了诊断，应首选检查

A. 骨髓检查　　B. 尿常规

C. 血常规　　D. 大便常规

E. 胸部 X 线

31. 如发现为小细胞低色素性贫血，进一步检查应首选

A. 抗碱血红蛋白测定　　B. 骨髓检查

C. 维生素 B_{12}测定　　D. 血清铁蛋白

E. 血红蛋白电泳

32. 检查结果示，RBC $4.0\times10^{12}/L$，Hb 75g/L，MCV 63fl，外周血涂片示红细胞大小不等、以小细胞为主、中央淡染区扩大，血清蛋白 10μg/L，血清铁 25μmol/L。最可能诊断是

A. 地中海贫血　　B. 营养性缺铁性贫血

C. 营养性巨幼细胞贫血　　D. 炎症性贫血

E. 失血性贫血

(33~35 题共用题干)

患儿，男，11 个月。喂养羊乳为主，6 个月后加米糊但未加肉类，面色苍白 3 个月，近 1 周嗜睡，胃口差；体检虚胖、头发稀疏微黄，面色苍黄。巩膜轻度黄染，心尖 SMⅡ，肝肋下 0.5cm。脾未触及。

33. 为了帮助诊断，首选检查是

A. 血常规 + 红细胞形态　　B. 血红蛋白电泳

C. 骨髓穿刺　　D. 血清铁蛋白

E. 肝肾功能检查

34. 对诊断最有价值的检查是

A. 血清铁　　B. 血清铁蛋白

C. 骨髓穿刺　　D. 转铁蛋白受体
E. 肝功能检查

35. 血常规检查结果：RBC 2.5×10^{12}/L，Hb 78g/L，MCV 95fl，网织红细胞 0.010，白细胞计数正常、血小板正常；外周血涂片示白细胞有核分叶过多现象。最可能诊断是
A. 营养性缺铁性贫血　　B. 地中海贫血
C. G-6-PD 缺乏症　　D. 营养性巨幼细胞贫血
E. 肺含铁血黄素沉着

（36~37 题共用题干）

患儿，男，10 个月。生后母乳喂养，乳母食素，面色苍白不喜动 2 个月。查体：精神呆滞，面色苍黄、头发稀疏黄软，心尖 SM Ⅰ，肝肋下 0.5cm，脾未触及。RBC 2.5×10^{12}/L，Hb 60g/L，MCV 96fl，网织红细胞 0.010，外周血涂片成熟红细胞以大细胞为主。

36. 该患儿最可能的诊断是
A. 营养性缺铁性贫血　　B. 地中海贫血
C. 再生障碍性贫血　　D. 炎症性贫血
E. 营养性巨幼细胞贫血

37. 引起本例贫血的病因是
A. 骨髓功能障碍　　B. 血液丢失
C. 肠道吸收不良　　D. 相关营养素摄入不足
E. 红细胞破坏增加

（38~42 题共用题干）

患儿，男，足月出生第 1 天。母乳喂养，全身皮肤重度黄染，测血清总胆红素 356μmol/L，母亲血型为 O 型，Rh 阳性，父亲血型为 A 型，Rh 阳性。

38. 该患儿可能的诊断是
A. 新生儿 Rh 溶血症　　B. 新生儿 ABO 溶血症
C. 母乳性黄疸　　D. 新生儿肝炎综合征
E. 新生儿生理性黄疸

39. 首先应做何检查
A. 血型及血型抗体检查　　B. 肝功能检查
C. 脑电图检查　　D. 血培养
E. 电解质检查

40. 下列哪项治疗最合适
A. 光疗　　B. 换血疗法

C. 口服苯巴比妥、尼可刹米　　D. 碳酸氢钠纠正酸中毒

E. 输白蛋白

41. ABO 血型不合溶血症换血选择的血源是

A. O 型血红细胞和血浆　　B. 与婴儿 ABO 血型相同的血

C. O 型血细胞，血浆与婴儿一致　　D. O 型血红细胞和 AB 型血浆

E. 与婴儿血型一致的红细胞和 AB 型血浆

42. 如患儿在治疗过程中出现嗜睡、吸吮无力、拥抱反射减弱、肌张力降低等表现，应考虑存在

A. 低血糖　　B. 低钙血症

C. 胆红素脑病　　D. 败血症

E. 维生素 D 缺乏

(43~45 题共用题干)

患儿，女，3 岁。食用蚕豆后 1 天，出现面色苍白，巩膜黄染，尿呈深褐色，且潜血试验阳性。外周血：Hb 55g/L，RBC 2.0×10^{12}/L，考虑为蚕豆病。

43. 哪项化验结果最有诊断意义

A. 尿含铁血黄素试验阳性　　B. 网织红细胞增多

C. 血浆结合珠蛋白降低　　D. 血浆游离 Hb 升高

E. RBC G-6-PD 活性降低

44. 本例最重要的治疗措施是

A. 扩容、纠酸　　B. 抗生素

C. 输合格供者的 RBC　　D. 应用大剂量糖皮质激素

E. 应用免疫抑制剂

45. 预防再发生溶血，应注意

A. 尽量少吃蚕豆　　B. 禁食一切豆类食品

C. 吃蚕豆时尽量将蚕豆煮熟　　D. 食蚕豆时口服皮质激素预防发病

E. 禁吃蚕豆

(46~52 题共用题干)

患儿，女，5 岁。发热 1 个月，伴双下肢疼痛 1 周入院。查体：体温 38.5℃，稍苍白，下肢有少许散在出血点，浅表淋巴结易触及，如绿豆至黄豆大，心、肺无异常，肝肋下 2cm，脾不大，双下肢无明显关节红肿，神经系统检查无异常。血红蛋白 98g/L，白细胞数 12×10^{9}/L，中性粒细胞 0.3，淋巴细胞 0.7，骨髓细胞学检查证实为急性淋巴细胞白血病。

46. 下列骨髓象结果哪项与诊断符合

A. 原始幼稚细胞比例 2%　　B. 原始幼稚细胞比例 5%

C. 原始幼稚细胞比例10%
D. 原始幼稚细胞比例20%
E. 原始幼稚细胞比例50%

47. 骨痛原因是
A. 贫血
B. 感染
C. 浸润
D. 骨髓炎
E. 生长痛

48. 下列哪个因素是急性淋巴细胞白血病的高危因素
A. 免疫分型为早期前B型
B. 染色体数目为高二倍体
C. 泼尼松诱导治疗第8天外周血幼稚细胞为$2.0\times10^9/L$
D. 诊断时白细胞数$20\times10^9/L$
E. 年龄5岁

49. 该患儿总的治疗疗程需
A. 1年
B. 2年
C. 2年半
D. 3年半
E. 4年

50. 如患儿在完全缓解时，发生头痛、呕吐、右眼失明。为明确原因，首先应采取哪项诊断措施
A. 即做腰椎穿刺，查脑脊液常规、生化及找异常细胞
B. 眼底检查
C. 脑电图检查
D. 颅脑CT检查
E. 复查骨髓象

51. 如果是中枢神经系统白血病，应首先采取下列哪项治疗措施
A. 大剂量MTX
B. 全身重新诱导缓解
C. 规则三联鞘内注射
D. 颅脑放射治疗
E. 造血干细胞移植

52. 患儿，女，出生1天。血常规：血红蛋白160g/L，白细胞$21\times10^9/L$，N 0.60，L 0.38，M 0.02，HbF 60%，可见少量幼稚红细胞及幼稚中性粒细胞，血常规提示
A. 正常新生儿
B. 新生儿贫血
C. 新生儿白血病
D. 新生儿败血症
E. 新生儿地中海贫血

（53~55题共用题干）

患儿，男，3岁。持续发热1周，体温多在39.5℃，无明显咳嗽，精神食欲减低。查

体：贫血貌，无皮疹，颈部浅表淋巴结0.3~0.5cm，巩膜微黄，肺阴性，肝脏肋下2cm，脾脏肋下3cm，神经系统无异常发现。外周血 WBC 3.3×10^9/L，N 0.22，L 0.78，Hb 81g/L，PLT 65×10^9/L；血浆纤维蛋白原0.15g/L；血三酰甘油2.6mmol/L。

53. 诊断首先考虑下列哪一项
  A. 噬血细胞综合征
  B. 急性白血病
  C. 传染性单核细胞增多症
  D. 急性再生障碍性贫血
  E. 恶性淋巴瘤

54. 需要做的相关重要检查首选
  A. 血清铁检查
  B. 胸腹 CT
  C. 血培养
  D. 脑脊液检查
  E. 骨髓细胞学检查

55. 关于病因学首先考虑下列哪项检查
  A. 结核相关
  B. 真菌相关
  C. 恶性淋巴瘤相关
  D. EB 病毒相关
  E. 不考虑病原学检查

（56~58 题共用题干）

患儿，男，2岁。不规则发热，咳嗽伴皮疹，耳流脓4个多月。血红蛋白80g/L，血小板 70×10^9/L，胸部X线片两肺野透亮度减低，并呈弥散性网点状改变，头颅平片可见多个缺损性阴影。

56. 该病例可能的诊断是
  A. 败血症
  B. 颅内肿瘤合并肺部感染
  C. 再生障碍性贫血合并感染
  D. 朗格汉斯细胞组织细胞增生症（混合型）
  E. 儿童艾滋病

57. 为尽快明确诊断，患儿应做的检查是
  A. 皮肤印片或病变部位活体组织检查
  B. 头颅磁共振
  C. 凝血常规
  D. 骨髓涂片或活检
  E. HIV 确诊试验

58. 一旦皮肤印片或病变部位活体组织检查发现朗格汉斯细胞，最具有确诊意义的检查是
  A. a-D 甘露糖酶
  B. ATP 酶
  C. CD31/S-100
  D. 电镜下病变细胞内发现 Bribeck 颗粒
  E. PCR

（59~61题共用题干）

患儿，女，1岁半。持续发热2周，体温多高于39℃，高热时伴一过性皮疹，皮疹呈多形性。查体：面色苍白，皮肤黄染，散在针尖大小出血点，部分伴有瘀斑，颈部淋巴结肿大，肝肋下4cm，脾肋下3.5cm。化验血常规全血细胞减少，三酰甘油2.5mmol/L，纤维蛋白原1g/L，骨髓吞噬现象不明显。其哥哥因患相似病症于6岁时病故。

59. 诊断考虑
A. Still病
B. 恶性组织细胞病
C. 再生障碍性贫血
D. 急性白血病
E. 噬血细胞综合征

60. 患儿属于哪种临床类型
A. 原发性（家族性）
B. 感染相关性
C. 肿瘤相关性
D. 风湿性疾病
E. 免疫缺陷综合征

61. 下列哪项治疗措施最有效
A. 放疗
B. 化疗
C. 造血干细胞移植
D. 免疫治疗
E. 支持治疗

四 B型题

（1~5题共用备选答案）
A. Hb＜145g/L
B. Hb＜60g/L
C. Hb＜110g/L
D. Hb＜100g/L
E. Hb＜90g/L

1. 1~4个月小儿贫血标准是
2. 新生儿期贫血标准是
3. 4~6个月小儿贫血标准是
4. 6个月至6岁小儿贫血的标准是
5. 8岁小儿重度贫血的诊断指标是

（6~9题共用备选答案）
A. RBC 4.0×10^{12}/L，Hb 75g/L，MCV 63fl，MCH 22 pg，MCHC 0.25，网织红细胞0.010
B. RBC 2.3×10^{12}/L，Hb 85g/L，MCV 94fl，MCH 35 pg，MCHC 0.35，网织红细胞0.015

C. RBC 2.0 × 10^{12}/L，Hb 60g/L，MCV 84fl，MCH 30 pg，MCHC 0.33，网织红细胞 0.003

D. RBC 4.5 × 10^{12}/L，Hb 115g/L，MCV 83fl，MCH 31 pg，MCHC 0.34，网织红细胞 0.015

E. RBC 2.2 × 10^{12}/L，Hb 63g/L，MCV 81fl，MCH 32 pg. MCHC 0.33，网织红细胞 0.009

6. 最符合再生障碍性贫血的血常规是
7. 最符合缺铁性贫血的血常规是
8. 最符合营养性巨幼细胞贫血的血常规是
9. 最符合红细胞 G-6-PD 缺乏症的血常规是

（10~11 题共用备选答案）

A. 溶血性贫血　　B. 营养性缺铁性贫血

C. 缺乏叶酸所致的巨幼细胞贫血　　D. 营养性混合性贫血

E. 缺乏维生素 B_{12}所致的巨幼细胞贫血

10. 患儿，女，10 个月。双胎之一，面色苍黄 5 个月，母乳加牛奶喂养。未加辅食，长期腹泻。RBC 2.1 ×10^{12}/L，Hb 60g/L，网织红细胞 0.01，白细胞正常。应诊断为
11. 患儿，男，9 个月。虚胖，头发稀疏、发黄，羊乳喂养，化验白细胞中性粒细胞平均分叶数超过 3~4 叶，骨髓中各期幼红细胞巨幼变。应诊断为

（12~15 题共用备选答案）

A. 维生素 B_{12}　　B. 叶酸

C. 维生素 C　　D. 铁剂

E. 维生素 B_6

12. 有神经症状的巨幼细胞贫血首选
13. 治疗巨幼细胞贫血时可促进叶酸利用的药为
14. 营养性巨幼细胞贫血治疗中，红细胞增生旺盛时加用的药为
15. 维生素 B_{12}缺乏性营养性巨幼细胞贫血可加重神经精神症状的药为

（16~17 题共用备选答案）

A. 小细胞性　　B. 小细胞低色素性

C. 大细胞性　　D. 小细胞高色素性

E. 正细胞性

16. 营养性缺铁性贫血的血象特点为

17. 营养性巨幼细胞贫血的血象特点为

（18～19 题共用备选答案）

A. 血红蛋白测定
B. 血清铁蛋白测定
C. 红细胞游离原卟啉测定
D. 血清铁测定
E. 骨髓铁染色检查

18. 铁减少期最敏感的诊断指标是
19. 红细胞生成缺铁期最具特征的诊断指标是

（20～21 题共用备选答案）

A. 生后 2～3 个月
B. 生后 3～6 个月
C. 生后 6 个月至 2 岁
D. 生后 2～3 岁
E. 3 岁以上者

20. 生理性贫血的时间是
21. 营养性缺铁性贫血的好发年龄是

（22～25 题共用备选答案）

A. 自身免疫性溶血性贫血
B. 地中海贫血
C. 红细胞 G-6-PD 缺乏性溶血性贫血
D. 遗传性球形红细胞增多
E. 再生障碍性贫血

22. 急性溶血性贫血，黄疸，Coombs 试验（+）
23. 慢性溶血性贫血，黄疸，脾大，红细胞渗透脆性试验（+）
24. 溶血性贫血，肝脾大，血红蛋白电泳异常
25. 急性溶血性贫血，黄疸，高铁血红蛋白还原试验（+）

（26～30 题共用备选答案）

A. 全血
B. 红细胞
C. 血小板
D. 血浆
E. 冷沉淀

26. 原发性免疫性血小板减少症（ITP）行脾切除术前应输
27. 老人、儿童或心、肝、肾功能不全的慢性贫血患儿应输
28. 同时严重缺乏红细胞、血容量和凝血因子时应输
29. 补充凝血因子和血容量应输
30. 血管性血友病患儿术前应输

（31~33 题共用备选答案）

A. 营养性缺铁性贫血　　B. 巨幼细胞贫血

C. 再生障碍性贫血　　D. 白血病

E. 溶血性贫血

31. 双胎儿易发生

32. 慢性钩虫病可致

33. 单纯羊奶、母乳喂养易发生

（34~36 题共用备选答案）

A. 传染性单核细胞增多症　　B. 神经母细胞瘤

C. 急性白血病　　D. 慢性白血病

E. 非霍奇金淋巴瘤

34. 患儿，男，6 岁。发热 1 周，颈淋巴结肿大。查体：咽充血，肝肋下 4cm，脾肋下 1cm，白细胞 10×10^9/L。异常淋巴细胞 0.13

35. 患儿，男，1 岁半。间断发热 1 个月。查体：颈淋巴结肿大如蚕豆大，肝肋下 5cm，脾肋下 4cm，血红蛋白 77g/L，白细胞 31×10^9/L，血小板 48×10^9/L

36. 患儿，女，3 岁。发热 1 个月，腹部 B 超示左肾上腺区巨大肿块约 10cm×11cm，瘤体内有钙化

五 X 型题

1. 关于营养性巨幼细胞贫血，下列哪项正确

A. 红细胞数比血红蛋白减少更明显　　B. 网织红细胞计数常减少

C. 中性粒细胞数常减少　　D. 血小板数多正常

E. 中性粒细胞变大并有分叶过多现象

2. 生理性贫血的主要原因，除了

A. 先天储铁不足　　B. 铁摄入不足

C. 疾病影响　　D. 肾功能不全

E. 红细胞生成素不足

3. 贫血引起机体的代偿性反应中包括下列哪几项

A. 脉搏加快　　B. 呼吸加速

C. 心动过速　　D. 毛细血管搏动

E. 动脉压降低

4. 严重贫血患儿 Hb 38g/L，发生呼吸道疾患，PaO_2 40mmHg。下列哪一项说法不正确

A. 不会出现心动过速　　B. 不会出现发绀

C. 不会出现贫血表现（面色苍白等）　　D. 出现发绀

E. 不会出现心脏杂音

5. 下列哪项数值描述是正确的

A. 初生新生儿血红蛋白 110g/L 为中度贫血

B. 新生儿血容量约占体重的 10%，平均 300ml

C. 婴儿期网织红细胞较成人高，为 0.04~0.06

D. 1 岁血红蛋白 F＜0.05

E. 小儿血小板数与成人相似，为（150~250）$\times 10^9$/L

6. 关于铁代谢，下列哪一项是正确的

A. 人体总铁量的 60%~70% 存在于血红蛋白中

B. 食物中的铁主要以二价铁的形式从十二指肠吸收

C. 铁主要由胆汁、尿、汗和脱落的黏膜细胞排出

D. 缺铁时主要为血红蛋白合成障碍，而对细胞的分裂和增殖影响较小

E. 铁与血浆中的转铁蛋白结合为铁的贮存形式

7. 关于营养性缺铁性贫血骨髓象，正确的是

A. 各系均增生活跃

B. 以中、晚幼红细胞增生明显

C. 幼红细胞胞体小，胞质少，染色偏蓝

D. 胞质成熟落后于胞核

E. 幼红细胞增生活跃

8. 有关铁代谢，下列描述哪几项是正确的

A. 食物铁主要以二价铁形式在十二指肠和空肠上段被吸收

B. 母乳和牛乳含铁均低

C. 维生素 C 可增加铁的吸收

D. 铁蛋白和含铁血黄素是铁在体内储存的主要形式

E. 血浆中与转铁蛋白结合的铁称为血清铁

9. 关于红细胞生成缺铁期（IDE），下列何种说法正确

A. 体内储存铁进一步耗竭　　B. 红细胞生成所需的铁不足

C. 血清铁蛋白值降低　　D. 红细胞游离原卟啉值增高

E. 血红蛋白量减少

10. 关于营养性缺铁性贫血的骨髓象特点，正确的是

A. 骨髓增生活跃　　B. 中、晚幼红细胞增多为主

C. 成熟红细胞较小，细胞质丰富　　D. 红细胞胞质成熟程度较胞核差
E. 粒系无明显改变

11. 关于红细胞葡萄糖-6-磷酸脱氢酶缺乏症的描述，下述哪一项是正确的
A. 呈 X 连锁不完全显性遗传
B. 全世界有 2 亿以上的人患有 RBC 葡萄糖-6-磷酸脱氢酶缺乏症
C. 蚕豆病是其中一型
D. 不表现为先天性非球形细胞性溶血性贫血
E. 是新生儿高胆红素血症的常见原因

12. 下列哪项属于血管外溶血的表现
A. 起病缓慢　　B. 病因通常为遗传性的
C. 严重贫血　　D. 黄疸较不明显
E. 显著肝脾大

13. 小儿急性白血病行造血干细胞移植，适应证除了
A. 标危急性淋巴细胞白血病于第 1 次化疗完全缓解后
B. 高危急性淋巴细胞白血病第 1 次化疗完全缓解后
C. 急性非淋巴细胞白血病第 1 次化疗完全缓解后
D. 标危急性淋巴细胞白血病复发再次完全缓解后
E. 高危急性淋巴细胞白血病复发再次完全缓解后

14. 下述哪些化学染色在急性粒细胞白血病中可为阳性
A. 过氧化物酶　　B. 糖原染色
C. 非特异性酯酶　　D. 酸性磷酸酶
E. 苏丹黑染色

15. 下列哪种情况网织红细胞增多
A. 急性溶血　　B. 营养性巨幼细胞贫血
C. 失血性贫血　　D. 缺铁性贫血合理治疗后 1 周左右
E. 慢性溶血

16. 有关急性白血病的描述正确的是
A. 白细胞都增多　　B. 多数有发热
C. 血小板多减少　　D. 可以关节痛起病
E. 大多有出血

17. 下列哪项是高危急性淋巴细胞性白血病的表现
A. 治疗前外周血白细胞数 $>100\times10^9/L$
B. 脑膜白血病和睾丸白血病
C. 发病年龄为 10 个月

D. B 系急淋有 t（12；21）易位

E. 染色体核型 t（4；11）或 t（9；22）易位

18. 有关急性特发性血小板减少性紫癜的检查，下列描述正确的是

A. 血小板减少
B. 凝血时间延长
C. 出血时间缩短
D. 血块收缩不良
E. 血清凝血酶原消耗不良

六 案例分析题

（1～4 题共用题干）

患儿，女，3 岁。反复咳喘 1 年伴面色苍白，曾咯血 2 次，按肺炎治疗无效。血红蛋白 75g/L，X 线胸片提示双肺点状阴影，PPD（+）。

1. 应补充以下哪项病史

A. 有无肾脏、心肌、胰腺疾病史
B. 有无哮喘病史
C. 有无偏食
D. 出生史
E. 有无过敏史

2. 若考虑患儿为缺铁性贫血，应该首先做的检查是

A. 骨髓穿刺
B. 血红蛋白电泳
C. 复查血常规
D. 红细胞酶测定
E. 血清铁、总铁结合力检查

3. 为明确诊断应该做什么检查

A. 痰查含铁血黄素细胞
B. 胸部 CT 检查
C. 肺活检
D. 纤维支气管镜检查
E. 痰查抗酸杆菌

4. 若患儿突然发生大咯血，以下哪项处理最恰当

A. 镇静
B. 静脉滴注维生素 K
C. 手术止血
D. 垂体后叶素静脉滴注
E. 保持半卧位

（5～7 题共用题干）

患儿，男，12 个月。患儿生后 6 个月内生长发育好，近 2 个月呆滞，面黄。查体：精神可，皮肤黏膜苍白，舌炎，心肺未见异常，腹软，肝肋下 1cm，脾肋下 1cm。腱反射亢进，踝阵挛阳性。血常规：血红蛋白 69g/L，红细胞 $1.6\times10^{12}/L$，血小板 $103\times10^{9}/L$，白细胞 $4.5\times10^{9}/L$，中性粒细胞 0.15，淋巴细胞 0.80，单核细胞 0.5，中性粒细胞有核右移。

5. 营养性混合性贫血的实验室特点为

A. 红细胞和血红蛋白平行降低
B. 红细胞大小悬殊，异形多见

C. 大红细胞有明显中空现象
D. 白细胞和血小板数常见减少
E. 骨髓改变不典型
F. 血清铁蛋白降低
G. 血清叶酸、维生素 B_{12} 含量升高
H. 血清铁升高

6. 营养性巨幼细胞贫血的治疗措施包括
A. 维生素 C
B. 铁剂
C. 抗感染
D. 叶酸
E. 维生素 B
F. 镇静剂
G. 保护胃黏膜
H. 必要时输血

7. 患儿主要表现为贫血，可能的诊断是
A. 营养性缺铁性贫血
B. 营养性巨幼细胞贫血
C. 营养性混合性贫血
D. 再生障碍性贫血
E. 骨髓异常增生综合征
F. 地中海贫血
G. 溶血性贫血
H. 生理性贫血

(8~10 共用题干)

患儿，男，2 个月。胎龄 36 周早产，母乳喂养，偶有轻度腹泻，面色轻度苍白，血常规：血红蛋白 96g/L，红细胞 3.2×10^{12}/L，网织红细胞 0.01，白细胞 8.6×10^{9}/L，中性粒细胞 0.41，淋巴细胞 0.56，单核细胞 0.03，血小板 170×10^{9}/L。

8. 该患儿应诊断为
A. 生理性贫血
B. 营养性缺铁性贫血
C. 营养性巨幼细胞贫血
D. 溶血性贫血
E. 再生障碍性贫血

9. 下列哪项不是该型贫血的特点
A. 发生在足月新生儿生后的 2~3 个月
B. 血红蛋白一般在 80g/L 左右
C. 早产儿血红蛋白下降时间与足月儿相同
D. 外周血网织红细胞增多
E. 红细胞脆性增加

10. 该例的最佳治疗措施为
A. 维生素 B_{12} 1~2 周
B. 小剂量红细胞输注
C. 铁剂治疗 1~2 个月
D. 一般不需治疗，合理喂养，严密观察
E. 铁剂加维生素 B_{12} 治疗

(11~18 题共用题干)

患儿，女，5 个月。因面色苍白 3 个月入院，无出血倾向，无发热，无咯血及黑便，无

尿色明显加深，无皮疹。面色苍白逐渐加重，分别在入院前半个月及入院前3个月于院外诊断重度贫血而输血2次，共100ml，输血后短暂面色红润，很快又苍白。病后曾服用“补血药”治疗，病情无好转。查体：生长发育尚好，无皮疹及黄疸。呼吸急促，双肺无显著异常，心前区闻及柔和Ⅱ/Ⅵ级收缩期杂音。肝肋下3cm，脾肋下2.5cm。

11. 需要进一步询问的重要病史包括

A. 是否足月　　B. 生产方式

C. 喂养史　　D. 出生体重

E. 籍贯　　F. 产时有无母亲输血

G. 单胎或双胎　　H. 家族中有无类似疾病史

12. 患儿系双胎之长女，产时重量1.7kg，36孕周因胎膜早破行剖宫产。双胎之小也有类似贫血表现。目前最需要做的检查是

A. 血液分析+网织红细胞　　B. 尿液分析

C. 大便隐血　　D. 出血时间

E. 凝血时间　　F. 肾功能

G. 肝功能

13. 针对病因学诊断，目前应做什么检查项目。提示：血液分析报告：WBC $5.8\times10^9/L$，PLT $480\times10^9/L$，Hb 59g/L，MCV 31.7fl，MCHC 339g/L，Rc 0.004

A. 血清结合珠蛋白　　B. 血清铁，总铁结合力

C. 血红蛋白电泳+HbF　　D. 父母血红蛋白电泳+HbF

E. Coombs 试验　　F. 骨髓穿刺

G. 胸腹部CT　　H. 结肠镜检查

I. 心脏彩色多普勒

14. 目前应急诊做什么处理。提示：经过上述检查，复查血常规报告：WBC $6.23\times10^9/L$，PLT $454\times10^9/L$，Hb 43g/L，MCV 91.5fl，MCHC 329g/L，Rc 0.003

A. 2∶1等张含钠液扩容　　B. 输注红细胞悬液

C. 应用激素　　D. 应用抗生素

E. 应用强心药　　F. 给氧

15. 检查报告血清结合珠蛋白0.71g/L（0.3~2.1g/L），血清铁正常，铁饱和度61.5%；血红蛋白电泳：HbF 4.2%，HbA 1.8%；父母血红蛋白电泳正常；Coombs 试验：直接、间接均阴性。根据上述检查结果及病史，目前可以排除的疾病是

A. 地中海贫血　　B. 缺铁性贫血

C. 消化道畸形　　D. 遗传性球形红细胞增多症

E. 白血病　　F. 自身免疫性溶血性贫血

G. 蚕豆病

16. 骨髓报告：增生活跃，以粒系增生为主，红系增生减低占5%，以晚幼红为主，淋巴系

比例正常，巨核细胞正常，血小板易见，目前应判断为

A. 再生障碍性贫血　　B. 骨髓增生异常综合征

C. 纯红细胞再生障碍性贫血　　D. 白血病

E. 戈谢病　　F. 巨细胞病毒肝炎

G. 溶血危象

17. 输血后血液分析结果：WBC 7.2×10^9/L，PLT 312×10^9/L，Hb 63g/L，MCV 97.5fl，MCH 30.7 pg，MCHC 344g/L，Rc 0.003，胸部 X 线片未见胸腺肿大征象。针对原发病应用什么药

A. 利尿剂　　B. 肾上腺皮质激素

C. 促红细胞生成素　　D. 抗生素

E. 叶酸　　F. B 族维生素

G. CM-CSF

18. 营养性巨幼细胞贫血患儿血涂片检查时可见巨大幼稚粒细胞和中性粒细胞及中性粒细胞分叶过多现象，是因为

A. 缺乏维生素 B_{12}　　B. 合并严重感染

C. 药物的毒性反应　　D. 转化为白血病

E. 缺乏铁

（19~24 题共用题干）

患儿，男，2 岁半。进行性面色苍黄伴葡萄酒样小便 2 天入院，有低热及恶心、呕吐，诉腹痛，能忍受，小便量减少，精神萎靡。查体：面色苍黄，巩膜黄染，重度贫血貌，呼吸深大，烦躁不安。四肢稍凉。患儿病前 1 天进食数粒“怪味胡豆”，病初家长以为“感冒”服用了感冒药，舅舅幼时曾因进食新鲜蚕豆患“蚕豆病”。血液分析：WBC 17.2×10^9/L，PLT 202×10^9/L，Hb 53g/L，MCV 87.5fl，MCH 33.4pg，MCHC 320g/L，Rc 0.09，血清总胆红素 289μmol/L，结合胆红素 15μmol/L，尿隐血（+++）。

19. 应重点补充询问的病史包括

A. 病前蚕豆及其制品服用史　　B. 解热镇痛药应用情况

C. 家族史　　D. 外伤史

E. 既往类似疾病史　　F. 肝炎结核接触史

G. 籍贯

20. 急诊先重点检查哪些项目

A. 肾功能　　B. 血气分析

C. 血液分析 + 网织红细胞　　D. 血脂

E. 心肌酶谱　　F. 尿隐血试验

G. 血清胆红素

21. 根据上述检查目前应做什么判断
A. 急性溶血性贫血
B. 急性失血性贫血
C. 重度缺铁性贫血
D. 急性再生障碍性贫血
E. 急性白血病
F. 重型地中海贫血
22. 针对病因学应做什么检查
A. 查高铁血红蛋白还原试验
B. 血清铁，总铁结合力
C. 血红蛋白电泳 + HbF
D. 父母血红蛋白电泳 + HbF
E. Coombs 试验
F. 骨髓穿刺
G. G-6-PD 活性检测
23. 病因诊断应如何考虑
A. G-6-PD 缺陷症
B. 自身免疫性溶血性贫血
C. 地中海贫血
D. 丙酮酸激酶缺乏症
E. 蚕豆病
F. 遗传性球形红细胞增多症
24. 目前应紧急做什么处理
A. 给氧
B. 快速补液
C. 纠正酸中毒
D. 输注红细胞悬液
E. 应用激素
F. 应用抗生素
G. 应用强心药

（25~29 共用题干）

患儿，男，5岁。发热2个月，伴双下肢疼痛1周入院。查体：面色苍白，无皮疹。下肢散在出血点，浅表淋巴结易及，心肺无特殊，肝肋下3cm，脾肋下未及，无关节红肿，神经系统阴性。血常规：血红蛋白90g/L，白细胞 $20\times10^9/L$，中性粒细胞0.12，淋巴细胞0.82，血小板 $50\times10^9/L$。血涂片示：原始+幼稚细胞3%，直径<12μm，核圆，偶有凹陷，折叠，核质较粗，核仁1~2个，较小，细胞质少，质偏蓝，质内无明显颗粒，过氧化物酶染色阴性。血沉50cm/h。经骨髓检查实为急性淋巴细胞白血病。免疫分型为B细胞型。细胞遗传学检查显示有48条染色体。分子遗传学检查发现存在BCR~ABL融合基因。

25. 下列骨髓哪项与上述诊断相符合
A. 异常细胞形态大，胞质嗜碱性强，多空泡
B. 异常细胞大小一致，以小型为主，PAS 染色阳性
C. 异常细胞形态大，核呈镜影对称，且有明显核仁
D. 异常细胞过氧化物酶染色阳性
E. 异常细胞非特异性酯酶染色阳性，可被氟化物抑制
26. 按上述资料，不属下列哪一项
A. L3 型，高危型
B. L2 型，标危型

C. L2 型，高危型　　D. L1 型，高危型

E. L1 型，标危型

27. 本例治疗的全部疗程是

A. 1~1.5 年　　B. 2.5~3 年

C. 3.5~4 年　　D. 4~4.5 年

E. 5 年

28. 如本例早期强化治疗期间出现头痛、呕吐、面瘫。为明确原因，应首先采取哪项措施

A. 复查骨髓象　　B. 神经系统体格检查

C. 头颅 CT　　D. 脑电图检查

E. 腰椎穿刺，查脑脊液常规、生化及寻找异常细胞

29. 如经检查确诊为中枢神经系统白血病，经积极治疗，再次取得完全缓解。为争取提高长期无病生存率，下列哪项治疗措施首选

A. 采用更强烈的化疗方案　　B. 异基因造血干细胞移植

C. 增加大剂量甲氨蝶呤剂量　　D. 自身外周血干细胞移植

E. 原方案继续治疗

（30~35 题共用题干）

患儿，男，7 岁。不规则发热伴颈部肿块 2 个月余，活动后气促，偶伴双膝关节痛 1 周就诊。既往无特殊病史。家族中无结核病史。查体：体温 37.8℃，心率 110 次/分，呼吸 35 次/分，血压 95/60mmHg，皮肤无皮疹及水肿，结膜无充血，颈部可触及多个肿大淋巴结，质地中等或较硬，部分融合成片，边界不清，双侧扁桃体Ⅱ度肿大，双肺底呼吸音减低，无啰音，心音有力，无杂音，腹软，肝脾无肿大。

30. 为明确诊断，应做的检查包括

A. 血常规　　B. 胸部 X 线片

C. PPD 试验　　D. ESR、抗“O”、CRP

E. 颈淋巴结穿刺，行组织病理学检查　　F. EB 病毒相关检查

31. 结果：EBV（+），少量胸腔积液，纵隔稍增宽，淋巴结穿刺活检显示增生性淋巴结炎。抗病毒治疗 1 周，效果不佳，胸闷及活动后气促加剧。此时最紧迫的检查包括

A. 胸部 CT

B. B 超定位下胸腔穿刺做胸腔积液检查

C. 结核抗体

D. 血生化

E. 颅脑 CT

F. 换部位颈淋巴结穿刺，行组织病理学检查

G. 手术取颈淋巴结，行组织病理学检查

32. 经查胸部CT示纵隔巨大肿物；胸腔积液未见明显增多而不宜做胸腔穿刺；颈淋巴结穿刺活检仍为增生性淋巴结炎；颈淋巴结摘除活检未实施。为尽快明确诊断，进一步检查应考虑

A. 微创性纵隔肿块穿刺活检　　B. 骨髓穿刺细胞学检查

C. 再次颈淋巴结穿刺活检　　D. 胸部MRI

E. 复查血常规

33. 目前应主要考虑的疾病有

A. 急性白血病　　B. 传染性单核细胞增多症

C. 淋巴结核　　D. 霍奇金淋巴瘤

E. 非霍奇金淋巴瘤　　F. 块状巨大淋巴结病

34. 此时处理包括

A. 给予肾上腺皮质激素

B. 快速放胸腔积液

C. 紧急放射治疗

D. 纵隔活检标本做免疫分析

E. 颈淋巴结活检物深层切片进一步检查

F. 吸氧

G. 充分补充液体或充分水化

H. 充分碱化尿液，补充碳酸氢钠

35. 活检物最终确定诊断为T淋巴细胞性非霍奇金淋巴瘤。经上述治疗后患儿一般情况好转，呼吸困难症状消除，则下一步处理包括

A. 有条件时活检物做细胞遗传学检查

B. 有条件时活检物做分子遗传学检查

C. 有条件时做全身PET－CT检查

D. 制定详细的分期化疗方案

E. 立即做胸部放射治疗

F. 手术切除仍然肿大的颈淋巴结

G. 考虑手术切除肿大的纵隔肿物

（36~39题共用题干）

患儿，男，4岁。感冒1周后皮肤出现出血点及瘀斑，鼻出血2次，大小便正常。查体：一般情况可，面色红润，全身散在针尖大小出血点，伴少许皮肤瘀斑，心肺阴性，肝脾

不大，四肢关节活动自如。

36. 假设血常规 WBC $8.2\times10^{9}/L$，Hb 100g/L，PLT $30\times10^{9}/L$，束臂试验阳性，出血时间延长，凝血时间正常，骨髓检查血小板型巨核细胞明显减少。最可能的诊断是

A. 急性白血病　　B. 再生障碍性贫血

C. 血小板减少性紫癜　　D. 过敏性紫癜

E. 血友病

37. 下列哪些检查有助于诊断

A. 血常规　　B. 出凝血时间

C. 束臂试验　　D. 血小板抗体

E. 骨髓穿刺

38. 下列哪项治疗最佳

A. 丙种球蛋白　　B. 糖皮质激素

C. 阿司匹林　　D. 输血小板

E. 免疫抑制剂

39. 假设患儿反复发生血小板减少，病程超过 5 个月，下列哪项措施首选

A. 输血小板　　B. 免疫抑制剂

C. 糖皮质激素　　D. 丙种球蛋白

E. 脾切除

参考答案与解析

一、A1 型题

1. C【解析】胚胎早期，即胚胎 8 周内主要合成 3 种胚胎型血红蛋白，分别为 Hb Gower Ⅰ($\xi_2\xi_2$)，Hb GowerⅡ($\alpha_2\xi_2$) 及 Hb Portland($\xi_2\gamma_2$)。至胚胎 12 周这 3 种血红蛋白渐渐消失，并为大量胎儿血红蛋白 HbF($\alpha_2\gamma_2$) 和 2 种少量的成人型血红蛋白即 HbA($\alpha_2\beta_2$)，HbA2($\alpha_2\delta_2$) 取代。胎儿 6 个月时 HbF 约占 0.90，HbA 约占 0.10，以后 HbA 合成增加，HbF 合成减少，出生时 HbF 约占 0.70，HbA 约占 0.30。因此，C 选项错误。

2. E【解析】维生素 B_{12}缺乏性贫血的发病高发年龄：以 6 个月至 2 岁多见，起病缓慢。

3. A【解析】血清铁蛋白降低，反映贮存铁减少，红细胞游离原卟啉正常，表示供红细胞利用合成血红蛋白的铁无明显减少，符合铁减少期表现。

4. D【解析】营养性缺铁性贫血的骨髓检查特点：增生活跃，以中、晚幼红细胞增生为主，红细胞体积较小，细胞质少，胞质成熟度落后于胞核。粒系和巨核系一般无异常。骨髓铁染色小于 15%。

5. E【解析】早产儿，尤其是低出生体重儿宜自1~2个月给予铁剂预防。

6. D【解析】5~7岁开始，长骨干中出现黄髓，随年龄增长逐渐增多。

7. D【解析】牛乳中叶酸经加热后可遭破坏。

8. C【解析】生后随着自主呼吸的建立，血氧含量增加，红细胞生成素减少，骨髓造血功能暂时性降低，网织红细胞减少。胎儿红细胞寿命较短，且破坏较多，加之婴儿生长迅速，循环血量迅速增加等因素，红细胞数和血红蛋白量逐渐降低，至2~3个月时（早产儿较早）红细胞数降至$3.0\times10^{12}/L$、血红蛋白量降至100g/L左右，出现轻度贫血。

9. E【解析】各种营养性贫血的共同临床表现可多见于婴幼儿时期。

10. D【解析】小儿骨髓外造血时，末梢血中可出现幼稚中性粒细胞和/或有核红细胞。

11. E【解析】MCV为红细胞平均体积，MCH为红细胞平均血红蛋白含量，MCHC为红细胞平均血红蛋白浓度，其中MCV观察细胞体积大小，MCHC观察细胞色素高低。

12. E【解析】重症肌无力、先天性心脏病、新生儿肺透明膜病、哮喘等都会出现青紫。

13. E【解析】蛋白质-能量营养不良合并贫血，最多见的是营养性缺铁性贫血。

14. C【解析】6个月至6岁儿童血红蛋白值低限是110g/L。

15. D【解析】小儿白细胞总数接近成年人水平的年龄是8岁。

16. A【解析】在胚胎第3周开始出现卵黄囊造血，之后在中胚叶组织中出现广泛的原始造血成分，其中主要是原始的有核红细胞。在胚胎第6周后，中胚叶造血开始减退。

17. A【解析】在正常情况下，骨髓外造血极少。出生后，尤其在婴儿期，当发生感染性贫血或溶血性贫血等需要增加造血时，肝、脾和淋巴结可随时适应需要，恢复到胎儿时期的造血状态而出现肝大，同时可出现脾和淋巴结肿大，外周血中可出现有核红细胞或/和幼稚中性粒细胞。这是小儿造血器官的一种特殊反应，称为“骨髓外造血”，当病因去除后即可恢复到正常骨髓造血。

18. B【解析】新生儿诊断中度贫血的标准是：90g/L < 血红蛋白 < 120g/L。

19. D【解析】红骨髓主要分布在扁骨、不规则骨和长骨骺端的骨松质中，造血功能活跃。黄骨髓内仅有少量的幼稚血细胞，故仍保持着造血潜能，当机体需要时可转变为红骨髓进行造血。

20. D【解析】营养性缺铁性贫血（NIDA）以6~24个月婴幼儿发病率最高，严重危害小儿健康，是我国重点防治的小儿常见病之一。

21. A【解析】营养性缺铁性贫血外周血象：血红蛋白减少比红细胞数减少明显，呈小细胞低色素性贫血。外周血涂片可见红细胞大小不等，以小细胞为多，中央淡染区扩大。

22. E【解析】小细胞低色素性贫血：①红细胞形态有明显小细胞低色素的表现，MCV < 80fl，MCH < 27pg，MCHC < 0.31。②贫血的诊断标准（以海平面计）：新生儿期Hb < 145g/L，1~4个月Hb < 90g/L，4~6个月Hb < 100g/L为贫血，6个月至6岁 < 110g/L，6~14岁 < 120g/L。海拔每增高1000m，血红蛋白升高4%。

23. B【解析】一方面，早产儿在母体内呆的时间不够，从母体获得的就少，且生长发育更快；另一方面，早产儿消化系统发育还不完善则吸收的也少，所以更容易发生缺铁性贫血。

24. A【解析】急性失血性贫血是正常的血液急性丢失所致贫血，红细胞并未出现异常，故为正细胞性贫血。

25. B【解析】营养性缺铁性贫血是由于体内铁缺乏致使血红蛋白合成减少而引起的小细胞低色素性贫血，为小儿最常见的一种贫血。主要发生于6个月至2岁的婴幼儿。缺铁的原因主要是铁摄入量不足，6个月以后婴儿未及时增添含铁丰富的饮食，如奶、蛋黄、肝泥、瘦肉等。

26. C【解析】营养性缺铁性贫血时血清铁蛋白降低，可以较敏感地反映体内储存铁的情况，血清铁和转铁蛋白饱和度降低，红细胞游离原卟啉不能与铁结合成血红蛋白，血红蛋白减少又反馈性地使红细胞游离原卟啉合成增多；总铁结合力升高。

27. A【解析】铁在骨髓幼红细胞内与原卟啉结合成血红素。

28. E【解析】营养性贫血的患儿经治疗后，如果有效，血常规中最早出现的变化是2~3天网织红细胞数增加，治疗后5~7天达高峰。

29. A【解析】营养性巨幼细胞贫血治疗后，首先出现的治疗反应是骨髓中红细胞形态恢复正常。

30. E【解析】营养性缺铁性贫血铁剂治疗疗程须应用至血红蛋白量恢复正常后6~8周。

31. C【解析】足月新生儿体内总铁约75mg/kg，其中25%为贮存铁。生后由于“生理性溶血”释放的铁较多，随后是“生理性贫血”期造血相对较低下，加之从母体获得的铁一般能满足4个月的需要，故婴儿早期不易发生缺铁。约4个月以后，从母体获得的铁逐渐耗尽，加上此期生长发育迅速，造血活跃，因此对膳食铁的需要增加，而婴儿主食人乳和牛乳的铁含量均低，不能满足机体的需要，贮存铁耗竭后即发生缺铁，故4个月后需添加含铁辅食。

32. C【解析】缺铁性贫血不需要特殊的治疗，从日常的饮食着手，多吃一些富含铁元素的食物，以及维生素C含量非常高的食物。

33. D【解析】根据外周血血红蛋白含量或红细胞数可将贫血分为4度：①血红蛋白从正常下限至90g/L者为轻度。②90~60g/L者为中度。③60~30g/L者为重度。④<30g/L者为极重度。新生儿Hb为144~120g/L者为轻度，120~90g/L者为中度，90~60g/L者为重度，<60g/L者为极重度。

34. C【解析】白细胞分类主要是中性粒细胞与淋巴细胞比例的变化。出生时中性粒细胞约占0.65，淋巴细胞约占0.30。随着白细胞总数的下降，中性粒细胞比例逐渐下降，生后4~6天时两者比例约相等；至1~2岁时淋巴细胞约占0.60，中性粒细胞约占0.35，之后中性粒细胞比例逐渐上升，至4~6岁时两者比例又相等；以后白细胞分类与成人相似。

35. D【解析】婴幼儿期所有骨髓均为红骨髓，全部参与造血，以满足生长发育的需要。5~7 岁开始，脂肪组织（黄髓）逐渐代替长骨中的造血组织。

36. D【解析】血红蛋白 Gower 1、Gower 2 和 Portland 在胚胎 12 周时消失，并为 HbF 所代替。胎儿 6 个月时 HbF 占 0.90，而 HbA 仅占 0.05~0.10；以后 HbA 合成逐渐增加，至出生时 HbF 约占 0.70，HbA 约占 0.30，HbA_2 <0.01。出生后 HbF 迅速为 HbA 所代替，1 岁时 HbF 不超过 0.05，2 岁时 HbF 不超过 0.02。成人的 HbA 约占 0.95，HbA_2 占 0.02~0.03，HbF 不超过 0.02。

37. D【解析】参见 A1 型题第 17 题解析。

38. B【解析】小儿生理性贫血主要发生在出生后 2~3 个月，生后随着自主呼吸的建立，血氧含量增加，红细胞生成素减少。

39. D【解析】血清铁蛋白可较敏感地反映体内贮存铁的情况，因而是诊断缺铁性贫血铁减少期的敏感指标。

40. D【解析】钩虫感染致慢性失血，铁丢失多，易产生缺铁性贫血。

41. B【解析】属于营养性巨幼细胞贫血的有：①骨髓各期幼红细胞均出现巨幼变。②肝脾轻度肿大。③可出现血小板减少。④智力及动作发育倒退。⑤血涂片可见红细胞大小不等，以大细胞多见，易见嗜多色性和嗜碱性点彩红细胞，可见巨幼变的有核红细胞，中性粒细胞呈分叶过多现象。

42. A【解析】有神经系统症状者，应以维生素 B_{12} 治疗为主。

43. B【解析】根据世界卫生组织的资料，血红蛋白的低限值在 6 个月至 6 岁者为 110g/L，6~14 岁为 120g/L，低于此值者为贫血。

44. D【解析】对于贫血合并肺炎的患儿，每次输血量以 5~7ml/kg 为宜，速度更应减慢。

45. B【解析】贫血时可出现呼吸加速、心率加快、脉搏加强、动脉压增高，有时可见毛细血管搏动。重度贫血失代偿时，则出现心脏扩大、心前区收缩期杂音，甚至发生充血性心力衰竭。

46. D【解析】营养性巨幼细胞贫血是因缺乏维生素 B_{12} 或叶酸所致的大细胞贫血。

47. C【解析】参见 A1 型题第 26 题解析。

48. E【解析】原发性血小板减少性紫癜，血小板重度减少时，最严重的后果是颅内出血，一般少见，一旦发生，则预后不良。

49. B【解析】营养性巨幼细胞贫血是由于体内缺乏叶酸和/或维生素 B_{12} 所致的脱氧核糖核酸（DNA）合成障碍所引起的一组贫血。幼稚红细胞内的 DNA 合成减少，使其分裂和增殖时间延长，出现细胞核发育落后于胞质而血红蛋白的合成不受影响的发育。其临床特点是贫血、神经精神症状、红细胞胞体变大、骨髓细胞出现“巨幼变”、维生素 B_{12} 或/和叶酸治疗有效。

50. A【解析】缺铁时，T淋巴细胞功能减弱，含铁的髓过氧化物酶减少，使粒细胞杀菌力降低，易患感染性疾病。

51. C【解析】叶酸在叶酸还原酶的还原作用和维生素 B_{12} 的催化作用下变成四氢叶酸，后者是DNA合成过程中必需的辅酶。当维生素 B_{12} 或叶酸缺乏，使四氢叶酸减少，导致DNA合成减少。幼稚红细胞内的DNA合成减少，使其分裂和增殖时间延长，出现细胞核的发育落后于胞质而血红蛋白的合成不受影响的发育，红细胞的胞体变大，形成巨幼红细胞。由于红细胞生成速度变慢，巨幼红细胞在骨髓内易被破坏，进入血液循环的红细胞寿命也较短，从而出现贫血。

52. A【解析】轻型β地中海贫血患儿Hb电泳的特点：血红蛋白电泳显示HbA2含量增高（0.035~0.060），这是本型的特点。HbF含量正常。

53. A【解析】蚕豆病是红细胞葡萄糖-6-磷酸脱氢酶异常所致的溶血性贫血。

54. C【解析】弥散性血管内凝血有溶血表现，如溶血严重，超过骨髓代偿能力时即出现贫血，称为微血管病性溶血性贫血。

55. D【解析】抗体释放试验直接检测致敏的婴儿红细胞上结合的血型抗体，为确诊试验。改良直接抗人球蛋白试验及抗体释放试验呈阳性为ABO溶血症的确诊试验。

56. D【解析】遗传性球形红细胞增多症属于血管外溶血，系僵硬的球形红细胞通过脾窦时被滞留及破坏导致的溶血，MCV、MCH多正常，黄疸为突出表现，发病年龄越小症状越重。新生儿期起病者出现急性溶血性贫血和高胆红素血症。

57. C【解析】急性白血病患儿肾受损可有几种机制，包括白血病细胞浸润、继发性肾盂肾炎及尿酸性肾病。其中引起肾衰最常见的原因是继发于急性高尿酸血症（白血病细胞大量破坏）的尿酸性肾病。

58. D【解析】对白血病的分型诊断中，常采用形态学（M）、免疫学（I）、细胞遗传学（C）和分子生物学（M），即MICM综合分型，有利于指导治疗和提示预后。

59. B【解析】应用单克隆抗体检测淋巴细胞表面抗原标记，一般可将急性淋巴细胞白血病分为T、B两大系列。普通B细胞型占多数。

60. C【解析】急性早幼粒细胞白血病是急性白血病中预后较好的类型。

61. B【解析】急性白血病患儿热型不定，抗生素治疗无效，合并感染时可出现高热。

62. C【解析】中枢神经系统白血病的防治：缓解后鞘内注射甲氨蝶呤、阿糖胞苷，可加用地塞米松。

63. B【解析】B系急性淋巴细胞白血病（B-ALL）占小儿ALL的80%~90%。

64. A【解析】无痛性进行性淋巴结肿大是霍奇金淋巴瘤最常见的早期表现。

65. D【解析】非霍奇金淋巴瘤多发生于表浅淋巴结，可累及纵隔、肠系膜和腹膜后等深部淋巴结。

66. A【解析】恶性淋巴瘤最常见的原发部位是颈淋巴结。

67. A【解析】噬血细胞综合征（HPS）的表现：①血白蛋白降低。②血乳酸脱氢酶升高。③血清间接胆红素升高。④血三酰甘油升高。⑤纤维蛋白原减少。

68. E【解析】维生素 C 有利于铁的吸收。

二、A2 型题

1. D【解析】急性起病，有出血症状，轻度贫血，肝脾不大，血小板计数减少，骨髓象无明显异常，考虑原发性血小板减少性紫癜。

2. C【解析】根据患儿症状及检查结果考虑缺铁性贫血。血清铁蛋白可较敏感地反映体内贮存铁的情况，是诊断缺铁性贫血铁减少期的敏感指标。

3. C【解析】特发性血小板减少性紫癜（ITP）合并贫血多由失血引起，常为正细胞或小细胞低色素性贫血。因题干中强调慢性，慢性失血常导致缺铁性贫血，为小细胞低色素性贫血，故最适宜的检查是血清铁蛋白测定。若为急性 ITP 合并贫血，推测原因可能是大量出血导致的失血性贫血，形态学为正细胞性贫血。此外少数 ITP 可发现自身免疫性溶血的证据，此时称为 Evans 综合征。

4. A【解析】铁减少期（ID）指体内储存铁已减少，但供红细胞合成血红蛋白的铁尚未减少，而血清铁蛋白（SF）可较灵敏地反映体内贮铁情况。红细胞游离原卟啉检测是红细胞内缺铁时原卟啉不能完全与铁结合成血红素，血红素减少又反馈性地使原卟啉合成增多，因此未被利用的原卟啉在红细胞内堆积，使 FEP 值增高，是缺铁 IDE 期（红细胞生成缺铁期）的典型表现。血清铁（SI）、总铁结合力（TIBC）和转铁蛋白饱和度（Ts）是缺铁性贫血期（IDA）的检测指标。

5. D【解析】根据患儿表现，比较符合营养性大细胞性贫血，而羊奶中叶酸含量很少。

6. D【解析】Coombs 试验为免疫性溶血性贫血的主要检查指标，除再生障碍性贫血外，均可发生自身免疫性溶血性贫血。

7. B【解析】再生障碍性贫血是由于骨髓增生受抑制。外周血三系减少，无淋巴结肿大、肝脾大，该患儿符合再生障碍性贫血的诊断。

8. E【解析】给予铁剂后如有效，2~3 天后网织红细胞升高，5~7 天达高峰，2~3 周后下降至正常。治疗 1~2 周后，血红蛋白增加，临床症状好转。

9. E【解析】小细胞低色素性贫血常见疾病为缺铁性贫血、铁粒幼细胞贫血、慢性病贫血、地中海贫血（珠蛋白生成障碍性贫血）。

10. C【解析】Evans 综合征是指同时或先后出现自身免疫性溶血性贫血和原发性血小板减少性紫癜。

11. E【解析】G-6-PD 缺陷是红细胞酶缺陷所致溶血性贫血中最常见类型之一。凡具有氧化作用的药物，如解热镇痛药、抗疟药、磺胺类、呋喃西林类等均可诱发 G-6-PD 缺乏者发生急性溶血。该患儿有服用磺胺药物史，临床有溶血表现，且高铁血红蛋白还原试验降低，均支持 G-6-PD 缺乏性溶血性贫血诊断。

12. D【解析】地中海贫血诊断依据：重型患儿多有贫血、黄疸、肝脾大和发育障碍；缺铁性贫血亦呈小细胞低色素性贫血，平均红细胞体积（MCV）低于80fl，平均红细胞血红蛋白含量（MCH）小于27pg，平均红细胞血红蛋白浓度（MCHC）小于0.32。叶酸和/或维生素 B_{12} 缺乏所致的贫血又称巨幼细胞贫血或大细胞性贫血，红细胞平均体积（MCV）>94fl，红细胞平均血红蛋白（MCH）>32pg，中性粒细胞分叶过多现象，网织红细胞正常。

13. E【解析】儿童于感冒2周后出现全身出血倾向，血小板明显减少，而Hb、WBC正常，诊断应首先考虑特发性血小板减少性紫癜。过敏性紫癜时，血小板数正常。急性白血病和类白血病反应时，WBC分类有幼稚细胞。急性再生障碍性贫血时，血常规为全血细胞减少。

14. B【解析】假性白血病是由某些感染引起的白细胞异常，不会有全血细胞减少。

15. A【解析】血友病根据临床表现分为轻、中、重3型，轻型可无任何症状。中、重型可有不同程度的皮肤、黏膜出血，尤其是重型患者，出血部位较多，常有肌肉、关节等部位的反复出血，多见于重型血友病甲；皮肤、黏膜出血明显是由于皮下组织、口腔、齿龈黏膜易于受伤，为出血好发部位，幼儿亦常见于头部碰撞后出血和血肿，关节积血是血友病最常见的临床表现之一，多见于膝关节，其次为踝、髋、肘、肩关节等处。

16. E【解析】该患儿高度怀疑白血病，骨髓检查是确立诊断和评价疗效的重要依据，因此在各种实验室检查中，应首选骨髓检查。

17. E【解析】白血病引起的中枢神经系统浸润多见于化疗后缓解期，检查脑脊液可确诊。脑脊液色清或微浊，压力增高；细胞数 $>10\times10^6/L$，蛋白 $>0.45g/L$；将脑脊液离心沉淀涂片检查可发现白血病细胞。

18. D【解析】慢性粒细胞白血病的症状特点：①部分患者病情进展缓慢，症状不明显，往往在体检或查体的时候，发现脾脏肿大，或者是外周血中白细胞数量异常增多，才发现慢性粒细胞白血病。②有的患者会出现疲乏、无力、消瘦等代谢亢进的症状。③如果慢性粒细胞白血病患者病情进展，如到了加速期，患者会出现明显的发热、消瘦、骨痛等一系列的症状。

19. E【解析】患儿有发热、贫血、血小板减少、肝脾淋巴结肿大、白细胞计数增多，外周血可见幼稚细胞，考虑白血病，可行白细胞碱性磷酸酶检测初步给予白血病分类。

20. E【解析】恶性淋巴瘤：无痛性淋巴结肿大，在发现淋巴结肿大前或同时可出现发热、盗汗、消瘦、皮肤瘙痒等全身症状。X线胸部表现为上纵隔轻度增宽。

21. E【解析】网织红细胞反应骨髓造红细胞功能，补充铁剂后开始上升时间早。

22. B【解析】特发性血小板减少性紫癜（急性型）特点为起病急，皮肤黏膜自发出血，青春期女孩表现为月经过多，出血重者有贫血表现。血小板常低于 $10\times10^9/L$，骨髓检查呈现增生性骨髓象，巨核细胞增多，成熟障碍。

三、A3/A4 型题

1. D【解析】患儿面色苍白，食欲缺乏，并有异食癖，符合贫血表现，血浆蛋白测定与贫血没有明显关系。

2. D【解析】根据题干判断该患儿可能为贫血，Hb 下降。

3. C【解析】营养性缺铁性贫血铁剂治疗疗程须应用至血红蛋白量恢复正常后 6~8 周。

4. A【解析】人乳中含铁量低，加之未添加辅食，小儿生长发育迅速，易发生缺铁性贫血。

5. B【解析】Hb 90~60g/L 为中度贫血。

6. E【解析】缺铁性贫血为小细胞低色素性贫血，贫血细胞形态应符合 E 选项。

7. E【解析】铁元素计算，一般为每次 1~2mg/kg，每日 2~3 次。最好于两餐之间服药，既减少对胃黏膜的刺激，又利于吸收。

8. D【解析】缺铁性贫血，在服用铁剂治疗 1 周左右的时候，网织红细胞计数也是偏高的。

9. D【解析】为使体内铁贮存恢复正常，血红蛋白正常后，继续服用铁剂 2 个月。

10. A【解析】铁剂与维生素 B_{12} 合用效果更好。

11. A【解析】从临床和细胞形态学观点来看，轻型珠蛋白生成障碍性贫血最易与缺铁性贫血相混淆。可通过铁治疗试验或实验室测定血清铁、铁结合力以及定量测定血红蛋白 F 和 A_2 鉴别。

12. C【解析】根据患儿的喂养史和实验室检查结果，可判断该患儿最有可能的诊断是营养性缺铁性贫血。

13. D【解析】铁是人体的必需元素，具有生理活性的铁除血浆的转铁蛋白形式存在外，主要以血红素的形式存在，因此，缺铁会引起贫血。测定血清铁可诊断缺铁性贫血。在缺铁性贫血时，总铁结合力升高，铁利用障碍性疾病总铁结合力降低。

14. D【解析】铁元素计算，一般为每次 1~2mg/kg，每日 2~3 次，铁剂治疗时应加用稀盐酸合剂或维生素 C。Hb 在 30~60g/L 者，每次可输注浓缩红细胞 4~6ml/kg。

15. A【解析】患儿 1 岁，以面色苍白为主要表现，考虑患儿存在贫血可能，原因不明，结合喂养史，母乳为主，间断添加辅食，需首先完善血常规初步了解贫血的程度及可能病因。

16. E【解析】患儿血常规提示中度贫血，红细胞体积小，红细胞内色素偏低（MCV < 80fl、MCH < 27pg、MCHC < 30%），结合 1 岁仍未以辅食为主，考虑营养性缺铁性贫血可能性大，血清铁蛋白为铁缺乏最敏感的指标。

17. B【解析】缺铁性贫血诊断标准中，血清铁蛋白若降低为≤10μg/ml，即可出现生化或临床方面的缺铁表现，此后血清铁下降至 50μmol/L 以下，甚至低至 30μmol/L 以下，其他选项类贫血不会出现典型的上述指标变化。

18. C【解析】二价铁盐容易吸收。以两餐之间口服为宜，同时口服维生素 C，可增加铁的吸收。

19. B【解析】我国小儿血液会议建议血红蛋白在新生儿 <145g/L，1~4 个月 <90g/L，4~6 个月 <100g/L，6 个月至 6 岁 <110g/L，6 岁以上 <120g/L 为贫血。

20. C【解析】参见 A2 型题第 8 题解析。

21. E【解析】血红蛋白恢复正常后应继续服用铁剂 2 个月，以增加铁贮存。

22. D【解析】营养性缺铁性贫血（NIDA）是由于从食物中摄取的铁不能满足生理需要导致体内储铁减少、血红蛋白合成减少的一种贫血。临床上以小细胞低色素性贫血、血清铁蛋白减少和铁剂治疗有效为特点。本病以 6~24 个月婴幼儿发病率最高，严重危害小儿健康，是我国重点防治的小儿常见病之一。

23. D【解析】人乳、牛乳、谷物中含铁量均低，且饮牛奶后患儿出现症状，胃肠道过敏不除外，大便潜血试验（+）。

24. A【解析】硫酸亚铁吸收不良，诱发原因未除，药物剂量不够。其最可能的原因是诱因未除。

25. A【解析】停止鲜牛奶，祛除诱因。

26. D【解析】患儿腱反射亢进、踝阵挛阳性，为营养性巨幼细胞贫血，是由于维生素 B_{12} 和叶酸缺乏所致的一种大细胞性贫血。血清维生素 B_{12} 和叶酸的测定：血清维生素 B_{12} 正常值为 200~800ng/L，<100ng/L 为缺乏。血清叶酸水平正常值为 5~6μg/L，<3μg/L 为缺乏。

27. B【解析】维生素 B_{12} 缺乏者表现为表情呆滞、目光发直、对周围反应迟钝、嗜睡、不认亲人、少哭不笑，智力、动作发育落后甚至退步。重症病例可出现不规则性震颤、手足无意识运动，甚至抽搐、感觉异常、共济失调、踝阵挛和 Babinski 征阳性等。叶酸缺乏不发生神经系统症状，但可导致神经精神异常。

28. A【解析】患儿发病的原因如下。①摄入量不足：单纯母乳喂养而未及时添加辅食、人工喂养不当及严重偏食的婴幼儿，其饮食中缺乏肉类、动物肝肾及蔬菜，可致维生素 B_{12} 和叶酸缺乏。羊乳含叶酸量很低，单纯以羊奶喂养者可致叶酸缺乏。②需要量增加：婴儿生长发育较快，对叶酸、维生素 B_{12} 的需要量也增加，严重感染者维生素 B_{12} 的消耗量增加，需要量相应增加。

29. C【解析】8 个月小儿，表现贫血并有表情呆滞、舌震颤等神经精神症状，考虑维生素 B_{12} 缺乏引起的巨幼细胞贫血。因喂养不当摄入不足所致。

30. C【解析】血常规能够初步判断是小细胞性贫血还是大细胞贫血，还是正细胞正色素性贫血，由此判断贫血的类型。

31. D【解析】小细胞低色素性贫血最常见的是缺铁性贫血。进一步行有关铁代谢生化检查，有确诊意义。

32. B【解析】MCV 63fl（正常值为 82~98fl）。营养性缺铁性贫血的临床表现：①一般表现可能会出现皮肤黏膜逐渐变得苍白，口腔黏膜及甲床较明显，容易疲劳不爱活动。②食欲减退，少数有异食癖、呕吐、腹泻，可出现口腔炎、舌炎或者是舌乳头萎缩，重的可以出现萎缩性胃炎或吸收不良综合征。③烦躁不安，萎靡不振，精神不集中，记忆力减退。④由于骨髓外造血反应肝脾可轻度大，年龄越小越久，贫血越重，肝脾大越明显，外周血可见幼稚红细胞。

33. A【解析】血常规能够初步判断是小细胞性贫血还是大细胞性贫血，还是正细胞色素性贫血，由此判断贫血的类型。根据红细胞的形态特点，贫血可以分成四大类：①正细胞性贫血。②大细胞性贫血。③小细胞低色素性贫血。④单纯小细胞性贫血。

34. C【解析】血细胞不能满足正常的身体需要，就会发生营养性贫血，如缺铁性贫血、巨幼细胞贫血，需要进行骨穿了解骨髓造血情况。

35. D【解析】巨幼细胞贫血诊断的主要依据是：①消化道症状。②典型的血象改变包括 MCV >95fl，卵圆形大红细胞增多，明显的大小不匀和异形，中性粒细胞分叶过多。③骨髓中出现较多典型的巨幼红细胞等。

36. E【解析】参见 A3/A4 型题第 35 题解析。

37. D【解析】血细胞不能满足正常的身体需要，就会发生营养性贫血，如缺铁性贫血、巨幼细胞贫血。

38. B【解析】患儿生后第 1 天，血清总胆红素 356μmol/L，可确定为病理性黄疸，黄疸出现的早而且重，并根据父母的血型，可推测母婴 ABO 血型可能不合，所以溶血的可能性较大。

39. A【解析】测血型可确定是否为 ABO 血型不合；抗人球蛋白试验或释放试验阳性，均可确诊为新生儿 ABO 溶血症。

40. B【解析】患儿胆红素超过 340μmol/L，为防止胆红素脑病，应进行换血。

41. B【解析】首选 ABO 系统与患儿同型的血液，紧急或找不到血源，用 O 型血红细胞和 AB 型血浆既可以换出当前致敏的婴儿红细胞，避免黄疸加重，又可以避免婴儿自身红细胞和抗体发生溶血反应。

42. C【解析】胆红素脑病根据症状轻重临床分 4 期。①警告期：主要表现为嗜睡、拒食、肌张力减退、拥抱反射减弱或消失等抑制症状，也有表现为呼吸暂停，心动过缓，0.5~1 天进入痉挛期。②痉挛期。③恢复期。④后遗症期。

43. E【解析】蚕豆病的病因是红细胞葡萄糖-6-磷酸脱氢酶缺乏。

44. C【解析】患儿急性溶血血红蛋白 55g/L，贫血比较严重，故可输 G-6-PD 正常的红细胞纠正贫血。

45. E【解析】根据题干判断该患儿患有蚕豆病。蚕豆病禁食蚕豆或蚕豆生加工品，避免在蚕豆开花、结果或收获季节去蚕豆地。

46. E【解析】急性淋巴细胞白血病时，骨髓增生极度活跃或明显活跃，少数病例呈增生活跃，以原始淋巴细胞和幼稚淋巴细胞为主，大于 30%。

47. C【解析】小儿骨髓多为红骨髓，易被白血病细胞侵犯，故小儿骨关节痛比较常见。骨痛的原因主要与骨髓腔内白血病细胞大量增生、压迫和破坏邻近骨组织及骨膜浸润有关。

48. C【解析】高危因素：①诱导化疗后 +15 天骨髓 M_3 或 MRD≥10.1。②泼尼松反应差 +8 天外周血幼稚细胞≥1.0×10^9/L。③ +33 天骨髓未缓解/虽缓解但 MRD≥10^{-2}。④t（4；11）CMLL/AF_4 或者其他 MLL 基因重排异常。⑤低二倍体（染色体≤44）。⑥iAMP21。

49. C【解析】治疗以化疗为主的综合治疗，疗程持续完全缓解 2.5~3 年方可停止治疗，女孩较男孩稍短。

50. A【解析】患儿症状怀疑中枢神经系统白血病，多见于化疗后缓解期，中枢神经系统是“庇护所”，导致急性白血病复发的主要原因。

51. C【解析】中枢神经系统白血病（CNSL）预防的方法有 3 种：鞘注抗代谢药物加或不加激素、静脉应用中或大剂量抗代谢药、放疗。CNSL 的治疗，要对各种方案防治毒副作用。鞘内注射用药：药量依年龄而不同，隔日 1 次，直至 CSF 正常，再每周 2 次至每周 1 次×2，每 2 周 1 次后予维持治疗每 4~8 周 1 次，持续至全身化疗结束。

52. A【解析】出生时白细胞数为（15~20）$\times10^9$/L，生后 6~24 小时可升高至（21~28）$\times10^9$/L；初生儿外周血可有少量幼稚中性粒细胞，数天内消失。

53. A【解析】噬血细胞综合征没有特异性的检查方法，诊断根据基因缺陷或符合以下 8 项中的 5 项标准：①发热超过 1 周，高峰 >38.5℃。②两系或三系血细胞减少。③脾大 >3cm。④高甘油三酯血症 >2.0mmol/L 和/或低纤维蛋白原血症 <150mg/dl。⑤骨髓或组织中嗜血细胞增多。⑥血清铁蛋白≥500μg/L。⑦可溶性白介素-2 受体≥2400U/ml。⑧NK 细胞活性降低或缺少。分为两类：基因性和获得性。获得性与感染有关的因素主要是 EB 病毒感染。

54. E【解析】参见 A3/A4 型题第 53 题解析。

55. D【解析】参见 A3/A4 型题第 53 题解析。

56. D【解析】患儿病程较长，有感染、贫血、肺损害及骨质的缺损，符合朗格汉斯细胞组织细胞增生症（混合型）。

57. A【解析】皮肤印片或病变部位活体组织检查是诊断朗格汉斯细胞组织细胞增生症的重要依据。

58. D【解析】电镜下病变细胞内发现 Bribeck 颗粒，是朗格汉斯细胞的特征性改变。

59. E【解析】参见 A3/A4 型题第 53 题解析。

60. A【解析】噬血细胞综合征分为两类：一是基因性 HLH，包括原发性（家族性）HLH（含已知基因缺陷和未知基因缺陷）和免疫缺陷综合征（含契东综合征、Griscelli 综合征、X 连锁淋巴增生综合征）。二是获得性（继发性）HLH，包括外源因子（感染、毒素等），又称感染相关性 HLH；内源性产物（组织损伤、代谢产物）；风湿性疾病（巨噬细胞活化综合征，MAS）；恶性肿瘤相关性 HLH。根据题干，患儿属于原发性（家族性）HLH。

61. C【解析】家族性 HLH 除加强支持治疗和并发症的治疗外，目前尚无特效治疗，根本性治疗是同种异体造血干细胞移植。

四、B 型题

1. E【解析】根据世界卫生组织的资料，血红蛋白（Hb）的低限值在 6~59 个月者，为 110g/L，血细胞比容（HCT）为 0.33；5~11 岁 Hb 为 115g/L，HCT 为 0.34；12~14 岁 Hb 为 120g/L，HCT 为 0.36，海拔每升高 1000m，Hb 上升 4%；低于此值为贫血。6 个月以下的婴儿由于生理性贫血等因素，Hb 值变化较大，目前尚无统一标准。我国小儿血液会议建议：血红蛋白在新生儿期 <145g/L，1~4 个月时 <90g/L，4~6 个月时 <100g/L 为贫血。

2. A【解析】参见 B 型题第 1 题解析。

3. D【解析】参见 B 型题第 1 题解析。

4. C【解析】参见 B 型题第 1 题解析。

5. B【解析】参见 B 型题第 1 题解析。

6. C【解析】再生障碍性贫血呈全血细胞减少，少数病例早期可仅一系或两系细胞减少，贫血属正常细胞型，亦可呈轻度大红细胞，红细胞轻度大小不一，但无明显畸形及多染现象，一般无幼红细胞出现，网织红细胞绝对值和比例显著减少。

7. A【解析】缺铁性贫血呈小细胞低色素性贫血，平均红细胞体积低于 80fl，红细胞平均血红蛋白含量小于 27pg，平均红细胞血红蛋白浓度小于 0.32，网织红细胞计数多正常或轻度增多。

8. B【解析】营养性巨幼细胞贫血红细胞平均体积 >94fl，红细胞平均血红蛋白 32pg，中性粒细胞分叶过多现象，网织红细胞正常。

9. E【解析】红细胞 G-6-PD 缺乏，血常规为正细胞性，因是溶血性贫血，网织红细胞正常或升高。正常值：MCV（fl）80~94；MCH（pg）28~32；MCHC 0.32~0.38；网织红细胞计数 0.005~0.015。

10. B【解析】考虑牛奶蛋白过敏引起肠道慢性失血及铁摄入不足引起缺铁性贫血。

11. C【解析】羊乳中缺乏叶酸，考虑叶酸缺乏所致巨幼细胞贫血。

12. A【解析】有神经症状的巨幼细胞贫血首选药是维生素 B_{12}。

13. C【解析】治疗巨幼细胞贫血时可促进叶酸利用的药是维生素 C。

14. D【解析】营养性巨幼细胞贫血治疗中，红细胞增生旺盛时加用的药是铁剂。

15. B【解析】维生素 B_{12} 缺乏性营养性巨幼细胞贫血可加重神经精神症状的药是叶酸。

16. B【解析】营养性缺铁性贫血是小儿贫血中最常见的一种类型，临床主要特点为小细胞低色素性贫血。

17. C【解析】营养性巨幼细胞贫血是缺乏维生素 B_{12} 和/或叶酸所致的一种大细胞性贫血。

18. B【解析】血清铁蛋白可较敏感地反映体内贮存铁情况，在铁减少期已经降低。

19. C【解析】红细胞游离原卟啉升高是红细胞内缺铁的指标。

20. A【解析】生后2~3个月血红蛋白下降出现生理性贫血。

21. C【解析】营养性缺铁性贫血是小儿贫血中最常见的一种类型，临床主要特点为小细胞低色素性贫血。任何年龄均可发病，以6个月至2岁最多见。

22. A【解析】出现贫血、黄疸时应考虑存在溶血性贫血。Coombs试验阳性提示自身免疫性溶血性贫血。

23. D【解析】贫血、黄疸、脾大、血液中球形红细胞增多和红细胞渗透性增高是遗传性球形红细胞增多症的典型特征。

24. B【解析】如有慢性溶血性贫血表现，肝脾大，有特殊面容，周围血象呈小细胞低色素性贫血，结合阳性家族史，应考虑地中海贫血。

25. C【解析】如为急性溶血性贫血、黄疸、有食蚕豆或服药史，可进行红细胞G-6-PD缺乏的筛选试验，如高铁血红蛋白还原试验（+），结合阳性家族史可确诊红细胞G-6-PD缺乏性溶血性贫血。

26. C【解析】原发性免疫性血小板减少症（ITP）行脾切除术前应输血小板。

27. B【解析】红细胞悬液适用于临床各科室的输血，如血容量正常的慢性贫血；外科或手术引起的急性失血；心肺、肝、肾功能不全；儿童的慢性贫血等。

28. A【解析】同时严重缺乏红细胞、血容量和凝血因子时应输全血。

29. D【解析】补充凝血因子和扩充血容量，适用于多种凝血因子缺乏引起的出血倾向，可补充稳定的凝血因子和血浆蛋白。

30. E【解析】冷沉淀是指血浆冷沉淀中含有Ⅷ因子及纤维蛋白原，可治疗缺乏Ⅷ因子及纤维蛋白原而出血不止的患者或血友病患者。

31. A【解析】胎儿从母体获得的铁以妊娠最后3个月最多，故早产、双胎或多胎、胎儿失血和孕母严重缺铁等均可使胎儿储铁减少。

32. A【解析】钩虫病常因慢性小量肠出血，致铁丢失过多。长期慢性失血可致缺铁，如肠息肉、梅克尔憩室、钩虫病等可致慢性失血。

33. B【解析】单纯母乳喂养而未及时添加辅食、人工喂养不当及严重偏食的婴幼儿，其饮食中缺乏肉类、动物肝肾及蔬菜，可致维生素B_{12}和叶酸缺乏。羊乳含叶酸量很低，单纯以羊奶喂养者可致叶酸缺乏。

34. A【解析】传染性单核细胞增多症：发热、咽峡炎、脾淋巴结肿大，重者肝也大，白细胞增多，异形淋巴>10%有诊断意义，必要时做腰穿鉴别。

35. C【解析】白血病急性起病，发热、贫血，肝、脾、淋巴结肿大，WBC升高、血小板低。

36. B【解析】神经母细胞瘤系一种恶性的圆形细胞瘤，多见于4~5岁以下小儿。原发见于交感神经系统的任何部位，但以肾上腺髓质最常见。

五、X 型题

1. ABDE【解析】营养性巨幼细胞贫血的表现：①血小板数多正常。②中性粒细胞变大并有分叶过多现象。③网织红细胞计数常减少。④红细胞数比血红蛋白减少更明显。

2. ABCD【解析】生理性贫血的主要原因：①宫内胎血氧饱和度约50%，血清红细胞生成素含量及红细胞生成增加，生后需要饱和度达95%，红细胞生成素下降红细胞生成活动下降。②新生儿红细胞寿命短。③体重增加时血容量扩充，红细胞被稀释，随着血红蛋白浓度下降到一定量的时候，刺激红细胞生成素的产生使骨髓恢复造血活力，血红蛋白量上升贫血得到纠正，因此生理性贫血不必治疗。

3. ABCD【解析】贫血时可出现呼吸加速、心率加快、脉搏加强、动脉压增高，有时可见毛细血管搏动。

4. ACDE【解析】当毛细血管血液中的还原血红蛋白超过50g/L（5g/dl）时，致皮肤、黏膜呈青紫颜色，出现发绀。但在重度贫血患儿，如血液中血红蛋白量低于50g/L时，即使全部变为还原血红蛋白也不致引起发绀。

5. ABDE【解析】网织红细胞在初生时较高，3天内为0.04~0.06；生后第7天迅速下降至0.02以下；出生后3个月以内维持在较低水平，约0.003，以后随生理性贫血的纠正而上升，婴儿期以后达成人水平（0.005~0.015）。

6. ABCD【解析】铁与血浆中转铁蛋白结合供机体利用，未被利用的部分与去铁蛋白结合成铁蛋白贮存。

7. BCDE【解析】营养性缺铁性贫血的骨髓象特点有：①粒系无明显改变。②红细胞胞质成熟程度较胞核差。③中、晚幼红细胞增多为主。④骨髓增生活跃。

8. BCDE【解析】铁的储存：主要以铁蛋白和含铁血黄素形式储存于单核。母乳和牛乳含铁量较低，约1mg/L，但母乳中铁的利用率可高达50%左右，牛乳仅10%左右。铁的存在形式可分为血红素铁和非血红素铁，也叫作二价铁和三价铁。食物中的铁，主要以二价铁形式在十二指肠和空肠上段被吸收。维生素C属于一种抗氧化剂，将难以吸收的三价铁还原成容易吸收的二价铁，从而促进铁无毒的吸收。血流中与运铁蛋白结合的铁量即为血清铁。

9. ABCD【解析】此阶段体内储存铁已减少，但供红细胞合成血红蛋白的铁尚未减少。

10. ABDE【解析】参见X型题第7题解析。

11. ABCE【解析】红细胞葡萄糖-6-磷酸脱氢酶（G-6-PD）缺乏症是世界上最多见的红细胞酶病，呈X连锁不完全显性遗传。本病有多种G-6-PD基因变异型，伯氨喹型药物性溶血性贫血或蚕豆病，感染诱发的溶血，新生儿溶血、先天性非球形细胞性溶血性贫血等。

12. ABDE【解析】血管外溶血是指红细胞在单核-巨噬细胞系统，主要在脾脏发生红细胞破坏。一般较轻，呈慢性溶血过程，可引起脾大，血清游离胆红素轻度增高，多见于遗传性球形红细胞增多症、温抗体型自身免疫性溶血性贫血等。

13. AE【解析】造血干细胞移植（HSCT）联合化疗是目前根治大多数 ALL 和部分 ANLL 的首选方法。HSCT 的适应证：①高危型（HR）ALL 第 1 次完全缓解（CR1），中危型（IR）ALL 或标危型（SR）ALL 化疗期间 CR2。②HR-ANLL CR1；复发 ANLL CR2。③M_3 治疗 1 年后融合基因仍持续阳性者。

14. ABCDE【解析】①过氧化物酶：在早幼阶段以后的粒细胞为阳性；幼稚及成熟单核细胞为弱阳性；淋巴细胞和浆细胞均为阴性。各类型分化较低的原始细胞均为阴性。②酸性磷酸酶：原始粒细胞大多为阴性，早幼粒以后各阶段粒细胞为阳性；原始淋巴细胞弱阳性，T 细胞强阳性，B 细胞阴性；原始和幼稚单核细胞强阳性。③碱性磷酸酶：成熟粒细胞中此酶的活性在急性粒细胞白血病时明显降低，积分极低或为 0；在急性淋巴细胞白血病时积分增加；在急性单核细胞白血病时积分大多正常。④苏丹黑：此染色结果与过氧化物酶染色的结果相似：原始及早幼粒细胞阳性；淋巴母细胞阴性；原单核细胞弱阳性。⑤糖原：原始粒细胞为阴性，早幼粒细胞以后各阶段粒细胞为阳性；原始及幼稚淋巴细胞约半数为强阳性，余为阳性；原始及幼稚单核细胞多为阳性。⑥非特异性酯酶（萘酚酯，NASDA）：这是单核细胞的标记酶，幼稚单核细胞强阳性，原始粒细胞和早幼粒细胞以下各阶段细胞为阳性或弱阳性，原始淋巴细胞阴性或弱阳性。

15. ACDE【解析】维生素 B_{12} 治疗营养性巨幼细胞贫血时，网织红细胞的变化规律是 2~4 天开始升高，6~7 天达到高峰，2 周降至正常。

16. BCDE【解析】急性白血病白细胞数增多者占 50% 以上，其余正常或减少。

17. ABCE【解析】高危急淋的表现有：①脑膜和睾丸白血病。②治疗前外周血白细胞数 $>100\times10^9/L$。③染色体核型 t（4；11）或 t（9；22）易位。④发病年龄为 10 个月。

18. ADE【解析】凝血时间主要是测定内源性凝血途径中各种凝血因子是否缺乏，功能是否正常，与血小板无关。

六、案例分析题

1. ABCDE【解析】患儿，女，3 岁，反复咳喘 1 年伴面色苍白，曾咯血 2 次，Hb 75g/L，X 线胸片提示双肺网点状阴影，应想到肺含铁血黄素沉着症，进一步询问病史以鉴别是特发性还是继发性，因此应补充选项 ABCDE。

2. E【解析】明确贫血性质应该首先做的检查是血清铁、铁结合力检查，因为特发性肺含铁血黄素沉着症属小细胞低色素性贫血。

3. A【解析】为明确诊断应该做痰培养，找含铁血黄素细胞。

4. D【解析】如明确为小细胞低色素性贫血，该患儿最可能的诊断是特发性肺含铁血黄素沉着症。特发性肺含铁血黄素沉着症的治疗应给予肾上腺皮质激素。若患儿突然发生大咯血应按Ⅲ度咯血方法处理即垂体后叶素静脉滴注。

5. ABCDEF【解析】营养性混合性贫血具有缺铁贫血及巨幼细胞贫血的特点。

6. CDFH【解析】治疗上包括补充叶酸，除去病因，防止感染，严重贫血可输血治疗以及对症治疗。

7. ABCFG【解析】年龄不符合生理性贫血，血象及临床特点不符合再生障碍性贫血及骨髓增生异常。

8. A【解析】小儿生理性贫血：生后随着自主呼吸的建立，血氧含量增加，红细胞生成素减少，骨髓造血功能暂时性降低，网织红细胞减少。胎儿红细胞寿命较短，且破坏较多（生理性溶血），加之婴儿生长迅速，循环血量迅速增加等因素，红细胞数和血红蛋白量逐渐降低，至2~3个月时（早产儿较早）红细胞数降至$3.0\times10^{12}/L$，血红蛋白量降至100g/L左右，出现轻度贫血。

9. BCDE【解析】参见案例分析题第8题解析。

10. D【解析】生理性贫血是婴儿生长发育过程中出现的生理现象，呈自限性，无须治疗，3个月以后红细胞生成素的合成增加，促进骨髓的造血功能，红细胞数和血红蛋白又会逐渐增加。但应注意饮食中必须富含造血所需物质，如果血红蛋白下降至小于70g/L或合并其他疾病时，应考虑少量输血，最好是小量输红细胞。大量输血可抑制红细胞生成素的合成，不利于正常造血功能的恢复。

11. ACDEFGH【解析】详细病史询问有助诊断及鉴别诊断。生产方式不会对该患儿造成任何影响。

12. A【解析】急需了解患儿血象特点，以及造血功能。

13. ABCDEF【解析】患儿考虑红细胞及血红蛋白生成不足或溶血所致贫血。

14. BF【解析】重度贫血应纠正，吸氧改善缺氧及心脏负荷。

15. ABFG【解析】血常规+血清铁及铁饱和度可排除缺铁性贫血，血红蛋白电泳可除外地中海贫血，Coombs试验可除外自身免疫性溶血性贫血。

16. C【解析】患儿骨髓中红细胞系统增生极度低下，粒细胞、血小板正常，目前应判断为纯红细胞再生障碍性贫血。

17. B【解析】治疗主要采用肾上腺皮质激素和输血疗法，必要时可做脾切除术。

18. A【解析】维生素B_{12}缺乏可致四氢叶酸减少进而引起DNA合成减少，可致粒细胞、巨核细胞成熟障碍所致。

19. ABCEG【解析】外伤史和肝炎结核接触史不会对该患儿疑似蚕豆病造成任何影响。

20. ABCFG【解析】根据题干判断该患儿为急性溶血性贫血，应该进行肾功能、血气分析、血液分析、网织红细胞、尿隐血试验、血清胆红素等检查。

21. A【解析】急性溶血性贫血主要是急性起病，表现为全身不适、寒战、高热、头痛、四肢酸痛及腹痛，有时可以伴有恶心、呕吐、腹泻等胃肠道症状，有些患者腹痛严重可以有腹肌痉挛，类似于急腹症的表现，同时出现贫血、黄疸，尿色棕红也就是血红蛋白尿。严重者可出现如呼吸急促、心率增快、烦躁不安、急性心功能不全、急性肾衰竭、弥散性血管内溶血，中枢神经系统的损害，如出现昏迷，新生儿早期溶血性的贫血可以表现为胆红素脑病。

22. AEG【解析】选项 A、E、G 是针对溶血性贫血的检查。

23. AE【解析】临床病史特点符合 G-6-PD 缺陷、蚕豆病。

24. ABCD【解析】治疗上去除诱因，充分补液，纠正酸碱电解质平衡，严重贫血输注红细胞（G-6-PD 正常的）。

25. B【解析】小细胞为主，大小较一致。核形较规则，可见切迹，核染色质较粗、结构一致，核仁少而不清楚或不见，胞质量少。

26. ABCE【解析】L1 小细胞为主，大小较一致。L2 大细胞为主，大小不一致。L3 大细胞为主，大小较一致。根据题干判断其为高危型。

27. B【解析】治疗以化疗为主的综合治疗，疗程持续完全缓解 2.5~3 年方可停止治疗。

28. E【解析】应考虑中枢神经系统白血病。

29. B【解析】高危型根本治疗的首选方法为异基因造血干细胞移植。

30. ABCDEF【解析】颈部淋巴结肿大应排查引流区域的急、慢性炎症，结核，以及恶性肿瘤淋巴转移。

31. ABFG【解析】治疗效果不佳，主要问题应行恶性肿瘤引起的鉴别诊断。

32. ABCE【解析】淋巴结穿刺及组织病理活检是确诊的重点，血常规及骨髓穿刺可利于鉴别诊断。

33. DE【解析】根据患儿年龄、颈部包块、EBV(+)、纵隔肿瘤等特点，考虑霍奇金淋巴瘤和非霍奇金淋巴瘤。

34. ADEFGH【解析】对症支持治疗，同时明确诊断并无不妥。

35. ABCD【解析】应在化疗之后给予放射治疗。

36. C【解析】血小板减少性紫癜临床特点一般是起病前 1~2 周常有病毒感染史。起病急骤，可伴发热、畏寒，突然发生广泛严重的皮肤黏膜出血。皮肤出血表现为全身瘀点或瘀斑，密集色红，以四肢及易于碰撞部位多见，严重者可融合成片甚或形成血肿，鼻、齿龈出血也较为常见，还可伴有胃肠道、泌尿系出血等。

37. ABCDE【解析】血常规中血小板数值明显低于正常的，且经显微镜人工镜检确认的才能诊断为血小板减少性紫癜。明确诊断后需要进一步检查，明确引起血小板减少的原因，通常要做的检查有腹部 B 超、风湿三项、免疫球蛋白、血清补体、抗核抗体谱，及自身抗体谱、抗心磷脂抗体、甲状腺抗体、血小板相关抗体等，以及最重要的骨髓穿刺检查。

38. A【解析】新生儿血小板减少性紫癜的常见病因是感染和缺氧，抗感染和大剂丙种球蛋白治疗是目前治疗本病的较佳疗法。

39. C【解析】肾上腺糖皮质激素为慢性型特发性血小板减少性紫癜的首选药。

尿路
感染

第八章　泌尿系统疾病

一 A1 型题

1. 新生儿泌尿系统生理特点不正确的是
   A. 肾小球滤过率低
   B. 易出现低钾血症
   C. 易出现低钠血症
   D. 易发生酸中毒
   E. 易出现水肿
2. 哪项是调节血压的重要环节
   A. 肾素的释放
   B. 血清血管紧张素转换酶的活性增强
   C. 醛固酮的释放
   D. 血压的升高
   E. 血钠的升高
3. 肾脏分泌肾素的主要部位是
   A. 致密斑
   B. 球旁细胞
   C. 间质细胞
   D. 肾小管细胞
   E. 肾小球毛细血管细胞
4. 急性肾小球肾炎明显水肿、少尿应选用
   A. 呋塞米静脉注射
   B. 休息、限液、低盐饮食
   C. 甲基泼尼松龙冲击疗法
   D. 环磷酰胺
   E. 丙种球蛋白
5. 新生儿肾最大浓缩能力只能使尿渗透压浓缩到约
   A. 300mOsm/L
   B. 330mOsm/L
   C. 380mOsm/L
   D. 700mOsm/L
   E. 1400mOsm/L
6. 有关正常小儿尿蛋白的特点，下列哪项是错误的
   A. 主要成分是白蛋白
   B. 定量不超过 100mg/kg
   C. 定量不超过 $100mg/m^2$
   D. 尿蛋白/肌酐≤0.2
   E. 尿蛋白定性试验阴性
7. 关于肾上腺皮质激素的应用，以下哪项是正确的
   A. 口服和注射用药较局部用药好，可代替局部治疗

B. 肾上腺皮质激素在临床上主要用于替代疗法
C. 长期应用肾上腺皮质激素的患儿，在停药时应逐渐减量，直至停用
D. 结核患儿可用肾上腺皮质激素减轻症状
E. 患水痘小儿对肾上腺皮质激素无禁忌

8. 肾单位的组成
A. 肾皮质和髓质
B. 肾小球和肾小囊
C. 肾小球和肾小管
D. 肾小囊和肾小管
E. 肾小体和肾小管

9. 新生儿肾小球滤过率低的原因，下列说法正确的是
A. 近髓质肾小球发育不良
B. 出球小动脉阻力低
C. 肾小球毛细血管通透性高
D. 肾小球毛细血管内压高
E. 心排血量低，肾血流量少

10. 婴幼儿肾脏生理特点正确的是
A. 婴幼儿期肾脏滤过功能比成人好
B. 新生儿期肾小管重吸收已经成熟
C. 婴幼儿期肾脏对尿液浓缩功能近似于成人
D. 新生儿分泌肾素较少，血管紧张素和醛固酮分泌均减少
E. 出生后，因氧分压升高促红细胞生成素分泌下降

11. 急性肾炎免疫复合物常为
A. IgA
B. IgM
C. IgE
D. IgG 和 C3
E. C3

12. 肾小球疾病的发病机制是
A. 免疫复合物介导型
B. 感染性炎性病变
C. 炎症介质介导型
D. 免疫介导型炎性病变
E. 非免疫、非感染性病变

13. 治疗急性肾炎早期最主要的措施是
A. 忌盐饮食
B. 注射青霉素
C. 应用利尿剂
D. 卧床休息
E. 中医中药治疗

14. 急性肾炎合并高血压脑病时，首选药物是
A. 硝普钠
B. 卡托普利
C. 利血平
D. 硝苯地平
E. 普萘洛尔

15. 急性肾炎患儿无盐或低盐饮食一直到
A. 红细胞沉降率正常
B. 肉眼血尿消失
C. Addis 计数正常
D. 尿常规正常
E. 水肿消退、血压正常

16. 小儿时期同时存在蛋白尿和血尿的常见疾病是
A. 肾肿瘤
B. 肾盂积水
C. 急性肾小球肾炎
D. 肾结石
E. 肾病综合征

17. ACEI 用于预防肾小球疾病患儿发生肾硬化的原理中不准确的是
A. 抑制 NF-κB，降低系膜炎症
B. 延缓激肽分解，增加纤溶酶原
C. 促进细胞基质分解
D. 扩张小血管，降低蛋白尿
E. 纠正 T 细胞的免疫失衡

18. 急性肾小球肾炎治疗正确的是
A. 卧床休息 1 个月
B. 无盐饮食至蛋白尿消失
C. 应用青霉素 10~14 天
D. 血压正常后可上学
E. 肾功能正常后可上学

19. 导致儿童急性感染后肾小球肾炎的最常见病原菌是
A. 伤寒杆菌
B. 肺炎链球菌
C. A 组 β 溶血性链球菌
D. 巨细胞病毒
E. 表皮葡萄球菌

20. 急性肾炎时，产生水肿的主要始动因素是
A. 毛细血管滤过压增高
B. 毛细血管通透性增高
C. 钠与水的潴留
D. 血浆胶体渗透压降低
E. 淋巴液回流受阻

21. 诊断肾小球疾病下列哪一项最可靠
A. 管型尿
B. 糖尿
C. 血尿
D. 高血压
E. 氨基酸尿

22. 急性肾小球肾炎典型病理表现是
A. 毛细血管内增生性肾小球肾炎
B. 微小病变
C. 局灶性硬化性肾小球肾炎
D. 膜性肾病
E. 系膜增生性肾小球肾炎

23. 对急性肾炎者在下列哪种情况下应给予降压药
A. 水肿、血尿、少尿

B. 有高氮质血症

C. 血压持续升高，舒张压高于 90mmHg

D. 有循环充血者

E. 以上都不是

24. 在小儿肾脏疾病中下列哪一种最为多见

A. 原发性肾病综合征
B. IgA 肾病
C. 慢性肾小球肾炎
D. 急、慢性肾衰竭
E. 急性肾小球肾炎

25. 急性肾炎出现严重循环充血时治疗首选

A. 腹膜透析
B. 限制钠、蛋白质摄入
C. 利尿剂和血管扩张剂
D. 脱水剂和强心剂
E. 强心剂和血管扩张剂

26. 下列哪项不是急性肾炎的主要病理变化

A. 有内皮细胞和系膜细胞增生
B. 有白细胞浸润
C. 有大量上皮细胞和新月体形成
D. 有驼峰状免疫复合物沉淀
E. 有颗粒状的 C3 和 IgG 沉积

27. 急性肾炎小儿恢复上学的指标是

A. 尿蛋白消失
B. 红细胞沉降率正常
C. 镜下血尿消失
D. 抗链“O”试验正常
E. Addis 计数正常

28. 急性肾炎患儿应用青霉素的目的是

A. 控制肾脏炎症
B. 防止肾脏炎症进一步发展
C. 清除体内感染性病灶内残存的细菌
D. 防止其他合并症
E. 促进肾小球内非特异性炎症消失

29. 急性肾小球肾炎前驱病最常见的是

A. 皮肤感染
B. 消化道感染
C. 肺炎
D. 咽扁桃体炎
E. 猩红热

30. 急性肾小球肾炎最初水肿部位是

A. 胸部
B. 上肢
C. 双踝
D. 胫前
E. 双睑

31. 急性肾炎的主要临床表现有
A. 血尿、少尿、水肿
B. 水肿、蛋白尿、高血压、少尿
C. 少尿、血尿、蛋白尿、低蛋白血症
D. 高血压、水肿、少尿
E. 血尿、水肿、高血压、少尿

32. 肾小球肾炎最可能继发于什么病原体
A. A组β溶血性链球菌
B. 肺炎链球菌
C. 金黄色葡萄球菌
D. 草绿色链球菌
E. 革兰阴性杆菌

33. 急性肾炎发生高血压的原因有
A. 全身小动脉痉挛
B. 肾素分泌增多
C. 醛固酮分泌增多
D. 血容量增加
E. 以上都是

34. 急性肾炎引起水肿的主要机制是
A. 大量蛋白尿引起低蛋白血症
B. 血压增高引起急性心衰
C. 肾小球滤过率下降
D. 全身毛细血管通透性增加
E. 抗利尿激素分泌过多

35. 急性肾炎的治疗方法是
A. 对症，防止严重并发症，保护肾功能
B. 凡有高血压者需立即给降压药
C. 均需用强利尿剂，预防少尿肾衰竭
D. 需用青霉素抗感染4周以上
E. 均需严格控制水、钠和蛋白的摄入量

36. 急性链球菌感染后肾炎，其补体恢复的时间是
A. 1~2周
B. 2~3周
C. 3~5周
D. 6个月以上
E. 6~8周

37. 典型急性肾炎临床表现不包括
A. 水肿
B. 高血压
C. 大量蛋白尿
D. 少尿
E. 血尿

38. 关于急性链球菌感染后肾炎，下列哪项不是链球菌感染的证据
A. 抗链球菌溶血素“O”（ASO）增高
B. 抗透明质酸酶增高

C. 抗脱氧核糖核酸酶增高　　D. 抗胆碱酯酶增高

E. 以上均不是

39. 小儿每日尿量正确的是

A. 正常婴儿每日排尿量 300～400ml　　B. 幼儿为 400～600ml

C. 学龄前儿童为 600～800ml　　D. 学龄儿童为 800～1000ml

E. 当每日尿量少于 50～60ml 为无尿

40. 持续性蛋白尿常提示

A. 肾小球疾病　　B. 直立体位时

C. 剧烈运动后　　D. 肾小管病变

E. 肾肿瘤

41. 急性链球菌感染后肾小球肾炎的典型病理改变是

A. 毛细血管外增生　　B. 毛细血管内增生

C. 系膜增生　　D. 膜增生

E. 膜性

42. 急性肾炎严重病例常在 1～2 周内出现的并发症是

A. 休克　　B. 大量蛋白尿

C. 肉眼血尿　　D. 尿少

E. 严重循环充血

43. 下列属于肾功能不全失代偿期的指标是

A. 血 CR、BUN 正常，Ccr 80～120ml/(1.73m^2·min)

B. 血 CR、BUN 升高，Ccr 0～10ml/(1.73m^2·min)

C. 血 CR、BLTN 升高，Ccr 10～30ml/(1.73m^2·min)

D. 血 CR、BUN 正常，Ccr 50～80ml/(1.73m^2·min)

E. 血 CR、BUN 升高，Ccr 30～50ml/(1.73m^2·min)

44. 急性链球菌感染后肾小球肾炎最主要的发病机制是

A. 免疫复合物致病　　B. 自身抗体致病

C. 抗肾抗体致病　　D. 细胞免疫异常

E. 细胞因子分泌异常

45. 急性肾小球肾炎的主要发病机制是

A. 链球菌直接感染　　B. 病毒感染

C. 感染后抗原-抗体免疫反应　　D. 葡萄球菌感染

E. 以上均不是

46. 关于高血压脑病，不正确的是

A. 血压 180/120mmHg　　B. 头晕、视物模糊

C. 脑血管痉挛
D. 颅内压突然升高
E. 肺水肿

47. 下列哪项不属于原发性急进性肾炎的免疫病理类型
A. 抗肾抗体型
B. 脂质沉着型
C. 寡免疫沉积型
D. 免疫复合物型
E. 以上均不是

48. 急进性肾炎的典型病理改变是
A. 毛细血管外增生
B. 免疫复合物沉积
C. 毛细血管内增生
D. 弥漫性系膜增生
E. 新月体大量形成

49. Alport 综合征的主要遗传方式为
A. 常染色体显性遗传
B. X 连锁显性遗传
C. 多基因遗传
D. 常染色体隐性遗传
E. 以上答案都不对

50. 狼疮性肾炎最常见的病理类型是下列哪种
A. 微小病变型肾病
B. 膜性肾病
C. 硬化性肾小球肾炎
D. 弥漫性增殖性肾炎
E. 局灶节段肾小球硬化

51. 关于高钾血症的心电图改变，不正确的是
A. T 波高尖呈帐篷状
B. QRS 波增宽，S 波加深
C. P-R 间期延长
D. P 波低平或消失
E. 出现 U 波

52. 下列哪种检查可用于诊断膀胱输尿管反流
A. 逆行性尿路造影
B. 排泄性尿路造影
C. CT 尿路造影
D. MR 尿路造影
E. 以上都可出现

53. 原发性肾病综合征最易发生的并发症是下列哪一项
A. 高凝状态
B. 低钠血症
C. 低钙血症
D. 感染
E. 低血容量休克

54. 下列哪项不符合单纯型肾病
A. 大量蛋白尿
B. 暂时性氮质血症
C. 尿中少量红细胞
D. 多为非选择性蛋白尿
E. 血胆固醇明显增高

55. 先天性肾病综合征的发病年龄通常在生后
A. 1 个月内　　B. 3 个月内
C. 6 个月内　　D. 1 岁内
E. 3 岁内
56. 治疗单纯型肾病综合征的首选药物是
A. 环孢素　　B. 雷公藤总苷
C. 硫唑嘌呤　　D. 糖皮质激素
E. 环磷酰胺
57. 下列哪项不是肾炎型肾病的诊断指标
A. 明显血尿　　B. 高血压持续或反复出现
C. 氮质血症　　D. 血清补体水平增高
E. 单纯型肾病的表现
58. 肾炎型肾病不同于单纯型肾病的特点为
A. 大量蛋白尿　　B. 有血尿、高血压
C. 高度水肿　　D. 血浆白蛋白降低更明显
E. 高胆固醇血症
59. 下列关于肾病综合征的并发症，哪项是错误的
A. 肺水肿　　B. 电解质紊乱
C. 血栓形成　　D. 感染
E. 蛋白质营养不良
60. 确诊肾病综合征大量蛋白尿的标准是
A. ≥50mg/(kg·d)　　B. ≥100mg/(kg·d)
C. ≥150mg/(kg·d)　　D. ≥200mg/(kg·d)
E. ≥250mg/(kg·d)
61. 肾病综合征预后最差的病理类型是
A. 微小病变型　　B. 局灶性硬化性肾小球肾炎
C. 膜增生性肾小球肾炎　　D. 膜性肾病
E. 系膜增生性肾小球肾炎
62. 支持肾炎型肾病综合征的指标是
A. 大量蛋白尿　　B. 低白蛋白血症
C. 高胆固醇血症　　D. 血清补体 C3 降低
E. 水肿
63. 下列不符合单纯型肾病综合征的是
A. 大量蛋白尿　　B. 氮质血症

C. 肉眼血尿　　D. 胆固醇明显增高
E. 血浆白蛋白降低更明显

64. 甲泼尼龙冲击的不良反应有
A. 粒细胞减少　　B. 脱发
C. 血尿　　D. 肝功能损害
E. 高血压

65. 肾病综合征使用环磷酰胺出现哪种不良反应应立即停药
A. 白细胞降至 4×10^9/L　　B. 食欲缺乏、恶心、呕吐
C. 出血性膀胱炎　　D. 性腺损伤
E. 脱发

66. 儿童原发性肾病综合征单纯型最常见的病理类型是
A. 系膜增生性肾小球肾炎　　B. 膜增生性肾炎
C. 膜性肾病　　D. 微小病变
E. 局灶节段性肾小球硬化

67. 下列何种情况应考虑为难治性肾病
A. 激素完全效应　　B. 激素部分效应
C. 正规中长程治疗半年中复发 1 次　　D. 激素无效应
E. 正规中长程治疗 1 年中因上呼吸道感染而复发 2 次

68. IgA 肾病的预后与下列哪些因素无关
A. 尿蛋白 >1g/d 者，预后较差　　B. 有肉眼血尿者易发生肾衰和高血压
C. 起病年龄越大，相对预后越差　　D. 伴高血压者预后差
E. IgA 沉积量多者预后差

69. IgA 肾病临床上最主要表现是
A. 反复发作性血尿　　B. 间歇发作性高血压
C. 血清 IgA 升高　　D. 中等度蛋白尿
E. 具有水肿、蛋白尿、低蛋白血症和高胆固醇血症

70. 乙型肝炎病毒相关性肾炎常见的病理类型是
A. 膜性肾病　　B. 局灶性节段性肾小球硬化
C. 系膜毛细血管性肾小球肾炎　　D. 新月体肾小球肾炎
E. 微小病变型肾病

71. 肾炎型肾病不同于单纯型肾病的特点为
A. 有血尿、高血压　　B. 高度水肿
C. 大量蛋白尿　　D. 血浆白蛋白降低更明显
E. 高胆固醇血症

72. 下列哪项是小儿肾病综合征最主要的病理生理改变

A. 肾脏排钠障碍导致高度水肿

B. 高血脂可引起系膜细胞增殖和系膜基质增加

C. 低蛋白血症形成可导致高度水肿

D. 脂蛋白分解代谢障碍所致高脂血症

E. 因肾小球滤过膜的通透性增加导致大量蛋白尿

73. 哪种病理类型的肾病综合征对激素治疗最敏感

A. 膜性肾病　　B. 系膜增生性肾炎

C. 膜增生性肾炎　　D. 微小病变型

E. 局灶性节段性肾小球硬化

74. 治疗单纯型肾病的首选药物是

A. 泼尼松口服　　B. 环孢霉素 A

C. 甲泼尼龙静脉滴注　　D. 环磷酰胺冲击

E. 苯丁酸氮芥

75. 肾病综合征最常见的电解质紊乱是

A. 低镁血症　　B. 低磷血症

C. 低钠血症　　D. 低钾血症

E. 低氯血症

76. 诊断急性链球菌感染后肾炎，关键血清学检查应包括

A. 血沉和抗核抗体　　B. ASO 和补体 C3

C. 尿素氮和蛋白电泳　　D. 抗核抗体和肌酐

E. C 反应蛋白和免疫球蛋白

77. 下列说法中正确的是

A. 泌尿道感染按病原体侵袭的部位不同，分为肾小球肾炎、膀胱炎、尿道炎

B. 泌尿道感染指病原体直接侵入血液，在血液中生长繁殖，并侵犯尿路引起的损伤

C. 女性泌尿道感染的发病率均高于男性

D. 新生儿或婴幼儿早期，男性泌尿道感染的发病率高于女性

E. 无症状性菌尿仅见于 3 个月以下的婴儿

78. 引起小儿泌尿道感染最常见的致病菌是

A. 肠球菌　　B. 副大肠埃希菌

C. 克雷伯菌　　D. 大肠埃希菌

E. 葡萄球菌

79. 小儿泌尿道感染最常见的感染途径是

A. 淋巴感染　　B. 直接蔓延

C. 上行性感染　　D. 下行性感染

E. 血源性感染

80. 下列哪项不是小儿泌尿道感染的宿主易感因素

A. 尿路畸形　　B. 新生儿抗感染能力差

C. 糖尿病患儿　　D. 使用糖皮质激素的患儿

E. 细菌毒力强

81. 急性尿路感染最常见的致病菌是

A. 粪肠球菌　　B. 大肠埃希菌

C. 葡萄球菌　　D. 变形杆菌

E. 真菌

82. 关于婴幼儿易发生尿路感染的解剖特点下列哪一项除外

A. 输尿管管壁肌肉弹力纤维发育不良

B. 肾脏的位置较低

C. 输尿管-膀胱连接处斜埋于膀胱黏膜下的一段输尿管较直且短

D. 女婴尿道短，且距肛门近

E. 男婴常有包茎或泌尿系解剖畸形

83. 女童泌尿道感染发病率高于男童的原因是

A. 女童尿道短，外口暴露且接近肛门

B. 女童便秘发生率高

C. 女童输尿管较长且弯曲

D. 女童膀胱位置偏高

E. 女童肾脏位置较低

84. Ⅰ型肾小管酸中毒是由于

A. 醛固酮分泌不足　　B. 近端肾小管重吸收 HCO_3^- 障碍

C. 远端肾小管泌氢障碍　　D. 肾小管对醛固酮反应低下

E. 肾小球滤过功能低下

85. 鉴别血尿与血红蛋白尿的主要手段为

A. 尿潜血检查　　B. 尿胆原

C. 尿沉渣检查　　D. 尿三杯试验

E. 血尿颜色

86. 急性肾衰竭紧急处理的重点是

A. 静脉注射碳酸氢钠　　B. 注射呋塞米（速尿）

C. 静脉滴注葡萄糖　　D. 控制液体进入量

E. 腹膜透析

87. 急性肾衰电解质紊乱最常见和最危险的是

A. 高血钾 B. 低钙血症

C. 低钠血症 D. 高钠血症

E. 低钾血症

88. 最能准确反映肾小球滤过率的指标是

A. 血肌酐（Scr） B. 血尿素氮（BUN）

C. 尿溶菌酶 D. 内生肌酐清除率（Ccr）

E. N-乙酰-β-D-葡萄糖苷酶（NAG）和γ-谷氨酰胺转移酶（γ-GT）

89. 小儿慢性肾衰竭（CRF）病因与成年人有所不同，且依年龄而异，(　　)以下的慢性肾衰竭常为泌尿系统解剖异常，如肾发育不良、发育障碍、梗阻或畸形。

A. 1岁 B. 2岁

C. 3岁 D. 4岁

E. 5岁

二、A2型题

1. 患儿，女，4岁。全身水肿，尿蛋白3.6g/d，尿中红细胞5~10个/高倍视野，可见透明管型，血浆白蛋白18g/L。治疗用药为每日泼尼松60mg，双嘧达莫300mg（分3次服），已治疗8周病情未见好转，应采取下列哪项措施为妥

A. 停用泼尼松 B. 改用地塞米松

C. 增加泼尼松用量，延长治疗时间 D. 泼尼松减量，加用环磷酰胺

E. 加用肝素

2. 患儿，男，5岁。水肿3天，气促1天，伴尿少，尿色深。尿常规检查：红细胞++/高倍视野。查体：呼吸32次/分，心音增强，两肺底部有少许湿啰音，肝肋下2cm，血压150/90mmHg。首先考虑诊断是

A. 肾病综合征，肺血栓形成 B. 急性肾炎伴支气管肺炎

C. 急性肾小球肾炎，高血压 D. 急性肾小球肾炎，严重循环充血

E. 急性肾小球肾炎，肾衰竭

3. 患儿，男，5岁。近2天出现眼睑水肿及双下肢水肿，并有少尿、食欲缺乏，尿蛋白(+~++)，尿红细胞10~15个/高倍视野。下列何种处理欠妥

A. 用强效利尿剂 B. 给泼尼松

C. 给予低盐饮食 D. 用青霉素

E. 卧床休息

4. 患儿，女，10岁。因水肿、尿少、尿色加深1周，伴烦躁、气促1天入院。查体：体温36.6℃，血压150/100mmHg，端坐呼吸，口唇微绀，心率110次/分，两肺底少量细湿啰

音，肝肋下 2.5cm，血红蛋白 108g/L，白细胞正常。尿蛋白（++），红细胞 20～30 个/高倍视野，白细胞 0～2 个/高倍视野。血尿素氮 5.8mmol/L，血胆固醇 5.2mmol/L。诊断应考虑为

A. 急性肾小球肾炎合并肺炎
B. 慢性肾炎急性发作
C. 急性肾小球肾炎，循环充血
D. 肾炎型肾病合并肺炎
E. 病毒性肾炎合并肺炎

5. 患儿，女，7 岁。血尿，水肿 4 天，明显少尿 1 天，伴烦躁气促，血压 120/80mmHg，双肺底少许湿啰音，心率 140 次/分，肝肋下 2cm。处理的重点是

A. 肌内注射呋塞米
B. 用降压药
C. 用地高辛
D. 肌内注射青霉素
E. 用激素

6. 患儿，男，12 岁。4 周前曾患脓疱疹，3 天来眼睑水肿，尿少，肉眼血尿。血压 150/105mmHg，尿蛋白（+++），红细胞满视野，血红蛋白 95g/L，抗链球菌溶血素“O”（ASO）测定 800，红细胞沉降率 50mm/h，血尿素氮 10mmol/L（28mg/dl），C3 下降。最可能的是

A. 急性肾炎
B. 肾炎型肾病
C. IgA 肾病
D. 急进性肾炎
E. 单纯型肾病

7. 患儿，女，7 岁半。水肿 7 天，尿少，浓茶样，头痛，视物模糊，呕吐，血压 170/120mmHg，血尿素氮 6.4mmol/L（18mg/dl），尿蛋白（++），红细胞 20 个/高倍视野，颗粒管型 0～1 个/高倍视野。诊断为

A. 急性肾病
B. 急性肾炎、高血压脑病
C. 急进性肾炎
D. 慢性肾炎
E. 急性肾炎、急性肾衰

8. 患儿，女，11 岁。3 周前患猩红热，3 天来脸肿、头晕、乏力。血压 130/100mmHg，尿蛋白（+），尿比重 1.028，镜下见红细胞管型，红细胞沉降率 30mm/h，ASO 1∶800，血尿素氮 7.1mmol/L，血肌酐 88.4μmol/L。以下处理哪项不妥

A. 卧床休息
B. 低盐饮食
C. 氢氯噻嗪利尿降压
D. 青霉素消除感染灶
E. 大剂量糖皮质激素和免疫抑制剂

9. 患儿，男，9 岁。眼睑水肿 7 天，近 2 日加重，水肿渐及全身，尿少。今晨感呼吸困难，气急，咳粉红色泡沫痰。查体：体温 37.5℃，眼睑及下肢水肿，血压 150/100mmHg，心率 116 次/分，心音低钝，两肺呼吸音粗，有中、细湿啰音，肝肋下 4.0cm，尿常规：蛋白(++)，红细胞 20～30 个/高倍视野。诊断考虑为

A. 急性肾炎伴肺炎
B. 急性肾炎伴急性肾衰竭

C. 急性肾炎伴严重循环充血　　　　D. 急性肾炎伴高血压脑病
E. 急性肾炎伴心肌炎

10. 患儿，男，6 岁。少尿、水肿 5 天，病前 2 周有发热、咽痛史。尿蛋白 (++)，红细胞 15~20 个/高倍视野，血肌酐 180μmol/L。肾活检最可能的改变是
A. 膜增生性肾小球肾炎　　　　B. IgA 肾病
C. 微小病变肾病　　　　D. 局灶节段性肾小球硬化
E. 毛细血管内增生性肾小球肾炎

11. 患儿，女，7 岁。因尿少、水肿、肉眼血尿诊断为急性肾炎入院。入院当天出现头痛、呕吐，惊厥 1 次，嗜睡，眼眶周围见针刺状出血点。此时最可能的并发症是
A. 癫痫　　　　B. 败血症
C. 急性肾衰竭　　　　D. 心力衰竭
E. 高血压脑病

12. 患儿，男，7 岁。水肿 5 天伴少尿，血尿，发病前 2 周有呼吸道感染史。查体：眼睑水肿，血压 135/98mmHg，尿检查红细胞满视野，白细胞 2 个/高倍视野，尿蛋白，血 ASO 增高。则应诊断为
A. 急性肾小球肾炎　　　　B. 肾炎型肾病
C. 急进性肾小球肾炎　　　　D. 肾病综合征
E. 病毒性肾炎

13. 患儿，女，6 岁。持续性镜下血尿 1 年，每于上呼吸道感染后出现阵发性肉眼血尿，伴视力下降，听力进行性减退 2 个月余。其最可能的诊断是
A. 薄基膜肾病　　　　B. Alport 综合征
C. IgA 肾病　　　　D. 过敏性紫癜肾炎
E. 狼疮性肾炎

14. 患儿，男，4 岁。诊断肾炎型肾病，使用足量泼尼松治疗，14 天尿量增加，水肿逐渐消退，但尿蛋白为 (++)，持续用药 8 周，尿蛋白仍为 (++)。此病例应属于
A. 激素部分敏感　　　　B. 激素敏感
C. 激素耐药　　　　D. 激素依赖
E. 激素高度敏感

15. 患儿，女，8 岁。近 1 年来反复水肿，病前无明显前驱感染史，曾用泼尼松治疗半年，效果不明显。查体：发育差，面部及四肢明显凹陷性水肿，血压 130/90mmHg，肺部无异常，腹膨隆，有腹水征，肝在右肋下 2cm。血：血红蛋白 110g/L，血浆总蛋白 42g/L，白蛋白 18g/L，球蛋白 24g/L，胆固醇 7. 28mmol/L，尿素氮 8. 6mmol/L。尿常规：蛋白 (+++)，红细胞 5~10 个/高倍视野。最可能的诊断为
A. 急性肾炎　　　　B. 单纯型肾病

C. 肾炎型肾病　　D. 慢性肾炎
E. 进行性肾炎

16. 患儿，男，3岁。双眼睑水肿1周，尿蛋白（++++），定量2g/24h，血浆白蛋白21g/L，BUN 3.4mmol/L，口服泼尼松（30mg/d）3周后，尿蛋白转阴。此患儿最可能的病理改变是
A. 膜性肾病　　B. 系膜增生性肾小球肾炎
C. 膜增生性肾小球肾炎　　D. 微小病变
E. 局灶性节段性肾小球硬化

17. 患儿，女，3岁。诊断为肾病综合征。应用足量的泼尼松治疗4周后尿蛋白转阴，改为隔日激素口服，总剂量按照每2~4周减2.5~5mg，维持剂量在泼尼松10mg隔日口服时，出现发热、咳嗽。查尿蛋白为（++），此时治疗最好首先采用
A. 加用抗生素控制感染　　B. 换用地塞米松
C. 输入血浆或低分子右旋糖酐　　D. 加用吲哚美辛
E. 加用其他免疫抑制剂

18. 患儿，女，2岁。诊断为肾病综合征。应用足量的泼尼松治疗1周后，尿蛋白转阴。最大可能的病理类型是
A. 微小病变型肾病　　B. IgA肾病
C. 新月体肾炎　　D. 毛细血管内增生性肾小球肾炎
E. 膜增生性肾小球肾炎

19. 患儿，男，5岁。水肿半个月，尿蛋白（+++~++++），尿红细胞>10个/高倍视野，血尿素氮1.8mmol/L，血浆白蛋白18g/L，血压90/75mmHg。最可能的诊断是
A. 急性肾炎　　B. 慢性肾炎急性发作
C. 单纯型肾病　　D. 肾炎型肾病
E. 病毒性肾炎

20. 患儿，女，1岁。发热1周入院。体检无异常发现，尿液分析显示白细胞满视野，诊断为尿路感染。入院后体温呈弛张热，精神萎靡，怀疑并发败血症。如果疾病继续发展，患儿会发生哪种情况
A. 迁徙性化脓性病灶　　B. 感染性休克
C. 肺炎　　D. 低血糖
E. 水电解质紊乱

21. 患儿，男，10岁。因无尿5天入院。查电解质示K^+ 7.8mmol/L。下列处理不妥的是
A. 用碳酸氢钠
B. 用10%葡萄糖酸钙
C. 葡萄糖+胰岛素（5g葡萄糖+1U胰岛素）

D. 输库血纠正贫血

E. 透析

22. 患儿，男，3 岁。以水肿、尿少 15 天入院，血压 150/112mmHg，贫血貌，血 WBC 6.1 × 10^9/L，Hb 61g/L，PLT 40 × 10^9/L，网织红细胞 0.055，尿蛋白（+++），RBC 3~4 个/高倍视野，BUN 20mmol/L。最可能的诊断是

A. 肾病综合征
B. 急性肾炎
C. 溶血尿毒综合征
D. IgA 肾病
E. 薄基底膜肾病

23. 患儿，男，9 岁。阑尾炎术后 12 小时出现少尿（10ml/h），血尿素氮 25mmol/L，肌酐 178μmol/L，尿比重 1.030，尿钠 13mmol/L，尿量减少。最可能的原因是

A. 肾后性急性肾衰竭
B. 肾前性急性肾衰竭
C. 急性肾小管坏死
D. 慢性肾衰竭
E. 急性间质性肾炎

24. 患儿，男，9 岁。眼睑水肿 5 天，近 2 天加重，水肿渐及全身，尿少，今晨感觉上腹部不适，频咳，气急。查体：体温 37.5℃，眼睑及下肢水肿，血压 150/100mmHg，心率 116 次/分，心音低钝，两肺呼吸音粗，肝肋下 2.0cm。尿常规：蛋白（++），红细胞 20~30 个/高倍视野，血尿素氮 26.5mmol/L，肌酐 362μmol/L。诊断考虑为

A. 急性肾炎伴严重循环充血及急性肾衰竭
B. 急性肾炎伴肺炎
C. 急性肾炎伴循环充血
D. 急性肾炎伴高血压脑病
E. 急性肾炎伴心肌炎

三 A3/A4 型题

（1~3 题共用题干）

患儿，女，9 岁。因水肿、尿少 3 天入院，尿呈深黄色，病前 3 周有双下肢感染史，入院后有头痛、心悸、气促。查体：血压 128/90mmHg，脉搏 132 次/分，神清，双肺底可闻及少许湿啰音，心音低钝，肝右肋下 1cm，有压痛，腱反射存在。

1. 该患儿可能的诊断是

A. 急性肾小球肾炎合并肺炎
B. 急性肾炎一般病例
C. 急性肾炎合并循环充血
D. 急性肾炎合并高血压脑病
E. 病毒性肾炎

2. 为明确诊断首先需要做的检查是

A. 尿常规检查
B. 血培养

C. 尿培养　　D. 肝功能检查
E. 肾功能检查

3. 下列哪项治疗不正确
A. 卧床休息　　B. 低盐饮食
C. 适当限制水摄入量　　D. 氢氯噻嗪20mg，bid
E. 硝普钠静脉滴注

（4~8题共用题干）

患儿，女，5岁。半年来多次发现尿色呈米汤样，尿常规镜检RBC 8~10个/高倍视野，其父有肾结石病史。

4. 患儿首选哪项检查
A. 肾脏B超　　B. 静脉肾盂造影
C. 肾功能　　D. 尿RBC形态
E. 肝功能及乙肝五项

5. 检查的结果最可能是
A. 1%~5%　　B. 正常形态为20%
C. 正常形态为25%　　D. 正常形态为>30%
E. 正常形态为>70%

6. 为了进一步确诊，哪项检查更有诊断价值
A. 静脉肾盂造影　　B. 中段尿培养、计数和药敏试验
C. 肾脏CT　　D. 逆行造影
E. 尿钙/尿肌酐比值及24小时尿钙定量

7. 下列饮食哪项适宜
A. 高脂饮食　　B. 高蛋白饮食
C. 巧克力　　D. 果汁
E. 低盐饮食

8. 最佳的治疗药物为
A. 抗生素　　B. 氢氯噻嗪
C. 止血药物　　D. 维生素类药物
E. 中药

（9~13题共用题干）

患儿，女，7岁。眼睑水肿6天，伴头痛、视物模糊，尿呈深茶色3天就诊，4周前曾患扁桃体炎，经用青霉素治疗好转。

9. 体检重点应是

A. 血压　　B. 腹部血管杂音

C. 肾区叩击痛　　D. 尿道口有无红肿

E. 扁桃体

10. 首选的辅助检查是

A. B 超检查　　B. 心电图

C. 乙肝两对半测定　　D. 胸部 X 线

E. 尿常规

11. 如果此患儿出现呼吸困难，颈静脉怒张，咳粉红色泡沫痰，两肺满布湿啰音，错误的治疗是

A. 严格限制水钠摄入量　　B. 快速洋地黄化

C. 静脉滴注硝普钠　　D. 强力利尿剂

E. 腹膜透析

12. 如果此患儿血压急剧升高，出现惊厥，首选的处理是

A. 强力利尿剂　　B. 硝苯地平口服

C. 硝普钠静脉滴注　　D. 快速使用全量洋地黄化

E. 口服复方降压片

13. 导致该患儿发病的最主要机制是

A. 抗肾抗体致病　　B. 自身抗体致病

C. 免疫复合物致病　　D. 细胞免疫异常

E. 细胞因子分泌异常

（14~16 题共用题干）

患儿，男，8 岁。水肿 5 天，尿少、肉眼血尿 2 天入院。2 周前，患化脓性扁桃体炎，用青霉素治疗 5 天。查体：眼睑、双下肢水肿，呈非凹陷性，血压 120/90mmHg，尿蛋白(++)，红细胞满视野，白细胞 8~10 个/高倍视野，少量红细胞管型，肾功能正常。

14. 下列哪一种诊断较符合患儿的疾病特点

A. 药物性肾炎　　B. 急性链球菌感染后肾炎

C. 急性肾盂肾炎　　D. IgA 肾炎

E. 肾炎型肾病

15. 为明确诊断进一步需要做的检查不包括

A. 红细胞沉降率　　B. 抗链球菌溶血素“O”（ASO）

C. 血补体测定　　D. 肾脏 B 超

E. 肾功能

16. 入院后可采取下列治疗措施，但不包括
    A. 低盐饮食
    B. 低蛋白饮食
    C. 应用利尿剂
    D. 青霉素治疗
    E. 卧床休息

（17~18 题共用题干）

患儿，女，11 岁。水肿伴茶色尿 1 个月，经抗感染及对症支持治疗效果差，尿量进行性减少，血压 140/90mmHg，尿蛋白（+），尿素氮 38mmol/L。

17. 该患儿最可能的诊断是
    A. 急性肾小球肾炎合并肾衰
    B. 肾炎型肾病综合征
    C. 单纯型肾病
    D. 急进性肾小球肾炎
    E. 迁延性肾小球肾炎
18. 该患儿肾病病理类型最可能的是
    A. 毛细血管内增生性肾小球肾炎
    B. 膜性肾病
    C. 微小病变
    D. IgA 肾病
    E. 新月体肾炎

（19~22 题共用题干）

患儿，男，8 岁。反复水肿半年。经泼尼松足量并间断应用呋塞米治疗，病情一度好转。2 周前患儿出现腰痛伴血尿，水肿加重，并出现腹水，近 4 天不能下地活动。血压 150/100mmHg，尿蛋白（+++~ ++++），红细胞 8~20 个/高倍视野，血尿素氮 10.8mmol/L（30mg/dl），血清总蛋白 40g/L（4g/dl），血胆固醇 11.5mmol/L，白蛋白 15g/L（1.5g/dl）。

19. 原发病诊断考虑为
    A. 急性链球菌感染后肾炎
    B. 单纯型肾病
    C. 病毒性肾炎
    D. 肾炎型肾病
    E. 急进性肾炎
20. 目前病情加重，最可能的并发症是
    A. 肾结石
    B. 低钠血症
    C. 肾静脉血栓形成
    D. 低血容量
    E. 尿路感染
21. 为进一步确诊，首要检查是
    A. 肾血管造影
    B. 血浆纤维蛋白原
    C. 静脉肾盂造影
    D. 24 小时尿蛋白定量
    E. 肾功能

22. 根据目前病情，首选的治疗是
A. 甲泼尼龙冲击
B. 大剂量利尿剂
C. 人血白蛋白
D. 抗凝疗法
E. 抗生素

（23~25 题共用题干）

患儿，男，5 岁。因反复水肿、尿少 4 周入院。查体：血压 130/88mmHg，尿蛋白（+++），尿 RBC 8~12 个/高倍视野，尿 WBC 0~3 个/高倍视野，血浆白蛋白 25g/L，Ch 9mmol/L，BUN 7mmol/L。采用泼尼松中长程疗法，现已口服泼尼松 15mg，tid，共 8 周。近 6 周来，尿蛋白阴性。

23. 该患儿可能的诊断是
A. 急性肾小球肾炎合并高血压脑病
B. 急性肾炎合并尿路感染
C. 肾炎型肾病
D. 尿路感染
E. 病毒性肾炎

24. 该患儿属于
A. 激素敏感
B. 激素部分敏感
C. 激素耐药
D. 激素依赖
E. 反复

25. 下一步治疗应
A. 利尿
B. 继续用原量
C. 加用免疫抑制剂
D. 改用免疫抑制剂
E. 激素减量，改为隔日顿服

（26~30 题共用题干）

患儿，女，2 岁。水肿近 1 个月，血压 90/70mmHg，尿蛋白（+++），RBC 1~2 个/高倍视野，血白蛋白 23g/L，血尿素氮 5. 5mmol/L。

26. 该患儿最可能的诊断是
A. 急性肾炎
B. 肾炎型肾病
C. 单纯型肾病
D. 乙肝病毒相关性肾炎
E. 迁延性肾炎

27. 为明确诊断，首选实验室检查是
A. 血脂
B. 24 小时尿蛋白定量
C. 红细胞沉降率
D. 肾脏彩色多普勒
E. 肾功能

28. 该患儿最可能的肾病理改变是

A. 膜增生
B. 毛细血管内增生
C. 系膜增生
D. 微小病变
E. 膜性

29. 该患儿主要治疗措施是

A. 环磷酰胺
B. 抗生素
C. 环孢素
D. 糖皮质激素
E. ACEI

30. 规范治疗3周后病情缓解。在治疗后第4周，患儿突然出现肉眼血尿，腰区痛，最可能的是

A. 病情复发
B. 并发肾静脉血栓
C. 并发肾结石
D. 并发尿路感染
E. 并发腹膜炎

（31~34题共用题干）

患儿，女，2岁。发热、呕吐2天，食欲减退，有尿时哭闹，无惊厥，既往无类似病史。查体：精神可，腹软。化验：血常规WBC $12.6\times10^{9}/L$，RBC $9.6\times10^{12}/L$；尿常规蛋白（+），RBC 30~40个/高倍视野，WBC 10~20个/高倍视野。

31. 该患者最可能的诊断是

A. 肾病综合征
B. 急性肾炎
C. 腹泻病
D. 尿路结石
E. 尿路感染

32. 下列哪项检查最有价值

A. 尿细菌培养
B. 肾脏B超
C. 尿蛋白定性
D. 膀胱镜
E. 腹部X线平片

33. 主要的治疗药物是

A. 抗生素
B. 退热药
C. 利尿剂
D. 肾上腺皮质激素
E. 环磷酰胺

34. 治疗疗程应为

A. 抗生素静脉用药，总疗程10~14天
B. 口服抗生素治疗1周
C. 体温正常后3天
D. 总疗程3个月，每2~3周更换一种药物
E. 小剂量口服药物维持治疗3个月

（35~37 题共用题干）

患儿，女，5 岁。1 周前无明显诱因出现发热、寒战，诉腰部疼痛，哭闹不止，尿频，排尿后经短暂间歇又可排出较多尿量。

35. 下列除哪项外，均为入院后需完善的检查

A. 尿常规、血常规
B. 尿培养
C. 泌尿系 B 超
D. 双肾磁共振
E. 择期逆行排尿造影

36. 该患儿最可能的诊断是

A. 肾结石
B. 膀胱输尿管反流
C. 急性肾炎
D. 肾积水
E. 肾母细胞瘤

37. 如泌尿系 B 超及逆行排尿造影示输尿管轻中度扩张，肾盂轻度扩张，轻度穹隆变钝，分级为

A. Ⅰ级
B. Ⅱ级
C. Ⅲ级
D. Ⅳ级
E. Ⅴ级

四 B 型题

（1~4 题共用备选答案）

A. 尿蛋白（+），白细胞（+++），血压正常，血补体正常
B. 尿蛋白（+++），血总蛋白降低，白蛋白降低，胆固醇增高，血压正常
C. 尿蛋白（+），红细胞（++），血压增高，血补体降低
D. 尿红细胞（+++），血压增高，血尿素氮明显增高，少尿持续 10 天以上
E. 尿蛋白（+++），红细胞（++），血总蛋白降低，胆固醇增高，血压增高

1. 急性泌尿道感染
2. 单纯型肾病
3. 肾炎型肾病
4. 急性肾炎

（5~7 题共用备选答案）

A. 激素无效应
B. 激素依赖
C. 激素部分效应
D. 激素完全效应
E. 复发

5. 肾病患儿，泼尼松 1.5~2mg/(kg·d)，治疗到第 8 周尿蛋白为（+~++）

6. 肾病患儿，泼尼松1.5~2mg/(kg·d)，治疗到第6周尿蛋白完全转阴
7. 肾病患儿，泼尼松1.5~2mg/(kg·d)，治疗到第8周尿蛋白仍（+++）

（8~9题共用备选答案）
A. 首选肾上腺皮质激素
B. 应卧床休息，用青霉素7~10天，同时限制水盐入量，降压利尿；或加用免疫抑制剂
C. 首选免疫抑制剂；或延长激素诱导期治疗时间至10~12周
D. 首选吲哚美辛；或延长激素（巩固）治疗时间
E. 首选双嘧达莫
8. 肾病综合征激素治疗，激素停药或减量后于2周内尿蛋白又出现（+）以上，再用药或恢复用量，尿蛋白又转阴2次以上，选择治疗为
9. 肾病综合征激素治疗满8周，尿蛋白仍（++）以上，选择治疗为

（10~12题共用备选答案）
A. 首选糖皮质激素
B. 首选α-干扰素
C. 首选免疫抑制剂
D. 首选糖皮质激素+免疫抑制剂
E. 休息，用青霉素7~10天，对症治疗
10. 急性肾炎
11. 乙肝病毒相关性肾炎
12. 单纯型肾病

（13~15题共用备选答案）
A. IgA肾病
B. Alport综合征
C. 急性肾小球肾炎
D. 过敏性紫癜肾炎
E. 乙肝病毒相关性肾炎
13. 患儿，女，9岁。听力进行性下降2年，镜下血尿2个月
14. 患儿，男，12岁。持续性镜下血尿、蛋白尿1年，伴乏力、食欲缺乏，肾脏病理改变为膜性肾病，免疫荧光见IgG、C3颗粒样沉积，肾组织切片上找到HBV抗原
15. 患儿，女，6岁。反复出现双下肢对称性出血性皮疹4周，镜下血尿、蛋白尿2周，伴双侧踝关节肿痛，肾脏病理显示IgA颗粒样弥漫性肾小球沉积

（16~19题共用备选答案）
A. 每日尿量<400ml
B. 每日尿量<300ml

C. 每日尿量<200ml　　D. 每日尿量<100ml

E. 每日尿量30~50ml

16. 婴幼儿少尿的标准

17. 无尿的标准

18. 学龄前儿童少尿的标准

19. 学龄儿童少尿的标准

五 X型题

1. 小儿泌尿系统解剖特点中，正确的是

A. 年龄越小，肾脏相对越重

B. 女婴尿道短，外口暴露，易受细菌感染

C. 2岁以下小儿肾脏表面呈分叶状

D. 婴幼儿输尿管长而弯曲，易受压扭曲致尿潴留

E. 婴儿期肾位置较高

2. 关于新生儿肾脏的生理特点，以下哪项是正确的

A. 肾小球滤过率明显较成年人低　　B. 肾葡萄糖阈值低，易出现糖尿

C. 排钠能力差　　D. 尿液浓缩功能接近成年人

E. 尿液稀释功能接近成年人

3. 下列哪项属于蛋白尿形成的原因

A. 肾小管分泌性蛋白增加　　B. 肾小管重吸收能力下降

C. 肾小球滤过膜通透性增高　　D. 进食大量大分子蛋白

E. 血液中异常小分子蛋白增高，滤过增多

4. 儿童肾脏的生理功能包括

A. 浓缩和稀释功能　　B. 肾小球滤过功能

C. 肾小管的重吸收和排泄功能　　D. 产生抗利尿激素

E. 酸碱平衡的调节功能

5. 关于小儿泌尿系统的解剖特点，下列说法不正确的是

A. 肾重/体重儿童小于成人　　B. 婴儿期膀胱位置相对较高

C. 婴幼儿不易发生膀胱输尿管反流　　D. 婴幼儿输尿管短而直，易继发感染

E. 2岁以下小儿肾脏位置较高

6. 引起小儿血尿的常见泌尿系统疾病有

A. IgA肾病　　B. 急性肾小球肾炎

C. 肾病综合征　　D. 膀胱炎

E. 多囊肾

7. 小儿急性肾小球肾炎严重病例出现肺水肿，正确的处理是

A. 严格限制钠、水摄入量
B. 积极应用强心药
C. 应用硝普钠
D. 使用强利尿药
E. 必要时透析治疗

8. 过敏性紫癜性肾炎的特点，包括

A. 基本病理改变为程度不等的系膜增殖
B. 肾小球系膜区有 IgA 沉积
C. 血中 IgA 可增高
D. 血小板正常
E. 血清补体 C3 降低

9. 急性肾小球肾炎的诊断依据中，正确的是

A. 病前 1~3 周有前驱感染史
B. 有水肿、少尿、血尿、高血压
C. 尿常规检查有红细胞、蛋白及管型
D. ASO 如不升高可除外该诊断
E. 血清补体下降

10. 以下哪项关于急性肾炎前驱临床表现的阐述是错误的

A. 病前 2 天有链球菌感染史
B. 临床出现少尿、血尿、高血压
C. 血清补体先降后升
D. 尿检查有大量蛋白和红细胞
E. ASO 不升高可除外该诊断

11. 肾病综合征小儿常见并发症有

A. 原发性腹膜炎
B. 低钠血症
C. 低钙血症
D. 肾静脉血栓
E. 急性肾衰竭

12. 下列关于新生儿肾功能的描述正确的是

A. 新生儿肾小球滤过率较低，故不能有效地排除过多的水分和溶质
B. 新生儿肾葡萄糖阈值较成年人低，静脉输入或大量口服葡萄糖时易出现糖尿
C. 新生儿排钠能力成熟，输入过多钠，也不会发生钠潴留和水肿
D. 出生 10 天内新生儿，钾排泄能力较差，故血钾偏高
E. 新生儿氨基酸和磷的肾阈值较成年人低

13. 高血压伴肾功能不全、高血钾时，宜选用哪类药物

A. β 受体阻断药
B. 利尿剂
C. α 受体阻断药
D. ACEI
E. 钙通道阻滞药

14. 肾脏产生和分泌的激素包括

A. 肾素
B. 血管紧张素

C. 红细胞生成素　　D. 前列腺素

E. 激肽释放酶

15. 对于肾病综合征患儿的处理，正确的是

A. 注意皮肤护理，避免到公共场所

B. 及时进行各项预防措施，以免引起复发

C. 一般不主张预防性使用抗生素

D. 有高血压及水肿时，给予无盐或低盐饮食

E. 适当补充维生素 D 和钙剂

16. 肾病综合征患儿水肿的治疗，正确的是

A. 对激素治疗敏感的病例一般无须用利尿剂

B. 一般水肿时可采用低盐饮食，不宜长期禁盐

C. 血浆或无盐白蛋白的利尿效果好，可反复使用

D. 严重水肿时应该严格限制水、盐摄入量

E. 使用静脉注射利尿剂时，应注意有无血容量不足存在，防止发生休克和诱发血栓

17. 关于尿路感染正确的是

A. 离心尿白细胞≥5 个/高倍视野

B. 尿白细胞排泄率每小时 >30 万

C. 新生儿上尿路感染血培养可阳性

D. 尿细菌培养菌落计数 >10 万/毫升便可确诊

E. Addis 计数，白细胞 >50 万/12 小时

18. 肾小管酸中毒的特征，包括

A. 血清碳酸氢盐浓度低、高氯血症

B. 尿 pH 呈碱性、中性或弱酸性

C. 各种原发性或继发性肾小管功能障碍

D. 有时可有周期性瘫痪

E. 是由于功能性肾单位减少而导致的代谢性酸中毒

19. 下列哪项属于继发性肾小管酸中毒的原发病

A. 肝豆状核变性　　B. 重金属中毒

C. 两性霉素 B 中毒　　D. 过期四环素中毒

E. 多发性骨髓瘤

20. 关于急性肾衰竭透析的指征，哪项是正确的

A. 严重水潴留，有肺水肿、脑水肿的倾向

B. 血钾≥5. 5mmol/L

C. 血浆尿素氮 >29mmol/L，血浆肌酐 >707. 2μmmol/L

D. 严重酸中毒

E. 药物或毒物中毒

21. 下列哪种情况是正常阴离子间隙（AG）型代谢性酸中毒

A. 肾小管酸中毒

B. 腹泻

C. 胆管引流

D. 高乳酸血症

E. 应用醛固酮拮抗药

六 案例分析题

（1~7 题共用题干）

患儿，女，5岁。7天前开始发热，咳嗽，近2天尿少、水肿。查体：体温 37.8℃，眼睑及下肢水肿，咽部充血，血压 90/60mmHg，心肺正常。尿常规：尿蛋白（++），红细胞 5~8 个/高倍视野，生化检查结果未回。

1. 该患儿可能的诊断是

A. 急性肾小球肾炎

B. 泌尿道感染

C. 良性血尿

D. 肾炎型肾病

E. 慢性肾炎急性发作

F. 紫癜性肾炎

2. 患儿入院后的治疗，恰当的是

A. 低盐高蛋白饮食

B. 给予利尿剂

C. 口服泼尼松

D. 青霉素静脉点滴

E. 输白蛋白

3. 需要做的化验检查包括

A. 血常规

B. 红细胞沉降率

C. 抗“O”

D. 血补体

E. 尿 Addis 计数

F. 肾功能

G. C 反应蛋白

4. 化验提示抗“O”800 U，补体 CH_{50}、C3 降低，诊断为急性肾小球肾炎，给予青霉素治疗，应用青霉素的疗程是

A. 3~5 天

B. 5~7 天

C. 7~10 天

D. 10~14 天

E. 14~21 天

5. 入院后第3天该患儿血压 150/100mmHg，水肿加重，尿量明显减少，呼吸困难不能平卧，心率 140 次/分，心音低钝，肝肋下 2cm。X 线胸片：肺纹理增强。该患儿可能出现

A. 肺炎、心衰

B. 肾衰竭

C. 循环充血

D. 支气管炎

E. 高血压脑病

6. 该患儿恢复正常体育活动需要
   A. 尿 Addis 计数正常　　B. 尿常规正常
   C. 肉眼血尿消失　　D. 水肿消退
   E. 血常规正常
7. 该患儿出院恢复上学需要
   A. 水肿消失　　B. 血尿消失
   C. 红细胞沉降率正常　　D. 尿常规正常
   E. 尿 Addis 计数正常

(8~11 题共用题干)

患儿，男，5 岁。水肿，尿色红 2 天入院。查体：颜面、眼睑水肿，心肺听诊无异常，尿常规有红细胞 (+++)、蛋白 (+)，患儿曾患过扁桃体炎。

8. 若患儿在病程中出现呼吸、心率增快，奔马律，双肺布满中、小水泡音，肝大，血压 120/80mmHg，首先应考虑发生
   A. 急性肺炎　　B. 严重循环充血
   C. 急性肾功能不全　　D. 高血压脑病
   E. 低钠血症
9. 发生上述情况，首先应采取的措施是
   A. 使用降压药物　　B. 加强抗生素的应用
   C. 使用呋塞米　　D. 补充氯化钠
   E. 血液透析
10. 为明确诊断，最有意义的检查是
   A. ASO 与 ESR　　B. ASO 与血浆蛋白电泳
   C. ESR 与补体 C3　　D. ESR 与 BUN
   E. 血 BUN 与 Scr
11. 下列哪儿项属于持续性蛋白尿
   A. 直立性蛋白尿　　B. 肾小管性蛋白尿
   C. 溢出性蛋白尿　　D. 分泌性蛋白尿
   E. 肾小球性蛋白尿

(12~14 题共用题干)

患儿，男，11 岁。水肿，大量蛋白尿 2 周。于外院诊断为原发性肾病综合征，尿蛋白 (++++)，红细胞 100 个/高倍视野，肾区无叩痛，双下肢凹陷性水肿。

12. 患儿肾活检的指征为
   A. 血尿伴蛋白尿诊断不清者　　B. 肾病激素治疗 8 周无效

C. 肾功能急剧下降
D. 不明原因的蛋白尿
E. 继发性肾病
F. 无症状性血尿

13. 肾活检的禁忌证有
A. 明显出血倾向
B. 孤立肾
C. 肾动脉瘤
D. 肾内肿瘤
E. 严重高血压
F. 多囊肾
G. 肾钙化
H. 抗凝治疗中

14. 肾穿刺并发症有
A. 血尿
B. 肾周血肿
C. 动静脉瘘
D. 肾脓肿
E. 肾破裂
F. 肾盏瘘
G. 败血症

（15~20 题共用题干）

患儿，男，2 岁 9 个月。少尿，水肿 3 周。查体：体温 37.2℃，呼吸 35 次/分，血压正常，眼睑、面部、四肢、阴囊水肿明显，腹部移动性浊音（+），双肾区无叩痛。尿常规示蛋白（+++），RBC 0~2 个/高倍视野，肾功能正常。患儿入院后，出现明显发热、咳嗽，查体双肺可闻及中、细湿啰音，24 小时尿蛋白为 2g，血清白蛋白 17g/L。给予患儿足量的泼尼松治疗 2 周后尿蛋白转阴，改为隔日激素口服，总剂量按照每 2~4 周减 2.5~5mg，维持剂量在泼尼松 10mg 隔日口服时，出现发热、咳嗽，查尿蛋白为（++）。患儿在泼尼松治疗的随访过程中，出现 3 次，在泼尼松 10mg 隔日口服时，无明显诱因的反复尿检查异常，尿蛋白（++~ +++）。

15. 下列哪些检查对本病有诊断价值
A. 血常规
B. 出、凝血时间
C. 肾脏 CT
D. 尿蛋白定量
E. 血脂
F. 血清蛋白水平

16. 本病最可能的诊断是
A. 尿路感染
B. 急性肾小球肾炎
C. 慢性肾小球肾炎
D. 肾病综合征
E. 急性间质性肾炎
F. IgA 肾病

17. 此时宜采取的治疗是
A. 退热治疗
B. 激素口服
C. 服用 ACEI 类药物
D. 利尿治疗
E. 积极控制感染
F. 静脉丙种球蛋白支持

18. 此时治疗最好首先采用

A. 加用抗生素控制感染　　B. 用甲基泼尼松龙静脉冲击

C. 输入血浆或低分子右旋糖酐　　D. 重新开始足量泼尼松治疗

E. 加用免疫抑制剂　　F. 利尿治疗

19. 此时处理应采用

A. 加用抗生素控制感染　　B. 用甲基泼尼松龙静脉冲击

C. 输入血浆或低分子右旋糖酐　　D. 重新开始足量泼尼松治疗

E. 抗凝治疗　　F. 肾活检

20. 该患儿最可能的病理类型是

A. 膜增生性肾炎　　B. 膜性肾病

C. 新月体肾炎　　D. 局灶节段肾小球硬化

E. 系膜增生性肾炎　　F. 毛细血管内增生性肾炎

(21~28 题共用题干)

患儿，男，5 岁。水肿、少尿伴血尿入院。起病无诱因，不伴发热，患儿曾对症治疗，颜面及四肢水肿消退，而腹胀日益加重，出现持续肉眼血尿和大量蛋白尿。既往健康。家族无相似患儿。查体：营养欠佳，发育中等，精神差，颜面不肿，双下肢中度可凹性水肿。心肺无异常。腹部高度膨胀，移动性浊音阳性，肝脾未触及，未及异常包块，余无特殊。

21. 为了作出初步诊断，应首先检查下列哪些项目

A. 血小板、出血时间、凝血时间

B. 胃肠道钡餐

C. 凝血酶原时间

D. 血浆白蛋白/球蛋白、血尿素氮、胆固醇、血清肌酐

E. 血浆纤维蛋白原

F. 大便潜血

G. X 线胸、腹部平片

H. 谷丙转氨酶、麝香草酚浊度试验

I. 心电图

J. 血清钾、钠、氯，二氧化碳结合力

22. 假设谷丙转氨酶 35U/L，麝香草酚浊度试验 3U，HBsAg 阳性，血浆白蛋白 18.0g/L，球蛋白 32g/L。血 BUN 14.5mmol/L，Scr 256μmol/L，Ch 11.2mmol/L，尿量 350ml/d。尿常规：蛋白（+++），红细胞（+++）。心电图示窦性心律，大致正常。根据以上病史及检查结果，有可能的诊断是

A. 急性肾小球肾炎　　B. 溶血尿毒综合征

C. 单纯型肾病
D. 肾炎型肾病
E. 系统性红斑狼疮
F. 乙型肝炎相关性肾炎
G. 肾衰竭
H. 尿路感染
I. 肝硬化合并门静脉高压
J. 下腔静脉阻塞综合征

23. 为了证实诊断，必须做下列哪些检查
A. 抗链球菌溶血素“O”（ASO）
B. 循环免疫复合物（CIC）
C. 血清补体 C3
D. C 反应蛋白（CRP）
E. 抗核抗体（ANA）
F. 血小板及凝血酶原时间
G. 下腔静脉造影
H. 血浆纤维蛋白原定量
I. 肾活检
J. 尿 β_2-微球蛋白（尿 β_2-MG）

24. 以下哪些检查结果对鉴别急性肾性和肾前性肾衰竭有帮助
A. 血气分析显示为代谢性
B. 尿量明显减少
C. 尿钠 45mmol/L
D. 尿 β_2-MG 2100ng/L
E. ASO >500U
F. 谷丙转氨酶明显升高
G. 心电图显示高血钾表现
H. 滤过钠排泄分数 =4
I. 尿 Cr/血 Cr =7∶1
J. ESR 80mm/h

25. 假设凝血酶原时间正常对照 17 秒，患儿 12 秒。纤维蛋白原定量：4g/L。抗核抗体：阴性。静脉肾盂造影示肾影稍大，泌尿系未见阳性结石及钙化影。下腔静脉造影（从右股静脉送入 F4 造影管）显示下腔静脉狭窄，狭窄部位相当于右房入口处以下长约 3.5cm，双肾静脉起始部显示，双下腔静脉。根据以上检查结果，主要治疗措施是什么
A. 低分子右旋糖酐
B. 输注肝素
C. 大剂量维生素 C
D. 口服双嘧达莫
E. 活血化瘀中药
F. 静脉注射 654-2
G. 静注蝮蛇抗栓酶
H. 抗生素

26. 下腔静脉造影术后 7 天开始，患儿右下肢（造影穿刺侧）增粗。右足背动脉搏动亦有所减弱，局部皮肤温度无变化，局部无波动感。与此同时，腹水增多，腹胀加剧，入院第 36 天（造影术后 20 天）行腹腔穿刺，腹水外观清亮，镜检未见细胞，蛋白定量为 1.0g/L，培养阴性。上述体征提示该患儿可能出现了哪些病情变化
A. 右下肢蜂窝织炎
B. 右侧股静脉栓形成
C. 局部血肿
D. 足背动脉病变
E. 髂外静脉血栓形成
F. 心力衰竭引起的下肢水肿
G. 新血栓形成
H. 凝血机制障碍
I. 原发性腹膜炎

27. 给予患儿综合抗凝治疗（包括输注蝮蛇抗栓酶、尿激酶、肝素，口服双嘧达莫、阿司匹

林、活血化瘀通络中药等），1 周后患儿腹水减少，临床症状随之好转。但经过泼尼松 45mg/d，分服共 8 周。复查尿常规：尿蛋白（+++），红细胞阴性。患儿尿蛋白仍（+++）的原因是

A. 凝血机制障碍　　B. 下腔静脉上段栓塞仍无好转

C. 抗凝治疗无效　　D. 强的松的用量与疗程不当

E. 合并感染　　F. 未加 CTX 等细胞毒药物

G. 患儿肾小球病理类型对激素不敏感　　H. 蛋白质摄入未加以控制

28. 病情平稳后在局麻下做肾活检。病理报告：免疫荧光，IgG（++），IgA（++），IgM（++），C3（+++），Fib（++），在肾小球系膜区及毛细血管袢呈颗粒状沉积；光镜示肾小球增大呈分叶状，系膜细胞明显增生，肾小球滤过膜增厚并呈双轨状。根据以上病理报告可诊断为何种肾小球肾炎

A. 微小病变型肾小球肾炎　　B. 系膜增生性肾小球肾炎

C. 膜性增生性肾小球肾炎　　D. 膜性肾病

E. 局灶性节段性肾小球硬化　　F. 轻微病损性肾小球肾炎

G. 毛细血管内增殖性肾小球肾炎　　H. 新月体性肾小球肾炎

（29～32 共用题干）

患儿，女，7 岁。尿频、尿痛 3 天。查体：体温 38.8℃，双侧肋脊角有压痛。

29. 下列哪一项检查，可确诊患儿为急性泌尿道感染

A. 尿沉渣白细胞 >10 个/高倍视野

B. 中段尿培养菌落计数 ≥10^5/ml

C. 1 小时尿白细胞排泄率 >30×10^4/h

D. 尿沉渣中找到闪光细胞

E. 尿直接涂片油镜下每 2 个视野找到 1 个细菌

30. 如果该患儿尿普通细菌培养为阴性，应进一步做哪项检查

A. 血普通细菌培养　　B. 尿 L 型细菌培养

C. 血 L 型细菌培养　　D. 血厌氧菌培养

E. 重复尿普通细菌培养 1 次

31. 如果该患儿诊断为上行性感染引起的膀胱炎，应选用哪类抗菌药物

A. 青霉素类　　B. 血浓度高的药物

C. 肾组织浓度高的药物　　D. 尿浓度高的药物

E. 联合氨基苷类 + 头孢菌素类

32. 该患儿最可能的致病菌是

A. 变形杆菌　　B. 白色葡萄球菌

C. 肠球菌
D. 大肠埃希菌
E. 铜绿假单胞菌

(33~37题共用题干)

患儿，女，10岁。尿频、尿急、尿痛1周。体温39.5℃，左肾区有叩击痛，尿常规蛋白（++），白细胞满视野，红细胞5~10个/高倍视野。

33. 首先应予以何种处理
A. 做中段尿细菌培养
B. 培养后即给抗革兰阴性杆菌药物
C. 做中段尿细菌培养，待报告后处理
D. 先做肾B超和肾功能检查
E. 培养后先给抗革兰阳性球菌药物
F. 立即给抗革兰阴性杆菌药物

34. 该患儿最可能的诊断是
A. 尿道综合征
B. 急性膀胱炎
C. 急性间质性肾炎
D. 慢性间质性肾炎
E. 肾脓肿
F. 急性肾盂肾炎

35. 此时抗生素治疗方案应是
A. 单剂疗法
B. 3日疗法
C. 低剂量抑菌疗法
D. 2周治疗
E. 系统联合用药
F. 至尿培养阴性即停药

36. 追问病史，患儿在20天前有类似发作，中段尿细菌培养为变形杆菌，细菌计数 $>10^5$ 个/毫升。本次培养结果尚未报告，那么应考虑的诊断是
A. 重新感染
B. 复发
C. 慢性肾盂肾炎
D. 慢性间质性肾炎
E. 急性膀胱炎
F. 慢性膀胱炎

37. 本次中段尿培养结果为大肠埃希菌，细菌计数 $>10^5$ 个/毫升，此时应考虑
A. 慢性肾盂肾炎
B. 重新感染
C. 慢性间质性肾炎
D. 复发
E. 慢性膀胱炎
F. 急性膀胱炎

参考答案与解析

一、A1型题

1. B【解析】新生儿由于生后红细胞破坏，血钾一般偏高。

2. A【解析】肾脏可以分泌多种增高血压的因子，主要是肾小球旁细胞分泌大量肾素，

过多的血管紧张素Ⅱ通过直接缩血管作用，刺激醛固酮分泌导致水钠潴留和兴奋交感神经系统，使血压增高。

3. B【解析】球旁细胞分泌肾素。致密斑可感受远端小管内尿液的 Na^+ 浓度变化。

4. A【解析】急性肾小球肾炎经控制水盐入量仍水肿、少尿者可给予利尿药。

5. D【解析】新生儿肾最大浓缩能力只能使尿渗透压浓缩到约 700mOsm/L。

6. B【解析】正常小儿尿蛋白的特点有：①主要成分是白蛋白。②定量不超过 $100mg/m^2$。③尿蛋白/肌酐≤0.2。④尿蛋白定性试验阴性。

7. C【解析】长期应用肾上腺皮质激素的患者，在停药时应逐渐减量直至停用。

8. E【解析】肾单位是组成肾脏的结构和功能的基本单位，包括肾小体和肾小管。每个肾脏有一百多万个肾单位。肾小体由肾小球和肾小囊组成。

9. E【解析】新生儿肾小球滤过率低的原因：近皮质肾小球发育不良，滤过作用主要由近髓质肾小球负担，且其入球小动脉间有吻合支而有血流短路，致滤过量减少；入球小动脉阻力和出球小动脉阻力高；心排血量低，肾血流量少；滤过面积小等。

10. E【解析】新生儿的肾已具有内分泌功能，其血浆肾素、血管紧张素和醛固酮均等于或高于成年人，生后数周内逐渐降低。新生儿肾血流量低，因而前列腺素合成速率较低。由于胎儿血氧分压较低，故胚肾合成促红细胞生成素较多，生后随着血氧分压的增高，促红细胞生成素合成减少。

11. D【解析】急性肾小球肾炎肾小球毛细血管袢和系膜区主要可见 IgG 和 C3 沉积，也可见少量 IgM 和 IgA 沉积。

12. D【解析】急性肾小球肾炎主要发病机制为抗原-抗体免疫复合物引起肾小球毛细血管炎症病变，包括循环免疫复合物和原位免疫复合物形成学说。

13. D【解析】急性肾炎急性期需卧床 2~3 周，直到水肿消退、血压正常和肉眼血尿消失后可下床活动。

14. A【解析】急性肾炎合并高血压脑病原则上选用降压效力强而迅速的药物。首选硝普钠，用药 1~5 分钟血压可明显下降，抽搐停止。

15. E【解析】急性肾炎患儿无盐或低盐饮食一直到水肿消退、血压正常。

16. C【解析】急性肾小球肾炎 50%~70% 的病例有肉眼血尿，一般 1~2 周后转为显微镜下血尿。蛋白尿程度不等。

17. E【解析】ACEI 纠正水电解质酸碱失衡。

18. C【解析】急性肾小球肾炎急性期应卧床休息 2~3 周，直到肉眼血尿消失，水肿减退，血压正常，即可下床进行轻微活动。血沉正常可上学，但应避免重体力活动。尿检完全正常后方可恢复体力活动。以低盐饮食为好，严重水肿或高血压者需无盐饮食。有感染灶时用青霉素治疗 10~14 天。

19. C【解析】导致儿童急性感染后肾小球肾炎的最常见病原菌是 A 组 β 溶血性链球菌。

20. C【解析】急性肾炎患者水肿产生的始动因素，是因为肾小球的滤过率下降，水钠潴留而引起的水肿和尿量减少。

21. A【解析】管型尿的出现提示有肾实质性损害，代表肾小球或肾小管存在损害。

22. A【解析】急性肾小球肾炎疾病早期的典型肾脏病变呈毛细血管内增生性肾小球肾炎改变。

23. C【解析】对诊断明确的高血压收缩压高于 140mmHg，舒张压高于 90mmHg 患者，应采取包括使用药物在内的长期的治疗措施。

24. E【解析】在小儿肾脏疾病中急性肾小球肾炎最为多见。

25. C【解析】急性肾炎出现严重循环充血时治疗首选利尿剂和血管扩张剂。

26. C【解析】急进性肾小球肾炎的病理特征是在肾小球包曼囊内有广泛新月体形成，故又称为新月体性肾炎或毛细血管外增生性肾炎。

27. B【解析】参见 A1 型题第 18 题解析。

28. C【解析】急性肾炎患儿应用青霉素的目的是清除体内感染性病灶内残存的细菌。

29. D【解析】在秋冬季，呼吸道感染是急性肾小球肾炎主要的前驱病，尤以咽扁桃体炎常见。

30. E【解析】80% 以上急性肾小球肾炎患者可出现水肿，多表现为晨起眼睑水肿，面部肿胀感，呈“肾炎面容”。

31. E【解析】急性肾炎发病年龄多见于 5~10 岁，男女性别比为 2∶1，本病常在前驱感染后 1~3 周起病；起病时可有低热、疲倦、乏力、食欲缺乏等一般症状。部分患儿可见呼吸道或皮肤感染病灶。一般病例表现为水肿、少尿、血尿、高血压；严重病例可出现循环充血、高血压脑病、急性肾功能不全。

32. A【解析】一般认为肾小球肾炎是一种与感染有关的免疫反应性肾小球疾病。多见于 A 组 β 溶血性链球菌感染之后，被称为急性链球菌感染后肾炎。

33. E【解析】肾缺血导致肾素量增加，肾素是一种特殊的蛋白水解酶，具有很强烈的收缩血管作用，从而使血压升高。由于变态反应所引起的反射性全身性小动脉痉挛，水钠潴留，血容量增加，从而使血压过高。

34. C【解析】急性肾炎引起的水肿主要由于肾小球滤过率下降，尿量减少，全身体液增加所致。

35. A【解析】本病为自限性疾病，无特异治疗方法。急性期处理主要是对症治疗和护理，及时处理重症患儿。

36. E【解析】急性链球菌感染后肾炎补体恢复的时间如果超过 8 周，就应该探求其他导致补体下降的原因。

37. C【解析】典型急性肾炎仅有轻度的蛋白尿。

38. D【解析】一般链球菌感染后急性肾小球肾炎的诊断至少以下列 3 项特征中的 2 项

为依据：①在咽部或皮肤病变部位检出可致肾炎的M蛋白型β溶血性链球菌A组。②对链球菌胞外酶的免疫反应-抗链球菌溶血素“O”（ASO）、抗链球菌激酶（ASK）、抗脱氧核糖核酸酶B（ADNaseB）、抗辅酶Ⅰ酶（ANADase）、抗透明质酸酶（AH），有1项或多项呈阳性，咽部感染后ASO增高，皮肤感染后AH、ADNase和ANADase反应阳性。③C3血清浓度短暂下降，肾炎症状出现后8周内恢复正常。

39. C【解析】儿童尿量个体差异较大，新生儿生后48小时正常尿量一般每小时为1～3ml/kg，2天内平均尿量为30～60ml/d，3～10天为100～300ml/d，10天至2个月为250～400ml/d，2个月至1岁为400～500ml/d，1～3岁为500～600ml/d，3～5岁为600～700ml/d，5～8岁为600～1000ml/d，8～14岁为800～1400ml/d，>14岁为1000～1600ml/d。若新生儿尿量每小时<1.0ml/kg为少尿，每小时<0.5ml/kg为无尿。学龄儿童每日排尿量少于400ml，学龄前儿童少于300ml，婴幼儿少于200ml时为少尿；每日尿量少于50ml为无尿。

40. A【解析】持续性尿蛋白多为病理性尿蛋白，指尿蛋白不受体位影响，多次检查尿蛋白均阳性。通常当肾小球或肾小管发生不可逆的破坏时，就会有持续性的蛋白尿。肾小球疾病是最常见的病理性蛋白尿的原因。

41. B【解析】急性链球菌感染后肾小球肾炎早期的典型肾脏病变呈毛细血管内增生性肾小球肾炎改变。

42. E【解析】严重循环充血常发生在起病1周内，由于水钠潴留、血浆容量增加而出现循环充血。

43. E【解析】肾功能不全失代偿期的指标是：血CR、BUN升高，Ccr 30～50ml/($1.73m^2 \cdot min$)。

44. A【解析】急性链球菌感染后肾小球肾炎的最主要发病机制为抗原-抗体免疫复合物引起肾小球毛细血管炎症病变，包括循环免疫复合物和原位免疫复合物形成学说。

45. C【解析】急性肾小球肾炎主要与可溶血性链球菌A组中的致肾炎菌株感染有关，通过抗原抗体免疫复合物引起的肾小球毛细血管炎症病变。

46. E【解析】肺水肿和高血压脑病都为高血压的并发症，而不是高血压脑病的表现。

47. B【解析】原发性急进性肾炎的免疫病理类型根据免疫荧光分为3种：抗肾抗体型、免疫复合物型、寡免疫沉积型。

48. E【解析】参见A1型题第26题解析。

49. B【解析】Alport综合征发病机制与基底膜Ⅳ型胶原的缺陷相关，本病遗传方式有以下3种。①X连锁显性遗传：约占85%，由致病基因COL4A5突变所致，少数患者由COL4A5和COL4A6两个基因突变所致。②常染色体隐性遗传：约占15%，为编码Ⅳ型胶原α3链的基因COL4A3突变和编码Ⅳ型胶原α4链的基因COL4A4突变所致。③常染色体显性遗传：罕见报道，确定的突变位于COL4A3和COL4A4基因。另有约18%的Alport综合征患者没有家族史，可能因新突变所致。

50. D【解析】狼疮性肾炎属继发性肾炎，其主要病理类型是弥漫性增殖性肾炎。

51. E【解析】T 波低平、双相或倒置，出现 U 波是低血钾的典型心电图改变。

52. A【解析】膀胱输尿管反流仅显示在逆行性尿路造影检查中，检查一经发现输尿管、肾盂肾盏有对比剂充盈，即可确诊为膀胱输尿管反流。

53. D【解析】肾病患儿易患各种感染。常见为呼吸道、皮肤、泌尿道感染和原发性腹膜炎等，其中尤以上呼吸道感染最多见。

54. D【解析】单纯型肾病的蛋白尿是低分子选择性蛋白尿。

55. B【解析】先天性肾病综合征的发病年龄通常在生后 3 个月内。

56. D【解析】单纯型肾病首选激素治疗，当频繁复发，激素依赖，激素耐药或激素治疗出现严重副作用者，可酌情选用免疫抑制剂。

57. D【解析】根据有无血尿、高血压、氮质血症和低补体血症将肾病综合征分为单纯型和肾炎型。

58. B【解析】蛋白尿、水肿、高胆固醇血症为肾病的共同特点，存在血尿、高血压、氮质血症、低补体血症即为肾炎型肾病。

59. A【解析】肾病综合征的并发症有感染、血栓形成、电解质紊乱和低血容量、急性肾衰竭、肾小管功能障碍等。

60. A【解析】24 小时尿蛋白定量检查≥50mg/(kg·d) 为肾病范围的蛋白尿。

61. B【解析】肾病综合征的预后转归与其病理变化和对糖皮质激素治疗的反应关系密切。微小病变型预后最好，局灶节段性肾小球硬化预后最差。

62. D【解析】微小病变型肾病综合征或单纯型肾病综合征患儿血清补体水平正常，肾炎型肾病综合征患儿补体水平可下降。

63. C【解析】单纯型肾病综合征仅表现为重度蛋白尿（24 小时尿蛋白定量 50mg/kg），重度水肿，重度高脂血症，低白蛋白血症。肾炎型肾病综合征除此表现外，还有血尿、高血压、氮质血症降低等表现。

64. E【解析】甲泼尼龙冲击的不良反应：体液及电解质紊乱，水钠潴留（水肿、高血压、某些敏感患者的充血性心力衰竭），低钾血症，低血钾性碱中毒。

65. C【解析】对多次复发者及肾上腺皮质激素依赖者，或肾上腺皮质激素耐药等难治性肾病综合征患儿，可加用免疫抑制剂，如环磷酰胺 0.50~0.75g/m^2，静脉滴注，每个月 1 次，连用 6~8 次。该药的不良反应有胃肠道反应、脱发、白细胞减少。白细胞减少至 4×10^9/L（4000/mm^3）以下应减量；白细胞降至 3×10^9/L（3000/mm^3）以下或出现出血性膀胱炎则应停药。

66. D【解析】儿童原发性肾病综合征单纯型最常见的病理类型是微小病变型。

67. D【解析】难治性肾病综合征是指在足量激素治疗 8~12 周以上病情仍未缓解的肾病综合征。

68. A【解析】影响 IgA 预后的因素有：①年龄，儿童优于成年人。②临床表现为重度蛋白尿、高血压者预后差。③肾组织学上增生明显，有新月体形成者预后较差。④起病早期干预有可能改善预后。

69. A【解析】IgA 肾病多见于 5 岁以上儿童，男女之比约为 2∶1，起病常以上呼吸道感染为诱因。临床上以反复发作性肉眼血尿或镜下血尿最为常见。

70. A【解析】乙型肝炎病毒相关性肾炎病理改变类型较多，主要为膜性肾病，其次为膜增生性肾炎、系膜增生性肾炎等。

71. A【解析】肾炎型肾病不同于单纯型肾病的是血尿、高血压。单纯型肾病主要病理改变为微小病变，在光学显微镜下无明显改变，只有在电镜下才可见基膜上皮细胞融合产生蛋白尿。肾炎型肾病的病理改变多为非微小病变，包括系膜增生性肾炎、膜性肾病、膜增殖性肾病等，因其病理损害明显，故多有血尿、高血压。

72. E【解析】原发性肾病综合征基本病变是肾小球通透性增加，导致蛋白尿，而低蛋白血症、水肿和高胆固醇血症是继发的病理生理改变。

73. D【解析】90%~95% 的微小病变型患儿首次应用糖皮质激素有效。

74. A【解析】单纯性肾病综合征的治疗一般采用糖皮质激素。泼尼松为诱导缓解的首选药物，其治疗分为诱导缓解和巩固维持 2 个阶段。

75. C【解析】由于反复使用利尿剂或长期不合理地禁盐，肾病综合征患者易出现低钠血症，是肾病综合征并发症中最常见的一种电解质紊乱，故选 C。

76. B【解析】根据前期链球菌感染史，急性起病，具备血尿、蛋白尿、水肿及高血压等特点，急性期血清 ASO 滴度升高，C3 浓度降低，则可临床诊断急性肾炎，进一步诊断急性链球菌感染后肾炎（APSGN）多不困难。

77. D【解析】泌尿道感染是指病原体直接侵入尿路，在尿液中生长繁殖，并侵犯尿路黏膜或组织而引起损伤。按病原体侵袭的部位不同，分为肾盂肾炎、膀胱炎、尿道炎。无论成人或儿童，女性泌尿道感染的发病率普遍高于男性，但新生儿或婴幼儿早期，男性发病率却高于女性。无症状性菌尿是儿童泌尿道感染的一个重要组成部分，见于各年龄、性别的儿童，甚至 3 个月以下的小婴儿，但以学龄女孩更常见。

78. D【解析】任何致病菌均可引起泌尿道感染，但绝大多数为革兰阴性杆菌，如大肠埃希菌、副大肠埃希菌、变形杆菌、克雷伯菌、铜绿假单胞菌，少数为肠球菌和葡萄球菌。大肠埃希菌是泌尿道感染中最常见的致病菌，占 60%~80% 。

79. C【解析】上行性感染是泌尿道感染最主要的感染途径。致病菌从尿道口上行并进入膀胱，引起膀胱炎，膀胱内的致病菌再经输尿管移行至肾脏，引起肾盂肾炎。

80. E【解析】小儿泌尿道感染宿主内在因素：①尿道周围菌种的改变及尿液性状的变化，为致病菌入侵和繁殖创造了条件。②细菌黏附于尿路上皮细胞（定植）是其在泌尿道增殖引起泌尿道感染的先决条件。③泌尿道感染患者分泌型 IgA 的产生存在缺陷，使尿中分泌型 IgA 浓度减低，增加发生泌尿道感染的机会。④先天性或获得性尿路畸形，增加泌尿道感染的危险性。⑤新生儿和小婴儿抗感染能力差，易患泌尿道感染。尿布、尿道口常受细菌污染，且局部防卫能力差，易致上行感染。⑥糖尿病、高钙血症、高血压、慢性肾脏疾病、镰状细胞贫血及长期使用糖皮质激素或免疫抑制剂的患儿，其泌尿道感染的发病率可增高。

81. B【解析】参见 A1 型题第 78 题解析。

82. B【解析】新生女婴尿道长仅 1cm（性成熟期 3~5cm），且外口暴露又接近肛门，易受细菌污染发生上行感染。男婴尿道虽较长，但常有包茎和包皮过长，尿垢积聚时也易引起上行性细菌感染。

83. A【解析】参见 A1 型题第 82 题解析。

84. C【解析】Ⅰ型肾小管酸中毒是由于远端肾小管泌 H^+ 障碍，尿 $NH4^+$ 及可滴定酸排出减少所致。

85. C【解析】血红蛋白尿尿沉渣镜检不能找到红细胞。

86. B【解析】急性肾衰竭紧急处理的重点是注射呋塞米。

87. A【解析】急性肾衰竭出现“三高三低”：高钾、高磷、高镁、低钠、低钙、低氯血症，其中高钾血症最多见和最危险。

88. D【解析】最能准确反应肾小球滤过率（GFR）的指标是内生肌酐清除率。GFR 是指单位时间（分钟）从双肾滤过的血浆毫升数。临床上多采取留 24 小时尿量同时测血肌酐以此计算清除率，不受饮食及环境影响，而尿素氮和血肌酐可受蛋白摄入情况及肠道吸收功能影响。

89. E【解析】小儿 CRF 病因与成年人有所不同，且依年龄而异。5 岁以下的慢性肾衰常为泌尿系统解剖异常，如肾发育不良、发育障碍、梗阻或畸形。

二、A2 型题

1. D【解析】足量激素治疗 8 周无效，提示不敏感，有加用免疫抑制剂的指征，但激素应该减量。

2. D【解析】急性肾小球肾炎最常见的临床表现：主要表现为血尿、蛋白尿、水肿、高血压，部分患者可能出现肾功能下降，也可能表现为呼吸困难、端坐呼吸、咳嗽、咳粉红色泡沫痰。严重循环充血由于水钠潴留、血浆容量增加所致，表现为气促、发绀、频咳、端坐呼吸、咳粉红色泡沫痰、两肺底湿啰音，心脏扩大，心率增快，有时呈奔马律，肝大，颈静脉怒张，静脉压增高。

3. B【解析】该患儿症状及检查结果考虑肾小球肾炎。对于肾小球肾炎的治疗：①应嘱患者卧床休息，急性期需卧床 2~3 周，直到肉眼血尿消失、水肿减退，血压正常即可下床轻微活动。②低盐饮食（$<1g/d$）。③抗感染治疗：有感染灶时用青霉素 10~14 天。④对症治疗：利尿，降压。肾小球肾炎的治疗不涉及激素的治疗，不要和肾病综合征混淆。

4. C【解析】参见 A2 型题第 2 题解析。

5. A【解析】急性肾小球肾炎为自限性疾病，无特异治疗方法。急性期处理主要是对症治疗和护理，及时处理重症患儿的循环充血和高血压脑病、急性肾衰竭。该患儿血压升高不明显，轻度循环充血，少尿，故可给予速效强力利尿剂如呋塞米等。抗生素应用目的在于彻底清除体内病灶中残存细菌，对疾病本身作用不大。

6. A【解析】急性肾炎发病年龄多见于5~10岁，男女性别比为2∶1，本病常在前驱感染后1~3周起病；起病时可有低热、疲倦、乏力、食欲缺乏等一般症状。部分患儿可见呼吸道或皮肤感染病灶。一般病例表现为水肿、少尿、血尿、高血压；严重病例可出现循环充血、高血压脑病、急性肾功能不全。实验室检查尿蛋白（++~+++），尿沉渣红细胞（++~+++），可见透明颗粒和红细胞管型。绝大多数患儿急性期总补体及C3下降，病后8周左右恢复。

7. B【解析】小儿急性肾小球肾炎一般表现为水肿、少尿、血尿、高血压。部分严重患儿可出现循环充血、高血压脑病、急性肾功能不全。高血压脑病是由于血压高，脑血管痉挛，脑组织缺血、缺氧引起脑血管通透性增加而发生脑水肿所致。常发生在病初，血压突然升高之后，表现为剧烈头痛、恶心、呕吐，视物不清或一过性失明，严重者发生惊厥、昏迷。

8. E【解析】该患儿考虑为急性肾炎，没有应用糖皮质激素和免疫抑制剂的指征。

9. C【解析】参见A2型题第2题解析。

10. E【解析】该患儿考虑为急性肾小球肾炎，病理改变为毛细血管内增生性肾小球肾炎。

11. E【解析】急性肾炎由于水钠潴留，血容量增多，导致高血压，当血压骤升，超过脑血管代偿机制可出现脑水肿，出现头痛、呕吐、惊厥等症状。急性肾衰竭主要表现为无尿、高血钾等电解质紊乱症状；心力衰竭主要表现为气急、端坐呼吸、心率加快、咳嗽、咳粉红色泡沫痰；癫痫发作前一般无头痛、呕吐；患儿无发热及各种感染的征象，败血症的诊断无依据。

12. A【解析】根据患儿前驱感染史，水肿、血尿为主，伴蛋白尿、高血压，ASO增高，诊断急性肾小球肾炎，并有少尿，考虑急进性肾小球肾炎。

13. B【解析】Alport综合征又称为遗传性肾炎、家族性肾炎及遗传性进行性肾炎。多在10岁前发病，血尿为突出和首发表现，间断或持续性肉眼或镜下血尿，肾功能呈慢性进行性损害，常伴高频性神经性耳聋。10%~20%的患儿有眼部疾病，可引起视力下降。

14. A【解析】以泼尼松每日1.5~2.0mg/kg治疗8周判断激素效应，若尿蛋白转阴，为激素敏感；尿蛋白减少至（+~++），为激素部分敏感型；若尿蛋白仍为（+++），则为激素耐药；对激素敏感，用药缓解，减量或停药2周内复发，恢复用量或再次用药有缓解并重复2~3次者，为激素依赖。

15. C【解析】肾病综合征分为单纯型和肾炎型，凡具有以下四项之一或多项者属于肾炎型肾病：①2 周内分别 3 次以上离心尿检查 RBC≥10 个/高倍视野，并证实为肾小球源性。②反复或持续性高血压，并除外糖皮质激素等原因所致。学龄儿童≥130/90mmHg，学龄前≥120/80mmHg。③肾功能不全，并排除由血容量不足等所致。④持续性低补体血症。

16. D【解析】患儿无血尿、高血压、低补体血症、氮质血症，可能为单纯型肾病，且 90%~95% 的微小病变型病儿对首次应用糖皮质激素有效。

17. A【解析】长期超生理剂量使用糖皮质激素易发生感染，此时治疗最好首先加用抗生素控制感染。

18. A【解析】微小病变型肾病大量蛋白尿，常可为高选择性蛋白尿，以白蛋白为主，尿蛋白每天可多达 10g 以上。

19. D【解析】肾炎型肾病表现为血尿、蛋白尿、高血压、肾功能损害等。

20. B【解析】尿路感染多为革兰阴性菌感染，败血症时病原微生物已在血液中生长繁殖，继之可释放大量致炎介质引起感染性休克。

21. D【解析】因库血中含有大量钾离子，该患儿血 K^+ 7.8mmol/L，为高钾血症，故应避免使用库存血。

22. C【解析】溶血尿毒综合征主要临床表现为微血管病性溶血性贫血，急性肾功能不全和血小板减少，病理上主要特征为血栓性微血管病。

23. B【解析】尿比重偏高，而尿钠不高，是由于入量不足引起的肾衰。

24. A【解析】参见 A2 型题第 2 题解析。

三、A3/A4 型题

1. C【解析】参见 A2 型题第 2 题解析。

2. A【解析】急性肾小球肾炎最常见的临床表现为血尿、蛋白尿、水肿、高血压，选项 A 正确。

3. E【解析】硝普钠为强有力的血管扩张剂，扩张周围血管，使血压下降，作用迅速，给药后 5 分钟后即见效，用于其他降压药无效的高血压危象、急性心肌梗死和难治性左心衰竭等疾病。该患儿并无该征兆。

4. D【解析】患儿临床表现为血尿，诊断应首先区分为肾小球性或非肾小球性血尿，尿红细胞形态学检查最有助于诊断。

5. E【解析】本病考虑特发性高钙尿症，为非肾小球性血尿。

6. E【解析】该病确诊及过筛检查，选项 E 正确。

7. E【解析】特发性高钙尿症患儿，饮食不宜含过多的蛋白质，因高蛋白饮食尿中硫酸盐、草酸盐排出增加，进一步抑制肾小管对钙的重吸收。此外，大量蛋白饮食时肾小管滤过率增高，钙滤出相应更高。高脂饮食亦不宜，因可酸化尿液，降低尿枸橼酸盐排泄，增加尿钙排出。含草酸较多的果汁、巧克力等亦应少食，以免尿中草酸盐过多易于形成结晶导致结石。同时应限制钠盐摄入，因钠负荷高可致高钙尿。

8. B【解析】特发性高钙尿症患儿药物治疗：①噻嗪类利尿药常用氢氯噻嗪（双氢克尿噻）。②尿石治疗应按泌尿系结石的治疗方法常规进行，同时防治感染。

9. A【解析】学龄期患儿有扁桃体炎病史，以水肿、肉眼血尿为主要表现，考虑急性肾小球肾炎，大多伴有血压升高，尤其患儿有头痛、视物模糊症状。因此体检重点应是血压。

10. E【解析】尿常规检查可发现血尿、蛋白尿等，应为首选检查。

11. B【解析】患儿为严重循环充血而非急性左心衰竭。

12. C【解析】硝普钠降压效力强而迅速，为首选。

13. C【解析】急性肾小球肾炎最主要的发病机制是免疫复合物致病。

14. B【解析】急性链球菌感染后肾小球肾炎的临床表现轻重不一，轻型可为亚临床型，临床症状不明显，重者可为急性肾衰竭，严重程度差别很大。典型症状为前驱感染后经 1~3 周无症状潜伏期而急性起病，表现为急性肾炎综合征，主要有血尿、蛋白尿、水肿、少尿、高血压及肾功能减退。

15. D【解析】肾脏 B 超能够检查出来肾脏的形态结构，以及是否有肾脏占位性病变，对于肾结石、肾积水、肾脏囊肿等相关疾病具有诊断价值，与该患儿症状不符。

16. B【解析】对于急性肾炎的治疗，无氮质血症时，不需低蛋白饮食。

17. D【解析】急进性肾小球肾炎起病急骤、进展迅速。

18. E【解析】急进性肾小球肾炎病理类型为新月体肾炎。

19. D【解析】肾炎型肾病多为急性起病，表现为少尿或无尿、血尿，常为肉眼血尿，且反复发作，大量蛋白尿，尿中有红细胞管型，伴有或不伴有水肿和高血压，病程进展迅速，病情持续发展使肾功能进行性损害，可在数周或数月发展至肾功能衰竭终末期。

20. C【解析】肾病是高凝状态易导致各种动静脉血栓，如果患儿出现突发腰痛、血尿、少尿，应高度怀疑深静脉血栓形成。

21. C【解析】肾病是高凝状态易导致各种动静脉血栓，首要检查是静脉肾盂造影。

22. D【解析】形成血栓应抗凝和溶栓治疗。

23. C【解析】参见 A2 型题第 19 题解析。

24. A【解析】以 1.5~2mg/(kg·d) 激素治疗肾病综合征患儿，8 周内尿蛋白转阴者，称为激素敏感。

25. E【解析】肾病综合征伴有高血压、血尿，考虑为肾炎型肾病；泼尼松治疗 8 周内尿蛋白转阴者为激素敏感；中长程疗法，激素治疗尿蛋白转阴后继续使用 2 周，可减量。

26. C【解析】单纯型肾病具备四大特征：①全身不同程度水肿。②大量蛋白尿［尿蛋白定性常在（+++）以上，24 小时尿蛋白定量 >0.1g/kg］。③低蛋白血症（血浆蛋白：儿童 <30g/L，婴儿 <25g/L）。④高胆固醇血症（血浆胆固醇：儿童 >5.7mmol/L，婴儿 >5.2mmol/L）。其中以大量蛋白尿和低蛋白血症为必备条件。

27. B【解析】单纯型肾病以大量蛋白尿和低蛋白血症为必备条件，选项 B 正确。

28. D【解析】微小病变型肾病是指肾小球微小病变，又称为脂性肾病。其临床表现为单纯性肾病综合征。

29. D【解析】糖皮质激素是治疗单纯性肾病综合征的首选药物。

30. B【解析】单纯性肾病综合征的并发症：①感染：上呼吸道感染、皮肤感染、腹膜炎等。②电解质紊乱：低钠、低钾、低钙血症。③血栓形成：动、静脉血栓以肾静脉血栓常见，临床有腰腹部剧痛、血尿等。④急性肾功能衰竭。⑤蛋白质及脂肪代谢紊乱。

31. E【解析】婴幼儿尿路感染临床症状不典型，常以发热最突出。拒食、呕吐、腹泻等全身症状也较明显。局部排尿刺激症状可不明显，但细心观察可发现有排尿时哭闹不安，尿布有臭味和顽固性尿布疹等。

32. A【解析】尿细菌培养及菌落计数是诊断尿路感染的主要依据。通常认为中段尿培养菌落数≥10^5/毫升可确诊，10^4~10^5/毫升为可疑，<10^4/毫升系污染。但结果分析应结合患儿性别、有无症状、细菌种类及繁殖力综合评价临床意义。临床高度怀疑而尿普通细菌培养阴性的，应作L型细菌和厌氧菌培养。

33. A【解析】尿路感染应根据尿培养及药敏试验结果，同时结合临床疗效合理选用抗生素。

34. A【解析】尿路感染应用抗生素静脉用药，总疗程10~14天。

35. D【解析】双肾磁共振非泌尿道感染（急性肾盂肾炎）常规诊断及鉴别检查。

36. B【解析】患儿尿路感染，尿频，尿淋沥不尽，且发热、腰痛，故考虑可能有反流。

37. C【解析】根据排尿期膀胱尿道造影时造影剂反流的程度，可将膀胱输尿管反流分为5度。①Ⅰ度：造影剂仅反流至输尿管下段，且无明显扩张。②Ⅱ度：造影剂反流至肾盂、肾盏，但无扩张。③Ⅲ度：造影剂反流至肾盂肾盏，并有轻或中度肾盂扩张，但无或仅轻度肾盏变钝。④Ⅳ度：肾盂、肾盏中度扩张和/或输尿管迂曲，但多数肾盏维持乳头形态。⑤Ⅴ度：肾盂肾盏严重扩张，多数肾盏失去乳头形态，输尿管迂曲。

四、B型题

1. A【解析】急性泌尿道感染的表现：尿蛋白（+），白细胞（+++），血压正常，血补体正常。

2. B【解析】单纯型肾病的表现：尿蛋白（+++），血总蛋白降低，白蛋白降低，胆固醇增高，血压正常。

3. E【解析】肾炎型肾病的表现：尿蛋白（+++），红细胞（++），血总蛋白降低，胆固醇增高，血压增高。

4. C【解析】急性肾炎的表现：尿蛋白（+），红细胞（++），血压增高，血补体降低。

5. C【解析】激素部分效应：肾病患儿，泼尼松1.5~2mg/(kg·d)，治疗到第8周尿蛋白为（+~++）。

6. D【解析】激素完全效应：肾病患儿，泼尼松1.5~2mg/(kg·d)，治疗到第6周尿蛋白完全转阴。

7. A【解析】激素无效应：肾病患儿，泼尼松 1.5～2mg/(kg·d)，治疗到第 8 周尿蛋白仍（+++）。

8. D【解析】糖皮质激素正规足量治疗 8 周，分为激素敏感，尿蛋白转阴；激素部分敏感，尿蛋白（+～++）；激素不敏感，尿蛋白（+++）或以上。免疫抑制剂用于频繁复发，激素依赖，激素耐药，或激素治疗出现严重副作用时。

9. C【解析】参见 B 型题第 8 题解析。

10. E【解析】急性肾小球肾炎一般治疗，急性期应卧床休息，限制水分及钠盐，避免使用肾毒性药物，应用青霉素及敏感药物 7～10 天清除体内感染灶。

11. B【解析】乙肝病毒相关性肾炎的治疗：首选 α-干扰素。

12. A【解析】单纯型肾病患儿，应用肾上腺糖皮质激素治疗。

13. B【解析】遗传性肾炎（即 Alport 综合征，AS）是一种主要表现为血尿、肾功能进行性减退、感音神经性耳聋和眼部异常的遗传性肾小球基底膜疾病。

14. E【解析】乙肝病毒相关性肾炎：①血清 HBV 抗原阳性。②膜性肾病或膜增生性肾炎，并除外狼疮性肾炎等继发性肾小球疾病。③肾组织切片上找到 HBV 抗原。

15. D【解析】过敏性紫癜肾炎：①有过敏性紫癜的皮肤紫癜的肾外表现。②有肾损害的临床表现，如血尿、蛋白尿、高血压、肾功能不全等。③肾活检病理改变显示系膜区 IgA 的沉积和系膜增生。

16. C【解析】正常婴儿每日排尿量为 400～500ml，幼儿为 500～600ml，学龄前儿童 600～800ml，学龄儿童为 800～1400ml，当学龄儿童每日排尿量少于 400ml，学龄前儿童少于 300ml，婴幼儿少于 200ml 时即为少尿。

17. E【解析】参见 B 型题第 16 题解析。

18. B【解析】参见 B 型题第 16 题解析。

19. A【解析】参见 B 型题第 16 题解析。

五、X 型题

1. ABCD【解析】小儿泌尿系统解剖特点：①婴幼儿输尿管长而弯曲，易受压扭曲致尿潴留。②年龄越小，肾脏相对越重。③2 岁以下小儿肾脏表面呈分叶状。④女婴尿道短，外口暴露，易受细菌感染。⑤婴儿肾脏位置较低，其下极可低至髂嵴以下第 4 腰椎水平，2 岁以后始达髂嵴以上。右肾位置稍低于左肾。2 岁以内健康小儿腹部触诊时容易扪及肾脏。

2. ABCE【解析】新生儿及幼婴由于髓袢短、尿素形成量少（婴儿蛋白合成代谢旺盛），以及抗利尿激素分泌不足，使浓缩尿液功能不足，在应激状态下保留水分的能力低于年长儿和成人。选项 D 错误。

3. ABCE【解析】正常人进食大量大分子蛋白不会引起蛋白尿。

4. ABCE【解析】抗利尿激素是由脑垂体分泌，它的分泌与释放受血浆晶体渗透压和循环血量的调节。

5. ACDE【解析】①肾脏：儿童年龄越小，肾脏相对越重，新生儿两肾重量约为体重的1/125，而成人两肾重量约为体重的1/220。婴儿肾脏位置较低，其下极可低至髂嵴以下第4腰椎水平，2岁以后始达髂嵴以上。右肾位置稍低于左肾。2岁以内健康儿童腹部触诊时容易扪及肾脏。婴儿肾脏表面呈分叶状，至2~4岁时，分叶完全消失。②输尿管：婴幼儿输尿管长而弯曲，管壁肌肉和弹力纤维发育不良，容易受压及扭曲而导致梗阻，输尿管与膀胱连接部的结构发育不成熟，发生尿潴留而诱发感染。③膀胱：婴儿膀胱位置比年长儿高，尿液充盈时，膀胱顶部常在耻骨联合之上，顶入腹腔而容易触到，随年龄增长逐渐下降至盆腔内。④尿道：新生女婴尿道长仅1cm（性成熟期3~5cm），且外口暴露又接近肛门，易受细菌污染。男婴尿道虽较长，但常有包茎和包皮过长，尿垢积聚时也易引起上行性细菌感染。

6. ABDE【解析】肾病综合征常伴有尿量减少，颜色变深，无并发症的患者无肉眼血尿，而短暂的镜下血尿可见于大约15%的患者。

7. ACDE【解析】强心药应慎用，当发生严重肺水肿抢救时可用强心药。

8. ABCD【解析】过敏性紫癜性肾炎血清IgA增加，血清C3、C1q、备解素多正常。

9. ABCE【解析】急性胃小球胃炎典型病例往往起病1~3周前有链球菌感染史，出现血尿、水肿、血压高，尿液检查有肾小球源性血尿，不同程度的蛋白尿，血清有链球菌感染的免疫学改变及动态的血补体变化（早期下降，6~8周恢复）即可诊断为急性链球菌感染后肾炎。

10. ABCDE【解析】急性肾炎前驱临床表现：前驱感染和间歇期。前驱病常为链球菌所致的上呼吸道感染，如急性化脓性扁桃体炎、咽炎、淋巴结炎、猩红热等，或是皮肤感染，包括脓疱病、疖肿等。由前驱感染至发病有一段无症状间歇期，呼吸道感染引起者约10天（6~14天），皮肤感染引起者为20天（14~28天）。

11. ABCDE【解析】肾病综合征小儿常见并发症有原发性腹膜炎、低钠血症、肾静脉血栓、低钙血症、急性肾衰竭等。

12. ABDE【解析】新生儿排钠能力较差，如输入过多钠，容易发生钠潴留和水肿。

13. ABCE【解析】高血压伴肾功能不全、高血钾时，选用的药物有α、β受体阻断药、利尿剂、钙通道阻滞药。

14. ACDE【解析】肾脏产生和分泌的激素包括肾素、红细胞生成素、前列腺素、激肽释放酶。

15. ACDE【解析】由于肾病综合征患儿免疫低下，不宜进行某些预防接种，以免引起复发。

16. ABDE【解析】血浆或无盐清蛋白的利尿效果好，但反复使用可加重肾病综合征患儿肾小管损伤，使肾病缓解延迟。

17. ABCD【解析】Addis计数，白细胞>100万/12小时。

18. ABCD【解析】肾小管酸中毒是由于近端肾小管对 HCO_3^- 重吸收障碍和/或远端肾小管排泌 H^+ 障碍所致的一组临床综合征。

19. ABDE【解析】继发性者可能发生于重金属中毒、过期四环素中毒、甲状旁腺功能亢进、高球蛋白血症、半乳糖血症、胱氨酸尿症、肝豆状核变性、干燥综合征、多发性骨髓瘤等。

20. ACDE【解析】凡保守治疗无效者，均应尽早进行透析。透析的指征：①严重水潴留，有肺水肿、脑水肿的倾向。②血钾≥6.5mmol/L 或心电图有高钾表现。③严重酸中毒，血浆 HCO_3^- <12mmol/L 或动脉血 pH<7.2。④严重氮质血症，血浆尿素氮>28.6mmol/L，或血浆肌酐>707.2μmol/L，特别是高分解代谢的患儿。

21. ABCE【解析】高乳酸血症为获得性酸中毒，为高阴离子间隙（AG）型代谢性酸中毒。

六、案例分析题

1. ADE【解析】泌尿道感染、良性血尿、紫癜性肾炎一般没有水肿。

2. D【解析】化验结果未回，先清除感染最恰当。

3. ABCDEFG【解析】均为诊断及鉴别诊断所需检查。

4. D【解析】急性肾小球肾炎清除感染灶，存在感染灶时应给予青霉素或其他敏感抗生素治疗 10~14 天。

5. C【解析】严重循环充血：由于水钠潴留、血浆容量增加而出现循环充血。表现为气促、发绀、频咳、端坐呼吸、咳粉红色泡沫痰、两肺底湿啰音，心脏扩大，心率增快，有时呈奔马律，肝大，颈静脉怒张，静脉压增高。

6. A【解析】急性肾小球肾炎患儿一般起病 2 周内应卧床休息，待水肿消退、血压降至正常、肉眼血尿消失后，可下床轻微活动；血沉正常可上学，但仍需避免体育活动；Addis 计数正常后恢复正常生活。

7. ABCD【解析】参见案例分析题第 6 题解析。

8. B【解析】5 岁男孩，水肿，尿色红 2 天入院，查体见颜面、眼睑水肿，心肺听诊无异常，尿常规有红细胞（+++），蛋白（+），患儿曾患过扁桃体炎等表现提示该患儿可能患有急性肾小球肾炎，而患儿在病程中出现呼吸增快，心率增快，奔马律，双肺布满中、小水泡音，肝大，血压 120/80mmHg 等表现符合急性肾炎严重表现之严重循环充血（B 对），如呼吸困难、端坐呼吸、颈静脉怒张、频咳、咳粉红色泡沫痰、两肺满布湿啰音、心脏扩大，甚至出现奔马律等。而急性肺炎（A 错）是指病程<1 个月，由不同病原体或其他因素（如吸入羊水、油类或过敏反应等）所引起的肺部炎症。主要临床表现为发热、咳嗽、气促、呼吸困难和肺部固定性中、细湿啰音，故该患儿不考虑此病。急性肾功能不全和高血压脑病（C、D 错）均为急性肾炎的严重表现，前者常发生在疾病早期，血压高达 150~160mmHg/

100~110mmHg 以上，年长儿会主诉剧烈头痛、呕吐、复视或一过性失明；后者常发生于疾病初期，出现尿少、尿闭等症状，引起暂时性氮质血症和代谢性酸中毒，故该患儿不考虑此病。低钠血症（E 错）常出现在肾病综合征中，由于患儿不恰当长期禁用食盐或长期食用不含钠的食盐代用品、过多使用利尿剂以及感染、呕吐、腹泻等因素引起。

9. C【解析】严重循环充血：纠正水钠潴留，恢复正常血容量，可使用呋塞米注射。使用降压药物（A 错）常用于高血压的治疗，加强抗生素的运用（B 错）常用于控制感染，补充氯化钠（D 错）常用于纠正低钠血症，血液透析（E 错）常用于肾衰的治疗。

10.【解析】患儿患过扁桃体炎等表现提示该患儿可能患有急性肾小球肾炎，根据前期链球菌感染史，急性起病，具备血尿、蛋白尿、水肿等特点，急性期血清 C3 降低及血沉加快等不难临床诊断此病，故为明确诊断，最有意义的检查是 ESR 与补体 C3（C 对）。而 ASO（AB 错）由于前驱期的扁桃体炎感染史，往往增加，10~14 天开始升高，3~5 周时达高峰，3~6 个月后恢复正常，可作为辅助诊断。血浆蛋白电泳（B 错）常用于血清蛋白的测定，可作为肾综等的辅助诊断。BUN（DE 均错）升高常见于器质性肾功能损害、肾前性少尿、蛋白质分解或摄入过多及作为肾衰竭透析充分性指标，Sur（E 错）常用于评价肾小球滤过功能及鉴别肾前性和肾实质性少尿等。

11. BCDE【解析】直立性蛋白尿又称体位性蛋白尿。

12. ABCDEF【解析】题中所提均为适应证。

13. ABCDEFGH【解析】绝对禁忌证是指明显出血、严重高血压、精神病不配合治疗、肾脏孤立、肾体积明显缩小。相对禁忌证是指存在各种感染如肾盂肾炎、肾结核，以及多囊肾、腹水、严重咳嗽、心力衰竭、妊娠。

14. ABCDEFG【解析】肾穿刺常出现的并发症有血尿、肾周血肿、腰痛、动静脉瘘、损伤其他脏器、感染等。

15. DEF【解析】尿蛋白定量、血脂、血清蛋白水平对本病有诊断价值。

16. D【解析】结合年龄、临床特点，肾病综合征可能性大。

17. AEF【解析】未明确诊断时，给予对症支持，退热、抗感染、提高免疫力。

18. A【解析】对激素呈依赖、耐药或多次复发的肾病综合征应加用抗生素控制感染。

19. F【解析】行肾活检以利查明原因。

20. E【解析】系膜增生性肾炎有前驱感染者起病急，无前驱感染者常隐匿起病。临床表现多样，包括无症状性血尿和/或蛋白尿、慢性肾炎及肾病综合征。

21. DHI【解析】本患儿的主要症状是水肿伴血尿、蛋白尿，首先考虑的是肾源性水肿。但患儿水肿对症处理后消退，腹水反而日益明显，还需考虑有无肝源性、心源性水肿或是肾源性水肿合并症的腹水。纵观备选答案 D、H、I 项的目的是要确定水肿的原因是肾性、肝性，还是心性或者数者兼有。

22. DEFGJ【解析】根据以上特点及检查结果，主要的阳性检查结果是大量蛋白尿，严重的低白蛋白血症、血尿及肾功能损害，符合肾炎型肾病。答案 D 正确。系统性红斑狼疮是一种有遗传倾向的自身免疫性疾病，病变可及皮肤、肌肉关节、内脏器官和神经系统，E 项正确。乙型肝炎相关性肾炎临床表现可以是多样性的且不典型，患儿检查结果提示血 HBsAg 阳性，F 项正确。在突然出现难以解释的高血压、大量蛋白尿、持续血尿及水肿加重且局限于某一部位时，应该考虑肾病综合征合并静脉血栓形成，J 项正确。患儿病史中有少尿，检查血 BUN 和 Scr 升高，提示有肾功能损害的表现，故答案 G 正确。

23. CEFGH【解析】根据以上的诊断及鉴别诊断，要证实该患儿是否有在肾病综合征的基础上合并下腔静脉血栓形成，继而引起大量蛋白尿及持续肉眼血尿。因此，选择下腔静脉造影及检查是否存在高凝状态是必需的。为了排除 SLE，检查血清补体 C3、抗核抗体也是必需的。至于 CIC 的检查对诊断和鉴别诊断的意义并不十分重要，属可选可不选。在不明原因的肾功能衰竭时，肾活检是必要的。但本例患儿肾功能损害属轻度，且血尿明显；再加上肾活检要求的条件比较高，故可不选。关于尿 β_2-微球蛋白（尿 β_2-MG）是有关肾小管功能方面的检查，对估价病情的严重程度有一定的帮助，但对于诊断及鉴别诊断意义不大，可不选。

24. CHI【解析】肾后性和肾实质性肾功能不全鉴别包括尿沉渣、比重、尿钠、尿肌酐/血肌酐、滤过钠排泄分数、补液试验等检查。

25. BDEG【解析】根据凝血酶原时间缩短、纤维蛋白原定量增高这一提示，该患儿目前处于高凝状态。下腔静脉造影显示下腔静脉狭窄，狭窄部位相当于右房入口处以下长约 3. 5cm。说明该患儿有下腔静脉的血栓形成。鉴于患儿的高凝状态，其主要的治疗原则是在治疗原发病的基础上加抗凝治疗。可用于抗凝治疗的药物很多，B、D、E、G 选项均是可选择的药物，所以是正确的。

26. BEG【解析】患儿右下肢局部肿胀很可能是由于静脉回流受阻加上严重低蛋白血症引起的。患儿原有下腔静脉上段血栓形成，在引起血栓形成的病理生理基础仍然存在的情况下，加上 7 天前局部静脉穿刺造成血管损伤，可以在局部诱发新的血栓形成。就其部位而言，该患儿除右下肢肿胀外，还有腹水的增加，血栓形成的部位有可能在右侧股静脉、右髂外静脉、下腔静脉，或一处或多处并存。所以，B、E、G 项均为正确答案。

27. EG【解析】小儿肾病综合征在激素诱导阶段如病情达不到缓解，应考虑合并有感染、激素用量和疗程及肾小球病理改变等原因。该患儿不存在激素用量与疗程不当的问题，故 E、G 项是可能的原因。

28. C【解析】膜性增生性肾小球肾炎，主要表现为系膜细胞增生，系膜细胞及基质通过副系膜区插入内皮及肾小球基底膜之间，并由于免疫复合物的刺激，内皮细胞产生基膜样改变而致“双轨”现象；因此 C 项为正确答案。

29. B【解析】中断尿培养菌落计数 $\geq 10^5$/毫升基本可以诊断急性泌尿道感染。

30. B【解析】患者做尿普通细菌培养，无菌生长者继续做 L 型细菌培养。

31. D【解析】对肾盂肾炎应选择血浓度高的药物，对膀胱炎应选择尿浓度高的药物。

32. A【解析】阴性者为膀胱炎，其致病菌为变形杆菌、铜绿假单胞菌等少见致病菌。

33. AB【解析】临床特点提示泌尿道感染可能性大，故行中段尿培养，大龄女童尿频、尿急、尿痛、高热、肾区叩击痛，白细胞满视野，红细胞 5～10 个/高倍视野，G^-杆菌逆行感染可能性大。

34. F【解析】急性肾盂肾炎时表现为发热、腰痛、腹痛、肋脊角压痛和肾区叩击痛，同时出现尿路刺激征如尿频、尿急、尿痛和尿液混浊、血尿、遗尿等表现。

35. D【解析】对较重的肾盂肾炎静脉输注抗菌药物，退热后即可改为口服药物完成 2 周治疗。

36. AB【解析】短期内同样症状出现应考虑重新感染还是复发。

37. B【解析】中段尿培养为不同细菌，故明确为重新感染。

第九章　神经系统疾病

癫痫

一 A1 型题

1. 以下神经系统检查结果哪项应首先考虑为异常
   A. 2 个月小儿 Kernig 征阳性，Babinski 征阳性
   B. 6 个月小儿 Kernig 征阴性，Babinski 征阳性
   C. 12 个月小儿 Kernig 征阳性，Babinski 征阴性
   D. 18 个月小儿 Kernig 征阴性，Babinski 征阳性
   E. 24 个月小儿 Kernig 征阴性，Babinski 征阴性
2. 高热惊厥的处理最重要的是
   A. 退热　B. 吸氧
   C. 开放气道　D. 降颅压
   E. 止惊
3. 引起热性惊厥的最常见疾病是
   A. 上呼吸道感染　B. 发热性疾病
   C. 泌尿道感染　D. 颅内感染
   E. B 型流感病毒感染
4. 当出现以下哪一种情况时，要注意复杂性热性惊厥的可能性
   A. 突发热性惊厥，惊厥前未发现有体温升高
   B. 已经有 3 次类似发作史
   C. 惊厥发作中大、小便失禁
   D. 惊厥发作持续半小时左右
   E. 父母均有热性惊厥史
5. 下列有关吉兰-巴雷综合征，说法正确的是
   A. 四肢无力，血钾减低
   B. 四肢无力，休息后减轻，活动后加重
   C. 四肢无力，手套、袜套样感觉障碍
   D. 四肢无力，脑脊液蛋白-细胞分离
   E. 四肢无力，肩胛带、骨盆带萎缩

6. 惊厥呈持续状态，则抗惊厥首选
A. 水合氯醛灌肠
B. 苯巴比妥静脉注射
C. 苯妥英钠静脉滴注
D. 丙戊酸钠口服
E. 地西泮静脉注射
7. 癫痫失神发作应首选下列哪种抗癫痫药物治疗
A. 氯硝西泮
B. 苯巴比妥
C. 苯妥英钠
D. 卡马西平
E. 丙戊酸钠
8. 关于癫痫持续状态，错误的是
A. 癫痫发作持续30分钟以上
B. 反复发作持续30分钟以上，发作间歇意识不恢复
C. 持续状态以癫痫大发作为多
D. 复杂局灶性癫痫可有非抽动性持续状态
E. 原有神经系统异常
9. 癫痫持续状态的处理，错误的是
A. 尽快找出原因
B. 吸氧
C. 积极降温
D. 首选地西泮止惊
E. 禁用甘露醇
10. Lennox-Gastaut综合征的临床特点，下列哪项是错误的
A. 往往都在3~8个月发病
B. 具有多种发作形式
C. 智力发育落后
D. 治疗困难，预后不良
E. 脑电图广泛性慢波背景上有<3Hz棘-慢波及多灶性异常
11. 儿童癫痫中伴有明显智力低下的是
A. 颞叶癫痫
B. 额叶癫痫
C. 婴儿痉挛症
D. 良性癫痫伴中央颞区棘波
E. 失神发作
12. 颞叶癫痫首选的抗癫痫药物是
A. 苯妥英钠
B. 氯硝西泮
C. 卡马西平
D. 苯巴比妥钠
E. 泼尼松
13. 轻度智力低下IQ为
A. 70以上
B. 55~69
C. 40~54
D. 20~39
E. 20以下

14. 关于急性小脑性共济失调的治疗，下列说法正确的是
   A. 苯妥英钠过量所致急性小脑共济失调停药也很难恢复
   B. 尽早进行抗病毒治疗可改善预后
   C. 若确定有自身免疫的因素，可给予激素或免疫球蛋白治疗
   D. 宜早期进行功能锻炼
   E. 急性期应注意营养及液体的维持
15. 脑性瘫痪最常见的类型是
   A. 肌张力低下型　　B. 手足徐动型
   C. 共济失调型　　D. 混合型
   E. 痉挛型
16. 与成人不同，儿科重症肌无力很少合并
   A. 多发性肌炎　　B. 系统性红斑狼疮
   C. 甲亢　　D. 甲状腺肿瘤
   E. 胸腺肿瘤或胸腺增殖
17. 抽动秽语综合征的发病机制是
   A. 胆碱能神经元功能增强　　B. 多巴胺能神经元功能减弱
   C. 多巴胺能神经元功能增强　　D. 胆碱能神经元功能减弱
   E. 肾上腺素能神经元功能增强
18. 吉兰-巴雷综合征病程 2 周时脑脊液改变是
   A. 脑脊液无色，白细胞数 $5\times10^6/L$，蛋白 0.4g/L
   B. 脑脊液黄色，白细胞数 $50\times10^6/L$，蛋白 17g/L
   C. 脑脊液混浊，白细胞数 $200\times10^6/L$，蛋白 1g/L
   D. 脑脊液红色，白细胞数 $500\times10^6/L$，蛋白 3g/L
   E. 脑脊液无色，白细胞数 $10\times10^6/L$，蛋白 1g/L
19. 吉兰-巴雷综合征脑脊液蛋白-细胞分离现象出现的时间最多见于
   A. 起病后 1 周内　　B. 起病后 1~2 周
   C. 起病后第 3 周　　D. 起病后第 4 周
   E. 起病后 2 个月
20. 以下哪项描述符合儿童失神癫痫
   A. 以青春期发病最多见
   B. 典型失神发作多见于有广泛性脑损伤的患儿
   C. 典型失神发作可由过度换气所诱发
   D. 典型失神发作脑电图呈 1.5~2.5Hz 的全脑慢-棘综合波
   E. 典型失神发作间期背景活动异常

21. 下列哪项描述符合小儿良性癫痫伴中央颞区棘波
A. 多在生后2~3岁起病
B. 癫痫发作与睡眠关系密切
C. 脑电图在中央区、中颞区见典型3Hz棘-慢综合波爆发
D. 可伴有智力发育障碍
E. 预后良好，多于成年后停止发作
22. 瑞氏综合征的正确治疗是
A. 每日按500~800ml/m^2输入10%~15%葡萄糖，纠正低血糖
B. 促进过度通气，保持轻度呼吸性碱中毒状态
C. 积极使用抗病毒药物，防治病毒对大脑的损伤
D. 积极降低颅内压，控制脑水肿
E. 限制液体量，使血压保持在较低水平
23. 瑞氏综合征的主要病理改变为
A. 肝脏弥漫性炎性细胞浸润
B. 肝脏弥漫性脂肪变性
C. 肝脏变性、坏死
D. 脑细胞肿胀、变性、坏死，炎性细胞浸润
E. 脑组织炎性细胞浸润、脱髓鞘改变
24. 有关急性播散性脑脊髓炎的临床表现，以下说法正确的是
A. 发生于任何年龄，常见于儿童与老年
B. 根据临床特征可分为脊髓型和脑型
C. 起病缓慢
D. 前驱症状常见惊厥
E. 急性出血性脑白质炎属于本病的暴发型
25. 下列关于脑白质营养不良，叙述不正确的是
A. 脑白质营养不良是一类由遗传因素所引起的脑白质髓鞘异常
B. 异染性脑白质营养不良是芳基硫酸酯酶A缺陷所致的髓鞘形成不良
C. 异染性脑白质营养不良按起病年龄及临床征象可分为少年型和成年人型
D. 肾上腺脑白质营养不良是中枢神经进行性脱髓鞘及/或肾上腺皮质萎缩或发育不良
E. 球形细胞脑白质营养不良是常染色体隐性遗传病
26. 小儿Babinski征阳性在何时为生理现象
A. 2岁之前
B. 2.5岁之前
C. 3岁之前
D. 4岁之前
E. 以上均不正确

二 A2型题

1. 患儿，男，1岁。Babinski征阳性，可能是
A. 脑炎体征之一
B. 脑膜炎早期

C. 提示脑部疾患　　D. 提示脑发育不全
E. 正常现象

2. 患儿，女，2 岁半。自 1 岁后每遇发热 38℃以上，即出现左半侧强直样痫性发作，先后已有类似发作 4 次，每次持续 15~20 分钟，发作后左侧肢体短暂乏力，嗜睡半小时后恢复正常。体格检查无异常，患儿最可能的诊断是
A. 脑性瘫痪　　B. 低钙惊厥
C. 复杂性热性惊厥　　D. 单纯性热性惊厥
E. 继发性癫痫

3. 患儿，女，10 个月。出生 5 个月出现点头、弯腰发作，诊断为婴儿痉挛症。不选用的抗癫痫药物是
A. 丙戊酸钠　　B. 硝西泮
C. 促肾上腺皮质激素　　D. 托吡酯
E. 卡马西平

4. 患儿，男，2 岁。10 个月开始出现右侧面部及右上肢阵挛性发作，意识无障碍。其癫痫发作类型是
A. 强直-阵挛发作　　B. 不典型失神发作
C. 复杂局灶性癫痫状态　　D. 单纯局灶性发作
E. 失神发作

5. 患儿，女，5 个月。近半个月来反复出现点头哈腰状癫痫发作，每次持续 1~2 秒，经常成串发作，每天数十次，脑电图示高峰失律。其癫痫发作类型是
A. 强直-阵挛发作　　B. 阵挛发作
C. 肌阵挛发作　　D. 痉挛发作
E. 强直发作

6. 患儿，男，7 岁。近期发生左手和左前臂抽搐，最后扩大到整个左上肢抽搐 1 分钟。连续发作 2 次后，左上肢肌力 3 级，肱二头肌、肱三头肌腱反射减退。1 天后肢体肌力和体征完全恢复正常。本病最可能的病损在
A. 右侧内囊　　B. 右侧中央前回
C. 左侧中央后回　　D. 右侧中央后回
E. 左侧中央前回

7. 患儿，女，12 岁。近 1 年来反复发作发呆，持物落地，每天 20 余次，智力正常。脑电图示两侧有同步的 3Hz 棘-慢波和多棘-慢波阵发。其癫痫类型是
A. 复杂性部分性发作　　B. 不典型失神发作
C. 失张性发作　　D. 肌阵挛发作
E. 失神发作

8. 患儿，男，12岁。四肢无力，晨轻晚重，考虑为重症肌无力，具有诊断价值的试验是
A. 血清神经节苷脂抗体阳性
B. 周围神经传导速度降低
C. 肌电图见肌肉动作电位波幅降低
D. 肌内注射新斯的明后30分钟内肌力改善
E. 血清CPK升高

9. 患儿，女，4岁。近1个月先后出现两眼睑下垂，朝轻暮重。新斯的明试验阳性，诊断为重症肌无力。下列哪项是其最主要特点
A. 骨骼肌无力经休息后好转
B. 双眼睑下垂
C. 眼内肌也常累及
D. 可同时伴有呼吸困难和吞咽困难
E. 眼外肌麻痹可引起复视

10. 患儿，男，10岁。因发作性眨眼、张口、抽鼻1个月就诊。有时伴有下肢抽动及上肢不自主运动，发作时神志清楚，有时有喉中发声，可自行控制片刻。入睡无发作。3个月前有“猩红热”病史。查体：神经系统无阳性发现，脑电图背景7~8Hz Q波活动稍增多。该患儿最可能的诊断是
A. 病毒性脑炎
B. 癫痫
C. 风湿性舞蹈症
D. 多发性抽动
E. 肝豆状核变性

11. 患儿，男，11岁。胸背部疼痛2周多，右下肢无力5天，左下肢无力2天，尿潴留。查体：两上肢肌力5级，左下肢肌力3级，右下肢肌力1级。肌张力低，腱反射消失，未引出病理反射，第6胸椎水平以下深、浅感觉消失，第6胸椎压痛。该患儿最可能的诊断是
A. 吉兰-巴雷综合征
B. 急性脊髓灰质炎
C. 急性脊髓炎
D. 进行性脊肌萎缩症
E. 脊髓肿瘤

12. 患儿，女，10岁。1周前受凉后咳嗽、发热，3天后四肢乏力、发麻，说话口齿不清，逐渐加重而不能行走入院。查体：双眼睑闭合不全，不能皱额，鼓腮，四肢弛缓性瘫痪，肌力2级。诊断可能是
A. 吉兰-巴雷综合征
B. 脑干脑炎
C. 急性脊髓炎
D. 重症肌无力
E. 急性播散性脑脊髓炎

13. 患儿，男，2岁。因双手震颤、步态不稳4天就诊。查体：意识清楚，眼球震颤，无面瘫，咽反射正常，四肢肌张力稍低，腱反射正常，肌力正常，上肢意向性震颤，指鼻试验阳性，闭目难立征阳性，病理征阴性。该患儿可能的诊断是
A. 吉兰-巴雷综合征
B. 急性小脑共济失调

C. 脊髓炎　　D. 肝豆状核变性

E. 脑干脑炎

14. 患儿，女，11 岁。昨日受凉，今晨起感双下肢无力，1 小时后双上肢也无力，四肢酸胀，因病情逐渐加重而入院。2 年前曾发生四肢乏力、行走困难，1 天后自愈。查体：四肢瘫痪，肌力 1 级，肌张力低，腱反射消失，其余无阳性体征。血清钾 3.0mmol/L。可能的诊断是

A. 周期性瘫痪　　B. 吉兰-巴雷综合征

C. 急性脊髓炎　　D. 病毒性肌炎

E. 重症肌无力

15. 患儿，男，2 岁半。诊断为瑞氏综合征，病程 3~4 天。如果行肝穿刺，送电子显微镜检查，其最主要的改变是

A. 肝细胞弥漫性坏死，炎性细胞浸润　　B. 肝细胞充血、水肿

C. 肝细胞玻璃样变性　　D. 肝细胞线粒体异常

E. 肝糖原缺乏

16. 患儿，女，7 岁半。因发热伴视物不清 1 天来眼科就诊。4 天后双眼视力障碍加重，并出现双下肢麻木、行走困难，尿潴留。查体：神清，颈抵抗，腹壁反射消失，双下肢肌力 1 级，肌张力降低，双侧巴氏征（+），第 5 胸椎以下痛觉消失。脑脊液寡克隆带阳性，双眼视觉诱发电位异常，脊髓 MRI 正常。大剂量甲泼尼龙冲击治疗 3 天，视力恢复至右眼 0.04，左眼 0.5，肌无力、排尿障碍好转 2 个月后，复查脊髓 MRI 发现胸段脊髓损害为不完全横贯型炎症。诊断应考虑为

A. 急性播散性脑脊髓炎　　B. 多发性硬化

C. 急性脊髓炎　　D. 视神经脊髓炎

E. 单纯性球后视神经炎

17. 患儿，男，6 个半月。频发四肢抽搐半个月入院。发作无明显诱因，呈痉挛样发作，智能发育与同龄儿相似，无遗传家族史。查体：体温 36.3℃，眼距增宽明显，前胸见大小不等、散在分布色素脱失斑 5 处，与周边皮肤分界清楚，神经系统检查无阳性体征。血常规、脑脊液检查正常。头颅 CT：侧脑室旁见散在钙化灶。最可能的诊断为

A. 肾上腺脑白质营养不良　　B. Sturge-Weber 综合征

C. 苯丙酮尿症　　D. 结节性硬化症

E. 神经纤维瘤病 Ⅰ 型

18. 患儿，男，7 个半月。诊断为急性播散性脑脊髓炎，选取哪种药物治疗脑水肿

A. 可的松　　B. 氢化可的松

C. 去氢化可的松　　D. 地塞米松

E. 促肾上腺素皮质激素

三 A3/A4型题

（1~4题共用题干）

患儿，男，3岁半。因反复发热伴抽搐1年余入院。患儿每次抽搐时体温均于38.5℃以上，形式为意识丧失，双眼上翻，牙关紧闭，四肢强直抖动，口唇发绀，每次持续1~2分钟。1年余共出现3次，其中有过1次一个热程中抽搐2次。此次发热，体温39.5℃，出现抽搐1次，持续约2分钟自行缓解。患儿出生史无异常，精神运动发育水平正常。其母亲2岁时有过一次发热抽搐史。查体：神清，精神可，咽部充血，双侧扁桃体Ⅱ度肿大，神经系统未见阳性体征。

1. 此患儿最可能的诊断是
   A. 单纯热性惊厥
   B. 复杂热性惊厥
   C. 中枢神经系统感染
   D. 感染中毒性脑病
   E. 低钙血症
2. 如果患儿入院后又突然出现抽搐，应立即用何种药物
   A. 水合氯醛灌肠
   B. 苯巴比妥静脉注射
   C. 地塞米松静脉注射
   D. 地西泮静脉注射
   E. 10%葡萄糖酸钙静脉滴注
3. 与此患儿长期治疗和预防关系密切的一项重要检查是
   A. 血常规
   B. 血钙
   C. 头颅CT
   D. 脑脊液
   E. 脑电图
4. 对于此患儿预防发作的最佳措施为
   A. 长期口服丙戊酸钠
   B. 长期口服苯巴比妥
   C. 长期口服地西泮
   D. 仅需要发热时积极退热
   E. 发热初期短程服用地西泮预防

（5~8题共用题干）

患儿，男，6个月。出生时有重度窒息史，近1个月出现点头哈腰状癫痫发作。查体：目光呆滞，无追视，不能竖颈，不能翻身，看到玩具无表情，不能伸手抓物。

5. 脑电图检查最可能的改变是
   A. 爆发-抑制脑电图
   B. 全脑慢波背景上重叠1.5~3.5Hz棘-慢复合波
   C. 全脑3Hz棘-慢复合波

D. 高幅失律

E. 慢波睡眠期棘-慢波持续发放

6. 其最可能的诊断是

A. 大田原综合征

B. West 综合征

C. Lennox-Gastaut 综合征

D. 儿童失神癫痫

E. Landau-Kleffner 综合征

7. 其治疗首选以下哪种药物

A. 苯巴比妥

B. 托吡酯

C. 氯硝西泮

D. 拉莫三嗪

E. ACTH 或泼尼松

8. 患儿经 2 年抗癫痫药物治疗，仍有阵发性点头、跌倒、发呆或强直性发作，至今不会说话，不能行走，考虑为 Lennox-Gastaut 综合征，复查脑电图，最可能的改变是

A. 爆发-抑制脑电图

B. 全脑慢波背景上重叠 1.5~3.5Hz 棘-慢复合波

C. 全脑 3Hz 棘-慢复合波

D. 高幅失律

E. 慢波睡眠期棘-慢波持续发放

(9~11 题共用题干)

患儿，女，3 岁。突然意识丧失，四肢强直，口吐白沫，两眼凝视上翻，面色发绀，小便失禁。查体：意识不清，双侧瞳孔等大等圆，对光反射迟钝，四肢肌张力高，有小抽动，心肺无异常。

9. 接诊后首先需要做的治疗是

A. 静脉滴注葡萄糖酸钙

B. 保持呼吸道通畅

C. 抗感染

D. 正压人工呼吸

E. 注射地西泮止痉

10. 该患儿最可能的疾病是

A. 低钙惊厥

B. 中枢感染

C. 低血糖

D. 癫痫

E. 颅内出血

11. 若此次患儿发作无明显诱因，既往有类似病史 1 次，家族中无类似患儿，为明确诊断，目前最需要做的检查是

A. 脑电图

B. 头颅 MRI

C. 血生化
D. 脑脊液检查
E. 头颅超声

（12~13题共用题干）

患儿，男，11岁。胸背部疼痛3天伴双下肢进行性无力，尿潴留。查体：双上肢肌力5级，双下肢肌力0级，肌张力低，腱反射消失，未引出病理反射，第5胸椎水平以下深、浅感觉消失，膀胱充盈达脐下3cm。

12. 该患儿的临床诊断是
A. 吉兰-巴雷综合征
B. 急性脊髓灰质炎
C. 周期性瘫痪
D. 进行性脊肌萎缩症
E. 急性脊髓炎

13. 该病鉴别诊断最有意义的依据是
A. 合并感觉障碍
B. 进行性对称性弛缓性麻痹
C. 脊髓休克期后，弛缓性麻痹变为强直性麻痹
D. 存在感觉损害平面
E. 腱反射消失

（14~15题共用题干）

患儿，男，3岁。住院诊断为暴发型流行性脑脊髓膜炎（休克型）。

14. 下列哪项不是其主要的临床表现
A. 高热、中毒症状严重
B. 全身广泛瘀点、瘀斑
C. 休克，外周循环衰竭
D. 酸中毒，电解质紊乱
E. 脑膜刺激征阳性

15. 该病导致死亡的主要原因是
A. 循环衰竭
B. 中枢性呼吸衰竭
C. 消化道出血
D. 气道内痰液阻塞
E. 脑水肿

四 B型题

（1~5题共用备选答案）
A. 屏气发作
B. 抽动秽语综合征
C. 习惯性阴部摩擦
D. 晕厥
E. 高热惊厥

1. 患儿，女，8 岁半。近 1 年来不自主眨眼、努嘴、摇头、抽鼻，紧张时明显，睡眠中消失，脑电图正常。可能的诊断是
2. 患儿，男，11 岁。突然晕倒，意识丧失 1~2 分钟，伴面色苍白，神经系统检查无异常，脑电图正常。可能的诊断是
3. 患儿，女，2 岁。半年来，发作性面部潮红，出汗，双腿夹紧，尤躺在床上时明显，抱起时可中止发作，脑电图正常。可能的诊断是
4. 患儿，男，1 岁。大哭时即出现青紫，上不来气，约半分钟后出现吸气动作，青紫渐缓解，严重时出现意识丧失，肢体抽动，脑电图无异常。可能的诊断是
5. 患儿，男，2 岁半。突然四肢阵挛，两眼上翻，意识丧失，持续约 3 分钟，体温 39.5℃，巴氏征（-），布氏征（-）。可能的诊断是

（6~8 题共用备选答案）

A. 脑电图有尖波
B. 发作形势呈局限性发作或不对称发作
C. Reye 综合征所致惊厥
D. 发作后神经系统无异常，脑电图正常
E. 1 次热程中仅有 1 次惊厥发作

6. 符合复杂性热性惊厥发作特点的是
7. 符合热性惊厥诊断的是
8. 符合单纯性热性惊厥发作特点的是

（9~11 题共用备选答案）

A. 脑出血　　B. 重症肌无力
C. 吉兰-巴雷综合征　　D. 脑性瘫痪
E. 脊髓炎

下列疾病拟诊为

9. 患儿，女，2 岁。生长发育迟缓，现不能独立行走，扶站时脚尖着地，巴氏征阳性
10. 患儿，男，5 岁半。2 个月前右眼睑下垂，10 天前出现左眼睑下垂，晨轻暮重，双瞳孔对光反射正常
11. 患儿，女，7 岁。10 天前出现四肢瘫痪，腱反射消失，腰穿示细胞数 3×10^6/L，蛋白 0.8g/L，糖 3.0mmol/L，氯化物 121mmol/L

（12~13 题共用备选答案）

A. 静脉滴注大剂量丙种球蛋白　　B. 肾上腺皮质激素

C. 新斯的明肌内注射　　D. 吡啶斯的明口服

E. 阿托品静脉注射

12. 重症肌无力患儿发生胆碱能危象时首选的药物治疗是

13. 重症肌无力患儿发生肌无力危象时首选的药物治疗是

（14~16题共用备选答案）

A. Ⅰ期　　B. Ⅱ期

C. Ⅲ期　　D. Ⅳ期

E. 0期

14. 患儿，男，11个月。每天呕吐5~6次已2天，伴嗜睡、淡漠，无惊厥及昏迷发生。颈软，四肢活动对称，克氏征、巴氏征均阴性，肝肋下3cm，瞳孔双侧0.3cm，对光反射佳。诊断瑞氏综合征，其病程处于哪一期

15. 第5天患儿处于昏迷状态，压眶有反应，呈去皮质强直状态，过度换气，瞳孔对光反射存在，双侧巴氏征阳性。肝肋下3.5cm，质韧。谷丙转氨酶100U/L，血氨100μmol/L，血糖1.56mmol/L。其病程属于哪一期

16. 住院后病情进展至深昏迷状态，压眶无反应，呈去大脑强直，瞳孔散大，对光反射消失，呼吸不齐，视神经盘水肿。该患儿处于哪一期

（17~19题共用备选答案）

A. 溶酶体病　　B. 过氧化物酶体病

C. 线粒体病　　D. 髓鞘蛋白编码基因缺陷

E. 氨基酸、有机酸病

17. Pelizaeus-Merzbacher病属于哪种类型的疾病

18. 异染性脑白质营养不良属于哪种类型的疾病

19. 肾上腺脑白质营养不良属于哪种类型的疾病

五 X型题

1. 单纯性高热惊厥的特点包括

A. 有明显的遗传倾向　　B. 惊厥多为部分性发作

C. 惊厥持续多在10分钟之内　　D. 有年龄特点

E. 发作后神经系统检查无异常

2. 须与小儿癫痫相鉴别的非癫痫性发作疾病包括以下哪几种

A. 屏气发作　　B. 失张力发作

C. 夜惊
D. 婴幼儿擦腿综合征
E. 晕厥

3. 关于癫痫局灶性发作，正确的是
A. 发作开始呈局灶性
B. 可泛化成全身性发作
C. 意识可不丧失
D. 脑电图可见从局部脑区开始的异常痫样放电
E. 使用镇静药

4. 癫痫药物治疗的用药原则中，下列哪项是正确的
A. 若对药物有过敏反应，出现皮疹、发热，应立即停药
B. 应从小剂量开始逐渐增加剂量
C. 药物无效时应立即停药而改为其他抗癫痫药
D. 根据癫痫发作类型选用有效抗癫痫药物
E. 若药物效果不理想，可加用第 2 种抗癫痫药物合并用药

5. 癫痫失神发作下列哪种抗癫痫药物治疗无效
A. 丙戊酸钠
B. 奥卡西平
C. 苯妥英钠
D. 卡马西平
E. 拉莫三嗪

6. 以下关于癫痫的描述不正确的是
A. 原发性癫痫与遗传因素无关
B. 先天性脑发育异常可导致继发性癫痫
C. 围生期脑损伤可导致原发性癫痫
D. 脑内神经递质 γ-GABA 与癫痫发病无关
E. 隐源性癫痫经仔细检查可找到确切病因

7. 患儿经检查确诊为小儿良性癫痫伴中央颞区棘波，下列哪项是正确的
A. 抗癫痫药物须终身治疗
B. 脑电图在中央区颞中部有棘波或棘-慢波灶
C. 智力发育正常，神经系统无异常发现
D. 常有家族性癫痫史，且系常染色体显性遗传
E. 常在睡眠中发生部分性发作或全身性大发作

8. 下列哪项属于手足徐动型脑瘫的临床表现
A. 肌张力降低
B. 喂养困难
C. 手足徐动明显
D. 通常无锥体束征
E. 智力发育明显落后

9. 下列哪项是婴儿脊肌萎缩症的主要临床特点
A. 进行性四肢无力，自主运动减少，预后不良

B. 肌肉弛缓，张力极低，肌肉萎缩明显
C. 肌电图见失神经支配改变
D. 常伴感觉障碍
E. 肌酸磷酸激酶（CPK）正常

10. 下列哪项是周围性瘫痪的特点
A. 病理反射阴性　B. 肌张力增高
C. 腱反射减弱或消失　D. 无明显感觉障碍
E. 肌萎缩多见

11. 下列哪项是引起呼吸肌麻痹的病因
A. 吉兰-巴雷综合征　B. 重症肌无力
C. 敌鼠强中毒　D. 周期性瘫痪
E. 严重低血钾

12. 以下哪项不属于小儿重症肌无力的临床特点
A. 眼外肌最常受累，表现为晨轻暮重　B. 病侧瞳孔扩大，对光反射消失
C. 常有肌肉萎缩　D. 抗胆碱酯酶药物无效
E. 血钾偏低

13. 下列有关慢性抽动障碍的诊断要点，说法正确的是
A. 一种或多种运动性或发声性抽动，但在病程中不同时出现
B. 每天发作多次，常每天发作，如有间歇期一般不超过3个月，病程超过1年
C. 18岁以前起病
D. 抽动的部位、次数、频率、强度和复杂性随时间而变化
E. 18岁以后起病

14. 关于Tourette综合征的临床表现，正确的是
A. 本病有家族遗传倾向
B. 发病年龄2~18岁，多在4~12岁起病，至青春期后逐渐减少
C. 多发性抽动是早期主要症状
D. 多数患儿智力低下
E. 约半数患儿伴注意力缺乏多动症

15. 下列属于急性共济失调常见的体征是
A. 跟膝胫试验阳性　B. 咽反射减弱或消失
C. 肌张力低下　D. 意向性震颤
E. 闭目难立征阳性

16. 关于瑞氏综合征的描述错误的是
A. 常出现高热　B. 伴有中、重度黄疸

C. 肝脏轻、中度增大　　D. 常出现心律失常

E. 不会出现脑膜刺激征

17. 下列关于小儿脑白质营养不良诊断的描述，正确的是

A. 三线生化检查为分子遗传学方法

B. 三线形态检查有皮肤、神经、肌肉或脑活体标本等

C. 二线生化检查有血浆中极长链脂肪酸、尿中硫脂、白细胞溶酶等

D. 一线形态学检查有外周淋巴细胞（或脑活体组织）中沉积物

E. 一线生化检查有 CSF、皮质醇、ACTH 试验

18. 以下哪项检查是瑞氏综合征的特点

A. 血氨升高　　B. 血糖降低

C. 肝功能异常　　D. 脑脊液异常

E. 脑电图弥漫性慢波

六 案例分析题

（1~5 题共用题干）

患儿，男，7 岁。因四肢无力 2 天入院。入院前 2 天，患儿起床后感乏力，站立行走困难，并迅速加重，累及双上肢，不能端碗，声音变小，饮水呛咳。病程中无排尿及排便障碍，无头痛、呕吐及视物模糊，无惊厥及意识障碍，无发热，病前 2 周曾有上呼吸道感染史，既往无类似病史，否认遗传病家族史。查体：体温37℃，呼吸 30 次/分，心率 100 次/分，神清，对答切题，声音嘶哑，咽反射减弱，双侧呼吸动度减弱，双肺散在痰鸣音，心腹无异常，四肢肌张力低下，双上肢肌力 3 级，双下肢肌力 2 级，腹壁反射、提睾反射未引出，膝腱反射未引出，颈抵抗，双侧克氏征阳性，双侧巴氏征阴性，无感觉障碍。

1. 目前应重点安排哪些检查项目

A. 血清钾、钠、氯、钙、镁　　B. 血气分析

C. 肌酶谱　　D. 腰穿脑脊液检查

E. 四肢周围神经传导功能检测　　F. 脊髓 MRI

G. 新斯的明药物试验

2. 提示：血清钾 3.5mmol/L、钠 140mmol/L、氯 1.02mmol/L、钙 1.20mmol/L、镁 0.80mmol/L、pH 7.34，PaO_2 80mmHg，$PaCO_2$ 45mmHg，ABE －3mmol/L，$SaO_2$87%，四肢受检神经 MCV 减慢，波幅降低（均 >3SD）。患儿可能的诊断是

A. 周期性瘫痪　　B. 急性脊髓炎（休克期）

C. 脊髓灰质炎　　D. 急性感染性多发性神经根神经炎

E. 重症肌无力　　F. 颅内感染

G. 呼吸衰竭

3. 入院后半天，患儿瘫痪进行性加重，四肢肌力仅 1 级，口腔内大量唾液聚集。目前应急诊做什么处理

A. 静脉缓慢滴注浓度低于 0.3% 氯化钾　B. 甲基泼尼松龙静脉冲击

C. 静脉滴注丙种球蛋白（IVIG）　D. 肌内注射新斯的明

E. 吸痰，保持气道通畅　F. 加强呼吸、心率、血氧饱和度的监测

4. 患儿经上述处理后 2 小时仍有大量呼吸道分泌物，并出现口唇发绀，矛盾呼吸，鼻导管给氧下血氧饱和度迅速下降至 65%~70%。此时应做何紧急处理

A. 吸痰，保持气道通畅　B. 紧急气管插管

C. 皮囊加压给氧转送至 ICU　D. 呼吸机辅助呼吸治疗

E. 继续用 IVIG　F. 停用 IVIG

5. 经呼吸机辅助呼吸治疗 2 周后脱机，患儿自主呼吸恢复良好，四肢肌力仍为 1 级。若 1 周后病情允许做脑脊液检查，以下哪些指标可符合诊断

A. 脑脊液外观清亮透明　B. 脑脊液外观呈毛玻璃样

C. 脑脊液 WBC 计数正常　D. 脑脊液蛋白升高

E. 脑脊液糖降低　F. 脑脊液氯化物降低

（6~9 共用题干）

患儿，女，8 个月。10 天前出现原因不明快速点头和全身屈曲伴双上肢伸直样抽搐发作，逐日加重。从最初每日数次发展到日均 20~30 余次，发作往往成串，病后精神较差，食欲缺乏，运动发育也有倒退，不伴发热。出生时有轻度窒息史。体检头围 40cm。头不能直竖，双侧 Babinski 征阳性。

6. 该患儿的痫性发作形式属于

A. 精神运动性发作　B. 失神发作

C. 强直-阵挛发作　D. 阵挛发作

E. 痉挛发作

7. 应首先考虑的诊断为

A. 婴儿痉挛　B. 化脓性脑膜炎

C. 低钙惊厥　D. 低镁血症

E. 病毒性脑炎

8. 对本例诊断没有价值的实验室检查是

A. 脑电图　B. 血电解质测定

C. 头颅 CT 或 MRI　D. 头颅 B 型超声

E. 脑脊液常规与生化分析

9. 推测该患儿病后出现精神运动发育倒退的原因是

A. 病后进食减少
B. 病后缺少运动锻炼
C. 颅内感染致脑组织进行性破坏
D. 频繁癫痫发作致惊厥性脑损伤
E. 缺氧缺血性脑病后遗症

(10~14 题共用题干)

患儿，女，1 岁半。因咳嗽、发热 4 天，伴晕厥 3 次入院。1 天前患儿突发晕厥，当时面色苍白，双目凝视，四肢强直，呼之不应，伴尿失禁，持续 3~5 分钟自行缓解。今患儿哭闹后再次发作晕厥遂来院急诊。查体：体温 37.7℃，心率 158 次/分，呼吸 36 次/分，体重 10kg，昏迷状，生长发育可，前囟平软，面、唇稍苍白，无颈阻，呼吸平稳，双肺呼吸音粗，心音有力、律不齐，未闻及杂音，腹软，肝肋下 1cm，四肢肌张力正常，神经系统检查无异常。

10. 急诊先重点检查哪些项目

A. 血清电解质
B. 脑电图
C. 腰穿脑脊液检查
D. 心电图
E. 血糖
F. 头颅 CT

11. 假设血钾 3.6mmol/L，血钠 145mmol/L，氯 110mmol/L，钙 2.6mmol/L，血糖 6.8mmol/L，脑 CT 无异常，心电图示短阵室速、Q-Tc 0.52 秒，胸部 X 线片示双肺纹理增多。目前可能的诊断

A. 热性惊厥
B. 低钙惊厥
C. 癫痫
D. 病毒性脑炎
E. 化脓性脑膜炎
F. 长 Q-T 间期综合征

12. 目前应紧急做什么处理

A. 应用 20% 甘露醇脱水
B. 静脉滴注强心苷制剂
C. 肌内注射地西泮或苯巴比妥止惊
D. 鼻导管供氧，卧床休息
E. 静脉滴注 β 受体阻断药
F. 静脉滴注普罗帕酮

13. 静脉输注普罗帕酮后，复查心电图仍为室性心动过速，30 分钟后静脉滴注美托洛尔，心电监测显示为窦性心律。目前应采取以下哪些处理措施

A. 应用敏感抗生素控制感染
B. 继续静脉应用强心苷制剂
C. 继续静脉滴注普罗帕酮
D. 继续静脉滴注 β 受体阻断药
E. 改口服美托洛尔
F. 继续应用地西泮或苯巴比妥止惊

14. 经上述处理 2 天后，患儿精神、食欲好，未再发生晕厥，仍有咳嗽，心电监测示窦性心律，心肌酶谱示 cTnI 升高。下一步治疗应做哪些调整

A. 继续抗生素应用
B. 口服普罗帕酮

C. 口服强心苷制剂　　D. 口服美托洛尔
E. 营养心肌药物　　F. 口服胺碘酮

（15~18题共用题干）

患儿，男，10岁。发作性抽搐2年，表现为意识丧失，四肢有节律地抽动，每次持续5~10分钟，查体无异常，脑电图示全导棘-慢波，诊为癫痫。

15. 其发作形式为
A. 全身性强直发作　　B. 全身性阵挛发作
C. 全身性强直-阵挛发作　　D. 肌阵挛发作
E. 不典型失神发作

16. 给予患儿苯巴比妥口服治疗，药物剂量范围为
A. 3~5mg/(kg·d)　　B. 4~8mg/(kg·d)
C. 5~10mg/(kg·d)　　D. 10~15mg/(kg·d)
E. 15~20mmg/(kg·d)

17. 该药常见的副作用有
A. 嗜睡、兴奋、皮疹　　B. 烦躁、肝损害、眼震
C. 肝损害、白细胞减少、饮食增加　　D. 皮疹、白细胞减少、呼吸道分泌物增加
E. 嗜睡、恶心、呕吐

18. 以下属于苯巴比妥常见功能的是
A. 诱导肝细胞微粒体增加葡萄糖醛酸转移酶的生成
B. 降低未结合胆红素与葡萄糖醛酸的结合能力
C. 增加肝细胞膜的通透性，使血中未结合胆红素较易进入肝细胞内
D. 增加γ蛋白含量，促进肝细胞对胆红素的摄取
E. 使肝清除胆红素增加，血清胆红素下降

（19~23题共用题干）

患儿，女，9岁。夜间睡眠时突然发生右侧口角和面部抽搐，双目凝视，意识丧失，呼之不应，抽搐持续10分钟。脑电图示：颞中部、中央区棘-慢波放电灶。

19. 此患儿处于癫痫持续状态，如何处理
A. 吸氧　　B. 病因治疗
C. 首选地西泮静脉注射　　D. 水合氯醛灌肠
E. 地西泮肌内注射　　F. 苯巴比妥肌内注射
G. 甘露醇静脉注射

20. 如疑诊颅内占位，哪项检查必须慎重

A. 心电图　　B. MRI

C. B 超　　D. CT

E. X 线　　F. 脑电图检查

G. 腰穿检查

21. 下列哪些属于抗癫痫药物

A. 卡马西平　　B. 丙戊酸钠

C. 扑痫酮　　D. 青霉素

E. 苯巴比妥　　F. 苯妥英钠

G. 呋塞米　　H. 甘露醇

22. 关于小儿癫痫中小运动型发作的主要特点是

A. 吸吮口唇和吞咽动作　　B. 临床有不典型失神、肌阵挛性和强直性发作

C. 儿童多动综合征　　D. 脑电图呈慢的棘-慢波发放

E. 明显的意识障碍　　F. 大多患儿为中至重度智力落后

G. 具有幻觉、幻影、恐惧等精神症状　　H. 小儿智力正常

23. 小儿癫痫用药的原则是

A. 开始治疗剂量要大　　B. 以单种药物治疗为主

C. 坚持长期服药至控制发作 2 年后　　D. 注意监测癫痫药物的浓度

E. 按发作类型选择用药　　F. 注意用药时的个体差异

G. 多需要联合用药　　H. 完全控制发作后立即停药

(24~27 题共用题干)

患儿，女，4 岁。惊厥发作 2 年，表现为左上下肢有节律地抽动，持续 4~5 分钟自行缓解，发作时意识清楚，对答切题。EEG 示右中央、顶棘慢波，MRI 示右顶部异常信号。

24. 其诊断为继发性癫痫中

A. 简单部分运动性发作　　B. 复杂部分性发作

C. 阵挛发作　　D. 肌阵挛发作

E. 强直-阵挛发作

25. 患儿再次发作，开始为左上下肢有节律地抽动，5 分钟后逐渐出现面部及右上下肢抽动，意识由清醒至模糊，最后意识完全丧失，大小便失禁，此时应诊断为

A. 简单部分性运动性发作伴全身性泛化

B. 复杂部分性发作伴全身性泛化

C. 阵挛性发作伴全身性泛化

D. 肌阵挛发作伴全身性泛化

E. 强直-阵挛发作伴全身泛化

26. 患儿持续抽搐 40 分钟仍未缓解，应诊断为

A. 非惊厥性癫痫持续状态
B. 小儿慢性进行性部分性癫痫
C. 严重肌阵挛癫痫
D. 慢波睡眠期持续棘-慢波
E. 癫痫持续状态

27. 对该患儿的治疗原则说法正确的是

A. 尽快控制发作

B. 保持呼吸道通畅

C. 保护脑和其他重要脏器功能，防治并发症

D. 病因治疗

E. 发作时迅速给予抗癫痫药物

（28~33 题共用题干）

患儿，女，6 个月。因生后始终不能抬头入院。系 G_1P_2，双胎之小，34 孕周，产重 2kg，出生时否认窒息抢救史，新生儿期无高胆红素血症史。双胎之大生后 2 个月因肺炎夭折。查体：头围 40cm，神清，目光呆滞，不能追视，对玩具无反应，前囟 1cm × 1cm，平软，张力不高，胸腹部皮肤散在大小不等的色素脱失斑，心肺腹无异常，四肢肌张力低下，膝腱反射（++），双侧巴氏征阳性。俯卧不能抬头，坐姿呈全前倾坐。患儿肝肾功能正常。近 1 周患儿时有肢体“抖动”，有加重趋势，查体中发现患儿出现阵发性点头、屈肘、弯腰，可见成串发作。

28. 患儿的运动水平相当于几个月的婴儿

A. 1 个月
B. 2 个月
C. 3 个月
D. 4 个月
E. 5 个月
F. 6 个月

29. 首先应该安排以下哪些检查项目

A. 肌酶谱
B. 肌电图
C. 脑电图
D. 头颅 CT
E. 肝肾功能
F. 神经运动功能评定

脑电图示高峰失律，头颅 CT 示侧脑室室管膜下高密度结节影，神经运动功能评价相当于 1 个月婴儿。

30. 该患儿可能的诊断是

A. 婴儿脊肌萎缩症
B. 脑性瘫痪

C. 先天性重症肌无力 D. 婴儿痉挛

E. 结节性硬化症 F. 神经纤维瘤病

31. 目前应首先考虑做何处理

A. 躯体训练 B. 技能训练

C. 高压氧治疗 D. 水疗

E. 抗癫痫治疗 F. 外科手术切除室管膜下结节

32. 患儿口服抗癫痫药物治疗 1 周后，发作减少出院。出院后家长曾自行将药物加量，未来院复诊。3 个月后患儿仍有发作，并因肺炎再次入院，入院后查丙戊酸钠血药浓度为 120μg/ml。肝功能：AST 500U/L，ALT 800U/L；肾功能正常。可选择以下哪些药物治疗

A. 苯巴比妥钠 B. 苯妥英钠

C. 乙琥胺 D. 泼尼松

E. 卡马西平 F. 丙戊酸钠

33. 下一步治疗应做何调整及注意事项

A. 停用丙戊酸钠，换用托吡酯 B. 继用丙戊酸钠，加用托吡酯

C. 加用保肝药物 D. 无须加用保肝药物

E. 动态随访肝肾功能变化 F. 继用泼尼松，疗程 1 年

参考答案与解析

一、A1 型题

1. C【解析】2 岁以下小儿 Babinski 征阳性亦可为生理现象，故本题中 Babinski 征阳性或阴性都无意义。出生后 3~4 个月前婴儿肌张力较高，Kernig 征可呈阳性，而 12 个月出现 Kernig 征呈阳性则为异常表现。

2. E【解析】高热惊厥起病急骤，属危重症。抢救必须争分夺秒，以避免脑细胞受损，影响智力发育，因此及时准确有效地使用止惊药，使患儿立即停止抽搐，这是急救的关键。

3. A【解析】热性惊厥是小儿时期最常见的抽搐，大多由于各种感染性疾病引起，以上呼吸道感染最为多见。

4. D【解析】少数热性惊厥呈不典型发作，称复杂性热性惊厥，其主要特征有：①1 次惊厥发作持续 15 分钟以上。②24 小时内反复发作≥2 次。③局灶性或不对称发作。④反复频繁的发作，累计发作总数 5 次以上。

5. D【解析】吉兰-巴雷综合征是一种免疫介导性周围神经病。临床主要表现为四肢弛

缓性瘫，脑脊液蛋白-细胞分离是其特异性改变。

6. E【解析】抗惊厥首选苯二氮䓬类药物：如有静脉通道，应静脉注射地西泮，每次0.3~0.5mg/kg（单剂最大剂量10mg）静脉注射（每分钟1~2mg、新生儿0.2mg），如发作持续，必要时10~15分钟后可重复1次。

7. E【解析】癫痫治疗选药与其发作类型有关，失神发作首选丙戊酸钠，次选氯硝西泮，其余3种药物无效。

8. E【解析】癫痫持续状态或称癫痫状态，是癫痫连续发作间歇意识未完全恢复又频繁再发，或发作持续30分钟以上不自行停止。癫痫持续状态是神经系统常见的急危重症，持续的癫痫发作可导致脑损伤，其主要损伤部位在海马。

9. E【解析】可用20%甘露醇、呋塞米20~40mg或10%葡萄糖甘油利尿脱水，以减轻脑水肿。

10. A【解析】Lennox-Gastaut综合征以1~6岁发病多见。

11. C【解析】婴儿痉挛症、Lennox-Gastaut综合征、精神运动型癫痫病几乎都伴有严重的智力低下。

12. C【解析】卡马西平是治疗癫痫发作、口腔颌面部三叉神经痛和舌咽神经痛的首选药物之一。

13. B【解析】IQ 55~69为轻度智力低下，40~54为中度智力低下，20~39为重度智力低下，20以下为极重度智力低下。

14. C【解析】急性小脑性共济失调，确定有自身免疫的因素，可考虑应用糖皮质激素、静脉注射免疫球蛋白等免疫治疗。

15. E【解析】痉挛型脑性瘫痪最常见，占全部患儿的60%~70%。

16. E【解析】与成人不同，儿科重症肌无力很少与胸腺肿瘤或胸腺增殖并存。

17. C【解析】抽动秽语综合征的病因不明，影响其发病的因素很多，主要与遗传、心理、神经生化和环境因素有关，可能是遗传和多种环境因素在大脑发育过程中相互作用的结果。幼年、男性、抽动障碍家族史是本病的主要危险因素。发病机制也未完全明了，多数学者认为中枢神经递质失衡起重要作用。可能与遗传缺陷导致多巴胺突触后受体系统超敏感有关。

18. E【解析】多数吉兰-巴雷综合征患儿的脑脊液呈现蛋白-细胞分离现象，即脑脊液中蛋白含量增高而白细胞数正常。然而，病初脑脊液蛋白可以正常，通常病后第2周开始升高，第3周达高峰，之后又逐渐下降。

19. C【解析】吉兰-巴雷综合征发病后第1周内做脑脊液检查多数患者可能正常，第2周后出现蛋白-细胞分离现象，而这种特征性的改变在发病后第3周最明显。

20. C【解析】失神发作有以下2种。①典型失神发作：发作时突然停止正在进行的活动，意识丧失但不摔倒，两眼凝视，持续数秒钟后意识恢复，发作后不能回忆，过度换气往往可以诱发其发作。发作期 EEG 全导同步 3Hz 棘-慢复合波，发作间期背景活动正常。②不典型失神发作：与典型失神发作表现类似，但开始及恢复速度均较典型失神发作慢。发作期 EEG 为 1.5~2.5Hz 的全导慢-棘慢复合波，发作间期背景活动异常。多见于伴有广泛性脑损害的患儿。

21. B【解析】伴中央颞区棘波的儿童良性癫痫是儿童最常见的一种癫痫综合征，占儿童时期癫痫的 15%~20%。多数认为与遗传相关，呈年龄依赖性。通常 2~14 岁发病，8~9 岁为高峰，男略多于女。发作与睡眠关系密切，多在入睡后不久及睡醒前呈局灶性发作，大多起始于口面部，如唾液增多、喉头发声、口角抽动、意识清楚，但不能主动发声等，部分患儿很快继发全面性强直-阵挛发作而意识丧失。精神运动发育正常，体格检查无异常。发作间期 EEG 背景正常，在中央区和颞区可见棘波或棘-慢复合波，一侧、两侧或交替出现，睡眠期异常波增多，检出阳性率高。本病预后良好，药物易于控制，生长发育不受影响，大多在 12~16 岁前停止发作。此综合征临床上也存在变异型，表现较复杂，脑电图痫样放电显著增多，出现睡眠期癫痫性电持续状态，可伴有睡眠中发作明显增多或者出现清醒期发作（包括新的发作类型，如负性肌阵挛发作）及认知功能障碍，虽然其癫痫发作及癫痫性放电到青春期后仍然可以缓解，但是部分患儿可遗留认知功能障碍。

22. D【解析】瑞氏综合征在治疗时应适当限制液体入量，避免出现低血容量性低血压，应维持正常血压，以保证有效脑灌注压，以免脑缺氧加重脑水肿。维持水、电解质及酸碱平衡，纠正低血糖，输入 10%~15% 葡萄糖每日约 $1200ml/m^2$。可给予维生素 K 治疗低凝血酶原，并积极控制脑水肿，防止脑疝。

23. B【解析】瑞氏综合征的病理特点是弥漫性脑水肿和内脏的脂肪变性。脑组织在光镜下可见神经元和星形胶质细胞肿胀。

24. E【解析】急性播散性脑脊髓炎多可发生在任何年龄，但以儿童和青、壮年发病较多。男、女差异不大。本病一般为急性或亚急性起病，通常在感染后 4~30 天或疫苗接种后 2~25 天出现症状。前驱症状常见发热、精神萎靡、头痛和呕吐，继之出现脑和脊髓受累的症状，如惊厥、意识障碍、精神症状、小脑性共济失调、脑神经麻痹、脑膜刺激征等。本病根据临床特征可分为脑型、脊髓型和脑脊髓型。急性出血性脑白质炎属于本病的暴发型。

25. C【解析】异染性脑白质营养不良按起病年龄及临床征象可分为晚婴型、少年型和成年人型。

26. A【解析】小儿 Babinski 征阳性在 2 岁之前为生理现象。

二、A2 型题

1. E【解析】1 岁以下的正常婴儿 Babinski 征可呈阳性。

2. C【解析】复杂性热性惊厥具有发病时间长，轻度发热就可以发病等特点，此外还会出现明显脑电图改变，严重者容易转为癫痫。

3. E【解析】除卡马西平，其余选项药物均是治疗用药。

4. D【解析】局灶性发作又称为局部性发作、部分性发作、局限性发作。发病机制是脑的某个局部出现异常放电。发作开始时，意识不丧失，能知道自己要发病了，但往往控制不住。局灶性发作的表现很多，最主要的特点是发作时意识清楚，至少在发作开始时意识清楚，局灶性发作常见到的是身体某个部位抽搐。例如，一侧面部肌肉抽搐，一下接一下，抽搐时意识清楚。

5. D【解析】该患儿为婴儿痉挛，其癫痫发作类型为痉挛发作。婴儿痉挛又称 West 综合征，发病部位在头部，脑神经元异常和过度的超同步化放电。主要症状为点头，伴有翻白眼，头部和上半身向前屈曲，瞬间发作，不易察觉，还可有先天性感染、遗传性代谢异常等。90% 以上的婴儿痉挛症在 1 岁以内发病，新生儿期即可有痉挛发作，但常于 2 个月后起病，起病高峰年龄为 4~6 个月。

6. B【解析】中央前回处皮质为运动中枢，刺激性病灶产生对侧上肢、下肢或面部的抽搐，破坏性病灶多引起单瘫，中央前回上部受损产生下肢瘫痪；下部受损则产生面、舌或上肢的瘫痪。中央后回为皮质感觉中枢，故受损以感觉症状为主。中央后回的刺激性病灶产生对侧身体局限的感觉性癫痫发作，常常为针刺、电击、偶有疼痛的感觉异常发作，从一处向邻近部位扩展，或扩展至中央前回运动中枢，引起局部抽搐发作。

7. E【解析】失神发作癫痫特点：年龄多在 3~13 岁，女性多于男性，临床表现为频繁而短暂的失神发作，脑电图双侧对称同步的 3Hz 棘-慢复合波。

8. D【解析】当临床表现支持重症肌无力时，新斯的明药物试验有助诊断确立。儿童每次 0. 2mg/kg（最大不超过 10mg），静脉注射或肌内注射，用药后 1 分钟内即可见肌力明显改善，2~5 分钟后作用消失。

9. A【解析】重症肌无力临床特点是骨骼肌无力疲劳时加重，休息或用胆碱酯酶抑制剂后症状减轻。

10. D【解析】多发性抽动主要表现为多种抽动动作和一种或多种不自主发声。患儿可短暂自行控制其抽动动作，部分患儿脑电图可有非特异性改变，如背景节律慢化，需与癫痫、遗传代谢性疾病及其他累及锥体外系的疾病鉴别。该患儿的发作可自行控制，不符合癫痫的特点。风湿性舞蹈症的不自主运动在紧张时较重而入睡后消失，但一般很难自行控制，故选项 C 不正确。肝豆状核变性也可出现不自主运动，常伴有肌张力异常、肝大及铜蓝蛋白降低。

11. E【解析】患儿有截瘫、自主神经功能障碍及感觉障碍平面，应该为脊髓病变，急性脊髓炎起病急剧，双下肢瘫痪多对称，在脊髓休克期表现为下运动神经元瘫痪，患儿瘫痪从一侧开始，加重累及对侧且脊柱压痛明显，应考虑到脊髓占位性病变可能。

12. A【解析】吉兰-巴雷综合征在发病前常先有上呼吸道或消化道感染前驱症状。症状为肌无力，迅速发展为四肢呈对称性下运动神经元性瘫痪；对称性的四肢弛缓性瘫痪，伴有舌咽、迷走或一侧、双侧的面神经麻痹，脑脊液检查显示有蛋白-细胞分离现象。可伴有尿潴留、肺部感染、泌尿系感染、压疮、下肢深静脉血栓形成等。

13. B【解析】急性小脑共济失调多见于1~4岁小儿，发病前2周内多有发热、呼吸道感染、腹泻、皮疹等前驱症状，恢复期出现共济失调。症状多从躯干及下肢开始，走路不稳，步态蹒跚，重者不能走、站、坐、竖头。有意向震颤，指鼻试验不稳，轮替动作不能，肌张力减低，腱反射减低，发音困难。

14. A【解析】周期性瘫痪，多在夜间或清晨醒来时发病，表现为四肢弛缓性瘫痪，程度可轻可重，肌无力常由双下肢开始，后延及双上肢，肌张力减低，腱反射减弱或消失。发作一般持续6~24小时，或1~2天。发作间期一切正常，发作频率不等，可数周或数月1次，也有数年1次或终身仅发作1次者。

15. D【解析】瑞氏综合征在光镜下的病理改变为肝脏脂肪变性，表现为肝细胞肿胀、变性。在电镜下的改变为线粒体肿胀和变形，线粒体嵴可消失，肝细胞质中可见许多细小的脂肪滴。典型的线粒体改变是确诊的重要病理依据。

16. D【解析】视神经脊髓炎是视神经和脊髓同时或相继受累的急性或亚急性脱髓鞘病变。急性或亚急性起病的，单眼或双眼失明，其前或其后数周发生横贯性或上升性脊髓炎。单纯性球后视神经炎多损害单眼，没有脊髓病损，也没有缓解复发的病程，多发性硬化磁共振检查脊髓病变节段极少超过1个脊柱节段。

17. D【解析】结节性硬化症又称Bourneville病，是一种常染色体显性遗传的神经皮肤综合征，也有散发病例，多由外胚叶组织的器官发育异常所致，可出现脑、皮肤、周围神经、肾等多器官受累，临床特征是面部皮脂腺瘤、癫痫发作和智能减退。发病率约为1/6000，男女之比为2∶1。头颅CT或MR平扫可见室管膜下脑室边缘及大脑皮质表面多个结节状稍低或等密度病灶，部分结节可显示高密度钙化，为双侧多发性。普遍增强扫描，结节更清晰，可发现平扫不能显示的结节。

18. D【解析】治疗脑水肿常用的是激素（如地塞米松）、脱水剂、利尿剂等。

三、A3/A4型题

1. B【解析】该患儿年龄为热性惊厥高发年龄，有家族史，发作前后一般情况良好，神经系统查体未见异常，考虑为热性惊厥，但患儿一个热程中抽搐2次，考虑为复杂热性惊厥。

2. D【解析】对于惊厥发作应立即静脉注射有效足量抗惊厥药物，首选地西泮静脉注射，可于1~2分钟内止惊，剂量0.3~0.5mg/kg，婴幼儿不超过5mg，儿童不超过10mg，速度1~2mg/min，必要时0.5~1小时后可重复。

3. E【解析】对于复杂热性惊厥患儿，若脑电图出现癫痫波，可能提示癫痫发作的风险。

4. E【解析】患儿为复杂热性惊厥，有复发倾向，间歇短程法适用于预防，发热开始时口服地西泮 1mg/(kg·d)，分 3 次服用。

5. D【解析】婴儿痉挛又称 West 综合征，以痉挛发作为主（屈曲型痉挛发作表现为点头哈腰，四肢屈曲），其特征性脑电图改变为高幅失律。

6. B【解析】参见 A3/A4 型题第 5 题解析。

7. E【解析】婴儿痉挛症临床上首选 ACTH 或泼尼松治疗。

8. B【解析】随年龄增长，婴儿痉挛可转变为 Lennox-Gastaut 综合征，临床上可有多种发作形式伴智力运动发育迟滞，其特征性脑电图改变为全脑慢波背景上重叠 1.5~3.5Hz 棘-慢复合波。

9. E【解析】该患儿有小抽动，可能为痉挛，需要注射地西泮止痉。

10. D【解析】癫痫的症状：患者突然意识丧失，继之先强直后阵挛性痉挛，常伴尖叫、面色青紫、舌咬伤、口吐白沫或血沫、瞳孔散大，持续数十秒或数分钟后痉挛。

11. A【解析】脑电图检查对于诊断癫痫是必需的。如果发现明确癫痫样异常放电，可以诊断为癫痫。

12. E【解析】本例表现为典型的受损平面以下运动障碍、感觉消失、排便困难，初期表现弛缓性瘫痪（脊髓休克期）继之转变为强直性瘫痪，为急性横断性脊髓炎典型表现。

13. C【解析】参见 A3/A4 型题第 12 题解析。

14. D【解析】脑膜刺激征阳性是暴发型流行性脑脊髓膜炎（脑膜脑炎型）的表现。

15. A【解析】暴发型流行性脑脊髓膜炎休克型：起病急骤，主要特点为循环衰竭及出血性皮疹遍布全身，伴有高热、头痛、呕吐、不同程度的意识障碍，也可出现惊厥。

四、B 型题

1. B【解析】急性单纯性（或一过性）儿童抽动症开始的症状大多数为简单性、不随意性的运动抽动，极少数为单纯发声抽动。常见的眼、面部抽动表现为眨眼、挤眉、翻眼、咬唇、张口、点头、摇头、伸脖、耸肩等。少数单纯发声抽动表现为反复咳嗽、清嗓子、发出哼声。症状可在数周或数月内波动及转移部位。多在 12 岁前发病，最多见的是眨眼。

2. D【解析】某些特征往往提示患儿为晕厥发作，而非惊厥发作。在发作前往往存在诱因，如持久站立、精神紧张、清晨起床后等；还有一些特殊情景，如在小便、大便、咳嗽等情景下出现的意识丧失；另外，在意识丧失前存在先兆如头晕、恶心、多汗等，都提示患儿为晕厥发作。

3. C【解析】习惯性阴部摩擦以女孩较多，发作时两腿交叉内收或互相紧贴，有时上下摩擦，全身用力，眼发直，面色潮红，额部出汗，呼吸粗大，会阴部肌肉收缩，持续数分钟或更长时间，发作过程中意识始终清楚，如将其抱起或改变体位可终止发作，脑电图正常。

4. A【解析】屏气发作是儿童癔症的一种表现形式，又称儿童愤怒惊厥。表现为小儿由于各种精神因素而突然出现憋气、四肢不动、不语等。多在6~18 月龄起病，1~2 岁发作最频，5 岁前多停止发作。

5. E【解析】高热惊厥典型的临床表现常有突然意识丧失或跌倒，出现短暂的四肢、躯干与颜面部骨骼肌群强直性或痉挛性不自主抽动，呼吸节律不规则或暂停，伴有口唇发绀，双眼球固定或上翻、凝视或斜视，头向后仰或转向一侧，口吐白沫、牙关紧闭、肌肉强直，大小便失禁，持续数秒或数分钟缓解，绝大多数不超过 15 分钟，严重者可发生热性惊厥持续状态，热性惊厥发作持续 30 分钟或反复发作。

6. B【解析】复杂性高热惊厥初发病的年龄多小于6 个月或大于6 岁。全身性惊厥持续时间多在 15 分钟以上，低热时也可出现惊厥，发作形式可以是部分发作或全身性发作。

7. D【解析】热性惊厥诊断标准：新生儿期惊厥，神经系统检查及脑电图是正常的。

8. E【解析】单纯性热性惊厥发作特点：在 1 次热程中仅有 1 次惊厥发作，少数 2 次；反复多次（丛集式发作：24 小时内反复发作≥2 次）持续时间、发作时间短暂，多数 5~10 分钟内。

9. D【解析】痉挛型脑性瘫痪小儿腱反射活跃或亢进，有时可引出踝阵挛及巴氏征阳性。脑性瘫痪患儿还常表现为原始反射延缓消失、保护性反射减弱或延缓出现。

10. B【解析】新生儿暂时性重症肌无力：重症肌无力女性患者妊娠后娩出的新生儿中，约 1/7 因体内遗留母亲抗 ACh-R 抗体，可能出现全身肌肉无力，严重者需要机械呼吸或鼻饲。因很少表现眼肌症状而易被误诊。待数天或数周后，婴儿体内的抗 ACh-R 抗体消失，肌力即可恢复正常，以后并不存在发生重症肌无力的特别危险性。

11. C【解析】参见 A2 型题第 12 题解析。

12. E【解析】重症肌无力在临床中十分常见，当其出现胆碱能危象后病情十分凶险，需及时明确诊断并给予有效抢救。患者一旦确诊，即应立即停用胆碱酯酶抑制剂，即所谓的干涸疗法，同时静脉注射阿托品 0. 5~1mg。

13. C【解析】出现重症肌无力危象，用药物诊断性试验（新斯的明试验），肌内注射斯的明。

14. A【解析】瑞氏综合征Ⅰ期的主要表现是呕吐、嗜睡、淡漠；Ⅱ期有定向力丧失、谵妄、不安、呼吸深快、腱反射亢进、肝功能不全；Ⅲ期有意识模糊或昏迷，去皮质强直，过度换气，病理反射，瞳孔对光反应存在，肝功能不全，脑电图明显异常；Ⅳ期昏迷加深，去大脑强直体位，瞳孔散大、对光反应消失，脑干功能障碍，呼吸不整，各型抽搐，视盘水肿；Ⅴ期全身肌张力消失，腱反射引不出，对外界刺激无反应，心率变慢，血压降低，终至呼吸停止。

15. C【解析】参见B型题第14题解析。

16. D【解析】参见B型题第14题解析。

17. D【解析】Pelizaeus-Merzbacher病属于髓鞘蛋白编码基因缺陷。

18. A【解析】异染性脑白质营养不良（MLD）是由于溶酶体系统缺乏芳基硫酸脂酶A，导致脑硫脂不能正常氧化而蓄积于全身组织，是常染色体隐性遗传病。

19. B【解析】肾上腺脑白质营养不良是主要累及肾上腺和脑白质的遗传性过氧化物酶体病。

五、X型题

1. ACDE【解析】单纯性高热惊厥表现为全面性发作，无局灶性发作特征。

2. ACDE【解析】失张力发作是指发作时由于肌张力的突然丧失而引起姿势改变，表现为头下垂、双肩下垂、屈髋屈膝或跌倒，是小儿癫痫发作的临床特点之一。

3. ABCD【解析】局灶性发作应选择抗癫痫药物。

4. ABDE【解析】抗癫痫药物治疗原则：①诊断明确后尽早给予抗癫痫药物治疗。②根据癫痫发作和癫痫综合征类型选药。③提倡单药治疗为主，必要时加用其他抗癫痫药。④考虑个体差异，从小量开始适时调整剂量和治疗方案。⑤根据抗癫痫药物的半衰期和发作规律决定服药次数。⑥长期规律服药，缓慢减量至停药，疗程一般2~4年。⑦定期随访，监测药物浓度及不良反应并调整治疗。⑧复发重治，对复发者从头开始治疗。

5. BCD【解析】治疗失神发作的一线药物：丙戊酸钠、乙琥胺、拉莫三嗪；可以考虑的药物：氯硝西泮、左乙拉西坦、托吡酯、唑尼沙胺；可能加重发作的药物：卡马西平、奥卡西平、苯妥英钠。

6. ACDE【解析】原发性癫痫是指脑部未能找到有关的结构变化和代谢异常的癫痫，与遗传因素有较密切的关系。继发性癫痫即具有明确脑部病损或代谢障碍的癫痫。隐源性癫痫是指虽未能证实有肯定的脑内病变或代谢异常，但很可能为症状性者。

7. BCDE【解析】癫痫诊断明确后应尽早给予抗癫痫药物。但对首次发作，如症状不重、平素健康、智力正常、查体及影像学检查无异常者，可暂不用药物，但需密切观察。如儿童良性癫痫伴中央颞区棘波，间隔时间很长的复发，也不一定急于用抗癫痫药物。

8. ABCD【解析】手足徐动型脑瘫约占脑瘫的20%，主要病变在锥体外系统，表现为难以用意志控制的不自主运动。当进行有意识运动时，不自主、不协调及无效的运动增多，紧张时加重，安静时减少，入睡后消失。由于颜面肌、舌肌、口咽肌运动受累，常伴有喂养困难，经常做张嘴伸舌状，语言障碍明显。单纯手足徐动型脑瘫腱反射不亢进，不表现Babinski征阳性。1岁以内患儿常表现肌张力低下，随年龄增大肌张力逐渐变为“僵硬”，呈齿轮状增高。本型患儿智力障碍一般不严重。

9. ABCE【解析】脊肌萎缩症是因脊髓前角运动神经元退行性病变引起的进行性脊髓肌

肉无力和萎缩，患儿智力正常不伴感觉障碍，故答题 D 不符合该病特点。

10. ACDE【解析】周围性瘫痪肌张力降低、腱反射减弱。选项 B 错误。

11. ABDE【解析】敌鼠强为一种中枢神经兴奋剂，具有强烈的致惊厥作用。人急性中毒症状主要为四肢抽搐、惊厥，严重者可有意识障碍、急性肾小管坏死、急性血管内溶血等严重并发症。

12. BCDE【解析】小儿重症肌无力的特点为晨轻暮重，休息后好转，活动后加重，最常见双眼睑下垂和眼外肌麻痹，多不伴肌肉萎缩及血钾改变，抗胆碱酯酶药物治疗有效。

13. ABC【解析】慢性抽动障碍的诊断要点：①一种或多种运动性或发声性抽动，但在病程中不同时出现。②每天发作多次，常每天发作，如有间歇期一般不超过 3 个月，病程超过 1 年。③18 岁以前起病。④排除其他因素所致抽动。

14. ABCE【解析】Tourette 综合征有家族遗传倾向，发病年龄 2～18 岁，多在 4～12 岁起病，至青春期后逐渐减少。症状呈波动性数周或数月内可有变化。病程较长为慢性病程，至少持续 1 年。多发性抽动是早期主要症状。发声痉挛是本病另一特征；约半数患儿伴注意力不集中，多动症；患儿智力一般不受影响。

15. ACDE【解析】急性小脑共济失调主要临床表现是共济失调，常见症状包括头不能竖起或伴摇摆，坐立不稳，直立或行走时双足分开，步态蹒跚，或因眼睛辨距障碍而致易跌倒甚至不能行走，临床上可见有些患儿不能直立或行走但肌力正常可以爬行。约 45% 的患儿出现眼震，多为水平性，也可见垂直性或旋转性眼震。头、躯干及肢体均可见震颤。常伴言语障碍及肌张力低下。指鼻试验不稳，可见意向性震颤。昂伯征及跟膝胫试验常见动作不稳伴运动性震颤，但昂伯征睁闭眼变化不大。可伴有头痛、头晕、畏光，个别伴头及上肢的肌阵挛样动作。

16. ABDE【解析】瑞氏综合征大多不会出现高热，婴儿可出现发热；约一半患儿可出现肝脏轻、中度肿大，一般无黄疸；严重颅内高压时可出现脑膜刺激征，而该病颅内高压为常见症状；偶见心律失常。

17. ACDE【解析】对小儿脑白质营养不良的诊断：①一线生化检查有 CSF、皮质醇、ACTH 实验。②一线形态学检查有外周淋巴细胞（或脑活体组织）中沉积物。③二线生化检查有血浆中极长链脂肪酸、尿中硫脂、白细胞溶酶等。④二线形态检查有皮肤、神经、肌肉或脑活体标本等。⑤三线生化检查为分子遗传学方法。

18. ABCE【解析】瑞氏综合征辅助检查如下。①血生化：肝功异常和代谢紊乱：血清转氨酶升高、乳酸脱氢酶升高、胆红素正常或稍高，淀粉酶也可升高；血氨升高，血糖降低；凝血酶原时间延长。②脑脊液：除压力升高外，余无明显异常。③脑电图：为弥漫性高幅慢波活动，可有痫样放电波。

六、案例分析题

1. ABE【解析】临床特点应考虑低钾等电解质紊乱、酸碱平衡紊乱及吉兰-巴雷综合征。

2. D【解析】吉兰-巴雷综合征又称急性感染性多发性神经根神经炎，发病前常先有上呼吸道或消化道感染前驱症状。症状为肌无力，迅速发展为四肢呈对称性下运动神经元性瘫痪；对称性的四肢弛缓性瘫痪，伴有舌咽、迷走或一侧、双侧的面神经麻痹，脑脊液检查显示有蛋白-细胞分离现象。可伴有尿潴留、肺部感染、泌尿系感染、压疮、下肢深静脉血栓形成等。

3. CEF【解析】丙种球蛋白起效迅速，是当前首选治疗方案。监测生命体征，通畅气道是必需给予的干预。

4. ABCDE【解析】应考虑呼吸肌麻痹，病情危重。

5. ACD【解析】吉兰-巴雷综合征除蛋白升高，余正常。

6. E【解析】根据题干，该患儿不明原因抽搐，逐日加重等，其癫痫发作类型为痉挛发作。

7. A【解析】婴儿痉挛，多在1岁内起病，4~8个月为高峰。主要临床表现为频繁的痉挛发作，精神运动发育迟滞或倒退。痉挛多成串发作，每串连续数次或数十次，可伴有婴儿哭叫，多在思睡和苏醒期出现。

8. BCDE【解析】低钙惊厥，做脑电图不会显示异常，只有癫痫才会显示异常。

9. D【解析】频繁癫痫发作致惊厥性脑损伤，精神缓慢、运动迟缓。

10. AD【解析】应除外心源性晕厥或电解质紊乱所引起。复杂性热性惊厥非急诊重点检查。

11. AF【解析】热性惊厥的伴发疾病：热性惊厥多发生在热性疾病初期体温骤然升高时(38.5~40℃或更高)，70%以上与上呼吸道感染有关，其他伴发于出疹性疾病、中耳炎、下呼吸道感染、消化道感染等疾病，但不包括颅内感染和各种颅脑病变引起的急性惊厥。长Q-T间期综合征是指心电图上Q-T间期延长，伴有T波和/或U波形态异常，临床上表现为室性心律失常、晕厥和猝死的一组综合征。

12. CDEF【解析】止惊、吸氧为常规治疗。短阵室速可选用普罗帕酮，长Q-Tc应用β受体阻断药。

13. AE【解析】病情稳定，清除感染诱因，预防室性心律失常。

14. ADE【解析】考虑患儿感染造成心肌损伤，同时要预防室性心律失常发作。

15. B【解析】全身性阵挛发作特征是重复阵挛性抽动伴意识丧失，之前无强直期。双侧对称或以一肢体为主的抽动，幅度、频率和分布多变，为婴儿发作的特征，持续1至数分钟。脑电图变化缺乏特异性，可见快活动、慢波及不规则棘-慢波等。

16. A【解析】入院后给予苯巴比妥钠口服治疗，说明书给定儿童剂量是 3~5mg/(kg·d)。

17. A【解析】苯巴比妥钠不良反应：常有嗜睡、眩晕、头痛、乏力、精神不振等延续效应。偶见皮疹、剥脱性皮炎、中毒性肝炎、黄疸等。也可见巨幼细胞贫血，关节疼痛，骨软化。久用可产生耐受性与依赖性，突然停药可引起戒断症状，应逐渐减量停药。

18. ACDE【解析】苯巴比妥和尼可刹米两药均能诱导肝细胞微粒体增加葡萄糖醛酸转移酶的生成，增加未结合胆红素与葡萄糖醛酸的结合能力，从而使肝清除胆红素增加，血清胆红素下降。苯巴比妥能增加肝细胞膜的通透性，使血中未结合胆红素较易进入肝细胞内，且还能增加 γ 蛋白含量，促进肝细胞对胆红素的摄取。

19. ABCD【解析】临床上对于癫痫持续状态的药物治疗，主要有以下几种药物：最常用的药物就是地西泮。第 2 个常用的药物是水合氯醛，这种药物可以通过保留灌肠的方式进行给药。第 3 个常用的药物是氯硝西泮。吸氧，并尽可能根除病因或诱因。

20. G【解析】小儿颅内肿瘤好发于脑中线部位上，易引起颅内高压症。腰穿检查要慎重，谨防脑疝发生，危及生命。

21. ABCEF【解析】常用的药物有苯妥英钠、卡马西平、乙琥胺、丙戊酸钠等，其中苯妥英钠、卡马西平和丙戊酸钠是目前来说，广泛应用在一线的抗癫痫药物。

22. BDF【解析】本病的表现形式主要有 4 种。①肌阵挛发作：表现为头、面、颈或躯干、肢体突然抽动，抽动多单一，有时也重复抽动。②无动性发作：表现为患儿站立时突然低头、手指伸开、上臂下垂、屈膝、跌倒。③强直性发作。④不典型小发作：表现为片刻发呆、双眼发直、动作停止。有的发作常伴有流泪、流口水、发笑、原地旋转等表现。发作形式多种多样，常伴有器质性脑病变和智力发育落后，治疗困难，预后不良。脑电图常有异常改变。

23. BCDEF【解析】每一种抗癫痫药物均应从小剂量开始，至有效的最小剂量维持。

24. A【解析】简单运动性发作表现为躯体某个部位的肌肉抽动，如某肢体、手、足、手指、足趾或面部某部分肌肉抽动，不伴有意识模糊。

25. A【解析】患儿发作过程、进展过程符合选项 A。

26. E【解析】慢波睡眠期持续棘慢波表现为癫痫发作、全面性脑功能减退及脑电图慢波睡眠期持续性癫痫性电活动。

27. ABCD【解析】癫痫持续状态的治疗原则：①尽快控制发作。②保持呼吸道通畅。③保护脑和其他重要脏器功能，防治并发症。④病因治疗。⑤发作停止后，给予抗癫痫药物以防再发。

28. A【解析】根据题干，目光呆滞，不能追视，对玩具无反应，俯卧不能抬头，坐姿呈全前倾坐等为 1 个月婴儿的运动水平。

29. CDEF【解析】患儿可疑婴儿痉挛，故应行脑 CT、脑电图检查，进行神经功能评定，用药安全可行肝肾功能检测。

30. BDE【解析】脑性瘫痪的临床表现如下。①运动功能障碍：如小儿 6 个月头不能竖起，1 岁不能坐，2 岁不能行走。②异常姿势：头后仰、上肢后伸、拇指内收、剪刀步。③智力落后。婴儿痉挛的临床症状主要表现为抱球式点头、向后方伸展动作及胳膊、手部上抬动作等。另外，婴儿痉挛发作时患者的脑电图较为特别，脑电图显示较为杂乱无章，节律及波幅较高且节律同步性较差。结节性硬化症癫痫发作会出现如患者意识丧失、四肢抽搐等症状。

31. E【解析】近 1 周患儿时有肢体“抖动”，有加重趋势，查体中发现患儿出现阵发性点头、屈肘、弯腰，可见成串发作，应该进行抗癫痫治疗。

32. DF【解析】丙戊酸钠部分有效，加大剂量效果不明显，故肝功出现异常，应逐渐停药，应加用促肾上腺皮质激素。

33. ACE【解析】更换用药，监测肝功能，保肝治疗。

第十章　心理及行为障碍

遗尿症

一 A1 型题

1. 儿童梦魇现象属于
   A. 品行障碍　　B. 情绪障碍
   C. 睡眠障碍　　D. 心理功能发育迟缓
   E. 精神分裂
2. 小儿在下述哪一年龄仍出现不随意排尿即为遗尿症
   A. 3 岁后　　B. 3 岁半后
   C. 4 岁后　　D. 4 岁半后
   E. 5 岁后
3. 注意缺陷多动障碍诊断年龄为
   A. 1 岁前　　B. 2 岁前
   C. 3 岁前　　D. 4 岁前
   E. 7 岁前
4. 多动综合征患儿智力测验正确的是
   A. 总智商在 70~89　　B. 总智商在 80~99
   C. 总智商在 90~100　　D. 总智商在 90~109
   E. 总智商在 110~120
5. 治疗注意缺陷多动障碍应选用
   A. 苯巴比妥　　B. 丙戊酸钠
   C. 托吡酯　　D. 盐酸哌甲酯
   E. 盐酸硫必利
6. 诊断注意缺陷多动障碍最主要的依据是
   A. EEG 检查　　B. 智力测定
   C. 围生期异常病史　　D. 父母及教师对孩子的行为评估
   E. 注意力测试
7. 治疗多动性障碍时，下列哪种药物不能使用，否则使症状加重
   A. 哌甲酯（利他林）　　B. 匹莫林

C. 巴比妥类
D. 盐酸丙米嗪
E. 丙戊酸钠

8. 青春期易患
A. 遗尿症
B. ADHD
C. 孤独症
D. 焦虑症
E. 梦游症

9. 青春期抑郁症的治疗为
A. 哌甲酯
B. 苯妥英钠
C. 以心理治疗为主，配合药物治疗
D. 氯丙嗪
E. 以药物治疗为主，配合心理治疗

10. 孤独症早期干预原则为
A. 科学性、系统性、个体化
B. 科学性、系统性、整体化
C. 系统性、整体化
D. 系统性、个体化
E. 以上均正确

11. 婴幼儿孤独症又称自闭症，其主要致病因素是
A. 学校教育因素
B. 社会环境因素
C. 产伤
D. 饮食因素
E. 生物学因素

二 A2 型题

1. 患儿，女，7 岁。晚上经常尿床，经检查后诊断为原发性遗尿症。以下医嘱哪一项是错误的
A. 往往无明确的病因可找到
B. 原发性遗尿症在儿童中最常见
C. 晚上要吃干餐
D. 治疗主要靠药物
E. 晚上要叫醒小便

2. 患儿，女，9 岁。诊断为多动综合征，最主要的病因是
A. 遗传因素
B. 环境因素
C. 早产，出生体重过低
D. 生物学因素
E. 神经末梢去甲肾上腺素不足

3. 治疗多动性障碍时，患儿伴有癫痫发作，首先考虑使用
A. 盐酸丙米嗪
B. 匹莫林
C. 巴比妥类
D. 哌甲酯（利他林）
E. 丙戊酸钠

4. 患儿，女，14 岁。近 1 个月来，经常出现嬉皮笑脸，还以幼稚的儿童行为表现在父母面前，说话没有中心主题，与情感明显不协调，拒绝上学，需服药入睡。据此可判断为以

下哪种精神疾病

A. 急性心因性反应
B. 精神分裂症——青春型
C. 躁狂症
D. 癔症
E. 精神发育迟滞

三 A3/A4 型题

(1~4 题共用题干)

患儿，男，13 岁。因学习成绩差而来就诊。上课时坐立不安，动作过多，如抓头、挠耳朵、咬指甲等，注意力不集中，经常向窗外眺望。

1. 该患儿可能的诊断是
   A. 习惯性抽动症
   B. 多动障碍
   C. 精神分裂症
   D. 注意缺陷多动障碍
   E. 智能迟缓
2. 请选择适合该年龄检查的项目
   A. 绘人测试
   B. Gesell 发育量表
   C. Wechsler 儿童智力量表修订版
   D. Wechsler 学前及初小儿童智力量表
   E. 图片词汇测试
3. 在鉴别诊断时要做哪项检查
   A. ASO
   B. 智力测试
   C. EEC
   D. 头颅 CT
   E. ESR
4. 治疗首选药物为
   A. 苯巴比妥
   B. 匹莫林
   C. 异丙嗪
   D. 哌甲酯（利他林）
   E. 丙戊酸钠

四 B 型题

(1~3 题共用备选答案)

A. 哌甲酯（利他林）
B. 苯巴比妥
C. 匹莫林
D. 地西泮
E. 丙戊酸钠

1. 有多动性障碍伴有癫痫发作史，选择
2. 有多动性障碍平时食欲缺乏，常选择
3. 注意缺陷多动症的药物选择最先为

五 X型题

1. 对于儿童睡眠障碍理解正确的是
   A. 年龄越大的儿童越容易出现睡眠障碍
   B. 年龄越小的儿童越容易出现睡眠障碍
   C. 父母的教养行为影响小儿
   D. 感冒是儿童睡眠障碍发生的影响因素
   E. 不良的睡眠习惯
2. 对于遗尿症的治疗正确的是
   A. 对遗尿劝慰和鼓励，代替斥责和惩罚
   B. 着重教育、解释，清除精神负担和引起情绪不安的因素
   C. 遗尿减少时加以奖励，给患儿心爱的奖品
   D. 口服硫酸锌制剂
   E. 在一般疗法的基础上可加用药物
3. 下列选项中不符合遗尿症的是
   A. 原发性遗尿症是指停止遗尿3个月后又有遗尿
   B. 5岁以后白天不能控制排尿或不能从睡觉中醒来而自觉排尿
   C. 绝大部分小孩遗尿是器质性的
   D. 3岁以后白天不能控制排尿或不能从睡觉中醒来而自觉排尿
   E. 遗尿症是终身性疾病
4. 患儿，男，9岁。上课无法集中精力，经诊断为多动症，其发病因素为
   A. 生物学因素　　B. 社会心理因素
   C. 环境因素　　D. 自身免疫
   E. 神经生化改变
5. 患儿，男，15岁。常发生头面部、躯干或四肢肌肉的不自主、突发、快速收缩运动。经诊断为短暂性抽动障碍，其特点包括
   A. 一种或多种运动性和/或发声性抽动
   B. 一天发作多次，常每天发作，病程至少4周，但不超过1年
   C. 既往无慢性抽动障碍或Tourette综合征病史
   D. 18岁以后起病
   E. 排除其他因素，如某些药物（如兴奋药）或内科疾病（如亨廷顿舞蹈症或病毒感染后脑炎）所致抽动
6. 盐酸托莫西丁的药物不良反应有
   A. 食欲缺乏　　B. 睡眠影响

C. 腹胀　　D. 心率加快

E. 嗜睡

7. 以下哪项不是注意缺陷多动症的首选治疗药物

A. 左旋多巴　　B. 苯巴比妥

C. 哌甲酯（利他林）　　D. 地西泮

E. ACTH

8. 以下选项属于阿斯伯格综合征（Asperger syndrome，AS）的特点的是

A. 社会交往困难　　B. 行为自我中心

C. 局限、刻板的兴趣　　D. 活动模式

E. 伤人毁物

9. 孤独症的临床表现包括

A. 行为刻板　　B. 仅仅用手势与人交流

C. 语言发育障碍　　D. 社会交往障碍

E. 兴趣范围狭窄

10. 下列关于孤独症的教育干预原则，说法正确的有

A. 尽可能实现早期诊断、早期干预

B. 使用循证医学证据的有效方法进行干预

C. 主要针对孤独症核心症状进行干预，其他方面可忽略

D. 保证每天有干预，每周的干预时间在 10 小时以上

E. 实现以社区为基地家庭积极参与的干预模式

11. 关于睡行症的诊断依据，正确的有

A. 反复发作的睡眠中起床行走，一般持续数分钟至 30 分钟

B. 睡行时对外界缺乏反应，不易唤醒，清醒后无记忆

C. 发作后自行回床或在地上继续睡眠

D. 典型发作出现于夜间睡眠的后 2/3 时段

E. 夜间多导睡眠图检查有特征性表现

六 案例分析题

（1～2 题共用题干）

患儿，男，7 岁。智力发育正常，平时兴奋多动，思想不集中，冲动、任性，学习成绩时好时坏，诊断为儿童多动综合征。

1. 下列哪项是其主要临床特点

A. 学习困难　　B. 冲动、任性

C. 活动过多　　D. 喜欢独处

E. 注意力不集中

2. 该患儿不可用的药物有
   A. 哌甲酯
   B. 盐酸托莫西汀
   C. 地西泮
   D. 氨溴索
   E. 卡马西平

（3~6题共用题干）

患儿，女，13岁。出生时无异常，2岁时家长发现不能开口说话，与家人无交流，经医院确诊为孤独症。

3. 该患儿可出现的临床表现是
   A. 言语交流障碍
   B. 社会交往障碍
   C. 狭隘的兴趣
   D. 重复刻板行为
   E. 智力异常
   F. 感知觉异常
   G. 多动和注意力分散行为
4. 该患儿可选用的药物为
   A. 氟西汀
   B. 卡马西平
   C. 丙戊酸钠
   D. 丙米嗪
   E. 大剂量维生素B_6合并镁剂
   F. 大剂量维生素C
   G. 叶酸治疗
5. 考虑该患儿发病的病因与哪些因素有关
   A. 遗传因素
   B. 神经系统异常
   C. 神经心理异常
   D. 接种
   E. 感染
6. 该患儿不可采取的教育干预方法为
   A. 对行为进行分析
   B. 分解任务并逐步强化训练
   C. 奖励（正性强化）任务的完成
   D. 在训练中应该充分运用提示和渐隐技术
   E. 惩罚教育

参考答案与解析

一、A1型题

1. C【解析】梦魇又称梦中焦虑发作，是指以恐怖不安或焦虑为主要特征的梦境体验，患者在睡眠中被噩梦突然惊醒，事后对梦中的恐惧内容能清晰回忆的一种睡眠障碍。

2. E【解析】遗尿症又称功能性遗尿症或非器质性遗尿症，通常是指5岁后仍不能自主控制排尿而尿床或尿湿裤子，但没有明显的器质性病因。

3. E【解析】注意缺陷多动障碍起病于 7 岁以前，症状持续存在超过 6 个月。

4. A【解析】注意缺陷多动障碍患儿的智力多在正常水平或处于边缘智力水平（总智商在 70~89）。部分患儿表现为言语智商和操作智商的发展不平衡，以操作智商优于言语智商为多。

5. D【解析】盐酸哌甲酯是一种中枢神经兴奋剂，可有效改善儿童注意缺陷多动障碍患儿临床症状。

6. D【解析】注意缺陷多动障碍诊断无明确的病理变化作为诊断依据，主要是以患儿家长及老师提供的病史、临床表现、体格检查、精神检查为主要依据。

7. C【解析】治疗多动性障碍时，不能使用巴比妥类，否则使症状加重。

8. D【解析】焦虑症即焦虑性神经症，是由一组情绪反应组成的综合征，患者以焦虑情绪反应为主要症状，同时伴有明显的自主神经系统功能紊乱。青春期是焦虑症的易发期，这个时期个体的发育加快，身心变化处于一个转折点。

9. C【解析】临床上，青春期抑郁症主要以药物治疗和心理治疗为主，但药物治疗副作用目前很明显。

10. A【解析】孤独症早期干预原则有科学性、系统性、个体化。

11. E【解析】孤独症的病因及发病机制：①遗传因素。②神经系统异常。③神经心理学异常。④其他主要致病因素是生物学因素。

二、A2 型题

1. D【解析】遗尿症的治疗原则强调综合性治疗，包括心理支持和健康教育、排尿功能训练、行为疗法、药物治疗和中医治疗。

2. D【解析】遗传研究显示注意缺陷多动障碍具有家族聚集性，ADHD 患儿的一级亲属患有 ADHD 的比例远远高于正常对照组，双生子研究发现同卵双生子的同病风险率是 79%，异卵双生子为 32%，明显高于其他儿童。

3. B【解析】治疗多动性障碍时，患儿伴有癫痫发作，首先考虑使用的药物是匹莫林。

4. B【解析】临床研究发现，青春型精神分裂症多发于青春期而且多数发病急骤，但是病程却发展较快，性格孤僻、情绪不稳，妄想、逻辑思维障碍等都是精神分裂症的常见表现。

三、A3/A4 型题

1. D【解析】注意缺陷多动障碍常见症状有注意缺陷、活动过多、行为冲动、学习困难等。

2. C【解析】Wechsler 儿童智力量表用于注意缺陷多动障碍测评儿童神经心理测验。

3. B【解析】注意缺陷多动障碍需要进行智力测验。

4. D【解析】哌甲酯是目前治疗儿童注意缺陷多动障碍的一线药物。

四、B 型题

1. C【解析】参见 A2 型题第 3 题解析。

2. C【解析】有多动性障碍平时食欲缺乏，常选择的药物是匹莫林。

3. A【解析】参见 A3/A4 型题第 4 题解析。

五、X 型题

1. BCDE【解析】年龄愈小的儿童愈容易出现睡眠障碍，其原因可能与小儿神经功能不够完善及环境适应功能相对较差有关。

2. ABCE【解析】参见 A2 型题第 1 题解析。

3. ACDE【解析】参见 A1 型题第 2 题解析。

4. AB【解析】儿童多动综合征的病因有：①生物学因素。②社会心理因素。

5. ABCE【解析】短暂性抽动障碍：①一种或多种运动性和/或发声性抽动。②一天发作多次，常每天发作，病程至少 4 周，但不超过 1 年。③既往无慢性抽动障碍或 Tourette 综合征病史。④18 岁以前起病。⑤排除其他因素，如某些药物（如兴奋药）或内科疾病（如亨廷顿舞蹈症或病毒感染后脑炎）所致抽动。

6. ABDE【解析】盐酸托莫西丁的药物不良反应有食欲缺乏、睡眠影响、心率加快、嗜睡。

7. ABDE【解析】注意缺陷多动症的首选治疗药物有左旋多巴、苯巴比妥、地西泮、ACTH。

8. ABCD【解析】阿斯伯格综合征（AS）以社会交往困难，行为自我中心，局限、刻板的兴趣和活动模式为主要特征，常伴有显著的动作笨拙。

9. ACDE【解析】孤独症的临床表现包括以下几个方面。①言语交流障碍：患儿根据病情轻重存在不同程度的言语障碍，充分体现谱系特征，多数患儿语言发育落后，通常在 2 岁和 3 岁时仍然不会说话；部分患儿在正常语言发育后出现语言倒退或停滞；部分患儿具备语言能力，但是语言缺乏交流性质，表现为难以听懂的言语、无意义语言、重复刻板语言，或是自言自语。②社会交往障碍：交往障碍是孤独症的核心症状，儿童喜欢独自玩耍，对父母的多数指令常常充耳不闻，但是父母亲通常清楚地知道孩子的听力是正常的，因为孩子会执行其所感兴趣的指令。③狭隘的兴趣和重复刻板行为：主要体现在身体运动的刻板和对物件玩具的不同寻常的喜好和方式。④智力异常：孤独症患儿的智商从显著低下到天才能力呈谱系分布。⑤感知觉异常：大多数孤独症儿童存在感知觉异常，有些儿童对某些声音特别恐惧或喜好；有些表现为对某些视觉图像的恐惧，或是喜欢用特殊方式注视某些物品；很多患儿不喜欢被人拥抱；常见痛觉迟钝现象；本体感觉方面也显得特别。⑥其他：暴怒发作、攻击、自伤等行为在患儿中较常见，少数儿童表现温顺安静。

10. ABE【解析】干预应该是全方位的，既包括对孤独症核心症状的干预训练，也要同时促进儿童身体发育、防治疾病、智力提高、生活自理能力提高、滋扰行为减少和行为适应性方面的改善。选项 C 错误。保证每天有干预，每周的干预时间在 20 小时以上，干预的整个时间以年计算。选项 D 错误。

11. ABCE【解析】睡行症是指一种在睡眠过程中尚未清醒而起床在室内或户外行走，或做一些简单活动的睡眠和清醒的混合状态。诊断依据有以下：①反复发作的睡眠中起床行走，一般持续数分钟至 30 分钟。②睡行时对外界缺乏反应，不易唤醒，清醒后无记忆。③发作后自行回床或在地上继续睡眠。④典型发作出现于夜间睡眠的前 1/3 时段。⑤夜间多导睡眠图检查有特征性表现。⑥无痴呆、癔症及器质性障碍的症状。⑦睡行不是其他睡眠障碍引起的，如 REM 睡眠行为障碍或睡惊症。

六、案例分析题

1. ABCE【解析】根据题干可知患儿的临床特点有学习困难、冲动、任性、活动过多、注意力不集中。

2. CDE【解析】儿童多动综合征常用中枢神经兴奋药和盐酸托莫西汀。目前我国临床常用的中枢神经兴奋药有哌甲酯速释片和哌甲酯控释片，一般用于 6 岁以上患儿，6 岁以下和有癫痫者慎用。

3. ABCDEFG【解析】孤独症的临床表现有言语交流障碍，社会交往障碍，狭隘的兴趣，重复刻板行为，智力异常，感知觉异常，多动和注意力分散行为。

4. ABCDEFG【解析】许多精神类药物都被用来治疗孤独症。例如，选择性 5-羟色胺再摄取抑制剂能够减少重复性行为和攻击，促进孤独症儿童的社会性交往；抗精神病药物能够缓解强迫行为和重复行为，增强孤独症儿童的自我控制能力；兴奋类药物可以提高患儿的注意力等。这些药物不能根治孤独症，但是作为一种配合治疗的手段，是可以适度运用的。

5. ABCDE【解析】孤独症的发病因素：①遗传因素。②饮食因素。③社会精神心理因素。④神经内分泌因素。

6. E【解析】孤独症的常用干预方法：①TEACCH（结构化教学）。②ABA（应用行为分析疗法）。③RDI 和 Floortime。④感觉统合训练。⑤药物治疗。

过敏性
紫癜

第十一章　风湿性疾病

一　A1 型题

1. 风湿热持续性损害的器官组织是
A. 皮肤
B. 肺脏
C. 关节
D. 心脏
E. 丘脑下核

2. 风湿性心内膜炎最易累及
A. 主动脉瓣
B. 肺动脉瓣
C. 二尖瓣
D. 三尖瓣
E. 以上都是

3. 风湿热最常见的心电图改变是
A. 左心室肥厚
B. 低电压
C. 右心室肥厚
D. 一度房室传导阻滞
E. Q-T 间期延长

4. 风湿热的皮下小结基本病变为
A. 炎症
B. 风湿小体（Aschoff 小体）
C. 纤维素变
D. 纤维组织增生
E. Gottron 征

5. 风湿小体形成多发生于下列哪个病理过程
A. 变性渗出期
B. 增生期
C. 恢复期
D. 变性渗出期和硬化期
E. 硬化期

6. 导致风湿热的病原菌是
A. 金黄色葡萄球菌
B. 肺炎链球菌
C. 大肠埃希菌
D. 流感杆菌
E. A 组乙型溶血性链球菌

7. 儿童风湿热的相关发病机制是
A. 肠球菌的毒素作用
B. Ⅰ型变态反应

C. Ⅳ型变态反应
D. 链球菌直接损害
E. Ⅲ型变态反应

8. 风湿热最常见的皮肤损害是
A. 圆形红斑
B. 结节性红斑
C. 多形红斑
D. 蝶状红斑
E. 环形红斑

9. 下列哪一项检查可提示风湿热
A. 血常规
B. C 反应蛋白
C. 红细胞沉降率
D. 心电图
E. ASO

10. 急性风湿热 ASO 增高与下降的时间是
A. 链球菌感染后 7 天增高，持续 2 周下降
B. 链球菌感染后 1 周增高，持续 2 个月下降
C. 链球菌感染后 2 周增高，持续 1 个月下降
D. 链球菌感染后 4 周增高，持续 2 个月下降
E. 链球菌感染后 10 天增高，持续 4 周下降

11. 风湿热是 A 组乙型溶血性链球菌
A. 感染后的免疫性疾病
B. 毒素引起的炎症性疾病
C. 引起的化脓性感染
D. 咽峡炎后的变态反应
E. 咽峡炎后的晚期并发症

12. 风湿热的好发年龄是
A. 3 岁以下
B. 4~5 岁
C. 5~15 岁
D. 青春期
E. 成年人

13. 影响急性风湿热发病的最重要因素是
A. 有风湿热家族史
B. 有急性肾小球肾炎史
C. 经常发生病毒性上呼吸道感染
D. A 组乙型链球菌在咽部存在的时间
E. 以上都不是

14. 风湿热的病理改变中，发生增生期病变的器官组织是
A. 皮肤
B. 丘脑下核
C. 心肌和心内膜（包括心瓣膜）
D. 关节
E. 心包膜

15. 风湿性心肌炎一般发生于风湿热起病的
A. 1 周以内
B. 1~2 周

C. 3~4 周　　D. 1~2 个月

E. 3~6 个月

16. 风湿热急性期无心脏炎患儿宜绝对卧床休息

A. 至急性症状完全消失，C 反应蛋白正常

B. 2 周，随后逐渐恢复活动，于 2 周后达正常活动水平

C. 至急性症状完全消失，ASO 正常

D. 至心电图正常，ASO 正常

E. 至心电图正常，红细胞沉降率正常

17. 对于初诊类风湿关节炎患儿，首先应给予哪类药物治疗

A. 静脉用人血丙种球蛋白　　B. 抗肿瘤坏死因子单克隆抗体

C. 抗风湿药　　D. 糖皮质激素

E. 非甾体类抗炎药

18. 下列有关结节性多动脉炎病变的描述，正确的是

A. 小动脉内膜和中膜以至全层纤维素样坏死

B. 大量淋巴细胞和浆细胞浸润管壁全层

C. 动脉壁的坏死被肉芽肿取代，肉芽肿长期存在

D. 后期炎症消退，管腔恢复正常

E. 管壁上常见类上皮细胞和朗汉斯巨细胞

19. 临床上用乳胶凝集法检测的类风湿因子是

A. IgA 型类风湿因子　　B. IgC 型类风湿因子

C. IgM 型类风湿因子　　D. 类风湿因子和 IgA 形成免疫复合物

E. 混合型类风湿因子

20. 幼年特发性关节炎的诊断标准中，要求关节症状持续时间为

A. 2 周以上　　B. 4 周以上

C. 6 周以上　　D. 8 周以上

E. 6 个月以上

21. 以下哪种类型幼年特发性关节炎最易出现 HLA-B27 阳性

A. 全身型　　B. 多关节炎型 RF 阳性型

C. 多关节炎型 RF 阴性型　　D. 与附着点炎症相关的关节炎

E. 少关节型

22. 幼年特发性关节炎不包括下面哪一种

A. 全身型　　B. 多关节炎型

C. 风湿性关节炎　　D. 银屑病性关节炎

E. 少关节炎型

23. 晨僵在哪类关节炎中表现最为突出

A. 骨性关节炎（OA） B. 风湿性关节炎

C. 强直性脊柱炎（AS） D. 感染性关节炎

E. 类风湿关节炎（RA）

24. 治疗儿童系统性红斑狼疮（SLE）时，需使用静脉激素冲击治疗的是

A. 严重蝶形红斑 B. 严重关节炎

C. 严重口腔溃疡 D. 神经精神表现

E. 尿蛋白（+~ ++）

25. 儿童系统性红斑狼疮肾损害的发生率为

A. 90%~100% B. 40%~50%

C. 50%~80% D. 30%~40%

E. 30% 以下

26. 下列哪一型抗核抗体图形对儿童系统性红斑狼疮的诊断价值最大

A. 均质型 B. 周边型

C. 斑点型 D. 核仁型

E. 心型

27. 过敏性紫癜的表现中最具有特征性的是

A. 突发腹痛、恶心、呕吐或血便

B. 起病前 1~3 周常有上呼吸道感染史

C. 多数患儿可出现血尿、蛋白尿等

D. 多累及膝、踝、腕及肘关节等部位

E. 病程中反复出现皮肤紫癜

28. 下列疾病中血清 IgA 明显增高的是

A. 过敏性紫癜 B. 高 IgM 血症

C. 原发性血小板减少性紫癜 D. 川崎病

E. 幼年特发性关节炎

29. 以下哪种疾病最容易发生肾脏疾患的临床表现

A. 幼年型类风湿关节炎 B. 过敏性紫癜

C. 风湿热 D. 川崎病

E. 中毒性休克

30. 作为过敏性紫癜的特殊治疗药物，糖皮质激素的主要效应是

A. 缓解腹痛和关节痛 B. 抗血小板聚集

C. 预防肾脏损害 D. 预防肠套叠和肠梗阻

E. 预防大出血

31. 过敏性紫癜患儿的免疫球蛋白检查以

A. IgA 增高为主
B. IgE 增高为主
C. IgM 增高为主
D. IgG 增高为主
E. IgD 增高为主

32. 有关过敏性紫癜的论述，下列选项中是错误的

A. 多见于6岁以上儿童与青年
B. 首发症状以皮肤紫癜为主
C. 约有半数患儿以关节肿痛为主
D. 起病前1~3周常有上呼吸道感染史
E. 紫癜向心分布、非对称性

33. 过敏性紫癜常在病程何时出现肾脏症状

A. 1~3 天内
B. 3~6 天内
C. 1~8 周内
D. 8~12 周内
E. 以上均不对

34. 过敏性紫癜发病前常见的前驱症状为

A. 外科手术
B. 慢性腹痛
C. 上呼吸道感染史
D. 链球菌感染
E. 剧烈运动

35. 多发性大动脉炎的病变最主要侵犯

A. 肺动脉
B. 肾动脉
C. 腹主动脉
D. 主动脉弓
E. 股动脉

36. 结节性多动脉炎在儿童发病较少，男女发病率相等。发病的高峰年龄为

A. 1~2 岁
B. 3~5 岁
C. 5~7 岁
D. 7~8 岁
E. 9~11 岁

37. 川崎病患儿血清中常存在的自身抗体是

A. 抗 ds-DNA 抗体
B. 抗 Sm 抗体
C. 抗核抗体
D. 抗中性粒细胞胞质抗体
E. 抗心磷脂抗体

38. 川崎病急性期的最佳治疗方案为

A. 糖皮质激素
B. 阿司匹林
C. 静脉注射丙种球蛋白
D. 糖皮质激素 + 阿司匹林
E. 静脉注射丙种球蛋白 + 阿司匹林

39. 川崎病的主要死因是

A. 严重感染
B. 颅内出血

C. 心肌梗死或冠状动脉瘤破裂
D. 脾破裂
E. 消化道大出血

40. 渗出性多形性红斑轻型患儿黏膜损害的发生率为
A. 5%~25%
B. 10%
C. 20%~45%
D. 60%
E. 80%~95%

41. 结节性脂膜炎结节每隔数周或数月反复发作。多数伴有发热，热型不定，持续(　　)逐渐下降。
A. 1~2 天
B. 4~5 天
C. 1~2 周
D. 3~5 周
E. 1~2 月

42. 渗出性多形性红斑属于
A. 感染性疾病
B. 传染性疾病
C. 变态反应性疾病
D. 遗传性疾病
E. 自身免疫性疾病

43. 下列有关渗出性多形性红斑哪项描述是错误的
A. 是一种变态反应性疾病
B. 口腔黏膜表现为大面积糜烂
C. 皮肤损害为红斑、水疱，亦可见丘疹
D. 眼部病损为虹膜睫状体炎及前房积脓
E. 可伴有明显的全身反应，如高热、头痛等

44. 血管壁功能异常所致的出血性疾病是
A. 特发性血小板减少性紫癜
B. 血友病
C. 过敏性紫癜
D. 弥散性血管内凝血
E. 血小板增多

二 A2 型题

1. 患儿，女，6 岁。低热 1 周，伴双踝部疼痛和阵发性腹痛，发病前 2 周患猩红热。查体：心、肺正常，踝关节未见明显红、肿、热、痛，但活动稍受限。考虑为急性风湿热早期表现，此时重点的临床观察是
A. 关节炎是否存在
B. 是否存在心脏损害
C. 有无风湿性舞蹈症的表现
D. 链球菌咽峡炎是否已被清除
E. 有无皮肤损害

2. 患儿，男，5 岁。因四肢不自主抖动 2 周入院，伴挤眉弄眼，握持不稳，睡眠时症状消

失。患儿平素易患扁桃体炎。查体：体温36.6℃，心率120次/分，心前尖部可闻及Ⅱ级收缩期杂音。实验室检查：Hb 110g/L，ESR 75mm/h，ASO 670U/L，心电图一度房室传导阻滞。患儿最可能的诊断为

A. 系统性红斑狼疮
B. 病毒性心肌炎、脑炎
C. 风湿性心肌炎伴舞蹈症
D. 先天性心肌病伴中枢神经系统感染
E. 风湿性舞蹈症

3. 患儿，女，6岁半。不规则低热18天，近3天来挤眉弄眼、耸肩，有不自主运动，病后服用多种抗生素，血红蛋白105g/L，WBC 13×10^9/L，N 0.79。ASO 800U，红细胞沉降率6mm/h。最可能的诊断是

A. 病毒性脑炎
B. 风湿性舞蹈症
C. 中毒性脑病
D. 结核性脑膜炎
E. 注意缺陷障碍（多动症）

4. 患儿，女，11岁。发热3个月伴关节痛1个月余，1周前出现对称性面部红斑和反复发作的口腔溃疡。检查发现ESR 110mm/h，WBC 3.0×10^9/L。该患儿首先应考虑患的是

A. 系统性红斑狼疮（SLE）
B. 幼年类风湿性关节炎（JRA）
C. 风湿性关节炎
D. 贝赫切特病（旧称白塞病）
E. 皮肌炎

5. 患儿，女，4个半月。发热伴皮疹1周。查体：体温39℃，精神可，躯干部皮肤散在红色斑丘疹，双下肢散在靶形红色斑丘疹。颈部可触及3个黄豆大小淋巴结。前囟平软。结膜充血，无流泪，口唇黏膜干燥，舌质红，呈杨梅舌。心肺无明显异常。肝脏肋下约1cm，脾脏未触及。手足红肿、硬。该患儿最可能的诊断是

A. 川崎病
B. 渗出性多型性红斑
C. 传染性单核细胞增多症
D. 风疹
E. 麻疹

6. 大剂量丙种球蛋白静脉注射治疗川崎病，推荐的用药时间及剂量是

A. 发病10天以内，2g/kg，1次滴注
B. 发病10天以内，1g/kg，隔日1次，共2次
C. 发病10天左右，2g/kg，1次滴注
D. 发病14天左右，400mg/kg，连用5天
E. 发病14天以内，400mg/kg，连用5天

三 A3/A4 型题

（1~4题共用题干）

患儿，男，6岁。因发热10天，伴游走性关节肿痛1周多来院。查体：体温38.2℃，神

志清，急性病容，面色苍白，咽充血，双肺无殊，心率150次/分，律齐，心尖区SM Ⅰ~Ⅱ级，左膝、踝关节肿痛。

1. 该患儿最可能的诊断是
   A. 化脓性关节炎　　B. 小儿类风湿病
   C. 风湿热　　D. 败血症
   E. 病毒性心肌炎
2. 为明确诊断，可选用下列哪组检查
   A. 类风湿因子＋抗核抗体　　B. 血培养＋双份血清抗体滴度测定
   C. ASO＋ESR　　D. CRP＋MPT
   E. ECG＋B超
3. 为了预防本病的复发，应采取下列哪项措施
   A. 每天肌内注射青霉素40万~80万U，连用2周
   B. 每月肌内注射长效青霉素120万U
   C. 长期口服SMZ-CO
   D. 定期肌内注射丙种球蛋白
   E. 扁桃体摘除术
4. 该患儿至少需卧床休息
   A. 3天　　B. 1周
   C. 10天　　D. 2周
   E. 4周

（5~7题共用题干）

患儿，男，9岁。发热2周伴四肢疼痛入院。病程中出现“晨僵”现象和张口困难，发音变得嘶哑。查体发现一般情况尚好，浅表淋巴结无肿大，心肺无异常，肝脾未触及。指间关节呈梭形肿胀，神经系统无阳性发现。血常规基本正常，血清类风湿因子阳性。指关节X线片示软组织肿胀，骨质疏松和炎症现象。

5. 该病例最可能的诊断是
   A. 风湿性关节炎　　B. 全身起病型幼年特发性关节炎
   C. 少关节炎型幼年特发性关节炎　　D. 少关节炎型幼年特发性关节炎（RF阳性型）
   E. 多关节炎型幼年特发性关节炎（RF阳性型）
6. 该病例在急性期可出现
   A. 皮下类风湿结节　　B. 心包炎
   C. 心肌炎　　D. 心内膜炎
   E. 胸膜炎

7. 该病例最常见的后遗症是

A. 慢性虹膜睫状体炎

B. 慢性心肌炎

C. 慢性肾炎

D. 严重关节畸形

E. 慢性活动性肝炎

（8~10题共用题干）

患儿，男，3岁。发热1周，为不规则热型，37.5~41℃。抗生素治疗无效，轻微咳嗽，入院前1天出现全身性分布淡红色斑疹，时隐时现。查体：一般情况好，浅表淋巴结不肿大，咽红、无渗出物，心、肺无异常，肝肋下4cm，质中，脾肋下1.0cm。白细胞25×10^9/L，中性粒细胞0.92，可见中毒颗粒，红细胞4.6×10^{12}/L。住院8天内3次血培养均无生长，静脉滴注多种抗生素无效。

8. 该患儿首先应考虑为

A. 败血症

B. 急性风湿热

C. 幼年特发性关节炎（全身型）

D. 急性淋巴细胞性白血病

E. 川崎病

9. 该患儿的治疗应采用

A. 大剂量抗生素

B. IVIG

C. 首选泼尼松

D. 首选萘普生

E. 首选环磷酰胺

10. 该患儿的治疗一般不选用

A. 环磷酰胺

B. 泼尼松

C. 甲氨蝶呤

D. 萘普生

E. 尼美舒利

（11~12题共用题干）

患儿，男，11岁。2周前发热、咽痛、流涕，治疗后好转。近1周来右肘、膝关节红肿，活动痛，现已不能屈伸。查体：体温37.5℃，右肘、右膝关节明显红肿，因畏痛拒绝关节检查。

11. 该患儿最可能的诊断是

A. 痛风

B. 类风湿关节炎

C. 化脓性关节炎

D. 增生性关节炎

E. 风湿性关节炎

12. 最有价值的辅助检查是

A. 血、尿常规

B. 血尿酸

C. 类风湿因子（RF）

D. 肘、膝关节 X 线片

E. ESR、ASO

（13～15 题共用题干）

患儿，男，8 岁。持续高热 1 周，颜面出现水肿性皮肤损害，伴膝、踝关节肿痛，下肢水肿，有散在瘀点。化验：ESR 98mm/h，Hb 76g/L，网织红细胞 0.10（10%），Coombs 试验（+），PLT 40×10^9/L，尿检蛋白（+++），RBC 6～8 个/高倍视野。

13. 本例最可能的诊断是

A. 风湿热

B. 慢性肾炎

C. 自身免疫性溶血性贫血

D. 原发性免疫性血小板减少症

E. 系统性红斑狼疮（SLE）

14. 为确诊，还应进一步做的最主要的实验室检查为

A. 肝功能

B. 脑电图

C. 肾功能

D. CRP

E. 免疫球蛋白及自身抗体

15. 该病首选的治疗是

A. 利尿

B. 皮质激素治疗

C. 纠正贫血

D. 免疫抑制剂

E. 神经营养药物

（16～17 题共用题干）

患儿，女，11 岁。水肿、尿少、肉眼血尿 3 天。3 周前开始反复发作双下肢出血性皮疹，对称性分布，伴关节肿痛。

16. 该患儿最可能的疾病

A. 狼疮性肾炎

B. 急性肾小球肾炎

C. 过敏性紫癜肾炎

D. 乙肝病毒相关性肾炎

E. IgA 肾病

17. 为明确病因，首选检查

A. 肾脏 B 超

B. 血清抗链球菌素“O”

C. 肾功能

D. 血清 C3

E. 肾穿刺活检

（18～19 题共用题干）

患儿，女，13 岁。双下肢脉搏难以触及。身高 120cm，体重 22kg，上肢血压 180/125mmHg，

下肢血压难测。2 年前有肺结核病史。ESR 40mm/第 1 小时，75mm/第 2 小时末。

18. 该患儿诊断高度怀疑为
    A. 肾动脉狭窄　　B. 主动脉缩窄
    C. 大动脉炎合并肾动脉供血不足　　D. 肾结核合并肾性高血压
    E. 嗜铬细胞瘤

19. 需尽快进行哪项检查
    A. 腹部 B 超　　B. 腹部 CT
    C. 腹部磁共振　　D. 动脉造影
    E. 胸部 X 线平片

四 B 型题

（1~4 题共用备选答案）
A. 风湿热　　B. 系统性红斑狼疮
C. 川崎病　　D. 过敏性紫癜
E. 幼年型类风湿性关节炎

1. 周边型抗核抗体
2. 非周边型抗核抗体
3. 抗 Sm 抗体
4. Coombs 试验阳性

（5~6 题共用备选答案）
A. 抗核抗体　　B. 抗 Sm 抗体
C. 抗 ds-DNA 抗体　　D. 抗 RNP 抗体
E. 抗 SSA、SSB 抗体

5. 在系统性红斑狼疮中哪一种抗体特异性最高
6. 在系统性红斑狼疮中哪一种抗体阳性率最高

（7~9 题共用备选答案）
A. 湿疹样改变　　B. 肢端硬性肿胀
C. 丘疹样荨麻疹　　D. 环形红斑
E. 蝶形红斑
下列各种皮肤改变对何种疾病有诊断意义

7. 风湿热
8. 川崎病

9. 系统性红斑狼疮

（10~13 题共用备选答案）

A. 过敏性紫癜
B. 血友病
C. 单纯性紫癜
D. 原发性血小板减少性紫癜
E. 血栓性血小板减少性紫癜

10. 皮肤散在瘀点和紫斑，无黏膜和内脏出血是
11. 深部血肿、关节腔积血和迟发出血是
12. 微血管病性溶血是
13. 紫癜伴腹痛、关节痛和肾脏病变是

五 X 型题

1. 患儿，女，6 岁。1 个月前确诊为风湿热，近日又开始不规则发热，以下哪几项符合风湿热活动诊断
A. 红细胞沉降率增快
B. C 反应蛋白增高
C. 心电图 P-R 间期延长
D. 血常规白细胞计数增多，血红蛋白降低
E. ASO＞500U

2. 关于风湿热环形红斑的描述，正确的是
A. 多见于躯干及四肢屈侧
B. 呈环形或半环形，中心肤色正常
C. 消退后不留痕迹
D. 红斑出现缓慢
E. 数小时或 1~2 天内消失

3. 关于风湿热实验室检查结果的判定，下列选项中正确的是
A. 风湿性舞蹈症患儿 ASO 一定增高
B. 20% 患儿 ASO 增高
C. ASO 增高，只能说明近期有过链球菌感染
D. 红细胞沉降率增快是风湿热活动的重要标志
E. C 反应蛋白可提示风湿热活动

4. 风湿热的渗出性病理改变主要发生在
A. 心脏
B. 关节
C. 腱鞘
D. 皮肤
E. 大脑

5. 下列器官组织在风湿热时受累的是
A. 关节
B. 心脏
C. 肾脏
D. 皮肤
E. 神经系统

6. 下列哪项是风湿热的主要表现
A. 发热
B. 游走性多发性关节炎
C. 心肌炎
D. 环形红斑和皮下结节
E. 风湿性舞蹈症
7. 下列哪项是风湿活动的指标
A. C反应蛋白阳性
B. 红细胞沉降率减慢
C. 血ASO增高
D. 白细胞总数和中性粒细胞增多
E. 球蛋白和黏蛋白降低
8. 关于急性风湿热实验室检查特点的描述，正确的是
A. 红细胞沉降率减慢
B. C反应蛋白增高
C. 血白细胞计数增多
D. 心电图P-R间期延长
E. 抗链球菌抗体滴度升高
9. 下列有关风湿热预后的说法中哪项是正确的
A. 风湿性舞蹈症的预后一般良好
B. 首次发作累及心脏者预后较差
C. 伴发心包炎者预后良好
D. 并发心功能不全者预后不良
E. 反复发作累及心脏者预后不良
10. 急性风湿热合并心衰的治疗，下列选项中正确的是
A. 吸氧、低盐饮食
B. 大剂量激素
C. 应用呋塞米（速尿）
D. 给予足量洋地黄制剂
E. 维持电解质平衡
11. 关于风湿热实验室检查结果的判断，以下选项正确的是
A. ASO增高是风湿热活动的指标
B. 风湿性舞蹈症患儿ASO可不增高
C. 红细胞沉降率增快是风湿热活动的标志
D. C反应蛋白阳性提示风湿活动
E. 20%的风湿热患儿ASO可不增高
12. 确诊风湿热的次要表现包括
A. 发热
B. 关节疼痛
C. 皮下结节
D. 红细胞沉降率减慢
E. 有风湿热既往史
13. 婴幼儿类风湿病的症状有
A. 对称性多关节炎
B. 长期间歇发热
C. 一过性多形性皮疹
D. 肝、脾、淋巴结肿大
E. 心包炎、心肌炎

14. 下列哪项属于类风湿关节炎的改变
A. 类风湿因子及抗核抗体阳性　　B. 发热、乏力、食欲缺乏
C. 肝、脾及淋巴结肿大　　D. 早期 X 线表现以骨质破坏为主
E. 关节酸痛以小关节为主

15. 关于幼年特发性关节炎的特点，下列选项中不正确的是
A. 关节酸痛，主要侵犯小关节
B. 发热、消瘦、食欲缺乏
C. 轻度肝、脾、淋巴结肿大，常伴出血
D. X 线检查常见骨质破坏
E. 类风湿因子可为阳性，抗核抗体可出现阳性

16. 以下哪项属于风湿性舞蹈症的临床特征
A. 多见于女性患儿　　B. 不自主、无目的地快速运动
C. 兴奋和注意力集中时消失　　D. 病程呈自限性
E. 其动作入睡后可消失

17. 下列哪项属于急性风湿性关节炎的表现
A. 常侵犯大关节，呈游走性、对称性
B. 炎症消退后功能完全恢复
C. X 线检查可有关节面破坏、关节间隙变窄等表现
D. 急性期可有红、肿、热、痛及压痛
E. 抗链球菌溶血素“O”600U 以下

18. 儿童系统性红斑狼疮的免疫学异常包括
A. Coombs 试验阳性　　B. 类风湿因子阳性
C. 抗 ds-DNA 抗体阳性　　D. 抗 Sm 抗体阳性
E. 抗核抗体阳性

19. 下列关于系统性红斑狼疮疾病活动的说法不正确的是
A. C3 和 C4 升高　　B. 红细胞沉降率降低
C. 狼疮性肾炎经治疗而持续有尿改变　　D. 新出现的皮疹
E. 血小板恢复正常

20. 下列说法中属于过敏性紫癜特点的是
A. 血小板计数、出凝血时间、血块退缩试验正常
B. 尿液检查可有血尿、蛋白尿及管型
C. 粪隐血试验可呈阳性
D. 毛细血管脆性试验阳性
E. 血清 IgA 及 C3 降低

21. 过敏性紫癜患儿实验室检查中可能出现的症状有
A. 白细胞增多
B. 血小板下降
C. 血红蛋白正常
D. 出血时间缩短
E. 凝血时间正常
22. 下列说法中不属于多发性大动脉炎的典型临床表现的为
A. 高血压
B. 心脏杂音
C. 下肢水肿
D. 双上肢收缩压差 > 10mmHg
E. 皮肤结节
23. 多发性大动脉炎分期正确的是
A. Ⅰ型，病变只累及主动脉的分支
B. Ⅱa型，病变只累及升主动脉和/或主动脉弓，主动脉弓分支可同时受累
C. Ⅲ型，病变累及降主动脉、腹主动脉和/或肾动脉，主动脉弓分支可同时受累
D. Ⅳ型，病变只累及腹主动脉和/或肾动脉
E. Ⅴ型，同时具有Ⅱb型和Ⅳ型的表现
24. 下列说法中属于川崎病常见症状的是
A. 眼结合膜充血，无脓性分泌物
B. 化脓性淋巴结炎
C. 口腔黏膜弥漫充血和草莓舌
D. 持续高热
E. 手足肿胀和脱皮
25. 下列说法中属于川崎病诊断条件的是
A. 淋巴结肿大
B. 眼结膜充血、口唇干红、草莓样舌
C. 持续高热2天以上
D. 心电图出现广泛ST-T改变
E. 掌跖红斑、手足硬肿、指（趾）脱皮及多形红斑
26. 渗出性多形性红斑的临床表现，正确的是
A. 红斑较大，疱疹多
B. 黏膜病变尤以口唇炎及结膜炎更常见且严重
C. 不伴有高热、寒战
D. 不发生中毒性休克
E. 严重间质病变导致肺纤维化、呼吸衰竭
27. 重症渗出性多形性红斑的治疗一般使用
A. 抗生素
B. 皮质激素
C. 免疫球蛋白
D. 皮肤黏膜护理
E. 其他免疫抑制药物

28. 重症渗出性多形红斑的病因不包括
   A. 单纯疱疹病毒　　B. 草绿色链球菌
   C. 鱼虾等食物　　D. 磺胺等药物
   E. 疫苗制剂
29. 以下关于皮下结节的描述正确的是
   A. 粟米或豌豆大小，圆形，质硬　　B. 见于 5%~10% 的风湿热患儿
   C. 分布于肘、腕、踝、膝关节屈侧　　D. 起病数周后出现
   E. 1 周自然消失

六 案例分析题

（1~4 题共用题干）

患儿，女，9 岁。发热半个月有余。查体：神清，胸腹部可见环形红斑，心率 160 次/分，奔马律，血沉 60mm/h，OT（-），血培养（-）。

1. 该患儿的可能诊断是
   A. 肺结核　　B. 败血症
   C. 风湿热　　D. 伤寒
   E. 扁桃体炎
2. 关于可能的实验室检查特点的描述正确的是
   A. 红细胞沉降率增快　　B. C 反应蛋白降低
   C. 血白细胞增多　　D. 心电图 P-R 间期缩短
   E. 抗链球菌素抗体滴度升高
3. 本病最常受侵犯的瓣膜是
   A. 二尖瓣　　B. 三尖瓣
   C. 主动脉瓣　　D. 肺动脉瓣
   E. 三尖瓣和肺动脉瓣
4. 经治疗后上述症状、体征消失，需继续预防的方法是
   A. 避免关节损伤　　B. 忌海鲜
   C. 减少体育运动　　D. 长效青霉素肌内注射
   E. 激素吸入维持

（5~8 题共用题干）

患儿，男，5 岁。半年来不规则发热，游走性大关节疼痛，伴局部红肿，查体可见四肢屈侧有环形红斑。

5. 为了明确诊断应做哪些检查
   A. 谷草转氨酶　　B. 红细胞沉降率

C. 血常规　　D. C 反应蛋白

E. ASO

6. 该患儿诊断为风湿热，并伴有心功能不全，治疗须给洋地黄制剂，剂量应如何掌握

A. 给一般剂量　　B. 给 1/3～1/2 剂量

C. 给 1/4～1/2 剂量　　D. 给 1/4～1/3 剂量

E. 给足剂量

7. 经治疗后症状、体征消失，出院后要进行预防复发的指导，首选药物及治疗方法是

A. 青霉素，每次 60 万单位，每日 2 次，共 10 天

B. 青霉素，每次 60 万单位，每日 2 次，共 14 天

C. 青霉素，每次 60 万单位，每日 2 次，共 20 天

D. 长效青霉素，每次 120 万单位，每月 1 次，共 5 年

E. 长效青霉素，每次 120 万单位，每月 2 次，共 5 年

8. 经治疗，心功能刚刚恢复，该患儿应卧床休息多长时间

A. 心功能恢复再卧床 1～2 周　　B. 心功能恢复再卧床 2～3 周

C. 心功能恢复再卧床 4～5 周　　D. 心功能恢复再卧床 3～4 周

E. 心功能恢复再卧床 5～6 周

（9～11 共用题干）

患儿，男，5 岁。10 天前咽痛，自服氨苄西林后好转，9 天前低热，近 3 天右肩和左膝疼痛，但无红肿。昨日感觉心累，心电图示 P-R 延长，ST-T 改变。查体发现咽红，无脓性渗出物，心尖区闻及Ⅱ级收缩期杂音。胸部 X 线片示心影轻度扩大，搏动稍弱。未见关节红肿。

9. 应考虑为

A. 川崎病　　B. 败血症

C. 幼年型类风湿关节炎　　D. 风湿热

E. 系统性红斑狼疮

10. 为进一步明确诊断，首先应进行

A. 心脏彩色多普勒　　B. 红细胞沉降率

C. 咽培养　　D. 抗链球菌溶血素“O”试验

E. 血培养

11. 该病例的药物治疗是

A. 糖皮质激素　　B. 阿司匹林

C. 非激素类抗炎药物　　D. 甲氨蝶呤

E. 羟基喹啉

（12～17 题共用题干）

患儿，女，11 岁。发热近 1 个月，胸腹部间断出现环形红斑。化验：血红蛋白 100g/L，WBC 13.6×10^9/L，N 0.82，L 0.17，ESR 50mm/h，CRP（+），ASO 500U/ml，心电图正常。

12. 初步诊断可能是

A. 风湿热　　B. 败血症
C. 系统性红斑狼疮　　D. 川崎病
E. Still 病　　F. 多发性大动脉炎

13. 最应该注意的体征是

A. 球结膜充血　　B. 皮下结节
C. 面神经瘫痪　　D. 肠鸣音
E. 颈部淋巴结　　F. 肝脾大

14. 入院第 2 天，患儿出现胸闷、乏力、活动后心悸，心电图示房室传导阻滞，ST 段下移，T 波平坦。考虑该患儿可能存在

A. 风湿性心肌炎　　B. 病毒性心肌炎
C. 中毒性心肌病　　D. 感染性心肌炎
E. 风湿性全心炎　　F. 风湿性心内膜炎

15. 判断此患儿疾病活动性的指标是

A. ASO 增高　　B. 补体 C3 下降
C. 类风湿因子阳性　　D. 血沉增快
E. 血小板减少　　F. CRP 升高

16. 此时该患儿的首选治疗为

A. 泼尼松　　B. 抗病毒药物
C. 洋地黄　　D. 营养心肌
E. 无特殊治疗　　F. 呋塞米

17. 该患儿药物治疗的总疗程为

A. 1～2 周　　B. 3～4 周
C. 6～8 周　　D. 8～12 周
E. 6～9 个月　　F. 1～2 年

（18～23 题共用题干）

患儿，男，8 个月。因发热 3 天入院，体温最高 40℃，无咳嗽、流涕、咽痛等上呼吸道感染症状，无呕吐、腹痛及腹泻。查体：热病容，神萎，皮肤黏膜未见皮疹及出血点，右颈部可触及 1 个花生粒大小淋巴结，质软，无粘连及触痛，结膜无充血，口唇鲜红、干裂，口腔黏膜弥漫性充血，双扁桃体Ⅱ度肿大，无脓苔，心肺腹查体未见明显异常。门诊以“呼

吸道感染”收入院。入院后2天，患儿仍高热，体温均达39℃以上。查体：双眼结膜充血明显，未见皮疹，口唇鲜红、干裂，口腔黏膜弥漫性充血，颈部可触及1个花生粒大小淋巴结，脓苔，心肺腹查体未见明显异常，双手指肿胀。

18. 下列哪些检查对患儿有价值

A. X线胸片　　B. 血常规
C. C反应蛋白　　D. 心脏B超
E. 腹部B超　　F. 血培养

查血常规及CRP：白细胞 $18.6 \times 10^9/L$，中性0.05，淋巴0.15，血小板 $512 \times 10^9/L$，CRP 73mg/L。肝功能、心肌酶等血生化未见明显异常，心脏B超提示管壁回声增强。

19. 患儿疾病诊断可能性最大的是

A. 上呼吸道感染　　B. 败血症
C. 淋巴结炎　　D. 川崎病
E. 幼年类风湿关节炎　　F. 口腔炎

20. 患儿可选用下列哪些药物治疗

A. 肠溶阿司匹林　　B. 激素
C. 抗生素　　D. 一次输入静脉丙种球蛋白2g/kg
E. 抗凝治疗　　F. 干扰素

21. 静脉丙种球蛋白使用后，患儿体温降至正常，结膜充血明显减轻，手指肿胀减轻，但24小时后又出现发热，体温38℃左右，伴有流涕、咳嗽，无腹泻。查体：无皮疹，双眼结膜无充血，口唇稍红，肢端轻微肿胀。此时应采取下列哪些处理

A. 复查血常规　　B. X线胸片
C. 复查C反应蛋白　　D. 激素口服
E. 病毒血清学检查　　F. 再次使用静脉丙种球蛋白

22. 经过处理后，该患儿体温下降至正常，结膜充血及手指肿胀消失，但复查心脏彩超示左心轻度扩大，左冠状动脉稍宽3.4mm。血常规：白细胞 $6.8 \times 10^9/L$，中性0.68，淋巴0.21，血小板 $770 \times 10^9/L$，CRP 55.09mg/L，血沉34mm/h，心肌酶正常。此时治疗最好采取的方案是

A. 静脉丙种球蛋白1～2g/kg，再次输入
B. 加强抗凝治疗
C. 抗生素治疗
D. 激素
E. 溶栓治疗
F. 果糖保心治疗

23. 病程3周，患儿随访心脏B超发现左冠状动脉主干内径为4mm，管壁回声正常，其内可

见血栓形成，患儿无发热、无皮疹。此时治疗可采取的方案是

A. 静脉丙种球蛋白 1~2g/kg，再次输入

B. 加强抗凝治疗

C. 抗生素治疗

D. 激素

E. 溶栓治疗

F. 果糖保心治疗

（24~29 题共用题干）

患儿，男，11 岁。四肢关节疼痛半年，近 2 个月出现面颊部对称性红斑，反复发作口腔溃疡。

24. 该患儿最可能的诊断是

A. 类风湿关节炎
B. 系统性红斑狼疮
C. 皮肌炎
D. 贝赫切特病
E. 风湿性关节炎
F. 多发性大动脉炎

25. 入院后查 ESR 120mm/h，WBC 4.5×10^9/L，Hb 50g/L，PLT 5.5×10^9/L，网织红细胞 0.1。尿常规：RBC 5~8 个/高倍视野，尿蛋白（++++），透明管型（+），颗粒管型（+）。考虑存在

A. 急性肾炎
B. 慢性肾炎
C. 肾炎型肾病
D. 自身免疫性溶血性贫血
E. 系统性红斑狼疮
F. Evans 综合征

26. 以下哪项具有确诊意义

A. ANA（+）
B. ESR 增快
C. 高球蛋白血症
D. 抗 ds-DNA 抗体升高
E. Coombs 试验（+）
F. RF（+）
G. 低补体血症
H. 血小板减少

27. 以下哪一项提示病情明显活动

A. 24 小时尿白定量增加
B. ESR 升高
C. 溶血性贫血加重
D. ANA 滴度升高
E. 发热
F. RF（+）
G. 血小板减少

28. 经查 BP 113/75mmHg，24 小时尿量 700ml，血电解质正常。肾功能：BUN 17.5mmol/L，Scr 420μmol/L。肾穿刺示：15 个肾小球中 10 个为细胞型新月体，肾小球系膜和内皮细胞弥漫性增生。免疫荧光：毛细血管壁及系膜有广泛免疫球蛋白和补体沉积。目前无感

染证据，则最佳的治疗方案是

A. 环磷酰胺冲击
B. 环孢素
C. 大剂量糖皮质激素冲击
D. 大剂量丙种球蛋白冲击
E. 血液透析
F. 糖皮质激素

29. 经治疗患儿好转出院，以下医嘱正确的是

A. 避免感染
B. 避免肾损药物
C. 避免日光及紫外线
D. 必要时输血
E. 定期门诊随访
F. 加强营养

（30~32 题共用题干）

患儿，男，5岁。发热4天，今晨出现臀部及双下肢皮疹，紫红色斑丘疹，伴腹痛，膝关节肿胀。超声提示关节腔有浆液性积液。3天后患儿查尿蛋白（+），红细胞14个/高倍视野。

30. 该患儿最可能的诊断是

A. 过敏性紫癜
B. 风湿性关节炎
C. 败血症
D. 血小板减少性紫癜
E. 急性肾小球肾炎

31. 关于该患儿临床特点，描述正确的是

A. 上呼吸道感染是诱因
B. 皮疹对称分布，高出于皮面，压之不褪色，严重时可伴有大疱及出血性坏死
C. 一般1~2天消退，不留痕迹
D. 关节肿胀可为对称性
E. 治疗不及时可致关节畸形

32. 对于该患儿的肾脏损害描述正确的是

A. 90% 可有肾脏累及
B. 可表现为单纯血尿
C. 可表现为蛋白尿
D. 多发生在皮疹3天内
E. 可出现急性肾炎、急进性肾炎表现

（33~36 共用题干）

患儿，男，5岁。游走性大关节肿痛1周，双下肢伸面散在紫红色丘疹2天。病前1周喉痛和发热38.6℃，用抗生素治疗后已愈。查体：一般状况好，关节无红肿，活动自如，心、肺、腹(-)，四肢关节伸面可见高出皮面的紫红色米粒大小丘疹散在分布，其基底为小风团。

33. 该患儿最可能的诊断为

A. 幼年类风湿关节炎
B. 感染性关节炎

C. 败血症

D. 风湿性关节炎

E. 过敏性紫癜

34. 为了解疾病受累范围，最需要进行的辅助检查是

A. 血培养

B. 尿常规

C. 抗链球菌溶血素“O”

D. 类风湿因子

E. 血清免疫球蛋白

35. 患儿突然阵发性腹痛，腹泻 5 次，大便呈果酱色，大便常规：黏液（++），RBC（+++）。随即未再腹泻，但仍阵发性腹绞痛。查体：痛苦面容，左下腹可扪及 2cm × 5cm 腊肠样肿物。应考虑合并

A. 细菌性痢疾

B. 阿米巴痢疾

C. 大肠杆菌性肠炎

D. 肠套叠

E. 克罗恩病

36. 该例除外科治疗外，最佳的内科处理是

A. 糖皮质激素

B. 静脉滴注抗生素

C. 输血

D. 活血化瘀中药

E. 非甾体类药物

（37~42 题共用题干）

患儿，女，8 岁。因双下肢及臀部皮疹伴腹痛 8 天入院。病程中患儿曾有呕吐、中上腹疼痛，呈持续性腹痛，有阵发性加剧，大便性状不详。查体：神志清楚，双下肢及臀部可见对称分布的红色皮疹，高出皮面，压之不褪色，肢端伴有血管神经性水肿，躯干及面部无皮疹。皮肤未见感染灶，颜面无水肿，心肺无异常，腹软，全腹轻微压痛，无固定压痛点，肝脏、脾脏均未扪及。血常规：WBC $11 \times 10^9/L$，RBC $121 \times 10^{12}/L$，N 0.64，L 0.56，PLT $156 \times 10^9/L$。

37. 患儿入院后腹痛没有明显缓解，并出现频繁呕吐，查体腹部拒按。下列哪些检查对患儿有价值

A. 尿常规

B. 出凝血时间

C. 腹部 B 超

D. X 线胸片

E. 大便常规

F. 大便培养

38. 住院 1 周，患儿皮疹明显减轻，经过相应处理腹痛完全缓解，但尿常规发现蛋白尿。进一步检查首选

A. 血常规

B. 尿常规

C. 大便常规

D. 腹部 B 超

E. 脑电图

F. 呕吐物检查

39. 患儿蛋白定量为 2.4g，肾功能正常，血清白蛋白水平 23g/L，Addis 计数 RBC 300 ×

10^{12}/L，肾脏B超提示肾脏皮质回声增强。可以选择下列哪些处理

A. 24小时尿蛋白定量　　B. 查肾功能

C. 查血清白蛋白水平　　D. 尿Addis计数

E. 加用激素口服　　F. 肾脏B超

40. 随访3个月，患儿一直持续有蛋白尿，并且有晨起眼睑水肿。患儿应诊断

A. 原发性免疫性血小板减少症

B. 感染性红斑

C. 过敏性紫癜肾炎（肾病型）

D. 过敏性紫癜（混合型）

E. 过敏性紫癜肾炎（血尿合并蛋白尿型）

F. 胃肠炎

41. 下列哪些检查应该选择

A. 肾活检　　B. 肾脏B超

C. 血清蛋白　　D. 肾功能

E. 免疫全套　　F. 血浆蛋白电泳

42. 患儿肾脏活检结果为过敏性紫癜肾炎Ⅲb级，蛋白定量为3.4g，肾功能正常，血清白蛋白水平20g/L。最佳治疗方案为

A. 雷公藤多苷口服　　B. 抗凝治疗

C. 泼尼松口服　　D. 泼尼松口服+雷公藤多苷口服

E. 泼尼松口服+环磷酰胺静脉冲击　　F. 泼尼松口服+环孢霉素口服

（43~46题共用题干）

患儿，女，12个半月。反复发热6天，伴皮疹3天，轻咳，不喘；曾用头孢哌酮、喜炎平治疗3天，仍高热。查体：体温39℃，精神可，躯干部散在红色斑丘疹，部分融合成片，压之褪色，双颌下及颈部可触及数个淋巴结，最大直径约1.5cm，活动，轻触痛。双眼结膜充血，口唇红、干裂，杨梅舌，咽充血，扁桃体Ⅱ度肿大。心肺无明显异常，腹软，肝脾未触及肿大。曾查血常规WBC 18×10^9/L，N 0.78，L 0.12，CRP 136mg/L。

43. 该患儿可能的诊断是

A. 猩红热　　B. 传染性单核细胞增多症

C. 幼年类风湿　　D. 败血症

E. 川崎病　　F. 风疹

G. 麻疹　　H. 急性淋巴结炎

44. 有助于确诊的检查为

A. X线　　B. 抗“O”

C. EB 病毒抗体　　D. 肝肾功能
E. 嗜异性凝集试验　　F. 超声心动图
G. 类风湿因子

45. 若诊断为川崎病，最佳治疗方案为
A. 阿司匹林 + 双密达莫　　B. 糖皮质激素
C. 大剂量丙种球蛋白　　D. 阿司匹林
E. 阿司匹林 + 大剂量丙种球蛋白　　F. 双嘧达莫

46. 如果上述治疗方案效果不佳，宜选用以下哪种治疗方案
A. 阿司匹林 + 糖皮质激素　　B. 糖皮质激素
C. 血浆置换　　D. 加强抗感染治疗
E. 输新鲜冰冻血浆　　F. 双嘧达莫

(47~50 题共用题干)

患儿，男，10 个月。持续发热 1 周左右，体温 39℃以上，发热第 3 天出疹。查体：全身皮肤可见猩红热样皮疹，右颈部触及 1 个直径 1.5cm 的淋巴结，双眼球结膜充血，口唇红，皲裂，杨梅舌。血常规 WBC $21 \times 10^9/L$，N 0.88，L 0.12，PLT $230 \times 10^9/L$。

47. 该患儿考虑诊断为川崎病。由川崎病引起的巨大冠状动脉瘤是指冠状动脉内径
A. >5mm　　B. >7mm
C. >8mm　　D. >6mm
E. >4mm

48. 首选的治疗方案
A. 静脉滴注大剂量丙种球蛋白(2g/kg)　　B. 激素冲击疗法
C. 对症处理　　D. 敏感抗生素治疗
E. 抗病毒治疗　　F. 服用大剂量阿司匹林

49. 患儿入院后最重要的检查是
A. 心电图　　B. 超声心动图
C. 冠状动脉造影　　D. 胸部 X 线
E. 放射性核素心血管造影　　F. 心导管检查

50. 最易检查出冠状动脉扩张的时间为
A. 病程第 1~11 天　　B. 病程第 11~21 天
C. 病程第 21~60 天　　D. 病程半年
E. 病程 1 年　　F. 以上均不对

参考答案与解析

一、A1 型题

1. D【解析】心脏炎是急性风湿热最具特征的表现，是唯一的持续性器官损害，而皮肤、关节、丘脑下核的受累则是非持续性的。

2. C【解析】风湿热的特征性表现为风湿性心脏炎，其中风湿性心内膜炎最常累及二尖瓣，其次为三尖瓣和主动脉瓣联合受累。

3. D【解析】风湿热心电图可见：P-R 间期延长、一度房室传导阻滞、ST-T 变化、非阵发性窦性心动过速、房室增大等。

4. B【解析】Gottron 征是皮肌炎的特征性皮肤表现，风湿小体是风湿热的病理改变，而其他的皮肤改变都是风湿热的非特异性表现。

5. B【解析】增生期特点为 Aschoff 小体的形成。

6. E【解析】风湿热是具有遗传易感素质的个体对 A 组乙型溶血性链球菌上呼吸道感染的一种异常的免疫反应。

7. E【解析】急性风湿热是一种累及多系统的炎症性疾病，是常见的风湿性疾病，有多种 A 组乙型溶血性链球菌的抗原与发病有关。乙型溶血性链球菌感染后，链球菌菌体成分及其产物与相应的抗体作用，形成免疫复合物，沉积在关节、心脏、心脏瓣膜，导致Ⅲ型变态反应性组织损伤，风湿热发病。

8. E【解析】环形红斑见于 2%~5% 风湿热患儿，位于躯干及四肢近端屈侧，呈环形、半环形红斑，受热时明显，环内皮肤正常，边缘呈匐行性轻微隆起，直径约为 2.5cm。呈一过性，或时隐时现呈迁延性，可持续数周。环形红斑一般在风湿热复发时出现，常伴有心脏炎。环形红斑可间歇出现，为风湿热的主征，但并非风湿热特有表现，可见于药疹及肾小球肾炎。

9. E【解析】风湿热链球菌感染证据：20%~25% 的咽拭子培养可发现 A 组乙型溶血性链球菌，链球菌感染 1 周后血清抗链球菌溶血素“O”（ASO）滴度开始上升，2 个月后逐渐下降。50%~80% 的风湿热患儿 ASO 升高，同时测定抗脱氧核糖核酸酶 B、抗链球菌激酶（ASK）、抗透明质酸酶（AH）则阳性率可提高到95%。

10. B【解析】参见 A1 型题第 9 题解析。

11. E【解析】风湿热是 A 组乙型溶血性链球菌咽峡炎后的晚期并发症。在该菌引起的咽峡炎患儿中，0.3%~3% 于 1~4 周后发生风湿热。

12. C【解析】任何年龄的人都可能患上风湿热，最常见为 5~15 岁儿童和青少年，3 岁以内的婴幼儿极为少见。

13. D【解析】影响风湿热发病的因素：①链球菌在咽峡部存在时间越长，发病的机会越大。②特殊的致风湿热 A 组溶血性链球菌菌株，如 M 血清型（甲组 1~48 型）和黏液样菌株。③患儿的遗传学背景，一些人群具有明显的易感性。

14. C【解析】风湿热增生期的病理改变主要发生于心肌和心内膜（包括心瓣膜）。

15. B【解析】首次风湿热发作时，一般于起病 1~2 周内出现心脏炎的症状。

16. B【解析】风湿热卧床休息的期限取决于心脏受累程度和心功能状态。急性期无心脏炎患儿建议卧床休息 2 周，随后逐渐恢复活动，于 2 周后达正常活动水平；心脏炎无心力衰竭患儿建议卧床休息 4 周，随后于 4 周内逐渐恢复活动；心脏炎伴充血性心力衰竭患儿则需卧床休息至少 8 周，在以后 2~3 个月内逐渐增加活动量。

17. E【解析】非甾体类抗炎药为类风湿关节炎患儿治疗的一线药物，应首先应用。病情缓解时可应用抗风湿药二线药物。糖皮质激素虽可减轻症状，但不能阻止关节破坏，副作用又大，故不作为首选或单独使用的药物。

18. A【解析】结节性多动脉炎是一类原因不明的，主要侵犯中、小肌动脉的坏死性血管炎，为自身免疫性疾病。常累及肾、心、肝、胃肠道。受累的肌动脉呈节段性结节，动脉壁全层炎细胞浸润，动脉中膜纤维素样坏死，继而肉芽组织形成，致动脉壁增厚，管腔狭窄。

19. C【解析】类风湿因子（RF）主要为 IgM 类自身抗体，但也有 IgG 类、IgA 类、IgE 类。用凝集试验法测出的主要是 IgM 类。

20. C【解析】幼年特发性关节炎的诊断标准中，要求关节症状持续时间为 6 周以上。

21. D【解析】与附着点炎症相关的关节炎有家族易感性，一般认为本病的发病与 HLA-B27 有显著的相关性，国外报道其阳性率为 90%。

22. C【解析】幼年特发性关节炎包括全身型、多关节炎 RF 阴性型、多关节炎 RF 阳性型、少关节炎持续型、少关节炎扩展型、银屑病性关节炎与附着点炎症相关的关节炎及其他关节炎等 8 种类型。

23. E【解析】类风湿关节炎常伴有晨僵，指受累关节于静止后特别是清晨出现较长时间（>1 小时）的僵硬，如胶粘着样感觉，为本病活动性指标之一。骨性关节炎（OA）和强直性脊柱炎（AS）也可有晨僵，但持续时间较短，并不如类风湿关节炎患者常见。感染性和风湿性关节炎患者无明显的晨僵。

24. D【解析】SLE 只有在合并神经精神表现如抽搐，以及严重肾脏损害，如合并肾病综合征表现时，才使用静脉激素冲击治疗。

25. C【解析】与成人相比，儿童更易发生肾损害，有 50%~80% 的患儿存在肾受累，其中约 22% 的病例发展为肾功能衰竭。

26. B【解析】抗核抗体（ANA）阳性对 SLE 有重要意义，间接免疫荧光法测定 ANA 可见 5 种图形：均质型、斑点型、周边型、核仁型和中心型，其中周边型对 SLE 诊断价值最大。

27. E【解析】过敏性紫癜特点为鲜红色或暗红色斑丘疹，稍突出皮肤，呈出血性皮疹。严重者，可出现血疱、坏死、溃疡。紫癜可融合成片，1~2周内消退，不留痕迹，但皮疹可以反复发作。

28. A【解析】过敏性紫癜血清 IgA 升高，IgG 和 IgM 正常，亦可轻度升高。

29. B【解析】30%~60% 过敏性紫癜病例有肾脏受损的临床表现。肾脏症状多发生于起病1个月内，亦可在病程更晚期，于其他症状消失后发生，少数则以肾炎作为首发症状。症状轻重不一，与肾外症状的严重度无一致性关系。多数患儿出现血尿、蛋白尿和管型尿，伴血压增高及水肿，称为紫癜性肾炎；少数呈肾病综合征表现。虽然有些患儿的血尿、蛋血尿持续数月甚至数年，但大多数能完全恢复，少数发展为慢性肾炎，死于慢性肾衰竭。

30. A【解析】糖皮质激素和免疫抑制剂激素对急性期腹痛和关节痛可予缓解，但不能预防肾脏损害的发生，亦不能影响预后，因此不建议使用激素预防紫癜发生。

31. A【解析】过敏性紫癜免疫学检查：抗核抗体及类风湿因子常阴性，少数患者抗心磷脂抗体阳性，部分患者抗血管内皮抗体阳性，约 50% 的患者在急性期血清 IgA、IgM 升高，IgG 可正常。

32. E【解析】反复出现皮肤紫癜为过敏性紫癜的特征，多见于四肢及臀部，对称分布，伸侧较多，分批出现，面部及躯干较少。初起呈紫红色斑丘疹，高出皮面，压之不褪色，数日后转为暗紫色，最终呈棕褐色而消退。

33. C【解析】参见 A1 型题第 29 题解析。

34. C【解析】起病前 1~3 周常有上呼吸道感染史，可伴有低热、食欲缺乏、乏力等全身症状。

35. D【解析】多发性大动脉炎病变主要累及主动脉弓及其分支，其次为降主动脉、腹主动脉和肾动脉，肺动脉及冠状动脉也可受累。

36. E【解析】结节性多动脉炎在儿童发病较少，男女发病率相等。发病的高峰年龄为 9~11 岁。

37. D【解析】川崎病患儿血清抗中性粒细胞胞质抗体增高明显，可能参与血管内皮细胞的损伤。

38. E【解析】一次大剂量静脉注射丙种球蛋白合并中等剂量口服阿司匹林疗法是川崎病急性期治疗的最佳方案。

39. C【解析】川崎病最严重的并发症是冠状动脉瘤，可能导致冠状动脉瘤破裂及导致心肌梗死，是川崎病患儿死亡的主要原因。

40. C【解析】渗出性多形性红斑轻型患儿黏膜损害的发生率为 20%~45% 。

41. C【解析】结节性脂膜炎（NP）又称特发性小叶性脂膜炎或回归性发热性非化脓性脂膜炎，是指以脂肪细胞的坏死和变性为特征，临床表现成批反复发生的皮下结节。结节每隔数周或数月反复发作，多数伴有发热，热型不定，持续 1~2 周逐渐下降，还可有乏力、食欲减退、肌肉和关节酸痛等。

42. C【解析】渗出性多形红斑又称 Stevens-Johnson 综合征，是皮肤黏膜多形性红斑的严重型，以伴发高热、全身中毒症状及多器官功能损害为特征。本病属变态反应性疾病，发生于过敏体质的患儿。

43. D【解析】本病以发热开始，肢体出现对称性紫红色无症状丘疹，皮疹由褐色逐渐变成黄色并可产生一个特征性向心性中心发亮区——靶样皮疹。可伴有黏膜病损，口腔黏膜表现为大面积糜烂，眼部改变表现为眼痛，出现双侧结膜炎，并见有小水疱，眼睑肿胀眼内有脓性分泌物，使上下眼睑黏合在一起。个别病例也可出现虹膜炎或全眼炎。约 50% 的患者有前驱症状，如发热、全身无力、咳嗽、流鼻涕、咽痛、胸痛、肌肉疼痛、关节痛等。故此题选 D。

44. C【解析】过敏性紫癜血管壁可有纤维素样坏死，微血管可因血栓形成而堵塞管腔，肠道黏膜下出血、水肿为主要病理表现。

二、A2 型题

1. D【解析】风湿热是一种由咽喉部感染 A 组乙型溶血性链球菌后反复发作的急性或慢性风湿性疾病，主要累及关节、心脏、皮肤和皮下组织，偶可累及中枢神经系统、血管、浆膜及肺、肾等内脏。本例患儿猩红热后并发风湿热，故此时应从根本上出发，主要观察了解链球菌咽峡炎是否已被清除。

2. C【解析】风湿性舞蹈症是风湿热在神经系统的常见表现。约 2/3 的患儿为 5~15 岁儿童，女性较多，临床特征是不自主舞蹈样动作，肌张力降低，肌力减弱，自主运动障碍和情绪改变等。病前常有呼吸道感染、咽喉炎等 A 组乙型溶血性链球菌感染史。

3. B【解析】风湿性舞蹈症发生在儿童期，4~7 岁儿童较多见，一般出现在初次链球菌感染后 2 个月或以上，由风湿热炎症侵犯基底核所致。为一种无目的、不自主的躯干或肢体动作，如面部表现为挤眉、眨眼、摇头转颈、努嘴伸舌；肢体表现为伸直和屈曲、内收和外展、旋前和旋后等无节律的交替动作，激动兴奋时加重，睡眠时消失，情绪常不稳定是其特征之一。

4. A【解析】儿童系统性红斑狼疮的临床表现如下。①一般症状：发热，热型不规则，伴全身不适、乏力、食欲缺乏、体重下降、脱发等。②皮疹：上胸及肘部等暴露部位可有红斑样斑丘疹；掌跖红斑，指（趾）端掌侧红斑，甲周红斑，指甲下远端红斑等均为血管炎所致。也可有皮肤出血和溃疡。③关节症状。④心脏受累。⑤肾脏受累。⑥多发性浆膜炎。⑦神经系统受累。⑧其他：肝、脾、淋巴结肿大，可有咳嗽、胸痛、呼吸困难等症状。

5. A【解析】患儿有皮肤黏膜损害，淋巴结肿大，并有手足硬性肿，符合川崎病的表现。渗出性多型性红斑、传染性单核细胞增多症一般无手足硬性肿及杨梅舌。麻疹有黏膜损害，卡他症状明显，流泪，并有分泌物。风疹虽无卡他症状，但和麻疹一样，皮疹为红色粟粒样，而且无手足硬性肿及杨梅舌。

6. A【解析】静脉注射丙种球蛋白剂量为1~2g/kg，于8~12小时静脉缓慢滴注，宜于发病早期（10天以内）应用，可迅速退热，预防冠状动脉病变的发生。

三、A3/A4型题

1. C【解析】风湿热的一般表现：发热、热型不规则、精神不振、乏力、面色苍白、多汗、鼻出血、腹痛等。

2. C【解析】寻找链球菌感染证据，ESR增快是次要表现。

3. B【解析】预防风湿热复发：应用长效青霉素120万U深部肌内注射，每月1次，青霉素过敏患儿可改用红霉素等其他抗生素口服，每月口服1周，分次服用；预防期限不得少于5年，有心脏炎者应延长至10年或至青春期后，有严重风湿性心脏病者，宜作终身药物预防。

4. E【解析】风湿热急性期需卧床休息2周，有心脏炎表现应绝对卧床4周，患儿心率快，与体温升高不成比例，而且有心尖区SM Ⅰ~Ⅱ级，提示有风湿性心肌炎存在。

5. E【解析】多关节炎型幼年特发性关节炎，RF阳性型，发热最初6个月有5个关节受累，以女孩多见，儿童后期起病，关节症状较类风湿因子阴性组重，后期可侵犯髋关节，最终约半数以上发生关节强直变形而影响功能。

6. A【解析】急性期除关节炎表现外，可出现类风湿结节。

7. D【解析】参见A3/A4型题第5题解析。

8. C【解析】幼年特发性关节炎全身型起病多急骤，伴有明显的全身症状。发热弛张型高热是此型的特点，高热时可伴有寒战和全身中毒症状，如乏力、食欲减退、肌肉和关节疼痛等。皮疹于发热时出现，随着体温升降而出现或消退。皮疹呈淡红色斑丘疹，可融合成片。可见于身体任何部位，但于胸部和四肢近端多见。关节常表现为对称性肿胀、压痛和晨僵，反复发作数年后，可出现畸形。多数患儿可有全身淋巴结肿大，肠系膜淋巴结肿大时可出现腹痛。

9. D【解析】幼年特发性关节炎，建议服用萘普生。

10. A【解析】从药物的有效性与安全性考虑，一般不选用环磷酰胺。

11. E【解析】风湿性关节炎是风湿热的常见临床表现，临床的关节和肌肉游走性酸楚、红肿、疼痛为特征，与A组乙型溶血性链球菌感染有关。根据题干，该患儿是可能的诊断是风湿性关节炎。

12. E【解析】寻找链球菌感染证据，ESR是判断风湿热活动性的指标之一。

13. E【解析】患儿有皮肤损害伴水肿，血常规两系减少，直接抗人球蛋白试验阳性，红细胞沉降率增快，提示为自身免疫性疾病，同时有肾脏受累，符合系统性红斑狼疮（SLE）的表现。

14. E【解析】为确诊，应进一步做免疫与检查和自身抗体检测。

15. B【解析】SLE 肾病的治疗主要是糖皮质激素，根据病情有时可选用环磷酰胺等免疫抑制剂。

16. C【解析】患儿有皮肤紫癜、关节疼痛及血尿等肾脏损害，符合过敏性紫癜肾炎。

17. E【解析】肾穿刺活检检查是过敏性紫癜肾炎的一种有创性检查。

18. C【解析】大动脉炎是非特异性全动脉炎。疾病急性期，可以出现非特异性的全身症状，如发热、盗汗、乏力、肌肉关节痛、厌食、呕吐、心悸等。受累局部动脉可能出现压痛。血沉加快。

19. D【解析】动脉造影可清楚显示狭窄或扩张的部位和程度，以及血流减少的程度。

四、B 型题

1. B【解析】周边型抗核抗体反映抗双链 DNA 抗体，多见于红斑狼疮。

2. E【解析】非周边型抗核抗体多见于硬皮病、皮肌炎和类风湿关节炎等。

3. B【解析】抗 Sm 抗体阳性几乎仅见于系统性红斑狼疮患者，具有较高特异性。

4. B【解析】系统性红斑狼疮患者血液系统受损发生溶血时，Coombs 试验可呈阳性。

5. B【解析】参见 B 型题第 3 题解析。

6. A【解析】在 SLE 中，抗核抗体阳性率最高。

7. D【解析】参见 A1 型题第 8 题解析。

8. B【解析】川崎病急性期掌跖红斑，手足硬性水肿；恢复期指（趾）端膜状脱皮。

9. E【解析】70% 系统性红斑狼疮患儿可见皮肤症状。典型的蝶形红斑仅见于约 50% 的病例，皮疹位于两颊和鼻梁，为鲜红色的红斑，边缘清晰，伴有轻度水肿，很少累及上眼睑。

10. C【解析】单纯性紫癜是一种小血管炎，表现为皮肤散在的暗红色瘀斑就是出血点。

11. B【解析】血友病表现为深部血肿、关节腔积血和迟发出血。

12. E【解析】血栓性血小板减少性紫癜为一种不常见的血栓性微血管病，伴有微血管病性溶血性贫血。

13. A【解析】过敏性紫癜是一种毛细血管变态反应性疾病，临床特点为紫癜，皮疹及水肿，伴腹痛、关节肿痛及肾炎等症状。

五、X 型题

1. ABCD【解析】血沉增快不是某一种疾病的，如有风湿病，选项 A 正确。C 反应蛋白升高，见于急性炎症或组织坏死，如急性感染、严重创伤手术、急性风湿热、类风湿关节炎、系统性红斑狼疮、肿瘤转移等，选项 B 正确。风湿热以发热、关节痛，心电图上 P-R 间期延长，血沉增快，C 反应蛋白阳性或白细胞增多，过去有风湿热史或现在有非活动性风湿性心脏病体征为其次要表现，选项 C 正确。风湿热血常规白细胞计数增多，血红蛋白降低，选项 D 正确。

2. ABCE【解析】风湿性环形红斑较少见，呈环形或半环形边界明显的淡色红斑，大小不等。中心苍白，出现在躯干和四肢近端，呈一过性，或时隐时现呈迁延性，可出现数周。

3. CDE【解析】风湿热患者75%~80% ASO阳性。20%患者ASO不升高，其中可能包括部分隐匿型心脏炎和舞蹈症患者。

4. ABD【解析】风湿热的渗出性病理改变主要发生在心脏、关节及皮肤。

5. ABDE【解析】急性风湿热时，可有关节、皮肤、心脏和神经系统受累，表现为全心炎、多关节炎、舞蹈症、环形红斑和皮下结节。肾脏一般不会受累及。

6. BCDE【解析】风湿热的主要表现包括心脏炎、多发性关节炎、风湿性舞蹈症、环形红斑和皮下结节，而发热是风湿热的次要表现。

7. AD【解析】血ASO滴度增高只能说明近期有链球菌感染，提示有风湿热可能，不反映风湿热活动性。

8. BCDE【解析】急性风湿热实验室检查的特点：①抗链球菌抗体滴度升高。②心电图P-R间期延长。③血白细胞计数增多。④C反应蛋白增高。

9. ABDE【解析】风湿热预后主要取决于心脏炎的严重程度、首次发作是否得到正确抗风湿热治疗，以及是否正规抗链球菌治疗。心脏炎者易于复发，预后较差，尤以严重心脏炎伴充血性心力衰竭患儿为甚。

10. ABCE【解析】有充血性心力衰竭时除低盐饮食、氧气吸入外，可给予利尿剂、洋地黄制剂和血管扩张剂，有心脏炎合并心力衰竭慎用洋地黄制剂，且剂量宜小（1/3~1/2剂量），用快速制剂，要及时纠正电解质紊乱。

11. BCDE【解析】ASO一般在链球菌感染后2周左右开始增高，持续2个月左右下降。ASO增高只提示近期有过链球菌感染，提示风湿热可能，但并不反映风湿活动。值得注意的是，约20%患儿特别是风湿性舞蹈症患儿ASO不升高。

12. ABE【解析】诊断风湿热有关的临床表现及实验室检查分为主要表现及次要表现。凡有2项主要表现或1项主要表现及2项次要表现，并有近期链球菌感染证据者，即可诊断为风湿热。次要表现包括发热、关节疼痛、既往有风湿热或现有风湿性瓣膜病、实验室检查见红细胞沉降率增快、C反应蛋白阳性、黏蛋白增加、白细胞计数增多、心电图P-R间期延长。

13. BCDE【解析】婴幼儿类风湿病以幼年特发性关节炎全身型多见，临床以全身表现如发热，多形性皮疹，肝、脾、淋巴结肿大及浆膜腔积液等常见，年长儿的幼年特发性关节炎常出现对称性多关节炎。

14. BCE【解析】类风湿关节炎又称为关节风湿病，是一种以关节周围组织非化脓性炎症为主的慢性全身性的自身免疫性疾病，多发于手、腕、踝还有足部等小关节，大多呈对称性分布，一般表现可有发热、类风湿结节、类风湿血管炎及淋巴结肿大。

15. ABCD【解析】幼年特发性关节炎全身型起病多急骤，伴有明显的全身症状。发热弛张型高热是此型的特点，高热时可伴有寒战和全身中毒症状，如乏力、食欲缺乏、肌肉和关节疼痛等。皮疹于发热时出现，随着体温升降而出现或消退。皮疹呈淡红色斑丘疹，可融合成片。可见于身体任何部位，但于胸部和四肢近端多见。关节常表现为对称性肿胀、压痛和晨僵，反复发作数年后，可出现畸形。多数患儿可有全身淋巴结肿大，肠系膜淋巴结肿大时可出现腹痛。

16. ABDE【解析】风湿性舞蹈症的临床特征：①病程呈自限性。②其动作入睡后可消失。③多见于女性患儿。④不自主、无目的地快速运动。

17. ABD【解析】急性风湿性关节炎的关节损害多为一过性、游走性，最终消退不留痕迹，故 X 线检查一般不出现关节面破坏及关节间隙变窄。

18. ACDE【解析】儿童系统性红斑狼疮的免疫学异常包括：①Coombs 试验阳性。②抗 Sm 抗体阳性。③抗 dsDNA 抗体阳性。④抗核抗体阳性。

19. ABE【解析】活动期 SLE 的血细胞三系中可有一系或多系减少（需除外药物所致的骨髓抑制）；尿蛋白、红细胞、白细胞、管型尿等为提示临床肾损害的指标。血沉在病情活动期常增高；SLE 的 C 反应蛋白正常或轻度增高，合并感染或关节炎较突出者可明显增高；血清补体 C3、C4 及 CH_{50} 水平与 SLE 活动度呈负相关。血小板一般正常，亦可减少。

20. ABCD【解析】过敏性紫癜的特点：①尿液检查可有血尿、蛋白尿及管型。②粪隐血试验可呈阳性。③毛细血管脆性试验阳性。④血小板计数、出凝血时间、血块退缩试验正常。

21. ACE【解析】过敏性紫癜是一种全身性血管炎，可累及小动脉、小静脉等，体内常因高凝状态而出现外周血血小板增多，因此可与血小板减少性紫癜相鉴别。

22. BCE【解析】多发性大动脉炎多隐匿起病，早期表现为非特异性症状，所以早期诊断较困难，从出现症状到临床诊断平均需要几个月甚至数年不等，尤其儿童患者更容易延迟诊断。因受累血管的部位、程度和范围不同，症状轻重不一，主要有全身症状和局部症状两方面。血管狭窄或闭塞导致的缺血症状和体征是大动脉炎的主要临床表现。

23. ABDE【解析】多发性大动脉炎根据血管造影结果分为 5 型：①Ⅰ型病变累及主动脉弓及其分支。②Ⅱa 型病变累及主动脉弓及其分支、升主动脉；Ⅱb 型病变累及主动脉弓及其分支、升主动脉和胸降主动脉。③Ⅲ型病变累及胸降主动脉、腹主动脉和/或肾动脉。④Ⅳ型累及腹主动脉和/或肾动脉。⑤Ⅴ型为Ⅱb 型加Ⅳ型，病变累及主动脉弓及其分支时，颈动脉和椎动脉狭窄或闭塞可引起脑不同程度缺血，引起头昏、头痛、眩晕、记忆力减退、单侧或双侧视物有黑点、眼底出血、视力减退、视野缩小甚至失明。

24. ACDE【解析】川崎病的常见症状：①持续高热。②手足肿胀和脱皮。③口腔黏膜弥漫充血和草莓舌。④眼结合膜充血，无脓性分泌物。

25. ABE【解析】川崎病诊断条件：①眼结膜充血、口唇干红、草莓样舌。②淋巴结肿大；掌跖红斑、手足硬肿、指（趾）脱皮及多形红斑。

26. ABE【解析】渗出性多形性红斑的临床表现有：①红斑较大，疱疹多。②严重间质病变导致肺纤维化、呼吸衰竭。③黏膜病变尤以口唇炎及结膜炎更常见且严重。

27. ABCD【解析】渗出性多形性红斑是一种免疫相关性疾病，大多有自限性，在重症时可加用皮质激素或免疫球蛋白治疗，一般不使用更多的免疫抑制剂。

28. ABCE【解析】重症型渗出性多形红斑主要由药物所致，常见为磺胺、抗生素、非激素类抗炎药、别嘌呤醇和抗惊厥药。

29. ABD【解析】皮下结节分布于躯干、四肢、皮下或肌肉，寄生虫引起的皮下结节，一般不会自动消失。

六、案例分析题

1. C【解析】患儿有心脏炎、环形红斑 2 项主要表现，同时红细胞沉降率增快、发热，虽暂无明确的链球菌感染证据，但诊断最可能的仍是风湿热。

2. ACE【解析】P–R 间期应延长。

3. A【解析】风湿性心内膜炎主要侵犯二尖瓣和/或主动脉瓣，以前者更常见。

4. D【解析】对患过风湿热或已有风心病的患儿，应肌内注射长效青霉素，期限至少 5 年，最好持续至 25 岁，进行继发性预防。有风湿性心脏病者，宜作终身药物预防。

5. BCDE【解析】谷草转氨酶又称天门冬氨酸氨基转移酶（AST），该比值对急慢性肝炎的诊断和鉴别诊断，以及判断肝炎的转化有很好的价值。

6. B【解析】风湿热合并心功能不全，小儿耐受性降低，易中毒，应予小剂量洋地黄和利尿剂，故用药剂量应取常人量的 1/3~1/2。

7. D【解析】参见 A3/A4 型题第 3 题解析。

8. D【解析】急性期应卧床休息 2 周，若无心脏受累，可逐渐恢复活动，2 周后达正常活动水平；心脏炎无心脏扩大患儿，应绝对卧床休息 4 周后，逐渐于 4 周内恢复正常活动；心脏炎伴心脏扩大患儿，应卧床休息 6 周，再经 6 周恢复至正常活动水平；心脏炎伴严重心力衰竭患儿则应绝对卧床休息 8~12 周，然后在 3 个月内逐渐增加活动量。

9. D【解析】参见 X 型题第 12 题解析。

10. D【解析】抗链球菌溶血素“O”试验是临床判断是否存在链球菌感染的一个指标，是衡量是否存在风湿性感染的一个指标。

11. A【解析】急性风湿热累及心脏形成心肌炎时，宜早期使用糖皮质激素，泼尼松每日 2mg/kg，最大量≤60mg/d。

12. A【解析】参见 X 型题第 12 题解析。

13. B【解析】风湿热患者本身就有出现皮下结节的情况，皮下结节主要是出现于关节伸侧的皮下组织中，主要在膝关节、肘关节、腕，或者是枕骨部位。

14. A【解析】对于存在风湿性心肌炎的患者，可以表现为胸闷、胸痛、乏力、心悸、头晕、恶心、呕吐等症状，不一定在每个患者身上都会出现，但是以上症状较常见。

15. DF【解析】确定风湿热有无活动性是诊断中很重要的一方面。以下 3 种情况提示风湿热活动的持续存在，即：①体温不正常，体重不增加，运动耐量不恢复。②心律不正常，易有变化，脉搏快。③血沉增快，C 反应蛋白不转阴性，抗链球菌抗体滴度不下降或白细胞未恢复正常。

16. A【解析】有明显心脏炎者可选用。一般采用泼尼松或泼尼松龙，开始剂量为 1.5～2.0mg/(kg·d)，分 2～3 次口服，3～4 周后逐渐减量，至 12 周完全停用。

17. D【解析】参见案例分析题第 16 题解析。

18. BCD【解析】血常规尤其是血小板、CRP 及心脏超声（尤其冠脉）提示患儿可疑为川崎病。

19. D【解析】川崎病的诊断标准如下：发热 5 天以上，伴下列 5 项临床表现中 4 项者，排除其他疾病后，即可诊断为川崎病。①四肢变化：急性期掌跖红斑，手足硬性水肿；恢复期指（趾）端膜状脱皮。②多形性皮疹。③眼结合膜充血，非化脓性。④唇充血皲裂，口腔黏膜弥漫充血，舌乳头突起、充血，呈草莓舌。⑤颈部淋巴结肿大。

20. ADE【解析】川崎病的治疗药物主要是阿司匹林、丙种球蛋白、糖皮质激素，阿司匹林加大剂量的丙种球蛋白能够使冠状动脉病变从 45% 左右降到 2%～3%，甚至更低，此外还可以用阿司匹林加糖皮质激素，如果以上方法没有效果，可考虑血浆置换。

21. ABCE【解析】再次评估感染指标，尤其腺病毒及有无肺炎。

22. B【解析】体温正常，但冠脉改变，血小板增多，应加抗凝治疗。

23. BE【解析】冠脉扩张且已形成血栓，应加强抗凝治疗、溶栓治疗。

24. B【解析】参见 A2 型题第 4 题解析。

25. EF【解析】患儿多系统受累考虑 SLE，属于自身免疫性疾病。自身免疫性溶血性贫血 + 血小板减少诊断为 Evans 综合征。

26. ADE【解析】诊断 SLE、Evans 综合征，故 ANA、抗 ds-DNA 抗体、Coombs 试验有诊断意义。

27. C【解析】该患儿以血液系统贫血及血小板减少改变最明显。

28. AC【解析】患儿病情活动明显，重度活动，最佳治疗方法是大剂量糖皮质激素冲击、环磷酰胺冲击。

29. ABCEF【解析】除输血，余出院后均适宜。

30. A【解析】参见 A1 型题第 27 题解析。

31. ABD【解析】临床主要表现为在小腿伸侧为主，可触及性的出血性紫癜，一般对称分布，在受压部位损害多，并且比较重。严重的时候紫癜可以融合成大片的瘀斑，甚至会发生水疱。皮损一般是成群发生，大约在 1 周内消退，最终遗留色素沉着。过敏性紫癜可以由多种因素引起，但直接致病的因素往往又难以确定，细菌和病毒感染是诱发过敏性紫癜最常见的原因，如上呼吸道感染、扁桃体炎、肺炎、猩红热、尿路感染等急性感染。

32. BE【解析】根据有上呼吸道感染病史、典型皮疹表现、关节及肾脏受累，过敏性紫癜诊断明确。但过敏性紫癜的关节肿胀，是由于血管神经性水肿造成，不留有关节畸形。其肾脏受累多发生在皮疹后 1 个月内，亦可在其他症状消失后发生，少数则以肾炎为首发表现。

33. E【解析】参见 A1 型题第 27 题解析。

34. B【解析】过敏性紫癜是以毛细血管变态反应性炎症为病理基础的结缔组织病，临床上以皮肤紫癜、关节肿痛、腹痛、便血和血尿为特征。故最需要进行的辅助检查是尿常规。

35. D【解析】过敏性紫癜可见并发肠套叠，且符合肠套叠的临床表现，有腹痛、血便、腹部包块。

36. A【解析】作为过敏性紫癜的特殊治疗药物，糖皮质激素的主要效应是缓解腹痛和关节痛。

37. ACE【解析】该患儿需行腹部超声除外急腹症。尿常规评估肾脏损伤情况，大便常规排除肠道感染。

38. D【解析】了解肾脏有无改变，并除外慢性疾病。

39. ABCDF【解析】需全面评估肾脏损伤。

40. C【解析】过敏性紫癜肾炎（肾病型）：①肉眼血尿或大量镜下血尿。②高血压、水肿、肾功能损害。

41. ABCD【解析】该病最重要的为肾脏损害。并依据该检查行治疗。

42. E【解析】患儿存在肾病水平低、蛋白血症且病理为Ⅲb 级，故应用糖皮质激素，联合环磷酰胺冲击治疗。

43. ABCDEH【解析】有发热、皮疹、扁桃体肿大，血常规、CRP 高不排除细菌感染可能，故猩红热、败血症不除外。幼年类风湿骨关节症状不明显，以全身症状为著，故也不能完全除外。如果为风疹、麻疹，出疹时间有点晚，麻疹卡他症状明显。传染性单核细胞增多症、川崎病都可以有发热、皮疹、黏膜炎症表现。

44. BCEFG【解析】有助于鉴别 EB 病毒感染、猩红热、类风湿关节炎。

45. E【解析】若诊断为川崎病，最佳治疗方案是阿司匹林 + 大剂量丙种球蛋白。

46. A【解析】川崎病的治疗药物主要是阿司匹林、丙种球蛋白，丙球无效时加用糖皮质激素。

47. C【解析】内径 >8mm 称巨大冠状动脉瘤，多为广泛性。

48. AF【解析】治疗川崎病丙种球蛋白可迅速退热，预防冠脉病变的发生率，应同时合并应用阿司匹林。

49. B【解析】川崎病最大危害是冠脉损伤。心脏超声简便易行，评估准确。

50. B【解析】病程的第一期为急性发热期，一般病程为 1~11 天，主要症状于发热后即陆续出现，可发生严重心肌炎。进入第二期为亚急性期，一般为病程 11~21 天，多数体温下降，症状缓解，指趾端出现膜状脱皮，此期最易检查出冠状动脉扩张。

第十二章　内分泌系统疾病

尿崩症

一 A1 型题

1. 分泌生长激素的内分泌腺是
   A. 垂体后叶　　B. 下丘脑
   C. 垂体柄　　D. 蝶鞍
   E. 垂体前叶
2. 下述哪一项检查不是生长激素缺乏症的确诊试验
   A. 胰岛素低血糖刺激试验　　B. 精氨酸刺激试验
   C. 可乐定刺激试验　　D. 运动试验
   E. 左旋多巴试验
3. 了解垂体的形态大小，最好的影像学检查是
   A. 头颅 X 线片　　B. 头颅 CT
   C. 头颅磁共振　　D. 头颅血管造影
   E. 脑彩超
4. 下丘脑分泌(　　)激素。
   A. 三碘甲状腺原氨酸（T_3）　　B. 生长激素（GH）
   C. 促黄体激素　　D. 促肾上腺皮质激素（ACTH）
   E. 促甲状腺激素释放激素（TRH）
5. 儿童甲状腺功能亢进主要表现为以下哪种情况
   A. 外源性甲状腺素摄入过多　　B. 弥漫性毒性甲状腺肿
   C. 甲亢性甲状腺癌　　D. 淋巴细胞性甲状腺炎
   E. 亚急性甲状腺炎
6. 甲亢患儿若做 TRH 兴奋试验，促甲状腺激素（TSH）的反应是
   A. TSH 轻度增高　　B. TSH 明显增高
   C. TSH 延迟反应　　D. 多数 TSH 无反应
   E. 以上都错误
7. 甲状旁腺素（PTH）在肾脏的作用是
   A. 促进钙和磷的重吸收

B. 促进钙的重吸收和阻断磷的重吸收

C. 促进钙的重吸收和阻断磷的重吸收，促进维生素 D_3 的25位羟化

D. 促进钙和磷的重吸收，促进维生素 D_3 的1位羟化

E. 促进钙的重吸收和阻断磷的重吸收，促进维生素 D_3 的1位羟化

8. 吸气性呼吸困难见于

A. 脑外伤　　B. 甲状腺肿大

C. 心肌病　　D. 大量胸腔积液

E. 有机磷中毒

9. 造成先天性甲状腺功能低下的最主要的原因是

A. 碘缺乏　　B. 甲状腺或靶器官反应性低下

C. 甲状腺合成过程中酶的缺乏　　D. 促甲状腺激素缺乏

E. 甲状腺不发育或发育不全

10. 可以确诊散发性甲减的实验室检查是

A. 血清 TSH 降低，T_4 降低　　B. 血清 TSH 增高，T_4 降低

C. 血清 TSH 降低，T_3 增高　　D. 血清 TSH 增高，T_3 降低

E. 血清 TSH 降低，T_3 降低

11. 与散发性先天性甲状腺功能减退症病因无关的是

A. 促甲状腺激素不足　　B. 甲状腺发育不全

C. 甲状腺激素合成障碍　　D. 甲状腺异位

E. 碘缺乏

12. HbA1c 是目前监测糖尿病控制情况的良好指标，其所代表的血糖水平是近期多长时间

A. 3~4 周　　B. 1~2 周

C. 5~7 周　　D. 8~12 周

E. 16~20 周

13. 有关儿童期糖尿病特点描述正确的是

A. 2 型糖尿病为主　　B. 对胰岛素治疗多不敏感

C. 青春期胰岛素用量无变化　　D. 40% 患儿就诊时为酮症酸中毒状态

E. 以上均不正确

14. 糖尿病饮食治疗中三大营养素（依次为糖类、蛋白质、脂肪）含量占饮食总热量百分比分别为

A. 30%~40%、50%、<20%　　B. 40%~50%、50%、0%

C. <15%、60%、30%　　D. 20%~30%、60%、20%

E. 50%~55%、15%~20%、30%

15. Somogyi 现象是指
A. 胰岛素过量
B. 清晨胰岛素反调节激素分泌不足
C. 凌晨低血糖
D. 黎明现象
E. 慢性胰岛素不足

16. 下列有关原发性甲状旁腺功能减退症的临床表现，说法错误的是
A. 早期表现为肌肉疼痛和疼痛性痉挛
B. Chvostek 征阴性
C. 伴意识丧失的惊厥间断出现
D. 惊厥可间隔数天、数周或数月发病 1 次
E. 惊厥发作开始时可伴有腹痛

17. 下列哪个不属于反调节激素
A. 胰高血糖素
B. 胰岛素
C. 肾上腺素
D. 生长激素
E. 皮质醇

18. 下列哪种组织不发生糖尿病微血管病变
A. 视网膜
B. 晶状体
C. 肾小球
D. 心肌
E. 神经

19. 对可疑糖尿病最有价值的诊断检查是
A. 24 小时尿糖定量
B. 空腹血糖
C. 餐后 2 小时尿糖
D. HbA1c
E. 口服葡萄糖耐量试验

20. 最常见的儿童糖尿病是
A. 非糖尿病性葡萄糖尿症
B. 继发性糖尿病
C. 胰岛素依赖性糖尿病
D. 非胰岛素依赖性糖尿病
E. 婴儿暂时性糖尿病

21. 以下哪项不符合特发性生长激素缺乏症
A. 智力正常
B. 骨化中心发育正常
C. 多数青春期发育延迟
D. 身材矮小
E. 身体各部分比例正常

22. 关于特发性性早熟，最主要的特点为
A. 生长速度加快
B. 骨龄增速
C. 骨骺早愈合
D. 影响最终身高
E. 性发育过程遵循正常规律

23. 属于性早熟年龄范围的是
A. 男孩 10 岁
B. 女孩 10 岁

C. 男孩 14 岁　　D. 女孩 9 岁
E. 男孩 9 岁前

24. 肾性尿崩症与中枢性尿崩症的主要区别是肾性尿崩症
A. 多饮、多尿、烦渴
B. 加压素试验提高尿渗透压程度
C. 尿比重低，尿渗透压一般在 50~200mmol/L
D. 禁水试验尿比重升高不明显
E. 高渗性脱水

25. 先天性肾上腺皮质增生症中最常见的一种是
A. 3β-羟类固醇脱氢酶缺乏症　　B. 11β-羟化酶缺乏症
C. 21-羟化酶缺乏症　　D. 17-羟化酶缺乏症
E. 18-羟化酶缺乏症

26. 先天性肾上腺皮质增生症是以下哪种情况的常见原因
A. 初潮提前　　B. 女性性早熟
C. 女孩乳腺发育　　D. 女性假两性畸形
E. 男孩睾丸增大

27. 地方性甲状腺功能减退症的主要原因是
A. 甲状腺发育异常　　B. 垂体分泌甲状腺激素减少
C. 甲状腺激素合成障碍　　D. 母亲孕期饮食缺碘
E. 母亲在妊娠期应用抗甲状腺药物

28. 智力低下，特殊面容属于何种病症
A. 软骨发育不全　　B. 先天性甲状腺功能减退症
C. 佝偻病　　D. 侏儒症
E. 先天性巨结肠

29. 新生儿甲状腺功能减退症常见于
A. 早产儿　　B. 足月儿
C. 过期产儿　　D. 小于胎龄儿
E. 低出生体重儿

30. 先天性甲状腺功能减退症服用甲状腺制剂治疗时间是
A. 1~2 年　　B. 3~4 年
C. 4~6 年　　D. 6~8 年
E. 终身

31. 地方性甲状腺功能减退症患儿给甲状腺素治疗改善
A. 功能低下　　B. 智力低下

C. 听力障碍
D. 运动障碍
E. 共济失调

32. 新生儿先天性甲状腺功能减退症筛查的最佳指标为
A. T_4
B. T_3
C. TSH
D. FT_4，FT_3
E. rT_3

33. 关于先天性甲状腺功能低下，服用甲状腺素制剂最重要的原则是
A. 有甲亢表现时应适当减量
B. 从小剂量开始，根据 T_4 及 TSH 调整剂量
C. 年龄加大，剂量加大
D. 终身用药
E. 尽快用甲状腺素

34. 地方性甲状腺功能减退症临床表现为“神经性”综合征的患儿下列哪项不符合
A. 智力低下，聋哑
B. 共济失调
C. 甲状腺功能正常或轻度减低
D. 显著的生长发育落后
E. 痉挛性瘫痪

二 A2 型题

1. 患儿，女，14 岁。患毒性弥漫性甲状腺肿，下列哪项临床表现不符合
A. 双手细震颤
B. 食欲亢进、消瘦、怕热、多汗
C. 大便次数增多
D. 月经过多
E. 脉压增大、水冲脉

2. 患儿，女，12 岁。经诊断为 Graves 病。经甲巯咪唑治疗症状缓解后，甲状腺反而增大，此时应该采取的措施是
A. 加大甲巯咪唑剂量
B. 加用左甲状腺素
C. 停用甲巯咪唑
D. 加用碘剂
E. 加用普萘洛尔（心得安）

3. 患儿，女，10 岁。患 1 型糖尿病，因肺部感染诱发酮症酸中毒。以下哪项治疗是错误的
A. 积极补碳酸氢钠以尽快纠正酸中毒
B. 及时使用胰岛素
C. 积极补液，纠正脱水
D. 随访血钾，防治低血钾
E. 治疗肺部感染

4. 患儿，女，4 岁半。出生时身高、体重正常，1 岁半后出现生长发育缓慢，身高、体重均落后于同龄儿，智力正常。查体：身高 90cm，体重 10kg，腹壁皮下脂肪 0.5cm，心肺腹未见异常。考虑患儿矮身材是由于
A. 宫内生长发育迟缓
B. 生长激素缺乏症

C. 营养不良　　D. 先天性甲减
E. 染色体异常

5. 患儿，女，8岁半。因乳房增大，身高增长加速1年来院就诊。查体：身高140cm，乳房B2期，阴毛P2期，手腕骨X线片示骨龄11岁。此患儿最可能的诊断是
A. 单纯乳房早发育　　B. 原发性甲状腺功能减退症伴性早熟
C. McCune-Albright综合征　　D. 先天性肾上腺皮质增生症
E. 真性性早熟

6. 患儿，女，2岁。乳房增大2个月，身高88cm，乳房B2期。左手X线骨片：腕部骨化中心4/10。应考虑的疾病是
A. 单纯性乳房早发育　　B. 先天性肾上腺皮质增生症
C. 卵巢肿瘤　　D. 特发性真性性早熟
E. McCune-Albright综合征

7. 患儿，女，7岁。自2岁开始尿量多、口渴、多饮，症状逐渐加重，目前每日尿量6L，智力正常；查体消瘦，口唇干燥。尿渗透压低。最可能的诊断是
A. 1型糖尿病　　B. 中枢性尿崩症
C. 肾性尿崩症　　D. Bartter综合征
E. 肾小管酸中毒

8. 患儿，男，出生3周。因发热3天，呕吐、精神差1天入院。查体：皮肤色素深，脱水明显，阴茎稍大。测血清电解质钠126mmol/L，钾5.8mmol/L，氯91mmol/L，明确诊断为最常见类型的先天性肾上腺皮质增生症。该患儿属于什么酶缺陷
A. 3β-羟类固醇脱氢酶　　B. 21-羟化酶
C. 17-羟化酶　　D. 18-羟化酶
E. 11β-羟化酶

9. 患儿，女，6岁。生后发现阴蒂肥大似阴茎，大阴唇似阴囊。查体：血压正常，外阴性别难辨，身高+2SD，血钠140mmol/L，骨龄10岁，染色体核型分析46,XX。最可能的诊断是
A. 3β-羟类固醇脱氢酶缺陷　　B. 11β-羟化酶缺陷
C. 17-羟化酶缺陷　　D. 18-羟化酶缺陷
E. 21-羟化酶缺陷

10. 患儿，男，6岁。身高133cm，血压140/89mmHg，阴茎明显较同龄儿长。睾丸左右对称，均为3ml容积，有阴毛、痤疮。左手X线骨片：腕部骨化中心10/10。最可能的诊断是
A. 中枢性性早熟　　B. 部分性性早熟
C. CAH（11β-羟化酶缺乏）　　D. CAH（21-羟化酶完全缺乏）
E. CAH（21-羟化酶不完全缺乏）

11. 患儿，男，出生 17 天。过期产儿。反应迟钝，食量少，黄疸未退，便秘，体重低，腹胀。该患儿最可能的诊断是

A. 糖尿病　　B. 苯丙酮尿症

C. 甲状腺功能减退症　　D. 先天性巨结肠

E. 唐氏综合征

12. 患儿，女，5 个月。生后常便秘、腹胀、少哭。查体：皮肤粗糙，毛发枯黄、稀疏，唇厚，舌大，腹部膨隆，脐疝，四肢粗短。最可能的诊断是

A. 黏多糖病　　B. 唐氏综合征

C. 苯丙酮尿症　　D. 先天性甲状腺功能减退症

E. 软骨发育不良

13. 患儿，男，2 岁半。尚不会独立行走，智力落后于同龄儿，表情淡漠，眼睑水肿，手指粗短，皮肤粗糙，心率 82 次/分，腹部膨隆。以下哪项检查对诊断有帮助

A. 染色体核型分析　　B. 腕部摄片测骨龄

C. 血钙、磷、碱性磷酸酶　　D. 尿三氧化铁试验

E. 智力筛查

三 A3/A4 型题

（1~4 题共用题干）

患儿，男，12 岁。出生体重 3kg，因臀位剖宫产，出生无青紫窒息史，身材比例匀称，身高 115cm，骨龄相当于 6 岁，生长速度每年 2~3cm，智力运动发育正常。

1. 此患儿可能患有下列哪种疾病

A. 体质性青春期发育延迟　　B. 宫内发育迟缓

C. 生长激素缺乏　　D. 甲状腺功能低下

E. 家族性矮身材

2. 该患儿的生长激素刺激试验 GH 峰值可能为

A. 20μg/L　　B. 15μg/L

C. 10μg/L　　D. 12μg/L

E. 4μg/L

3. 下列哪项检查有利于确诊

A. 生长激素测定（空腹）　　B. 胰岛素样生长因子测定

C. 生长激素睡眠值　　D. 2 种不同途径生长激素刺激测定

E. 生长激素运动试验

4. 最佳治疗方案或药物是

A. 生长激素　　B. 司坦唑醇

C. 不需要特殊治疗
D. 苯丙酸诺龙
E. 左甲状腺素

（5~7题共用题干）

患儿，男，3周。因发热3天，呕吐、精神差1天入院。查体：皮肤色素深，脱水明显。阴茎稍大。测血清电解质：钠126mmol/L，钾5.8mmol/L，氯91mmol/L。

5. 该患儿明确诊断为最常见类型的先天性肾上腺皮质增生症。此病是哪种酶缺陷
A. 3β-羟类固醇脱氢酶缺陷
B. 11β-羟化酶缺陷
C. 17-羟化酶缺陷
D. 18-羟化酶缺陷
E. 21-羟化酶缺陷

6. 最有诊断意义的检查是
A. 睾酮增高
B. 17-羟孕酮增高
C. 骨龄加快
D. ACTH 增高
E. 皮质醇降低

7. 应该采取的最佳治疗措施为
A. 仅补液纠正电解质紊乱
B. 补液+静脉用糖皮质激素+盐皮质激素
C. 单用盐皮质激素
D. 口服糖皮质激素+盐皮质激素
E. 以上均不是

（8~9题共用题干）

患儿，女，2岁。身高为80cm，智力低下，塌鼻梁、舌体厚大，腹胀便秘，有脐疝。

8. 该患儿最可能的诊断是
A. 巨结肠
B. 唐氏综合征
C. 地方性先天性甲状腺功能减退症
D. 散发性先天性甲状腺功能减退症
E. 黏多糖病

9. 为明确诊断，首先应选择的检查是
A. TSH，FT_4，FT_3
B. TGAb，TPOAb
C. 甲状腺扫描
D. 血胆固醇
E. 心电图

（10~11题共用题干）

患儿，男，12岁。近1个月多食、易饥饿、消瘦，面红易激动，自觉心悸并发现颈部增粗。

10. 该患儿最可能的诊断是
A. 单纯性甲状腺肿
B. 桥本甲状腺炎

C. 糖尿病　　D. 心动过速

E. Graves 病

11. 首选的最佳检查方案是

A. 空腹血糖　　B. 心电图

C. T_3，T_4，TSH　　D. FT_3，FT_4，T_3，T_4，TSH

E. FT_3，FT_4，T_3，T_4，TSH、TGAb、TPOAb

（12~17 共用题干）

患儿，女，12 岁。诊断为胰岛素依赖型糖尿病，1 周来出现恶心，面色潮红，呼吸深快，渐发生神志模糊以致昏迷。

12. 该患儿最可能的诊断为

A. 尿毒症酸中毒　　B. 糖尿病高渗昏迷

C. 糖尿病酮症酸中毒　　D. 呼吸性碱中毒

E. 乳酸性酸中毒

13. 符合糖尿病酮症酸中毒的实验室检查是

A. 血钾不变　　B. 二氧化碳结合力下降

C. 血钠升高　　D. 血白细胞下降

E. 血乳酸下降

14. 首选治疗

A. 快速静脉滴注碳酸氢钠 + 大剂量胰岛素

B. 快速静脉滴注高渗盐水 + 小剂量胰岛素

C. 快速静脉滴注低渗盐水 + 小剂量胰岛素

D. 快速静脉滴注生理盐水 + 大剂量胰岛素

E. 快速静脉滴注生理盐水 + 小剂量胰岛素

15. 经小剂量胰岛素、补碱、补液等治疗后，患儿出现心悸、期前收缩、乏力，治疗应首先考虑

A. 甘露醇　　B. 补钙

C. 普萘洛尔　　D. 补钾

E. 维拉帕米

16. 患儿经治疗后血糖及意识很快恢复正常，2 小时内又突然昏迷，首先要考虑

A. 酸中毒加剧　　B. 脑水肿

C. 胰岛素过量致严重低血糖　　D. 低血糖后反跳性高血糖

E. 脑出血

17. 此时应如何处理

A. 静脉补钾　　B. 停止补碱

C. 静脉补钙
D. 继续原方案治疗并静脉滴注甘露醇
E. 停止补碱并静脉滴注甘露醇

（18~20题共用题干）

患儿，女，10岁。患1型糖尿病，近日因肺部感染诱发酮症酸中毒。

18. 特征性症状是
A. 烦渴、多饮、多尿
B. 呼气有烂苹果味
C. 深大呼吸
D. 皮肤干燥、弹性差
E. 昏迷

19. 胰岛素最佳使用方法为
A. 大剂量胰岛素皮下注射
B. 小剂量胰岛素持续静脉滴注
C. 大剂量胰岛素皮下注射＋静脉注射
D. 大剂量胰岛素静脉注射
E. 小剂量胰岛素静脉注射

20. 治疗错误的是
A. 及时使用胰岛素
B. 积极补液纠正脱水
C. 积极碳酸氢钠纠正酸中毒
D. 防止低血钾
E. 治疗肺部感染

（21~22题共用题干）

患儿，女，11岁。2天来发热，伴恶心、呕吐、腹痛，呼气有一种烂苹果味，继而出现昏迷。

21. 该患儿最可能的诊断是
A. 急性胃肠炎
B. 急腹症
C. 食物中毒
D. 中枢神经系统感染
E. 糖尿病酮症酸中毒

22. 为明确诊断，首先应选择的检查是
A. 血糖、尿糖
B. HbA1c
C. 血糖、尿糖、尿酮
D. 果糖胺
E. 血气

（23~25题共用题干）

患儿，男，9岁。臀位产，出生体重3kg，身材比例匀称，身高110cm，骨龄相当于5~6岁，生长速度每年2~3cm，智力正常。

23. 该患儿最可能的诊断是
A. 家族性身矮
B. 体质性青春期发育延迟

C. 宫内生长障碍
D. 生长激素缺乏
E. 甲状腺功能低下

24. 确诊首选的检查是
A. 空腹生长激素测定
B. 胰岛素样生长因子
C. 生长激素运动试验
D. 生长激素睡眠值
E. 2 种不同途径生长激素刺激试验

25. 最佳治疗方案是
A. 苯丙酸诺龙
B. 左甲状腺素钠片
C. 司坦唑醇
D. 生长激素
E. 不需治疗

（26~29 题共用题干）

患儿，女，4 岁半。身高 80cm，身长的中点位于脐下缘，腕骨骨化中心 4 个，智力落后，皮肤粗糙，眼睑水肿，眼间距增宽，常吐舌，父母非近亲结婚，住地非地方性甲状腺肿流行地区。

26. 考虑诊断是
A. 垂体性侏儒症
B. 唐氏综合征
C. 糖原贮积症
D. 黏多糖病
E. 先天性甲状腺功能减退症

27. 确诊需做哪项检查
A. 血糖测定
B. 脑电图检查
C. 腕部 X 线片
D. 尿三氯化铁试验
E. T_3，T_4，TSH 检查

28. 下列哪项与该患儿的病因无关
A. 甲状腺无或少
B. 甲状腺激素合成障碍
C. 母孕期饮食中缺碘
D. 母孕期用抗甲状腺药物
E. 甲状腺集碘功能或碘的有机化过程障碍

29. 该患儿确诊后，治疗给予甲状腺素片 10mg 口服，准备逐步加大甲状腺素片剂量，至出现下列表现时所用剂量即为维持量，除外
A. 食欲改善，反应灵活
B. 便秘与腹胀缓解
C. T_3，T_4基本正常
D. TSH 基本正常
E. 骨龄和身高达到正常同龄儿水平

（30~31 题共用题干）

患儿，女，10 个半月。生后反应差，少哭，吃奶少，便秘、腹胀来诊。查体：头发稀

少，干枯，发际低，肤色苍黄，眼睑水肿，脐疝。

30. 该患儿会出现以下哪项体征

A. 方颅，赫氏沟

B. 皮纹异常

C. 皮肤粗糙

D. 皮肤白嫩

E. 角膜混浊，眼内眦赘皮

31. 确诊此病，首选哪项检查

A. 染色体核型分析

B. 血清碱性磷酸酶测定

C. 血胆固醇、三酰甘油测定

D. 血电解质钠、钾、氯、钙测定

E. 血清 TSH，T_4，T_3测定

四 B 型题

（1~4 题共用备选答案）

A. GH 峰值 12μg/L

B. GH 峰值 8μg/L

C. CH 峰值 4μg/L

D. TSH 值 4mU/L

E. TSH 值 21mU/L

1. 生长激素部分缺乏
2. 先天性甲状腺减退症
3. 生长激素分泌正常
4. 生长激素完全缺乏

（5~7 题共用备选答案）

A. 甲状腺功能亢进症

B. 医源性甲状腺功能亢进症

C. 化脓性甲状腺炎

D. 甲状腺功能减退症

E. 单纯性甲状腺肿

5. 患儿，女，9 岁。近 2 个月怕热、多汗、易饥、多食，进行性消瘦。查体：体温 37.2℃，心率 107 次/分。双眼外突，恐惧眼神，瞬目减少。甲状腺横径为 4.5cm，质韧，心音有力，心律齐，手心汗湿。该患儿最大可能的诊断是
6. 患儿，男，8 岁半。智力落后 6 年左右伴矮小。查体：体温 36.5℃，心率 60 次/分，颜面苍白，唇厚，舌大，颈短，上部量/下部量 >1.5，皮肤粗糙，心音低钝，腹膨隆。该患儿最大可能是
7. 患儿，女，11 岁。因发热、咽痛、颈部疼痛 2 天就诊。查体：体温 38.9℃，呼吸 20 次/分，心率 100 次/分，急性热病容，咽部红肿，颈前可触及一包块，约 3cm × 4cm，表面红，触痛明显，随吞咽上下移动，心肺（-）。该患儿最大可能的诊断是

(8~10 题共用备选答案)

A. 四肢细长、晶状体脱位
B. 嗜睡、腹胀、便秘、少动
C. 智力低下，尿有鼠尿臭味
D. 特殊面容、高腭弓、通贯手
E. 智力正常、“O” 形腿

8. 苯丙酮尿症
9. 先天性甲状腺功能减退症
10. 唐氏综合征

(11~13 题共用备选答案)

A. 糖尿病酮症酸中毒昏迷
B. 糖尿病非酮症高渗昏迷
C. 糖尿病肾病
D. 糖尿病乳酸酸中毒
E. 糖尿病低血糖昏迷

11. 1 型糖尿病最主要的死亡原因是
12. 1 型糖尿病的慢性并发症是
13. 1 型糖尿病最常见的严重急性并发症是

(14~17 题共用备选答案)

A. 一过性糖尿
B. 肾性糖尿
C. 半乳糖血症
D. 苯丙酮尿症
E. 糖尿病

14. 患儿，男，2 岁。一次性饮入大量糖水后，发现尿糖阳性，此后复查正常
15. 患儿，女，4 岁。偶然尿常规检查发现尿糖阳性，空腹血糖正常
16. 患儿，男，刚出生喂奶后呕吐，腹泻，体重不增，黄疸加重并出现肝脾大，其血糖正常，尿还原糖试验阳性
17. 患儿，女，1 岁。智力落后，毛发黄，皮肤白，有惊厥发作史，尿有鼠尿味

(18~20 题共用备选答案)

A. 胰岛素受体抵抗
B. 胰岛 β 细胞功能减低
C. 继发性垂体病变
D. 甲状腺功能亢进
E. 甲状腺功能正常

下列疾病应归属为

18. Graves 病
19. 单纯性甲状腺肿
20. 1 型糖尿病

（21～24 题共用备选答案）

A. 脱水
B. 脑水肿
C. 头小畸形
D. 甲状腺功能低下
E. 侏儒症

通过前囟的检查，其改变可以反映疾病的情况

21. 过大
22. 凹陷
23. 饱满
24. 早闭

（25～27 题共用备选答案）

A. 希恩综合征
B. 肢端肥大症
C. 垂体性侏儒
D. 巨人症
E. 尿崩症

25. 儿童期腺垂体分泌生长激素过多引起
26. 下丘脑-神经垂体功能减退引起
27. 儿童期下丘脑-腺垂体功能减退引起

（28～30 题共用备选答案）

A. ACTH 兴奋试验
B. 促性腺激素释放激素（GnRH）兴奋试验
C. TRH 兴奋试验
D. HCG 刺激试验
E. 生长素释放激素（GHRH）兴奋试验

28. 用于鉴别下丘脑或垂体性生长激素缺乏症（GHD）
29. 用于鉴别原发性或继发性甲减
30. 用于诊断非典型 GHD

（31～34 题共用备选答案）

A. 甲状腺功能正常
B. 血清 T_4降低、TSH 降低或正常，TRH 刺激试验 TSH 为低水平线
C. 血清 T_4降低、TSH 降低或正常，TRH 刺激试验 TSH 高峰延迟
D. 血清 T_4增高、TSH 降低
E. 血清 T_4降低、TSH 增高

31. 垂体病损所致甲状腺功能减退症
32. 下丘脑病损所致甲状腺功能减退症

33. 原发性先天性甲状腺功能减退症
34. 佝偻病

(35~37 题共用备选答案)

A. ACTH 兴奋试验
B. GnRH 兴奋试验
C. TRH 兴奋试验
D. HCG 刺激试验
E. GHRH 刺激试验

35. 用于诊断非典型先天性肾上腺皮质增生症 21-羟化酶缺陷
36. 用于鉴别下丘脑或垂体性生长激素缺乏症
37. 用于鉴别垂体性或下丘脑性甲状腺功能减退症

五 X 型题

1. 下列与自身免疫有关的疾病是
   A. 狼疮性肾炎
   B. 1 型糖尿病
   C. Graves 病
   D. 地方性克汀病
   E. 急性胰腺炎
2. 引起 GHD 的病因有哪些
   A. 暂时性 GH 分泌功能低下
   B. 颅内感染或颅脑放射性损伤
   C. 垂体的发育异常
   D. 特发性下丘脑-垂体功能缺陷
   E. 遗传性 GH 缺乏
3. 下列激素由腺垂体所分泌的是
   A. ACTH
   B. TSH
   C. GH
   D. 卵泡刺激素 FSH
   E. ADH
4. 下列哪项属于生长激素的基本作用
   A. 促进蛋白质的合成，氨基酸的转运和摄取
   B. 抑制肝糖原的分解
   C. 降低细胞对胰岛素的敏感性，使血糖升高
   D. 促进脂肪的分解
   E. 促进人体组织细胞的增大和增殖
5. 下列哪种情况骨龄发育不正常
   A. 体质性青春期延迟
   B. 甲状腺功能减低
   C. 家族性矮身材
   D. 生长激素缺乏症
   E. 先天性肾上腺皮质增生症

6. 甲状腺激素的主要生理作用，正确的是

A. 减缓新陈代谢　　B. 促进生长

C. 降低酶活力　　D. 促进中枢神经系统发育

E. 阻碍脂肪分解和利用

7. 下列属于甲状腺功能亢进时甲状腺肿大特点的是

A. 腺体肿大，有结节　　B. 质地柔软

C. 无疼痛　　D. 两侧对称

E. 无血管杂音

8. 治疗甲亢的常用药物有

A. 普萘洛尔　　B. 甲巯咪唑

C. 甲硫氧嘧啶　　D. 丙硫氧嘧啶

E. 小剂量碘

9. 以下哪项不是先天性甲状腺功能减退症的常见原因

A. 甲状腺不发育或发育不良　　B. 甲状腺或靶器官反应性低下

C. 促甲状腺激素缺乏　　D. 甲状腺素合成途径缺陷

E. 碘缺乏

10. 能够影响甲状腺素的合成与释放的物质是

A. 甲状腺球蛋白　　B. 丙硫氧嘧啶

C. 促甲状腺激素　　D. C 肽

E. 二碘酪氨酸

11. 先天性甲状腺功能低下的临床表现包括

A. 新生儿生理性黄疸时间缩短　　B. 智力及生长发育正常

C. 具有特殊面容和皮纹特点　　D. 各种生理功能低下的表现

E. 皮肤粗糙，有黏液性水肿

12. 下列选项中属于反调节激素的是

A. 胰高血糖素　　B. 胰岛素

C. 肾上腺素　　D. 生长激素

E. 皮质醇

13. 糖尿病的主要病理变化主要有

A. 胰岛和胰岛 β 细胞数量不变　　B. 胰岛纤维化和萎缩

C. 分泌胰高血糖素的 α 细胞增生　　D. 大量淋巴细胞浸润

E. 大量浆细胞浸润

14. 下列哪项是1型糖尿病的典型临床表现

A. 夜尿增多　　B. 多饮

C. 消瘦　　D. 少食

E. 少尿

15. 关于儿童1型糖尿病的发病因素以下说法正确的是

A. 单基因显性遗传　　B. 多基因遗传

C. 非免疫性损害　　D. 以病毒感染为主

E. 食入糖量不足

16. 关于1型糖尿病的临床表现，下列说法中错误的是

A. 不一定有三多一少症状　　B. 因烦渴多饮而引起多尿

C. 酮症酸中毒时呼吸浅快　　D. 一些并发症表现可作为首发症状

E. 缓解期患儿胰岛素分泌充足

17. 关于糖尿病酮症酸中毒的补碱原则，下列说法中正确的是

A. 不宜用碳酸氢钠为补碱药物

B. 轻症患儿经补液及胰岛素治疗后，酸中毒可逐渐纠正，一般不需要补碱

C. pH <7.1 或 HCO_3^- <15mmol/L，应立即给予全量碱性溶液

D. 酸中毒严重的患儿，纠正酸中毒的速度不宜过快，避免引起脑水肿

E. 补碱应采用4%碳酸氢钠

18. 下列关于生长激素缺乏症的描述正确的是

A. 患儿出生时身高不正常　　B. 2~3岁后出现生长发育缓慢

C. 年生长速率小于5cm　　D. 骨龄延迟一般不超过2岁

E. 身高落后于同年龄、同性别正常儿童生长曲线的第10百分位数

19. 在性早熟的治疗中，错误的是

A. CnRHa的作用机制是减少促性腺激素分泌

B. 目前应用的缓释剂主要有曲普瑞林和亮丙瑞林

C. 针对不同病因给予治疗

D. 须终身治疗

E. 甲羟孕酮适于男孩性早熟

20. 下列哪项不是中枢性性早熟的病因

A. 肾上腺皮质增生症　　B. 睾丸间质细胞瘤

C. 单纯乳房早发育　　D. 原发性甲状腺功能减退症

E. McCune-Albright综合征

21. 以下哪项不是中枢性尿崩症的特点

A. 以多饮、多尿、烦渴为主要症状

B. 患儿常有多汗

C. 每日饮水量可 $>3000\text{ml/m}^2$

D. 部分可证实为颅内肿瘤所致

E. 患儿常有低热表现

22. 中枢性尿崩症的治疗方法有

A. 手术切除原发病灶　　B. 禁水

C. 鞣酸加压素　　D. 氢氯噻嗪

E. 氯贝丁酯（安妥明）

23. 以下哪项不是尿崩症患儿的尿液检查特点

A. 碱性尿　　B. 酸性尿

C. 尿比重低　　D. 尿比重高

E. 蛋白尿

24. 以下哪项不是先天性肾上腺皮质增生症（CAH）的最常见类型

A. 17α-羟化酶缺乏型　　B. 3β-羟类固醇脱氢酶缺乏症

C. 21-羟化酶缺乏症　　D. 11β-羟化酶缺乏症

E. 醛固酮合成酶缺乏

25. 有关先天性肾上腺皮质增生症的实验室检查，下列哪项是正确的

A. 皮质醇和ACTH浓度在正常范围内

B. 11β-羟化酶缺乏症患儿，尿液17-羟类固醇水平增高

C. 21-羟化酶缺乏症患儿，尿液17-羟类固醇水平增高

D. 17α-羟化酶缺乏症患儿，血浆和尿中脱氧皮质酮明显增高

E. 失盐型21-羟化酶缺乏症患儿，血脱氧皮质醇明显增高

26. 下列关于甲状腺功能减退症新生儿期症状的说法中正确的是

A. 黄疸常长达10周以上　　B. 自生后即有腹胀便秘

C. 常处于睡眠状态　　D. 对外界反应迟钝

E. 喂养困难

27. 下列说法中不正确的是

A. 对婴幼儿先天性甲状腺功能减退者可用甲状腺吸^{131}I率试验检测

B. 骨龄测定对于诊断甲状腺功能减退症应用价值较大

C. 不论何种原因造成的甲状腺功能减退症都需要甲状腺素终身治疗

D. 地方性先天性甲状腺功能减退症是由于甲状腺激素合成途径中酶缺陷所致

E. 散发性先天性甲状腺功能减退症是由于碘缺乏所致

28. 不会出现黏液性水肿的是

A. 唐氏综合征　　B. 软骨发育不全

C. 先天性甲状腺功能减退症　　D. 垂体性侏儒症

E. 甲亢

29. 先天性甲状腺功能减退症用 L-甲状腺素钠治疗，下列正确的是
A. 治疗开始时间愈早愈好
B. 终身治疗
C. 初始剂量为每日 8~9μg/kg
D. 维持剂量为 5~10mg/(kg·d)
E. 维持量个体基本无差异

六 案例分析题

（1~5 题共用题干）

患儿，女，2 个半月。过期产，母亲无糖尿病史。生后人工喂养，常鼻塞，时有呼吸困难，吃奶差。查体：体温 35℃，脉搏 90 次/分，皮肤轻度黄染。

1. 对患儿最主要的治疗是
A. 应用抗生素抗感染
B. 保肝、利胆、退黄
C. 不需用药，继续观察
D. 保暖给氧，支持呼吸
E. 服用甲状腺制剂

2. 该患儿应及时给予何种治疗
A. 护肝利胆类药物
B. 外科手术
C. 应用抗病毒药
D. 应用有效抗生素
E. 甲状腺片口服

3. 给予该患儿甲状腺片治疗，开始剂量（mg/d）下列哪项是正确的
A. 1~5
B. 5~10
C. 10~15
D. 15~20
E. 20~25

4. 该患儿口服甲状腺片治疗 4 个月，近日出现心悸，多汗，性情烦躁，食欲亢进，心尖区Ⅱ级收缩期杂音，该患儿诊断是
A. 心肌炎
B. 小儿神经症
C. 原发性高血压
D. 糖尿病
E. 甲状腺功能亢进症

5. 若患儿服用甲状腺片过量，会出现以下哪些症状
A. 食欲好转
B. 心悸
C. 发热
D. 腹泻
E. 多汗

（6~7 共用题干）

患儿，男，8 岁。身高 95cm，智力落后。查体：皮肤粗糙，眼距宽，鼻梁宽平，舌常伸于口外，毛发干枯。

6. 为确诊应做的检查是

A. 智力测定
B. 尿三氯化铁试验
C. 血清 T_3，T_4，TSH 测定
D. 尿黏多糖分析
E. Guthne 细菌生长抑制试验

7. 患儿确诊后治疗应选用

A. 甲状腺素
B. 低苯丙氨酸饮食
C. 生长激素
D. 低酮饮食
E. 脑活素、吡拉西坦

（8~15 题共用题干）

患儿，男，7 岁。出现“三多一少”症状 1 个月，伴有消瘦。检查结果：血糖升高。尿糖阳性，空腹血浆胰岛素水平明显降低。

8. 该患儿最可能的诊断是

A. 糖尿病合并肾小球硬化症
B. 肾性糖尿
C. 应激性糖尿
D. 1 型糖尿病
E. 甲状腺功能亢进症
F. 2 型糖尿病

9. 治疗首选

A. 磺脲类降糖药
B. 双胍类降糖药
C. 葡萄糖苷酶抑制剂
D. 噻唑烷二酮
E. 胰岛素
F. 饮食控制

10. 如治疗后夜间血糖控制良好，无低血糖发生，但清晨空腹血糖仍然较高。原因可能是

A. 糖耐量减低
B. 夜间胰岛素作用不足
C. Somogyi 现象
D. 反应性高血糖
E. 黎明现象
F. 胰岛素抵抗

11. 某天患儿因感冒，食欲减退、少食，餐前按常规注射胰岛素，近午时突然心悸、出汗，继而头晕、视物模糊。急诊处理应采用

A. 胰岛素静脉注射
B. 静脉滴注生理盐水
C. 葡萄糖静脉注射
D. 碳酸氢钠注射
E. 急查血糖待结果后处理
F. 积极药物降压

12. 患儿因感冒后出现发热 4 天，家长未按时注射胰岛素，6 小时来患儿出现意识不清。以下检查最有意义的是

A. 尿糖
B. 血糖
C. 血气分析
D. 血钠

E. 血压
F. 糖化血红蛋白
G. 尿酮

13. 患儿检查结果：血糖 41mmol/L，血钠 132mmol/L，血钾 4.0mmol/L，尿素氮 9.8mmol/L，CO_2结合力 14.3mmol/L，尿糖、尿酮强阳性。应首选治疗
A. 快速静脉滴注生理盐水
B. 快速静脉滴注高渗盐水
C. 快速静脉滴注低渗盐水
D. 小剂量胰岛素
E. 快速静脉滴注碳酸氢钠
F. 大剂量胰岛素

14. 该患儿最可能的诊断是
A. 高渗性昏迷
B. 胰岛素抵抗
C. 糖尿病乳酸性酸中毒
D. 糖尿病合并脑血管意外
E. 应激性高血糖
F. 糖尿病酮症酸中毒

15. 治疗 8 小时后，患儿神志渐清，血糖降至 12.8mmol/L，血钾 3.2mmol/L。此时，可采用下列哪项治疗
A. 输 10% 葡萄糖
B. 普通胰岛素
C. 输 5% 葡萄糖
D. 输碳酸氢钠
E. 输低渗盐水
F. 适量钾

（16～18 共用题干）

患儿，女，8 岁。身高位于同年龄、同性别正常儿童身高的第 3 百分位，呈匀称性矮小，智力正常，余体检未发现异常。骨龄 5 岁，已行 GH 刺激试验。

16. 若 GH 刺激试验：GH 峰值 9μg/L，在 60 分钟出现，该患儿诊断
A. 完全性生长激素缺乏症
B. 部分性生长激素缺乏症
C. 正常状态
D. 生长激素神经分泌障碍
E. 体质性青春期延迟
F. 体质性青春期提前

17. 若 GH 刺激试验：GH 峰值为 4μg/L，于 60 分钟出现，该患儿诊断
A. 体质性青春期提前
B. 部分性生长激素缺乏症
C. 正常状态
D. 生长激素神经分泌障碍
E. 体质性青春期延迟
F. 完全性生长激素缺乏症

18. 如果诊断为特发性生长激素缺乏症，该患儿的主要症状正确的是
A. 生长速度减慢，身高落后比体重低下更为显著
B. 身高年增长速率 >5cm
C. 智能发育较正常儿更为落后
D. 患儿头颅呈圆形，面容幼稚，脸圆胖，皮肤细腻，头发纤细，下颌和颏部发育不良，牙齿萌出延迟且排列不整齐

E. 患儿虽生长落后，但身体各部比例匀称

F. 多数患儿青春期发育延迟

G. 患儿骨骼发育正常

（19~21 共用题干）

患儿，女，3岁。2岁出现多饮、多尿症状。身高93cm，体重11kg，出汗少，皮肤干燥，夜间经常尿床，智力正常，晨尿尿比重1.002。

19. 该患儿诊断可能为

A. 中枢性尿崩症　　B. 1型糖尿病

C. 遗尿症　　D. 泌尿系统感染

E. 肾功能不全

20. 患儿如为完全性中枢性尿崩症，以下各项中不正确的是

A. 血钠＞140mmol/L，血渗透压＞290mmol/L

B. 为常染色体显性遗传的尿崩症

C. 禁水后尿量减少，尿渗透压800mmol/L

D. 精氨酸加压素水平明显升高

E. 注射加压素后尿渗透压增加60%

21. 患儿诉视物不清，应选择下列哪项检查

A. 头颅CT　　B. 眼底检查

C. 视力测定　　D. 视野检查

E. 脑脊液

（22~27 题共用题干）

患儿，男，7岁。因发现多饮、多尿1年多入院。入院前1年多，患儿家长发现患儿饮水增加，每天饮水4~5L，夜间小便次数增多，每夜4~5次。24小时尿量约5L。近1年多身高增长缓慢，约每年3cm。查体：体温36.80℃，心率92次/分，呼吸23次/分，血压88/54mmHg，患儿消瘦，神清，皮肤弹性可，呼吸无酮味，心肺无异常，腹软，未扪及包块。

22. 除此之外，还需要进一步追问哪些病史

A. 有无脑膜炎、脑炎及脑外伤等病史　B. 有无颅内肿瘤的症状体征

C. 家族中有无类似疾病史　　D. 有无腹部外伤史

E. 有无糖尿病病史　　F. 有无经常使用利尿剂病史

23. 患儿家长否认家族中有类似疾病，否认脑膜炎、脑炎、脑外伤、糖尿病及服利尿剂等病

史。院外头颅 CT 正常。患儿下一步应首先做什么检查

A. 尿常规　　B. 血糖

C. 肾功能　　D. 血脂

E. 电解质　　F. 血渗

G. 莫氏试验　　H. 腹部 B 超

I. 血气分析

24. 经查尿常规：pH 6.5，Pro(-)，WBC(-)，RBC(-)，比重 1.005，尿糖(-)。电解质：K^+ 4.17mmol/L、Na^+ 152.3mmol/L、Cl^- 112.4mmol/L、Ca^{2+} 1.27mmol/L、Mg^{2+} 1.02mmol/L。血糖 4.6mmol/L；血浆渗透压 269mmol/L；莫氏试验：8am~8pm：4500ml，比重 1.000~1.058；8pm 至次晨 8am：2575ml，比重 1.000~1.005。根据上述检查结果，应考虑哪些疾病

A. 糖尿病　　B. 尿崩症

C. 肾病　　D. 肾小管酸中毒

E. 维生素中毒　　F. 郎格汉斯细胞组织细胞增生症

G. 甲状旁腺功能亢进症　　H. 精神性烦渴

25. 为进一步明确诊断应做什么相关检查

A. 加压素试验　　B. 禁水试验

C. 头颅 MRI　　D. 肾活检

E. 脑电图　　F. 莫氏试验

26. 禁水 7 小时，禁水前血浆渗透压 275mmol/kg、禁水后血浆渗透压 282mmol/kg；禁水前血钠 148mmol/L、禁水后血钠 152.3mmol/L；禁水前尿渗透压 78mmol/kg、禁水后尿渗透压 88mmol/kg；禁水前尿比重 1.000、禁水后尿比重 11.000，该患儿下一步应做什么检查

A. 尿崩症　　B. 精神性烦渴

C. 莫氏试验　　D. 禁水试验

E. 加压素试验　　F. 肾活检

G. 头颅 MRI　　H. 肾功能

I. 肾血流图

27. 经查头颅 MRI：垂体后叶高信号消失。加压素试验结果如下：加压素试验前血浆渗透压 267mmol/kg、加压素试验后血浆渗透压 269mmol/kg；加压素试验前血钠 144.9mmol/L、加压素试验后血钠 144.6mmol/L；加压素试验前尿渗透压 81mmol/kg、加压素试验后尿渗透压 346mmol/kg；加压素试验前尿比重 1.030、加压素试验后尿比重 1.015。根据以上结果，该患儿应该诊断为以下哪种病症，选用何种药物对症治疗

A. 中枢性尿崩症　　B. 肾性尿崩症

C. 垂体后叶压素　　D. 吲哚美辛
E. 氢氯噻嗪　　F. 阿魏酸哌嗪

（28~31 题共用题干）

患儿，男，4 岁。面容愚笨呆板，眼距宽，鼻梁平，舌厚肥大常伸出口外，怕冷，少动，智力低下，腕骨有 1 个骨化中心。

28. 该患儿最可能的诊断为
A. 18-三体综合征　　B. 先天性甲状腺功能减退症
C. 佝偻病　　D. 唐氏综合征
E. 苯丙酮尿症

29. 对该患儿可以进行下列哪项检查
A. 甲状腺 ^{131}I 吸收率测定　　B. 腕部 X 线摄片
C. 膝部 X 线摄片　　D. 血 T_4，T_3
E. 血清 TSH

30. 该患儿的病因是
A. 甲状腺激素缺乏　　B. 先天酶缺陷
C. 染色体异常　　D. 维生素 D 缺乏
E. 维生素 A 缺乏

31. 该患儿的治疗正确处理是
A. 服用低苯丙氨酸饮食　　B. 大剂量维生素 D 治疗
C. 终身服甲状腺片　　D. 不需要治疗
E. 以上都不是

参考答案与解析

一、A1 型题

1. E【解析】远侧部和结节部又合称为垂体前叶，主要分泌生长激素（GH）、促甲状腺激素（TSH）、促肾上腺皮质激素（ACTH）、促卵泡生成素（FSH）、促黄体生成素（LH）等。

2. D【解析】生长激素缺乏症的确诊试验：①左旋多巴试验。②可乐定刺激试验。③精氨酸刺激试验。④胰岛素低血糖刺激试验。由于各种 GH 刺激试验均存在一定局限性，必须 2 种以上药物刺激试验结果都不正常时，方可确诊为生长激素缺乏症。

3. C【解析】磁共振具有安全性高、图像清晰、可多方位扫描等特点。

4. E【解析】下丘脑分泌促甲状腺激素释放激素。

5. B【解析】儿童甲状腺功能亢进症主要见于弥漫性毒性甲状腺肿（Graves 病）。

6. D【解析】甲亢患儿做 TRH 兴奋试验时，TSH 无反应，少数患儿反应减低。

7. E【解析】甲状旁腺素（PTH）在肾脏的作用是：促进钙的重吸收和阻断磷的重吸收，促进维生素 D_3的 1 位羟化。

8. B【解析】吸气性呼吸困难见于各种原因引起的喉、气管、大支气管的狭窄与梗阻：①喉部疾患，如急性喉炎、喉水肿、喉痉挛、白喉、喉癌等。②气管疾病，如支气管肿瘤、气管异物或气管受压（甲状腺肿大、淋巴结肿大或主动脉瘤压迫）等。其特点是吸气显著困难，高度狭窄时呼吸肌极度紧张，胸骨上窝、锁骨上窝、肋间隙在吸气时明显下陷（称为三凹征），常伴有频繁干咳及高调的吸气性喘鸣音。

9. E【解析】甲状腺不发育、发育不全或异位是造成先天性甲状腺功能低下最主要的原因，约占 90%。多见于女孩，女男比例为 2∶1。其中 1/3 病例为甲状腺完全缺如，其余为发育不全或甲状腺在下移过程中停留在其他部位形成异位甲状腺，部分或完全丧失其功能。

10. B【解析】测定任何新生儿筛查结果可疑或临床可疑的儿童均应检测血清 T_4，TSH 浓度，如 T_4降低、TSH 明显升高即可确诊。血清 T_3浓度可降低或正常。

11. E【解析】散发性先天性甲状腺功能减退症可由患儿甲状腺先天性缺陷，如促甲状腺激素不足（选项 A 对）、甲状腺发育不全（选项 B 对）、甲状腺激素合成障碍（选项 C 对）、甲状腺异位（选项 D 对）等引起，碘缺乏（选项 E 错，为本题正确答案）为地方性甲状腺肿的常见原因，碘过量可引起具有潜在性甲状腺疾病者发生甲减，也可诱发和加重自身免疫性甲状腺炎。

12. D【解析】血红蛋白在红细胞内与血中葡萄糖或磷酸化葡萄糖呈非酶化结合，形成糖化血红蛋白（HbA1c），其量与血糖浓度呈正相关。HbA1c 可作为患儿在以往 2~3 个月期间血糖是否得到满意控制的指标。正常人 HbA1c < 7%，治疗良好的糖尿病患儿应小于 7.5%，HbA1c 在 7.5%~9% 提示病情控制一般，如大于 9% 时则表示血糖控制不理想。

13. D【解析】98% 的儿童糖尿病为 1 型糖尿病，2 型糖尿病甚少，但近年来随儿童肥胖症的增多而有增加趋势。选项 A 错误。儿童糖尿病对胰岛素敏感，应合理应用。选项 B 错误。胰岛素需要量婴儿偏小，年长儿偏大。新诊断的患儿，轻症患者胰岛素用量为每日 0.5~1.0U/kg；青春期前儿童一般为每日 0.75~1.0U/kg；青春期儿童每日用量通常 > 1.0U/kg。选项 C 错误。约 40% 糖尿病患儿在就诊时即处于酮症酸中毒状态，这类患儿常因急性感染、过食、诊断延误、突然中断胰岛素治疗等因素诱发。选项 D 正确。

14. E【解析】糖尿病饮食治疗中三大营养素（依次为糖类、蛋白质、脂肪）含量占饮食总热量百分比分别为 50%~55%、15%~20%、30%。

15. A【解析】胰岛素过量可致 Somogyi 现象，是由于胰岛素过量，在午夜至凌晨时发生低血糖，在反调节激素作用下使血糖升高，清晨出现高血糖，即出现低血糖-高血糖反应。

16. B【解析】肌肉疼痛和疼痛性痉挛是原发性甲状旁腺功能减退症的早期表现，可发展为手足的麻木、僵硬和刺痛。可能仅有 Chvostek 征或 Trousseau 征阳性或喉和手足的痉挛。伴意识丧失的惊厥间断出现，可间隔数天、数周或数月发病 1 次。发作开始时可伴有腹痛，随后出现肌强直、头部后仰及发绀。

17. B【解析】人体中有 6 种涉及能量代谢的激素，包括胰岛素、胰高血糖素、肾上腺素、去甲肾上腺素、皮质醇和生长激素。其中胰岛素不属于反调节激素。

18. B【解析】糖尿病微血管病变是比较特异的，其主要特征是基底膜增厚并有透明样物质沉积。糖尿病患者的微循环有不同程度的异常，基底膜病变常与微循环异常相互影响，促使微血管病变的加重和发展。微血管病变主要表现在视网膜、肾、心肌、神经组织及足趾。临床上常以糖尿病性视网膜病变、糖尿病性肾病和糖尿病性神经系统病变为反映糖尿病性微血管病变的主要场所。

19. E【解析】对可疑糖尿病最有价值的诊断检查是口服葡萄糖耐量试验。空腹血糖≥7.0mmol/L，或任意血浆血糖或口服葡萄糖耐量试验 2 小时的血糖≥11.1mmol/L 即可诊断为糖尿病。

20. C【解析】我国儿童糖尿病 98% 为 1 型糖尿病（胰岛素依赖性糖尿病），2 型糖尿病少见，但近年随儿童肥胖症的增多而有增加趋势。

21. B【解析】特发性生长激素缺乏症出生时身长和体重均正常，1 岁以后出现生长速度减慢，身高落后比体重低下更为显著，身高低于同年龄、同性别正常健康儿童生长曲线第 3 百分位数以下（或低于平均数减 2 个标准差），身高年增长速率 <5cm，智力发育正常。患儿头颅呈圆形，面容幼稚，脸圆胖，皮肤细腻，头发纤细，下颌和颏部发育不良，牙齿萌出延迟且排列不整齐。患儿虽生长落后，但身体各部比例匀称。骨骼发育落后，骨龄落后于实际年龄 2 岁以上，但与其身高年龄相仿，骨骺融合较晚。多数青春期发育延迟。

22. E【解析】特发性性早熟是指经检查未发现患儿提前启动青春发育器质性病因的性早熟。其最主要的特点是性发育过程遵循正常规律。

23. E【解析】男孩 9 岁前，女孩 8 岁前出现第二性征考虑性早熟。

24. B【解析】肾性尿崩症加压素试验提高尿渗透压不超过 9%。其他选项为尿崩症共性。

25. C【解析】先天性肾上腺皮质增生症（CAH）包括 21-羟化酶缺乏症（21-OHD）、11β-羟化酶缺乏症（11β-OHD）、3β-羟类固醇脱氢酶（3β-HSD）缺乏症、17α-羟化酶缺乏症（17α-OHD）、类脂性肾上腺增生症（类固醇生成急性调节蛋白缺乏，StAR 基因缺陷）等类型。其中 21-OHD 是最常见的 CAH，约占 CAH 总数的 90% 以上，11β-OHD 次之，占 5%~8%，再其次为 3β-HSD 缺乏症，17α-OHD 和类脂性肾上腺增生症则十分罕见，约占 1%。

26. D【解析】先天性肾上腺皮质增生症是导致女性假两性畸形的主要原因，治疗一般使之向女性发展。

27. D【解析】地方性甲状腺功能减退症多因孕妇饮食中缺碘，致使胎儿在胚胎期即因碘缺乏而导致甲状腺功能低下。

28. B【解析】多数先天性甲状腺功能减退症患儿常在出生半年后出现典型症状。①特殊面容：头大，颈短，面部臃肿，眼睑水肿，眼距宽，鼻梁宽平，唇厚舌大，舌外伸，毛发稀疏，表情淡漠，反应迟钝。②神经系统功能障碍：智力低下，记忆力、注意力均下降。运动发育障碍，行走延迟，常有听力下降，感觉迟钝，嗜睡，严重者可产生黏液性水肿、昏迷。③生长发育迟缓：身材矮小，表现躯体长，四肢短，骨龄发育落后。④心血管功能低下：脉搏弱，心音低钝，心脏扩大，可伴心包积液，胸腔积液，心电图呈低电压，P-R 延长，传导阻滞等。⑤消化道功能紊乱：食欲缺乏、腹胀、便秘、大便干燥，胃酸减少，易被误诊为先天性巨结肠。

29. C【解析】先天性甲减常为过期产儿，出生体重常大于第 90 百分位。

30. E【解析】本症应早期确诊，尽早治疗，减少对脑发育的损害，甲状腺制剂需终身服用。

31. A【解析】给甲状腺素片治疗后，多数婴儿的运动和智力发育正常，功能低下症状可改善。

32. C【解析】我国 1995 年 6 月颁布的《母婴保健法》已将先天性甲减列入新生儿筛查的疾病之一。目前多采用出生后 2~3 天的新生儿足跟血干血滴纸片检测 TSH 浓度作为初筛，结果大于 15~20mU/L（须根据所筛查实验室阳性切割值决定）时，再检测血清 T_4、TSH 以确诊。该法采集标本简便，故为患儿早期确诊、避免神经精神发育严重缺陷、减轻家庭和社会负担的重要防治措施。

33. D【解析】先天性甲减应早期确诊，尽早治疗，以避免对脑发育的损害。一旦诊断确立，应终身服用甲状腺制剂，不能中断。

34. D【解析】地方性甲状腺功能减退症因在胎儿期缺乏碘而不能合成足量甲状腺激素，影响中枢神经系统发育。临床表现为 2 种不同的类型，但可相互交叉重叠。①“神经性”综合征：主要表现为共济失调、痉挛性瘫痪、聋哑、智力低下，但身材正常，甲状腺功能正常或轻度减低。②“黏液水肿性”综合征：临床上有显著的生长发育和性发育落后、智力低下、黏液性水肿等。血清 T_4降低、TSH 增高。约 25% 患儿有甲状腺肿大。

二、A2 型题

1. D【解析】毒性弥漫性甲状腺肿主要临床表现：①神经系统，患儿易激动、精神过敏。②高代谢综合征。③甲状腺肿。④突眼征。⑤心血管系统，诉心悸、气促，稍活动即明显加剧。重症患儿常有心律不齐，心脏扩大，心力衰竭。⑥消化系统，食欲亢进，体重却明显下降。⑦生殖系统，女性患儿常有月经减少、周期延长，甚至闭经，但部分患儿仍能妊娠、生育。男性多阳痿，偶见乳房发育。

2. B【解析】如在治疗中甲状腺肿大加剧或出现甲状腺功能减退，则加服左甲状腺素。

3. A【解析】糖尿病酮症酸中毒较轻的患儿补充水分和胰岛素后，可以纠正酸中毒，一般不需要补碱；重者纠正时补碱不宜过快，因纠正过快可引起碱中毒而脑内仍为酸中毒，从而加重脑水肿，并且加重高钠血症。

4. C【解析】出生时身高、体重正常，1 岁后出现生长发育缓慢，身高、体重均落后于同龄儿，心肺腹未见异常，应考虑为营养不良。

5. E【解析】真性性早熟是由于下丘脑-垂体-性腺轴功能过早启动，GnRH 脉冲分泌增强所致。患儿除有第二性征发育外，还有卵巢或睾丸的发育。性发育过程和正常青春期发育的顺序一致，只是年龄提前。

6. A【解析】单纯性乳房早发育属于部分性性早熟，它的临床表现是只有乳房局部的发育，无乳晕色素沉着，无乳头发育。外阴正常。骨龄正常。生长速率正常。LHRH 激发试验显示 LH 处于发育前水平。B 超显示子宫、卵巢处于发育前期。

7. B【解析】中枢性尿崩症可发生于任何年龄，以烦渴、多饮、多尿为主要症状。饮水多（可 $>3000ml/m^2$），每日尿量可达 4～10L，甚至更多，尿比重低且固定。夜尿增多，可出现遗尿。婴幼儿烦渴时哭闹不安，不肯吃奶，饮水后安静。由于喂水不足可发生便秘、低热、脱水甚至休克，严重脱水可致脑损伤及智力缺陷。儿童由于烦渴、多饮、多尿可影响学习和睡眠，出现少汗、皮肤干燥苍白、精神不振、食欲缺乏、体重不增、生长缓慢等症状。

8. B【解析】参见 A1 型题第 25 题解析。

9. E【解析】21-羟化酶缺陷患儿由于皮质醇合成不足，垂体分泌大量 ACTH，刺激肾上腺皮质增生，同时合成过量雄激素，所以，女孩有不同程度的男性化体征如阴蒂肥大等。

10. C【解析】11β-羟化酶缺乏症临床表现出与 21-羟化酶缺乏相似的男性化症状，但程度较轻；可有高血压和钠潴留。多数患儿血压中等程度增高，其特点是给予糖皮质激素后血压可下降，而停药后血压又回升。非典型型临床表现差异较大，部分患儿可至青春发育期因多毛、痤疮和月经不规则而就诊，大多血压正常，男孩有时仅表现为生长加速和阴毛早现，临床较难与 21-OHD 的非典型患者区别。

11. C【解析】甲状腺功能减退的患者可以出现能量代谢的降低，如基础体温的降低，反映能量代谢和产热量的减少。甲减的患者还容易出现黏液性水肿，虚肿的面容，表情呆板、淡漠。说话不清、言语缓慢，反应的迟钝，理解力、记忆力都会有不同程度的减退，跟腱反射减弱、肌肉松弛等。

12. D【解析】先天性甲状腺功能减退症典型特征如下。①特殊面容和体态：头大、颈短、皮肤粗糙、毛发枯黄、眼睑水肿、舌大而宽厚、躯干长而四肢短小。②神经系统症状：智力发育低下，表情呆滞、淡漠。③生理功能低下：精神差，安静、少动、便秘等。根据题意该患儿最可能的诊断是先天性甲状腺功能减退症。

13. B【解析】该患儿表现考虑甲状腺功能减退症，可查骨龄判断骨骼发育是否有明显延迟。

三、A3/A4 型题

1. C【解析】该患儿表现考虑生长激素缺乏。骨龄相当于6岁，生长速度每年2~3cm，智力运动发育正常，故选C。

2. E【解析】一般认为GH峰值在生长激素刺激试验过程中，小于5μg/L即为生长激素完全性缺乏，介于5~10μg/L之间为部分缺乏，大于10μg/L为正常。

3. D【解析】由于各种药物激发GH反应途径不同，各种试验的敏感性、特异性亦有差异，故通常采用至少2种作用途径，不同的药物进行激发试验才能作为判断的结果。

4. A【解析】小儿生长激素缺乏症的最佳治疗方法就是用生长激素治疗。

5. E【解析】21-羟化酶缺乏症是先天性肾上腺皮质增生症中最常见的一种，占本病的90%~95%。

6. B【解析】血17-羟孕酮（17-OHP）、孕酮、脱氢表雄酮（DHEA）及睾酮（T）均可增高，其中17-OHP增高可为正常的几十倍至几百倍，是21-羟化酶缺乏症（21-OHD）较可靠的诊断依据。

7. B【解析】先天性肾上腺皮质醇增生症治疗采用常规维持治疗，糖皮质激素+盐皮质激素+补液疗法。

8. D【解析】参见A1型题第28题解析。

9. A【解析】测定TSH，FT_4，FT_3能较好反映甲状腺功能。原发性甲减TSH升高，FT_3，FT_4浓度下降；继发于下丘脑-垂体原因的甲状腺功能减退症，FT_4，FT_3浓度下降，TSH正常或者下降。

10. E【解析】Graves病的症状表现为甲亢，甲状腺激素分泌过多，导致高代谢。患者会出现怕热、多食、体重下降、肌无力；累及心血管会出现心悸；部分患者还会出现肠易激、腹泻，精神亢奋。

11. E【解析】主要检测项为三碘甲状腺原氨酸（T_3）、甲状腺素（T_4）、促甲状腺素（TSH）、游离三碘甲状腺原氨酸（FT_3）和游离甲状腺素（FT_4）。TGAb，TPOAb检测对甲状腺疾病的诊断尤其是自身免疫性疾病如桥本病和Graves病的诊断重要的临床意义。

12. C【解析】胰岛素依赖型糖尿病（即1型糖尿病）患儿，出现胃肠道症状（恶心），酸中毒表现（面色潮红，呼吸深快），意识障碍（神志模糊以致昏迷），符合糖尿病酮症酸中毒。

13. B【解析】糖尿病酮症酸中毒时血钠降低，常低于135mmol/L；血钾降低（由于渗透性利尿和酮体经肾以盐的形式排出，导致钾大量经肾排出，加上食欲缺乏、恶心和呕吐，进一步加重机体缺钾；CO_2结合力降低（酸中毒主要与酮体形成增加有关）；白细胞计数常增多，并以中性粒细胞增多较明显。血乳酸增高（乳酸性酸中毒，一般和服用双胍类药物有关，双胍类药物使组织中葡萄糖无氧酵解增加而产生大量的乳酸，引起酸中毒）。

14. E【解析】治疗酮症酸中毒最重要的是扩充血容量以恢复心血管功能和排尿，多采用小剂量胰岛素持续静滴，积极控制感染，在患儿出现排尿后开始补钾，轻症酸中毒的患儿不宜常规立即补碱，因为酮症酸中毒主要是由于酮体和乳酸的堆积，补充水分和胰岛素可以纠正酸中毒。

15. D【解析】糖尿病酮症酸中毒患儿经生理盐水、胰岛素、葡萄糖的输注和酸中毒的纠正，四者都可降低血钾，出现心悸、期前收缩、乏力等症状，因此只要糖尿病酮症酸中毒患儿在进行上述治疗和有小便的情况下，就应补钾。

16. B【解析】由于血糖、血钠下降过快，致血渗透压快速下降，水分进入脑细胞和脑间质引起脑水肿，此外如酸中毒纠正过快，氧离曲线左移，中枢神经缺氧，加重脑水肿发生。其临床表现常在经治疗后，患儿意识一度转清楚后，再度昏迷，并常伴喷射性呕吐，需予以警惕。

17. E【解析】脑水肿治疗主要是降颅压治疗。

18. C【解析】糖尿病酮症酸中毒的临床表现如下。①原糖尿病症状加重：肢软无力，极度口渴，多饮多尿，体重下降。②消化道症状：厌食、恶心、呕吐。部分患者有腹痛，酷似急腹症。③呼吸系统症状：代谢性酸中毒刺激延髓呼吸中枢，可引起深而快的呼吸，为特征性症状；当 $pH < 7.0$ 时则发生呼吸中枢抑制。部分患者类似烂苹果的气味。④神经系统症状：早期有头痛、头晕、萎靡、倦怠，继而烦躁、嗜睡。部分患者有不同程度的意识障碍，昏迷者约10%。⑤脱水和休克症状：中、重度的常有脱水。脱水达体重的5%可出现尿量减少、皮肤干燥、眼球下陷等。

19. B【解析】参见A3/A4型题第14题解析。

20. C【解析】补充水分和胰岛素可以纠正酸中毒。

21. E【解析】糖尿病酮症酸中毒是指糖尿病患者在各种诱因的作用下，体内胰岛素明显不足，血糖抵抗激素不适当升高，造成高血糖、电解质代谢紊乱，代谢性酸中毒等病理改变的症候群。早期患者可出现多饮、多食、多尿、消瘦，随着病情发展患者出现食欲缺乏、乏力、淡漠等，甚至呼吸有烂苹果味，严重者会出现意识改变，甚至脱水、休克、血压下降，危及生命。

22. C【解析】糖尿病酮症酸中毒：尿糖、尿酮阳性伴血糖增高。

23. D【解析】骨龄相当于5~6岁，生长速度每年2~3cm，智力正常，判断为生长激素缺乏。

24. E【解析】生长激素缺乏症的诊断依靠GH水平的测定。因生理状态下GH呈脉冲式分泌，这种分泌与下丘脑、垂体、神经递质，以及大脑结构和功能的完整性有关，有明显的个体差异，并受睡眠、运动、摄食和应激的影响，故单次测定血GH水平不能真正反映机体的GH分泌情况。因此，对疑诊患儿必须进行GH刺激试验，以判断其垂体分泌GH的功能。经典的GH刺激试验包括生理性刺激试验（睡眠试验、运动试验）和药物刺激试验。由于各种 GH 刺激试验均存在一定局限性，必须 2 种以上药物刺激试验结果都不正常时，方可确诊为生长激素缺乏症。一般多选择胰岛素加可乐定或左旋多巴试验。

25. D【解析】参见 A3/A4 型题第 4 题解析。

26. E【解析】参见 A1 型题第 28 题解析。

27. E【解析】参见 A3/A4 型题第 9 题解析。

28. C【解析】题干中给出信息住地非地方性甲状腺肿流行地区，考虑该患儿病因与母孕期饮食中缺碘无关。

29. E【解析】用药量应根据甲状腺功能及临床表现进行适当调整，应使：①TSH 浓度正常，血 T_4 正常或偏高值，以备部分 T_4 转变成 T_3。新生儿甲减应尽早使 FT_4，TSH 恢复正常，FT_4 最好在治疗 2 周内，TSH 在治疗 4 周内达到正常。②临床表现：大便次数及性状正常，食欲好转，腹胀消失，心率维持在正常范围，智力及体格发育改善。药物过量可出现烦躁、多汗、消瘦、腹痛、腹泻、发热等。因此，在治疗过程中应注意随访，治疗开始时每 2 周随访 1 次；血清 TSH 和 T_4 正常后，每 3 个月 1 次；服药 1~2 年后，每 6 个月 1 次。在随访过程中根据血清 T_4，TSH 水平，及时调整剂量，并注意监测智力和体格发育情况。

30. C【解析】该患儿可能为先天性甲状腺功能减退症，主要的临床表现是生长迟缓、智力发育落后及基础代谢率低，特殊面容，表情淡漠，眼间距宽，唇厚，伸出口外，皮肤粗糙，头发稀疏等。

31. E【解析】可筛查 T_3，T_4，TSH 进一步明确诊断。

四、B 型题

1. B【解析】正常人血清 GH 值很低，且呈脉冲式分泌，受各种因素影响，任意血清 GH 水平明显高于正常（>10μg/L），可排除生长激素缺乏症（GHD）。因此，怀疑 GHD 儿童必须做 GH 刺激试验，以判断垂体分泌 GH 的功能。生理试验系筛查试验，药物试验为确诊试验。一般认为在试验过程中，GH 峰值 <10μg/L，即为分泌功能不正常。GH 峰值 <5μg/L，为 GH 完全缺乏。GH 峰值 5~10μg/L，为 GH 部分缺乏。

2. E【解析】正常人 TSH 值不超过 10，甲状腺功能减退症 TSH 会升高。

3. A【解析】参见 B 型题第 1 题解析。

4. C【解析】参见 B 型题第 1 题解析。

5. A【解析】甲状腺功能亢进症主要是循环中甲状腺素分泌得多，引起甲亢的一些症状，主要表现有易激动、爱生气、爱着急、心悸、多汗，以及怕热、乏力、消瘦、食欲亢进、大便次数多，双手颤抖，单纯性的眼突。

6. D【解析】参见 A3/A4 型题第 30 题解析。

7. C【解析】化脓性甲状腺炎患者起病急，发热多在 38~39℃，畏寒、寒战，甲状腺肿大，红肿疼痛明显，多有波动感、化脓，心动过速，头痛与头晕等周身不适症状，淋巴结可有肿大，疼痛剧烈时，吞咽困难，不能进干食，周身乏力，全身疼痛乃至卧床不起。检查患者时其甲状腺肿大可为单侧或双侧，可有红、肿、热、痛及波动感。

8. C【解析】苯丙酮尿症的症状在神经系统以智力发育落后为主，可有表情呆滞、易激惹，可伴有惊厥，如未经治疗，大都发展为严重的智力障碍。BH_4 缺乏型神经系统症状出现早且重，常见肌张力减低、嗜睡或惊厥、智力落后明显，尿和汗液有“霉臭”或呈“鼠尿”味，常有呕吐。

9. B【解析】先天性甲状腺功能减退症的症状有嗜睡、腹胀、便秘、少动。

10. D【解析】唐氏综合征的症状如下。①典型特殊面容：患儿出生时即已有明显的特殊面容，表现为眼距宽、眼裂小、眼外侧上斜、内眦赘皮，鼻根低平，耳小而圆、耳轮上缘过度折叠，硬腭窄小，舌厚、舌常伸出口外。②智力落后。③体格发育迟缓。④皮肤纹理特征：通贯手。⑤伴发畸形。⑥免疫功能低下。

11. C【解析】糖尿病肾病是引起1型糖尿病的主要死亡原因。

12. C【解析】1型糖尿病的主要慢性并发症是微血管并发症，如糖尿病性视网膜病变、糖尿病肾病和糖尿病足病（有大血管并发症因素）和糖尿病性周围神经病变。

13. A【解析】糖尿病是由于胰岛素绝对或相对不足引起的糖、脂肪、蛋白质代谢紊乱，致使血糖增高、尿糖增加的一种病症。儿童患者易并发酮症酸中毒而成为急症之一。其后期伴发的血管病变，常累及眼和肾脏。

14. A【解析】一过性糖尿病：糖尿病一旦诊断就是终身性疾病。但不排除血糖波动，甚至恢复正常的可能性。

15. B【解析】肾性糖尿：无糖尿病症状，多在体检或者做尿常规检查时发现尿糖阳性，血糖正常，胰岛素分泌正常。

16. C【解析】半乳糖血症主要的临床表现，是在喂食牛乳之后出现呕吐、食欲缺乏、恶心、腹泻、体重不增加，甚至会出现肝脏增大、黄疸。这些情况，出现在新生儿中比较多。

17. D【解析】苯丙酮尿症的临床表现：①患儿出生时正常，一般在3~6个月时始出现症状。1岁时症状明显。②神经系统：常见肌张力减低、嗜睡或惊厥、智力落后明显。③外貌：出生时毛发色泽正常，生后数月后因黑色素合成不足。毛发、皮肤和虹膜色泽变浅，面部可有湿疹样皮疹。④尿和汗液有“霉臭”或呈“鼠尿”味，常有呕吐。

18. D【解析】甲状腺功能亢进症的病因：在小儿时期多由毒性弥漫性甲状腺肿（Graves病）引起，亦可由慢性淋巴细胞性甲状腺炎、垂体促甲状腺激素（TSH）分泌性肿瘤等因素引起。

19. E【解析】单纯性甲状腺肿是甲状腺功能正常的甲状腺肿。

20. B【解析】1型糖尿病又称胰岛素依赖性糖尿病（IDDM），是指由于胰岛B细胞破坏，胰岛素分泌绝对不足所致，必须使用胰岛素治疗。

21. D【解析】甲状腺功能低下症状和体征包括发绀、持续高胆红素血症、喂养困难、哭声嘶哑、脐疝、呼吸困难、巨舌、囟门大及骨骼发育迟缓。

22. A【解析】前囟凹陷常见于脱水。

23. B【解析】小儿前囟饱满常提示颅内压增高表现，见于脑积水、脑肿瘤、脑炎、脑膜炎等疾病。

24. C【解析】一般情况下孩子的前囟在1~1.5岁闭合，如果囟门早闭要注意孩子的大脑空间发育不足，导致大脑发育不良的情况。

25. D【解析】巨人症为发生在青春期前的垂体前叶功能亢进症，分泌生长激素旺盛。

26. E【解析】脑神经垂体功能减退（尿崩症）是由于下丘脑-神经垂体病变致血管升压素（ADH）分泌减少或缺乏，肾小管上皮细胞血管升压素受体或受体后缺陷引起。

27. C【解析】儿童期下丘脑-腺垂体功能减退症会引起垂体性矮小症。

28. E【解析】GHRH 兴奋试验用于鉴别下丘脑或垂体性 GHD。

29. C【解析】TRH 兴奋试验用于鉴别原发性或继发性甲减。

30. A【解析】ACTH 兴奋试验用于诊断非典型型 GHD。

31. B【解析】垂体病损所致甲状腺功能减退症的表现：血清 T_4降低、TSH 降低或正常，TRH 刺激试验 TSH 为低水平线。

32. C【解析】下丘脑病损所致甲状腺功能减退症的表现：血清 T_4降低、TSH 降低或正常，TRH 刺激试验 TSH 高峰延迟。

33. E【解析】原发性先天性甲状腺功能减退症的表现：血清 T_4降低、TSH 增高。

34. A【解析】佝偻病甲状腺功能正常。

35. A【解析】ACTH 兴奋试验用于诊断非典型先天性肾上腺皮质增生症 21-羟化酶缺陷。

36. E【解析】参见 B 型题第 28 题解析。

37. C【解析】TRH 兴奋试验用于鉴别垂体性或下丘脑性甲状腺功能减退症。

五、X 型题

1. ABC【解析】狼疮性肾炎是指系统性红斑狼疮（SLE）合并双肾不同病理类型的免疫性损害，同时伴有明显肾脏损害临床表现的一种疾病。其发病与免疫复合物形成、免疫细胞和细胞因子等免疫异常有关。1 型糖尿病是在遗传易感基因的基础上由外界环境因素的作用引起的自身免疫反应，导致了胰岛 B 细胞的损伤和破坏。毒性弥漫性甲状腺肿（Graves 病）是一种自身免疫性疾病，约 15% 患者亲属中患有同样疾病，近 50% 亲属中呈现抗甲状腺抗体阳性。

2. ABCDE【解析】引起 GHD 的病因：①颅内感染或颅脑放射性损伤。②特发性下丘脑-垂体功能缺陷。③暂时性 GH 分泌功能低下。④遗传性 GH 缺乏。⑤垂体的发育异常。

3. ABCD【解析】ACTH、TSH、GH、FSH 激素都是由腺垂体所分泌的。

4. ACDE【解析】人生长激素（GH）的基本功能是促进生长，同时也是体内多种物质代谢的重要调节因子。其主要生物效应为：①促生长效应：促进人体各种组织细胞增大和增殖，使骨骼、肌肉和各系统器官生长发育，骨骼的增长即促使身体长高。②促代谢效应：GH促生长作用的基础是促进合成代谢，可促进蛋白质的合成和氨基酸的转运和摄取；促进肝糖原分解，减少对葡萄糖的利用，降低细胞对胰岛素的敏感性，使血糖升高；促进脂肪组织分解和游离脂肪酸的氧化生酮过程；促进骨骺软骨细胞增殖并合成含有胶原和硫酸黏多糖的基质。

5. ABDE【解析】体质性青春期延迟、甲状腺功能减低及生长激素缺乏症骨龄发育均延迟，先天性肾上腺皮质增生症骨龄发育提前。

6. BD【解析】甲状腺激素的主要生理作用如下。①产热作用：甲状腺激素能刺激物质氧化、使氧化磷酸化作用加强，促进新陈代谢（选项A错误）。②蛋白质代谢。③糖代谢。④脂肪代谢：甲状腺激素可以增强脂肪组织对儿茶酚胺、胰高糖素的敏感性，这些激素的作用都是通过腺苷酸环化酶系统，活化细胞内的脂肪酶，促进脂肪水解（选项C、E错误）。⑤水盐代谢。⑥促生长发育。⑦促进大脑发育。

7. ABD【解析】甲状腺功能亢进时所有患儿都有甲状腺肿大，肿大程度不一，一般为左、右对称，质地柔软，表面光滑，边界清楚，可随吞咽动作上、下移动。在肿大的甲状腺上有时可听到收缩期杂音或者扪及大小不一、质硬、单个或多个结节。有时患者表现有颈部不适，压迫感，吞咽困难。

8. ABDE【解析】治疗甲亢的常用药物有甲巯咪唑、普萘洛尔、丙硫氧嘧啶、小剂量碘。

9. BCDE【解析】甲状腺不发育或发育不良是先天性甲状腺功能减退症的常见原因，约占先天性甲低患儿的90%。

10. ABCE【解析】甲状腺素的合成和释放受下丘脑分泌的促甲状腺激素释放激素（TRH）和垂体分泌的促甲状腺激素（TSH）的调节。下丘脑产生TRH，刺激腺垂体，产生TSH，TSH再刺激甲状腺分泌T_3，T_4。血清T_4则可通过负反馈作用降低垂体对TRH的反应性，减少TSH的分泌。T_3，T_4释放入血液循环后，约70%与甲状腺素结合蛋白（TBG）相结合，少量与前白蛋白和白蛋白结合，仅0.03%的T_4和0.3%的T_3为游离状态。正常情况下，T_4的分泌率较T_3高8~10倍，T_3的代谢活性为T_4的3~4倍，机体所需的T_3约80%在周围组织由T_4转化而成，TSH亦促进这一过程。C肽是胰岛B细胞的分泌产物。

11. CDE【解析】先天性甲状腺功能低下新生儿期生理性黄疸期延长，选项A错误。智力发育低下，选项B错误。

12. ACDE【解析】人体中有6种涉及能量代谢的激素，包括胰岛素、胰高血糖素、肾上腺素、去甲肾上腺素、皮质醇和生长激素。其中唯有胰岛素是促进能量储存的激素，其余5种激素在饥饿状态下均可促进能量释放，称为反调节激素。

13. BCD【解析】1型糖尿病的主要病理变化为胰岛B细胞数量明显减少，胰岛呈现纤维化和萎缩，且有大量淋巴细胞浸润。

14. ABC【解析】典型表现为“三多一少”，即多饮、多尿、多食和体重减轻。婴幼儿可有遗尿和夜尿增多。部分患儿起病较缓，消瘦，精神不振，倦怠乏力。以酮症酸中毒为首发症状者占20%~30%，相当一部分患者临床表现不典型。

15. BD【解析】根据对同卵双胎的研究，1型糖尿病的患病一致性为50%，说明本病病因除遗传因素外还有环境因素作用，属多基因遗传病。选项A错误、B正确。1型糖尿病的发病与病毒感染（如风疹病毒、腮腺炎病毒、柯萨奇病毒等）、化学毒物（如链尿菌素、四氧嘧啶等）、食物中的某些成分（如牛乳中的α、β-酪蛋白、乳球蛋白等）有关，以上因素可能会激发易感性基因者体内免疫功能的变化，产生B细胞毒性作用，最后导致1型糖尿病。选项D正确。新近证实，细胞免疫异常对1型糖尿病的发病起着重要作用，树突状细胞源性细胞因子白介素-12会促进初始型 $CD4^+T$ 细胞（TH_0）向Ⅰ型辅助性T（TH_1）细胞转化，使其过度活化而产生 TH_1 细胞类细胞因子，引起大量炎症介质的释放，进而损伤胰岛β细胞。选项C错误。

16. BCE【解析】参见X型题第14题解析。

17. ABD【解析】酮症酸中毒时的酸中毒主要是由于酮体和乳酸的堆积，补充水分和胰岛素可以矫正酸中毒。为了避免发生脑细胞酸中毒和高钠血症，对酮症酸中毒不宜常规使用碳酸氢钠溶液，仅在血 $pH<7.1$，$HCO_3^-<12mmol/L$ 时，始可按2mmol/kg给予1.4%碳酸氢钠溶液静滴，先用半量，当血 $pH\geq7.2$ 时即停用，避免酸中毒纠正过快加重脑水肿。

18. BC【解析】参见A1型题第21题解析。

19. DE【解析】性早熟的治疗如下。①病因治疗：肿瘤引起者应手术切除或进行化疗、放疗；甲状腺功能低下所致者予甲状腺制剂纠正甲状腺功能；先天性肾上腺皮质增生症患者可采用肾上腺皮质激素治疗。②药物治疗：目前国内外对中枢性性早熟的治疗主要采用促性腺激素释放激素类似物（GnRHa）。天然的GnRHa为10肽，目前常用的几种GnRHa都是将分子中第6个氨基酸，即甘氨酸置换成D-色氨酸、D-丝氨酸、D-组氨酸或D-亮氨酸而成的长效合成激素。其作用是通过受体下降调节，抑制垂体-性腺轴，使LH，FSH和性腺激素分泌减少，从而控制性发育，延迟骨骼成熟，最终改善成人期身高。目前建议GnRHa应用至患者骨龄达11.5（女）~12.5岁（男）。甲羟孕酮由于不良反应较大，目前已不再用于治疗性早熟。

20. ABCE【解析】肾上腺皮质增生症、睾丸间质细胞瘤、McCune-Albright综合征引起的性早熟为外周性性早熟；单纯乳房早发育为部分性早熟。

21. BE【解析】约1/3以上患儿由颅内肿瘤所致，常见有颅咽管瘤、视神经胶质瘤、松果体瘤等。选项D正确。本病可发生于任何年龄，以烦渴、多饮、多尿为主要症状。饮水多（可 $>3000ml/m^2$），每日尿量可达4~10L，甚至更多，尿比重低且固定。夜尿增多，可出现遗尿。婴幼儿烦渴时哭闹不安，不肯吃奶，饮水后安静。由于喂水不足可发生便秘、低热、脱水甚至休克，严重脱水可致脑损伤。儿童由于烦渴、多饮、多尿可影响学习和睡眠，出现少汗、皮肤干燥苍白、精神不振、食欲缺乏、体重不增、生长缓慢等症状。如充分饮水，一般情况正常，无明显体征。

22. ACDE【解析】渴感正常的患儿应充分饮水，但若有脱水、高钠血症时应缓慢给水，以免造成脑水肿。选项B错误。

23. ABDE【解析】尿崩症患儿的尿液尿色清淡无气味、尿比重低于1.005，尿蛋白、尿糖及有形成分均为阴性。

24. ABDE【解析】21-羟化酶缺乏症是先天性肾上腺皮质增生症（CAH）的最常见类型。

25. ABCD【解析】先天性肾上腺皮质增生症的诊断涉及许多激素及中间产物。其实验室检查的诊断要点如下：①患儿皮质醇和ACTH浓度常在正常范围内，对诊断意义不大。②尿液17-酮类固醇、17-羟类固醇、孕三酮和血17-羟孕酮、脱氢表雄酮、雄烯二酮等检测可用于鉴别各型先天性肾上腺皮质增生症。③失盐型21-羟化酶缺乏症患儿，血脱氧皮质酮明显降低。④17α-羟化酶缺乏症患儿，血浆和尿中脱氧皮质酮明显增高。

26. BCDE【解析】甲状腺功能减退症新生儿期患儿常为过期产，出生体重常大于第90百分位，身长和头围可正常，前、后囟大；胎便排出延迟，生后常有腹胀（选项B正确）、便秘、脐疝，易被误诊为先天性巨结肠；生理性黄疸期延长；患儿常处于睡眠状态（选项C正确），对外界反应低下（选项D正确），肌张力低，吮奶差（选项E正确），呼吸慢，哭声低且少，体温低（常<35℃），四肢冷，末梢循环差，皮肤出现斑纹或有硬肿现象等。

27. ABDE【解析】无论什么原因造成的甲状腺功能减低症，都需要使用甲状腺素终身治疗，选项C正确。目前多采用出生后2~3天的新生儿足跟血干血滴纸片检测TSH浓度作为初筛，结果大于15~20mU/L（须根据所筛查实验室阳性切割值决定）时，再检测血清T_4，TSH以确诊，选项A错误。骨龄是发育成熟程度的良好指标，可以通过X线片观察手腕、膝关节骨化中心的出现及大小来加以判断。新生儿如股骨远端骨骺尚未出现，提示其宫内时已有甲状腺激素缺乏，选项B错误。地方性先天性甲减多因孕妇饮食缺碘，致使胎儿在胚胎期即因碘缺乏而导致甲状腺功能低下，选项D错误。散发性先天性甲减的原因有甲状腺不发育、发育不全或异位，甲状腺激素合成障碍，TSH，TRH缺乏，甲状腺或靶器官反应低下，母亲因素，选项E错误。

28. ABDE【解析】黏液性水肿是水肿的一种类别，患者通常患有甲状腺功能减退的疾病。

29. ABC【解析】先天性甲状腺功能减退症应早期确诊，尽早治疗，减少对脑发育的损害，甲状腺制剂需终身服用。L-甲状腺素钠100μg/片或50μg/片，含T_4，半衰期为1周，因T_4浓度每日仅有小量变动，血清浓度较稳定，故每日服1次即可。一般起始剂量为每日8~9μg/kg，大剂量为每天10~15μg/kg。

六、案例分析题

1. E【解析】根据题干，该患儿可能患有先天性甲状腺功能减退症，治疗必须终身替代治疗，服用甲状腺素。

2. E【解析】参见案例分析题第1题解析。

3. B【解析】正常治疗剂量是5~10mg/d。

4. E【解析】甲状腺功能亢进症的临床表现：体重减少；怕热出汗，个别患者出现低热；心悸、心动过速，失眠，情绪易激动，甚至焦虑。

5. BCDE【解析】服用甲状腺片过量机体会出现类似于甲亢的症状，代谢亢进，易激，消瘦，心动过速等。

6. C【解析】患儿皮肤粗糙，眼距宽，鼻梁宽平，舌宽厚且常伸于口外，毛发枯干，发际低，身高低于正常，智力落后，骨骼发育迟缓，为先天性甲状腺功能减退症表现，故进行血清 T_3，T_4，TSH 测定。

7. A【解析】参见案例分析题第1题解析。

8. D【解析】1型糖尿病又叫胰岛素依赖型的糖尿病，主要见于青少年，通常是儿童时期起病，胰岛素严重缺乏，血糖出现明显升高，并且常并发糖尿病酮症酸中毒或严重并发症，检查胰岛的功能是明显减退的，胰岛素绝对缺乏。

9. E【解析】糖尿病分为1型和2型，前者是胰岛素分泌不足，后者是胰岛素抵抗，前者必须借助胰岛素，后者多是口服药物。

10. E【解析】夜间血糖控制良好，但早晨空腹血糖升高可能是黎明现象。

11. C【解析】根据题干少食、正常注射胰岛素得知可能该患者血糖较低，需要葡萄糖静脉注射。

12. ABCG【解析】考虑诊断为糖尿病酮症酸中毒，故需行选项 ABCG 中的检查。

13. AD【解析】参见 A3/A4 型题第14题解析。

14. F【解析】如果糖尿病患者出现血糖明显升高，多数为16.7~33.3mmol/L，代谢性酸中毒，尿酮体或血糖的升高，并伴有相应临床症状，则可以明确诊断糖尿病酮症酸中毒。

15. BCF【解析】糖尿病酮症酸中毒，根据病情皮下或静脉注射或静脉滴注普通胰岛素。血糖高时（>13.9mmol/L）可用生理盐水或复方氯化钠溶液；血糖降至13.9mmol/L左右可改为5%的葡萄糖溶液。由于胰岛素的使用和酸中毒纠正后血 pH 升高，可促 K^+ 进入细胞内；血容量补充也能产生利尿排钾，从而加重缺钾，需补充适量钾。

16. B【解析】根据题干，考虑诊断为生长激素缺乏症，GH 峰值9μg/L，为部分缺乏。

17. E【解析】GH 峰值为4μg/L，小于5μg/L 为生长激素完全性缺乏。

18. ADEF【解析】参见 A1 型题第21题解析。

19. A【解析】参见 A2 型题第7题解析。

20. ABCD【解析】完全性中枢性尿崩症（渗透压单位 mmol/L）是禁水前尿渗透压150；

禁水后尿渗透压200；注射SU加压素后尿渗透压600。轻型部分性尿崩症者，尿渗透压增加达注射前的10%~50%，重者（完全性尿崩症）达50%以上。

21. A【解析】视物不清或失明、恶心、呕吐患者要及时行头颅CT检查。

22. ABCEF【解析】可引发多饮、多尿症状相关疾病，遗传因素、中枢神经系统损伤及肿瘤，糖尿病和利尿剂均可诱发上述症状。

23. ABCEFGI【解析】参见X型题第22题解析。

24. BH【解析】参见X型题第22、第23题解析。

25. B【解析】参见X型题第22、第23题解析。

26. AEG【解析】参见X型题第21、第22、第23题解析。

27. AC【解析】参见X型题第21、第22、第23题解析。

28. B【解析】参见A3/A4型题第30题解析。

29. BCDE【解析】甲状腺核素显像（^{99m}Tc，^{123}I）可判断甲状腺位置、大小、发育情况及摄碘功能。选项A错误。

30. A【解析】先天性甲状腺功能减退症主要是对甲状腺的缺乏。

31. C【解析】参见案例分析题第1题解析。

第十三章　遗传性和代谢性疾病

染色体疾病

一 A1 型题

1. 下列关于遗传性疾病的说法不正确的是
   A. 染色体病是人类最为多见的先天性遗传病
   B. 唐氏综合征是染色体数目异常的遗传病
   C. 常染色体疾病包括三体综合征、单体综合征、部分三体综合征和嵌合体
   D. Turner 综合征其表型与性染色体有关，在婴儿期无明显临床表现，要到青春期因第二性征发育障碍或异常才就诊
   E. 复杂遗传病是由多个基因与环境因素共同作用引起的
2. 近亲婚配造成的出生缺陷率增高，主要是指(　　)性疾病的发病率增高
   A. 常染色体显性遗传　　B. 常染色体隐性遗传
   C. X 连锁显性遗传　　D. X 连锁隐性遗传
   E. Y 连锁遗传
3. 唐氏综合征属于
   A. X 连锁隐性遗传　　B. 常染色体显性遗传
   C. 常染色体隐性遗传　　D. X 连锁显性遗传
   E. 染色体畸变
4. 先天性卵巢发育不全综合征最常见的核型是
   A. 45,XO　　B. 45,XO/46,XX
   C. 46,X,del（Xp）　　D. 46,X,del（Xq）
   E. 46,X,i（Xq）
5. 产前确诊先天性卵巢发育不全综合征的方法是
   A. 超声波检查　　B. 抽取羊水进行染色体检查
   C. X 线检查　　D. 母血甲胎蛋白测定
   E. 抽取羊水进行 DNA 检查
6. 唐氏综合征病例的临床依据最重要的是
   A. 皮肤纹理特点，生长发育迟缓　　B. 特殊面容，智力低下

C. 生长发育迟缓，智力低下

D. 先天畸形，生长发育迟缓

E. 先天畸形，智力低下

7. 关于肝豆状核变性的诊断依据是

A. 角膜K-F环

B. 特征性CT改变

C. 肝铜>300μg/g（肝干重）

D. 典型症状、角膜K-F环及血清铜蓝蛋白降低

E. 24小时尿排铜>300μg/24h

8. 唐氏综合征染色体检查绝大部分为

A. 18-三体畸变

B. 21-三体畸变

C. D/G易位

D. G/C易位

E. 嵌合型

9. 唐氏综合征患儿染色体检查绝大部分核型为

A. 46,XX（或XY），-22,+t（21q21q）

B. 46,XX（或XY），-14,+t（14q21q）

C. 46,XX（或XY），-15,+t（15q21q）

D. 46,XX（或XY），-21,+t（21q21q）

E. 47,XX（或XY），+21

10. 标准型唐氏综合征的再发风险率为

A. 100%

B. 10%

C. 50%

D. 5%

E. 1%

11. 唐氏综合征易位型中，若母亲为21q21q易位携带者，子代发病风险为

A. 1%

B. 10%

C. 50%

D. 5%

E. 100%

12. 最常见的唐氏综合征的核型分析是

A. 嵌合体型

B. D/G易位型

C. G/G易位型

D. 标准型

E. D/D易位型

13. 人体内铜代谢的主要器官是

A. 肝脏

B. 脾脏

C. 肾脏

D. 肠道

E. 胰腺

14. 人类苯丙氨酸羟化酶基因位于(　　)上

A. 第8号染色体

B. 第12号染色体

C. 第 2 号染色体　　D. 第 3 号染色体
E. 第 21 号染色体

15. 造成苯丙酮尿症患儿体内苯丙氨酸积聚的原因是
A. 磷酸化酶缺陷
B. 酪氨酸缺乏
C. 苯丙氨酸羟化酶缺陷或四氢生物蝶呤缺乏
D. 铜蓝蛋白缺乏
E. 磷酸化酶激酶缺乏

16. 测定黏多糖病酶活性的样本是
A. 血清、血细胞或成纤维细胞　　B. 肝细胞
C. 尿液　　D. 脑脊液
E. 骨骼

17. 黏多糖贮积病属于一种
A. 染色体病　　B. 脂代谢病
C. 有机酸代谢病　　D. 糖代谢病
E. 溶酶体病

18. 典型苯丙酮尿症最主要的治疗方法是
A. 左旋多巴　　B. 酪氨酸
C. 四氢生物蝶呤　　D. 5-羟色胺
E. 低苯丙氨酸饮食

19. 苯丙酮尿症新生儿筛查采用的是
A. 尿三氯化铁试验　　B. 尿硝普钠试验
C. 血清苯丙氨酸浓度测定　　D. 苯丙氨酸耐量试验
E. Guthrie 细菌抑制试验

20. 疑为苯丙酮尿症的儿童初筛应做
A. Guthrie 细菌生长抑制试验　　B. 尿甲苯胺蓝试验
C. 血清苯丙氨酸浓度测定　　D. 尿三氯化铁试验
E. 苯丙氨酸耐量试验

21. 早期诊断婴儿苯丙酮尿症时，血清苯丙氨酸的浓度要达到以下哪个数值及以上
A. 0.06mmol/L　　B. 0.08mmol/L
C. 0.18mmol/L　　D. 0.24mmol/L
E. 0.36mmol/L

22. 戈谢病最常见的类型可无神经系统受累症状的是
A. Ⅲd 型　　B. Ⅲa 型

C. Ⅰ型
D. Ⅱ型
E. Ⅲc 型

23. 苯丙酮尿症患儿初现症状通常在
A. 生后 1~2 个月
B. 生后 3~6 个月
C. 生后 7~9 个月
D. 生后 10~12 个月
E. 生后 1~3 岁

24. 糖原贮积症Ⅰ型是由于缺乏下列哪种酶
A. 苯丙氨酸羟化酶
B. 氨基己糖酶
C. 酪氨酸酶
D. 葡萄糖-6-磷酸酶
E. 半乳糖 1-磷酸尿苷酰转移酶

25. 糖原贮积症最常见的类型是
A. Ⅰ型
B. Ⅱ型
C. Ⅲ型
D. Ⅳ型
E. Ⅵ型

26. 少数肝豆状核变性患儿在肝功能损害前可出现
A. 缺铁性贫血
B. 感染性贫血
C. 溶血性贫血
D. 再生障碍性贫血
E. 自身免疫性贫血

27. 肝豆状核变性的脑部病变主要在
A. 大脑皮质
B. 脑干网状系统
C. 小脑半球
D. 丘脑黑质
E. 基底神经节

28. 肝豆状核变性时铜在体内的蓄积开始于
A. 婴儿期
B. 学龄前期
C. 幼儿期
D. 青春期
E. 学龄期

29. 肝豆状核变性早期损害的器官是
A. 肝脏
B. 神经系统
C. 眼
D. 皮肤
E. 肾脏

30. 肝豆状核变性的遗传方式是
A. X 连锁显性遗传
B. 染色体显性遗传
C. 多基因遗传
D. 常染色体隐性遗传
E. X 连锁隐性遗传

二 A2 型题

1. 患儿，女，2 岁半。出生时正常，3 个月后皮肤和头发色泽逐渐变浅。尿有鼠尿臭味，有助于诊断的检查是

A. 脑电图　　B. 血钙测定

C. 血镁测定　　D. 尿三氯化铁试验

E. 尿甲苯胺蓝试验

2. 患儿，女，2 岁。因智力低下就诊，查染色体核型为 46,XX，-21，+t（21q21q），其母亲核型为 45,XX，-21，-21，+t（21q21q）。若母亲再生育，其下一代发生本病的风险为

A. 10%　　B. 25%

C. 50%　　D. 75%

E. 100%

3. 10 个月男婴，不能独坐，眼距宽，眼裂小，鼻梁低平，皮肤细嫩，舌伸出口外，通贯掌。可能的诊断是

A. 呆小病　　B. 唐氏综合征

C. 佝偻病活动期　　D. 苯丙酮尿症

E. 先天性脑发育不全

4. 患儿，2 岁。精神、运动发育落后，有特殊面容，呈两眼外眦上翘，两眼内眦距离增宽，鼻梁低平，通贯手，临床上已诊断为唐氏综合征。最常见的染色体核型分析是

A. 47,XX（或 XY），+21

B. 46,XX（或 XY），-14，+t（14q21q）

C. 46,XX（或 XY）/47,XY（XX），+21

D. 46,XX（或 XY），-21，+t（21q21q）

E. 46,XX（或 XY），-22，+t（21q22q）

5. 患儿，男，14 岁。因突然出现步态不稳，语言不清就诊。查体：肝脏右肋下 3.5cm，质地中，脾脏肋下未及，神经系统病理反射未引出，四肢肌力、肌张力正常。肝脏酶学异常。该患儿应首选哪项检查确诊

A. 肝脏 B 超　　B. 血清铜蓝蛋白

C. 头颅 MRI　　D. 脑电图

E. 肌电图

6. 患儿，女，6 岁。诊断为唐氏综合征，核型分析为 46,XX,t（14q21q）。最可能属于下列哪种染色体畸变所致

A. 染色体重复　　B. 染色体缺失

C. 染色体倒位　　D. 染色体易位

E. 染色体重叠

7. 患者，女性，32岁。多次自然流产，且其姨表妹患唐氏综合征，为避免她的子代又患此病，来遗传病门诊咨询，请儿科医师指导。采用下列预防措施中哪项应除外

A. 妊娠期羊水细胞培养，并作酶及生化测定

B. 妊娠期应注意预防肝炎等病毒感染

C. 夫妇双方应进行染色体检查

D. 妊娠期进行羊水细胞培养及染色体检查

E. 妊娠前后应避免接受X线照射

8. 患儿，女，10岁。体型矮小，缺乏第二性征，乳房不发育，胸宽，双乳头相距较远，轻微智力障碍，伴有颈蹼、颈短，下颌小，腭弓高，临床拟诊为先天性卵巢发育不全综合征。以下最具有诊断价值的是

A. 体型矮小　　B. 性发育幼稚型

C. 染色体核型分析　　D. 尿中雌激素减少

E. 原发性闭经

9. 患儿，男，5岁。3岁时发现肝大6cm，脾大10cm。4个月前出现关节痛，以膝关节为主，运动受限。Hb 65g/L，RBC 3.26×10^{12}/L，PLT 67×10^{9}/L。X线右股骨下端轻度骨质破坏，血清酸性磷酸酶升高。可能的诊断

A. 尼曼匹克病　　B. 地中海贫血

C. 嗜酸性肉芽肿　　D. 戈谢病

E. 糖原贮积症

10. 患儿，男，11个月。反复抽搐4次，智力差，表情呆滞，皮肤嫩白，头发黄色，尿有霉臭味。为明确诊断，应选择下列哪项检查

A. 血 T_3，T_4，TSH　　B. 染色体检查

C. 尿三氯化铁试验　　D. 脑电图

E. 腕部摄片

11. 患者，女，15岁。身高130cm，双乳期，血LH，FSH水平明显增高，学习成绩中等。首先考虑该患者为下列哪项疾病

A. 青春期发育延迟　　B. 特发性矮小

C. 生长激素缺乏症　　D. Turner综合征

E. 先天性甲状腺功能低下

12. 患儿，女，13岁。体型矮小，乳房未发育，乳头间距较宽，无腋毛、阴毛，主动脉瓣听诊区闻及Ⅲ级收缩期杂音，有颈蹼，后发际低，体表多痣，临床拟诊为Turner综合征。

为确诊应做哪项检查

A. B超盆腔扫描　　B. 胸部X线摄片

C. 骨龄摄片　　D. 血清促性腺激素测定

E. 染色体核型分析

13. 患儿，男，12岁。近2个月来出现语言不清，书写困难。查体：表情呆板，肢体震颤，双上肢肌张力增高，角膜见K-F环，AST 105U/L。应考虑为

A. 病毒性肝炎　　B. 苯丙酮尿症

C. 小脑共济失调　　D. 小舞蹈病

E. 肝豆状核变性

14. 患儿，女，2岁。因肝脾大，面部皮肤粗糙，X线片示多发骨骼发育不良，尿黏多糖阳性，特异性的酶活性测定，诊断为黏多糖贮积病。下列哪项正确

A. 无治疗　　B. 肝移植

C. 骨髓移植和酶替代治疗　　D. 饮食疗法

E. 以上均不是

三 A3/A4型题

（1~4题共用题干）

患儿，男，2岁。不会独立行走，智力落后。查体：皮肤细嫩，肌肉松弛，眼距宽，鼻梁低平，伸舌，双眼外侧上斜，通贯掌，小指端向内侧弯曲。

1. 为确诊应选择哪项检查

A. 血清 T_3，T_4，TSH测定　　B. 腕部X线摄片

C. 测血清苯丙氨酸浓度　　D. 染色体检查

E. 头颅CT

2. 该患儿最可能的诊断是

A. 苯丙酮尿症　　B. 脑发育不良

C. 唐氏综合征　　D. 甲状腺功能减退症

E. 佝偻病

3. 该患儿病因不包括

A. 母亲受孕时年龄过大　　B. 放射线

C. 病毒感染　　D. 遗传因素

E. 父母智力

4. 该患儿除有特殊面容外，其他常见的畸形为

A. atd角增大、通贯手、心脏畸形、关节可过度弯曲

B. 翼颈、乳头间距宽

C. 睾丸小、乳房发育

D. 眼发育不良、耳道闭锁

E. 并指畸形、耳郭畸形、心脏畸形

（5~7 题共用题干）

患儿，女，13 岁。115cm，小学 4 年级，学习成绩欠佳，出生时手足背肿。体检时发现乳房未发育，乳头间距宽，外生殖器呈婴儿型，未有过月经，无其他第二性征。

5. 本病初步诊断为

A. 先天性睾丸发育不全综合征　　B. 先天性甲状腺功能减退症

C. 唐氏综合征　　D. 18 三体综合征

E. Turner 综合征

6. 应进行何种检查以明确诊断

A. 外周血染色体核型分析　　B. 生长激素测定

C. 血 21-羟化酶测定　　D. T_3，T_4和 TSH 测定

E. 睾酮测定

7. 确诊后应如何治疗

A. 补充甲状腺素 + 雌激素　　B. 单纯应用人生长激素

C. 无须治疗　　D. 补充雌激素

E. 应用人生长激素 + 雌激素

（8~10 题共用题干）

患儿，男，3 岁。生后母乳喂养，5 个月后智力渐落后，头发变黄，肤色变白，多动，有肌痉挛，尿有鼠尿臭味。

8. 临床上应首先考虑的诊断是

A. 苯丙酮尿症　　B. 癫痫

C. 唐氏综合征　　D. 先天性甲状腺功能减退症

E. 维生素 D 缺乏性手足搐搦症

9. 为协助诊断应选择的检查是

A. 尿三氯化铁试验　　B. 脑电图检查

C. 血钙、磷测定　　D. 染色体核型分析

E. 血 T_3，T_4，TSH 测定

10. 主要的治疗是

A. 低铜饮食　　B. 低苯丙氨酸饮食

C. 苯巴比妥　　D. 维生素 A

E. 脑活素

(11~12 题共用题干)

患儿，9 个月。生后 6 个月起进食后经常呕吐，皮肤湿疹，智力及体格发育渐落后于同龄儿，喜睡，有癫痫小发作，尿有鼠尿臭味，毛发及虹膜颜色浅，皮肤白，尿三氯化铁试验阳性。

11. 最可能的诊断为

A. 苯丙酮尿症　　B. 呆小病

C. 癫痫　　D. 先天愚型

E. 组氨酸血症

12. 本病的治疗措施不包括

A. 治疗开始越早，效果越好

B. 给予低苯丙氨酸奶粉喂养

C. 每日仍应保证 30~50mg/kg 的苯丙氨酸摄入

D. 饮食控制至少需持续至青春期

E. 添加辅食以蛋白质类食物为主

(13~14 题共用题干)

患儿，女，10 岁。黄疸，肝大，肢体震颤 4~5 个月，口齿不清，动作僵硬，肝肋下 4cm，质硬，裂隙灯下可见角膜边缘棕黄色环。

13. 最可能的诊断是

A. 肝豆状核变性　　B. 尼曼-匹克病

C. 肝糖原贮积症　　D. 病毒性肝炎

E. 溶血性贫血

14. 出现角膜边缘棕黄色环可能是

A. 无症状阶段　　B. 肝损害阶段

C. 肾脏损害　　D. 骨骼损害

E. 神经系统损害

(15~17 题共用题干)

患儿，女，5 岁。3 岁时发现肝大 5cm，脾大 9cm。4 个月前出现关节痛，以膝关节为著，运动受限。Hb 65g/L，RBC 3.26×10^{12}/L，PLT 67×10^{9}/L。X 线右股骨下端轻度骨质破坏，血清碱性磷酸酶升高。

15. 可能的诊断是

A. 地中海贫血　B. 糖原贮积症
C. 尼曼-匹克病　D. 戈谢病
E. 嗜酸性肉芽肿

16. 本病遗传方式是

A. 常染色隐性遗传　B. 常染色显性遗传
C. X连锁隐性遗传　D. Y连锁遗传
E. X连锁显性遗传

17. 早期慢性型戈谢病的骨头变化最特征的是哪一项

A. 股骨呈“三角烧瓶样”　B. 固执呈蜂窝状改变
C. 骨质疏松　D. 溶骨改变
E. 骨皮质变薄

（18~20题共用题干）

患儿，男，9岁。自幼生长缓慢，3岁前多次发生惊厥。来诊时见患儿矮胖，肝大达肋缘下，质中等硬，空腹血糖值为3.0mmol/L，注射肾上腺素后血糖升高甚微。肝活检切片见肝细胞内大量PAS阳性物质积聚伴多量脂肪滴。

18. 诊断首先考虑

A. 脂肪肝　B. 糖原贮积症
C. 半乳糖血症　D. 肝豆状核变性
E. 脑苷脂沉积症

19. 经肝细胞酶检测发现葡萄糖磷酸酶缺陷。当前的治疗原则为

A. 酶替代治疗
B. 控制酸中毒
C. 进行肝移植
D. 首先保持血糖正常并预防和积极治疗感染及控制酸中毒
E. 保肝+控制感染和酸中毒

20. 长期治疗最合理的方法是

A. 应用升血糖药物
B. 静脉输葡萄糖液
C. 少量多次摄入碳水化合物或口服生玉米淀粉
D. 血糖药物+静脉输葡萄糖液
E. 手术

（21~23 题共用题干）

患儿，男，5 岁。矮小，驼背，智力发育落后就诊。查体：头大，颈短，鼻梁低，唇厚舌大，表情呆板，皮肤粗糙，腹大，脐疝，肝肋下 4cm，脾肋下 4cm，四肢不能伸直。

21. 最可能的诊断是

A. 甲状腺功能减退症　　B. 糖原贮积症

C. 肝豆状核变性　　D. 黏多糖贮积病

E. 苯丙酮尿症

22. 应进一步检查

A. 甲状腺功能　　B. 糖代谢功能试验

C. 肝功能 + 铜蓝蛋白　　D. 骨骼 X 线片 + 尿黏多糖

E. 血苯丙氨酸

23. 确诊该病分型应检查

A. 血清 T_3，T_4，TSH

B. 肝组织的糖原定量和酶活性测定

C. 血铜蓝蛋白 + 角膜 K–F 环

D. 白细胞或皮肤成纤维细胞特异性的酶活性测定

E. 血苯丙氨酸

四 B 型题

（1~3 题共用备选答案）

A. 肝脾淋巴结肿大　　B. 巨脾伴脾亢

C. 骨髓被浸润　　D. X 线片示骨质疏松，局限性骨破坏

E. 股骨远端似烧瓶样膨大

1. 戈谢病血常规见三系减少是因为
2. 戈谢病的典型 X 线征象是
3. 戈谢病严重骨痛和关节肿胀的原因是

（4~8 题共用备选答案）

A. 性早熟　　B. 生长激素缺乏

C. Turner 综合征　　D. 家族性矮身材

E. 先天性甲减

4. 身材矮小，第二性征不发育，有颈蹼、肘外翻
5. 皮肤粗糙，智力低下，身材矮小，躯干长，四肢短
6. 皮肤白皙，智力正常，身材矮小，比例匀称

7. 身材矮小，智力正常，骨龄超前，有提前出现的第二性征发育
8. 身材矮小，常在第3百分数左右，年身高增长大于4cm，智力和性发育正常

（9~11题共用备选答案）

A. 血17-羟孕酮
B. 血促甲状腺素
C. 尿三氯化铁
D. 血清 T_3，T_4
E. 血苯丙氨酸

9. 新生儿筛查苯丙酮尿症是检查
10. 先天性甲状腺功能减退症的新生儿筛查是检查
11. 先天性肾上腺皮质增生症的新生儿筛查是检查

五 X型题

1. 属于常染色体隐性遗传的疾病是
A. 苯丙酮尿症
B. 黏多糖贮积病Ⅱ型
C. 肝豆状核变性
D. 黏多糖贮积病Ⅰ型
E. 糖原贮积症Ⅰ型
2. 唐氏综合征的核型分析错误的是
A. 标准型47,XY（或XX），+21
B. 易位型46,XY（或XX），-10
C. 嵌合体型46,XY（或XX）/46
D. XY（或XX），+22
E. 46,XX,t（14q21q）
3. 下列哪种病属于单基因病
A. 唐氏综合征
B. 红绿色盲
C. 血友病甲
D. 肾性尿崩症
E. 苯丙酮尿症
4. 戈谢病的治疗正确的是
A. 对Ⅱ型主要为对症治疗
B. 脾功能亢进者可进行脾切除术
C. 纯化酶替代疗法对Ⅱ型有效
D. 骨髓移植治疗Ⅰ、Ⅲ型患儿
E. 以上均正确

六 案例分析题

（1~4题共用题干）

患儿，女，4岁。出生时正常，母乳喂养，5个月后智力渐落后，头发变黄，肤色变白，尿有鼠尿臭味。

1. 临床上应首先考虑的诊断是

A. 唐氏综合征
B. 先天性甲状腺功能减退症
C. 维生素 D 缺乏性手足搐搦症
D. 苯丙酮尿症
E. 癫痫

2. 为协助诊断应选择的检查是

A. 血钙、磷测定
B. 尿三氯化铁试验
C. 血 T_3，T_4，TSH 测定
D. 染色体核型分析
E. 脑电图检查
F. 心电图检查

3. 该患儿主要的治疗是

A. 苯巴比妥
B. 维生素 D
C. 脑活素
D. 低铜饮食
E. 低苯丙氨酸饮食
F. 高苯丙氨酸饮食

4. 苯丙酮尿症的遗传形式为

A. X 连锁显性遗传
B. 常染色体显性遗传
C. 常染色体隐性遗传
D. X 连锁隐性遗传
E. X 连锁不完全显性遗传

（5~7 题共用题干）

患儿，女，6 岁。因发现身材矮小、骨骼发育异常，骨痛来院就诊。近半年来乏力，活动后心累、气促。查体：体温 37℃，心率 104 次/分，呼吸 25 次/分，体重 18kg，身长 102.5cm，坐高 54.4cm，头围 50cm，鸡胸、脊柱后凸，下肢呈“X”形，双手掌不能伸直，腹部稍膨隆，肝肋下 3cm，脾肋下 2cm，质中。

5. 应该先重点检查哪些项目

A. 血钙、磷、碱性磷酸酶
B. 染色体分析
C. 特异性酶活性测定
D. 尿黏多糖检查
E. 骨骼 X 摄片
F. $25-(OH)_2D_3$

6. 经查血钙 2.5mmol/L（N = 2.235 ~ 2.8mmol/L）、磷 1.16mmol/L（N = 1.3 ~ 2.1mmol/L）、碱性磷酸酶 160.7U/L（N = 119 ~ 450U/L），尿黏多糖测定阳性：5μl（++），15μl（+++），25μl（++++）。X 线胸片示脊柱胸腰椎椎体形态失常，椎体变扁，左手尺骨远段明显变短，左手第 2~5 掌骨近端变尖、稍聚拢。双下肢正侧位示髂骨基底部较细，髋臼较浅，边缘欠光整。两侧股骨头扁平边缘毛糙，股骨颈偏短，双髋外翻。可推断出是何病症

A. 佝偻病
B. 黏脂累积病
C. 先天性软骨发育不全
D. 黏多糖贮积病
E. 先天性骨发育不全
F. 先天性甲状腺功能减退症

7. 目前应如何处理
   A. 酶替代治疗
   B. 口服补充钙剂
   C. 若并发感染则控制感染
   D. 口服骨化三醇胶丸
   E. 家庭如需生育第 2 胎，有条件做产前基因诊断
   F. 肌内注射维生素 D_3

（8～12 题共用备选答案）

患儿，女，10 岁。因面色苍黄、食欲缺乏、恶心、呕吐 3 天入院。无发热、咳嗽，无血尿。家长述近半年患儿易发脾气。既往无肝炎等特殊病史。查体：体温 36.8℃，烦躁，面部及巩膜黄染，心肺无异常，腹部稍膨隆，上腹部压痛，无明显反跳痛，未触及包块。

8. 为明确诊断需要做的紧急检查是
   A. 血常规
   B. 尿常规、尿淀粉酶
   C. 肝炎病毒标志物检测
   D. 肝肾功能、电解质及淀粉酶
   E. 腹部 B 超
   F. 溶血全套
   G. 骨髓穿刺
   H. 血气分析
9. 若辅助检查提示：血红蛋白 85g/L，直接胆红素 970μmol/L，间接胆红素 657μmol/L，谷丙转氨酶 62U/L，白蛋白 23g/L。尿常规：尿蛋白（+），尿胆原（+），尿淀粉酶正常。腹部 B 超示：慢性肝病，肝硬化，少量腹水。考虑诊断的疾病有
   A. 胆道蛔虫病
   B. 急性肝衰竭
   C. 急性胰腺炎
   D. 溶血尿毒综合征
   E. 病毒性肝炎
   F. 急性肾炎
   G. 再生障碍性贫血
10. 若患儿持续有恶心、烦躁不安，需紧急做的处理包括
   A. 禁食
   B. 输液
   C. 保肝治疗
   D. 降血氨治疗
   E. 输血治疗
   F. 吸氧
   G. 静脉注射门冬氨酸钾镁
11. 若进一步完善检查后考虑诊断可能为肝豆状核变性，确诊的检查是
   A. 测定血铜蓝蛋白
   B. 骨髓穿刺
   C. 裂隙灯下观察角膜 K-F 环
   D. 腹部 CT
   E. 肝肾功能
   F. 心脏彩超

12. 此时的进一步处理包括

A. 口服青霉胺　　B. 输血
C. 应用抗生素　　D. 低铜饮食
E. 口服锌制剂　　F. 低蛋白、低脂饮食

参考答案与解析

一、A1 型题

1. D【解析】性染色体疾病包括 Klinefelter 综合征、Turner 综合征、XYY 综合征等。其表型与性染色体有关，除 Turner 综合征外，大多在婴儿期无明显临床表现，要到青春期因第二性征发育障碍或异常才就诊。

2. B【解析】单基因遗传病按照不同遗传模式可以分为 5 类遗传方式：近亲婚配造成的出生缺陷率增高，主要是指常染色体隐性遗传性疾病的发病率增高。

3. E【解析】该病为人类最常见的染色体畸变疾病，为妊娠期受精卵卵裂时出现染色体不分离所致。

4. A【解析】先天性卵巢发育不全综合征又称为 Turner 综合征（TS）。目前已证实 TS 的异常核型有多种，常见的有以下 3 种。①X 单体型：45,XO 占 40%～60%。②嵌合型：45,XO/46,XX；45,X/47,XXX 等。约占 25%。③X 染色体结构异常：染色体的短臂或长臂缺失，46,X,del（Xp）或 46,X,del（Xq）等；X 长臂或 X 短臂等臂，46,X,i（Xq）或 46,X,i（Xp）；环状 X 染色体，46,X,r（X）；标记染色体等。

5. B【解析】先天性卵巢发育不全综合征的产前诊断可采用羊水穿刺、脐带血的核型分析。

6. B【解析】唐氏综合征患儿的主要特征为智力低下（笨）、特殊面容（丑）和生长发育迟缓（弱），并可伴有多种畸形。典型病例可以根据其特殊面容、智力低下和皮肤纹理特点，即可确定诊断。

7. D【解析】根据肝脏和神经系统症状、体征和实验室检查结果，特别是角膜 K-F 环阳性，血清铜蓝蛋白低于 200mg/L，铜氧化酶吸光度低于 0.17 可确立诊断为肝豆状核变性。

8. B【解析】唐氏综合征细胞遗传学特征是第 21 号染色体呈三体征，其发生主要是由于亲代之一的生殖细胞在减数分裂形成配子时，或受精卵在有丝分裂时，21 号染色体发生不分离，胚胎体细胞内存在一条额外的 21 号染色体。

9. E【解析】唐氏综合征分为 3 型，标准型约占患儿总数的 95% 左右。患儿体细胞染色体为 47 条，有一个额外的 21 号染色体，核型为 47,XX（或 XY），+21。

10. E【解析】标准型唐氏综合征的再发风险率为 1%。

11. E【解析】21－三体易位型中，若母亲为21q21q易位携带者，子代发病风险为100%。

12. D【解析】最常见的唐氏综合征的核型分析是标准型，约占患儿总数的95%左右。

13. A【解析】铜经门静脉入肝，在肝细胞溶酶体内合成铜蓝蛋白，是进行铜代谢的主要器官。

14. B【解析】人类苯丙氨酸羟化酶基因位于第12号染色体上（12q22~24），基因全长约90kb，有13个外显子和12个内含子，成熟的mRNA约2.4kb，编码451个氨基酸。

15. C【解析】典型苯丙酮尿症由于苯丙氨酸-4-羟化酶缺陷，致苯丙氨酸不能转化为酪氨酸，使苯丙氨酸浓度升高。四氢生物蝶呤缺乏型由鸟苷三磷酸环化水合酶、6-丙酮酸四氢蝶呤合成酶或二氢生物蝶呤还原酶等酶缺乏所致。

16. A【解析】各型黏多糖贮积病（MPS）的确诊应依据酶活性测定，可采用外周血白细胞、血清或培养成纤维细胞进行。

17. E【解析】黏多糖贮积病（MPS）是一组由于酶缺陷造成的酸性黏多糖（氨基葡聚糖）不能完全降解的溶酶体累积病。

18. E【解析】典型苯丙酮尿症最主要的治疗方法是低苯丙氨酸饮食。饮食治疗的原则是使苯丙氨酸的摄入量既能保证生长和代谢的最低需要，又要避免血中含量过高。婴儿给予低苯丙氨酸奶粉；幼儿以淀粉类、蔬菜水果等低蛋白饮食为主。每日苯丙氨酸按30~50mg/kg供给，维持血苯丙氨酸浓度在2~10mg/dl为宜。饮食控制需持续到青春期以后。

19. E【解析】生后3~5天在婴儿足跟采末梢血吸在滤纸片上，多用细菌抑制法（Guthrie法）测血纸片中PA水平。一般认为，血PA>0.24mmol/L即为筛查阳性，应再复查并做定量测定以作诊断。

20. D【解析】疑为苯丙酮尿症的儿童初筛应做尿三氯化铁试验，呈绿色反应。

21. E【解析】早期诊断婴儿苯丙酮尿症时，血清苯丙氨酸的浓度达到0.36mmol/L及以上。

22. C【解析】Ⅰ型，即慢性（非神经）型，是戈谢病最常见的一型，其β-葡糖脑苷脂酶活性为正常人的18%~40%。发病年龄可自生后数月至70岁间的任何阶段，多数在学龄前期因肝脾大和贫血就诊。在发病早期，仅有脾大和轻度贫血。随着病程进展，脾大显著，并出现脾功能亢进现象，贫血显著，白细胞和血小板亦减少。至晚期时，生长发育显著落后，腹部明显膨胀，各种症状加重，贫血加重，白细胞和血小板明显减少，常伴有感染和皮肤黏膜出血倾向。淋巴结轻度肿大。肝功能受损，常见食管静脉曲张、Ⅸ因子等凝血因子缺乏。骨髓被浸润导致严重骨痛和关节肿胀，X线检查可见普遍性骨质疏松、髓腔增宽、股骨远端呈烧瓶状和股骨头无菌性坏死等局限性骨质破坏甚至骨折。年长患者面部和四肢暴露部位常见色素沉着和肺部浸润症状。

23. B【解析】苯丙酮尿症（PKU）患儿出生时正常，通常在3~6个月时开始出现症状，1 岁时症状明显。主要临床特征为智力低下、神经精神症状、湿疹、皮肤抓痕征及色素脱失和鼠气味等。

24. D【解析】糖原贮积症Ⅰ型是由于缺乏葡萄糖-6-磷酸酶使糖原分解或糖异生途径产生的6-磷酸葡萄糖不能水解产生葡萄糖，糖代谢发生紊乱所致。

25. A【解析】Ⅰ型糖原贮积症是糖原贮积症中最为多见者，约占总数的25%。

26. C【解析】溶血性贫血多发生在早期或与肝病同时出现。一般为一过性，但可反复发作。贫血多为轻、中度，血胆红素较高，Coombs 试验阴性。

27. E【解析】肝豆状核变性的脑部病变主要在基底神经节的豆状核及尾状核；晚期丘脑、黑质、大脑皮质、白质、小脑齿状核和脑干也受累。

28. A【解析】肝豆状核变性时铜在体内的蓄积开始于婴儿期。

29. A【解析】从出生开始到发病前为无症状期，随着体内铜沉积量的增加，患儿逐渐出现器官受损症状，约 50% 以上的病例以肝病症状开始。

30. D【解析】肝豆状核变性，又称 Wilson 病，是一种常染色体隐性遗传的铜代谢缺陷病。

二、A2 型题

1. D【解析】该患儿症状考虑苯丙酮尿症，尿三氯化铁试验呈绿色反应可帮助诊断为苯丙酮尿症。

2. E【解析】按染色体核型分析可将唐氏综合征患儿分为 3 型。①标准型：最多见，核型为47,XX（或XY），+21。②易位型：发生在近端着丝粒染色体的相互易位，其额外的21号染色体长臂易位到另一近端着丝粒染色体上。分为 2 类：a. D/G 易位：核型为46,XY，（或XX），-14，+t（14q21q），约半数为遗传性，亲代核型为45,XX（或XY），-14，-21，+t（14q21q）。b. G/G 易位：多数核型为46,XY（或XX），-21，+t（21q21q）。③嵌合体型：常见的嵌合体核型为46,XX（或XY）/47,XX（或XY），+21。易位型患儿的双亲应做染色体核型分析，以便发现平衡易位携带者：如母方为 D/G 易位，则每一胎都有 10% 的风险率，父方为 D/G 易位，风险率为 4%；绝大多数 G/G 易位病例为散发，父母亲核型大多正常，但亦有 21/21 易位携带者，其下一代 100% 为本病。此母亲核型为 45,XX，-21，-21，+t（21q21q），无正常 21 号染色体，仅有易位染色体，此题中并没有明确父亲为多少，所以再生育，所育子女患病的概率为 100%。

3. B【解析】唐氏综合征的临床表现如下。①典型特殊面容：患儿出生时即已有明显的特殊面容，表现为眼距宽、眼裂小、眼外侧上斜、内眦赘皮，鼻根低平，耳小而圆、耳轮上缘过度折叠，硬腭窄小，舌厚、舌常伸出口外。②智力落后：是本综合征最突出、最严重的表现，但程度不一致。③体格发育迟缓，身材矮小，头围小于正常，骨龄常落后于年龄，出牙延迟且常错位，头发细软而少，四肢短，手指粗短，韧带松弛，关节可过度弯曲，小指向内弯曲。动作发育和性发育延迟。④皮肤纹理特征：通贯手、atd 角增大；第 4、5 指桡箕增多，脚蹈趾球胫侧弓形纹和第5趾只有一条褶纹等。⑤伴发畸形：30%的患儿伴有先天性心脏病、消化道畸形，腭、唇裂，多指（趾）畸形等。⑥免疫功能低下，易患各种感染，白血病的发生率也增加10~30倍。

4. A【解析】唐氏综合征为最常见的常染色体疾病。标准型患者体细胞染色体为47条，有一条额外的21号染色体，核型为47,XX（XY），+21，此型最常见，占95%。是因亲代（多为母方）的生殖细胞染色体在减数分裂时不分离所致。双亲外周血淋巴细胞核型均正常。

5. B【解析】据患儿14岁出现锥体外系症状，无神经系统病理征，肝脾增大，肝酶异常，考虑肝豆状核变性，血清铜蓝蛋白降低是诊断的重要依据。

6. D【解析】唐氏综合征染色体易位型占2.5%~5%。多为罗伯逊易位，额外的21号染色体长臂易位到另一近端着丝粒染色体上。有D/G易位和G/G易位。D/G易位最常见，D组染色体中以14号染色体为主，核型为46,XX（XY），-21，+t（14q21q），少数为15号染色体。G/G易位，是由于G组中2个21号染色体发生着丝粒融合形成等臂染色体或21号染色体易位到1个22号染色体上。核型为46,XX（XY），-21，+t（21q21q）或46,XX（XY），-22，+t（21q22q），较为少见。

7. A【解析】其他4项都是预防措施，妊娠期羊水细胞培养，并作酶及生化测定是检查措施，不是应该注意的预防措施。

8. C【解析】Turner综合征常因生长迟缓、青春期无性征发育、原发性闭经等就诊。根据典型的临床表现及染色体核型分析可确诊。

9. D【解析】戈谢病（GD）其临床特征为脾、肝增大，脾功能亢进，骨骼病变，也可以出现造血系统和中枢神经系统症状。血清酸性磷酸酶升高。

10. C【解析】苯丙酮尿症患儿尿中排出苯乙酸，有特殊的鼠尿样臭味。较大婴儿筛查用尿三氯化铁试验，是检测尿中苯丙酮酸的化学呈色法。

11. D【解析】参见A2型题第8题解析。

12. E【解析】参见A2型题第8题解析。

13. E【解析】角膜色素环是肝豆状核变性病的最重要体征，95%~98%患者有K-F环。由铜沉积于角膜后弹力层所致，大多出现神经症状时就可发现此环。神经系统表现：早期构语困难（纳吃），动作笨拙或不自主运动，表情呆板、吞咽困难、肌张力改变等；晚期常见行为异常和智力障碍。

14. C【解析】骨髓移植可改善部分临床症状。黏多糖Ⅰ（H）经骨髓移植后，智力改善，末梢组织的黏多糖消失，角膜清亮，肝脾缩小，但对于已经形成的骨骼畸形无改进，如能早期诊断和早期进行骨髓移植可使骨骼的破坏减轻。酶替代治疗和基因治疗正在研究中，部分已用于临床并取得较好疗效。

三、A3/A4 型题

1. D【解析】唐氏综合征典型病例根据特殊面容、智力与生长发育落后、皮纹特点等不难作出临床诊断，但应进行染色体核型分析以确诊。

2. C【解析】参见 A2 型题第 3 题解析。

3. E【解析】唐氏综合征的病因：①母亲妊娠时年龄过大。②放射线。③病毒感染。④化学因素。

4. A【解析】唐氏综合征的皮肤纹理特征：通贯手、atd 角增大；第 4、第 5 指桡箕增多，脚踇趾球胫侧弓形纹和第 5 趾只有一条褶纹等。

5. E【解析】先天性卵巢发育不全综合征又称 Turner 综合征，为人类唯一能生存的单体综合征，为减数分裂过程中性染色体未分离所致，半数患者核型为 45,X，25% 的患者为嵌合体型。临床表现：新生儿期患者手足背明显水肿，常有颈蹼、后发际低，出生时即身材矮小，随年龄增长越来越明显；青春期第二性征不发育，伴原发性闭经；智力多正常。可有心血管、泌尿系统和骨骼畸形。

6. A【解析】根据临床表现和染色体核型分析可确诊。

7. E【解析】治疗主要是在适当时间进行生长激素和雌激素治疗，除非疑有下丘脑垂体功能障碍，否则使用生长激素前无须进行生长激素测定。

8. A【解析】“尿有鼠尿臭味”怀疑苯丙酮尿症，结合该患儿发病年龄，智力落后，头发变黄，肤色变白，多动，肌痉挛等症状，考虑为苯丙酮尿症。

9. A【解析】三氯化铁试验可帮助诊断。

10. B【解析】治疗的关键是减少苯丙氨酸的摄入，主要采取低苯丙氨酸饮食。

11. A【解析】患儿生后半年出现症状，智力低下，尿有鼠尿臭味，皮肤白，尿三氯化铁阳性，是苯丙酮尿症的表现。

12. E【解析】饮食治疗的原则是使苯丙氨酸的摄入量既能保证生长和代谢的最低需要（苯丙氨酸为必需氨基酸），又要避免血中含量过高。婴儿可给予特制的低苯丙氨酸奶粉，幼儿添加辅食应以淀粉类、蔬菜和水果等低蛋白质食物为主。

13. A【解析】角膜色素环是肝豆状核变性病的最重要体征，95%~98% 患者有 K-F 环。在角膜边缘可见呈棕灰、棕绿或棕黄色的色素环，色素环宽 1~3mm。K-F 环自角膜上缘开始出现，然后成为环状。

14. E【解析】K-F 环由铜沉积于角膜后弹力层所致，大多出现神经症状时就可发现此环。

15. D【解析】患儿有肝脾大，脾功能亢进，骨和关节病理性骨折，碱性磷酸酶升高，考虑是戈谢病。由于酶缺乏的程度不同，症状可有较大差异。可表现为生长发育落后，肝脾进行性肿大，尤以脾大更为明显，肝功能异常，脾功能亢进，骨和关节受累出现病理性骨折。中枢神经系统症状包括意识障碍、语言障碍、颈强直、四肢强直、吞咽困难、抽搐发作等。

16. A【解析】戈谢病又称葡萄糖脑苷脂沉积症，是溶酶体贮积病中最常见的一种，为常染色体隐性遗传。

17. A【解析】早期慢性型戈谢病的骨头变化：X 线显示骨质疏松、局限性骨破坏，股骨远端膨大，犹如烧瓶样，有些合并股骨颈骨折或脊柱压缩性骨折。

18. B【解析】生长发育落后、饥饿性低血糖伴肝大、高脂血症、乳酸酸中毒为诊断本病的线索。糖代谢功能试验有助于本病的诊断，如糖耐量试验中因患儿胰岛素分泌不足，呈现典型糖尿病特征；胰高糖素或肾上腺素试验亦不能使患儿血糖明显上升，且注射胰高糖素后，血乳酸明显增高；由于患儿不能使半乳糖或果糖转化为葡萄糖，因此在半乳糖或果糖耐量试验中血葡萄糖水平不升高。

19. D【解析】本病的病理生理基础是在空腹低血糖时，由于胰高糖素的代偿分泌促进了肝糖原分解，导致了患儿体内 6-磷酸葡萄糖累积和由此生成过量的乳酸、甘油三酯和胆固醇等一系列病理生化过程。因此，维持正常血糖水平可阻断这种异常的生化过程，减轻临床症状。

20. C【解析】长期治疗，需要饮食治疗。饮食治疗少量多餐，高糖饮食。饮食中蛋白质含量不宜过多，脂肪应少。目前多采用生玉米淀粉口服。

21. D【解析】患儿在临床表现上智力落后，颈短，皮肤粗糙并且有骨骼畸形，四肢不能伸直，应该考虑是黏多糖贮积病。

22. D【解析】为确诊应进一步做骨骼 X 线片检查和尿黏多糖测定。

23. D【解析】根据测定白细胞或皮肤成纤维细胞特异性的酶活性测定结果，可对黏多糖贮积病分型。

四、B 型题

1. B【解析】戈谢病随着病程进展，脾大显著，并出现脾功能亢进现象，贫血显著，白细胞和血小板亦减少。至晚期时，生长发育显著落后，腹部明显膨胀，各种症状加重，贫血加重，白细胞和血小板明显减少。

2. E【解析】戈谢病 X 线检查可见普遍性骨质疏松、髓腔增宽、股骨远端呈烧瓶状和股骨头无菌性坏死等局限性骨质破坏甚至骨折。

3. C【解析】戈谢病骨髓被浸润导致严重骨痛和关节肿胀。

4. C【解析】Turner 综合征的临床特点：身材矮小；性腺发育不良；具有特殊的躯体特征，如颈短、颈蹼、肘外翻、后发际低、乳距宽、色素痣多等。

5. E【解析】先天性甲减的临床特点：身材矮小，表现躯体长，四肢短，骨龄发育落后。

6. B【解析】生长激素缺乏的临床特点：智力发育正常，皮肤细腻，患儿虽生长落后，但身体各部比例匀称。

7. A【解析】性早熟是指在性发育年龄以前出现了第二性征，即乳房发育，阴毛、腋毛出现，身高、体重迅速增长，外生殖器发育。

8. D【解析】家族性矮身材的临床特点：父母身高均矮，小儿身高常在第3百分位数左右，但其年生长速率 >5cm，骨龄和年龄相称，智力和性发育正常。

9. E【解析】新生儿筛查苯丙酮尿症是检查血苯丙氨酸。新生儿哺乳3~7天，针刺足跟采集外周血，滴于专用采血滤纸上，晾干后即寄送至筛查实验室，进行苯丙氨酸浓度测定。

10. B【解析】先天性甲状腺功能减退症的新生儿筛查是检查血促甲状腺素。目前多采用出生后2~3天的新生儿足跟血干血滴纸片检测TSH浓度作为初筛，结果大于15~20mU/L（须根据所筛查实验室阳性切割值决定）时，再检测血清 T_4，TSH以确诊。

11. A【解析】先天性肾上腺皮质增生症的新生儿筛查是检查血17-羟孕酮。17-羟孕酮增高可为正常的几十倍至几百倍，是21-OHD较可靠的诊断依据。

五、X型题

1. ACDE【解析】黏多糖病Ⅱ型为性连锁隐性遗传。

2. BCDE【解析】参见A2型题第2题解析。

3. BCDE【解析】单基因遗传性疾病是指由单个基因突变所致的遗传性疾病，每种单基因病均源自相关基因的突变。红绿色盲、血友病甲、肾性尿崩症、苯丙酮尿症都属于单基因病。

4. ABD【解析】戈谢病的治疗如下。①纯化酶替代疗法：已成为现代治疗Ⅰ型GD的重要手段，可减少各脏器的损伤，包括症状性骨病、重度贫血、出血倾向、肝和肺部浸润改变等。该酶对Ⅲ型患者的神经损害有一定的改善作用，但对Ⅱ型无效。②其他：骨髓移植治疗Ⅰ型、Ⅲ型患者亦已获得满意效果，但术后约有10%患儿死亡，故应慎重考虑。

六、案例分析题

1. D【解析】苯丙酮尿症的临床表现：①患儿出生时正常，一般在3~6个月时始出现症状。1岁时症状明显。②神经系统：以智力发育落后为主。BH_4 缺乏型神经系统症状出现早且重，常见肌张力减低、嗜睡或惊厥、智力落后明显。③外貌：出生时毛发色泽正常，生后数月后因黑色素合成不足。毛发、皮肤和虹膜色泽变浅，面部可有湿疹样皮疹。④尿和汗液有“霉臭”或呈“鼠尿”味，常有呕吐。

2. B【解析】常用尿三氯化铁试验进行筛查看苯丙氨酸是否正常。

3. E【解析】苯丙酮尿症的治疗如下。①低苯丙氨酸饮食：饮食治疗的原则是使苯丙氨酸的摄入量既能保证生长和代谢的最低需要，又要避免血中含量过高。婴儿给予低苯丙氨酸奶粉；幼儿以淀粉类、蔬菜水果等低蛋白饮食为主。每日保证苯丙氨酸摄入。②伴有惊厥者，使用抗惊厥药物。③BH_4 缺乏型患儿除饮食控制外，还应给予 BH_4、5-羟色胺和左旋多巴。

4. C【解析】苯丙酮尿症的遗传形式为常染色体隐性遗传。

5. ADEF【解析】黏多糖贮积病的检查如下。①尿液黏多糖检测：甲苯胺蓝深色法常作为本病的筛查。②酶学分析：各型 MPS 的确诊应依据酶活性测定，可采用外周血白细胞、血清或培养成纤维细胞进行。③骨骼 X 线检查：骨质普遍疏松且有特殊形态改变：颅骨增大，蝶鞍浅长；脊柱后、侧凸，椎体呈楔形，胸、腰椎椎体前下缘呈鱼唇样前突；肋骨的脊柱端细小而胸骨端变宽，呈飘带状。④基因突变检测。

6. D【解析】体格发育障碍：患儿大多在周岁以后呈现生长落后、矮小身材；关节畸变，脊椎后凸或侧凸，常见膝外翻、爪形手；头大，面部丑陋，前额和双颧突出，毛发多而发际低，眼裂小，眼距宽，鼻梁低平、鼻孔大，唇厚，下颌小。IS 型骨骼病变极轻。通常不致影响身高。Ⅳ型病变最为严重：患儿椎骨发育不良而呈扁平，表现为短颈、鸡胸，肋下缘外突和脊柱极度后、侧凸；膝外翻严重；因第 2 颈椎齿状突出发育欠佳和关节韧带松弛而常发生寰椎半脱位。

7. ACE【解析】黏多糖贮积病的治疗：目前尚无有效治疗方法，骨髓移植或可改善症状，特别适用于智力损伤轻微的患儿。酶替代和基因治疗方法正在研究中。培养羊水细胞可供进行酶活性测定，便于产前诊断。

8. ABCDEF【解析】患儿有黄疸，消化道症状，神经系统症状，上腹部压痛，心肺无异常，考虑应该是否有肝功能异常、溶血、肾功能异常。

9. B【解析】患儿现在贫血，胆红素异常，肝硬化，腹水，是失代偿期，直接胆红素为主，随着病情加重，黄疸加重，有时转氨酶反而降低，呈“酶胆分离”考虑是急性肝衰竭。

10. ABCDFG【解析】患儿病情加重，考虑有肝性脑病倾向，一定要防止血氨过高。①限制饮食中蛋白质的摄入。②禁输陈旧库存血。③积极控制消化道出血，减少肠道内存血分解产氨带来的危害。④口服庆大霉素、甲硝唑等，抑制肠道内细菌。⑤水清洁灌肠和食醋保留灌肠。⑥降低肠道值。⑦用精氨酸、天门冬氨酸钾镁等降低血氨。

11. AC【解析】有典型临床表现、角膜 K-F 环、血清铜蓝蛋白降低和 24 小时尿铜明显增高即可作出诊断。但由于本病多系统症状并非同时出现，若仅出现单一器官或系统受累症状时，易漏诊或误诊。故对有本病家族史、原因不明的肝病、锥体外系症状、溶血性贫血、肾小管功能障碍、代谢性骨病的患儿，要考虑本病的可能，并采取适当的实验室检查以确诊。

12. ADEF【解析】治疗原则是减少铜的摄入和增加铜的排出。铜络合剂是治疗肝豆状核变性的主要用药，可与铜离子结合而促进铜排出。青霉胺 20mg/（kg·d）分次口服。治疗期间监测尿铜。锌剂可促进肠黏膜细胞分泌金属硫因，与铜离子结合而减少铜吸收。可用硫酸锌或醋酸锌，每日剂量相当于 50mg 元素锌，分 2~3 次，餐间服用。肝移植发生急性肝功能衰竭或失代偿性肝硬化者，经药物治疗无效者可行肝移植术。对肝衰竭患儿应该限制饮食中蛋白质的摄入。

第十四章　小儿结核病

原发型肺结核

一 A1 型题

1. 严格按照操作规程接种卡介苗后，小儿出现严重的播散性结核病，常见原因是
   A. 年龄太小
   B. 伴先天性细胞免疫功能缺陷
   C. 伴先天性体液免疫功能缺陷
   D. 有潜伏的结核病病灶
   E. 伴有营养不良和贫血
2. 观察小儿结核菌素试验结果的时间是
   A. 73~96 小时
   B. 48~72 小时
   C. 24~47 小时
   D. 12~23 小时
   E. 1~11 小时
3. 小儿初次结核感染时，其结核菌素试验阳转的时间为初次感染后
   A. 2 周以内
   B. 4 周以内
   C. 4~8 周
   D. 3 个月左右
   E. 4 个月左右
4. 对人类致病的结核杆菌主要类型是
   A. 人型结核杆菌
   B. 牛型结核杆菌
   C. 鸟型结核杆菌
   D. 鼠型结核杆菌
   E. 龟分枝杆菌
5. 结核菌引起儿童发病与否最主要是取决于
   A. 结核菌的数量
   B. 菌群类型
   C. 结核菌的毒力
   D. 体液免疫的强弱
   E. 细胞免疫力的强弱
6. 小儿时期结核病，哪一类型最多见
   A. 原发综合征
   B. 肺门淋巴结结核
   C. 粟粒型肺结核
   D. 原发型肺结核
   E. 结核性胸膜炎
7. 关于肠结核下列说法错误的是
   A. 溃疡型肠结核可大便带血，有时是脓血便

B. 肠结核可发生在肠的任何部位，升结肠结核最多见
C. 较重病例有不规则发热和消化道症状
D. 腹胀和腹痛是小儿最常见的主诉
E. 重症病例由于吸收障碍可出现各种营养缺乏症

8. 下列哪种结核病不是经血行播散引起
A. 结核性腹膜炎
B. 骨结核病
C. 慢性粟粒型肺结核
D. 急性全身粟粒型肺结核
E. 肾结核

9. 用 PPD 做结核菌素皮试，通常使用的剂量是
A. 0. 1ml = 10U
B. 0. 2ml = 20U
C. 0. 1ml = 5U
D. 0. 1ml = 50U
E. 0. 2ml = 100U

10. 结核性腹膜炎腹水性质为
A. 血性
B. 乳糜性
C. 渗出液
D. 漏出液
E. 介于渗、漏之间

11. 最早发现结核杆菌的是
A. 巴斯德于 1885 年
B. 巴斯德于 1892 年
C. 科赫（Koch）于 1882 年
D. 科赫（Koch）于 1892 年
E. 科赫（Koch）于 1895 年

12. 结核病的主要传播途径是
A. 血行传播
B. 消化道传播
C. 皮肤破损处传播
D. 呼吸道传播
E. 胎盘传播

13. 提示原发型肺结核进展或恶化的表现为
A. 红细胞沉降率增快
B. 出现高热
C. 有消瘦、盗汗等症状
D. 合并有肺炎症状
E. 发生淋巴结-支气管瘘

14. 小儿急性粟粒型肺结核的最主要诊断依据
A. 起病急，突然高热
B. 肺部体征少，未闻细小湿啰音
C. X 线胸片示大小一致分布均匀粟粒状影
D. 浅表淋巴结和肝脾大
E. 咳嗽，气促，呼吸困难

15. 淋巴结结核最常见于哪个部位淋巴结
A. 支气管
B. 肠系膜
C. 腹股沟
D. 颈部
E. 腋窝淋巴结

16. 麻疹造成结核病恶化的主要原因是
A. 麻疹病毒入血直接激活潜伏的结核菌
B. 机体免疫反应过强，潜伏结核病灶变为活动
C. 免疫反应受到抑制，潜伏结核病灶变为活动
D. 免疫反应受到抑制，导致结核继发感染
E. 机体免疫反应过强，导致结核继发感染

17. 儿童结核病病理损害的机制是结核杆菌的
A. 侵袭力
B. 外毒素
C. 内毒素
D. 体液免疫
E. 以上都不是

18. 结核病的主要传染源为
A. 健康带菌者
B. 红细胞沉降率增快者
C. 结核菌素皮试为阳性者
D. 结核菌涂片阳性患者
E. X 线片有钙化灶者

19. 小儿受结核菌感染多长时间后作结核菌素（OT）试验即呈现阳性反应
A. 2~4 周
B. 8~10 周
C. 4~8 周
D. 10~12 周
E. 12~14 周

20. 原发综合征由以下几部分组成，哪项除外
A. 肺部原发病灶
B. 支气管淋巴结结核
C. 病灶侧肺野浸润灶
D. 原发病灶邻近的胸膜炎
E. 引导原发病灶至淋巴结间之淋巴管炎

21. 结核菌素试验 72 小时，注射局部出现水疱和坏死，判断结果为
A. （－－）
B. （+）
C. （++）
D. （+++）
E. （++++）

22. 结核病预防性化疗的疗程是
A. 3 个月
B. 6 个月
C. 12 个月
D. 18 个月
E. 24 个月

23. 儿童感染结核杆菌，机体若发生变态反应其出现时间通常是

A. 2~3天　　B. 5~7天　　C. 7~10天　　D. 1~2个月　　E. 3~4个月

24. 小儿原发型肺结核最常见的临床表现是

A. 不规则发热和精神萎靡、体重不增，食欲缺乏
B. 慢性咳嗽，咯血
C. 肝脾大和慢性腹泻
D. 反复呕吐、贫血
E. 营养发育差

25. 结核性胸膜炎治疗中，下列哪项治疗不属于儿科常规采用的方法

A. 一般抗结核及激素治疗2周，体温正常，胸腔积液吸收，激素可适当减量
B. 反复胸腔穿刺
C. 充分休息和适当活动相结合
D. 抗结核治疗基础上加用激素
E. 胸膜肥厚影响肺功能时，可行外科手术治疗

26. 结核性脑膜炎的病理改变最明显在于

A. 大脑　　B. 小脑　　C. 脑底　　D. 脑顶　　E. 脑桥

27. 结核性脑膜炎脑脊液有典型结核性脑膜炎变化的类型是

A. 浆液型　　B. 高颅内压型　　C. 脑膜脑炎型　　D. 脊髓型　　E. 脑底脑膜炎型

28. 小儿结核性脑膜炎的早期临床表现是

A. 前囟饱满　　B. 性格改变　　C. 意识模糊　　D. 惊厥　　E. 脑膜刺激征阳性

29. 结核性脑膜炎早期表现是

A. 知觉过敏
B. 发热，头痛，喷射性呕吐
C. 性格改变，发热、呕吐、消瘦、便秘，婴儿可表现腹泻
D. 手足徐动，前囟膨隆
E. 发热，呕吐，面神经瘫痪

30. 结核性脑膜炎最常侵犯的脑神经是

A. 面神经　B. 外展神经
C. 三叉神经　D. 动眼神经
E. 滑车神经

31. 下列哪组症状表明结核性脑膜炎已进入晚期

A. 少言、懒动、易倦、烦躁　B. 剧烈头痛，喷射性呕吐
C. 发热、食欲缺乏、盗汗、消瘦　D. 抽搐、意识模糊、昏迷
E. 颈项强直、Kernig 征、Brudzinski 征阳性

32. 支气管淋巴结结核，出现痉挛性咳嗽是由于

A. 支气管受压迫致部分阻塞　B. 支气管受压致完全阻塞
C. 支气管分叉处受压迫　D. 干酪样物质自淋巴结破入支气管
E. 以上都不是

二、A2 型题

1. 患儿，男，3 岁。1 个月来消瘦、乏力、烦躁，时有低热。查体：颈部淋巴结肿大，肺无啰音，肝肋下 2cm，结核菌素试验（++）。X 线胸片：右中上肺可见哑铃状阴影。诊断为

A. 支气管肺炎　B. 支气管淋巴结核
C. 原发综合征　D. 淋巴结核
E. 粟粒型肺结核

2. 患儿，男，5 岁。患有结核病，但结核菌素试验阴性。可见于

A. 合并上呼吸道感染　B. 粟粒型肺结核
C. 接种百白破三联疫苗后　D. 抗结核治疗 1 周
E. 颈淋巴结结核

3. 患儿，男，4 岁。出生时曾接种卡介苗，3 岁半时 PPD 试验为 6mm × 6mm，最近 PPD 试验为 15mm × 16mm。下列哪种情况可能性较大

A. 卡介苗接种后反应　B. 曾有结核感染
C. 新近有结核感染　D. 假阳性反应
E. 皮肤激惹反应

4. 患儿，女，5 岁。其母患结核性胸膜炎，故来体检，双肺听诊呼吸音粗，胸部透视未见异常，欲做“OT”试验。该患儿 OT 试验结果为 1∶2000，硬结直径 5mm，为

A. “ – ”　B. “ + ”
C. “ +++ ”　D. “ ++ ”
E. “ ++++ ”

5. 患儿，男，3 岁。母亲患有结核性胸膜炎，该患儿双肺听诊呼吸音粗，胸部透视未见异常，欲做“OT”试验。1∶2000 OT 稀释液 0.1ml，内含结素单位为

A. 5 单位　　B. 1 单位

C. 2 单位　　D. 0.1 单位

E. 10 单位

6. 患儿，女，6 岁。经诊断为结核性脑膜炎，经异烟肼、利福平和乙胺丁醇治疗，18 个月后临床症状消失，脑脊液正常。现停药观察随访，随访时间应是

A. 1 年　　B. 1 年半

C. 2 年　　D. 2 年半

E. 3~5 年

三　A3/A4 型题

（1~4 题共用题干）

患儿，男，4 岁。水痘后干咳、食欲缺乏，低热 3 周，今来门诊就诊。该患儿 X 线胸片示“肺门淋巴结肿大”，PPD 试验硬结 10mm×15mm。

1. 下列哪项检查不恰当

A. 纤维支气管镜检查　　B. 胸部 CT 检查

C. 红细胞沉降率　　D. 血 PPD-IgM、PPD-IgG 检测

E. 痰液培养结核菌

2. 应首先采用何种抗结核药物

A. 异烟肼（INH）　　B. INH＋利福平（RFP）

C. INH＋链霉素（SM）＋PZA　　D. INH＋RFP＋SM＋吡嗪酰胺（PZA）

E. INH＋RFP＋乙胺丁胺（EMB）

3. 拟采用短疗程法，则总疗程为

A. 2 个月　　B. 4 个月

C. 6 个月　　D. 8 个月

E. 12 个月

4. 该患儿最可能的转归是

A. 钙化　　B. 产生空洞

C. 结核性胸膜炎　　D. 粟粒型肺结核

E. 结核性脑膜炎

（5~9 题共用题干）

患儿，女，9 岁。反复腹痛、腹胀近 1 个月，大便时干时稀，有时含有较多黏液和血，

每天3~4次，有时大便干结，每2~3天1次，当地按肠蛔虫病治疗，病情不见好转。近10余天病情明显加重，感觉腹胀、腹痛明显。体温有时达39℃，当地转来进一步诊断治疗。入院查体：体温38.5℃，消瘦，轻中度贫血貌，心、肺听诊无特殊，颈淋巴结不大，腹胀，腹水征（++），全腹有轻压痛，无明显肿块及肌紧张。

5. 该患儿最可能的诊断是
   A. 原发型肺结核伴低蛋白腹水
   B. 化脓性腹膜炎
   C. 腹腔内肿瘤
   D. 蛔虫性腹膜炎
   E. 以上都不是
6. 最需做的辅助检查是
   A. 胸部X线片或胸部CT
   B. PPD检查
   C. 腹水常规检查
   D. 血清结核抗体测定
   E. 腹部B超
7. 如果诊断为结核性腹膜炎，应当属于
   A. 渗出性结核性腹膜炎
   B. 粘连性结核性腹膜炎
   C. 干酪溃疡性结核性腹膜炎
   D. 肿瘤样结核性腹膜炎
   E. 出血坏死性结核性腹膜炎
8. 肠结核最佳检查手段是
   A. 反复痰涂片
   B. 腹部X线片或CT
   C. 全消化道钡餐或纤维结肠镜检查
   D. 大便培养
   E. 大便涂片找抗酸杆菌
9. 该例最佳处理方案是
   A. 反复抽腹水+青霉素治疗
   B. 反复多次抽腹水+抗结核和抗感染治疗
   C. 适当抽腹水+抗结核治疗
   D. 适当抽腹水+抗结核和抗感染治疗
   E. 对症处理加抗感染和抗结核治疗

（10~11题共用题干）

患儿，男，5岁。因发热、头痛、呕吐4天住院。查体：嗜睡状，营养差，颈抵抗阳性，右侧鼻唇沟较浅，右眼闭合不全，心肺腹未见异常，克氏征（-），巴氏征（+）。脑脊液：蛋白800mg/L，糖2.0mmol/L，氯化物95mmol/L，白细胞600×10^6/L，多核0.55，单核0.45。

10. 该患儿最可能的诊断是
   A. 化脓性脑膜炎
   B. 病毒性脑膜炎

C. 结核性脑膜炎　　D. 中毒性脑病
E. 隐球菌性脑膜炎

11. 应如何治疗
A. 青霉素＋氯霉素
B. 对症处理＋中药
C. 异烟肼＋利福平
D. 异烟肼＋利福平＋SM＋PZA＋泼尼松
E. 青霉素＋庆大霉素

（12～13 题共用题干）

患儿，女，1 岁。发热，伴头痛、恶心、呕吐 2 次，次日稀便 4 次，精神不振，抽搐 1 次。查体：急性热病容，嗜睡状，颈强（+），克氏征（++）。血常规检查：WBC $15.0\times10^9/L$；脑脊液为毛玻璃样，白细胞 $100\times10^6/L$，淋巴细胞 0.8。

12. 该患儿最可能的诊断是
A. 中毒性菌痢　　B. 流行性脑脊髓膜炎（脑膜脑炎型）
C. 结核性脑膜炎　　D. 流行性乙型脑炎
E. 化脓性脑膜炎

13. 该患儿住院 2 天后，高热不退，反复抽搐，意识不清，呼吸节律不规整，双侧瞳孔不等大，此时重要的抢救措施是立即应用
A. 镇静剂　　B. 呼吸兴奋剂
C. 地塞米松　　D. 退热剂
E. 脱水剂

四 B 型题

（1～3 题共用备选答案）

A. 该病的治疗方案为强化阶段 INH＋RFP＋PZA＋SM，总疗程 1 年
B. 该病的治疗方案为 INH＋RFP，疗程 6 个月
C. 该病的治疗方案为 INH 每日总量不超过 0.3g，总疗程 6 个月
D. 该病的治疗方案为 INH＋RFP＋PZA，疗程 3 个月
E. 该病的治疗方案为强化阶段 INH＋RFP 加或不加 PZA，总疗程 6～9 个月

下列疾病采取的治疗方案是

1. 急性粟粒型肺结核
2. 结核感染
3. 原发型肺结核

(4~8 题共用备选答案)

A. 脑膜刺激征阳性
B. 皮肤有出血点
C. 呕吐、脓血便
D. 惊厥停止后神志即恢复正常
E. 肢体瘫痪

4. 高热惊厥
5. 病毒性脑膜炎
6. 流行性脑脊髓膜炎败血症期
7. 中毒性痢疾合并脑病
8. 结核性脑膜炎脑膜刺激期脑实质损害多表现为

(9~11 题共用备选答案)

A. 结核性脑膜炎
B. 病毒性脑膜炎
C. 隐球菌脑膜炎
D. 化脓性脑膜炎
E. 中毒性脑病

9. 易出现硬脑膜下积液
10. 病程较长，视神经盘水肿
11. 易侵犯面神经

五 X 型题

1. 关于结核菌素假阴性反应下列说法正确的是
   A. 患急性传染病
   B. 重症结核病
   C. 结核菌素失效
   D. 结核变态反应前期
   E. 机体免疫功能强
2. 判定结核菌素皮试结果的临床意义，正确的是
   A. 年龄越小，其阳性结果临床意义越大
   B. 有严重疾病时可以出现假阴性结果
   C. 儿童一般阳性结果并不一定代表体内有活动性结核
   D. 结核菌素皮试阴性可以排除结核病
   E. 结核菌素皮试越强烈，结核病的可能性越大
3. 下列哪些情况可按预防性抗结核感染治疗
   A. 结核菌素试验反应新近由阴性转为阳性的自然感染者
   B. 结核菌素试验阴性，新患麻疹或百日咳的小儿
   C. 结核菌素试验呈强阳性反应的婴幼儿和少年

D. 结核菌素试验阳性并有早期结核中毒症状者

E. 结核菌素试验阳性而同时因其他疾病需用糖皮质激素或其他免疫抑制剂者

4. 以下哪项是原发型肺结核常见的症状

A. 咯血　　B. 咳嗽

C. 低热　　D. 食欲缺乏

E. 盗汗

5. 下列哪2种抗结核药物在治疗小儿结核病中最常用

A. 链霉素　　B. 利福平

C. 对氨基水杨酸　　D. 异烟肼

E. 吡嗪酰胺

6. 下述关于抗结核药物的选项中，正确的是

A. 异烟肼是小儿化疗的首选药物

B. 异烟肼对防治结核性脑膜炎有特殊疗效

C. 利福平为耐药菌感染和短程化疗的主要药物

D. 链霉素在中性偏酸环境中作用强

E. 异烟肼为全杀菌药

7. 有关PPD皮试以下说法正确的是

A. 接种后应在24小时、48小时、72小时分别记录反应结果

B. PPD结果呈阳性，确定有结核病存在

C. PPD结果阴性，不能排除结核病的诊断

D. 测定反应硬结，应当取纵、横两者平均直径来判定反应

E. 皮内注射1ml相当于PPD 5个单位

8. 判断PPD皮试结果，下列说法正确的是

A. 硬结 >5mm 时为(–)　　B. 硬结 5~9mm 时为(+)

C. 硬结 10~19mm 时为(++)　　D. 硬结≥20mm 时为(+++)

E. 硬结≥40mm 时为(++++)

9. 关于原发型肺结核，说法正确的是

A. 非常容易形成原发空洞

B. 有淋巴和血行播散倾向

C. 经过及时诊断、治疗，恢复顺利，不留痕迹

D. 原发结核播散病灶可隐匿终身

E. 不会扩散引起结核性脑膜炎

10. 胸痛伴咯血见于

A. 肺结核　　B. 大叶性肺炎

C. 支气管扩张　D. 肺梗死
E. 气胸

11. 结核性腹膜炎外科适应证为
A. 并发完全性急性肠梗阻
B. 肠穿孔引起急性腹膜炎
C. 肠瘘经加强营养和抗结核治疗而未能闭合者
D. 与腹腔肿瘤或其他原因引起的急腹症无法鉴别时，可考虑手术探查
E. 肠瘘

12. 以下哪项不属于确诊结核性脑膜炎最可靠的依据
A. 结核菌素皮试阳性　B. 脑膜刺激征阳性
C. 胸部 X 线有原发结核病灶　D. 脑脊液糖和氯化物含量同时减低
E. 脑脊液中有蜘蛛网薄膜形成取其涂片检菌阳性

13. 小儿结核性脑膜炎晚期的临床特点有
A. 意识障碍逐渐加重　B. 反复惊厥发作
C. 去脑强直或角弓反张　D. 电解质代谢紊乱
E. 脑膜刺激征

14. 下列哪项属于结核性脑膜炎的并发症
A. 脑积水　B. 脑出血
C. 脑神经障碍　D. 脑性瘫痪
E. 脑软化

15. 以下说法属于周围淋巴结结核表现的是
A. 周围淋巴结结核非淋巴血行播散
B. 淋巴结肿大多发生于颈部、颌下、锁骨上及腋窝
C. PPD 常为强阳性
D. 发生淋巴结周围炎时，淋巴结肿大、压痛，与皮下组织、周围淋巴结粘连
E. 起病急，局部淋巴结表现红肿热痛，白细胞增多，以中性粒细胞增多明显

16. 结核感染用抗结核药物治疗，下列哪项是不正确的
A. INH 10mg/(kg·d)，3~6 个月　B. INH 10mg/(kg·d)，2~3 个月
C. INH 10mg/(kg·d)，6~9 个月　D. INH 10mg/(kg·d)，9~12 个月
E. INH 10mg/(kg·d)，12~18 个月

17. 有关儿童潜伏结核感染诊断，下列哪项是正确的
A. 有或无结核病接触史　B. 有或无结核中毒症状
C. 结核菌素试验阳性反应　D. 胸部 X 线检查正常
E. 身体其他部位可找到结核感染病灶

六 案例分析题

（1~3共用题干）

患儿，女，3岁。近1个月低热，乏力、易怒且消瘦。查体：颈部淋巴结肿大，肺无呼吸音，肝肋下1.5cm，X线胸片右肺可见哑铃状阴影。

1. 患儿诊断为
   A. 支气管肺炎
   B. 原发综合征
   C. 支气管淋巴结核
   D. 浸润性肺结核
   E. 颈部淋巴结核+支气管淋巴结核
2. 该患儿行OT试验结果为1∶2000，其硬结直径为21mm，结果为
   A. （-）
   B. （+）
   C. （++）
   D. （+++）
   E. （++++）
3. 以下抗结核药中，属于杀菌药的是
   A. 异烟肼
   B. 利福平
   C. 吡嗪酰胺
   D. 乙胺丁醇
   E. 乙硫异烟胺
   F. 链霉素
   G. 对氨基水杨酸

（4~6题共用题干）

患儿，女，7个月。既往健康，近1个月感觉乏力、低热，因咳嗽、咳痰带血1周前到医院接受诊治。一般检查：体温37.8℃，脉搏86次/分，呼吸18次/分，血压120/80mmHg，双肺呼吸音清。

4. 根据症状可判断该患儿属于哪一种呼吸系统疾病
   A. 大叶肺炎
   B. 肺癌
   C. 支气管扩张
   D. 肺结核
   E. 肺脓肿
5. 最合适的实验室检查是
   A. 肺CT
   B. 胸部X线
   C. 肺功能
   D. 结核菌素试验
   E. 肝功能及红细胞沉降率
6. 以下医嘱不正确的是
   A. 口服抗生素、止咳祛痰药即可
   B. 休息一段时间症状即可消失

C. 暂避免与婴儿密切接触，立即行痰细菌学检查
D. 继续哺乳，不用与婴儿分开，无须特殊检查
E. 痰带血不能除外肺肿瘤，需查痰瘤细胞和肺 CT

（7～11 题共用题干）

患儿，女，5 岁。低热、盗汗 20 余天。查体：体温 37.8℃，消瘦，两侧颈部浅表淋巴结 1.0cm×1.0cm 肿大，质中等，PPD 试验（+++），胸部 X 线片示右肺中野可见密集增深阴影，右肺门似有团块样阴影。

7. 有助于该患儿诊断的主要检查有
A. 外周血涂片　　B. 胸部 X 线检查
C. 结核抗体测定　　D. 痰找结核菌
E. 骨髓穿刺　　F. 红细胞沉降率
G. 必要时淋巴结活检　　H. 痰培养＋药敏

8. 患儿入院后出现面神经麻痹，考虑为小儿结核性脑膜炎，若治疗通常选用的药物是
A. 利福平　　B. 泼尼松
C. 卡那霉素　　D. 吡嗪酰胺
E. 异烟肼　　F. 链霉素
G. 红霉素　　H. 乙胺丁醇

9. 小儿结核性脑膜炎转归与下列哪些因素有关
A. 抗结核治疗的早晚　　B. 年龄大小
C. 昏迷的程度　　D. 治疗是否正确、彻底
E. 是否有结核原发病灶　　F. 反复惊厥次数
G. 电解质代谢紊乱　　H. 脑膜刺激征

10. 患哪些疾病时 PPD 试验可以减弱或暂时呈阴性
A. 坏死性淋巴结炎　　B. 血行播散型肺结核
C. 干酪性肺炎　　D. 传染性单核细胞增多症
E. 结核性胸膜炎　　F. 支气管炎
G. 结核感染　　H. 麻疹

11. 对于潜伏结核感染者行结核菌素试验的受试对象为
A. 可能新近感染结核菌的人群　　B. 未接种卡介苗的儿童
C. 患有恶性肿瘤、终末期肾病等患者　　D. 于结核病高发地区的人群
E. 于结核病低发地区的人群

（12~14 题共用题干）

患儿，男，9 个月。低热 15 天，消瘦，近 3 天呕吐频繁，抽搐 10 余次。查体：嗜睡，颈项强直，Brudzinski 征阳性，双侧 Babinski 征阳性，脑脊液微混，白细胞 $330 \times 10^6/L$，多核 < 单核，蛋白 1g/L，糖 1. 36mmol/L，氯化物 1. 5mmol/L。

12. 该患儿最可能的诊断是
    A. 化脓性脑膜炎
    B. 病毒性脑膜炎
    C. 中毒性脑病
    D. 结核性脑膜炎
    E. 脑脓肿

13. 结核性脑膜炎早期症状的特点包括
    A. 表情淡漠、好哭、嗜睡
    B. 低热、盗汗、食欲缺乏
    C. 便秘，性情改变
    D. 头痛、呕吐
    E. 反复惊厥

14. 有关结核的治疗，下列选项中正确的是
    A. 异烟肼是小儿结核病治疗的首选药
    B. 利福平是用于耐药菌感染和短程化疗的主要药物
    C. 链霉素能杀死酸性环境中生长、分裂、繁殖活跃的细胞外结核菌
    D. 异烟肼静脉滴注可用于结核性脑膜炎的治疗
    E. 利福平为全杀菌药

（15~18 题共用题干）

患儿，男，7 个月。咳嗽 2 个月，发热、呕吐、嗜睡 2 周入院。3 个月前患麻疹。查体：嗜睡，前囟饱满，颈抵抗可疑，呼吸急促，双肺呼吸音粗，未闻及啰音及喘鸣音，心脏查体正常，肝肋下 3cm，剑下 2cm，脾肋下 1cm。X 线胸片：双肺均匀分布大小一致网点状阴影，PPD 阴性，脑脊液白细胞 $350 \times 10^6/L$，多核细胞 0. 35，单核细胞 0. 65，蛋白定性阳性，糖 1. 1mmol/L，氯化物 1. 5mmol/L。

15. 此患儿的诊断是
    A. 金黄色葡萄球菌肺炎合并化脓性脑膜炎
    B. 麻疹肺炎合并病毒性脑炎
    C. 中毒性脑病
    D. 隐球菌性脑膜炎
    E. 粟粒型肺结核、结核性脑膜炎

16. 最可能出现的神经系统并发症是
    A. 脑积水、脑神经损害
    B. 脑神经损害
    C. 硬膜下积液
    D. 脑积水
    E. 以上都不是

17. 最可能出现下列哪项检查结果

A. 脑脊液细菌培养阳性　　B. 脑脊液墨汁染色阳性

C. 脑脊液结核杆菌培养阳性　　D. 脑脊液麻疹抗体阳性

E. 以上都不是

18. 治疗效果较好的是

A. 第三代头孢类抗生素　　B. INH、RFP、PZA 及 SM

C. 利巴韦林　　D. 两性霉素 B

E. 以上都不是

（19～21 题共用题干）

患儿，男，8 岁。发热 3 周，头痛、呕吐 2 周，近 1 周来视力减退。查体：颈阻（+），克氏征（+），巴氏征（-），心肺未闻及异常。腰穿脑脊液压力增高。脑脊液常规：白细胞 350×10^6/L，中性 0.28，淋巴 0.72，蛋白（++）；生化：蛋白 1.2g/L，糖 2.5mmol/L，氯化物 95mmol/L。

19. 该病例临床诊断考虑是

A. 结核性脑膜炎　　B. 化脓性脑膜炎

C. 病毒性脑膜炎　　D. 脑脓肿

E. 隐球菌性脑膜炎　　F. 吉兰-巴雷综合征

20. 若抗感染和抗结核治疗无效，拟诊为隐球菌性脑膜炎，为快速明确诊断，主要依靠下列哪项检查结果

A. 脑脊液生化检测　　B. 头颅 CT

C. 血清免疫学检查阳性　　D. 脑脊液墨汁染色涂片阳性

E. 脑脊液真菌培养阳性　　F. 头颅 MRI

21. 隐球菌性脑膜炎与结核性脑膜炎的临床主要区别是

A. 隐球菌性脑膜炎头痛、呕吐较剧烈

B. 隐球菌性脑膜炎脑脊液中糖和氯化物更低

C. 隐球菌性脑膜炎脑脊液中蛋白定量更高

D. 隐球菌性脑膜炎容易发生抽搐

E. 结核性脑膜炎容易发生面瘫、耳聋

F. 隐球菌性脑膜炎病程更长，且视力障碍多见

（22～24 题共用题干）

患儿，女，2 岁半。发热、咳嗽、呼吸急促 1 周有余，加重伴嗜睡及呼吸困难 2 天入院。曾在当地诊断“支气管炎”用“青霉素”治疗 4 天，无好转，发热、咳嗽加重，并出

现呼吸急促及唇周发绀，住院治疗，X线胸片示肺炎，予“头孢曲松钠”及对症治疗5天，发热程度加重，咳嗽无痰，精神萎靡，食欲缺乏，嗜睡、抽搐2次，约持续1分钟，抽搐后神志清，但嗜睡加重。

22. 查体发现颈项强直。追问病史其祖父有结核病病史，并曾照顾患儿。应尽快实施的辅助检查是
A. 头颅CT
B. 脑脊液检查及培养
C. X线胸片
D. 免疫全套
E. 血气和血电解质检查
F. PPD试验

23. 脑脊液检查结果：细胞数 $330 \times 10^6/L$，白细胞 $290 \times 10^6/L$，单核细胞0.7，多核细胞0.3，脑脊液涂片阴性，蛋白0.98g/L，糖2.02mmol/L，氯90mmol/L。据脑脊液结果初步考虑诊断为
A. 流行性乙型脑炎
B. 化脓性脑膜炎
C. 病毒性脑炎
D. 隐球菌脑膜炎
E. 结核性脑膜炎
F. 流行性脑脊髓膜炎

24. X线胸片提示：肺门淋巴结明显肿大，双肺广泛粟粒状小结节影，PPD(+++)，确诊结核性脑膜炎。以下治疗正确的是
A. 抗结核治疗
B. 减轻脑水肿
C. 应用糖皮质激素
D. 应用维生素K
E. 应用抗生素
F. 应用强心剂

参考答案与解析

一、A1型题

1. B【解析】目前正规接种卡介苗后极个别小孩出现严重结核杆菌播散感染。发生这种情况根本原因是可能有先天性免疫缺陷，故选择B。

2. B【解析】标准结核菌素试验是在被试者左前臂皮内注射0.1ml含5个结核菌素单位的PPD试验，注射后48~72小时看硬结直径大小作为判断反应的标准。判定阳性及诊断意义的解释根据不同人群的特殊情况而定。

3. C【解析】机体受到结核菌素感染，4~8周后再次与同样细菌接触时，将产生过敏反应。

4. A【解析】结核分枝杆菌可分为4型：人型、牛型、鸟型和鼠型，对人类致病的主要为人型和牛型，其中人型是人类结核病的主要病原体。

5. E【解析】小儿初次接触结核分枝杆菌后是否发展为结核病，主要与机体的免疫力、

细菌的毒力和数量有关，尤其与细胞免疫力强弱相关。

6. D【解析】原发型肺结核是原发性结核病中最常见者，为结核分枝杆菌初次侵入肺部后发生的原发感染，是小儿肺结核的主要类型，占儿童各型肺结核总数的85.3%。

7. B【解析】肠结核可发生在肠的任何部位，回盲部结核最多见，其次为升结肠、空回肠、横结肠、降结肠、十二指肠、乙状结肠、直肠和肛门周围等。

8. A【解析】结核性腹膜炎可以是肺部或其他部位原发感染灶内的结核菌，通过淋巴、血行播散感染腹膜。但更多见的是由肠结核、肠系膜淋巴结结核或泌尿生殖系统结核直接蔓延至腹膜，是本病的主要传染途径。骨结核病、慢性粟粒型肺结核、急性全身粟粒型肺结核、肾结核多由血行播散引起。

9. C【解析】参见A1型题第2题解析。

10. C【解析】肝硬化并发自发性腹膜炎时，腹水性质介于渗、漏之间；结核性腹膜炎腹水为渗出性。

11. C【解析】结核病的病原菌由科赫（Koch）在1882年从患者的痰中发现，形如杆状，故称结核杆菌。因属于分枝杆菌属，又称结核分枝杆菌。

12. D【解析】呼吸道为结核病的主要传播途径，少数经消化道传播，经皮肤或胎盘传播者少见。

13. E【解析】原发型肺结核病程一般都呈良性。但在人体内环境不利情况下病变可进展甚至恶化，发生以下并发症。增大的支气管淋巴结与支气管壁粘连固定，结核炎症腐蚀支气管壁，造成穿孔，发生淋巴结-支气管瘘，淋巴结内干酪样坏死物质破溃入支气管，引起支气管结核，支气管黏膜充血、水肿、糜烂，管腔内有干酪性坏死物质或肉芽组织增生。

14. C【解析】小儿急性粟粒型肺结核诊断主要根据结核接触史、临床表现、肝脾大及结核菌素试验阳性，可疑者应进行细菌学检查、血清抗结核分枝杆菌抗体检测与胸部X线摄片。胸部X线摄片常对诊断起决定性作用，早期因粟粒阴影细小而不易查出，至少在起病2~3周后胸部X线摄片方可发现大小一致、分布均匀的粟粒状阴影，密布于两侧肺野。肺部CT扫描可见肺影显示大小、密度、分布一致的粟粒影，部分病灶有融合。

15. D【解析】周围淋巴结结核最常见者为颈部化脓性淋巴结炎，常由龋齿、头部化脓性皮疹及扁桃体炎等合并发生，其发病较急、局部淋巴结急性炎症现象明显。

16. C【解析】麻疹后患儿的免疫反应受到暂时的抑制，可以使潜伏结核病灶变为活动甚至播散，引起粟粒型肺结核或结核性脑膜炎。

17. E【解析】结核分枝杆菌致病不是靠毒力和侵袭力，体液免疫损伤也是次要的，主要致病机制是细胞免疫损伤。

18. D【解析】结核病在人群中的传染源主要是结核病患者，即痰直接涂片阳性者。主要通过咳嗽、喷嚏、大笑、大声谈话等方式把含有结核分枝杆菌的微滴排到空气中而传播。

19. C【解析】小儿受结核菌感染4~8周后作OT试验即呈现阳性反应。

20. C【解析】原发型肺结核包括原发综合征和支气管淋巴结结核。前者由肺原发病灶、局部淋巴结病变和两者相连的淋巴管炎组成，肺部原发灶靠近胸膜，可伴有少量胸腔积液或胸膜增厚，胸膜炎为原发综合征的第 4 部分表现；后者以胸腔内肿大淋巴结为主。

21. E【解析】结核菌素试验 72 小时，注射局部出现水疱和坏死，判断结果为(++++)。

22. B【解析】预防性治疗选用异烟肼，每日 10mg/kg，每日 1 次。最大剂量每日不超过 300mg，疗程 6 个月。

23. D【解析】儿童感染结核杆菌后即出现变态反应也是一种细胞免疫反应，是一个过程的 2 个方面，这一个过程是Ⅲ型变态反应，时间 1～2 个月，故选择 D。

24. A【解析】小儿原发型肺结核的临床表现：症状轻重不一。轻者可无症状，一般起病缓慢，可有低热、食欲缺乏、疲乏、盗汗等结核中毒症状，多见于年龄较大儿童。婴幼儿及症状较重者可急性起病，高热可达 39～40℃，但一般情况尚好，与发热不相称，持续 2～3 周后转为低热，并伴结核中毒症状，干咳和轻度呼吸困难是最常见的症状。婴儿可表现为体重不增或生长发育障碍。部分高度过敏状态小儿可出现眼疱疹性结膜炎、皮肤结节性红斑和/或多发性一过性关节炎。当胸内淋巴结高度肿大时，可产生一系列压迫症状：压迫气管分叉处可出现类似百日咳样痉挛性咳嗽；压迫支气管使其部分阻塞时可引起喘鸣；压迫喉返神经可致声嘶；压迫静脉可致胸部一侧或双侧静脉怒张。

25. B【解析】少量积液不需穿刺抽液，胸液量多，或经抗结核药物治疗 3～4 周，胸液仍多，均需抽液，以减轻结核中毒症状及因胸液量大所致的呼吸困难，防止纤维蛋白沉积而引起的胸膜增厚、粘连。

26. C【解析】结核性脑膜炎的病理改变主要是颅底炎症，以脑膜病变最为突出，但常同时侵犯脑实质或同时伴有结核瘤、结核性脑动脉炎等，亦可侵犯脊髓引起脊髓蛛网膜炎。

27. E【解析】根据小儿结核性脑膜炎的病理变化、临床表现和病情轻重，可分为以下 4 型。①浆液型（或反应型、过敏型，简称Ⅰ型）：其特点为浆液渗出物只局限于颅底，脑膜刺激症状和脑神经障碍不明显，可出现头痛、感觉过敏等症状，无局灶性症状，脑脊液改变轻微，压力增高，细胞数轻度增多，以淋巴细胞为主，蛋白轻度增高或正常，其余生化检查方面基本正常，经抗结核药治疗症状及脑脊液改变很快消失。多在粟粒型结核病常规腰椎穿刺时发现。②脑底脑膜炎型（简称Ⅱ型）：其临床特征为有明显的脑膜刺激症状及脑神经障碍，可有程度不等的颅压高及脑积水症状，但无脑实质受累症状。脑脊液有典型结核性脑膜炎变化。③脑膜脑炎型（简称Ⅲ型）：炎症从脑膜蔓延到脑实质，出现弥漫性或局限性受损表现。④结核性脑脊髓软、硬脑膜炎（简称脊髓型）：炎症病变不仅限于脑膜和脑实质，且蔓延到脊髓膜及脊髓。

28. B【解析】结核性脑膜炎早期（前驱期）病程 1～2 周。主要症状为小儿性格改变，如少言、懒动、易倦、烦躁、易怒等，可有发热、食欲缺乏、盗汗、消瘦、呕吐、便秘

(婴儿可为腹泻)等。年长儿可自诉头痛，多轻微或非持续性；婴儿则表现为蹙眉皱额，或凝视、嗜睡，或发育迟滞等。

29. C【解析】参见 A1 型题第 28 题解析。

30. A【解析】结核性脑膜炎中期（脑膜刺激期）可出现脑神经障碍，最常见者为面神经瘫痪，其次为动眼神经和展神经瘫痪。

31. D【解析】结核性脑膜炎晚期（昏迷期）1~3 周。早期和中期症状进一步加重。病儿由意识模糊、半昏迷而后进入昏迷，频繁发作阵挛性或强直性惊厥，角弓反张或去大脑强直，弛张高热，呼吸不整等明显颅内高压表现，甚至出现脑疝。常伴有代谢性酸中毒、脑性失盐综合征、低钾血症等水、盐代谢紊乱。

32. C【解析】如果支气管淋巴结高度增大，可压迫支气管，出现痉挛性咳嗽、喘息和呼吸困难。

二、A2 型题

1. C【解析】原发综合征临床表现：轻者可无症状或仅有低热、轻咳、食欲减退等，稍重者有长期不规则低热、盗汗、疲乏、食欲缺乏、消瘦等慢性结核中毒症状。当支气管淋巴结明显肿大，可出现百日咳样痉挛性咳嗽；压迫支气管使其部分阻塞时可引起喘鸣，有时产生肺气肿；完全阻塞可导致肺不张，多数无明显体征，较重者听诊呼吸音减低，可闻及少许干湿性啰音。小儿原发型肺结核在 X 线胸片上典型哑铃状的“双极影”，支气管淋巴结结核 X 线特点为肺门处有圆形或椭圆形结节状阴影。

2. B【解析】结核菌素试验假阴性常见原因如下。①感染结核菌后 4~8 周：变态反应前期，尚未产生变态反应与免疫反应。②老年人：与免疫反应减弱有关。③药物影响：使用皮质激素、抗癌药等免疫抑制剂。④疾病影响：自身疾病过重，免疫反应差，如急性粟粒型肺结核、结脑；其他严重疾病状态免疫反应差，如严重营养不良、麻疹、百日咳、癌症；淋巴免疫系统疾病免疫功能遭破坏，如艾滋病、淋巴瘤、结节病、白血病。⑤技术因素：放置过久，稀释度不准等。

3. C【解析】该患儿半年内反应强度由小于 10mm 增大至 10mm 以上，且增幅超过 6mm，表示有新近感染。

4. B【解析】OT 试验是结核菌素试验。用 0.1ml 1∶2000 的 OT 稀释液（5Tu），在左前臂屈侧皮内注射，经 48~72 小时测量皮肤硬结直径。

5. A【解析】参见 A2 型题第 4 题解析。

6. E【解析】结核性脑膜炎复发病例全部发生在停药后 4 年内，绝大多数在 2~3 年内，故停药后需随访观察至少 3~5 年。

三、A3/A4 型题

1. E【解析】结核菌培养需要条件高，至少要 1~2 周以后才能生长，故痰液培养结核菌不适用于临床。患儿考虑原发型肺结核，短程疗法6~9个月。强化治疗阶段选用四联治疗。

2. D【解析】用INH + RFP + SM + PZA 4种抗结核药物联合治疗，疗程1年。泼尼松疗程8~12周。

3. C【解析】参见A3/A4型题第1题解析。

4. A【解析】钙化的硬结（隐伏或痊愈），此种转归最常见。出现钙化表示病变至少已有6~12个月。

5. E【解析】按肠蛔虫病治疗，病情不见好转，排除选项D。有发热，但腹部未触及肌紧张，排除选项B。腹部无明显肿块，排除选项C。结合病史长、伴发生消瘦、腹水，考虑结核感染。但结核感染腹水是渗出液，且无咳嗽等肺部症状，故排除选项A。

6. C【解析】结核性腹膜炎的辅助检查：①腹部B超和CT同肠系膜淋巴结结核。②腹水的检查呈渗出液。白细胞轻度增多，以淋巴细胞为主，糖在正常范围。

7. A【解析】结核性腹膜炎渗出性典型症状为四肢消瘦与腹部膨隆形成鲜明的对比，查体发现腹水。

8. C【解析】肠结核的辅助检查：①X线钡剂检查可发现肠蠕动亢进，肠段激惹性增强，肠管痉挛，回盲部病变处钡剂不停留，肠狭窄、升结肠缩短等征象。②纤维结肠镜检查可直接发现溃疡或增殖性病变，如果活检找到干酪坏死性肉芽肿或结核菌则可确诊为肠结核。

9. C【解析】肠结核的治疗措施如下。①休息与营养：休息与营养可加强患者的抵抗力，是治疗的基础。②抗结核治疗：应做到早期、联合、适量、规律和全程用药。③对症治疗：腹痛可用颠茄、阿托品和其他抗胆碱能药物。摄入不足或腹泻严重者，应补充液体与钾盐，防止水、电解质与酸碱失衡。④肠结核的治疗措施还包括手术治疗：适用于完全性肠梗阻、急性或慢性肠穿孔引起的粪瘘及肠道大出血等内科治疗无效者。

10. C【解析】结核性脑膜炎以颅底病变为重，多有脑神经受累表现。脑脊液表现为细胞数增多，糖、氯化物均降低。

11. D【解析】应抓住抗结核治疗和降低颅高压2个重点环节。抗结核治疗应联合应用易透过血脑屏障的抗结核杀菌药物，分阶段治疗。强化治疗阶段：联合使用INH、RFP、PZA及SM，疗程3~4个月；巩固治疗阶段：继续用INH、RFP或EMB，RFP或EMB 9~12个月。抗结核药物总疗程不少于12个月，或待脑脊液恢复正常后继续治疗6个月。

12. C【解析】结核性脑膜炎，脑脊液微浊，呈毛玻璃样，压力增高，淋巴细胞为主。蛋白质常明显增高，糖明显降低，氯化物多降低。

13. E【解析】该患儿发生了脑疝，应立即脱水降颅压。

四、B型题

1. A【解析】急性粟粒型肺结核强化治疗于治疗开始时即给予强有力的四联杀菌药物如INH、RFP、PZA及SM。有严重中毒症状及呼吸困难者，在应用足量抗结核药物的同时，可用泼尼松 1~2mg/(kg·d)，疗程 1~2 个月。

2. C【解析】结核感染的治疗：INH 每日总量不超过 0.3g，总疗程 6 个月。

3. E【解析】原发型肺结核的治疗：强化阶段 INH + RFP 加或不加 PZA，总疗程 6~9 个月。

4. D【解析】惊厥停止后神志即恢复正常是高热惊厥的特征。

5. A【解析】病毒性脑膜炎可有颈项强直等脑膜刺激征。但无局限性神经系统体征。

6. B【解析】流行性脑脊髓膜炎败血症期患者细胞栓子及凝血过程成分的激活，导致弥散性血管内凝血（DIC）的形成，引起皮肤瘀点、瘀斑，且数量和程度变化较大。

7. C【解析】中毒性痢疾合并脑病会有呕吐、脓血便。

8. E【解析】结核性脑膜炎脑膜刺激期脑实质损害多表现为肢体瘫痪、多动、失语、手足徐动或震颤等。

9. D【解析】硬膜下积液是化脓性脑膜炎的常见并发症之一，硬脑膜下腔的液体如超过 2ml，蛋白定量在 0.4g/L 以上，红细胞在 100 万 $\times 10^6$/L 以下，可诊断为硬脑膜下积液。

10. C【解析】隐球菌脑膜炎病程较长，视神经盘水肿。

11. A【解析】参见 A1 型题第 30 题解析。

五、X 型题

1. ABCD【解析】结核菌素反应在下列情况可减弱或暂时消失（假阴性反应）：①患急性传染病，如麻疹、百日咳、猩红热及肝炎 1~2 个月内。②体质极度衰弱，如重度营养不良、重度脱水、重度水肿等。③严重结核病，如粟粒型肺结核、干酪性肺炎和结核性脑膜炎。④应用肾上腺皮质激素和免疫抑制剂治疗时。⑤原发或继发免疫缺陷病。

2. ABCE【解析】结核菌素试验呈阴性，如果排除疫苗质量问题和极度免疫力低下，可以排除结核病。

3. ACDE【解析】下列情况按预防性抗结核感染治疗：①接种过卡介苗，但结核菌素试验最近 2 年内硬结直径增大≥10mm 者可认定为自然感染。②结核菌素试验反应新近由阴性转为阳性的自然感染者。③结核菌素试验呈强阳性反应的婴幼儿和少年。④结核菌素试验阳性并有早期结核中毒症状者。⑤结核菌素试验阳性而同时因其他疾病需用糖皮质激素或其他免疫抑制剂者。⑥结核菌素试验阳性，新患麻疹或百日咳的小儿。⑦结核菌素试验阳性的人类免疫缺陷病毒感染者及艾滋病患儿。化学预防一般用异烟肼 10mg/(kg·d)，总量不超过 0.3g/d，疗程 9 个月最佳。

4. BCDE【解析】参见 A1 型题第 24 题解析。

5. BD【解析】异烟肼和利福平是治疗小儿结核病中最常用的 2 种抗结核药物。

6. ABCE【解析】链霉素能杀灭在碱性环境中的结核菌。

7. ACD【解析】PPD 阳性不一定是肺结核。皮内注射 0.1ml 相当于 PPD 5 个单位。

8. BCD【解析】PPD 试验硬结平均直径不足 5mm 为(-)；局部除硬结外，还有水肿、破溃、淋巴管炎及双圈反应为极强阳性（++++）。

9. BCD【解析】小儿原发型肺结核包括原发综合征和支气管淋巴结结核。病变多在右肺上叶底部，呈单个阴影，原发病灶很少产生空洞。原发型肺结核常见的死因是结核性脑膜炎。

10. ACD【解析】胸痛伴咯血可见于肺梗死、肺结核、支气管扩张。

11. ABCD【解析】结核性腹膜炎外科适应证：①肠穿孔引起急性腹膜炎。②与腹腔肿瘤或其他原因引起的急腹症无法鉴别时，可考虑手术探查。③并发完全性急性肠梗阻。④肠瘘经加强营养和抗结核治疗而未能闭合者。

12. ABCD【解析】确诊结核性脑膜炎最可靠的依据：脑脊液中有蜘蛛网薄膜形成取其涂片检菌阳性。

13. ABCD【解析】小儿结核性脑膜炎晚期的临床特点：患儿由意识模糊、半昏迷而后进入昏迷，频繁发作阵挛性或强直性惊厥，角弓反张或去大脑强直，弛张高热，呼吸不整等明显颅内高压表现，甚至出现脑疝。常伴有代谢性酸中毒、脑性失盐综合征、低钾血症等水、盐代谢紊乱。

14. ABCD【解析】结核性脑膜炎最常见的并发症为脑积水、脑实质损害、脑出血及脑神经障碍，严重后遗症为脑积水、肢体瘫痪、智力低下、失明、失语、癫痫及尿崩症。

15. BCD【解析】周围淋巴结结核的表现有：①PPD常为强阳性。②发生淋巴结周围炎时，淋巴结肿大、压痛，与皮下组织、周围淋巴结粘连。③淋巴结肿大多发生于颈部、颌下、锁骨上及腋窝。

16. ABDE【解析】结核感染用抗结核药物治疗的药物是INH 10mg/(kg·d)，6~9个月。

17. ABCD【解析】儿童潜伏结核感染的诊断要点如下。①病史：多有结核病接触史。②临床表现：有或无结核中毒症状，体格检查可无阳性发现。③胸部X线检查：正常。④结核菌素试验：阳性。⑤应注意与慢性扁桃体炎、反复上呼吸道感染、泌尿道感染及风湿热相鉴别。

六、案例分析题

1. B【解析】原发综合征：①轻者症状可不明显或无症状，仅在肺部X线检查时发现。②一般患儿多缓慢起病，常有低热、疲乏、食欲缺乏、消瘦、盗汗、睡眠不安、学习成绩下降等。③重者急性起病，多见于婴幼儿。常为突起高热，持续2~3周后转为低热，伴咳嗽等，同时伴有明显结核中毒症状。

2. D【解析】硬结平均直径不足5mm为阴性，5~9mm为阳性（+），10~19mm为中度阳性（++），≥20mm为强阳性（+++），局部除硬结外，还有水肿、破溃、淋巴管炎及双圈反应等为极强阳性（++++）。

3. ABCF【解析】异烟肼和利福平在细胞内外都能起到杀菌作用，为全杀菌剂。链霉素和吡嗪酰胺也是杀菌剂，但链霉素对细胞内结核菌无效，在偏碱环境中才能发挥最大作用；吡嗪酰胺能透入吞噬细胞，只在偏酸环境中才有杀菌作用，因此两者都是半效杀菌剂。乙胺丁醇、对氨基水杨酸、乙硫异烟胺等皆为抑菌剂。

4. D【解析】从题干中“乏力、低热、咳嗽、咳痰带血”考虑该患儿为肺结核。

5. B【解析】X 线胸片检查是诊断肺结核最传统、方便而快速的必备检查，对了解病变的部位、范围、性质并了解病情的演变有重要价值。

6. ABDE【解析】考虑患儿为肺结核，属呼吸道传染疾病，应暂避免与婴儿密切接触，立即行痰细菌学检查，抗酸染色进一步确诊和明确是否有痰排菌。

7. BCDEFG【解析】结合患儿长期低热、盗汗、消瘦、伴淋巴结肿大、PPD 试验强阳性、X 线胸片类似“哑铃”状、双极影，考虑原发综合征，并需与支气管炎、风湿热、恶性肿瘤相鉴别。故选 BCDEFG。

8. ABDEF【解析】结核性脑膜炎应抓住抗结核治疗和降压 2 个重点，故使用 INH + RFP + PZA + SM + 泼尼松。

9. ABD【解析】小儿结核性脑膜炎预后与下列因素有关。①治疗早晚：治疗越晚病死率越高。②年龄：年龄越小，病情进展越快且重。③病期和病型：早期浆液型预后好；晚期脑膜炎型预后差。④结核杆菌耐药性。⑤治疗方法：剂量不足或方法不当可使病程迁延，且易出现并发症。

10. BCH【解析】参见 X 型题第 1 题解析。

11. ABCD【解析】低发病地区接触史少，不支持 E。

12. D【解析】结核性脑膜炎早期（前驱期）病程 1~2 周。主要表现为懒动、少言、精神呆滞、激惹好哭、睡眠不安等性格改变和精神状态变化。同时伴有低热、消瘦、食欲缺乏、便秘，无原因呕吐、头痛。

13. ABCD【解析】参见案例分析题第 12 题解析。

14. ABDE【解析】SM（链霉素）是半效杀菌药，能杀死在碱性环境中生长、分裂、繁殖活跃的细胞外的结核菌，但也有副作用，如神经损害，所以婴儿慎用。

15. E【解析】急性粟粒型肺结核常是全身粟粒型结核病的一部分。有低热、乏力、食欲缺乏、咳嗽和少量咯血。但多数患者病灶轻微，常无明显症状，少数患者急剧发病，有高度毒性症状和明显的呼吸道症状，偶尔病变也可仅局限于两侧肺内。结核性脑膜炎，脑脊液微浊，呈毛玻璃样，压力增高，淋巴细胞为主。蛋白质常明显增高，糖明显降低，氯化物多降低。

16. A【解析】参见 X 型题第 14 题解析。

17. C【解析】脑脊液结核杆菌培养阳性对结核性脑膜炎确诊有决定性价值。

18. B【解析】结核性脑膜炎推荐结核治疗，ZNH、RFP、PZA、SM 联合应用。

19. AE【解析】结核性脑膜炎，脑脊液微浊，呈毛玻璃样，压力增高，淋巴细胞为主。

蛋白质常明显增高，糖明显降低，氯化物多降低。隐球菌性脑膜炎主要表现：①上呼吸道感染症状。②头痛。③恶心、呕吐。④发热。⑤脑膜刺激征和锥体束征：可出现颈项强直，Kernig 征、Oppenheim 征及 Babinski 征可为阳性，但多数为弱阳性，且一般在病程晚期出现。⑥眼部症状。⑦精神症状。⑧大汗。

20. D【解析】脑脊液隐球菌培养阳性，是确诊隐球菌脑膜炎的“金标准”。

21. E【解析】参见案例分析题第 19 题解析。

22. ABCEF【解析】患儿以发热、咳嗽起病，经抗生素治疗无好转，并出现脑膜刺激征，加之有结核患者接触史，考虑肺结核并结核性脑膜炎可能。腰穿脑脊液检查对诊断极为重要，脑脊液培养较可靠。X 线胸片可证明有血行播散型结核（肺结核），CT 检查可发现基底节阴影，脑池密度增高、钙化、脑室扩大、脑水肿及梗死灶等。PPD 试验用于筛查结核病有重要意义。患儿呼吸困难、抽搐，应行血气分析及电解质检查判断缺氧及 CO_2 潴留、酸碱失衡及电解质紊乱。

23. E【解析】患儿细胞数在数百，分类以单核为主，蛋白升高，糖及氯化物明显降低，较符合结核性脑膜炎脑脊液的特点。

24. ABC【解析】结核性脑膜炎治疗重点为抗结核及降低颅内压。因此选项 A 和 B 正确。糖皮质激素可抑制炎性渗出、减轻中毒症状及脑膜刺激症状，利于脑脊液循环，并可减少粘连，减轻或防止脑积水发生，是抗结核有效的辅助疗法。

第十五章　感染性疾病

百日
咳

一 A1 型题

1. 下列不符合猩红热患儿皮疹特点的是
   A. 皮疹粗糙，触之砂纸感
   B. 皮肤皱褶处如腋窝、肘窝及腹股沟等处，皮疹稀疏
   C. 面部潮红无皮疹
   D. 24 小时内遍及全身
   E. 全身皮肤弥漫性充血发红
2. 下列关于肺炎型流感叙述错误的是
   A. 见于老年人、幼儿、体弱多病者
   B. 5~10 天内病情迅速加重
   C. 高热持续不退，剧咳带血样痰
   D. 呼吸困难伴发心力衰竭
   E. 多于 5~10 天因呼吸与循环衰竭而死亡
3. 流行性感冒病毒最容易发生变异的是
   A. 甲型流感病毒
   B. 乙型流感病毒
   C. 丙型流感病毒
   D. 甲型和乙型流感病毒
   E. 丁型流感病毒
4. 流行性感冒大流行是由于流感病毒抗原性变异，其形成是由下列哪一项而引起的
   A. 血凝素和神经氨酸酶抗原性漂移
   B. 神经氨酸酶，抗原性漂移
   C. 血凝素和神经氨酸酶抗原性转换
   D. 血凝素，抗原性漂移
   E. 血凝素和 NP 蛋白，抗原性转换
5. 典型麻疹皮疹的特点是
   A. 红色粟粒疹，疹间皮肤充血
   B. 红色斑丘疹，疹退后遗有色素沉着
   C. 红色斑疹或斑丘疹，疹退后无色素沉着
   D. 红色斑疹或斑丘疹，皮疹周围可见晕圈
   E. 大小不等的斑丘疹，间有水疱
6. 肾上腺皮质激素禁用于
   A. 上呼吸道感染超高热
   B. 多型性红斑

C. 川崎病　　D. 腮腺炎

E. 水痘

7. 接触麻疹后超过多少天注射免疫血清球蛋白，就不能达到完全保护或减轻症状的目的

A. 3天　　B. 5天

C. 6天　　D. 8天

E. 10天

8. 异型麻疹的特征是

A. 没有接种过麻疹活疫苗

B. 多无发热及皮疹

C. 麻疹黏膜斑出现较晚

D. 皮疹从耳后及颈部开始，逐渐向躯干、四肢蔓延

E. 多见于接种麻疹灭活疫苗引起者

9. 猩红热确诊的主要依据是

A. 发热、咽痛、扁桃体红肿且可有脓性渗出物

B. 全身皮肤出现弥漫性鲜红色高出皮面的粟粒疹

C. 舌乳头红，呈杨梅状

D. 口周苍白圈

E. 有皮疹而且咽拭子培养出A组溶血性链球菌

10. 麻疹合并肺炎应隔离至

A. 出疹后3天　　B. 出疹后5天

C. 出疹后7天　　D. 出疹后10天

E. 出疹后15天

11. 下列哪一项是降低麻疹发病率最有效的措施

A. 隔离麻疹患儿　　B. 易感儿注射丙种球蛋白

C. 早发现、早隔离、早治疗　　D. 彻底消毒患儿停留过的场所

E. 易感者按时注射麻疹减毒活疫苗

12. 麻疹传染期为

A. 接触麻疹病毒后7天至出疹后5天

B. 接触麻疹病毒后5天至出疹后7天

C. 接触麻疹病毒后3天至出疹后5天

D. 接触麻疹病毒后14天至出疹后10天

E. 接触麻疹病毒后5天至出疹后5天

13. 麻疹的病理改变可出现于全身各系统，但以下列哪个系统最为明显

A. 神经系统　　B. 血液系统

C. 单核吞噬细胞系统　　D. 消化系统
E. 生殖系统

14. 引起急性小脑共济失调的常见病原为
A. 水痘病毒　　B. 流感杆菌
C. 空肠弯曲菌　　D. 巨细胞病毒
E. 鼻病毒

15. 麻疹与风疹的临床鉴别要点是
A. 皮疹形态　　B. 有无呼吸道症状
C. 皮疹分布　　D. 皮疹出现时间
E. 外周血白细胞有无降低

16. 水痘病毒属于下列哪种病毒属
A. 肠道病毒　　B. 副黏病毒
C. 疱疹病毒　　D. 黄热病毒
E. 以上都不是

17. 哪种疾病易出现手、四肢大片脱皮，但并不留下色素沉着
A. 麻疹　　B. 风疹
C. 水痘　　D. 幼儿急疹
E. 猩红热

18. 男性患儿流行性腮腺炎最常见的并发症是
A. 脑膜炎或脑膜脑炎　　B. 睾丸炎
C. 胰腺炎　　D. 肾炎
E. 肝炎

19. 以下哪一项是流行性腮腺炎的流行病学特点
A. 通过隐性感染者传染　　B. 人群对本病普遍易感，感染后具持久免疫
C. 夏天为本病的高峰季节　　D. 婴幼儿为好发人群
E. 主要经消化道传播

20. 流行性腮腺炎患儿唾液排毒时间为
A. 腮腺肿大前 6 天至后 8 天　　B. 腮腺肿大前 6 天至后 9 天
C. 腮腺肿大前 7 天至后 7 天　　D. 腮腺肿大前 6 天至后 6 天
E. 腮腺肿大前 6 天至后 5 天

21. 流行性腮腺炎除腮腺肿大外，其他表现中最常见
A. 心肌炎　　B. 睾丸炎
C. 脑膜脑炎　　D. 胰腺炎
E. 肾炎

22. 接触流行性腮腺炎儿童后，应
A. 检疫至腮腺肿大
B. 不须检疫
C. 可用丙种球蛋白预防
D. 立即接种腮腺炎减毒活疫苗
E. 立即检疫3周
23. 肺炎链球菌脑膜炎的特点是
A. 易有脑神经损害
B. 脑脊液不易找到病原菌
C. 3岁以上小儿多见
D. 不易并发脑积水
E. 易并发硬膜下积液
24. 引起重症脑炎的主要病毒是
A. 柯萨奇病毒
B. 埃可病毒
C. 腺病毒
D. 单纯疱疹病毒
E. 腮腺炎病毒
25. 目前我国流行的脑膜炎双球菌菌群是以
A. A群为主
B. B群为主
C. C群为主
D. D群为主
E. Y群为主
26. 以颅底病变为主的脑膜炎为
A. 化脓性脑膜炎
B. 结核性脑膜炎
C. 病毒性脑膜炎
D. 隐球菌脑膜炎
E. 无菌性脑膜炎
27. 流行性乙型脑炎的“三关”是指
A. 高热、惊厥、循环衰竭
B. 高热、昏迷、惊厥
C. 昏迷、惊厥、呼吸衰竭
D. 高热、惊厥、呼吸衰竭
E. 高热、呼吸衰竭、循环衰竭
28. 流行性乙型脑炎的传染源，传播媒介，高峰季节和流行特点分别为
A. 猪是主要传染源，蚊子是传播媒介，2、3、4月发病高峰，集体机构发病较多
B. 猪是主要传染源，蚊子是传播媒介，7、8、9月发病高峰，发病高度分散
C. 带毒者是主要传染源，蚊子是传播媒介，7、8、9月发病高峰，发病高度分散
D. 患儿是主要传染源，蚊子是传播媒介，7、8、9月发病高峰，发病高度分散
E. 患儿是主要传染源，蚊子是传播媒介，2、3、4月发病高峰，发病有聚集性
29. 脊髓灰质炎患儿何时在鼻咽部分泌物及粪便内排出病毒
A. 发病前1~2天至发病后5天
B. 发病前3~5天至发病后1周
C. 发病前3~5天至发病后5天
D. 发病前2~3天至发病后1周
E. 发病前2~3天至发病后10天

30. 关于脊髓灰质炎病毒，正确的是
A. 主要经血液传播
B. 主要经性接触传播
C. 一般用重组链激酶治疗
D. 侵犯脊髓后角神经细胞
E. 可引起小儿麻痹症
31. 确诊脊髓灰质炎主要依靠
A. 发热和消化道症状
B. 三角架征阳性
C. 腱反射减弱或消失
D. 肢体瘫痪表现
E. 病毒分离和血清学检查
32. 脊髓灰质炎所导致的瘫痪最常见的部位是
A. 双上肢
B. 双下肢
C. 单侧上肢
D. 同侧上下肢
E. 单侧下肢
33. 脊髓灰质炎的病理变化主要在
A. 脊髓胸段
B. 脊髓颈段和腰段
C. 脑神经运动神经核
D. 脊髓颈段
E. 脊髓椎体传导束
34. 经预防能阻断宫内传播的病毒性肝炎是
A. 甲型和乙型
B. 乙型和丁型
C. 甲型和戊型
D. 乙型和丙型
E. 甲型和丁型
35. 传染性单核细胞增多症的病原体是
A. 柯萨奇病毒
B. 埃可病毒
C. EB 病毒
D. 腺病毒
E. 轮状病毒
36. 下列哪项有助于传染性单核细胞增多症的临床诊断
A. 发热、咽峡炎、淋巴结肿大
B. 发热、肝脾大
C. 淋巴结和肝脾大
D. 淋巴结和肝脾大、皮疹
E. 咽峡炎、淋巴结肿大、皮疹
37. 早期确诊传染性单核细胞增多症的实验室检查是
A. 测定抗 VCA 的 IgM 抗体
B. 测定 EA 抗体
C. 测定抗 EBNA 抗体
D. 嗜异性凝集试验
E. 病毒分离
38. 下列哪种抗体检测对 EB 病毒近期感染最具有诊断意义
A. 抗 EBNA 抗体
B. 抗 EA 抗体

C. 抗 VCA -IgM 抗体
D. 抗 VCA -IgG 抗体
E. 抗 MA 抗体

39. EBV 为下列哪一类病毒
A. 肠道病毒
B. 疱疹病毒
C. 黄热病毒
D. 细小病毒
E. 副黏病毒

40. 鉴别吉兰-巴雷综合征和脊髓灰质炎，最重要的体征是
A. 肌张力减低
B. 肌肉萎缩
C. 腱反射消失
D. 病理征阴性
E. 感觉异常

41. 狂犬病病毒有(　　)个血清型
A. 1
B. 2
C. 3
D. 4
E. 5

42. 人被病犬咬伤而未预防接种者发病率为(　　)，病死率近 100%
A. 10%~20%
B. 30%~40%
C. 50%
D. 10%~70%
E. 70%~90%

43. 婴儿 HIV 感染最主要的传播途径是
A. 静脉注射传播
B. 输血传播
C. 母婴传播
D. 性侵犯传播
E. 生活接触传播

44. 百日咳痉咳期最主要的临床特点是
A. 舌系带溃疡
B. 面部及眼睑水肿
C. 眼结膜及面部有小出血点
D. 阵发性痉挛性咳嗽
E. 咳嗽日轻夜重

45. 以下哪项不是水痘的临床特点
A. 皮疹分布以四肢为主
B. 同期可见斑丘疹、水疱疹及痂疹
C. 发热 1~2 天出疹
D. 可累及口腔等黏膜
E. 疹退后多无瘢痕遗留

46. 下列选项中不符合化脓性脑膜炎脑脊液改变的是
A. 压力增高
B. 外观混浊
C. 氯化物正常
D. 蛋白增高
E. 糖正常

47. 婴儿化脓性脑膜炎最常见的并发症是
A. 癫痫　　B. 硬膜下积液
C. 脑室管膜炎　　D. 脑积水
E. 脑脓肿
48. 化脓性脑膜炎伴抗利尿激素异常分泌时常表现为
A. 脱水酸中毒　　B. 低血钙抽搐
C. 低血镁惊厥　　D. 低钾碱中毒
E. 低钠水中毒
49. 对抗甲氧西林金黄色葡萄球菌（MRSA）引起的感染有效的抗生素是
A. 第三代头孢菌素　　B. 苯唑西林或氯唑西林
C. 罗红霉素　　D. 丁胺卡那霉素
E. 万古霉素
50. 流行性脑脊髓膜炎流行有以下哪个特点
A. 呈地方性流行
B. 人是唯一的传染源
C. 新生儿也易患流行性脑脊髓膜炎
D. 流行性脑脊髓膜炎流行时，仅少数患儿发展成败血症或化脓性脑膜炎
E. 以上都不是
51. 下列哪项不是流行性脑脊髓膜炎（休克型）的临床特点
A. 瘀点、瘀斑进行性增多，融合
B. 起病急骤，中毒症状明显
C. 感染性休克
D. 血培养阳性
E. 脑膜刺激征(+)，脑脊液化脓性改变
52. 以下哪一项不是小儿伤寒的特点
A. 起病急，消化道症状较明显
B. 肝脾大较明显
C. 血常规白细胞总数不减少，甚至增多
D. 并发支气管炎或肺炎较多
E. 并发肠出血、肠穿孔较多
53. 肺炎链球菌和流感杆菌引起的化脓性脑膜炎一般多见于
A. 新生儿　　B. 年长儿
C. 成人　　D. 学龄前儿童
E. 婴幼儿

54. 下列哪项对伤寒流行病学具有重要意义

A. 伤寒潜伏期的患儿
B. 伤寒患儿
C. 伤寒恢复期的患儿
D. 伤寒暂时带菌者
E. 伤寒慢性带菌者

55. 伤寒的肠道并发症一般发生在病程的

A. 第1周
B. 第2~3周
C. 第4~5周
D. 第6周
E. 整个病程

56. 伤寒的主要病理特征是

A. 全身网状内皮系统单核细胞的增生性反应
B. 肠系膜淋巴结存在灶性坏死
C. 肾小球基底膜有免疫球蛋白和补体沉着
D. 肝脾、骨髓有巨噬细胞增生
E. 肾脏、心肌的营养不良改变

57. 对诊断伤寒有参考定义的肥达反应抗体效价是

A. O效价 >1∶80、H效价 >1∶160
B. O效价 >1∶160、H效价 >1∶80
C. O效价 >1∶80、H效价 >1∶80
D. O效价 >1∶160、H效价 >1∶160
E. 以上都不是

58. 伤寒致溶血性尿毒症的机制是

A. 免疫复合物作用于红细胞膜，造成红细胞破裂出血
B. 免疫复合物沉着在肾小球基底膜上造成急性肾功能不全
C. 伤寒杆菌内毒素诱发肾小球微血管发生凝血
D. 因伤寒菌血症引起骨髓炎和肾脓肿
E. 伤寒杆菌内毒素破坏红细胞，导致溶血

59. 霍乱引起腓肠肌痉挛的原因是

A. 大量失水
B. 大量失钾
C. 大量失钠
D. 大量失钙
E. 酸中毒

60. 除下列哪项外均是霍乱弧菌的定植因子

A. 鞭毛
B. 毒素协同调节菌毛
C. 脂多糖
D. 非毒素蛋白
E. 可溶性血凝素

61. 霍乱最主要的传播形式是通过

A. 水
B. 苍蝇媒介

C. 食物　　D. 生活接触
E. 以上都不是

62. 目前我国最常见的细菌性痢疾的病原菌是
A. 福氏痢疾杆菌　　B. 宋氏痢疾杆菌
C. 鲍氏痢疾杆菌　　D. 舒氏痢疾杆菌
E. 志贺痢疾杆菌

63. 细菌性痢疾的主要病变部位在
A. 回盲部的侵袭性肠炎　　B. 空肠的侵袭性肠炎
C. 直肠及乙状结肠侵袭性肠炎　　D. 回肠的侵袭性肠炎
E. 全肠道的侵袭性肠炎

64. 中毒性痢疾发病中，哪项毒素是主要的
A. 肠毒素　　B. 内毒素
C. 外毒素　　D. 细胞毒素
E. 溶血毒素

65. 胃肠型食物中毒的病原最主要的是
A. 金黄色葡萄球菌、大肠埃希菌、流感嗜血杆菌、痢疾杆菌
B. 痢疾杆菌、变形杆菌、大肠埃希菌、凝固酶阴性葡萄球菌
C. 大肠埃希菌、肺炎链球菌、沙门菌属、金黄色葡萄球菌
D. 沙门菌属、大肠埃希菌、金黄色葡萄球菌、卡他莫拉菌
E. 沙门菌属、金黄色葡萄球菌、大肠埃希菌、痢疾杆菌

66. 革兰阴性杆菌败血症最主要的临床特点是
A. 易引起感染性休克　　B. 多伴有尿路及肠道感染
C. 外周血常规白细胞减少　　D. 高热持续不退
E. 主要发生于婴幼儿

67. 院内感染(　　)是可以预防的
A. 10%~20%　　B. 30%~50%
C. 40%~80%　　D. 60%~70%
E. 70%~90%

68. 除极少数(　　)外，厌氧菌感染是一种内源性感染，也就是正常菌群引起的感染
A. 梭菌　　B. 淋球菌
C. 革兰阴性双球菌　　D. 念珠菌
E. 隐球菌

69. 儿童淋病的传染途径为
A. 污染血制品　　B. 性接触

C. 污染的衣物、洁具
D. 与淋病患儿同餐
E. 宫内感染

70. 幼女淋病的临床特征是
A. 尿道口充血
B. 发热、水肿、尿少
C. 尿频、尿急、尿痛
D. 阴道有脓性分泌物
E. 发热、水肿、尿频

71. 支原体大小一般在(　　)，可通过一般除菌滤器
A. 0.1~0.4μm
B. 0.2~0.3μm
C. 0.2~0.3cm
D. 0.2~0.3mm
E. 0.6~0.9μm

72. 隐球菌病晚期的基本病理变化为
A. 弥漫渗出性改变
B. 大量淋巴细胞和浆细胞浸润
C. 肉芽肿形成
D. 小空洞形成
E. 坏死灶

73. 钩端螺旋体病的临床表现是
A. 发热、咳嗽，咳白色黏痰
B. 长期持续高热
C. 发热、恶心、呕吐
D. 发热、咳嗽
E. 发热、头痛、结膜充血、腓肠肌压痛

74. 国内某地区有了水痘病例，为了预防水痘，下列除了哪项外均应采用
A. 在集体机构，对接触患儿的易感患儿应检疫3周
B. 隔离患儿至疱疹全部结痂为止
C. 对体弱者可用水痘痊愈期血清
D. 对污染的衣物、房间应使用暴晒、紫外线照射、通风等方法进行消毒
E. 对易感者注射丙种球蛋白

75. 流行性脑脊髓膜炎与其他化脓性脑膜炎最有鉴别意义的点是
A. 起病急，发热、头痛、呕吐
B. 意识障碍
C. 脑膜刺激征阳性
D. 皮肤出血点
E. 婴儿前囟隆起

76. 治疗隐球病的首选药物是
A. 青霉素
B. 链霉素
C. 四环素
D. 磺胺嘧啶
E. 两性霉素B

二 A2 型题

1. 患儿，男，8 岁。患急性淋巴细胞白血病已 2 年，应用激素和抗肿瘤治疗，近日有发热，体温高达 40℃，精神萎靡，皮肤可见散在丘疹、疱疹，疱内液色清。有可能发生了哪种疾病

A. 脓疱疮　　B. 天疱疮

C. 水痘　　D. 带状疱疹

E. 过敏性紫癜

2. 患儿，女，6 岁。发热、咽痛 2 天，皮疹 1 天就诊。查体：颜面潮红，口周苍白圈，咽部充血，扁桃体Ⅱ度肿大。躯干部皮肤见红色细小丘疹，压之褪色。心肺正常。诊断最可能是

A. 麻疹　　B. 猩红热

C. 风疹　　D. 药物疹

E. 川崎病

3. 患儿，男，5 岁。发热伴咳嗽 2~3 天，疑似上呼吸道感染，次日体温更高，咳嗽加剧，耳后及颈部皮肤可见红色斑丘疹。最可能的诊断是

A. 风疹　　B. 麻疹

C. 猩红热　　D. 幼儿急疹

E. 水痘

4. 患儿，男，11 岁。发热 3 天，伴有轻微咳嗽、头痛，咽部不适，全身瘙痒，皮肤可见弥漫性、针尖大小的红色皮疹。最可能的诊断是

A. 猩红热　　B. 药疹

C. 麻疹　　D. 风疹

E. 水痘

5. 患儿，男，3 岁。1 周前咳嗽流涕，体温 38.5℃，曾诊断“上感”，对症处理无好转，精神差，嗜睡，间有呕吐，今晨起抽搐，继而昏迷，抢救无效死亡。脑脊液：外观清亮，白细胞 280×10^6/L，中性 2，淋巴 0.8，蛋白 500mg/L，氯化物 118mmol/L，糖 4mmol/L。下列何种疾病最有可能

A. 化脓性脑膜炎　　B. 病毒性脑炎

C. 结核性脑膜炎　　D. 败血症

E. 中毒性脑病

6. 患儿，女，5 岁。高热 3 天，喷射性呕吐，1 日来烦躁，嗜睡。查体：嗜睡，右侧鼻翼沟变浅，心、肺、腹(-)，PPD(-)，脑膜刺激征(+)、巴氏征(+)，脑脊液压力高，外观透明，白细胞 200×10^6/L，单核 0.77，多核 0.28，蛋白 550mg/L，糖 3.2mmol/L，氯化物

105mmol/L。该患儿最可能的诊断是

A. 病毒性脑膜炎
B. 感染性多发性神经根神经炎
C. 结核性脑膜炎
D. 化脓性脑膜炎
E. 新型隐球菌脑膜炎

7. 患儿，男，3岁。突然高热，发热4小时后反复抽搐，颈项强直可疑。外周血 WBC $21\times10^9/L$。该患儿最可能的诊断是

A. 病毒性脑炎
B. 流行性乙型脑炎
C. 流行性脑脊髓膜炎
D. 恶性疟疾
E. 中毒性细菌性痢疾

8. 患儿，男，5岁。因发热7天，伴咽痛、头痛、呕吐并出现左下肢不能站立行走来诊。查体：体温38℃，神志清，心肺无异常，左下肢肌力1级，膝跟腱反射未引出，病理反射阴性，双下肢痛觉存在。该患儿最可能的诊断是

A. 脊髓灰质炎
B. 急性脊髓炎
C. 病毒性脑炎
D. 急性脑干炎
E. 急性感染性多发性神经根神经炎

9. 患儿，女，1岁。发热3天后右下肢活动障碍，当地农村有类似病史，该患儿生后未接种疫苗。查体：体温38.5℃，神志清，心肺正常，右下肢肌力Ⅰ级，膝反射未引出，病理反射阴性。诊断最有可能为

A. 流行性乙型脑炎
B. 坐骨神经炎
C. 吉兰-巴雷综合征
D. 脊髓灰质炎
E. 化脓性脑膜炎

10. 患儿，男，8岁。血清中抗-HBs、抗-HBe、抗-HBc阳性，其他乙型肝炎血清学指标阴性时。应考虑为

A. 急性乙型肝炎
B. 慢性乙型肝炎
C. 重型乙型肝炎
D. 急性乙型肝炎恢复期
E. 急性乙型肝炎潜伏期

11. 患儿，女，4岁。发热1周，右颈部肿块。查体：精神可，右颈部可触及1cm×1.5cm淋巴结，触痛。咽充血，扁桃体Ⅱ度肿大，见较多分泌物。肝肋下4cm，脾肋下3cm。白细胞$13.8\times10^9/L$，淋巴细胞0.68，异型淋巴细胞0.13。该患儿最大可能的诊断是

A. 化脓性扁桃体炎
B. 急性白血病
C. 淋巴结炎
D. 传染性单核细胞增多症
E. 淋巴瘤

12. 患儿，男，1岁。夏季因发热3天伴抽搐1次入院。体温39.5℃，神志清，血压正常，颈部略有阻抗。开塞露通便后，粪便镜检显示每高倍视野白细胞6~8个、红细胞2~3个。入院当晚出现频繁抽搐，由嗜睡很快进入昏迷状态。脑脊液外观清，白细胞100×

10^6/L，中性粒细胞 0.6，淋巴细胞 0.4，糖 2.8mmol/L，氯化物 120mmol/L，蛋白 700mg/L。外周血白细胞 20.0×10^9/L，中性粒细胞 0.8。应拟诊为

A. 流行性脑脊髓膜炎　　B. 中毒性菌痢

C. 流行性乙型脑炎　　D. 化脓性脑膜炎

E. 结核性脑膜炎

13. 患儿，男，3 岁半。咳嗽近 2 周，近 3 天明显加重，尤以夜间为甚，阵发剧咳后有呕吐来诊。查体：体温 36.7℃，神志清，咽红，舌系带有溃疡，心脏无异常，两肺呼吸音粗。临床诊断为百日咳，该患儿应使用抗生素至

A. 咳嗽明显减轻，体温正常　　B. 阵发性痉挛性咳嗽消失

C. 按规定剂量用药 7~10 天　　D. 白细胞总数和淋巴细胞总数恢复正常

E. 鼻咽拭子细菌培养阴性

14. 患儿，男，4 岁。咳嗽半个月有余，近 5 天加剧，呈阵发性痉挛性咳嗽伴鸡鸣样回声，以夜间为甚。查体：体温正常，咽红，舌系带溃疡，呼吸音粗。X 线胸片显示间质改变。外周血白细胞 16.0×10^9/L，中性粒细胞 0.20，淋巴细胞 0.80。下列诊断中应首先怀疑

A. 支原体肺炎　　B. 支气管炎

C. 腺病毒肺炎　　D. 流感嗜血杆菌肺炎

E. 百日咳

15. 患儿，女，7 个月。已确诊化脓性脑膜炎，突然烦躁哭闹，头围增大。为进一步确诊，应选择哪项检查

A. 硬脑膜下穿刺　　B. 头颅 MRI

C. 眼底检查　　D. 头颅 CT

E. 摄颅骨 X 线片

16. 化脓性脑膜炎患儿突然全身抽搐，持续 10 分钟，应首选哪种止惊药

A. 苯巴比妥 5~8mg/kg，立即肌注

B. 100% 水合氯醛 50mg/kg，灌肠

C. 地西泮 0.2~0.3mg/kg，缓慢静脉注射

D. 氯丙嗪 1mg/kg，静脉注射

E. 异戊巴比妥 5mg/kg，静脉注射

17. 化脓性脑膜炎患儿，经治疗仍高热不退，今日反复惊厥不止，呼吸节律不整，前囟隆起，张力明显增高。下列哪项处理是错误的

A. 物理降温　　B. 立即腰穿放脑脊液

C. 用地西泮止惊　　D. 地塞米松静脉注射降脑水肿

E. 甘露醇静脉注射

18. 患儿，男，8个月。发热、嗜睡2天，抽搐3次，诊断为化脓性脑膜炎。入院后病情进一步加重，意识不清，频繁抽搐，持续高热，并出现一侧瞳孔扩大，四肢肌张力增强，呼吸节律不整。此时应考虑的诊断及相应的处理措施为
A. 高热惊厥，给予退热、止惊　　B. 弥散性血管内凝血，用肝素治疗
C. 硬脑膜下积液，硬膜下穿刺放液　　D. 枕骨大孔疝，用呋塞米脱水
E. 小脑幕切迹疝，用甘露醇脱水
19. 患儿，女，1岁半。发热4天，近1天频繁呕吐，惊厥3次。查体：精神萎靡，前囟1cm×1cm，隆起，颈强直，布氏征（+），脑脊液外观混浊，白细胞3000×10^6/L，多核0.8，蛋白3000mg/L，糖1.4mmol/L（25mg/dl）。最可能的诊断是
A. 结核性脑膜炎　　B. 化脓性脑膜炎
C. 病毒性脑膜炎　　D. 新型隐球菌脑膜炎
E. 瑞氏综合征
20. 患儿，女，2岁。因发热伴头痛2天，2小时内惊厥1次入院。病前有脓疱疮病史。查体：神清，精神萎靡，脑神经无异常，颈阻（+），克氏征（+），布氏征（+），巴氏征（-），脑电图慢波增多。最可能的诊断是
A. 急性播散性脑脊髓炎　　B. 化脓性脑膜炎
C. 病毒性脑炎　　D. 结核性脑膜炎
E. 颅内出血
21. 患儿，女，7个月。突然高热烦躁，吃奶后频繁呕吐，眼神呆滞，意识模糊，前囟饱满。脑脊液细胞数590×10^6/L，其中多核细胞0.68，糖2.1mmol/L，氯化物126mmol/L，蛋白1.4g/L。经青霉素治疗2周后，脑脊液已正常，但仍发热，又出现呕吐，前囟隆起，并出现全身性惊厥。应首先考虑下列哪项诊断
A. 病毒性脑炎　　B. 化脓性脑膜炎合并硬脑膜下积液
C. 金黄色葡萄球菌脑膜炎　　D. 结核性脑膜炎
E. 脑脓肿
22. 患儿，男，10岁。因发热18天，食欲缺乏，腹胀，便秘入院。查体：体温39.4℃，神志清，表情淡漠，咽稍红，舌苔厚，心、肺无异常，腹略胀，肝肋下2.5cm，剑下4cm，质软，轻压痛，脾肋下2cm，入院后确诊为伤寒。该患儿伤寒发热的原因主要是
A. 机体迟发型变态反应形成和逐渐加强
B. 持续菌血症状态
C. 伤寒杆菌在集合淋巴结内繁殖
D. 与TNF等细胞因子释放有关
E. 致敏的肠壁组织发生坏死
23. 患儿，女，10岁。腹泻2天，每日达6~7次，水样便，无明显里急后重感，粪便镜检

白细胞0~2个/高倍视野，涂片见革兰阴性且弯曲排列成流星状细菌，悬滴法动力强。最可能诊断的是

A. 细菌性痢疾　　B. 急性肠炎

C. 霍乱　　D. 阿米巴痢疾

E. 细菌性食物中毒

24. 患儿，男，5岁。高热2小时，反复惊厥3次就诊。追问病史，该患儿当日上午曾去公园进食玉米及葡萄等。查体：体温40.5℃，神志不清，呈抽搐状，面色发青，四肢凉，血压60/45mmHg，双瞳孔等大，光反应迟钝，心肺正常，腹软，颈强阳性，克氏征阴性。该患儿最可能诊断为

A. 癫痫　　B. 中暑

C. 病毒性脑炎　　D. 中毒性细菌性痢疾

E. 流行性乙型脑炎

25. 患儿，男，3岁。在公众浴池洗澡后持续高热3天，伴畏寒，头痛。全身酸痛，乏力。查体：体温39.7℃，巩膜黄染，结膜充血，腋下可见出血点，肝肋下2cm，脾刚触及，腹股沟有花生大小淋巴结2~3枚，腓肠肌压痛明显，外周血白细胞16.5×10^9/L，中性粒细胞0.82，尿胆红素（+），尿白细胞3~5个/高倍视野，血清胆红素98μmol/L，丙氨酸氨基转移酶280U/L。诊断为

A. 伤寒　　B. 急性黄疸型病毒性肝炎

C. 流行性出血热　　D. 疟疾

E. 钩端螺旋体病

26. 患儿，男，4岁。因发热2周、血细菌培养阳性入院。血压轻度下降，神志恍惚，皮肤瘀斑，多处穿刺部位有渗血，血小板51×10^9/L，血浆纤维蛋白原1.58g/L，凝血酶原时间24秒，活化部分凝血活酶时间62秒。该患儿的临床诊断首先应考虑

A. 败血症合并继发性血小板减少性紫癜

B. 败血症合并感染性休克

C. 败血症合并药物不良反应

D. 败血症合并弥散性血管内凝血

E. 败血症合并维生素K依赖因子缺乏症

27. 患儿，男，7岁。患新型隐球菌脑膜炎，给予两性霉素治疗2周，现患儿出现四肢软弱无力。查体：心律齐，第一心音较低，腱反射减弱，腹稍胀，肠鸣音减弱，考虑为低钾血症。下列有关低钾血症描述不正确的为

A. 血钾浓度低于3.5mmol/L

B. 可有活动障碍、腱反射减弱或消失，严重者发生弛缓性瘫痪

C. 可有腹胀、肠鸣音减弱，甚至肠麻痹

D. 可有心律失常、心肌损害表现

E. 低钾血症均有症状

28. 患儿，男，7岁。患水痘半个月，发热、头痛、双下肢麻木无力、大小便困难2天入院。查体：神志清，精神萎靡，双下肢肌力2级，肌张力低，双足下垂。第6胸椎以下感觉消失，留置尿管。头颅MRI示：双侧丘脑、中脑及延髓部多发性异常信号。首选的治疗方案为

A. 足量敏感抗生素治疗
B. 气管插管，保持气道通畅
C. 甲泼尼龙冲击后，口服泼尼松
D. 抗病毒治疗
E. 高压氧治疗

29. 患儿，女，5岁。高热2小时抽搐1次，有进不洁食物史，无呕吐、腹泻。查体：面色苍白，意识不清，四肢凉，血压70/40mmHg。诊断首先考虑

A. 高热惊厥
B. 乙型脑炎
C. 阿米巴痢疾
D. 中毒性菌痢
E. 病毒性脑炎

30. 患儿，男，3岁。夏季发病，以发热4小时伴惊厥3次入院，入院时呈昏睡状，四肢湿冷，可见大理石花纹，肛查见脓血便。该患儿脑脊液最可能的改变是

A. 压力增高
B. 白细胞 700×10^6/L
C. 蛋白1.2g/L
D. 糖1.6mmol/L
E. 氯化物95mmol/L

三 A3/A4型题

（1~2题共用题干）

患儿，女，13个月。发热3天，皮疹2天就诊。体温38~39℃，无咳嗽，大便每天1~2次，黄色稀便。查体：体温37℃，咽略红，面部、躯干部散在红色斑丘疹，心、肺、腹部查体无异常。

1. 该患儿最可能的诊断是

A. 幼儿急疹
B. 麻疹
C. 猩红热
D. 风疹
E. 手足口病

2. 患儿目前的处理措施包括

A. 不需要特殊处理，观察
B. 隔离7~10天
C. 静脉滴注青霉素
D. 静脉滴注利巴韦林
E. 静脉滴注免疫球蛋白

（3~5 题共用题干）

患儿，男，15 岁。发热 10 天，体温 38.9℃，以下午发热为重。伴右膝关节疼痛，皮肤变红。发热 2 天后在右膝关节下出现 2 个结节红斑，压之疼痛，皮下有结节感。现来门诊就诊，发病过程未用任何药物。

3. 下列哪些病史的补充对分析病情更有意义

A. 患儿幼儿时，是否患过猩红热
B. 患儿是否近 1 个月内有过呼吸道感染
C. 患儿幼儿时，是否出过麻疹
D. 患儿是否近 1 个月内出现过腹泻
E. 患儿幼儿时，是否患过病毒性肺炎

4. 下列哪项检查应首选

A. 心脏超声检查
B. 结节红斑活检
C. 右膝关节 X 线片
D. 抗链球菌抗体测定
E. 血液细菌学培养

5. 下列哪项检查对诊断最有价值

A. 血常规，尿常规
B. 红细胞沉降率，C 反应蛋白
C. 咽拭子培养
D. 胸部 X 线片
E. 关节液穿刺

（6~7 题共用题干）

患儿，男，3 岁。1 个月来精神欠佳，食欲缺乏，盗汗，体重下降，伴咳嗽。有结核接触史。半个月前曾患“麻疹”。查体：一般状况可，颈部可触及多个 1.0cm×1.0cm 淋巴结，质较硬，无压痛。两肺未闻啰音，肝肋下 2.5cm，结核菌素试验（OT 试验）1∶1000（-）。胸部 X 线检查示肺门淋巴结肿大，血沉 30mm/h。

6. 此患儿 OT 试验出现阴性反应，最可能的原因是

A. 结核菌素失效
B. 结核菌素液浓度太低
C. 机体免疫反应受到抑制
D. 初次感染尚未产生变态反应
E. 未被结核感染

7. 正确的治疗方法是

A. 青霉素（20~40）万 U/(kg·d)，丁胺卡那 8~10mg/(kg·d)
B. 红霉素 30~50mg/(kg·d)，氨苄青霉素 100~200mg/(kg·d)
C. 链霉素 20mg/(kg·d)，青霉素(20~40)万 U/(kg·d)
D. 异烟肼 20mg/(kg·d)，乙胺丁醇 20mg/(kg·d)
E. 异烟肼 15mg/(kg·d) 及链霉素 15mg/(kg·d) 配合乙胺丁醇 15mg/(kg·d)

（8~9题共用题干）

患儿，男，5岁。发热2天后面部及四肢皮肤出皮疹，同时伴有轻咳、流涕、咽痛。查体：面部及四肢皮肤可见红色皮疹，压之可褪色，手足心无皮疹，耳后、枕后淋巴结肿大，有触痛，心、肺、腹检查未见异常。

8. 该患儿最可能诊断是

A. 幼儿急疹
B. 风疹
C. 麻疹
D. 猩红热
E. 水痘

9. 此病皮疹出现后多少天可无传染性

A. 3天
B. 5天
C. 14天
D. 21天
E. 7天

（10~12题共用题干）

患儿，女，7个月。没有明显的传染病接触史，突起高热4天，体温在39.5℃左右波动，一直补液及服用退热药治疗，今天发热突然消退，而发现全身起了大量玫瑰色斑丘疹。

10. 本病例最可能的诊断是

A. 水痘
B. 麻疹
C. 风疹
D. 幼儿急疹
E. 风湿热

11. 查体时最可能发现淋巴结肿大的情况为

A. 耳后、枕后及颈部淋巴结肿大，压痛，没有化脓
B. 全身淋巴结肿大
C. 全身淋巴结肿大伴肝脾大
D. 局部淋巴结如绿豆大小，活动，无压痛
E. 枕后淋巴结肿大，豌豆大小，无压痛
F. 颈部淋巴结肿大

12. 出皮疹后的治疗方法为

A. 1%甲紫涂抹
B. 可用抗生素药膏
C. 无明显痒感，不需要特殊治疗
D. 明显痒感，给予抗过敏治疗
E. 皮炎平涂皮疹
F. 用红汞涂抹

（13~14题共用题干）

患儿，男，7岁。因发热伴双耳垂下肿痛2天，上腹部疼痛而就诊。查体：体温40℃，

神志清，咽红，颈软，双侧腮腺肿大 2cm×3cm，有压痛，诊断流行性腮腺炎并对症处理。

13. 假设病程中该患儿出现头痛，喷射性呕吐，精神差，应考虑该患儿最可能是
A. 腮腺炎合并胰腺炎
B. 腮腺炎合并胃炎
C. 腮腺炎合并胆囊炎
D. 腮腺炎合并脑膜脑炎
E. 腮腺炎合并睾丸炎

14. 此时该患儿应做的检查是
A. 大便常规及培养
B. 头颅 CT 检查
C. 脑脊液检查
D. 淀粉酶检查
E. 腹部 B 型超声波

（15～18 题共用题干）

患儿，女，3 岁。病初 2 天后轻微咳嗽，随后出现高热，体温达 40℃，烦躁，频繁呕吐。查体：神志清楚，颈项强直，脑膜刺激征阳性，双巴氏征阳性，脑脊液外观混浊，压力增高，细胞计数 2000×10^6/L，以多核细胞为主，糖 2.2mmol/L，蛋白质 1.1g/L。

15. 该患儿最可能的诊断是
A. 病毒性脑膜脑炎
B. 脑脓肿
C. 急性细菌性脑膜炎
D. 结核性脑膜炎
E. 真菌性脑膜炎

16. 应先采取的进一步检查是
A. 头颅 CT
B. 脑脊液检查
C. 头颅超声检查
D. MRI 检查
E. 血培养

17. 该病的病原体最可能是
A. 大肠埃希菌
B. 肺炎链球菌
C. 病毒
D. 结核分枝杆菌
E. 溶血性链球菌

18. 入院后患儿出现撞头、尖叫、烦躁不安，呕吐加重，此时应立即给予
A. 20% 甘露醇 0.25～0.50g/kg 快速静脉滴注
B. 硬脑膜下穿刺
C. 大量抗生素静脉滴注
D. 退热处理
E. 镇静

（19~20题共用题干）

患儿，男，6岁。不规则发热2周，伴头痛、呕吐1周。近3天来视力减退，颈有阻力。克氏征阳性，布氏征阳性，心肺无异常。脑脊液压力增高，白细胞数350×10^6/L。中性粒细胞0.28，淋巴细胞0.72，糖2.5mol/L，氯化物95.2mmol/L，蛋白定性（++），定量1.2g/L。先后应用抗生素和抗结核治疗无效。

19. 该病例临床诊断首先考虑的是
    A. 耐药结核菌性脑膜炎　B. 化脓性脑膜炎
    C. 治疗不规则的化脓性脑膜炎　D. 脑脓肿
    E. 隐球菌性脑膜炎
20. 为明确诊断，主要依靠哪项检查
    A. 脑脊液蛋白升高，糖、氯化物降低　B. 脑脊液真菌培养
    C. 脑脊液墨汁染色镜检　D. 脑脊液革兰染色
    E. 脑脊液抗酸杆菌染色

（21~23题共用题干）

患儿，女，4岁。因发热4天，伴咽痛、头痛、呕吐，昨晚发现左下肢不能站立及行走，今上午右下肢也不能站立而来诊。查体：体温38℃，神志清，心、肺无异常。双下肢肌力：右5级，左1级。膝、跟腱反射未引出，病理反射阴性，双下肢痛觉存在。

21. 该患儿最可能的诊断是
    A. 脊髓灰质炎　B. 急性脊髓炎
    C. 病毒性脑炎　D. 周围性麻痹
    E. 急性感染性多发性神经根炎
22. 为确诊应做的首要检查是
    A. 血常规+红细胞沉降率　B. 脑脊液检查
    C. 血pH及血钾测定　D. 咽拭子、粪、脑脊液病毒分离
    E. 尿抗原测定
23. 该患儿的处理中，下列哪项是错误的
    A. 卧床休息，注意水电解质平衡　B. 瘫痪肢体置功能位置
    C. 静脉注射高渗葡萄糖和维生素C　D. 用大剂量肾上腺皮质激素
    E. 瘫痪进展静止后用促进神经肌肉传导药物如加兰他敏

（24~25题共用题干）

患儿，男，1岁。下肢弛缓性瘫痪，膈肌、肋间肌瘫痪，腱反射消失，呼吸浅速，声音低微，咳嗽无力，确诊为脊髓灰质炎。

24. 该患儿为脊髓灰质炎的哪型

A. 脊髓型　　B. 延髓型

C. 脑干型　　D. 脊髓延髓型

E. 混合型

25. 主要的病变部位在

A. 延髓加脊髓腰段　　B. 脊髓胸腰段

C. 脊髓颈腰段　　D. 脊髓颈胸腰段

E. 大脑皮质加脊髓腰段

(26~28 题共用题干)

患儿，男，14 个月。咳嗽 10 天加剧 3 天，呈阵发性痉挛性咳嗽伴鸡鸣样回声，以夜间为甚，病初低热 3 天。查体：体温正常，咽红，舌系带溃疡，呼吸音粗。X 线胸片显示间质改变，外周血 WBC $13.8\times10^9/L$，中性粒细胞 0.18，淋巴细胞 0.82，未接种过疫苗。

26. 该患儿最可能的诊断是

A. 支原体肺炎　　B. 支气管炎

C. 肺结核　　D. 肺炎链球菌肺炎

E. 百日咳

27. 最可能出现的并发症是

A. 吸入性肺炎　　B. 支气管肺炎

C. 肺气肿　　D. 百日咳脑病

E. 营养不良

28. 治疗首选的抗感染药物是

A. 头孢菌素　　B. 氯霉素

C. 阿莫西林　　D. 复方磺胺甲噁唑

E. 红霉素

(29~32 题共用题干)

患儿，男，4 个月。发热、呕吐 2 天伴惊厥 2 次入院。查体：嗜睡状，双眼凝视，前囟隆起、张力高，心肺无异常，脑膜刺激征阴性，外周血 WBC $20\times10^9/L$，多核细胞 0.94，单核细胞 0.08。

29. 该患儿最可能的诊断是

A. 急性胃炎　　B. 低钙惊厥

C. 病毒性脑炎　　D. 结核性脑膜炎

E. 化脓性脑膜炎

30. 为明确诊断，首先应做的检查是

A. 胃镜
B. 头颅 B 超
C. 血电解质
D. X 线胸片
E. 脑脊液检查

31. 如果经治疗精神、食欲好转，颅内压增高不明显，体温有下降，但在病情好转过程中又出现高热、呕吐，前囟隆起、张力高，患儿最可能并发的疾病是

A. 脑脓肿
B. 硬脑膜下积液
C. 脑室膜炎
D. 脑积水
E. 脑梗死

32. 如需确诊该并发症，应进行的进一步检查是

A. 脑脊液检查
B. 硬脑膜下穿刺
C. 侧脑室穿刺
D. 颅骨透照检查
E. 头颅 B 超

（33~34 题共用题干）

患儿，男，2 岁。发热 1 天，抽搐 1 次，皮肤有出血点，有颈抵抗，脉搏减弱，血压下降。

33. 该患儿最可能的诊断是

A. 中毒性痢疾
B. 脑膜炎球菌性脑膜炎
C. 流感杆菌脑膜炎
D. 肺炎球菌性脑膜炎
E. 流行性出血热

34. 此患儿已休克，血压 50/30mmHg，抢救措施中哪一项是错误的

A. 2∶1 等张含钠液
B. 肾上腺皮质激素
C. 20% 甘露醇
D. 多巴胺
E. 抗生素

（35~36 题共用题干）

患儿，男，6 岁。发热 1 天，腹泻 8 次，大便黏液脓血状，伴腹痛及里急后重，病前吃未清洗的番茄。大便常规检查：黏液（+++），脓细胞满视野，白细胞 2~3 个/高倍视野，吞噬细胞 2~3 个/高倍视野。诊断为细菌性痢疾。

35. 该患儿属于下列哪种类型细菌性痢疾

A. 普通型
B. 轻型
C. 重型
D. 中毒型
E. 慢性型

36. 哪项不是急性细菌性痢疾中毒型痢疾临床特征
A. 常有脑膜刺激征　B. 急起发热，反复惊厥
C. 起病时肠道症状不明显　D. 迅速发生休克与呼吸衰竭
E. 多见于2~7岁儿童

（37~38 题共用题干）
患儿，女，4 岁。夏季发病，高热 10 小时，呕吐 3 次，惊厥 2 次。查体：神志恍惚，呼吸快，血压 118/80mmHg，脑膜刺激征(-)，巴氏征(-)。
37. 该患儿最可能的诊断是
A. 化脓性脑膜炎　B. 中毒型细菌性痢疾
C. 脑脓肿　D. 高热惊厥
E. 病毒性脑炎
38. 为明确诊断，首选的检查为
A. 脑电图　B. 头颅 CT 平扫
C. 灌肠通便，查便常规　D. 腰穿查脑脊液
E. 血培养

（39~40 题共用题干）
患儿，女，15 个月。发热5 天，体温 39~40℃，流涕，轻咳。查体：一般情况好，除咽部充血外，未见其他异常，一直服用中药治疗。近日热退，因皮肤出现红色斑丘疹而就诊。
39. 该患儿最可能的诊断是
A. 风疹　B. 水痘
C. 麻疹　D. 猩红热
E. 幼儿急疹
40. 本病的病原为
A. 麻疹病毒　B. 腺病毒
C. 人疱疹病毒 6 型　D. 柯萨奇病毒
E. 水痘病毒

（41~43 题共用题干）
患儿，男，11 岁。乏力、食欲缺乏 10 天，尿色深如红茶 2 天入院。查体：神清，巩膜中度黄染，肝肋下 2cm，质软，有压痛，脾未触及，TBil 68μmol/L，ALT 400U，HBsAg(+)，确诊为急性黄疸型乙型肝炎。
41. 乙型肝炎病毒是
A. 巨细胞病毒　B. DNA 病毒

C. RNA 病毒　　D. 肠道病毒
E. 微小病毒

42. 患儿住院后查血清 HBsAg 及 HBeAg 均阳性，表明
A. 患儿已进入恢复期，无传染性
B. 患儿血中 Dane 颗粒较多，有传染性
C. 患儿血中 Dane 颗粒较少，传染性小
D. 患儿易演变为肝癌
E. 患儿易转变为慢性活动性肝炎

43. 治疗 1 个月后复查，ALT 正常，血清胆红素 $<17\mu mol/L$，抗-HBs、抗-HBe 均阳性、HBsAg 及 HBeAg 均阴性，表明
A. 肝炎未愈，病毒仍在复制　　B. 仍有传染性，需继续隔离
C. 急性乙型肝炎向迁延性肝炎转变　　D. 急性乙型肝炎恢复期
E. 急性乙型肝炎向慢性肝炎转变

（44~47 题共用题干）

患儿，男，2 岁。入托体检发现 HBsAg(+)、抗-HBs(-)、HBeAg(+)、抗-HBe(-)、抗-HBc(+)。

44. 需要补充的病史是
A. 父亲有无乙肝病史　　B. 母亲有无乙肝病史
C. 有无不洁饮食史　　D. 有无甲肝病史
E. 有无疫苗接种史

45. 下一步检查是
A. 腹部 B 超　　B. 腹部 CT
C. 肝功能　　D. 肾功能
E. 血常规

46. 如果该患儿病前没有接种过乙肝疫苗，目前需要采取的措施是
A. 立即接种乙肝疫苗　　B. 立即注射乙肝免疫球蛋白
C. 立即使用干扰素　　D. 口服拉米夫定
E. 长期随访观察

47. 关于该患儿感染乙肝病毒后自然转归不正确的有
A. 免疫耐受期：血清 HBsAg、HBeAg、抗-HBc 三者阳性，HBV-DNA 病毒载量高，但肝功能正常
B. 免疫清除期：此期血清可以是 HBsAg、HBeAg、抗-HBc（大三阳），也可以是 HBsAg、抗-HBe、抗-HBc（小三阳），伴有肝功能反复异常
C. 非活动复制期：表现为 HBsAg、抗-HBe、抗-HBc（小三阳），HBV-DNA 低于检测

下限，肝功能正常

D. 再活动期：某些处于非活动期的患儿在一些诱因下可再次出现肝炎活动复发，表现为 DNA 阳转、肝功能异常、病情加重等

E. 一般自己痊愈

四 B 型题

（1~2 题共用备选答案）

A. 发热 5~6 天出疹
B. 发热 4~5 天出疹
C. 发热 1 周出疹
D. 发热 1~2 天出疹
E. 热退后出疹

1. 猩红热发热至出疹时间
2. 幼儿急疹发热至出疹时间

（3~6 题共用备选答案）

A. 发热 3~4 天后出疹，3~4 天出齐，疹退后有麦麸样脱屑及色素沉着
B. 发热 1~2 天后出斑丘疹，1~2 天出齐，伴枕后淋巴结肿大，疹退后无脱屑或色素沉着
C. 发热 3~4 天，一般情况好，热退后出斑丘疹，疹退后无脱屑及色素沉着
D. 发热 2~3 天后出斑丘疹，皮疹稀少，伴疱疹性咽炎、肌痛，疹退后无脱屑
E. 发热 1~2 天后出疹，呈鲜红色细小点状，疹间皮肤充血，伴咽痛，疹退后有脱屑

3. 风疹
4. 幼儿急疹
5. 麻疹的临床特征为
6. 猩红热的临床特征为

（7~9 题共用备选答案）

A. 麻疹
B. 风疹
C. 水痘
D. 猩红热
E. 幼儿急疹

7. 患儿，女，9 岁。发热咽痛 2 天，今全身见到皮肤普遍充血而且具有鲜红色粟粒疹，痒，有抓痕，咽充血严重，舌红、舌乳头粗。可能诊断为
8. 患儿，女，8 个月。高热 4 天，稍咳，纳佳，不吐，精神可，次日热退，皮肤可见较多红色斑丘疹。可能诊断为
9. 患儿，男，2 岁半。发热伴咳嗽 3 天，流涕打喷嚏，睑结膜充血，口腔黏膜粗糙，2 天后身上见到红色斑丘疹，心肺无异常，两肺粗啰音，咳加剧，体温更高，历时 3~4 天皮疹

隐退，有色素沉着。可能诊断为

（10~11 题共用备选答案）

A. 幼儿急疹
B. 风疹
C. 麻疹
D. 水痘
E. 猩红热

10. 最容易引起肺炎合并症的疾病是
11. 最需要与化脓性脓疱疹相鉴别的疾病是

（12~15 题共用备选答案）

A. 隔离至出疹后 5 天
B. 隔离至皮疹干燥结痂为止
C. 隔离至腮腺肿大消退
D. 隔离至出疹后 10 天
E. 隔离至出疹后 15 天

下列疾病的隔离期为

12. 麻疹
13. 麻疹并发肺炎
14. 流行性腮腺炎
15. 水痘

（16~18 题共用备选答案）

A. 脑脓肿
B. 病毒性脑炎
C. 结核性脑膜炎
D. 化脓性脑膜炎
E. 新型隐球菌性脑膜炎

16. 脑脊液 IgG 轻度增高，IgA、IgM 正常
17. 脑脊液 IgM、IgG 增高
18. 脑脊液 IgG、IgA 增高为主，IgM 亦高

（19~21 题共用备选答案）

A. 糖正常，氯化物降低，蛋白质升高，细胞数增多，中性粒细胞为主
B. 糖明显降低，氯化物降低，蛋白质明显升高，细胞数增多，中性粒细胞为主
C. 糖明显降低，氯化物降低，蛋白质明显升高，细胞数增多，淋巴细胞为主
D. 糖正常，氯化物正常，蛋白质升高，细胞数增多，淋巴细胞为主
E. 糖正常，氯化物正常，蛋白质正常，细胞数正常

19. 病毒性脑炎脑脊液表现
20. 结核性脑膜炎脑脊液表现

21. 化脓性脑膜炎脑脊液表现

（22~24 题共用备选答案）

A. 单纯疱疹病毒
B. 人疱疹病毒 6 型
C. EB 病毒
D. 柯萨奇 B 组病毒
E. 埃可病毒

22. 幼儿急疹的主要病原
23. 传染性单核细胞增多症的主要病原
24. 引起病毒性心肌炎的主要病毒

（25~26 题共用备选答案）

A. 乙型脑炎
B. 流行性脑脊髓膜炎
C. 猩红热
D. 风疹
E. 传染性单核细胞增多症

根据下列病历的症状和实验室检查，最可能的诊断是

25. 患儿，男，6 岁。突起高热 39℃，伴咽痛，第 2 日起颈部、躯体及四肢出现弥散细小红疹
26. 患儿，女，2 岁。发热 38.5℃ 1 周，伴咽痛、颈淋巴结肿大。白细胞 20×10^9/L，单核细胞 0.65

（27~28 题共用备选答案）

A. 重症流行性脑脊髓膜炎
B. 流行性脑脊髓膜炎轻型
C. 流行性脑脊髓膜炎慢性败血症型
D. 暴发性流行性脑脊髓膜炎休克型
E. 流行性脑脊髓膜炎普通型

27. 患儿，男，2 岁。发热关节痛 2~3 周，身上可见瘀点，心肺无异常。脾肋下 2cm，病程长达数月，多次血培养及瘀点涂片检出病原菌
28. 患儿，女，9 岁。突然寒战，头痛，且高热 16 小时，反复抽搐。查体：体温 39.6℃，昏迷，颈部有抵抗，身上有散在瘀点，克氏征、巴氏征均阳性

（29~32 题共用备选答案）

A. 血培养
B. 骨髓培养
C. 粪便培养
D. 尿培养
E. 胆汁培养

29. 解除伤寒患儿的隔离应做
30. 慢性伤寒患儿必要时做

31. 伤寒病儿入院时常规做
32. 用过氯霉素未能确诊的疑似伤寒病儿应做

（33~35题共用备选答案）

A. 伤寒杆菌O抗体
B. 伤寒杆菌H抗体
C. 伤寒杆菌Vi抗体
D. O抗体加Vi抗体
E. O抗体加H抗体

33. 有助于鉴别伤寒、副伤寒
34. 有助于检出伤寒慢性带菌者
35. 有助于检出急性伤寒患儿

（36~38题共用备选答案）

A. 飞沫传播
B. 注射传播
C. 虫媒传播
D. 食物传播
E. 疫水接触传播

下列传染病的传染途径是

36. 流行性乙型脑炎
37. 霍乱
38. 流行性脑脊髓膜炎

（39~42题共用备选答案）

A. 呼吸循环衰竭
B. 肝脓肿
C. 肠穿孔
D. 脱水、电解质紊乱
E. 肺脓肿

39. 中毒性细菌性痢疾的并发症是
40. 伤寒的并发症是
41. 阿米巴痢疾的并发症是
42. 霍乱的并发症是

（43~45题共用备选答案）

A. 脓毒血症
B. 菌血症
C. 病毒血症
D. 败血症
E. 毒血症

43. 细菌侵入血液，短暂存在，不产生全身中毒症状
44. 血液中无细菌，但有毒素引起全身症状

45. 致病菌侵入血液并繁殖，产生内外毒素，引起全身症状

（46~48 题共用备选答案）
A. 乙肝疫苗
B. 丙种球蛋白
C. 乙肝疫苗和乙肝免疫球蛋白（HBIg）
D. 甲肝疫苗
E. HBIg
46. 母亲为 HBsAg（+）、HBeAg（+）的新生儿应注射
47. 与甲型肝炎患儿密切接触后 7~10 日内注射
48. 意外受乙型肝炎病毒感染者应立即注射

（49~52 题共用备选答案）
A. 血清中检测出 HBsAg
B. 血清中检出抗-HBsAg
C. 血清中检出 HBeAg
D. 血清中检出抗-HBeAg
E. 血清中检出抗-HBcAg
下列情况哪项血清标志物阳性
49. 体内有乙肝病毒复制
50. 提示传染性较大
51. 对乙型肝炎病毒感染有保护作用
52. 提示感染过乙肝病毒

五 X 型题

1. 有关水痘病毒下列哪些说法正确
A. 水痘带状疱疹病毒
B. 人类疱疹病毒 3 型
C. 病毒核心为双股 DNA
D. 病毒呈球形
E. 直径 250~300nm
2. 以下不属于典型水痘皮疹的特征是
A. 皮疹呈离心性分布
B. 皮疹多为出血性
C. 分批出现的斑疹、丘疹、疱疹和结痂常同时存在
D. 皮肤弥漫充血，上有密集针尖大小丘疹
E. 斑丘疹，疹间有正常皮肤，压之褪色，疹退后有色素沉着
3. 有关麻疹病毒下列说法正确的是
A. 麻疹病毒属于副黏病毒科
B. 呈球形颗粒

C. 直径 100~250nm　　D. 有6种结构蛋白

E. 抗原性不稳定

4. 有关流行性腮腺炎的治疗，正确的是

A. 使用新型抗生素　　B. 具有自限性

C. 对症治疗为主　　D. 本病预后较好

E. 注意预防并发症

5. 腮腺炎的并发症中常见的是

A. 脑膜脑炎　　B. 卵巢炎

C. 睾丸炎　　D. 胰腺炎

E. 急性肾炎

6. 下列哪项是脊髓灰质炎的诊断依据

A. 不对称性弛缓性瘫痪，感觉同时受累

B. 特异性 IgM 抗体阳性

C. 脑脊液细胞数（50~500）$\times 10^6$/L，糖、氯化物正常

D. 血和脑脊液病毒分离阳性

E. 恢复期抗体滴度增高4倍以上

7. 关于嗜异性抗体，下列哪项是正确的

A. 小儿阳性率低　　B. 正常人也可阳性

C. 属于 IgM 抗体　　D. 传染性单核细胞增多症患儿均为阳性

E. 多次检测有助于传染性单核细胞增多症的诊断

8. 关于 EB 病毒，正确的是

A. 嗜淋巴细胞的 DNA 病毒　　B. 有5种抗原成分

C. 主要侵入 T 淋巴细胞　　D. 直径 150~180nm

E. 属疱疹病毒科

9. 关于流行性脑脊髓膜炎的临床表现，下列选项中正确的是

A. 外周血白细胞增多，以中性粒细胞为主

B. 脑膜炎的性质属于化脓性

C. 皮肤瘀点和瘀斑少见

D. 感染后绝大多数表现为败血症或脑膜炎

E. 脑膜刺激征均阳性

10. 患儿，男，5岁。诊断为流行性脑脊髓膜炎，下列表现中不属于其症状的是

A. 脑膜炎的性质属于化脓性

B. 感染后绝大多数表现为败血症或脑膜炎

C. 皮肤出现瘀点和瘀斑是诊断流行性脑脊髓膜炎的必备体征

D. 外周血白细胞增多，中性粒细胞为主

E. 脑膜刺激征均阳性

11. 患儿，男，3 岁。因发热伴反复抽搐 16 小时，拟诊流行性脑脊髓膜炎，后出现瘀点、瘀斑，血压测不出。下列措施中正确的是

A. 抗休克治疗　　B. 积极给予抗生素

C. 立即抗凝治疗　　D. 应用甘露醇

E. 氧气吸入

12. 患儿，女，11 个月。发热惊厥 4 天，诊断为“化脓性脑膜炎”。下述哪项处理正确

A. 及时退热，控制惊厥发作　　B. 及早选用有效抗生素进行治疗

C. 保证足够的热量及液体　　D. 急性期可应用激素

E. 必要时抽放脑脊液以降压

13. 关于肥达反应假阴性的原因，正确的是

A. 其他感染　　B. 早期应用抗生素

C. 伤寒杆菌的变异　　D. 老、弱、婴幼儿患儿

E. 免疫缺陷者

14. 小儿伤寒的特点有

A. 起病急，消化道症状较明显　　B. 脾大较明显

C. 可并发肠出血、肠穿孔　　D. 并发支气管炎或肺炎较少

E. 血常规白细胞总数不减少，甚至增多

15. 中毒型细菌性痢疾的治疗措施包括

A. 加强心肌收缩力　　B. 防治脑水肿

C. 防治呼吸衰竭　　D. 降温

E. 抗生素治疗

16. 急性细菌性痢疾中毒型易发生以下哪些现象

A. 脑水肿　　B. 中毒性休克

C. 脑疝　　D. 呼吸衰竭

E. 弥散性血管内凝血

17. 以下哪项不是神经型食物中毒的主要特征

A. 发热、腹痛、黏稠便　　B. 发热、呕吐、水样便

C. 发热、流涕、黄水样便　　D. 腹泻、呕吐、米泔水样便

E. 眼肌及咽肌瘫痪

18. 下列关于衣原体感染的说法正确的是

A. 引起人类感染的常见衣原体有沙眼衣原体、鹦鹉热衣原体、肺炎衣原体

B. 鸟类是人类感染鹦鹉热衣原体的传染源

C. 人是肺炎衣原体唯一的宿主

D. 鹦鹉热衣原体的潜伏期一般为21天

E. 衣原体是一类在真核细胞内专营寄生生活的微生物，其对理化因素的抵抗力不强，对热较敏感，一般消毒剂、脂溶剂和去污剂可在几分钟内破坏其活性

19. 幼儿在哪种状况下易发生真菌感染

A. 体液免疫功能低下　　B. 细胞免疫功能低下

C. 呼吸道感染　　D. 急性腹泻

E. 手术

20. 引起深部真菌病的真菌，不属于条件致病菌的是

A. 组织胞浆菌　　B. 球孢子菌

C. 新型隐球菌　　D. 芽生菌

E. 白念珠菌

21. 曲霉菌病易受到侵犯的器官中较为不常见的是

A. 支气管和肺　　B. 心、脑、肾，淋巴结

C. 血管及血管周围炎　　D. 鼻窦、中耳、眼

E. 皮肤黏膜

22. 有关钩端螺旋体病的流行病学说法正确的是

A. 流感伤寒型流行中多见的临床类型

B. 传染源主要是鼠和猪

C. 主要流行于夏季

D. 病后可获得较强的同型免疫力及异型交叉免疫力

E. 预防的关键是消毒

23. 关于血清HBV标志物的意义，不正确的是

A. HBsAg是HBV感染的标志，但不是病毒复制的标志

B. HBeAg是病毒复制的标志

C. 抗-HBe具有保护性

D. 抗-HBc阳性无论滴度高低都表示有HBV复制

E. HBsAg转阴表示感染终止

24. 有关丙型肝炎，不正确的是

A. 丙型肝炎临床表现通常较重

B. 丙型肝炎临床可以进一步分为慢性及亚临床型

C. 丙型肝炎病毒属于黄病毒科

D. HCV-IgG阳性表明既往感染

E. 丙型肝炎可以通过疫苗预防

六 案例分析题

（1～4 题共用题干）

患儿，男，2 岁。发热 4 天，体温 39℃，患儿耳后、颈部、发际边缘有稀疏不规则红色斑丘疹，疹间皮肤正常，咽充血，扁桃体Ⅰ度肿大，心肺正常，腹平软，肝脾未触及。

1. 麻疹的辅助诊断是

A. 鼻分泌物、血和尿中分离出病毒　　B. 血白细胞减少，淋巴细胞增多

C. 麻疹抗体　　D. 鼻咽分泌物找到多核巨细胞

E. 尿中检测包涵体细胞　　F. 早期测麻疹抗体效价

2. 麻疹患儿的综合处理包括

A. 加强护理　　B. 卧床休息

C. 对症治疗　　D. 治疗并发症

E. 继发感染给予抗生素　　F. 切断传播途径

3. 麻疹的诊断依据是

A. 流行病学资料　　B. 麻疹疫苗接种史

C. 皮疹的活检病理学检查　　D. 典型的临床表现

E. 特异性实验室检查　　F. 麻疹合并肺炎最多见

4. 麻疹的常见并发症是

A. 肺炎　　B. 喉炎

C. 心肌炎　　D. 营养不良

E. 结核病恶化　　F. 麻疹脑炎

G. 结核性脑膜炎

（5～7 题共用题干）

患儿，女，5 岁。7 天前发热，流涕、咳嗽，结膜充血，畏光，今晨发现耳后及颈部有淡红色斑丘疹，体温 39℃，两颊黏膜充血。

5. 该患儿最可能的诊断是

A. 肠道病毒感染　　B. 幼儿急疹

C. 猩红热　　D. 麻疹

E. 风疹

6. 患儿下眼睑边缘见 Stimson 线，口腔黏膜充血，既往未接种麻疹疫苗，该患儿属麻疹病程哪一期

A. 潜伏期　　B. 前驱期

C. 卡他期　　D. 出疹期

E. 恢复期

7. 经询问患儿在幼儿园接触多名小朋友，接触人群须观察多长时间

A. 7天　　B. 8天

C. 10天　　D. 14天

E. 21天

（8~10题共用题干）

患儿，女，7岁。皮疹2天，伴低热、流涕。查体：体温38℃，患儿躯干部可见红色斑丘疹，出疹时皮肤可见丘疹、水疱和结痂同时存在，咽充血，心肺正常，腹平，肝脾未触及。

8. 若为水痘，则患儿的综合处理包括

A. 加强护理　　B. 卧床休息

C. 对症治疗　　D. 治疗并发症

E. 继发感染给予抗生素　　F. 切断传播途径

9. 水痘的常见并发症是

A. 肺炎　　B. 心肌炎

C. 喉炎　　D. 血小板减少

E. 皮肤继发感染　　F. 水痘脑炎

10. 典型水痘皮疹的临床特点是

A. 皮疹呈向心性分布　　B. 出疹时皮肤可见丘疹、水疱和结痂同时存在

C. 皮疹出现在口腔时易破溃形成溃疡　　D. 皮疹可为麻疹样

E. 皮疹可为出血性　　F. 皮疹可为渗出性

（11~13题共用题干）

患儿，女，7岁。因发热，头痛，皮疹2天入院。查体：急性病容，皮疹出现于躯干、头面部、四肢近端。可见红斑疹、丘疹、疱疹、脓疱疹不同形态的皮疹，个别皮疹已结痂。血象：白细胞总数为$4.2\times10^9/L$。患儿同学中有类似的患儿。

11. 该患儿最可能患的疾病是

A. 水痘　　B. 带状疱疹

C. 麻疹　　D. 丘疹样荨麻疹

E. 风疹　　F. 手足口病

12. 为确诊可行的检查有

A. 用补体结合试验或ELISA法检测抗V和抗S 2种抗体

B. 检测血清中的 RV-IgM 抗体
C. 咽拭子或脓液培养分离出 A 组溶血性链球菌
D. 疱疹液病毒分离
E. 新鲜水疱底部刮取物用瑞氏染色找到多核巨细胞和核内包涵体
F. 血清病毒分离

13. 相关疾病的防治措施不正确的是
A. 首选青霉素治疗
B. 立即给予免疫血清球蛋白
C. 选用阿昔洛韦或阿糖腺苷抗病毒治疗
D. 给镇痛药止痛
E. 隔离患儿至皮疹全部结痂为止
F. 无须隔离

（14~16 题共用题干）

患儿，女，4 岁。发热、咽峡炎病后 2 日内出疹，为在充血的皮肤上有鲜红皮疹。血象：白细胞总数 $18\times10^9/L$，中性粒细胞 0.85。患儿所在幼儿园中也有类似症状的患儿。

14. 本病可能的诊断是
A. 水痘　　B. 带状疱疹
C. 麻疹　　D. 猩红热
E. 风疹　　F. 手足口病

15. 与本病相关的特异性体征还有
A. 疹后脱屑　　B. Stimson 线
C. Koplik 斑　　D. 杨梅舌
E. 草莓舌　　F. 肢端水肿、脱屑

16. 该疾病的防治措施不正确的是
A. 首选青霉素治疗　　B. 首选阿昔洛韦或阿糖腺苷抗病毒治疗
C. 可选中药清热解毒　　D. 可给予 IVIG 治疗
E. 隔离至接受治疗后 3 天　　F. 炉甘石洗剂涂抹皮疹

（17~23 题共用题干）

患儿，男，5 岁。发热 2 天，体温 38.5℃左右，伴头痛、肌痛，左耳垂下肿大、疼痛，张口时疼痛加重。血常规检查白细胞 $4\times10^9/L$，淋巴细胞 0.7，约 3 周前曾探望有相同症状的表哥。

17. 本病可能的诊断是

A. 手足口病
B. 白血病
C. 流行性腮腺炎
D. 化脓性腮腺炎
E. 结核病
F. 左侧牙龈炎

18. 对该患儿需注意下列哪些并发症

A. 脑膜炎
B. 喉炎、气管炎、支气管炎
C. 败血症
D. 睾丸炎
E. 心肌炎
F. 支气管肺炎

19. 对于本病的健康指导正确的是

A. 只需要在儿童 1 岁时进行 1 次麻腮风三联疫苗免疫接种
B. 使用腮腺炎减毒活疫苗进行常规接种
C. 在流行季节，室内要经常通风换气，减少集体活动
D. 定期开展对托幼园所、学校等集体单位的预防流行性腮腺炎知识宣传
E. 所有患儿均须在传染病医院隔离治疗
F. 呼吸道隔离至病后 7 日

20. 1 天后患儿出现头痛、呕吐，呕吐物为胃内容物，精神萎靡，拒食，时有惊抖。查体：颈部轻度抵抗，双侧膝反射亢进。实验室检查：血常规 WBC 12.1×10^9/L，N 0.72。电解质、肝肾功能正常，血糖 10.8mmol/L。心肌酶升高。脑脊液呈无菌性脑膜炎改变。该患儿可能诊断为

A. 病毒性脑炎
B. 化脓性脑膜炎
C. 乙型脑炎
D. 结核性脑膜炎
E. 中毒性脑炎

21. 目前应采取何种主要治疗手段

A. 脱水降颅压
B. 预防抽搐
C. 抗病毒治疗
D. 抗生素治疗
E. 预防电解质紊乱

22. 患儿经治疗后，出现心率增快，为 160~180 次/分，呼吸不规则，安静时 60~70 次/分，口唇发绀，咳粉红色泡沫痰。查体双肺闻及湿啰音，四肢末端凉，心脏再同步治疗（CRT）约 4 秒。该患儿可能出现了

A. 心源性肺水肿
B. 肺脓肿
C. 肺炎
D. 胸腔积液
E. 神经源性肺水肿

23. 此时治疗主要包括

A. 严格控制液体负荷
B. 降低颅内压

C. 抑制交感神经功能　　D. 保护心脏功能
E. 积极呼吸支持

（24~25 题共用题干）

患儿，男，5 岁。发热，伴头痛、恶心近 1 周，呕吐 1 次，次日稀便 3 次，精神不振，抽搐 1 次。查体：急性热病容，嗜睡，颈强直，Kernig 征（++）；脑脊液为无色透明，白细胞数 $140 \times 10^6/L$，中性粒细胞 0.85。

24. 该患儿最可能的诊断是
A. 中毒型细菌性痢疾　　B. 流行性脑脊髓膜炎（脑膜脑炎型）
C. 结核性脑膜炎　　D. 流行性乙型脑炎
E. 化脓性脑膜炎

25. 该患儿住院 3 天后，高热不退，意识不清，双侧瞳孔不等大，此时重要的抢救措施，除了
A. 立即应用解热药　　B. 立即应用呼吸兴奋剂
C. 立即应用地塞米松　　D. 立即应用脱水剂
E. 立即应用镇静剂

（26~30 题共用题干）

患儿，男，4 岁。因发热 6 天，皮疹 1 天就诊，病后伴咽痛、食欲缺乏、乏力。院外应用多种抗生素治疗效果不佳。查体：体温 39.7℃，心率 128 次/分，呼吸 29 次/分，血压 108/75mmHg，精神差，咽喉部红肿，扁桃体充血肿大，双侧颌下和颈部可触及数个花生米大小淋巴结，活动，无粘连和压痛，躯干部皮肤可见散在红色斑丘疹，肝肋下 3cm，脾肋下 1cm。

26. 该患儿的诊断应主要考虑
A. 传染性单核细胞增多症　　B. 猩红热
C. 扁桃体炎　　D. 急性传染性肝炎
E. 颈淋巴结核　　F. 风疹

27. 为明确诊断应做哪些检查
A. 血常规　　B. 血病毒抗体测定
C. X 线胸片　　D. 血清嗜异性凝集试验
E. 淋巴结活检　　F. 骨髓穿刺

28. 如该患儿血常规：Hb 125g/L，WBC $6.7 \times 10^9/L$，L 0.66，N 0.24，PLT $342 \times 10^9/L$；异型淋巴细胞占 0.17，血清嗜异凝集反应 1∶80。应诊断为
A. 淋巴瘤　　B. 白血病

C. 扁桃体炎　　D. 传染性单核细胞增多症

E. 噬血细胞综合征　　F. 幼年型类风湿关节炎

29. 该病症的治疗应包括

A. 卧床休息，加强护理　　B. 阿昔洛韦静脉注射

C. 静脉注射人白蛋白　　D. 退热等对症处理

E. 血浆输注　　F. 阿奇霉素静脉注射

30. 传染性单核细胞增多症有可能出现的并发症是

A. 自身免疫性溶血性贫血　　B. 脑炎

C. 肺炎、胸膜炎　　D. 胃穿孔

E. 肾结石　　F. 角膜溃疡

（31~35题共用题干）

患儿，男，6岁。因发热1周有余，皮疹3天就诊，伴咽痛、食欲缺乏、乏力。应用多种抗生素治疗效果不佳。查体：体温39.7℃，心率128次/分，呼吸25次/分，血压108/75mmHg，精神弱，咽峡部充血明显，扁桃体充血肿大，表面有白色渗出，右颌下和颈部可触及3~4粒蚕豆大小淋巴结，活动，无粘连及压痛，躯干部皮肤可见散在红色斑丘疹，肝肋下2cm，脾肋下1cm。

31. 该患儿的诊断应主要考虑

A. 传染性单核细胞增多症　　B. 猩红热

C. 扁桃体炎　　D. 急性传染性肝炎

E. 颈淋巴结结核　　F. 麻疹

G. 皮肤黏膜淋巴结综合征（川崎病）

32. 有助于诊断的首选检查为

A. 血常规　　B. 血病毒抗体测定

C. 红细胞沉降率　　D. 血清嗜异性凝集试验

E. 淋巴结活检　　F. 骨髓穿刺

G. 血培养　　H. 胸片

33. 该患儿检查，血常规：Hb 116g/L，WBC 15.2×10^9/L，L 0.70，N 0.24，PLT 342×10^9/L。异型淋巴细胞占0.23，血EB病毒IgM（+），目前应主要考虑

A. 淋巴瘤　　B. 扁桃体炎

C. 白血病　　D. 坏死性淋巴结炎

E. 传染性单核细胞增多症　　F. 噬血细胞综合征

G. 幼年型类风湿性关节炎　　H. 皮肤黏膜淋巴结综合征

34. 此患儿目前的治疗应包括

A. 卧床休息，对症处理
B. 静脉注射人白蛋白
C. 阿昔洛韦静脉注射
D. 泼尼松
E. 血浆输注
F. 抗生素
G. 静注大剂量丙种球蛋白

35. EB 病毒感染有可能出现的并发症是

A. 角膜溃疡
B. 急性感染性多发性神经根神经炎
C. 肾结石
D. 胃穿孔
E. 肺炎、胸膜炎
F. 脑炎
G. 噬血细胞综合征

(36~38 题共用题干)

患儿，男，7 岁。发热、头痛、呕吐 4 天，烦躁不安 1 天入院。查体：体温 39.5℃，脉搏 125 次/分，烦躁，颈抵抗，腹部可见数个出血点，克氏征阳性，布氏征阴性。外周血象：WBC 18×10^9/L，N 0.89。脑脊液：压力 300mmHg，细胞数 2300×10^6/L，N 0.95，蛋白质 1.5g/L，糖 1.4mmol/L，氯化物 90mmol/L。

36. 本例最可能的诊断是

A. 结核性脑膜炎
B. 流行性乙型脑炎
C. 病毒性脑膜炎
D. 流行性脑脊髓膜炎
E. 隐球菌性脑膜炎
F. 化脓性脑膜炎

37. 下列哪些检查有助于确定诊断

A. 瘀点、瘀斑组织涂片染色
B. 脑脊液涂片
C. 血涂片
D. 血清特异性抗体监测
E. 血培养
F. 脑电图

38. 该病的病原治疗首选下列哪种药物

A. 磺胺类
B. 氯霉素
C. 青霉素
D. 链霉素
E. 头孢菌素
F. 阿奇霉素

(39~43 题共用题干)

患儿，女，4 岁。发热、头痛、皮疹 12 小时，频繁抽搐、昏迷 2 小时。查体：全身可见多处瘀点、瘀斑，双下肢有融合成片的紫癜，血压测不出，瞳孔右侧扩大，光反应消失。

39. 为明确诊断，下列哪项检查是不必要的

A. 瘀点涂片
B. 腰穿，脑脊液检查

C. 急查血常规 + CRP　　D. X 线胸片
E. 头颅 CT　　F. 血培养
G. 血气分析

40. 入院后，患儿皮肤瘀斑进行性增多，血常规：Hb 96g/L，WBC 15.2×10^9/L，L 0.20，N 0.80，PLT 34×10^9/L。最可能的诊断是
A. 败血症休克　　B. 感染性休克
C. 暴发型流脑　　D. 中毒型菌痢
E. 休克型肺炎　　F. 弥散性血管内凝血
G. 血小板减少性紫癜

41. 对该患儿首要急救措施为
A. 大剂量抗生素静脉注射　　B. 输血
C. 20% 甘露醇静脉注射　　D. 静脉滴注肾上腺皮质激素
E. 止血药应用　　F. 补充血容量，纠正酸中毒
G. 升压药

42. 感染脑膜炎双球菌后，多数人的表现为
A. 普通型　　B. 休克型
C. 隐性感染　　D. 出血型流脑
E. 无症状带菌者　　F. 脑膜脑炎型
C. 混合型　　H. 败血症型

43. 在流脑发病机制中起主要作用的物质是
A. 内毒素　　B. 外毒素
C. 溶菌酶　　D. 自溶酶
E. 溶血素　　F. 脂多糖
G. 荚膜

（44~48 题共用题干）

患儿，男，6 个月。发热 2 天，伴间断呕吐、哭闹，易激惹。查体：体温 38.2℃，脉搏 145 次/分，呼吸 46 次/分，神志萎，易激惹，前囟略紧，眼神欠灵活，颈无抵抗，心率 140 次/分，律齐，肺及腹部无异常。

44. 该患儿诊断最可能是
A. 病毒性脑膜炎　　B. 化脓性脑膜炎
C. 结核性脑膜炎　　D. 新型隐球菌性脑膜炎
E. Mollaret 脑膜炎　　F. 以上均可能

45. 脑脊液检查：常规血性微混浊，细胞总数 5870×10^9/L，白细胞数 450×10^9/L，多形核

0.9；生化：糖 2.1mmol/L，蛋白质 1.45g/L，氯化物 109mmol/L。进一步检查哪项是必需的

A. 脑电图　　B. 血培养
C. PPD　　D. 脑脊液涂片 + 培养
E. X 线胸片　　F. 头颅 CT 或 MRI
G. 超声心动图

46. 治疗措施中哪项是错误的

A. 抗感染治疗至少 4 周　　B. 联合应用抗生素治疗
C. 20% 甘露醇降颅压　　D. 积极退热处理
E. 小剂量激素治疗　　F. 每周复查腰穿
G. 激素冲击治疗

47. 住院后治疗 3 天患儿热退，临床症状好转，但是住院 10 天后患儿再次出现发热、呕吐，烦躁不安，查体有易激惹，前囟紧张。此时可能是因为

A. 硬膜下积液或积脓　　B. 上呼吸道感染
C. 脑膜炎复发　　D. 抗生素耐药
E. 肠道感染　　F. 脑脓肿
G. 脑室膜炎

48. 下一步为明确诊断首选的检查是

A. 颅骨透照试验　　B. 脑脊液涂片、培养
C. 脑电图　　D. 血培养
E. 头颅 CT　　F. 脑室穿刺
G. 硬膜下穿刺

（49~54 题共用题干）

患儿，男，7 岁。发热 1 天，呕吐 2 次，惊厥 3 次，面色发灰，四肢凉，血压低，心肺无异常，脑膜刺激征阴性。

49. 该患儿最可能的诊断为

A. 高热惊厥　　B. 病毒性脑炎
C. 中毒型细菌性痢疾　　D. 脑脓肿
E. 化脓性脑膜炎　　F. 感染性休克
G. 中毒性脑病

50. 应做哪些检查助诊

A. 腰穿脑脊液检查　　B. 脑电图
C. 颅脑 B 超　　D. 血白细胞计数及分类

E. 灌肠通便，查便常规
F. 血培养
G. 血电解质及血气分析

51. 大便常规示：黏液脓血便，镜检红白细胞满视野。细菌性痢疾发病中，哪些毒素不是主要的
A. 肠毒素
B. 内毒素
C. 外毒素
D. 细胞毒素
E. 溶血毒素
F. 脂多糖
G. 蛋白分解酶

52. 患儿首选的治疗错误的是
A. 迅速降温
B. 积极控制惊厥
C. 血浆输注
D. 快速补充碱性液及生理盐水
E. 20% 甘露醇降颅压
F. 抗菌治疗

53. 有关中毒型细菌性痢疾说法正确的是
A. 频繁脓血便为中毒型痢疾
B. 以周围循环衰竭为主要表现的休克型
C. 反复惊厥，意识改变为脑型
D. 周围循环衰竭合并惊厥意识改变为混合型
E. 多发生于少数体质较好患儿
F. 显著病变为全身微血管痉挛，渗透性增加
G. 肠道病变较轻

54. 关于细菌性痢疾其主要病变部位在
A. 回肠末端
B. 结肠远端
C. 横结肠
D. 小肠和结肠
E. 乙状结肠
F. 直肠

（55~56 题共用题干）

患儿，女，3 岁。近 2 周高热，体温 39℃左右，急性病容，食欲缺乏，诉肝区疼痛，心肺无异常，B 超示肝有 3cm×4cm 的低信号区，外周血白细胞 $18\times10^9/L$，中性粒细胞 0.85，淋巴细胞 0.15，血培养为金黄色葡萄球菌。

55. 该患儿根据症状可以诊断为
A. 菌血症
B. 毒血症
C. 败血症
D. 脓毒败血症
E. 多菌性败血症
F. 肝脓肿

56. 若患儿为弛张热，其症状表述错误的是
A. 持续发热，体温波动未超过 0.6℃
B. 体温波动在 2~3℃，但未回到正常
C. 体温回到正常至少 24 小时又发热

D. 24 小时内有 2 次发热高峰

E. 热型无一定规律

F. 发热多次发作，每次持续数日，发作期间 1 至数日体温正常

参考答案与解析

一、A1 型题

1. B【解析】猩红热皮疹于发病 24 小时左右迅速出现，其顺序先为颈部、腋下和腹股沟处，24 小时内遍及全身。皮疹的特点为全身皮肤弥漫性充血发红，其间广泛存在密集而均匀的红色细小丘疹，呈鸡皮样，触之砂纸感。面部潮红无皮疹，口唇周围发白，形成口周苍白圈。皮肤皱褶处如腋窝、肘窝及腹股沟等处，皮疹密集，其间有出血点，形成明显的横纹线，称为帕氏线。在皮疹旺盛时于腹部、手足上可见到粟状汗疱疹。

2. B【解析】肺炎型流感（流感病毒性肺炎）见于老年人、幼儿、体弱多病或正在使用免疫抑制药者。起病与典型流感相似，1~2 天内病情迅速加重（选项 B 错误），高热持续不退，剧咳带血样痰，烦躁不安，呼吸困难和发绀，可伴心力衰竭和脑病。两肺密布湿啰音和喘鸣音。X 线检查双肺有散在絮状或结节状阴影，由肺门向四周扩散。多于 5~10 天因呼吸与循环衰竭而死亡，病死率能在 80% 以上。

3. A【解析】流行性感冒病毒，简称流感病毒。属于 RNA 病毒。其甲型流感病毒是变异最为频繁的一个类型，每隔十几年就会发生一个抗原性大变异，产生一个新的毒株，这种变化称作抗原转变，亦称抗原的质变。

4. A【解析】流感病毒抗原性变异主要指 HA 和 NA 抗原性变异，有 2 种形式：①抗原性漂移：变异幅度小，属量变，往往引起局部暴发流行。②抗原性转换：变异幅度大，系质变，形成新亚型。

5. B【解析】典型麻疹出疹期皮疹初为红色斑丘疹，呈充血性，疹间可见正常皮肤，不伴痒感。以后部分融合成片，颜色加深呈暗红。皮疹按出疹的先后顺序开始消退，疹退后皮肤留有棕褐色色素沉着伴糠麸样脱屑。

6. E【解析】水痘应用肾上腺皮质激素易引起病毒扩散，所以应禁用。

7. C【解析】在接触麻疹后 5 天内立即给予免疫血清球蛋白 0.25ml/kg，可预防麻疹发病；0.05ml/kg 仅能减轻症状；超过 6 天则无法达到上述效果。

8. E【解析】异型麻疹主要见于接种麻疹灭活疫苗引起者，临床表现有高热，无麻疹黏膜斑，出疹顺序与正常相反，发病为接种麻疹减毒活疫苗后数月。

9. E【解析】根据发热、咽炎、草莓舌和皮疹特征，外周血白细胞总数和中性粒细胞增多，可作出临床诊断。咽拭子培养 A 组 β 型溶血性链球菌和感染后 1~3 周检测抗链球菌溶

血素“O”有助病原诊断。

10. D【解析】麻疹一般隔离至出疹后5天，合并肺炎者延长至出疹后10天。对接触麻疹的易感儿应隔离检疫3周，并给予被动免疫。

11. E【解析】易感者按时注射麻疹减毒活疫苗是降低麻疹发病率最有效的措施。

12. A【解析】麻疹传染期为接触麻疹病毒后7天至出疹后5天，如有并发症的患者传染性可延长至出疹后10天。

13. C【解析】麻疹病理上的改变主要是在皮肤、鼻咽部、支气管、肠道黏膜及结合膜等处的单核细胞增生，以及围绕在毛细血管周围的多核巨细胞、淋巴样组织肥大。所以是以单核吞噬细胞系统改变为最明显的。

14. A【解析】急性小脑共济失调病因尚不完全清楚。50%病儿在本病以前有病毒感染，最常见的前驱病是水痘，也可为肠道病毒感染，或为麻疹、风疹、流行性腮腺炎等感染。

15. D【解析】麻疹发热3~4天后出疹，出疹期为发热的高峰期；风疹于症状出现后1~2天出疹。

16. C【解析】水痘病毒属疱疹病毒属，其生物学性状与单纯疱疹病毒相似。

17. E【解析】麻疹疹退后皮肤留有糠麸状脱屑及浅褐色色素沉着；风疹疹退后无脱屑及色素沉着；幼儿急疹热退疹出为特点，皮疹退去一般无脱屑或色素沉着；水痘疱疹中结痂脱落，无继发感染者痂脱后不留瘢痕。

18. B【解析】睾丸炎是男孩流行性腮腺炎最常见的并发症，多为单侧。

19. B【解析】流行性腮腺炎最常影响5~15岁的儿童。一次感染后多可获得终身免疫。腮腺炎患者和健康带病毒者是本病的传染源，主要通过空气飞沫或直接接触在人与人之间传播。全年均可发生感染流行，但以冬春季发病较多。

20. B【解析】流行性腮腺炎患儿唾液排毒时间为腮腺肿大前6天至后9天。

21. C【解析】流行性腮腺炎是指由腮腺炎病毒引起的急性呼吸道传染病。病毒对腺体和神经组织具有亲和力。其临床特征为唾液腺肿大，尤以腮腺肿大最常见，可并发脑膜脑炎、睾丸炎、胰腺炎和其他腺体受累。

22. E【解析】接触流行性腮腺炎儿童后，应立即检疫3周。

23. E【解析】肺炎链球菌脑膜炎的特点是易并发硬膜下积液。

24. D【解析】重症病毒性脑炎是一种严重的中枢神经系统感染性的疾病。此病比较危急，导致重症病毒性脑炎的病毒有很多，主要是单纯疱疹病毒。

25. A【解析】脑膜炎球菌属奈瑟菌属，革兰阴性菌，又称脑膜炎奈瑟菌。根据荚膜多糖抗原的不同，分为13个亚群，其中常见的有A、B、C、Y和W-135亚群，我国流行菌群以A群为主，近年也有B、C等亚群局部流行或暴发。

26. B【解析】结核性脑膜炎病理上：结核菌使软脑膜弥漫充血水肿、炎性渗出，并形成许多结核结节，蛛网膜下腔大量炎性渗出物积聚，因为重力关系，再加之脑底池腔大，脑底血管神经周围毛细血管吸附作用等，使炎性渗出物容易在脑底池蓄积引起脑部病变。化脓性脑膜炎是全部脑组织的炎性渗出改变。病毒性脑膜炎时各脑区受累程度不一，不同病毒感染主要受累的脑组织也不同。

27. D【解析】流行性乙型脑炎的“三关”是指高热、惊厥、呼吸衰竭。

28. B【解析】乙脑病毒属虫媒病毒，蚊虫是乙脑病毒的主要传播媒介，蚊-猪-蚊循环使大量蚊虫携带病毒，在乙脑流行中起重要作用。流行有严格季节性，多于 7、8、9 月发病；发病高度分散；流行后期常见到轻型病例。

29. B【解析】脊髓灰质炎患儿发病前 3~5 天至发病后 1 周鼻咽部分泌物及粪便内排出病毒。

30. E【解析】脊髓灰质炎病毒呈球形，无包膜，以复制的形式增殖，引起脊髓灰质炎。病毒主要侵犯婴幼儿的脊髓前角运动细胞，导致肢体麻痹，伴随感觉丧失，故也称为小儿麻痹症，难以治愈，常留后遗症；病毒的防治一般用干扰素治疗，用注射相应的疫苗预防疾病。粪-口感染为本病的主要传播方式。

31. E【解析】脊髓灰质炎出现典型瘫痪症状时，诊断并不困难。瘫痪出现前多不易确立诊断。血清学检查和大便病毒分离阳性可确诊。

32. E【解析】脊髓灰质炎临床以瘫痪为主要症状，瘫痪部位可发生在身体任何一处，常以四肢为主，尤以单侧下肢为多。

33. B【解析】脊髓灰质炎病毒为嗜神经病毒，主要侵犯中枢神经系统的运动神经细胞，以脊髓前角运动神经元损害为主，尤其是颈段和腰段受损多见。

34. B【解析】经预防能阻断宫内传播的病毒性肝炎是乙型和丁型。

35. C【解析】传染性单核细胞增多症为 EB 病毒感染所致。

36. A【解析】传染性单核细胞增多症可有发热，咽峡炎，肝、脾、淋巴结肿大等，血清嗜异性凝集试验阳性，EBV 阳性，白细胞增多并出现异型淋巴细胞，血红蛋白及血小板计数多正常，骨髓检查无白血病改变。

37. A【解析】早期确诊传染性单核细胞增多症的实验室检查：测定抗 VCA 的 IgM 抗体。抗 VCA IgM 在疾病早期出现，2~3 个月消失，是急性原发感染的指标。4 岁以下小儿抗 VCA IgM 水平低，消失快（常于病后 3~4 周内消失）。慢性感染时，抗 VCA IgG 高滴度；抗 EA 常增高；抗 EBNA 阳性（偶不能检出）；而抗 VCA IgM 通常阴性。

38. C【解析】所有这些抗体在 EBV 感染时均可升高，但对于诊断近期感染，则抗 VCA-IgM 最有意义。因为相对其他抗体，该抗体具有出现时间早，持续时间短，阳性率高等特点。

39. B【解析】EBV 属于疱疹病毒。

40. E【解析】二者均可存在肌张力减低，腱反射消失，无病理征，病程长者可出现肌肉萎缩，但吉兰-巴雷综合征存在感觉异常，如疼痛、麻木或其他异常感觉，体检时可发现手套、袜套样分布的感觉障碍。

41. E【解析】狂犬病病毒属弹状病毒科狂犬病病毒属。有5个血清型，病毒由核衣壳和类脂质包膜构成，基因组为单负链RNA。

42. D【解析】狂犬病的传染源主要是犬，其次是猫和狼，其他野生动物如狐、浣熊、吸血蝙蝠也能传播本病。患病或带毒动物唾液中有大量病毒，通过咬伤、抓伤和舔伤皮肤黏膜而侵入，偶经食入带毒肉类而感染。人群普通易感，被病犬咬伤而未预防接种者发病率为10%~70%，病死率近100%。

43. C【解析】HIV存在于受染者的血液、精液、唾液和泪液中，需经密切身体接触由血或精液传播，可因加热、去污剂或干燥而灭活。婴儿多通过母-婴垂直传播发病，宫内或产时感染是最常见的传播方式，或HIV感染母亲的乳汁、注射器针头传染。

44. D【解析】百日咳痉咳期2~4周，此期突出表现为阵发性痉挛性咳嗽。每次咳嗽连续十几声到几十声，直至咳出黏稠痰液或将胃内容物吐出为止；紧接着深长吸气发出鸡鸣样吸气性吼声。

45. A【解析】选项B、C、D、E均为水痘的临床特点，但是水痘皮疹的特点应为向心性分布，分批出现，以躯干部皮疹居多且可见不同时期的皮疹。

46. E【解析】化脓性脑膜炎糖明显降低，氯化物多数降低，亦可正常。

47. B【解析】化脓性脑膜炎的并发症：硬脑膜下腔积液常见于1岁以下肺炎链球菌及流感嗜血杆菌脑膜炎的患儿，年龄超过18个月的少见。多见于化脓性脑膜炎病程的7~10天后，只有10%~20%的硬脑膜下腔积液患儿有临床症状，硬脑膜下腔的液体如超过2ml，蛋白定量在0.4g/L以上，红细胞在100万$\times 10^6$/L以下，可诊断为硬脑膜下积液。

48. E【解析】化脓性脑膜炎因感染影响脑垂体后叶，使抗利尿激素分泌过多导致低钠水中毒。

49. E【解析】MRSA感染的治疗是临床十分棘手的难题之一，关键是其对许多抗生素有多重耐药，万古霉素是目前临床上治疗MRSA唯一疗效肯定的抗生素。另外，万古霉素也可与磷霉素、利福平、氨基苷类、喹诺酮类药物合用，加强治疗效果。

50. B【解析】流行性脑脊髓膜炎流行范围很广，并不是地方性疾病。该病传染源是患者和带菌者，故人是唯一传染源。由于受母体抗体保护，该病在新生儿少见，发病年龄一般从2~3月龄开始，6月龄至2岁发病率最高。被感染者中大多呈隐性感染，仅1%表现为典型化脓性脑膜炎。

51. E【解析】流行性脑脊髓膜炎（休克型）的表现为起病急骤，病情进展迅速，瘀点、瘀斑进行性增多、融合，中毒症状明显，很快发生感染性休克、DIC，但该型脑膜刺激征大多缺如，脑脊液外观澄清，细胞数大多正常。

52. E【解析】小儿伤寒临床表现多不典型，临床上往往缺少伤寒所特有的中毒症状如表情淡漠等，玫瑰疹、相对脉缓少见，白细胞可以不减少；但是消化道症状及肝脾大较常见，尤其是肝脏增大；成人伤寒并发症以肠出血、肠穿孔多见，而小儿由于肠道病理改变较轻微，所以肠道并发症少见，而以呼吸道并发症多见。

53. E【解析】由肺炎链球菌和流感嗜血杆菌引起者多见于婴幼儿，3 岁以后则以金黄色葡萄球菌为多见。

54. E【解析】持续排菌 3 个月以上为伤寒慢性带菌者，是伤寒传播和流行的主要传染源。

55. B【解析】伤寒可并发肠出血、肠穿孔，多出现于病程第 2~3 周。

56. A【解析】伤寒的主要病理特点是全身网状内皮系统中大单核细胞（巨噬细胞）的增生性反应，以肠道为最显著。

57. A【解析】肥达试验（伤寒血清凝集试验）抗“O”抗体凝集价≥1∶80 以上，抗“H”抗体凝集价≥1∶160 以上，或恢复期血清抗体 4 倍增高，对伤寒、副伤寒有辅助诊断价值。

58. C【解析】伤寒病菌随血液扩散全身，菌体裂解时，释放内毒素，增强局部病灶的炎症反应，激活单核-巨噬细胞与中性粒细胞，使之产生及释放各种细胞因子，加上坏死组织产生的有毒物质，引起相应的临床表现，此外，内毒素也可诱发 DIC 或溶血性尿毒症综合征。

59. C【解析】霍乱引起腓肠肌痉挛的原因是大量失钠。

60. D【解析】霍乱弧菌的定植因子有鞭毛、毒素协同调节菌毛、脂多糖和可溶性血凝素。

61. A【解析】霍乱的传播途径：污染的水或食物经消化道传播，也可通过带菌者的排泄物（尿液、粪便）传播。

62. A【解析】福氏痢疾杆菌是志贺菌属的一个亚群，在我国是引起细菌性痢疾的主要病原菌。

63. C【解析】细菌性痢疾病变部位主要发生于大肠，尤以乙状结肠和直肠为重。

64. B【解析】中毒性菌痢的发病机制可能是特异性体质对细菌内毒素的超敏反应。

65. E【解析】胃肠型食物中毒的病原最主要的是沙门菌属、金黄色葡萄球菌、大肠埃希菌和痢疾杆菌。

66. A【解析】革兰阴性杆菌可释放内毒素，造成机体组织受损，激活 TNF、IL-1 等细胞因子，最终使毛细血管通透性增加、血容量不足以至重要脏器灌注不足而发生休克和 DIC。

67. B【解析】院内感染 30%~50% 是可以预防的，造成这部分院内感染的因素是医护人员的无菌观念不强，或缺乏感染管制措施，或应用侵入性诊疗方法不妥，或使用抗生素、激素、免疫抑制剂不够合理，或由于环境卫生、膳食管理不当等。

68. A【解析】除极少数梭菌外，厌氧菌感染是一种内源性感染，也就是正常菌群引起的感染。

69. C【解析】淋病的传播途径：①主要是性接触传播，婴幼儿和儿童感染多经密切接触含淋球菌分泌物或使用被污染的家庭生活卫生用具而感染。②还可经母婴传播，母亲的感染可累及羊膜腔导致胎儿感染。③在分娩时新生儿经过感染的产道可受感染。

70. D【解析】幼女淋病的临床特点：多为淋菌性外阴及阴道炎，表现外阴潮红肿胀，两阴唇间有黄绿色脓性分泌物流出，可出现糜烂、溃疡、疼痛，伴排尿困难，有时肛门、直肠也可出现淋菌性炎症，表现为里急后重，大便含脓血。若未及时处理，可沿阴道、子宫腔上行，引起输卵管炎和盆腔炎。

71. B【解析】支原体没有细胞壁，常呈多形态性，有球形、丝状、环状、星状和螺旋形等。大小一般在 0. 2~0. 3μm，可通过一般除菌滤器。

72. C【解析】隐球菌病基本病理变化有 2 种：早期为弥漫性浸润渗出性改变，晚期为肉芽肿形成，在早期病灶组织中有大量的新型隐球菌集聚，因菌体周围包绕胶样膜，使菌与组织没有直接接触，故组织炎症反应不明显。肉芽肿的形成常在感染数月后，可见巨细胞、巨噬细胞及成纤维细胞的增生，淋巴细胞和浆细胞浸润，偶见坏死灶及小空洞形成。脑组织较其他组织更易形成小空洞，脑增厚，有肉芽肿形成，以基底节及皮层的灰质受累最严重，肺部病变可见少量淋巴细胞浸润，肉芽肿形成，广泛纤维化。

73. E【解析】钩端螺旋体败血症期临床表现：起病 3 天内，起病急骤，表现为非特异性全身中毒症状，概括为“三症”（即寒热、酸痛、全身乏力），如寒战、高热，剧烈头痛、全身肌酸痛，全身极度乏力，特别是腿软。

74. C【解析】水痘可通过免疫接种来预防。水痘减毒活疫苗既可用作单一抗原，也可与麻疹、腮腺炎和风疹疫苗结合使用。水痘病儿应隔离至皮疹全部结痂为止。对有接触史的易感儿童应检疫 3 周。对正在使用大剂量激素、免疫功能受损、恶性病患者、接触过患者的孕妇以及患水痘母亲的新生儿，在接触水痘 72 小时内肌注水痘–带状疱疹免疫球蛋白 125~625U，可起到被动免疫作用。

75. D【解析】流行性脑脊髓膜炎临床以发热、头痛、呕吐、皮肤黏膜瘀点、瘀斑及脑膜刺激征为特点。化脓性脑膜炎的急性发热、惊厥、意识障碍、颅内压增高和脑膜刺激征及脑脊液脓性改变为特征。二者最有鉴别意义的是皮肤出血点。

76. E【解析】两性霉素 B 治疗隐球菌病的首选药物。

二、A2 型题

1. C【解析】水痘的临床表现：成批出现，初为红色斑疹或丘疹，6~8 小时演变成水疱疹，壁薄易破形成溃疡，24 小时内疱液转为混浊，然后从中心干缩而结痂。故常同时存在斑疹、丘疹、水疱疹和结痂疹。皮疹可出现在口腔、结膜、生殖器等黏膜处。

2. B【解析】猩红热是 A 组 β 溶血性链球菌感染引起的急性呼吸道传染病，其临床特征为发热、咽峡炎，全身弥漫性鲜红色皮疹，皮疹消退后明显脱屑。

3. B【解析】典型麻疹皮疹的特点是红色斑丘疹，疹退后遗有色素沉着。

4. A【解析】参见 A2 型题第 2 题解析。

5. B【解析】病毒性脑炎表现如下。①意识障碍（或称脑症状）：轻者反应淡漠、迟钝或烦躁、嗜睡；重者出现谵妄、昏迷。②惊厥：可为局限性、全身性或持续状态。③颅内高压症。④锥体束征阳性：巴氏征等病理征阳性。⑤局限性脑症状（与受累部位有关）：脑干受损：呼吸改变、脑神经麻痹、瞳孔变化；脑皮质运动功能区受损：中枢性单侧或单肢瘫痪。

6. A【解析】患儿出现脑膜炎特征，全身感染中毒症状不重。脑脊液外观清亮，细胞数正常或轻微增多，淋巴细胞为主；蛋白正常或稍微增高，糖、氯化物正常，符合病毒性脑膜炎脑脊液表现。

7. E【解析】病毒性脑炎大多有前驱症状，流行性乙型脑炎、恶性疟疾、流行性脑脊髓膜炎均有潜伏期。

8. A【解析】患儿突起发热，热退后出现右下肢无力、肌张力减退、膝反射消失，应诊断为脊髓灰质炎。

9. D【解析】参见 A2 型题第 8 题解析。

10. D【解析】e 抗原转为 e 抗体表示乙肝病毒复制减少，传染性减弱，而且已产生抗-HBs，所以应该是急性乙型肝炎恢复期。

11. D【解析】传染性单核细胞增多症是由 EB 病毒感染引起的一种急性或亚急性淋巴细胞良性增生的传染病。临床有发热，咽峡炎，肝、脾、淋巴结肿大，皮疹及头痛、脑膜炎等。外周血白细胞计数增多，异型淋巴细胞 >0.1。嗜异性凝集试验阳性，EB 病毒抗原抗体检测阳性。

12. C【解析】根据发病季节，病程进展特点及脑脊液改变应考虑乙脑诊断。病史中提示大便常规有轻度改变，在婴幼儿乙脑可以伴有消化道症状，但可能会误导诊断为中毒性菌痢，而后者起病应更急，脑脊液无异常改变，故不考虑。由于脑脊液不符合化脓性改变，故不考虑化脑和流脑。

13. C【解析】严格掌握广谱抗生素应用的剂量和时间，剂量不宜过大，除败血症和颅内感染，一般用药 7~10 天。

14. E【解析】百日咳的临床表现：每次咳嗽连续十几声到几十声，直至咳出黏稠痰液或将胃内容物吐出为止；紧接着深长吸气发出鸡鸣样吸气性吼声。痉咳久后，因胸腔压力增高，头颈部静脉回流受阻，出现颜面眼睑水肿、结膜下出血，也可发生鼻出血、咯血，甚至引起颅内出血。痉咳反复发作，患儿易倦怠、食欲缺乏，又加上常呕吐，易造成营养不良。新生儿及小幼婴可无典型痉咳，往往咳嗽几声后即出现屏气、发绀、窒息，甚至惊厥或心脏停搏。

15. A【解析】硬脑膜下穿刺术适用于：①诊断前囟未闭的硬膜下血肿及积液患儿。

②治疗化脓性脑膜炎合并硬膜下积液（排液减压）。

16. C【解析】化脓性脑膜炎患儿突然全身抽搐，持续10分钟，应首选地西泮0.2~0.3mg/kg，缓慢静脉注射。

17. B【解析】迅速止惊首选地西泮（安定）0.3~0.5mg/kg（最大剂量10mg）缓慢静脉注射，5分钟内生效。腰穿放脑脊液是明显不合适的。

18. E【解析】一侧瞳孔扩大，四肢肌张力增强，呼吸节律不整，考虑出现脑疝。故用甘露醇降颅压治疗。

19. B【解析】化脓性脑膜炎起病急，2岁以下小儿多为发热、呕吐、嗜睡及烦躁交替出现，两眼凝视或斜视，惊叫、昏迷或惊厥，颈强直，前囟紧张膨隆，并出现脑膜刺激征阳性。典型脑脊液改变为压力增高，外观混浊甚至呈脓样。白细胞总数多在1000×10^6/L（1000/mm^3）以上，也可高达数万，以中性粒细胞为主。糖减少，蛋白质显著增加。脑脊液涂片可找到病原菌。同时应做细菌培养及药敏试验。

20. B【解析】化脓性脑膜炎，为急性呼吸道传染病。临床以发热、头痛、呕吐、皮肤黏膜瘀点、瘀斑及脑膜刺激征为特点。重者可有败血症性休克和脑膜脑炎。

21. B【解析】根据年龄特点，临床表现及脑脊液细胞数，分类以中性为主，蛋白明显升高，青霉素治疗有效，符合化脓性脑膜炎。化脑治疗过程中体温退而复升，并有惊厥发生，首先考虑硬膜下积液。

22. D【解析】菌体裂解时可释放强烈的内毒素，内毒素刺激细胞因子释放，故可产生发热。

23. C【解析】霍乱的临床表现：①隐性感染者多，在显性感染，特别是感染了埃尔托生物型，临床以轻型病例为多。②起病多急骤，无明显前驱症状。腹泻常是首发症状，无里急后重感，多数无腹痛，以黄色水样便多见，严重者排出白色混浊的“米泔水”样大便。③由于剧烈的吐泻，出现脱水、电解质紊乱、低钾血症、代谢性酸中毒等，如果严重脱水没有及时纠正，在4~12小时出现低血容量休克、昏迷、惊厥、循环衰竭，甚至死亡。一般持续数小时至2~3天。

24. D【解析】中毒性细菌性痢疾属于急性细菌性痢疾的危重症，起病急，病情严重，可见突发的高热，可迅速发生恶化，出现昏迷、惊厥、休克等危重病症。本病多见于2~7岁的儿童，死亡率高，需及时诊断和治疗。主要有以下3种证型：休克型，可见精神萎靡、四肢厥冷、呼吸急促等表现；脑型，可见嗜睡、呕吐、头痛等表现；肺型，可见呼吸窘迫，该型的病死率较高。

25. E【解析】钩端螺旋体病临床表现特点是：起病急，早期以发热、结膜充血、腓肠肌压痛、全身淋巴结肿大为特征，继而有出血、黄疸、脑膜炎及其他内脏损害；晚期可有后发热、眼和神经系统的并发症。诊断要点是：流行区域夏秋季未接种钩端螺旋体疫苗及未服用化学药物预防的与疫水有接触史的，2天到3周之内出现上述临床表现应考虑钩端螺旋体病，血脑积液的病原体培养阳性或特异性免疫学检查阳性就可以确诊。

26. D【解析】发热时间长，血细菌培养阴性提示败血症，结合血小板减少及血凝异常并有皮肤瘀斑及穿刺部位渗血考虑存在 DIC。

27. E【解析】轻度低钾可无症状。

28. C【解析】结合病史和临床表现考虑急性播散性脑脊髓炎。发生在病毒性疾病退热后可诊断为感染后脑脊髓炎，是一组由于感染，变态反应所致中枢神经系统脱髓鞘疾病。发生率最高的疾病为麻疹，其他依次为水痘、风疹、腮腺炎和流感。以病毒感染起病后 7~14 天或出疹后 2~4 天多见。急性期静脉注射或滴注足量的类固醇激素类药物，后改为泼尼松口服。

29. D【解析】参见 A2 型题第 24 题解析。

30. A【解析】该患儿夏季发病，有脑病和循环衰竭表现，肛查见黏液脓血便，临床最可能的诊断为中毒性痢疾，其惊厥系中毒性脑病所致，故其脑脊液改变除压力增高外，常规、生化检查均应正常。

三、A3/A4 型题

1. A【解析】幼儿急疹是人疱疹病毒 6 型感染所致，主要见于婴幼儿，一般情况好，常伴有轻度腹泻，一般高热 3~5 天，热退疹出，皮疹为红色细小密集斑丘疹，头面颈部及躯干部多见，四肢较少。

2. A【解析】根据患儿的临床表现符合幼儿急疹。已出疹，可以说病情已基本痊愈，不需要特殊处理。

3. B【解析】根据题干可能患有结节性红斑症，判断是否有感染。

4. D【解析】结节性红斑症最常见的为链球菌感染，所以要做抗链球菌抗体检测。

5. C【解析】为了排除其他可能存在的疾病，还建议检查肝肾功能、抗链球菌溶血素（ASO）滴度、咽拭子培养（用棉签刮拭咽喉部，检查有无细菌）、结核菌素皮肤试验。

6. C【解析】OT 试验阴性反应：①表示机体未受过结核菌感染。②已感染结核，因时间太短机体尚未产生变态反应（如初染结核 4~8 周以内）。③机体免疫反应受抑制可出现假阴性反应。根据题干，选项 C 正确。

7. E【解析】患儿免疫低下易致结核播散、加重，故需联合强化用药。

8. B【解析】风疹的临床表现，从发热开始，经过皮疹期，终止于退热和皮疹消失，皮疹特点为来得快，去得也快，一般在病程的第 2~3 天开始出疹，1 天内遍布全身，到第 4 天，皮疹可能消退。有的患者还可能有咳嗽、咽喉肿痛、关节痛、轻度的肝脾大或颈后淋巴结肿大等症状，重型风疹甚至可能合并脑炎或者血小板减少性紫癜。

9. B【解析】风疹是出疹后 5 天，传染性就非常弱。临床上对确诊为风疹的患者要实行隔离，隔离至出疹后 1 周，此时患者已经没有传染性。

10. D【解析】幼儿急疹的临床表现如下。①发热期：突起高热，体温 39~40℃，持续

3~5 天，可伴有惊厥。全身症状和体征轻微，可见咽部轻微充血、头颈部浅表淋巴结轻度肿大或轻微腹泻。②出疹期：发热 3~5 天体温骤退，同时出现皮疹。皮疹呈红色斑疹或斑丘疹，很少融合。主要见于躯干、颈部、上肢。皮疹于 1~3 天消退，无色素沉着和脱屑。

11. E【解析】风疹的临床表现为轻微咳嗽、乏力、食欲缺乏、咽痛和眼发红等。患者口腔黏膜光滑，无充血及黏膜斑，耳后、枕部淋巴结肿大，伴轻度压痛。

12. C【解析】风疹患者一般症状轻微，不需要特殊治疗。

13. D【解析】腮腺炎并发症可见脑膜脑炎，有神经症状、头痛、喷射性呕吐、精神差等。

14. C【解析】脑脊液检查为诊断金标准。

15. C【解析】根据患儿高热、烦躁、频繁呕吐、颈项强直等临床表现，考虑诊断为急性细菌性脑膜炎。

16. B【解析】急性细菌性脑膜炎是小儿时期常见的中枢神经系统感染性疾病，可由各种化脓性细菌引起，其临床特点为发热、头痛、呕吐、烦躁不安、惊厥、嗜睡、昏迷，婴儿可有前囟隆起、颈项强直，并有化脓性脑脊液变化。

17. B【解析】引起急性细菌性脑膜炎（也称化脓性脑膜炎）的致病菌与患儿年龄关系密切。新生儿化脓性脑膜炎的常见致病菌是大肠埃希菌、B 组溶血性链球菌和葡萄球菌。婴幼儿多由 B 型流感嗜血杆菌、肺炎链球菌所致。学龄前和学龄儿童中，奈瑟脑膜炎双球菌和肺炎链球菌感染更为多见，B 型流感嗜血杆菌的发病则明显减少。

18. A【解析】患儿此时出现颅高压症状，应用甘露醇降颅压。

19. E【解析】隐球菌性脑膜炎主要表现：①上呼吸道感染症状。②头痛。③恶心、呕吐。④发热。⑤脑膜刺激征和锥体束征：可出现颈项强直，Kernig 征、Oppenheim 征及 Babinski 征可为阳性，但多数为弱阳性，且一般在病程晚期出现。⑥易引起视盘水肿导致视力减退。⑦精神症状。⑧大汗。

20. C【解析】将脑脊液标本进行墨汁染色镜检找到隐球菌是诊断新型隐球菌性脑炎的金标准。

21. A【解析】脊髓灰质炎的临床表现如下。①前驱期：多有低或中度发热，伴食欲缺乏、乏力、不适和头痛等一般"感冒"症状；或有腹痛、呕吐、腹泻、便秘等胃肠道症状；咽痛、咳嗽、流涕等呼吸道症状。经数小时至 4 天热退，症状全消。疾病终止于此期，称顿挫型。②瘫痪前期：经 2~6 天静止期再次发热，亦可无前驱期而直接进入本期。呈全身兴奋状态，面赤、皮肤微红、多汗；可有呕吐和咽痛；肌痛，感觉过敏，颈背强直。

22. D【解析】脊髓灰质炎出现典型瘫痪症状时，诊断并不困难。瘫痪出现前多不易确立诊断。血清学检查和大便病毒分离阳性可确诊。

23. D【解析】脊髓灰质炎：用小剂量促肾上腺皮质激素穴位注射配合针刺、热疗、按摩、运动锻炼等综合措施治疗。

24. A【解析】脊髓型脊髓灰质炎以不对称、分布不规则的弛缓性瘫痪为特征，肌张力低下，腱反射减弱或消失，感觉多正常。

25. D【解析】脊髓灰质炎脊髓型病变部位在颈段，肩、颈、上肢肋间肌腰段。

26. E【解析】患儿为幼儿，病程较长，以咳嗽为主要症状，特征为阵发性痉挛性咳嗽伴鸡鸣样回声，有舌系带溃疡，为痉咳时舌外伸，舌系带反复摩擦门齿所致。外周血白细胞增多且以淋巴细胞分类为主，而 X 线胸片仅为间质改变，无百白破疫苗接种史，故百日咳可能性大。

27. B【解析】百日咳可并发吸入性肺炎、支气管肺炎、肺气肿、百日咳脑病、营养不良及结核病恶化等，但以并发支气管肺炎最常见。

28. E【解析】虽红霉素、氯霉素及阿莫西林均可选用，但以红霉素为首选抗感染药物。

29. E【解析】病儿发病急，有惊厥和颅内压增多表现，血象高，而且分类以中性粒细胞增多为主，符合化脓性脑膜炎的表现。

30. E【解析】头颅透光检查或 CT 检查可协助诊断，但最后确诊仍有赖于硬膜下穿刺放出脑脊液，同时也达到治疗的目的。

31. B【解析】化脑治疗过程中病情出现反复，最常见的并发症是硬膜下积液。

32. B【解析】参见 A3/A4 型题第 30 题解析。

33. B【解析】脑膜炎球菌性脑膜炎可表现为咽喉部疼痛、鼻咽部黏膜充血、寒战、高热、头痛、呕吐、肌肉酸痛、惊厥、颈强直、脚弓反张。

34. C【解析】休克时循环血容量不足，不宜应用甘露醇脱水剂。

35. A【解析】细菌性痢疾普通型（典型）：起病急，高热可伴寒战，继之腹痛、腹泻。大便每日十余次至数十次，初为稀便，1~2 天后转为黏液脓血便，每次量不多，里急后重明显。查体可有左下腹压痛及肠鸣音亢进。多于 1 周左右病情逐渐恢复而痊愈，如腹泻次数多，可引起脱水、酸中毒及电解质紊乱。

36. A【解析】中毒型细菌性痢疾的特点：①儿童多见，以严重毒血症状，休克和/或中毒性脑病为主要表现。②胃肠道症状轻微甚至无腹痛、腹泻。③粪便培养痢疾杆菌阳性。

37. B【解析】参见 A3/A4 型题第 36 题解析。

38. C【解析】中毒型细胞性痢疾的休克型，需检查大便常规以明确诊断。

39. E【解析】参见 A3/A4 型题第 1 题解析。

40. C【解析】参见 A3/A4 型题第 1 题解析。

41. B【解析】乙型肝炎（HBV）属嗜肝 DNA 病毒科正嗜肝 DNA 病毒属。

42. B【解析】HBsAg 及 HBeAg 均阴性提示病毒复制，故具有传染性。

43. D【解析】乙肝血清标志物的意义：①表面抗原（HBsAg）和抗体（抗-HBs），HBsAg 阳性说明机体过去或近期感染了 HBV，可能具有传染性，但其本身无传染性。②抗-HBc IgG 阳性是 HBV 过去感染的标志。③e 抗原（HBeAg）和抗体（抗-HBe），HBeAg 阳性是传染性强，并有慢性肝炎倾向的标志。但慢性肝炎抗-HBe阳性或慢性HBsAg携带者抗-HBe阴性时，预后较差。④HBV-DNA和DNA多聚酶，HBV-DNA阳性或DNA多聚酶活性增高，提示病毒复制，机体传染性大。

44. B【解析】乙肝报告单提示患儿存在乙肝病毒感染，患儿年龄小，最可能的传播途径是母婴传播，故选B。

45. C【解析】乙肝病毒感染后检查肝生化明确有无肝损害。

46. E【解析】患儿目前处于免疫耐受期，只能长期随访观察。

47. E【解析】再活动期：某些处于非活动期的患儿在一些诱因下可再次出现肝炎活动复发，表现为DNA阳转、肝功能异常、病情加重等，这些诱因包括劳累、免疫力下降，使用免疫抑制剂或细胞毒性药物等，尤其是那些"小三阳"但HBV-DNA仍然阳性的慢性乙型肝炎患儿，容易反复出现肝炎发作，疾病进展可发展为肝纤维化、肝硬化，甚至HCC（原发性肝癌）。

四、B型题

1. D【解析】猩红热是发热第1~2天出疹。

2. E【解析】幼儿急疹是发热3天热退后起皮疹。

3. B【解析】风疹的表现为发热1~2天后出斑丘疹，1~2天出齐，伴枕后淋巴结肿大，疹退后无脱屑或色素沉着。

4. C【解析】幼儿急疹的表现为发热3~4天，一般情况好，热退后出斑丘疹，疹退后无脱屑及色素沉着。

5. A【解析】麻疹的临床特征为发热3~4天后出疹，3~4天出齐，疹退后有麦麸样脱屑及色素沉着。

6. E【解析】猩红热的临床特征为发热1~2天后出疹，呈鲜红色细小点状，疹间皮肤充血，伴咽痛，疹退后有脱屑。

7. D【解析】猩红热皮疹疹间充血，面部无皮疹，舌乳头突起。

8. E【解析】幼儿急疹热退疹出为特点；风疹常伴耳后及颈部淋巴结肿大。

9. A【解析】麻疹疹退后有色素沉着。

10. C【解析】最容易引起肺炎合并症的疾病是麻疹。

11. D【解析】最需要与化脓性脓疱疹相鉴别的疾病是水痘。

12. A【解析】隔离麻疹患儿：对患儿宜采取呼吸道隔离至出疹后5天，有并发症者延至出疹后10天。

13. D【解析】参见B型题第12题解析。

14. C【解析】流行性腮腺炎患者需隔离至腮腺肿大完全消退或不少于病后9天。

15. B【解析】水痘病毒性感染的疾病患者是需要隔离进行预防水痘病毒传染，一般是需要隔离到皮疹干燥结痂。

16. B【解析】病毒性脑炎的症状：脑脊液 IgG 轻度增高，IgA、IgM 正常。

17. D【解析】化脓性脑膜炎的症状：脑脊液 IgM、IgG 增高。

18. C【解析】结核性脑膜炎的症状：脑脊液 IgG、IgA 增高为主，IgM 亦高。

19. D【解析】病毒性脑炎脑脊液表现为单核细胞为主。糖和氯化物含量基本正常，蛋白会稍微升高，在脑脊液涂片或者培养检查过程中发现不了细菌，就是无菌性的脑脊液变化。

20. C【解析】结核性脑膜炎，脑脊液微浊，呈毛玻璃样，压力增高，淋巴细胞为主。蛋白质常明显增高，糖明显降低，氯化物多降低。

21. B【解析】化脓性脑膜炎：糖明显下降，氯化物下降，蛋白明显升高，细胞数增多，以中性粒细胞为主。

22. B【解析】参见 A3/A4 型题第 1 题解析。

23. C【解析】传染性单核细胞增多症（EBV-IM）简称“传单”，EB 病毒原发感染所致的一种单核巨噬细胞系统急性增生性疾病。

24. D【解析】病毒性心肌炎近年来发病率有增高趋势，它可由多种病毒引起，但以柯萨奇 B 组病毒感染最多见。

25. C【解析】猩红热是指由 A 组 β 溶血性链球菌引起的急性出疹性传染病。临床以发热、咽炎、草莓舌、全身鲜红皮疹、疹退后脱屑为特征。少数患者病后 2~5 周可发生急性肾小球肾炎或风湿热。

26. E【解析】传染性单核细胞增多症无症状或不典型感染：多见于年幼儿。显性表现常较轻微，如上呼吸道感染、扁桃体炎、持续发热伴或不伴淋巴结肿大。

27. B【解析】流行性脑脊髓膜炎轻型表现为低热、瘀点、瘀斑；普通型分为 4 种时期，前驱期表现为上呼吸道感染症状，败血症期表现为皮肤的瘀点、瘀斑，发热加重。

28. A【解析】尤其是冬春季节流行性脑脊髓膜炎发病率高，临床表现为发病急，高热、头痛、呕吐、皮肤出现瘀点和脑膜刺激征。

29. C【解析】伤寒患儿隔离期应自发病日起至临床症状完全消失，体温恢复正常后 15 日为止；有条件者应做粪便培养，如连续 2 次阴性，可解除隔离。

30. E【解析】对怀疑胆道感染或伤寒、副伤寒带菌者可做胆汁培养。

31. A【解析】伤寒患者入院诊断治疗，需要常规做血培养以明确诊断，有利于治疗。

32. B【解析】伤寒诊断及确诊的依据是检出伤寒杆菌。早期以血培养为主，后期则可考虑作骨髓培养。

33. E【解析】O 抗体加 H 抗体有助于鉴别伤寒、副伤寒。

34. C【解析】伤寒杆菌 Vi 抗体有助于检出伤寒慢性带菌者。

35. E【解析】O 抗体加 H 抗体有助于检出急性伤寒患儿。

36. C【解析】乙脑病毒属虫媒病毒，系黄病毒科，基因组为单股 RNA。乙脑为自然疫源性疾病，传染源及扩散宿主主要是感染的动物，包括蹄类家畜、禽类和鸟类。猪的自然感染率最高，其血中病毒浓度高，持续时间长，是主要的传染源和扩散宿主。

37. E【解析】霍乱通过污染的水或食物经消化道传播，也可通过带菌者的排泄物（尿液、粪便）传播。

38. A【解析】流行性脑脊髓膜炎经呼吸道传播，病原菌借咳嗽、喷嚏、说话等由飞沫直接从空气中传播；密切接触如同睡、怀抱、哺乳、接吻等对2岁以下婴儿传播有重要意义，但由于脑膜炎球菌对外界环境抵抗力差，只有与传染源密切接触时才可能发病。

39. A【解析】中毒性细菌性痢疾除本身出现的胃肠道症状外，还会有休克、呼吸衰竭、脑水肿等一系列的并发症。

40. C【解析】伤寒的并发症：①肠出血，为最常见的并发症。②肠穿孔，为最严重的并发症。

41. B【解析】阿米巴肝脓肿是阿米巴痢疾最常见的并发症。

42. D【解析】霍乱是由霍乱弧菌引起的一种烈性肠道传染病。多数患者只有轻度腹泻，典型病例有剧烈腹泻呕吐，可引起脱水、电解质紊乱、酸碱平衡失调、循环衰竭等。

43. B【解析】细菌侵入血液，短暂存在，不产生全身中毒症状是菌血症的表现。

44. E【解析】血液中无细菌，但有毒素引起全身症状是毒血症的表现。

45. D【解析】致病菌侵入血液并繁殖，产生内外毒素，引起全身症状是败血症的表现。

46. C【解析】母亲为HBsAg（+）、HBeAg（+）的新生儿应注射乙肝疫苗和HBIg。

47. B【解析】与甲型肝炎患儿密切接触后7~10日内应注射丙种球蛋白。

48. E【解析】意外受乙型肝炎病毒感染者应立即注射HBIg。

49. A【解析】体内有乙肝病毒复制，血清中检测出HBsAg，血清标志物阳性。

50. C【解析】提示传染性较大，血清中检出HBeAg，血清标志物阳性。

51. B【解析】对乙型肝炎病毒感染有保护作用，血清中检出抗-HBsAg，血清标志物阳性。

52. E【解析】提示感染过乙肝病毒，血清中检出抗-HBcAg，血清标志物阳性。

五、X型题

1. ABCD【解析】水痘病毒的表现有：①水痘带状疱疹病毒。②人类疱疹病毒3型。③病毒核心为双股DNA。④病毒呈球形。⑤直径150~200nm。

2. ABDE【解析】典型水痘皮疹的特征是分批出现的斑疹、丘疹、疱疹和结痂常同时存在。

3. ABCD【解析】麻疹病毒为RNA病毒，属副黏病毒科，球形颗粒，直径100~250nm，有6种结构蛋白，一种血清型。人是唯一宿主。麻疹病毒在外界生存力弱，不耐热，对紫外线和消毒剂均敏感。随飞沫排出的病毒在室内可存活至少32小时，但在流通的空气中或阳光下半小时即失去活力。抗原性比较稳定。

4. BCDE【解析】流行性腮腺炎为自限性疾病，主要为对症治疗。腮腺肿痛明显者，可给予镇痛剂，也可局部温敷或冷敷（因人而异）；可用中药板蓝根口服或静脉注射，或用青黛散调醋局部涂敷。发生睾丸炎时，将阴囊托起；局部冷湿敷以减轻疼痛；可用止痛药。发生胰腺炎时，应禁食；静脉输液维持水、电解质、酸碱平衡和热量的供给；并发脑膜炎时作相应对症处理，包括降低颅内压、退热等。

5. ABCD【解析】流行性腮腺炎是指由腮腺炎病毒引起的急性呼吸道传染病。病毒对腺体和神经组织具有亲和力。其临床特征为唾液腺肿大，尤以腮腺肿大最常见，可并发脑膜脑炎、睾丸炎、胰腺炎和其他腺体受累。

6. BCDE【解析】脊髓灰质炎的诊断依据：①血和脑脊液病毒分离阳性。②特异性 IgM 抗体阳性。③脑脊液细胞数（50~500）$\times 10^6$/L，糖、氯化物正常。④恢复期抗体滴度增高 4 倍以上。

7. ABCE【解析】血清中嗜异性抗体阳性是诊断的重要依据；传染性单核细胞增多症是由 EB 病毒引起的疾病，所以 EB 病毒抗体检测也有助于诊断。

8. ABDE【解析】EB 病毒仅能在 B 淋巴细胞中增殖。

9. AB【解析】流行性脑脊髓膜炎简称流脑，属于脑膜炎双球菌引起的化脓性脑膜炎，故选 AB。

10. BCE【解析】参见 A1 型题第 50、第 51 题解析。

11. ABCE【解析】休克型患儿周围循环衰竭，血容量减少，为应用甘露醇禁忌证。

12. ABCD【解析】临床怀疑或者初步确诊的化脓性脑膜炎，应尽快使用经验性的抗生素进行治疗，静脉给予适当量的抗生素杀菌药物追加，一旦获得细菌培养结果，将按照分离菌株敏感试验的结果，根据药敏试验结果及病情改善情况做出合适的抗生素调整。当抗生素治疗 8 小时临床症状无改善时，应该重复脑脊液检查，治疗有效时体温多在 3 天左右下降，临床症状减轻，脑脊液水平减少，血细胞数明显减少，其他生化指标亦有相应的好转。

13. ABDE【解析】假阴性反应见于营养不良和抗体免疫功能缺陷者，以及免疫功能尚未完善的幼儿，或者早期已使用大量抗生素的患儿。

14. ABC【解析】小儿伤寒的特点：起病急，消化道症状较明显；脾大较明显，以及可并发肠出血、肠穿孔。

15. BCDE【解析】中毒型细菌性痢疾患者应降温止惊，防治脑水肿和呼吸衰竭，为了迅速控制感染，防治循环衰竭，应选用强有力的广谱抗菌药物。

16. ABC【解析】中毒型细菌性痢疾循环衰竭时的并发症临床上以感染性休克为主要表现；脑水肿型、呼吸衰竭型：以脑水肿，脑疝，中枢神经呼吸衰竭为特征。

17. ABCD【解析】神经型食物中毒的主要特征：①腹泻、呕吐、米泔水样便。②发热、流涕、黄水样便。③发热、腹痛、黏稠便。④发热、呕吐、水样便。

18. ABCE【解析】引起人类感染的常见衣原体：①沙眼衣原体。②鹦鹉热衣原体。

③肺炎衣原体。衣原体的传染源主要有：①人类是沙眼衣原体的自然宿主，感染沙眼衣原体的母亲常是重要的传染源。②鸟类是人类感染鹦鹉热衣原体的传染源。③人是肺炎衣原体唯一的宿主，患儿和带菌者为传染源。人群普遍易感。感染后，产生的特异性免疫较弱，持续时间短暂，容易造成持续、反复及隐性感染。

19. ACDE【解析】幼儿真菌感染易发生于体液免疫功能低下、呼吸道感染、腹泻病及手术等病症中。

20. ABCD【解析】白念珠菌是人体口腔、咽喉、肠道、阴道黏膜的正常菌群，也是重要的条件致病菌。

21. BCDE【解析】曲霉菌病：感染肺曲霉病最常见的方式是在持续性的中性粒细胞减少期内吸入曲霉菌。临床上常分为 2 型。支气管肺炎型曲霉菌病或称曲霉菌性支气管肺炎。

22. ABC【解析】钩端螺旋体病主要流行于夏季，传染源主要是鼠和猪，常见临床类型为流感伤寒型。

23. ACDE【解析】HBsAg 是 HBV 感染的标志，高滴度提示有病毒复制，抗-HBs 为保护性中和抗体。HBeAg 是病毒复制的标志，抗-HBe 出现表明病毒复制停止，见于急性感染恢复期。慢性感染非复制期，不具有保护性。抗-HBc 高滴度表示病毒复制，低滴度提示既往感染。

24. ABDE【解析】丙肝病毒属黄病毒科，大部分患者急性期无明显症状，临床分型：急性临床型、无症状的亚临床患者、慢性患者和病毒携带者。HCV-IgG 阴性而 HCV RNA 阴性表明 HCV 感染痊愈，急性感染后 HCV RNA 的清除期。无有效防疫丙肝疫苗。

六、案例分析题

1. ABCDE【解析】麻疹病毒在前驱期和出疹期内，可在鼻分泌物、血和尿中分离到麻疹病毒，白细胞正常或相对减少，淋巴细胞相对增多，眼、鼻咽分泌物及尿沉渣涂片可见多核巨细胞，尿中检测包涵体细胞。

2. ABCDEF【解析】麻疹无特异疗法，以加强护理、对症治疗、预防感染为治疗原则，有并发症的给予相应治疗：①维持正常体温。②保持皮肤黏膜的完整性。③保证营养的供应。④观察病情。⑤预防感染的传播。

3. ABCDEF【解析】麻疹的诊断依据：①流行病学史。②临床表现。③实验室检测。

4. ABCDEF【解析】麻疹常见的并发症，包括呼吸系统疾病如肺炎、喉炎，心肌炎，结核病恶化，营养不良与维生素 A 缺乏症；严重的会形成麻疹脑炎，亚急性硬化性全脑炎。此病没有特效药物，需要进行一般治疗和对症治疗，出现严重的并发症需要积极的治疗并发症。

5. D【解析】麻疹是麻疹病毒引起的一个传染病，通过呼吸道进行传播，主要表现是发热，发热后 3~4 天开始出现皮疹，皮疹从发际和耳后开始，逐渐向躯干、四肢延伸，在出疹过程中如果出疹越多，发热、卡他症状等就越明显，皮疹发展到脚心、手心之后，麻疹的症状就会逐渐减轻。除这些表现以外，还有上呼吸道症状，如轻微咳嗽，偶有痰，眼睛有畏光、流泪，以及全身疲乏、食欲缺乏等症状。

6. B【解析】麻疹前驱期的表现有发热，上呼吸道感染症状，口腔麻疹黏膜斑，而口腔麻疹黏膜斑为该期的特异性体征，最有诊断价值。

7. E【解析】传染期为出疹前后 5 天。潜伏期：7~21 天，平均 10~14 天。

8. ABCDEF【解析】水痘的治疗：水痘是自限性疾病，无合并症时以一般治疗和对症处理为主。患者应隔离，加强护理，如勤换内衣、剪短患儿指甲、戴手套以防抓伤和减少继发感染等。保持空气流通，供给足够水分和易消化食物。皮肤瘙痒可局部使用炉甘石洗剂，必要时可给少量镇静剂。抗病毒药物首选阿昔洛韦，应尽早使用，一般应在皮疹出现的 48 小时内开始。口服每次 20mg/kg（<800mg），每日 4 次；重症患者需静脉给药，10~20mg/(kg·次)，每 8 小时 1 次。此外，早期使用 α-干扰素能较快抑制皮疹发展，加速病情恢复。继发细菌感染时给予抗生素治疗。皮质激素对水痘病程有不利影响，可导致病毒播散，不宜使用。

9. ABDEF【解析】水痘的并发症：最常见为皮肤继发感染，如脓疱疮、丹毒、蜂窝织炎，甚至由此导致脓毒症等；水痘肺炎主要发生在免疫缺陷儿和新生儿中，其他儿童很少见；神经系统可见水痘后脑炎、横断性脊髓炎、面神经瘫痪、Reye 综合征等；其他少数病例可发生心肌炎、肝炎、肾炎、关节炎等。

10. ABC【解析】水痘皮疹特点：分批出现红色斑疹或斑丘疹，迅速发展为小水疱，水疱易破溃，然后结痂，在疾病高峰期可见到丘疹、新旧水疱和结痂同时存在，皮疹分布呈向心性，口腔、结膜、生殖器等处可出现黏膜皮疹，该皮疹伴有瘙痒。

11. A【解析】参见 A2 型题第 1 题解析。

12. DE【解析】疱疹液病毒分离及新鲜水疱底部刮取物用瑞氏染色找到多核巨细胞和核内包涵体是诊断依据。

13. AF【解析】参见案例分析题第 8 题解析。

14. D【解析】参见 A2 型题第 2 题解析。

15. ADE【解析】杨梅舌、草莓舌是猩红热的临床表现之一，2~5 天后皮疹消退，疹退后皮肤有脱屑。中毒型猩红热可有严重的毒血症。

16. BE【解析】猩红热是 A 组 β 溶血性链球菌感染，应用青霉素，B 选项错误。隔离患者 6 日以上直至咽拭子培养 3 次阴性，且无并发症时，可解除隔离。

17. C【解析】参见 X 型题第 5 题解析。

18. ADE【解析】流行性腮腺炎的并发症：①脑膜脑炎。②睾丸炎、附睾炎。③胰腺炎。④其他：女性患者可有卵巢炎；还可见甲状腺炎、乳腺炎、泪腺炎、关节炎、肝炎、间质性肺炎、肾炎、心肌炎和神经炎等。

19. BCD【解析】选项 A 麻腮风三联疫苗接种 2 次，分别在 8 月龄及 6 岁时各接种 1 次。

选项E症状轻可居家隔离。选项F应隔离至腮腺肿胀完全消退为止。

20. A【解析】患儿出现神经源性肺水肿，严重者导致死亡，治疗应严格控制液体负荷、降低颅内压、抑制交感神经功能、保护心脏功能、积极呼吸支持、加强呼吸道管理是治疗神经源性肺水肿的关键。

21. ABCE【解析】病毒感染，不需抗生素治疗，除非合并细菌感染。

22. E【解析】神经源性肺水肿：①神经系统表现。除颅脑损伤外，儿童的中枢神经系统感染及中毒均易发生NPE。头痛、呕吐、不同程度意识障碍（轻~重度昏迷）、颈抵抗，病理征阳性。②呼吸系统表现。咳嗽、进行性呼吸困难、呼吸急促、发绀、出现三凹征、口鼻溢出大量白色或粉红色泡沫，双肺弥漫性细湿啰音，全身大汗。X线胸片：早期两肺纹理增强，出现蝴蝶状阴影斑片状阴影时已属晚期，PaO_2均降低（<60mmHg）。

23. ABCDE【解析】参见案例分析题第20题解析。

24. D【解析】流行性乙型脑炎症状表现为：①高热、头痛，同时表现出呕吐、恶心，精神差，喜睡。②颈项强直。③严重者还会出现惊厥、昏迷，甚至呼吸衰竭，这是乙型脑炎最重要的一个临床表现和主要的死因。④可能会出现严重的后遗症，如神经精神症状、失语、痴呆、瘫痪。

25. ABCD【解析】患儿出现脑疝表现，故选择ABCD。

26. AC【解析】急性传染性单核细胞增多症（IM）为原发性EBV感染的典型表现。多见于年长儿和青少年。常先有3~5天前驱期表现：头痛、不适、乏力、畏食等。学龄期患儿有扁桃体炎病史，以水肿、肉眼血尿为主要表现，考虑急性肾小球肾炎，大多伴有血压升高，尤其患儿有头痛、眼花症状。尿常规检查可发现血尿、蛋白尿等，应为首选检查。硝普钠降压效力强而迅速，为首选。急性肾小球肾炎最主要的发病机制是免疫复合物致病。

27. ABCD【解析】可以进行血常规检查，白细胞总数正常，或增多，或减少。血清的EB病毒抗体测定，早期抗原的效价是≥1∶20。可以在患者的血液、唾液、口腔，甚至尿液中发现EB病毒DNA阳性，骨髓检查基本正常。此外，还可以行肝胆的B超检查，出现并发症，可以进行相应的X线和心电图检查。

28. D【解析】根据实验室检查结果，诊断该患儿为传染性单核细胞增多症。

29. ABD【解析】①对症治疗：如果有发热，先予以退热，同时结合病因治疗，选用更昔洛韦或者阿昔洛韦静脉注射。②其他治疗：急性期应卧床休息，注意口腔卫生；高热时可用温水、酒精擦浴。

30. ABC【解析】EB病毒感染最常见的临床表现有发热、咽峡炎、皮疹、全身淋巴结肿大，可伴有肝脾大。但并不是所有患儿都会出现所有的临床表现，发热、咽峡炎、淋巴结肿大是最常见的。最常见的并发症是肝炎、心肌炎、脑炎或对血液系统的损害，最致命的是此病毒可引起噬血细胞综合征。

31. ACG【解析】急性传染性单核细胞增多症为原发性EBV感染的典型表现。多见于年长儿和青少年。常先有 3~5 天前驱期表现：头痛、不适、乏力、畏食等。学龄期患儿有扁桃体炎病史，以水肿、肉眼血尿为主要表现，考虑急性肾小球肾炎，大多伴有血压升高，尤其患儿有头痛、眼花症状。川崎病的诊断标准：①四肢变化：急性期掌跖红斑，手足硬性水肿；恢复期指（趾）端膜状脱皮。②多形性皮疹。③眼结合膜充血，非化脓性。④唇充血皲裂，口腔黏膜弥漫充血，舌乳头突起、充血，呈草莓舌。⑤颈部淋巴结肿大。

32. A【解析】首选血常规检查，白细胞总数正常，或增多，或减少。

33. E【解析】参见案例分析题第 28 题解析。

34. AC【解析】参见案例分析题第 29 题解析。

35. BEFG【解析】参见案例分析题第 30 题解析。

36. D【解析】流行性脑脊髓膜炎，简称流脑，是指由脑膜炎球菌引起的急性化脓性脑膜炎，为急性呼吸道传染病。临床以发热、头痛、呕吐、皮肤黏膜瘀点、瘀斑及脑膜刺激征为特点。重者可有败血症性休克和脑膜脑炎。

37. ABCDE【解析】流行性脑脊髓膜炎的检查：①血象。②脑脊液检查。③细菌学检查。④涂片检查：包括皮肤瘀点和脑脊液涂片检查。⑤细菌培养：a. 血培养。b. 脑脊液培养。⑥细菌药物敏感度试验。⑦免疫血清学检查：抗原的免疫学检查；抗体的免疫学检查。⑧分子生物学诊断方法。⑨其他：血液、尿素氮、肌酐、血气分析、血 pH、电解质、血及尿常规。

38. C【解析】青霉素为治疗流行性脑脊髓膜炎的首选药，较大剂量青霉素能使脑脊液内药物达到有效浓度，氟喹诺酮类是治疗伤寒的首选。

39. BDE【解析】对于该患儿脑脊液的检查是十分必要的，但是对于该患儿现在进行脑脊液的检查是十分不恰当的，因为该患儿病情危重，现在选择腰椎穿刺应该十分慎重。头部的 CT 和 X 线胸片有一定的辐射，能不做尽量就不做。

40. BCF【解析】发热白细胞增多，血红蛋白及血小板下降出现休克及 DIC 表现。

41. F【解析】抢救感染性休克者需要补充血量，纠正酸中毒。

42. C【解析】儿童感染脑膜炎双球菌后，常表现为隐性感染。

43. A【解析】流脑中的脑膜炎奈瑟菌裂解后可释放强烈致病力的内毒素，是其致病的主要物质。

44. AB【解析】病毒性脑膜炎急性起病，有些也有预兆但是不明显。主要症状表现为发热、恶心、呕吐。临床神经系统损害症状较少见，偶尔发现斜视、复视、感觉障碍、共济失调、腱反射不对称和病理反射阳性。重者可出现昏睡等神经系统损害的症状。化脓性脑膜炎可表现为发热、头痛、喷射性呕吐、昏迷等症状，化验血常规白细胞明显增多，脑脊液中白细胞增多。

45. BD【解析】脑脊液提示化脑表现，故选 BD。

46. G【解析】化脑常规治疗 ABCDEF，而不选用激素冲击治疗。

47. AF【解析】化脑并发症特点表现。

48. E【解析】头颅 CT 可帮助明确硬膜下积液或脑脓肿。

49. CFG【解析】中毒型细菌性痢疾休克型患者主要表现为面色苍白、口唇和指甲发绀、四肢湿冷、血压下降、脉压变小（<20mmHg）、脉搏细速、心率快、心音弱、尿少或无尿、意识障碍。感染性休克患者面色和皮肤苍白、肢端湿冷、血压下降等。中毒性休克综合征是一种发热、皮疹、晕厥、低血压或休克和多系统病变为特征的综合征。

50. DEFG【解析】中毒型细菌性痢疾：①大便常规：出现脓血黏液便（早期可无），镜检有成堆脓细胞、红细胞和吞噬细胞。②大便培养：可分离出痢疾杆菌。③外周血象：白细胞总数多在（10~20）$\times 10^9$/L 以上。中性粒细胞为主，并可见核左移；当有 DIC 时，血小板明显减少。④免疫学检测：应用荧光物质标记的痢疾杆菌特异性多价抗体来检测大便标本中的致病菌。⑤特异性核酸检测：采用核酸杂交或多聚酶链式反应（MCR）可直接检查粪便中的痢疾杆菌核酸。

51. ACDEFG【解析】中毒型菌痢，常见毒素不包括内毒素。

52. C【解析】目前休克状态应积极对症治疗，不能首选输血浆。

53. BCDEG【解析】参见 A3/A4 型题第 36 题解析。

54. EF【解析】细菌性痢疾是直肠和结肠一种原因未明的炎性疾病，不是普通炎症，多累及直肠和乙状结肠，病程较长。

55. DF【解析】脓毒败血症临床上以寒战、高热、皮疹、关节痛及肝脾大为特征，部分可有感染性休克和迁徙性病灶，部分患者还可出现烦躁、四肢厥冷及发绀、脉细速、呼吸增快、血压下降等。肝脓肿临床表现主要为发热、肝区持续性疼痛、呼吸困难、腹泻等。

56. ACDEF【解析】弛张热体温在 39℃以上，但波动幅度大，24 小时内体温差达 2℃以上，最低时仍高于正常水平。

第十六章　寄 生 虫 病

一　A1 型题

1. 蛔虫虫卵可在泥土中生存数月，在 5~10℃可生存(　　)仍具感染力

A. 1 年　　B. 2 年

C. 3 年　　D. 4 年

E. 5 年

2. 钩虫一般寄生于人体

A. 小肠上段　　B. 蛛网膜下腔

C. 回肠末端　　D. 呼吸道

E. 胃食管

3. (　　)又称为蠕形住肠线虫

A. 蛲虫　　B. 钩虫

C. 蛔虫　　D. 弓形虫

E. 血吸虫

4. 血吸虫病是日本血吸虫寄生于(　　)引起的疾病

A. 肠黏膜　　B. 门静脉系统

C. 生殖器官　　D. 肝细胞内

E. 小肠下段至直肠

5. 后天获得性弓形虫病局限性感染最多见表现为

A. 淋巴结炎　　B. 视网膜脉络膜炎

C. 肝炎　　D. 心肌炎

E. 以上都不是

6. 最常见的肠外阿米巴病是

A. 阿米巴脑脓肿　　B. 阿米巴肝脓肿

C. 阿米巴肺脓肿　　D. 阴道阿米巴病

E. 膈下阿米巴脓肿

7. 关于阿米巴病原体的叙述下列哪项是正确的

A. 大滋养体是阿米巴病的传染型

B. 阿米巴原虫借助分泌的蛋白水解酶侵入组织
C. 阿米巴痢疾的全身症状是由阿米巴内毒素引起的
D. 普通饮用水消毒的氯浓度能杀灭包囊
E. 结肠内缺氧及细菌繁殖不利于滋养体生活

8. 诊断疟疾最常用的方法是
A. 皮内试验
B. 骨髓穿刺
C. 生理盐水涂片法
D. 加藤厚涂片法
E. 厚薄血涂片染色

二 A2 型题

1. 患儿，女，9 岁。诊断为胆道蛔虫病，其病史体征中不支持诊断的特征是
A. 恶心、呕吐
B. 粪便中可有排虫史
C. 疼痛间歇性发作
D. 严重时可出现急性胆管炎征象
E. 发病 12~24 小时常有明显黄疸

2. 患儿，男，7 岁。因阵发性右上腹痛 2 天收入院，既往有排蛔虫史。入院疑诊胆道蛔虫病。胆道蛔虫病的临床特点是
A. 腹痛症状轻与体征明显
B. 腹痛症状重及体征明显
C. 腹痛伴黄疸
D. 腹痛伴腹部包块
E. 腹痛症状剧烈，但体征不明显

三 A3/A4 型题

（1~4 题共用题干）

患儿，男，4 岁。近日食用了疑被粪便污染的食物而腹部不适，先腹痛，继之排便，表面带有小量黏液及血液，黏液血便如猪肝酱样，每天 5~6 次，病程迁延不愈。乙状结肠镜或结肠镜检查：在肠黏膜可见到大小不等散在溃疡，中心区有渗出，边缘整齐，周围有一红晕。溃疡间黏膜正常。

1. 该患儿最可能的诊断是
A. 蛔虫病
B. 钩虫病
C. 蛲虫病
D. 弓形虫病
E. 阿米巴病

2. 这种寄生虫病的传染源是
A. 蛔虫病患者
B. 钩虫病患者
C. 患者及无症状带包囊者
D. 感染弓形虫的猫及猫科动物
E. 蛲虫患者

3. 此病的易感人群是

A. 各年龄组人群
B. 学龄前儿童
C. 孕妇
D. 初生婴儿
E. 老年女性

4. 该患儿的药物治疗主要是

A. 甲硝唑（灭滴灵）30~50mg/(kg·d)
B. 吡喹酮 6 天疗法 140mg/kg
C. 二盐酸奎宁 5~10mg/(kg·次)
D. 左旋咪唑 1.5~2.5mg/kg
E. 噻嘧啶 11mg/kg（最大量 1g），每日 1 次

四 B 型题

（1~4 题共用备选答案）

A. 蛔虫病
B. 钩虫病
C. 蛲虫病
D. 弓形虫病
E. 血吸虫病

1. (　　)是世界上流行最广的人类蠕虫病，儿童，特别是学龄前儿童感染率高
2. 钉螺是(　　)唯一中间宿主，人是终宿主，牛、猪、羊、狗等均可为其终宿主
3. 生吃未经洗净且附有感染性虫卵的食物或用感染的手取食是(　　)主要的传染途径
4. (　　)的终宿主为猫和猫科动物，中间宿主非常广泛，包括人在内的哺乳动物、鸟类、鱼类和爬行类动物

（5~8 题共用备选答案）

A. 10 分钟
B. 数周至数月
C. 1~2 个月
D. 1 年左右
E. 3 年左右，可长达 15 年

下列寄生虫的寄生期限分别为

5. 蛔虫
6. 钩虫
7. 蛲虫
8. 阿米巴原虫

（9~12 题共用备选答案）

A. 寒战期
B. 高热期

C. 大汗期　　D. 间歇期

E. 恢复期

下列疟疾的临床表现典型发作分别属于

9. 2~6 小时，体温常≥40℃，全身灼热、口干，烦躁，重者谵妄属于

10. 仅表现为疲乏属于

11. 1~2 小时，大汗，体温迅速下降，症状消失，但感疲乏属于

12. 10 分钟至 2 小时，突起畏寒，寒战，常伴有头痛、恶心、呕吐；同时体温上升属于

五 X 型题

1. 嗜酸性粒细胞计数增多考虑

A. EB 病毒感染　　B. 寄生虫病

C. 白血病　　D. 过敏性疾患

E. 以上都不是

2. 以下关于蛲虫病的说法不正确的是

A. 蛲虫病是蛲虫寄生于小肠下段至直肠所致的疾病，尤以婴儿期多见

B. 蛲虫病临床主要特征是夜间会阴部和肛门附近瘙痒

C. 蛲虫又称蠕形住肠线虫

D. 蛲虫病容易在家庭和儿童集体机构中传播，是通过虫卵污染的食物、用具或手经口而感染自身或周围人群

E. 蛲虫患儿是为主要传染源，皮肤接触污染的土壤是主要感染途径

3. 抗弓形虫药物主要包括

A. 乙胺嘧啶　　B. 磺胺嘧啶

C. 磺胺二甲嘧啶　　D. 克林霉素

E. 以上均正确

六 案例分析题

（1~4 题共用题干）

患儿，女，出生 1 天。娩出后表现出中枢神经系统及眼部等多器官病变，母亲妊娠时有与猫密切接触史，以及曾进食未煮熟的肉类、蛋类和奶类。

1. 该患儿最可能的诊断是

A. 霍乱　　B. 系统性红斑狼疮

C. 皮肌炎　　D. 肾功能衰竭

E. 弓形虫病　　F. 变态反应性皮肤病

2. 若孕妇在妊娠头 3 个月感染弓形虫又未治疗，胎儿会被感染的概率约为

A. 17%　　B. 60%

C. 80%　　D. 5%

E. 99%　　F. 40%

3. 该患儿将会出现的症状有

A. 视网膜脉络膜炎　　B. 癫痫

C. 高球蛋白血症　　D. 精神运动和智力发育落后

E. 颅内钙化　　F. 失明

G. 低补体血症　　H. 脑脊膜膨出

4. 可以选择的治疗药物有

A. 磺胺嘧啶和乙胺嘧啶　　B. 亚叶酸钙

C. 磷酸咯萘啶　　D. 花青素

E. 硫酸奎宁　　F. 螺旋霉素

参考答案与解析

一、A1 型题

1. B【解析】蛔虫病患儿是主要的传染源，由于雌虫产卵量极大和虫卵对外界理化因素抵抗力强，虫卵可在泥土中生存数月，在 5～10℃可生存 2 年仍具感染力，因此是构成蛔虫易于传播的重要因素。

2. A【解析】钩虫成虫呈半透明灰白色或米黄色，长约 1cm，雌雄异体，寄生于人体小肠上段，以其口囊咬吸在肠黏膜上，摄取血液及组织液。

3. A【解析】蛲虫又称蠕形住肠线虫。

4. B【解析】血吸虫病是日本血吸虫寄生于门静脉系统引起的疾病。由皮肤接触含尾蚴的疫水而感染，主要病变为虫卵引起肝与结肠肉芽肿。

5. A【解析】后天获得性弓形虫病局限性感染以淋巴结炎最多，常累及颈部或腹股沟淋巴结，质韧，大小不一，分散，轻压痛，无破溃。

6. B【解析】肠外阿米巴病最重要最常见的是阿米巴肝脓肿。

7. B【解析】阿米巴病是由溶组织内阿米巴感染所致疾病，溶组织内阿米巴生活史有滋养体和包囊 2 个期，滋养体可分大滋养体和小滋养体。主要传染源为粪便中持续排包囊者，包括慢性患者、恢复期患者及无症状包囊携带者。传播途径是进食被包囊污染的食物和水。

8. E【解析】诊断疟疾最常用的方法是厚血膜涂片染色查找疟原虫。

二、A2 型题

1. E【解析】胆道蛔虫病以儿童和青年人多见。主要症状是腹痛，可以突然发生剧烈的上腹部疼痛，呈阵发性，持续一定时间后可自行缓解，间隙期可以完全不痛。常伴恶心、呕吐，常见有吐出蛔虫者。

2. E【解析】胆道蛔虫病的特点是（症状与体征不符）是剧烈腹痛和轻微体征。

三、A3/A4 型题

1. E【解析】肠阿米巴病：潜伏期 2 周至数月不等，起病缓，症状轻重不一。轻者仅有腹部不适和食欲缺乏。先腹痛，继之排便，表面带有小量黏液及血液；典型者黏液血便如猪肝酱样，每天 5~6 次；部分呈便秘和腹泻交替出现，病程迁延不愈；重症者可呈菌痢样改变。一般全身症状不重，白细胞总数略增多。

2. C【解析】人是溶组织阿米巴的主要储存宿主。患者及无症状带包囊者是重要传染源。

3. A【解析】阿米巴病的易感人群：各年龄组人群普遍易感。年幼儿、老年和孕妇感染后病情较重，阿米巴肠病男女发病率无差异，但阿米巴肝脓肿主要发生于成年人（90%），男性为主。感染后获得的抗体缺乏保护作用，可发生重复感染。

4. A【解析】抗阿米巴治疗要及时、充分、全疗程，必要时重复 1~2 个疗程以防复发。①甲硝唑（灭滴灵）30~50mg/(kg·d)，儿童最大量为 1g，分 3 次口服，5~7 天为 1 个疗程，多用于急性期病例。②氯碘喹：每次 10~20mg/kg，每天 3~4 次，连服 10 天，对肠腔内阿米巴有效。③双碘喹啉：每次 10~15mg/kg，每天 2~3 次，连服 15~20 天。

四、B 型题

1. A【解析】蛔虫病是世界上流行最广的人类蠕虫病，儿童，特别是学龄前儿童感染率高。

2. E【解析】钉螺是血吸虫病唯一中间宿主，人是终宿主，牛、猪、羊、狗等均可为其终宿主。

3. A【解析】生吃未经洗净且附有感染性虫卵的食物或用感染的手取食是蛔虫病主要的传染途径。

4. D【解析】弓形虫病的终宿主为猫和猫科动物，中间宿主非常广泛，包括人在内的哺乳动物、鸟类、鱼类和爬行类动物。

5. D【解析】蛔虫成虫在小肠寄生期限 1 年左右。

6. E【解析】钩虫成虫在人体内一般可存活 3 年左右，最长可达 15 年。

7. C【解析】蛲虫寿命一般为 1~2 个月，若不被再感染可自行痊愈，故应注意个人卫生，剪短指甲，饭前便后洗手，勤换洗内衣及床褥。

8. B【解析】阿米巴原虫在潮湿环境下可存活数周至数月，但不耐热，60℃时仅存活

10 分钟。

9. B【解析】疟疾发作的典型临床表现如下。①寒战期：10 分钟至 2 小时，突起畏寒，寒战，常伴有头痛、恶心、呕吐；同时体温上升。②高热期：2~6 小时，体温常≥40℃，全身灼热、口干，烦躁，重者谵妄。③大汗期：1~2 小时，大汗，体温迅速下降，症状消失，但感疲乏。④间歇期：仅表现为疲乏。

10. D【解析】参见 B 型题第 9 题解析。

11. C【解析】参见 B 型题第 9 题解析。

12. A【解析】参见 B 型题第 9 题解析。

五、X 型题

1. BD【解析】嗜酸性粒细胞计数增多考虑为过敏性疾患或寄生虫病。

2. AE【解析】蛲虫病是蛲虫寄生于小肠下段至直肠所致的疾病，尤以幼儿期多见，临床以夜间会阴部和肛门附近瘙痒为主要特征。蛲虫又称蠕形住肠线虫。蛲虫病容易在家庭和儿童集体机构中传播，是通过虫卵污染的食物、用具或手经口而感染自身或周围人群。蛲虫患者是唯一的传染源，经粪-口传播。人群普遍易感。

3. ABCDE【解析】抗弓形虫药物主要包括乙胺嘧啶、克林霉素、磺胺二甲嘧啶和磺胺嘧啶。

六、案例分析题

1. E【解析】若孕妇在妊娠头 3 个月感染弓形虫又未治疗，约 17% 的胎儿会被感染，生后婴儿通常病情严重。主要表现为中枢神经系统及眼部等多器官病变。大多于生后数月或数年发生视网膜脉络膜炎、失明、癫痫、精神运动和智力发育落后；部分出生即有症状者多表现为视网膜脉络膜炎，颅内钙化或脑积水或无脑儿，伴脊柱裂和脑脊膜膨出，肾上腺缺如和多囊肾，抽搐和运动障碍，淋巴结肿大，肝脾大，发热，黄疸，皮疹。

2. A【解析】参见案例分析题第 1 题解析。

3. ABDEFH【解析】参见案例分析题第 1 题解析。

4. ABF【解析】病原治疗：①磺胺嘧啶和乙胺嘧啶合用：适于急性期治疗。多数专家推荐两药联合应用至 1 岁。但可引起骨髓抑制和叶酸缺乏，因此用药期间应定期观察血条并服用叶酸 5mg，每日 3 次。②螺旋霉素：有抗弓形虫作用，且通过胎盘，对胎儿无不良影响，适用于妊娠期治疗，尤其是妊娠 4 个月以内，孕妇每天口服 3g，20~30 天为 1 个疗程，常与磺胺嘧啶交替使用。

选择性IgA缺陷综合征

第十七章　免疫缺陷性疾病

一 A1 型题

1. 全部免疫活性细胞的来源都是
   A. 树突状细胞　B. 单核吞噬细胞
   C. 骨髓多能干细胞　D. 胚胎多能干细胞
   E. 淋巴干细胞
2. 婴儿从母体获得的 IgG 降至最低点的时间为出生后
   A. 半个月　B. 2 个月
   C. 3 个月　D. 4 个月
   E. 5 个月
3. 能通过胎盘的免疫球蛋白是
   A. IgM　B. IgG
   C. IgD　D. IgA
   E. IgE
4. 最常见的免疫缺陷病是
   A. 选择性 IgA 缺陷病　B. 继发性免疫缺陷病
   C. 原发性吞噬细胞缺陷病　D. 原发性免疫球蛋白和/或抗体缺陷病
   E. 联合免疫缺陷病
5. 在原发性免疫缺陷病中，存在不同程度免疫球蛋白/抗体缺陷的大致比例是
   A. 30%　B. 20%
   C. 80%　D. 60%
   E. 50%
6. 下列哪项与特异性的体液免疫关系最大
   A. T 淋巴细胞　B. 中性粒细胞
   C. 自然杀伤细胞　D. 抗体依赖性细胞毒性效应
   E. B 淋巴细胞
7. 疑诊原发性免疫缺陷病时，处理正确的是
   A. 尽早免疫重建

B. 进行亲属筛查，发现其他患者或携带者
C. 立即使用抗生素预防感染
D. 应及时应用静脉注射免疫球蛋白
E. 选择合适的免疫学和分子诊断手段以确诊

8. 发病机制和临床表现均与 X 连锁严重型联合免疫缺陷病相似的疾病是
A. 腺苷脱氨酶缺乏　　B. X 连锁高 IgM 血症
C. 嘌呤核苷酸磷酸化酶缺乏　　D. JAK3 缺陷
E. 网状发育不全

9. 静脉注射丙种球蛋白的禁忌证是
A. X 连锁无丙种球蛋白血症　　B. X 连锁高 IgM 血症
C. X 连锁严重联合免疫缺陷病　　D. 选择性 IgA 缺陷病
E. 慢性肉芽肿病

10. 慢性肉芽肿病属于何种缺陷
A. T 细胞功能缺陷　　B. 红细胞内酶缺陷
C. B 细胞功能缺陷　　D. 吞噬细胞功能缺陷
E. 补体功能缺陷

11. 以抗体缺陷为主的原发免疫缺陷病不包括的是
A. IgG 亚类缺陷病　　B. 普通变异型免疫缺陷病
C. X 连锁高 IgM 血症　　D. X 连锁无丙种球蛋白血症
E. 选择性 IgA 缺陷病

12. 可发生移植物抗宿主病的原发性免疫缺陷是
A. 自然杀伤细胞功能缺乏　　B. 中性粒细胞减少症
C. 慢性肉芽肿病　　D. 选择性 IgA 缺陷病
E. X 连锁联合免疫缺陷病

13. 原发性免疫缺陷病最常见的临床表现是
A. 自身免疫性疾病　　B. 反复或慢性感染
C. 淋巴系统肿瘤　　D. 过敏性疾病
E. 消化道疾病

14. 原发性免疫缺陷病最常见的感染部位是
A. 呼吸道　　B. 胃肠道
C. 皮肤　　D. 骨关节
E. 脑膜

15. 需要定期注射人体球蛋白的疾病是
A. DiGeorge 综合征　　B. IgA 缺乏症

C. 婴儿暂时性低丙种球蛋白血症　　D. X连锁无丙种球蛋白血症
E. 白血病

16. 主要用四唑氮蓝染料试验诊断的疾病是
A. 补体缺陷　　B. 固有免疫缺陷
C. 以抗体缺陷为主的免疫缺陷病　　D. 严重联合免疫缺陷病
E. 吞噬细胞功能缺陷

17. 主要用迟发型皮肤超敏试验诊断的原发性免疫缺陷病是
A. 吞噬细胞功能缺陷
B. 固有免疫缺陷
C. 以抗体缺陷为主的原发性免疫缺陷病
D. 原发性补体缺陷病
E. T细胞功能缺陷

18. 下列几种疾病中，发病率最低的原发性免疫缺陷病是
A. 中性粒细胞减少症
B. 先天性无丙种球蛋白血症
C. 慢性肉芽肿病
D. 湿疹、血小板减少、免疫缺陷综合征
E. 原发性补体C4缺陷

19. 选择性IgA缺陷下列哪项是错误的
A. 本病可无症状
B. 婴幼儿期反复患呼吸道、胃肠道、泌尿道感染
C. 常伴有自身免疫性疾病和过敏性疾病
D. 如不并发严重感染，多数能存活到壮年或老年
E. 可给予输血治疗

二 A2型题

1. 患儿，男。出生9个月后因真菌性肺炎死亡，尸检发现其胸腺发育不全。此患儿发生持续感染的主要原因是
A. 细胞免疫缺陷　　B. 继发性免疫缺陷
C. 体液免疫缺陷　　D. 吞噬细胞缺陷
E. 补体系统缺陷

2. 患儿，男，2岁。自3个月起反复患上呼吸道感染和肺炎，曾住院4次，本次因类风湿关节炎入院并伴有中耳炎，考虑该患儿为原发性免疫缺陷病。主要因为有哪些诊断依据，

除了

A. 反复出现感染性疾病　　B. 伴有自身免疫性疾病

C. 白细胞数值 $12 \times 10^9/L$　　D. 查体发现扁桃体发育不良

E. 查血清抗体总量低于正常

3. 患儿，女，2 岁半。因反复呼吸道感染 3 个月就诊。母乳喂养。查体：一般情况好，心、肺无异常，肝、脾不大。白细胞 $7.5 \times 10^9/L$，中性粒细胞 0.65，淋巴细胞 0.35；血清 IgG 12g/L，IgM 1.8g/L，IgA <0.05g/L，抗核抗体(-)。该病可能的诊断为

A. X 连锁无丙种球蛋白血症　　B. 胸腺发育不全

C. X 连锁高 IgM 血症　　D. 营养紊乱性免疫功能低下

E. 选择性 IgA 缺陷病

4. 患儿，女，2 岁。反复呼吸道感染 3 个月，体检时血常规白细胞 $6.0 \times 10^9/L$，中性粒细胞 0.5，淋巴细胞 0.5，血红蛋白 101g/L，IgA 0.2g/L，IgC 4.59g/L，IgM 0.3g/L。该患儿所患病症为

A. X 连锁无丙种球蛋白血症（XLA）　　B. 选择性 IgA 缺陷病

C. 腺苷脱氨酶缺陷病　　D. 中性粒细胞减少症

E. 继发性免疫缺陷病

5. 患儿，男，2 岁。生后反复患肺炎、腹泻、脑膜炎，2 周前因患败血症死亡。曾化验血清 IgG 7.6g/L，IgA 0.76g/L，IgM 0.056g/L，细胞免疫功能测定正常，外周血淋巴细胞数正常，骨髓找到浆细胞。最可能的诊断是

A. X 连锁无丙种球蛋白血症　　B. 选择性 IgA 缺陷

C. 选择性 IgM 缺陷　　D. 获得性免疫缺陷综合征

E. 婴儿暂时性低丙种球蛋白血症

6. 患儿，女，3 岁。90 天前患麻疹后经常发生呼吸道感染。体检无阳性发现；血常规白细胞 $5 \times 10^9/L$，中性粒细胞 0.4，淋巴细胞 0.6；CD3 细胞 50%，CD4 细胞 35%，CD8 细胞 25%；血清 IgG 12g/L，IgM 0.6g/L，IgA 0.3g/L。其可能的诊断为

A. 中性粒细胞减少症　　B. 选择性 IgA 缺陷病

C. 正常儿　　D. 继发性免疫缺陷病

E. 原发性 T 细胞免疫缺陷病

三、A3/A4 型题

（1~3 题共用题干）

患儿，男，4 个月。生后不久发生慢性口腔鹅口疮。接种卡介苗后第 2 天局部红肿，第 4 天溃疡伴高热 40℃，13 天后出现气促。查体：双肺细湿啰音，肝肋下 4cm，脾肋下 2cm。

外周血 WBC 2.5×10^9/L，L 0.2，$CD3^+$ 细胞 30%，$CD4^+$ 细胞 20%，$CD8^+$ 细胞 10%。

1. 该患儿最可能的诊断是
   A. 慢性良性中性粒细胞减少症
   B. X 连锁无丙种球蛋白血症
   C. 周期性中性粒细胞减少症
   D. X 连锁严重联合免疫缺陷病
   E. 慢性肉芽肿病
2. 对该患儿的最主要治疗措施是
   A. 造血干细胞移植（HSCT）
   B. 硝基四氮唑蓝还原试验（NBT）
   C. 核苷类反转录酶抑制剂
   D. 非核苷类反转录酶抑制剂
   E. 静脉注射 IVIG
3. 这种治疗措施最佳的实施时间段是
   A. 刚出生时
   B. 出生后 3~4 个月内
   C. 出生后 1 个月内
   D. 2 岁以前
   E. 3~5 岁

四 B 型题

（1~4 题共用备选答案）

A. 奈瑟菌属
B. 肺炎链球菌
C. 流感嗜血杆菌
D. 卡氏肺孢子菌
E. 金黄色葡萄球菌

下列免疫缺陷病对哪种病原体易感

1. 吞噬细胞功能缺陷病
2. 补体缺陷病
3. X 连锁高 IgM 血症
4. 严重联合免疫缺陷病

（5~7 题共用备选答案）

A. Bruton 病
B. DiGeorge 综合征
C. WPW 综合征
D. 重症联合免疫缺陷（SCID）
E. 新生儿缺氧缺血性脑病 HIE

5. 原发性抗体和细胞免疫联合缺陷病
6. 原发性抗体缺陷病
7. 原发性细胞免疫缺陷病

（8~11 题共用备选答案）

A. 继发性免疫缺陷病
B. 低 IgG 血症

C. B淋巴细胞缺如

D. 选择性 IgA 缺乏症

E. 白细胞黏附分子缺陷症

8. 感染部位无脓液形成的是
9. 扁桃体或淋巴结变小或缺如的是
10. 静脉注射丙种球蛋白治疗有效的是
11. 禁止输入新鲜血液的是

（12~13 题共用备选答案）

A. IgA

B. IgD

C. IgE

D. IgG

E. IgM

12. 体内发育最迟的免疫球蛋白是
13. 体内发育最快的免疫球蛋白是

（14~17 题共用备选答案）

A. 单纯抗体缺陷

B. 细胞免疫缺陷

C. 联合免疫缺陷

D. 吞噬细胞功能缺陷

E. 补体缺陷

原发性免疫缺陷病的相对发生率为

14. 18%
15. 20%
16. 50%
17. 10%

五 X 型题

1. 下列有关人类免疫缺陷病毒的特点说法正确的是

A. 主要感染 $CD4^+$ 细胞

B. 可引起人类艾滋病

C. 可通过性行为传播

D. 可通过输血传播

E. 不能经胎盘传播

2. 免疫缺陷病的干细胞移植，下列说法正确的是

A. 脐血可作为免疫重建的干细胞重要来源

B. 同胞纯合子脐血干细胞移植可不必进行免疫抑制治疗

C. 可将外周血干细胞 $CD4^+$ 细胞分离，体外培养回输

D. 外周血干细胞移植已经应用于临床

E. 骨髓或脐血干细胞移植是目前根治 WAS 最有效的方法

3. 以下哪些属于抗体缺陷病

A. DiGeorge 综合征
B. IgA 缺乏症
C. 婴儿暂时性低丙种球蛋白血症
D. X 连锁无丙种球蛋白血症
E. 选择性 IgM 缺乏症

4. 以下关于免疫缺陷病的说法错误的是

A. 一类儿科少见病
B. 极为罕见的疾病，发病率 <1/10 000
C. 较为常见的疾病
D. 一类发病率与白血病相似的疾病
E. 发病率极低的疾病，与临床医师对该类疾病的认识不足有关

5. 以下哪种疾病属于自身免疫性疾病

A. 1 型糖尿病
B. 原发性血小板减少性紫癜
C. 亚急性硬化性全脑炎
D. 淋巴细胞性甲状腺炎
E. 亚急性细菌性心内膜炎

6. 共同 γ 链（γc）是以下哪种细胞因子的受体

A. IL-7
B. IL-2
C. IL-9
D. IFN-γ
E. IL-4

7. 关于 X 连锁联合免疫缺陷病的说法错误的是

A. 外周血 T 细胞数量正常，功能缺陷
B. 外周血 T、B 淋巴细胞数量正常
C. 外周血 T、B 细胞数量、功能均正常
D. 外周血 T 细胞数量减少，B 细胞数量正常
E. 外周血 T 细胞功能缺陷，B 细胞功能正常

8. 关于免疫缺陷病的治疗，正确的是

A. 严重细胞免疫缺陷的患儿输血，最好用新鲜血
B. 抗生素剂量偏小
C. 选择性 IgA 缺陷禁忌输血
D. 抗菌药物以杀菌性为佳
E. 细胞免疫缺陷者可以接种活疫苗

9. 以下哪种免疫缺陷病可以静脉注射丙种球蛋白

A. X 连锁无丙种球蛋白血症
B. X 连锁高 IgM 血症
C. X 连锁严重联合免疫缺陷病
D. 选择性 IgA 缺陷病
E. 慢性肉芽肿病

10. 原发性免疫缺陷病治疗正确的是

A. 合并感染时，应选用杀菌性相对较弱的抗菌药物治疗

B. 选择性 IgA 缺乏病禁忌输血或血制品

C. 丙种球蛋白制剂仅适用于治疗 IgG 缺乏病

D. 有严重细胞免疫缺陷的各种患儿输血，只能输库血或经 X 线照射的血

E. 胸腺发育不全出现低钙抽搐者，除给钙剂，还应给维生素 E

11. 下列哪种疾病属于自身免疫性疾病

A. 硬皮病
B. 系统性红斑狼疮
C. 皮肌炎
D. 幼年特发性关节炎
E. 地中海贫血

12. 儿童时期常见的继发性免疫缺陷病的原发性疾病包括

A. 先天性心脏病
B. 营养紊乱
C. 感染
D. 严重外伤和手术
E. 免疫抑制剂

13. 可以采用丙种球蛋白静脉滴注的是

A. 全丙种球蛋白低下血症
B. X 连锁高 IgM 免疫缺陷
C. 选择性 IgG 免疫缺陷
D. Wiskot-Aldrich 综合征
E. 选择性 IgA 缺陷

14. 继发性免疫缺陷病的病因有

A. 过敏
B. 营养紊乱
C. 肿瘤
D. 感染
E. 免疫抑制剂

六 案例分析题

(1~3 题共用题干)

患儿，女，1 岁半。反复呼吸道感染和鹅口疮 2 个月，患肺炎 2 次。查体：发育较差，气促，唇周发绀，口腔黏膜鹅口疮，双肺满布细湿啰音。肝肋下 3cm，脾肋下 1cm。血清 IgG 1. 3g/L，IgM 0. 8g/L，IgA 0. 05g/L。

1. 该病例的诊断除肺炎外，还应该考虑

A. 毛细支气管炎
B. 先天性支气管畸形
C. 全身性念珠菌病
D. 继发性免疫缺陷病
E. 原发性免疫缺陷病

2. 为明确诊断，首选的实验室检查是

A. 呼吸道分泌物真菌学检查
B. 呼吸道分泌物测定呼吸道合胞病毒
C. 呼吸道分泌物细菌培养
D. 纤维支气管检查
E. 外周血淋巴细胞计数

3. 患儿呼吸急促加重，体温39℃，多次血常规白细胞（4~5）×10^9/L，中性粒细胞0.85~0.90，淋巴细胞0.10~0.15，首选检查是

A. 骨髓涂片分析　　B. 淋巴细胞亚群测定

C. 胸部CT　　D. 肺穿刺活检和培养

E. DNA分析

参考答案与解析

一、A1型题

1. C【解析】全部免疫活性细胞的来源都是骨髓多能干细胞。

2. C【解析】婴儿体内的母体IgG降至最低点的时间为出生后3个月。

3. B【解析】IgG分子量小，可通过胎盘，胎盘还可主动将母体IgG转运至胎儿。其他免疫球蛋白分子量大，不能通过胎盘。

4. B【解析】继发性免疫缺陷病（SID）是指由于出生后因不利的环境因素导致免疫系统暂时性功能障碍，一旦不利因素被纠正，免疫功能即可恢复正常。人的一生中，在某一特定的时期或环境下均可能发生一过性SID。继发性免疫缺陷病的发病率远高于原发性免疫缺陷病。

5. C【解析】抗体缺陷为主者占整个原发性免疫缺陷病的50%，T细胞缺陷为20%，联合免疫缺陷病（T细胞和B细胞均缺陷）为10%。由于T细胞功能异常，不能辅助B细胞分泌免疫球蛋白，故有80%的患儿存在不同程度免疫球蛋白/抗体缺陷。

6. E【解析】在抗原刺激下，B细胞被激活、增殖，产生抗体，此为特异性体液免疫应答。

7. E【解析】原发性免疫缺陷病的确诊有赖于分子诊断和特异的免疫功能试验，其他处理均应诊断后进行。

8. D【解析】小儿X连锁严重联合免疫缺陷病是由于IL-2、IL-4、IL-7、IL-9和IL-15共同拥有的受体γ链（γc）基因突变引起。酪氨酸激酶JAK3主要功能是传导γc的信号，JAK3缺陷导致的表型与XL-SCID相同。

9. D【解析】静脉注射丙种球蛋白的禁忌证：①IVIG过敏者。②IgA缺乏者：如选择性IgA缺陷症。

10. D【解析】慢性肉芽肿病是由于吞噬细胞还原型烟酰胺腺嘌呤二核苷磷酸（NADPH，又称还原型辅酶Ⅱ）氧化酶缺陷，不能有效产生具有杀菌活性的超氧化物阴离子及其代谢产物，如过氧化氢、氢氧根离子和次氯酸等，造成吞噬细胞不能杀灭过氧化氢酶阳性的细菌和真菌而引起的。

11. C【解析】X 连锁高 IgM 血症为联合免疫的缺陷。

12. E【解析】移植物抗宿主病（GVHD）是骨髓移植（BMT）后出现的多系统损害（皮肤、食管、胃肠、肝脏等）全身性疾病，是造成死亡的重要原因之一。移植物抗宿主病致病原因是供受体之间存在着免疫遗传学差异，移植骨髓中的免疫活性细胞（主要是 T 淋巴细胞）识别了受体的不同组织相容性抗原而增生分化，在受体内增生到一定程度后把受体的某些组织或器官作为靶目标进行免疫攻击产生损害。单倍体相同的亲代移植者，应去除骨髓细胞中的 T 细胞，以免发生移植物抗宿主病。

13. B【解析】原发性免疫缺陷病的临床表现由于病因不同而极为复杂，但其共同的表现却非常一致，即反复感染、易患肿瘤和自身免疫性疾病。

14. A【解析】免疫缺陷最常见的表现是感染，表现为反复、严重、持久的感染；不常见和致病力低下的细菌常为致病原。以呼吸道最常见，如复发性或慢性中耳炎、鼻窦炎、结合膜炎、支气管炎或肺炎。其次为胃肠道，如慢性腹泻和吸收不良、鹅口疮、牙周炎。感染虽然是原发性免疫缺陷病的最主要临床表现，但一些非免疫性因素也可能造成感染易感性，如呼吸道或泌尿道畸形或阻塞、入侵性导管等。在考虑原发性免疫缺陷病时，应排除这些因素。

15. D【解析】X 连锁无丙种球蛋白血症长期定期给予静脉注射用人血丙种球蛋白（IVIG）补充治疗。

16. E【解析】慢性肉芽肿病（CGD）为一种少见的原发性吞噬细胞功能缺陷病。四唑氮蓝试验可作为 CGD 的筛查实验，也可用作筛查女性 X 连锁 EGA 携带者。患者化学发光试验阴性，女性携带者仅产生中等量的化学发光物。此外，采用流式细胞仪通过超氧离子的产生以测定氧化酶的活性，可用于 CGD 的诊断。

17. E【解析】迟发型皮肤超敏试验代表 Th1 细胞功能。T 细胞不能有效杀伤肿瘤细胞可以笼统称为 T 细胞功能缺陷，包括免疫耐受、T 细胞无能和 T 细胞衰竭。

18. E【解析】我国各类原发性免疫缺陷病的确切发病率尚不清楚，其相对发病百分率大致为体液免疫缺陷 50%，细胞免疫缺陷 10%，联合免疫缺陷 30%，吞噬细胞功能缺陷 6%，补体缺陷 4%。C3 缺陷的感染型通常与抗体缺陷病症相似，补体的前端成分（C2、C4）缺陷大多有系统性红斑狼疮或膜性增殖性肾炎等表现，补体后端成分（C5、C6 和 C7）缺陷者对脑膜炎双球菌和淋球菌易感。原发性吞噬细胞缺陷以易患反复迁延的化脓性疾病为特征。

19. E【解析】输注含 IgA 的血浆、全血或 IVIG（含微量 IgA）可使患儿致敏，产生高浓度抗 IgA 抗体。当再次输注含 IgA 的血制品时，则可发生严重过敏反应。

二、A2 型题

1. A【解析】细胞免疫缺陷病：①胸腺发育不全（DiGeorge 综合征）。②伴核苷磷酸化酶（NP）缺乏的免疫缺陷。

2. C【解析】严重或反复感染可致体重下降，发育滞后现象，营养不良，轻、中度贫血和肝脾大。B细胞缺陷者的周围淋巴组织如扁桃体和淋巴结变小或缺如。X连锁淋巴组织增生症则出现全身淋巴结肿大，可存在皮肤疖肿、口腔炎、牙周炎和鹅口疮等感染证据。某些特殊综合征则有相应的体征，如胸腺发育不全、Wiskot-Aldrich综合征（WAS）等。反复不明原因的感染、起病很早的自身免疫性疾病和阳性家族史提示原发性免疫缺陷病的可能性，确诊该病必须有相应的实验室检查依据，明确免疫缺陷的性质。

3. E【解析】选择性IgA缺陷病是指血清IgA低于0.05g/L，而IgG和IgM含量正常，是免疫缺陷中最常见的类型。由于血清与外分泌IgA水平显著降低，易发生反复呼吸道感染。

4. E【解析】几乎所有的感染均可引起一过性免疫功能低下，以病毒性感染尤为突出。麻疹病毒、EB病毒、疱疹病毒、巨细胞病毒、呼吸道合胞病毒、流感病毒和腺病毒感染等均可致暂时性免疫功能低下，以T细胞受损为突出，部分亦可导致B细胞Ig合成暂时障碍。

5. C【解析】血清IgM＜100mg/L，为选择性IgM缺陷。

6. D【解析】参见A2型题第4题解析。

三、A3/A4型题

1. D【解析】患儿生后反复口腔鹅口疮，接种卡介苗（BCG）后导致严重的感染，外周血淋巴细胞减少，$CD3^+$、$CD4^+$、$CD8^+$细胞均减低，诊断为X连锁严重联合免疫缺陷病（XSCID）。

2. A【解析】XSCID的主要治疗措施是造血干细胞移植（HSCT），如果不进行HSCT，大部分患儿都会在出生后1年内因各种感染并发症而死亡。

3. B【解析】HSCT最好在发生严重感染前进行，因为成功率比较高，特别是在出生后3~4个月内进行同种（异体）的HSCT，其效果会更好。

四、B型题

1. E【解析】吞噬细胞功能缺陷病易感金黄色葡萄球菌。

2. A【解析】补体缺陷病易感奈瑟菌属。

3. D【解析】X连锁高IgM血症易感卡氏肺孢子菌。

4. D【解析】严重联合免疫缺陷病易感卡氏肺孢子菌。

5. D【解析】原发性抗体和细胞免疫联合缺陷病：SCID。

6. A【解析】原发性抗体缺陷病：Bruton病。

7. B【解析】原发性细胞免疫缺陷病：DiGeorge综合征。

8. E【解析】感染部位无脓液形成的是白细胞黏附分子缺陷症。

9. C【解析】扁桃体或淋巴结变小或缺如的是B淋巴细胞缺如。

10. B【解析】静脉注射丙种球蛋白治疗有效的是低IgG血症。

11. D【解析】禁止输入新鲜血液的是选择性 IgA 缺乏症。

12. A【解析】体内发育最迟的免疫球蛋白是 IgA。

13. E【解析】体内发育最快的免疫球蛋白是 IgM。

14. D【解析】吞噬细胞功能缺陷原发性免疫缺陷病的相对发生率为 18%。

15. C【解析】联合免疫缺陷原发性免疫缺陷病的相对发生率为 20%。

16. A【解析】单纯抗体缺陷原发性免疫缺陷病的相对发生率为 50%。

17. B【解析】细胞免疫缺陷病的相对发生率为 10%。

五、X 型题

1. ABCD【解析】人类免疫缺陷病毒的特点：①主要感染 $CD4^+$ 细胞。②可通过性行为传播。③可引起人类艾滋病。④可通过输血传播。感染 HIV 的孕妇可以通过胎盘，产程中及产后血性分泌物或喂奶等方式传播给婴儿。

2. ABCE【解析】免疫缺陷病的干细胞移植的表现：①同胞纯合子脐血干细胞移植可不必进行免疫抑制治疗。②脐血可作为免疫重建的干细胞重要来源。③可将外周血干细胞 $CD34^+$ 细胞分离，体外培养回输。④骨髓或脐血干细胞移植是目前根治 WAS 最有效的方法。

3. BCDE【解析】DiGeorge 综合征主要是胸腺发育不全，是细胞免疫缺陷病。

4. ABDE【解析】原发性免疫缺陷发病率低，但继发性免疫缺陷是儿科常见病。

5. ABCD【解析】1 型糖尿病、原发性血小板减少性紫癜、亚急性硬化性全脑炎、淋巴细胞性甲状腺炎都属于自身免疫性疾病。

6. ABCE【解析】X 连锁严重联合免疫缺陷（XSCID）是最多见的一种 SCID，占 SCID 的 50% 左右，是由编码 IL-2 受体 γ 链（IL2RG）的基因突变所引起。淋巴细胞表型为 $T^-B^+NK^-$。由于 IL2RG 还参与了 IL-4、IL-7、IL-9、IL-15 和 IL-21 受体的组成，因此该基因的突变也使这些细胞因子无法发挥作用。

7. ABCE【解析】X 连锁联合免疫缺陷病的临床表现为胸腺极小（<2g），外周淋巴结、扁桃体等缺如或发育极度不良。由于 B 细胞的成熟依赖于 T 细胞的辅助，因此尽管 B 细胞数目正常，但不能正常合成免疫球蛋白，致使 IgG、IgA 和 IgM 水平低下，甚至缺如。

8. CD【解析】细胞免疫缺陷的患儿不宜输注新鲜血制品，以防发生移植物抗宿主反应。必须输血时，应输注辐照血。

9. ABCE【解析】因为丙种球蛋白为血制品，可能导致患儿产生引起 IgA 抗体，引起严重过敏反应。

10. BD【解析】选择性 IgA 缺乏症的治疗：①对于严重感染者可选择使用适当的抗生素及无症状的选择性 IgA 缺陷患者的血浆。②严重腹泻者可采用初乳治疗以补充 SIgA。③选择性 IgA 缺陷病患者一般禁忌输注含有 IgA 的血制品（包括丙种球蛋白制剂），以防产生抗 IgA 抗体，从而发生过敏反应。

11. ABCD【解析】硬皮病、幼年特发性关节炎、皮肌炎和系统性红斑狼疮都属于自身免疫性疾病。

12. BCDE【解析】继发性免疫缺陷病原发病包括感染、免疫抑制剂治疗、营养不良、遗传性疾病、肿瘤、血液病、新生儿、外科手术及外伤等。

13. ABCD【解析】选择性IgA缺乏者多次输注含IgA血制品后，可产生抗IgA的IgG类抗体。当再次注射含IgA的制品时，有可能发生IgA抗IgA抗体免疫复合物，发生Ⅲ型变态反应引起的过敏性休克。

14. BCDE【解析】导致继发性免疫缺陷病的因素：①营养紊乱。②免疫抑制剂。③遗传性疾病。④肿瘤和血液病。⑤新生儿。⑥感染。⑦其他。

六、案例分析题

1. E【解析】患儿血清IgG $<2g/L$，IgA、IgM含量很低，但T细胞功能正常，考虑患儿可能为原发性免疫缺陷病。

2. E【解析】考虑诊断原发性免疫缺陷病，故应做外周血淋巴细胞计数，明确细胞免疫情况。

3. B【解析】明确细胞免疫情况。

第十八章　变态反应性疾病

过敏反应（症）

一　A1 型题

1. 食物过敏的易感年龄是
   A. 学龄前期　　B. 新生儿期
   C. 幼儿期　　D. 婴儿期
   E. 学龄期
2. 食物过敏的有效治疗手段是
   A. 严格避免致敏食物的接触　　B. 一般经典的免疫疗法
   C. 激素治疗　　D. 抗生素治疗
   E. 其他免疫抑制剂治疗
3. 食物过敏是
   A. 先天性代谢异常　　B. 肠道组织的过敏反应
   C. 食物蛋白引起的异常免疫反应　　D. 非免疫性炎症反应
   E. 对食物内含成分（如久置奶酪中含的酪胺）不耐受
4. 持续食物过敏存在日后发生(　　)的危险因素
   A. 过敏性疾病　　B. 消化道溃疡
   C. 胃-食管反流　　D. 消化不良
   E. 消化道肿瘤
5. 食物不耐受属于
   A. Ⅰ型和Ⅳ型变态反应　　B. 对食物发生异常的生理反应
   C. 特殊食物蛋白引起的异常免疫反应　　D. 食物消化不良
   E. 细菌毒素所致
6. 哮喘患儿血气中 $PaCO_2$ 下降说明
   A. 痰液部分阻塞　　B. 哮喘缓解
   C. 病情严重　　D. 哮喘发作初期
   E. 与哮喘无关
7. 支气管哮喘的发病机制是
   A. 单纯过敏因素　　B. 单纯平滑肌痉挛

C. 单纯遗传因素
D. 单纯环境因素
E. 慢性气道炎症

8. 诊断奇脉的标准为
A. 呼气时动脉舒张压较吸气前下降 10mmHg 或更多
B. 吸气时动脉舒张压较吸气前下降 10mmHg 或更多
C. 呼气时动脉收缩压较吸气前下降 10mmHg 或更多
D. 吸气时动脉收缩压较吸气前下降 10mmHg 或更多
E. 呼气时动脉平均压较吸气前下降 10mmHg 或更多

9. 哮喘重度发作时的血气变化为
A. pH↑，$PaCO_2$↓
B. pH↓，PO_2↓
C. pH↑，PO_2↓
D. PaO_2↓，$PaCO_2$↑
E. pH↓，BE↓

10. 哮喘持续状态合并混合性酸中毒时，首要处理方法是
A. 机械通气
B. 注射支气管舒张剂和皮质激素
C. 注射支气管舒张剂
D. 充分补液，补充丢失的水分
E. 补充碳酸氢钠

11. 沙丁胺醇治疗哮喘的主要药理作用为
A. 兴奋 β_2 受体
B. 兴奋 β 受体
C. 兴奋 α、β 受体
D. 兴奋 α 受体
E. 兴奋 β_1、β_2 受体

12. 下列对哮喘持续状态的处理哪一项是错误的
A. 支气管扩张剂
B. 补液纠正酸中毒
C. 糖皮质激素类静脉滴注
D. 脱敏疗法
E. 吸氧

13. 下列哪一种药物不属于支气管扩张剂
A. 沙丁胺醇
B. 喘乐宁
C. 异丙托溴铵
D. 苯妥英钠
E. 肾上腺皮质激素类

14. 迟发型皮肤超敏反应体现了(　　)功能
A. T 细胞功能
B. 抗体依赖性细胞毒性效应
C. 自然杀伤细胞功能
D. β 细胞功能
E. 中性粒细胞功能

15. 丘疹性荨麻疹的典型皮疹是
A. 红色纺锤形丘疹
B. 风团

C. 水疱或大疱　　D. 丘疱疹
E. 水肿性斑块

16. 药疹诊断的主要依据是
A. 药物激发试验　　B. 药物皮内试验
C. 淋巴细胞转化试验　　D. 病理活检
E. 用药史和临床表现

17. 有关湿疹的说法不正确的是
A. 环境变应原可加重病情　　B. 常迁延不愈
C. 经常清洗皮疹有助于缓解症状　　D. 合并感染时应积极抗感染治疗
E. 婴儿湿疹属异位性皮炎的婴儿期

18. 有关药疹不正确的是
A. 药疹的轻重与用约的剂量无关
B. 任何药物在一定条件下都可能引起药疹
C. 引起变态反应性药疹的药物可以是药物原形，但更多的是其代谢或降解产物
D. 某些中药和中药制剂也可引起药疹
E. 治疗的首要措施是应用糖皮质激素或抗组胺药

19. 急性荨麻疹伴有喉头水肿或过敏性休克时应立即
A. 肌内注射苯海拉明或氯苯那敏　　B. 静脉滴注地塞米松或氢化可的松
C. 皮下注射 0.1% 肾上腺素　　D. 静脉滴注钙剂或维生素 C
E. 给予第二代抗组胺药

20. 缓解支气管哮喘急性发作的首选治疗方法为
A. 吸入短 β_2 受体激动剂　　B. 吸入色甘酸钠
C. 静脉滴注抗生素　　D. 口服抗组胺药
E. 氨茶碱静脉注射

21. 以下哪项最能反映哮喘的本质
A. 气道高反应性　　B. 气道重塑
C. 气道慢性炎症　　D. 气道气流受限
E. 气道黏液栓形成

22. 哮喘的免疫学发病机制中，哪一类 T 细胞亚群活性增强
A. Th1　　B. Th2
C. Th3　　D. Tr
E. Th0

23. 目前认为哪一种吸入变应原与儿童哮喘最为相关
A. 多价花粉　　B. 灰尘

C. 真菌　　D. 动物皮毛

E. 尘螨

24. 婴幼儿哮喘与喘息性肺炎的根本区别为

A. 反复喘息发作　　B. 血细胞及分类正常

C. 可应用β受体激动剂　　D. 年龄小于3岁

E. 气道高反应性

二 A2型题

1. 患儿，男，5岁。晚饭后突然出现喘憋，大汗，烦躁不安，不能平卧。该患儿在幼年时曾2次患毛细支气管炎。查体：痛苦面容，呼气性呼吸困难，两肺闻及哮鸣音，体温正常。该患儿的临床诊断最大可能是

A. 支气管哮喘　　B. 大叶性肺炎

C. 气管异物　　D. 肺结核

E. 急性支气管炎

2. 患儿，男，12岁。近7周反复出现发作性咳嗽，尤其在夜间或清晨为著，痰少，运动后加重，无发热，一直使用头孢菌素和乙琥红霉素治疗，效果不明显，近日使用沙丁胺醇，却有较好疗效。此病该做哪种诊断

A. 支气管炎　　B. 呼吸道合胞病毒性肺炎

C. 儿童哮喘　　D. 呼吸道异物

E. 咳嗽变异性哮喘

3. 患儿，女，5岁。从1岁至今类似喘息发作4次，肺功能明显降低，舒张试验阳性，确诊为支气管哮喘。2天前因感冒诱发咳喘加重，使用口服和局部糖皮质激素和支气管舒张剂仍无缓解。查体：呼吸困难，大汗淋漓，不能平卧，面色青灰，三凹症，心音较低钝，双肺呼吸音降低，无哮鸣音。此时可能为

A. 哮喘持续状态　　B. 发生肺源性心脏病

C. 合并细菌性肺炎　　D. 使用β受体激动剂类药物过量

E. 水电解质失衡

4. 患儿，女，4岁。四肢屈侧皮肤反复发生红斑、丘疹及鳞屑，剧痒，局部皮肤增厚呈苔藓样变。患儿曾有婴儿湿疹病史，其母有过敏性鼻炎病史。诊断为

A. 接触性皮炎　　B. 急性湿疹

C. 异位性皮炎　　D. 过敏性皮炎

E. 婴儿湿疹

5. 几名小学生接触了某个房间堆放的装修原料后均立即出现手部瘙痒、红斑及丘疹，最可

能的诊断是

A. 急性湿疹
B. 刺激性接触性皮炎
C. 手部过敏性皮炎
D. 变态反应性接触性皮炎
E. 异位性皮炎儿童期

6. 患儿，男，4 岁。晚饭后突然出现喘憋，大汗，烦躁不安，不能平卧。该患儿在幼年时曾 2 次患毛细支气管炎。查体：痛苦面容，呼气性呼吸困难，两肺闻及哮鸣音，体温正常。下列治疗措施，哪一项应慎用或禁用

A. 10% 葡萄糖盐静脉滴注
B. 肾上腺皮质激素
C. 沙丁胺醇雾化吸入
D. 给予抗生素静脉滴注
E. 苯巴比妥镇静

7. 患儿，女，6 岁。晚饭后突然出现喘憋，大汗，烦躁不安，不能平卧。该患儿在幼年时曾 2 次患毛细支气管炎。查体：痛苦面容，呼气性呼吸困难，两肺闻及哮鸣音，体温正常。下列检查哪一项对诊断有帮助

A. 外周血嗜酸性粒细胞计数
B. 气管镜检查
C. 肺功能检查
D. 胸部正侧位片
E. 胸部 CT 检查

三 A3/A4 型题

（1~6 题共用题干）

患儿，男，4 岁。有鼻塞、流清鼻涕，偶有打喷嚏，伴耳闷、张嘴呼吸半年。鼻镜检查见：鼻黏膜苍白水肿，鼻道有较多的清水样分泌物。

1. 该患儿最可能的诊断是

A. 血管运动性鼻炎
B. 慢性肥厚性鼻炎
C. 慢性单纯性鼻炎
D. 腺样体肥大
E. 变应性鼻炎

2. 该患儿的发病机制主要是

A. Ⅰ型变态反应
B. Ⅱ型变态反应
C. Ⅲ型变态反应
D. Ⅳ型变态反应
E. Ⅰ型、Ⅳ型变态反应

3. 此病的首选治疗措施是

A. 免疫疗法
B. 激光
C. 筛前神经切断或电灼术
D. 局部用减充剂
E. 鼻腔局部用类固醇药物

4. 该患儿的药物治疗主要是

A. 糖皮质激素
B. 抗组胺药
C. 肥大细胞膜稳定剂
D. 减充血药
E. 以上都是

5. 如要与嗜酸性粒细胞增多症性鼻炎鉴别尚需做

A. 鼻分泌物涂片查嗜酸性粒细胞
B. 颈侧位片
C. 血清或分泌物特异性 IgE 检测
D. 鼻内镜检查
E. 皮肤变应原试验

6. 该患儿不会出现哪种并发症

A. 鼻窦炎
B. 分泌性中耳炎
C. 支气管哮喘
D. 鼻息肉
E. 急性喉炎

（7~10 题共用题干）

患儿，男，4 岁。持续咳嗽 2 个月，干咳少痰，常在夜间和/或清晨发作，运动或遇冷空气后咳嗽加重，临床上无感染征象，较长时间用过多种抗生素治疗无效，支气管扩张剂诊断性治疗咳嗽明显缓解。查体：体温正常，咽无充血，呼吸音稍粗，无哮鸣音。X 线胸片显示未见异常改变。外周血白细胞 6.7×10^9/L，中性粒细胞 0.63，淋巴细胞 0.37。

7. 此时临床诊断可能为

A. 慢性支气管炎
B. 支气管异物
C. 咳嗽变异型哮喘
D. 间质性肺炎
E. 百日咳

8. 对该例患儿确诊最有价值的检查为

A. 胸部 X 线检查
B. 基础肺功能检查
C. 肺功能舒张试验
D. 血清 IgE 测定
E. 肺功能激发试验

9. 进一步治疗措施

A. 静脉滴注利巴韦林 + 镇咳治疗
B. 静脉滴注抗生素 + 镇咳治疗
C. 口服糖皮质激素 + 镇咳治疗
D. 静脉滴注糖皮质激素 + 镇咳治疗
E. 吸入糖皮质激素 + β_2受体激动剂

10. 该患儿经控制治疗症状缓解后，最合适的长期防治方案是

A. 口服抗生素 + 镇咳药
B. 吸入溴化异丙托品 + 镇咳治疗
C. 口服糖皮质激素 + 镇咳治疗
D. 口服抗组胺类药 + 镇咳治疗
E. 规则吸入糖皮质激素

（11~12 题共用题干）

患儿，女，6 个月。咳嗽、流涕伴发热 3 天，1 天前热退，咳嗽加重，出现喘息，呈阵发性发作。查体：面部湿疹，呼吸急促 60 次/分，满肺哮鸣音，余无异常。以往无类似发作，其父患严重支气管哮喘。外周血 WBC 5×10^9/L，N 0.50，L 0.50，胸部 X 线片呈间质性改变伴肺气肿。

11. 该患儿可能的诊断是
    A. 支气管哮喘　　B. 毛细支气管炎
    C. 异物吸入　　D. 间质性肺炎
    E. 喘息性支气管炎
12. 经对症治疗，患儿的症状逐渐缓解，肺部哮鸣音和湿啰音消失。9 个月时再次喘息发作，肺部哮鸣音，胸部 X 线片称间质性改变。此时的诊断应为
    A. 支气管哮喘　　B. 毛细支气管炎
    C. 异物吸入　　D. 间质性肺炎
    E. 病毒相关性喘息

（13~14 题共用题干）

患儿，女，2 岁。母亲有严重的哮喘史，患儿幼时花粉过敏，反复发作喘息 4 次以上，又突然发作喘息，查两肺满布哮鸣音，皮下注射肾上腺素后，哮鸣音明显减少。

13. 患儿哮喘诊断的评分是
    A. 12 分　　B. 10 分
    C. 8 分　　D. 6 分
    E. 4 分
14. 患儿如呈哮喘持续状态，有效的紧急处理是
    A. 气管切开　　B. 氢化可的松注射
    C. 毛花苷 C 注射　　D. 甘露醇注射
    E. 平卧位吸氧

四 B 型题

（1~3 题共用备选答案）

A. 选择性兴奋 β_1 肾上腺素受体　　B. 选择性兴奋组胺 H_1 受体
C. 选择性拮抗白三烯受体　　D. 选择性兴奋 β_2 肾上腺素受体
E. 选择性拮抗 M 胆碱能受体

1. 溴化异丙托品扩张支气管平滑肌作用靶点为
2. 吸入沙丁胺醇气雾剂或雾化溶液疗效的机制是

3. 孟鲁斯特钠防治哮喘产生疗效的机制是

（4~6 题共用备选答案）

A. 反复发作呼气性呼吸困难，可自行缓解或治疗后缓解

B. 高热、咳嗽

C. 午后低热、乏力、盗汗、食欲缺乏、消瘦

D. 咳大量脓痰或反复咯血

E. 咳嗽、胸痛

4. 结核中毒症状是

5. 支气管哮喘的特征性临床表现是

6. 支气管扩张最主要的表现是

（7~8 题共用备选答案）

A. Ⅰ型变态反应

B. Ⅱ型变态反应

C. Ⅲ型变态反应

D. Ⅳ型变态反应

E. 以上均是

7. 参与药疹发病的免疫学机制为

8. 荨麻疹发病的主要免疫学机制为

五 X 型题

1. 过敏症的常见食物类病因有

A. 花生

B. 蛋清

C. 蜂毒

D. 牛奶

E. 青霉素

F. 阿司匹林

2. 患儿有高度过敏表现时，应先做 1 个结核菌素单位 PPD 试验，以防局部过度反应和可能的病灶反应，下列哪项属于高敏表现

A. 反复出现结节性红斑

B. 反复疱疹性结膜炎

C. 一过性多发性过敏性关节炎

D. 瘰疬样面容

E. 高热

3. 药物过敏反应不属于

A. 变态反应

B. 肠道对药物不耐受

C. 原发性代谢异常

D. 非免疫反应

E. 肠道对药物易感性增高

4. 关于血清病，下列说法错误的是
   A. 血清病是指使用动物血清制剂后所引起的一种免疫复合物性疾病
   B. 血清病多在注射异种血清或球蛋白后 1 天内发生
   C. 血清病临床上主要表现为发热、荨麻疹、血管神经性水肿等
   D. 血清病患儿绝大多数都会出现喉头水肿症状
   E. 血清病患儿通常可有白细胞总数中等度减少
   F. 血清病最严重的并发症是肾小球炎
5. 以下哪些属于吉兰–巴雷综合征的主要症状
   A. 脑神经麻痹　　B. 运动障碍
   C. 四肢感觉障碍　　D. 心率减慢
   E. 尿潴留
6. 常年性过敏性鼻炎的致敏物主要有
   A. 屋内尘土　　B. 螨、真菌
   C. 动物脱屑　　D. 蒿类植物
   E. 禽毛
7. 治疗变应性鼻炎的主要药物有
   A. 糖皮质激素　　B. 麻黄素
   C. 西替利嗪　　D. 肾上腺素
   E. 色甘酸钠　　F. 苯海拉明
8. 有关遗传性血管性水肿说法正确的是
   A. 常同时伴发荨麻疹
   B. 可出现吞咽、呼吸困难或腹痛
   C. 创伤是常见的诱发因素
   D. 为真皮浅层小血管扩张、通透性增加，血浆进入皮下疏松组织所致
   E. 血清 C1、INH 水平均升高
9. 有关急性湿疹说法不正确的是
   A. 皮疹分布局限　　B. 皮疹形态单一
   C. 痊愈较慢　　D. 糜烂渗出时用溶液湿敷
   E. 致病因素不易查清
10. 关于异位性皮炎说法正确的是
   A. 不同年龄阶段表现均相似　　B. 又称为遗传过敏性湿疹
   C. 出生后即开始发病　　D. 常伴有哮喘或过敏性鼻炎
   E. 儿童期皮疹常局限于肘、腘窝

11. 有关结节性红斑说法正确的是
A. 半数以上患儿无法找到明确的致病原因
B. 男性发病率为女性的3~5倍
C. 前期链球菌感染是常见诱因
D. 皮疹对称分布于双臂内侧
E. 皮疹消退后局部可发生溃疡

12. 有关变态反应性接触性皮炎说法正确的是
A. 属速发型变态反应
B. 没有潜伏期
C. 接触者仅少数人发病
D. 接触致敏物多属半抗原
E. 外用药物可引起接触致敏反应

13. 以下哪些是咳嗽变异性哮喘的主要特点
A. 咳嗽反复发作超过1周，夜间症状明显
B. 气道反应试验呈阴性
C. 家族一般无过敏史
D. 儿童多见
E. 支气管舒张剂有效

14. 小儿危重哮喘的表现主要有
A. 呼吸音降低，哮鸣音减少
B. 意识改变或昏迷
C. 脉搏减慢
D. 混合性酸中毒
E. 咳嗽减少

15. 哮喘患儿肺功能的特点有
A. 呼气峰流速值上升
B. 第1秒呼气量下降
C. 肺活量降低不明显
D. 功能残气量降低
E. 肺泡弥散功能不受影响

16. 咳嗽变异型哮喘的诊断标准是
A. 咳嗽持续≥1周
B. 常在夜间和/或清晨发作，常咳脓痰
C. 临床上无感染征象，经较长时间抗生素治疗无效
D. 有个人或家族过敏史
E. 支气管扩张剂诊断性治疗咳嗽明显缓解

17. 关于支气管哮喘描述正确的是
A. 与遗传有关
B. 反复发作呼气性呼吸困难
C. 发作时需治疗，不发作时不需治疗

D. 气管低反应性
E. 可自行或治疗后缓解

18. 婴幼儿哮喘的诊断依据为
A. 一定伴有发热
B. 肺部出现哮鸣音
C. 喘息症状突然发作
D. 喘息发作 <3 次
E. 一、二级亲属中有哮喘病史

19. 3 岁以上儿童哮喘诊断证据中正确的是
A. 喘息呈反复发作
B. 发作时肺部出现哮鸣音
C. 肾上腺素皮下注射没有明显疗效
D. 沙丁胺醇气雾剂没有明显疗效
E. 抗生素治疗有明显疗效

六 案例分析题

（1~3 题共用题干）

患儿，男，4 岁。因咳嗽、喘息 2 天，加重半天就诊。查体：体温正常，呼气性呼吸困难，口唇微绀，两肺广泛哮鸣音，心率 160 次/分。既往有喘息发作史 5 次，有过敏史，患儿母亲有哮喘史。

1. 应立即采取哪项措施
A. 吸氧
B. 静脉输液
C. 血气分析
D. 血电解质
E. β_2受体激动剂雾化吸入
F. 吸痰

2. 患儿血电解质正常，血气分析示轻度低氧血症，经上述处理后喘息好转，但在治疗中患儿突然再次出现呼吸困难，考虑诊断
A. 气胸
B. 纵隔气肿
C. 脓胸
D. 肺不张
E. 肺大疱
F. 肺气肿

3. 若急诊 X 线胸片提示左侧气胸，应立即采取哪些措施
A. 气管插管，人工机械通气
B. 胸腔穿刺排气
C. β_2受体激动剂雾化吸入
D. 加强抗感染
E. 闭式引流
F. 吸痰

（4~8 题共用题干）

患儿，女，3 岁。因反复咳嗽、喘息 5 个月入院。患儿间断出现咳嗽、喘息，夜间重，有时低热。查体：双肺听诊可闻及哮鸣音及粗、细湿啰音。血常规：WBC 7×10^9/L，N 0.48，L 0.5。

4. 该患儿需考虑的诊断是

A. 毛细支气管炎　　B. 支气管异物

C. 先天性气道发育异常　　D. 婴儿哮喘

E. 慢性支气管炎　　F. 肺结核

5. 为了明确诊断可选择的检查有

A. 胸部X线　　B. PPD试验

C. 纤维支气管镜检查　　D. 肺功能测定

E. 下呼吸道分泌物普通培养　　F. 皮肤点刺试验

6. X线胸片检查提示双肺纹理粗乱。纤维支气管镜检查除外异物及发育不良。该患儿最可能的诊断是

A. 婴儿哮喘　　B. 支气管异物

C. 先天性气道发育异常　　D. 毛细支气管炎

E. 慢性支气管炎　　F. 肺结核

7. 该例最佳治疗方案为

A. 吸入糖皮质激素　　B. 口服糖皮质激素

C. 长期使用抗生素　　D. 抗结核药物治疗

E. 应用白三烯受体拮抗剂　　F. 卧床休息

8. 若此患儿突发哭闹烦躁，呼吸困难加重、发绀，心率增快。为明确诊断，需做的检查是

A. X线胸片　　B. 胸部CT

C. 腰穿　　D. 肺功能测定

E. 下呼吸道分泌物培养　　F. 皮肤点刺试验

（9~12题共用题干）

患儿，男，6岁。反复咳嗽和喘息发作6个月，夜间为甚。查体：肺内哮鸣音和粗湿啰音，余无异常发现。胸部X线片提示肺纹理增多，外周血WBC $7\times10^9/L$，N 0.50，L 0.38，E 0.12。

9. 该患儿最可能的诊断是

A. 免疫功能低下　　B. 肺型肺吸虫病

C. 支气管哮喘　　D. 支气管异物

E. 慢性支气管炎　　F. 支气管肺炎

10. 为了明确诊断，应选用

A. 免疫功能过筛试验　　B. 肺吸虫抗原皮试

C. 纤维支气管镜活组织检查　　D. 支气管舒张试验

E. 下呼吸道分泌物培养　　F. 抗生素实验性治疗

11. 有以下哪些指标可诊断为支气管哮喘
   A. PEF 变异率 > 15%
   B. PEF 变异率 > 20%
   C. PEF 变异率 > 25%
   D. 支气管舒张试验时，FEV_1上升≥15%
   E. 支气管舒张试验时，FEV_1上升≥20%
   F. 支气管舒张试验时，FEV_1上升≥30%
12. 该患儿的最佳治疗方案是
   A. 静脉滴注丙种球蛋白　　B. 口服糖皮质激素
   C. 静脉滴注糖皮质激素　　D. 长期使用 β 受体激动剂
   E. 发作时使用白三烯受体拮抗剂　　F. 呼吸道吸入糖皮质激素

（13~16 题共用题干）

患儿，男，6 岁。反复咳嗽和喘息发作 1 个多月，夜间为甚。查体：肺内哮鸣音和粗湿啰音，余无异常发现。胸部 X 线片示肺纹理增多，外周血 WBC 7×10^9/L，N 0.50，L 0.38，E 0.12。

13. 该患儿最可能的诊断是
   A. 免疫功能低下　　B. 支气管哮喘
   C. 肺含铁血黄素沉着症　　D. 肺型肺吸虫病
   E. 慢性支气管炎
14. 为了明确诊断，应选用
   A. 肺功能测定　　B. 肺吸虫抗原皮试
   C. 纤维支气管镜活组织检查　　D. 免疫功能过筛试验
   E. 下呼吸道分泌物培养
15. 该患儿的最佳治疗方案是
   A. 长期规则吸入糖皮质激素联合 β_2受体激动剂
   B. 口服糖皮质激素
   C. 静脉滴注糖皮质激素
   D. 长期使用 β_2受体激动剂
   E. 发作时使用白三烯受体拮抗剂
16. 该患儿会出现下列哪些病理生理特征
   A. 气道慢性炎症　　B. 高氯性代谢性酸中毒
   C. 气道高反应性　　D. 周围血管阻力明显增加
   E. 可逆性的气流受限

参考答案与解析

一、A1型题

1. D【解析】婴儿期是食物过敏的易感年龄。

2. A【解析】一般经典的免疫疗法（脱敏）在食物过敏中运用较少，严格避免致敏食物的接触是目前有效的治疗手段。

3. C【解析】食物过敏是食物蛋白引起的异常免疫反应。

4. A【解析】持续食物过敏存在日后发生过敏性疾病的危险因素。

5. B【解析】食物不耐受属于对食物发生异常的生理反应。

6. D【解析】哮喘患儿血气中 $PaCO_2$ 下降说明在哮喘发作初期。

7. E【解析】支气管哮喘具体发病机制不明，目前认为是由多种因素引起的慢性气道炎症。

8. D【解析】诊断奇脉的标准：吸气时动脉收缩压较吸气前下降10mmHg或更多。

9. D【解析】重度哮喘发作时，通气严重不足，出现氧分压下降，二氧化碳潴留。

10. B【解析】哮喘持续状态合并混合性酸中毒时，首要处理方法是注射支气管舒张剂和皮质激素。

11. A【解析】沙丁胺醇为 $β_2$ 受体激动剂，可舒张气道平滑肌，增加纤毛清除功能，调节肥大细胞、嗜碱性粒细胞介质的释放。

12. D【解析】哮喘持续状态中情况需要紧急处理，哮喘持续状态，患者往往会有明显的气喘、呼吸困难严重缺氧，应首先应用气管扩张剂缓解症状。另外，一定要重视吸氧，如果同时合并有感染，可以用喹诺酮类或者大环内酯类的抗生素。也要纠正患者的脱水状态，哮喘持续状态患者由于存在摄水量不足，以及过度的呼出液体，有可能会脱水，还要纠正酸碱平衡紊乱及电解质紊乱。

13. D【解析】苯妥英钠对大脑皮层运动区有高度选择性抑制作用，一般认为是通过稳定脑细胞膜的功能及增加脑内抑制性神经递质5-羟色胺（5-HT）和γ-氨基丁酸（GABA）的作用，来防止异常放电的传播而具有抗癫痫的作用。

14. A【解析】迟发型皮肤超敏反应体现了T细胞功能。

15. A【解析】丘疹性荨麻疹的典型皮肤损伤为绿豆至花生米大小、略带纺锤形的红色风团损害，顶端中央常出现小水疱。

16. E【解析】药疹的诊断主要是根据用药史和临床表现，除固定型药疹具有特征性表现外，多数药疹不易与其他原因引起的相同症状相区别。

17. C【解析】湿疹患者可以使用淡盐水清洗患处，能够起到缓解瘙痒的作用，最好不要用手抓挠患处皮肤，不宜使用刺激性的肥皂清洁皮肤，患者可以用金银花水清洗皮肤，能够起到消炎杀菌的作用，并且具有清热解毒的功效，有助于皮肤湿疹的治疗。

18. E【解析】治疗药疹时首先停用可疑药物，加速药物排泄。轻者可用抗组胺药物治疗，重者可以加用糖皮质激素。

19. C【解析】大多数急性荨麻疹有自限过程，仅需给予抗组胺类药物就能够得以控制。有喉血管神经性水肿患儿应立即皮下注射 1∶1000 肾上腺素 0.3~0.5ml，同时静脉用糖皮质激素，如出现严重的喉梗阻，应进行气管切开。

20. A【解析】β_2受体激动剂是目前临床应用最广泛的支气管舒张剂，包括吸入法与口服法。吸入治疗是首选的药物治疗方法。

21. C【解析】气道慢性炎症被认为是哮喘的本质。自 19 世纪 90 年代以来，通过大量临床病理研究发现，无论病程长短、病情轻重，哮喘患者均存在气道慢性炎症。

22. B【解析】研究表明哮喘的免疫学发病机制为：Ⅰ型树突状细胞（DC1）成熟障碍，分泌白细胞介素（IL）-12 不足，使辅助性 T 细胞（Th）0 不能向 Th_1细胞分化；在 IL-4 诱导下 DC2 促进 Th0 细胞向 Th2 发育，导致 Th1（分泌 IFN-γ 减少）/Th2（分泌 IL-4 增高）细胞功能失衡。Th2 细胞促进 B 细胞产生大量 IgE（包括抗原特异性 IgE）和分泌炎症性细胞因子（包括黏附分子）刺激其他细胞（如上皮细胞、内皮细胞、嗜碱性粒细胞、肥大细胞和嗜酸性粒细胞等）产生一系列炎症介质（如白三烯、内皮素、前列腺素和血栓素 A_2 等），最终诱发速发型（IgE 增高）变态反应和慢性气道炎症。

23. E【解析】目前认为尘螨的吸入变应原与儿童哮喘最为相关。

24. E【解析】婴幼儿哮喘与喘息性肺炎是临床需鉴别的常见疾病。两者均可引起呼吸系统症状和喘息，但肺炎发病与感染关系密切，而哮喘患者本身体内存在过敏倾向，呼吸道表现为气道高反应性，导致临床喘息反复发作。

二、A2 型题

1. A【解析】支气管哮喘主要症状是喘息，起病可呈急性或逐渐进展，年长儿起病较急且多在夜间。开始干咳、喘息，严重者可有烦躁、气促、呼吸窘迫、发绀、冷汗淋漓、端坐样呼吸、心动过速、奇脉等，发作持续数小时到 1 天。

2. E【解析】长期反复咳嗽，抗生素治疗无效者，特别是有过敏病史者，要考虑咳嗽变异性哮喘的可能。

3. A【解析】哮喘危重状态（哮喘持续状态）表现：哮喘急性发作，出现咳嗽、喘息、呼吸困难、大汗淋漓和烦躁不安，甚至表现出端坐呼吸、语言不连贯、严重发绀、意识障碍及心肺功能不全的征象。

4. C【解析】异位性皮炎的症状，在不同年龄阶段具有不同表现。婴儿期，主要是开始在面颊部出现红斑，继续发展可以出现丘疹、丘疱疹，较严重时可以出现糜烂、渗出及结痂。发生部位主要在脸部酒窝、腘窝出现浸润性的淡红斑，微有脱屑。少数患儿，病情可能会延续到成人期，皮疹主要局限于腘窝、肘窝及眼周和上眼睑，出现苔藓样变的丘疹斑块和鳞屑。

5. B【解析】接触性皮炎是出于皮肤或黏膜直接接触了某些物质后，在接触部位所发生的急性炎症反应。发病既可以是外来物质对皮肤或黏膜的直接损害，也可由Ⅳ型变态反应介导。

6. E【解析】结合病史，考虑支气管哮喘。苯巴比妥禁用于对本品过敏、严重肝肾功能不合、支气管哮喘、呼吸抑制及卟啉病患者。

7. A【解析】结合病史，考虑支气管哮喘，与过敏有关，故选A。

三、**A3/A4 型题**

1. E【解析】变应性鼻炎的诊断：①常年或某一季节发生阵发性喷嚏，鼻痒，水样黏液性鼻溢，鼻阻，流泪，头昏眩等。②症状突然发生，反复发作，持续时间不等。③常有家族史或既往史。④特异性皮肤试验阳性。⑤血液和鼻分泌物 IgE 增高或变应原鼻激发试验阳性。

2. A【解析】变应性鼻炎发病机制是变应性鼻炎属Ⅰ型变态反应。

3. E【解析】变应性鼻炎的治疗首选非特异性治疗：抗组胺药 H_1 -受体拮抗剂，如西替利嗪。激素类药，如地塞米松。局部滴药，如 0.5% 的麻黄素、2% 的色甘酸钠、盐酸左卡巴斯汀鼻喷雾剂、丙酸氟替卡松鼻喷雾剂等。

4. E【解析】变应性鼻炎的治疗：①非特异性治疗：抗组胺药 H_1^- 受体拮抗剂，如西替利嗪。激素类药，如地塞米松。局部滴药，如 0.5% 的麻黄素、2% 的色甘酸钠、盐酸左卡巴斯汀鼻喷雾剂、丙酸氟替卡松鼻喷雾剂等。②特异性脱敏治疗：针对皮肤试验阳性反应，采用逐渐增多的脱敏治疗。③激光治疗：YAG 激光凝固术。④中医中药治疗：如辛芩颗粒冲剂。

5. C【解析】变应原检测：至少 1 种变应原 SPT 和/或血清特异性 IgE 阳性。

6. E【解析】关于变应性鼻炎的并发症，主要有变应性鼻窦炎，包括变应性真菌性鼻窦炎、支气管哮喘和分泌性中耳炎等。变应性鼻炎及支气管哮喘两者常同时存在，前者先于后者发生，是哮喘的一个危险因素。

7. C【解析】咳嗽变异型哮喘临床常常表现为持续或反复咳嗽大于 1 个月，干咳少痰，常在夜间和/或清晨发作，运动或遇冷空气后咳嗽加重，临床上无感染征象，较长时间用过多种抗生素治疗无效，支气管扩张剂诊断性治疗咳嗽明显缓解。咳嗽变异型哮喘肺功能可以正常，因此，根据其气道高反应性的基本特征，可以采用药物激发试验辅助临床诊断与病情严重度评估。咳嗽变异型哮喘一旦确诊，应该按照哮喘规范防治，选择规则吸入糖皮质激素长期防治。

8. E【解析】目前咳嗽变异性哮喘确诊需要做肺功能激发试验。肺功能激发试验阳性，即可确定有气道高反应性。

9. E【解析】临床上治疗支气管哮喘推荐使用吸入性糖皮质激素与 β_2受体激动剂的联合制剂，如沙美特罗替卡松气雾剂、布地奈德福莫特罗粉吸入剂等，配合白三烯受体调节剂，并对症止咳平喘等治疗。

10. E【解析】参见 A3/A4 型题第 7 题解析。

11. B【解析】毛细支气管炎，发生于 2 岁以下小儿，多数在 6 个月以内，具有典型喘憋及喘鸣音，且外周血象提示病毒感染，胸部 X 线可伴不同程度肺气肿。

12. D【解析】患儿为 9 月龄，此次喘息肺部哮鸣音伴肺部间质性改变，故考虑间质性肺炎。

13. C【解析】①该患儿评分：母亲哮喘史，1 分；幼时花粉过敏，1 分；反复发作喘息 >3 次，3 分；突然发作喘息，1 分；两肺布满哮鸣音，2 分；皮下注射肾上腺素后，哮鸣音明显减少，2 分；共计 10 分。②婴幼儿哮喘诊断标准（计分法）：凡年龄 <3 岁，喘息反复发作者，可按：a. 喘息发作≥3 次（3 分）；b. 肺部出现哮鸣音（2 分）；c. 喘息症状突然发作（1 分）；d. 其他特异性病史（1 分）；e. 一、二级亲属中有哮喘（1 分）。③评分原则：a. 总分 >5 分，诊断为婴幼儿哮喘；b. 喘息发作只有 2 次，或总分 <4 分者初步诊断为喘息性支气管炎。

14. B【解析】肾上腺皮质功能减退及垂体前叶功能减退危象、过敏反应、哮喘持续状态、休克，每次醇型氢化可的松 100mg 静脉注射，或氢化可的松琥珀酸钠 135mg 静脉滴注。

四、B 型题

1. E【解析】研究证明支气管哮喘存在 β_2肾上腺素受体功能低下、M 胆碱能受体功能亢进、白三烯增多，选择性拮抗或兴奋相应受体以产生扩张支气管平滑肌的作用。溴化异丙托品具有阻断胆碱能 M 受体对痉挛的气道有较强的松弛作用。

2. D【解析】沙丁胺醇气雾剂或雾化溶液是一种 β_2 受体激动剂，作用于支气管平滑肌，使支气管平滑肌发生松弛，缓解支气管痉挛。

3. C【解析】孟鲁斯特钠属于选择性白三烯受体拮抗剂。

4. C【解析】慢性结核中毒症状，如消瘦、乏力、食欲缺乏、贫血、盗汗、不规则低热。

5. A【解析】支气管哮喘的特征性临床表现是发作性的以呼气为主的呼吸困难且伴哮鸣音，可自行缓解或治疗后缓解。咳嗽、胸痛可见于肺炎。

6. D【解析】咳大量脓痰或反复咯血见于支气管扩张。高热、咳嗽可见于肺炎。

7. E【解析】Ⅰ型变态反应即速发型，是临床最常见的一种由 IgE 介导，肥大细胞和嗜碱性粒细胞等效应细胞以释放生物活性介质的方式参与反应。Ⅱ型变态反应即细胞毒型，抗体首先同细胞本身抗原成分或吸附于膜表面成分相结合，然后通过 4 种不同的途径杀伤靶细胞。Ⅲ型变态反应即免疫复合物型，游离抗原与相应抗体结合形成免疫复合物，若 IC 不能被及时清除，即可在局部沉积。Ⅳ型是由特异性致敏效应T细胞介导的。以上均为参与药疹发病的免疫学机制。

8. D【解析】常见Ⅳ型变态反应有接触性皮炎，移植排斥反应，多种细菌、病毒（如结核杆菌、麻疹病毒）感染过程中出现的Ⅳ型变态反应等。

五、X 型题

1. ABD【解析】过敏症又称过敏性休克，属于儿科急诊。多由 IgE 介导的免疫反应引起。常见的病因有食物如花生、蛋清、牛奶，药物如青霉素、阿司匹林、蜂毒等。

2. ABCD【解析】高热不属于典型过敏反应。

3. BCDE【解析】一般来说，变态反应就是过敏反应，变态反应疾病简称变态性疾病，就是过敏性疾病。

4. BDEF【解析】血清病是指使用动物血清制剂后所引起的一种免疫复合物性疾病。血清病多在注射异种血清或球蛋白后 1~3 周内发生。临床上主要表现为发热、多种形态的皮疹（荨麻疹、血管神经性水肿等）、关节肿痛、淋巴结肿大等，极少数患儿可有喉头水肿表现。通常可有白细胞总数中等度增多，但嗜酸性粒细胞增多少见。血清总补体与 C3 均可下降。少数并发多发性神经炎、肾小球炎、心肌炎等，血清病最严累的并发症是吉兰-巴雷综合征和外周神经炎。

5. ACE【解析】脑神经麻痹、尿潴留和四肢感觉障碍都属于吉兰-巴雷综合征的主要症状。

6. ABCE【解析】变应性鼻炎俗称过敏性鼻炎，可分为常年性和季节性两类。常年性过敏性鼻炎的致敏物多为屋内尘土、螨霉菌、动物脱屑、禽毛等，季节性变态反应性鼻炎的致敏原多为花粉、蒿类植物，故又称花粉病。

7. BCE【解析】参见 A3/A4 型题第 3 题解析。

8. ACD【解析】遗传性血管性水肿的表现：①常同时伴发荨麻疹。②创伤是常见的诱发因素。③为真皮浅层小血管扩张、通透性增加，血浆进入皮下疏松组织所致。

9. AB【解析】急性湿疹皮疹呈向心性分布，躯干最多，其次为头面部及四肢近端，数目由数个至数千个不等，以皮肤分批出现斑疹、丘疹、疱疹、结痂为其特征。

10. BDE【解析】婴儿期异位性皮炎一般发病时间在出生后 1~6 个月期间，主要表现为皮肤上有红斑、丘疹、斑丘疹、渗出、结痂，也可变现为淡红斑、丘疹、常常是缓解与发作交替发作。皮肤损害部位多在肘窝、腘窝、手腕屈侧。青少年及成人期的异位性皮炎一般表现为皮肤干燥、瘙痒严重，皮肤损伤部位主要在头颈部、眼睑部皮损严重，而且有时会伴有幼年性白内障、鱼鳞病、眶周黑晕、干皮症、掌纹征、毛周角化、唇炎、比较容易伴有细菌、病毒及真菌感染。

11. AC【解析】结节性红斑是一种主要累及皮下脂肪组织的急性炎症性疾病。链球菌和结核感染是儿童结节性红斑的重要原因。但也可以是全身性疾病在皮肤的表现，如系统性红斑狼疮、溃疡性结肠炎、白血病等。

12. CDE【解析】参见 A2 型题第 5 题解析。

13. AE【解析】咳嗽变异性哮喘的主要特点是支气管舒张剂有效和咳嗽反复发作超过 1 周，夜间症状明显。

14. ABD【解析】小儿危重哮喘的表现主要有呼吸音降低，哮鸣音减少；混合性酸中毒和意识改变或昏迷。

15. BE【解析】哮喘患儿表现气道炎症阻塞症状，为阻塞性通气功能障碍，可引起肺活量下降，严重者通气量明显减少称“闭锁肺”。

16. CDE【解析】参见 A3/A4 型题第 7 题解析。

17. ABE【解析】哮喘治疗应坚持长期、持续、规范、个体化原则。

18. BCE【解析】婴幼儿哮喘的诊断依据：凡年龄 <3 岁，哮喘反复发作者，可按记分法进行小儿哮喘诊断。记分方法为：喘息反复发作≥3 次，3 分；肺部出现哮鸣音，2 分；喘息症状突然发作，1 分；有其他特异性病史，1 分；一、二级亲属中有哮喘病史，1 分。评分标准为：总分≥5 分者诊断小儿哮喘；哮喘发作 2 次，或总分≤4 分者初步诊断小儿哮喘（喘息性支气管炎）。

19. AB【解析】儿童哮喘诊断证据：年龄≥3 岁，喘息呈反复发作者（或可追溯与某种变应原或刺激因素有关），发作时肺部有哮鸣音者。

六、案例分析题

1. ABCDEF【解析】结合病史及体征考虑诊断为哮喘急性发作而评估有无内环境紊乱；对症治疗。

2. ABD【解析】患儿突发烦躁、呼吸困难加重，发绀，考虑合并气胸可能。纵隔气肿患者可有胸闷、气急和烦躁。有时出现突发胸骨后疼痛，向双肩和双臂放射。纵隔气肿严重时，患者头面、颈部和胸部皮下充气，极度肿胀。发病较急的一侧大叶肺不张，可有胸闷、气急、呼吸困难、干咳等。当合并感染时，可引起患侧胸痛，突发呼吸困难和发绀、咳嗽、喘鸣、咯血、脓痰、畏寒和发热、心动过速、体温升高、血压下降，有时出现休克。

3. BE【解析】张力性气胸患者患侧胸膜腔压力进行性升高，可将纵隔推向健侧，挤压健侧肺，产生严重的呼吸和循环障碍。因此，一旦发生张力性气胸，应立即胸腔穿刺排气。因外伤致左侧气胸伴少量积液，行胸腔闭式引流术。

4. ABCDF【解析】反复咳喘的疾病有炎症：气管炎、毛细支气管炎、支气管扩张、囊性纤维化；气道受压：支气管异物、肿瘤、食管异物、肿大淋巴结；畸形：心血管畸形、气道畸形、食管畸形；胸腔外气道疾病：喉炎、会厌炎、声带麻痹、咽喉壁脓肿、扁桃体周围脓肿、喉软骨软化、息肉、腺样体肥大等。

5. ABCDEF【解析】根据上题与喘息相关疾病考虑行相关检查。

6. A【解析】X 线胸片除外肺实质病变、发育异常、直接或间接地异物征象、肺结核等。

7. A【解析】吸入治疗是治疗哮喘最好的方法。糖皮质激素是最有效的抗炎药物，用于哮喘急性发作及预防治疗。白三烯受体拮抗剂用于哮喘发作长期预防治疗，不宜用于发作期。

8. AB【解析】哮喘病患儿肺组织多有明显肺气肿，肺过度膨胀，患儿突发烦躁、呼吸困难加重，发绀，考虑合并气胸可能，应予拍X线胸片或胸部CT确诊。

9. C【解析】支气管哮喘主要症状是喘息，起病可呈急性或逐渐进展，年长儿起病较急且多在夜间。开始干咳、喘息，严重者可有烦躁、气促、呼吸窘迫、发绀、冷汗淋漓、端坐样呼吸、心动过速、奇脉等，发作持续数小时到1天。

10. D【解析】支气管舒张试验为确诊哮喘的检查。

11. BD【解析】按照日间变异率计算公式，如果变异率 $<20\%$，为正常；如果变异率 $>20\%$，提示有哮喘发作风险，需要及时就医。若喘息明显缓解，肺部哮鸣音明显减少，或 FEV_1 上升 $\geq 15\%$，即为支气管舒张试验阳性，可诊断为支气管哮喘。

12. F【解析】吸入糖皮质激素是治疗支气管哮喘的常用方法。

13. B【解析】参见案例分析题第9题解析。

14. A【解析】支气管哮喘的确诊需要肺功能测定，主要有通气功能检测、支气管舒张试验、支气管激发试验和峰流速及其日变异率测定。

15. A【解析】根据该例病情严重度判断，按照哮喘防治指南，应该选择长期规则吸入糖皮质激素联合β受体激动剂。

16. ACE【解析】支气管哮喘具有以下病理生理特征：气道慢性炎症，气道高反应性，可逆性的气流受限。

第十九章　儿科急救

急性肝衰竭

一 A1 型题

1. 心跳呼吸骤停最严重的危害为
   A. 再灌注损伤
   B. 不可逆性中枢神经损害
   C. 肾功能不全
   D. 肝功能损伤
   E. 心功能损害
2. 院前现场急救时，判断患儿心跳的最正确方法是
   A. 触摸颈动脉搏动
   B. 触摸足背动脉
   C. 触摸桡动脉搏动
   D. 观察有无自主呼吸
   E. 观察瞳孔是否散大
3. 婴儿心肺复苏术建立循环正确的是
   A. 两手指置于乳头连线下方按压胸骨
   B. 两手指紧贴乳头连线正下方按压胸骨（胸骨下 1/3）
   C. 两手指紧贴乳头连线正下方按压胸骨（胸骨上 1/2）
   D. 两手指紧贴乳头连线正下方按压胸骨（胸骨中段 1/2）
   E. 两手指紧贴乳头连线正下方按压胸骨（胸骨中段 1/3）
4. 婴儿和儿童按压/通气比为
   A. 30∶2（单人）或 15∶1（双人）
   B. 30∶2（双人）或 15∶2（单人）
   C. 30∶1（单人）或 15∶1（双人）
   D. 30∶1（单人）或 15∶2（双人）
   E. 30∶2（单人）或 15∶2（双人）
5. 儿童心肺复苏最常用、最有效的药物有
   A. 肾上腺素
   B. 胺碘酮
   C. 利多卡因
   D. 碳酸氢钠
   E. 毛花苷 C
6. 心肺复苏后出现心室颤动，宜选用
   A. 毛花苷 C
   B. 利多卡因
   C. 苯妥英钠
   D. 维拉帕米
   E. 硝普钠

7. 胸外心脏按压指征

A. 年长儿心率 <40 次/分
B. 新生儿心率 <60 次/分
C. 新生儿心率 <80 次/分
D. 年长儿心率 <50 次/分
E. 年长儿心率 <40 次/分，无呼吸

8. 口对口人工呼吸法即使操作正确，吸入氧浓度也常低于

A. 21%
B. 18%
C. 15%
D. 12%
E. 10%

9. 不可经气道给药的心肺复苏药物是

A. 肾上腺素
B. 异丙肾上腺素
C. 阿托品
D. 利多卡因
E. 氯化钙

10. 胸外心脏按压的频率

A. 年长儿 100 次/分，新生儿 100 次/分
B. 年长儿 60 次/分，新生儿 120 次/分
C. 年长儿 80 次/分，新生儿 120 次/分
D. 年长儿 60 次/分，新生儿 100 次/分
E. 年长儿 60 次/分，新生儿 80 次/分

11. 双人实施婴儿心肺复苏时，推荐胸外按压的方法是

A. 双手环抱法
B. 双指按压法
C. 单指按压法
D. 单掌按压法
E. 双手按压法

12. 心脏按压的指征是

A. 心率 <80 次/分伴有循环灌注不良征象
B. 心率 <60 次/分
C. 外周动脉的搏动消失
D. 心音消失或心率 <60 次/分伴有循环灌注不良征象
E. 呼吸停止

13. 心肺复苏时体外按压心脏的正确部位

A. 胸骨左缘心尖部
B. 胸骨中部
C. 胸骨两侧，锁骨中线第 4~5 肋间
D. 剑突下
E. 胸骨中下 1/3 交界处

14. 进行持续正压通气（CPAP）时，最主要监测

A. 尿量监测
B. 经皮氧饱和度监测

C. 血气分析　　D. 呼出气二氧化碳监测
E. 血压监测

15. 有肺出血时，应选用的最佳通气方式为哪一种
A. CPAP　　B. 加大面罩吸氧量
C. PEEP（呼气末正压）　　D. 人工呼吸机延长呼气时间
E. 增加潮气量

16. 多器官功能障碍综合征中，最先出现的器官功能障碍多为
A. 心功能障碍　　B. 急性肺损伤/急性呼吸窘迫综合征
C. 弥散性血管内凝血　　D. 肝功能障碍
E. 胃肠功能障碍

17. 多器官功能障碍时，机体最早受累的器官是
A. 肝脏　　B. 心脏
C. 肾脏　　D. 肺脏
E. 脾脏

18. 新生儿呼吸窘迫综合征的基本病理类型是
A. 肺泡萎陷　　B. 肺出血
C. 肺不张　　D. 肺纤维化
E. 肺泡气肿

19. 不符合急性呼吸窘迫综合征（ARDS）临床表现的症状是
A. 呼吸频率加快　　B. 呼吸费力
C. 阵发性呼吸困难　　D. 发绀
E. 心率加快

20. 急性呼吸窘迫综合征目前最主要的治疗是下列哪一项
A. 体外膜肺氧合（ECMO）　　B. 肺表面活性物质
C. 654-2 或东莨菪碱　　D. CPAP/PEEP
E. 肾上腺皮质激素

21. 人工呼吸机的调节，哪项是错误的
A. 急性呼吸窘迫综合征时可将吸呼比值改成 1.2∶1 甚至反比
B. 肺顺应性减小时，应提高压力峰值
C. 哮喘持续状态时可适当延长呼气时间
D. 呼吸频率是调整每分通气量的重要参数
E. 肺出血时应将吸气压力减小

22. 儿童发生急性颅内压增高的主要原因是
A. 脑积水　　B. 脑水肿

C. 颅内出血　　D. 颅内肿瘤
E. 窒息

23. 如果怀疑颅内占位病变，哪项检查必须慎重
A. EEG 检查　　B. MRI
C. 腰穿检查　　D. CT
E. X 线平片

24. 急性颅内压增高已出现脑疝症状时首先选用
A. 20% 甘露醇　　B. 乙酰唑胺
C. 50% 葡萄糖　　D. 地塞米松
E. 腰穿降颅压

25. 抢救革兰阴性菌引起的感染性休克时，早期应用大剂量肾上腺皮质激素的主要理由是
A. 减轻肺毛细血管通透性　　B. 减轻炎症反应
C. 增加心肌收缩力　　D. 降低内毒素的毒性作用
E. 稳定溶酶体膜

26. 抢救感染性休克时，积极纠正代谢性酸中毒的最主要原因是
A. 为预防脑水肿　　B. 维持酸碱平衡，保持体液内环境稳定
C. 为增加心肌收缩力　　D. 为防止高钾血症的出现
E. 减轻和阻止微循环淤血

27. 小儿急性肝功能衰竭时，哪项检查结果说明有肝细胞再生
A. 白蛋白降低，球蛋白升高　　B. 转氨酶胆红素分离
C. 甲胎蛋白阳性　　D. 凝血酶原时间延长
E. 凝血酶原时间正常

28. 急性肾衰少尿期常见的电解质紊乱是三高和三低，哪一组合是正确的
A. 低钠、低钾、低镁和高磷、高氯、高钙
B. 低钠、低氯、低镁和高磷、高钾、高钙
C. 低钠、低氯、低钙和高磷、高钾、高镁
D. 低磷、低钾、低钙和高氯、高钠、高镁
E. 低磷、低钙、低氯和高钾、高钠、高镁

29. 哪项结果不符合弥散性血管内凝血
A. 3P 试验阳性　　B. 血小板计数 $<100\times10^9/L$
C. 血涂片见异形或破碎红细胞 >2%　　D. D-二聚体阳性
E. 活化部分凝血活酶时间（APTT）延长 3 秒

30. 重症肝脏损害，引起凝血因子缺少而出血时，下列哪一项凝血因子不会减少，并可作为

与弥散性血管内凝血的鉴别

A. Ⅳ因子　　B. Ⅴ因子
C. Ⅷ因子　　D. Ⅸ因子
E. 凝血酶原

31. 弥散性血管内凝血做凝血功能测定时做哪项测定是不正确的

A. 凝血酶原时间　　B. 血小板计数
C. 纤维蛋白原含量　　D. 3P 试验
E. 玻片法测凝血时间

32. 肾病综合征并发低钠血症主要原因是

A. 感染　　B. 呕吐
C. 腹泻　　D. 汗多
E. 长期忌盐或应用利尿剂过多

33. 急性肾功能不全时，低钠血症的处理原则是

A. 不必做任何处理
B. 不必补钠，但应严格限制水分入量
C. 据血钠含量，分 3 天补至正常含量
D. 应及时补足全量
E. 缺多少补多少

34. 出现青紫时，高铁血红蛋白含量应超过血红蛋白总量的

A. 20%　　B. 10%
C. 15%　　D. 5%
E. 30%

35. 酒精中毒时，最紧急、最有效的处理是

A. 炭末洗胃　　B. 纳洛酮注射
C. 腹膜透析　　D. 血液透析
E. 糖皮质激素

36. 以下哪种物质中毒不引起肝功能损害和肝功能衰竭

A. 蓖麻子中毒　　B. 毒草中毒
C. 有机磷中毒　　D. 异烟肼中毒
E. 雷公藤中毒

37. 颅内压增高患儿的一般处理，下列哪项是错误的

A. 抬高床头　　B. 保持呼吸道通畅
C. 高位灌肠以疏通大便　　D. 吸氧
E. 观察生命体征变化

二、A2 型题

1. 患儿，男，10 岁。溺水后出现心跳呼吸骤停，经皮囊面罩加压通气后心率为 25 次/分，在继续通气的情况下，应立即
   A. 气管内注射肾上腺素　　B. 静脉注射肾上腺素
   C. 静脉注射碳酸氢钠　　D. 胸外心脏按压
   E. 心腔内注射肾上腺素
2. 患儿，女，2 岁。溺水后出现心跳呼吸骤停，经皮囊面罩加压通气，胸外心脏按压后 1 小时呼吸、心跳恢复，但患儿潜在最严重的危害是
   A. 中枢神经系统的不可逆损害　　B. 复苏后出现坏死性肠炎
   C. 心功能损害　　D. 肾功能不全
   E. 肝功能损伤
3. 患儿，女，5 岁，因急腹症入院，急救过程中先后出现少尿、呼吸困难、颜面发绀、嗜睡、意识障碍、消化道出血等症状。应诊断为
   A. 弥散性血管内凝血　　B. 急性肾衰竭
   C. 多器官功能障碍综合征（MODS）　　D. 急性呼吸窘迫综合征
   E. 消化性溃疡
4. 患儿，男，4 岁。阵发性头痛 3 个月，因突然剧烈头痛、反复呕吐半天急诊入院。查体：意识清楚，双瞳孔正常，颈项强直，半小时后突然呼吸停止，心跳存在。其诊断是
   A. 垂体腺瘤　　B. 急性脑水肿
   C. 急性脑膜炎　　D. 枕骨大孔疝
   E. 小脑幕切迹疝
5. 患儿，男，1 个半月。生后 7 天出现皮肤巩膜黄染，呈进行性加重，伴肝脾大，肝功能异常，考虑为胆道闭锁。该病的实验室检查正确的是
   A. 直接胆红素降低　　B. 直接胆红素持续升高
   C. 间接胆红素正常　　D. 碱性磷酸酶正常
   E. r-GPT 正常
6. 患儿，女，12 岁。患金黄色葡萄球菌肺炎入院 1 周，后出现全身皮肤黄染，颜面发绀、惊厥、低血压。考虑并发
   A. 多器官功能障碍综合征　　B. 肝功能衰竭
   C. 中毒性脑病　　D. 休克
   E. 呼吸衰竭
7. 患儿，女，2 岁。溺水，及时抢救后生还，先突然出现咳嗽，咳粉红色泡沫样痰。考虑为
   A. 左心衰竭　　B. 右心衰竭

C. 全心衰竭　　D. 肺气肿
E. 弥散性血管内凝血

8. 患儿，女，3岁。诊断为单纯型肾病，泼尼松治疗不规律，反复出现水肿，自病后一直低盐饮食，近日来精神萎靡，嗜睡，且水肿加重，血压70/40mmHg。最可能发生
A. 低钙血症　　B. 低钾血症
C. 低蛋白血症　　D. 低镁血症
E. 低钠血症

9. 患儿，女，2岁。因误服强酸盐酸出现口咽糜烂、吞咽困难，以下紧急处理中不正确的是
A. 立即口服氢氧化铝凝胶以中和
B. 立即口服碳酸氢钠溶液以中和
C. 立即口服大量清水以稀释酸的浓度
D. 口服蛋清、牛奶、植物油以保护食管、胃黏膜
E. 禁忌洗胃

10. 患儿，男，4岁。出现呕吐、腹痛、黄疸，最可能是哪项中毒
A. 酒精中毒　　B. 毒蕈中毒
C. 有机磷中毒　　D. 敌鼠钠盐中毒
E. 氟乙酰胺中毒

11. 患儿，女，9岁。因误服美曲膦酯（敌百虫）出现恶心、呕吐、流涎、瞳孔缩小、肌束震颤，下列治疗错误的是
A. 用2%的碳酸氢钠溶液反复洗胃　　B. 用硫酸钠导泻
C. 碘解磷定静脉注射　　D. 氯解磷定（氯磷定）静脉注射
E. 阿托品静脉注射

12. 肾病患儿禁盐20余天，水肿不消，近3天加用利尿剂，1天来嗜睡，半日来惊厥2次，血压下降。可能是
A. 低钙惊厥　　B. 低血糖
C. 低钠血症　　D. 病毒性脑炎
E. 中毒性脑病

三 A3/A4型题

（1~7题共用题干）

患儿，女，1个月。胎龄33周出生后6小时出现呼吸困难、呻吟，进行性加重。查体：有吸气性三凹征，两肺呼吸音减低。

1. 该患儿最可能的诊断为
A. 肺出血　　B. 湿肺

C. 严重的先天性心脏病
D. 新生儿呼吸窘迫综合征
E. 宫内感染性肺炎

2. 该患儿X线胸片可表现为
A. 可见斑片状、面纱或云雾状密度增高或有叶间积液，多伴有肺气肿，心胸比例增大
B. 胸片可见肺大疱、脓胸或脓气胸
C. 缺乏特异性改变，初期肺纹理增粗，亦可呈局灶性改变，条索状阴影或大块实变征
D. 显示两肺透亮度增强伴有节段性或小叶肺不张，也可仅有弥漫性浸润影或并发气胸、纵隔气肿
E. 显示两肺透亮度普遍降低，可见弥漫性均匀网状阴影和支气管充气征，重者呈“白肺”

3. 给予下列哪一项处理最恰当
A. 面罩吸氧
B. 纠正酸中毒
C. PS + 持续气道正压通气（CPAP）
D. 高压氧
E. 地塞米松

4. 关于患儿用氧，下列哪个说法是正确的
A. 应进行血氧监测，使 PaO_2 维持在50~70mmHg，SaO_2 维持在87%~95%
B. 应进行血氧监测，使 PaO_2 维持在50~65mmHg，SaO_2 维持在88%~92%
C. 应进行血氧监测，使 PaO_2 维持在60~70mmHg，SaO_2 维持在88%~95%
D. 应进行血氧监测，使 PaO_2 维持在50~80mmHg，SaO_2 维持在87%~93%
E. 应进行血氧监测，使 PaO_2 维持在65~70mmHg，SaO_2 维持在90%~95%

5. 若给予该患儿PS治疗，每次给药剂量为
A. 50mg/kg
B. 80~100mg/kg
C. 100~150mg/kg
D. 100~200mg/kg
E. 200~250mg/kg

6. 经治疗后病情改善，但第2天患儿又出现呼吸急促、尿量减少、心率增快，达180次/分，经皮血氧饱和度在70%~80%，应首先考虑
A. 感染性肺炎
B. 肺动脉高压
C. 动脉导管开放
D. 支气管肺发育不良
E. 气漏

7. 针对上述症状，采取以下哪种治疗可能有效
A. 地塞米松
B. 加强抗感染
C. 硫酸镁
D. 吲哚美辛
E. 前列环素

（8~9 题共用题干）

患儿，男，12 岁。间断头痛、呕吐 2 个月。查体：BP 130/90mmHg，颈软、瞳孔等大等圆，对光反射灵敏，眼底视盘水肿，双眼外展不全，四肢肌力、肌张力正常，病理反射（–）。

8. 该患儿考虑诊断为
   A. 偏头痛　　B. 头痛性癫痫
   C. 慢性颅内压增高征　　D. 高血压脑病
   E. 病毒性脑膜炎
9. 为明确诊断，应选择的检查方法为哪项
   A. 腰穿测压　　B. 头颅 X 线片
   C. 脑电图　　D. TCD（多普勒脑血流图）
   E. 头部 CT

（10~13 题共用题干）

患儿，男，10 岁。不慎溺水后 2 小时入院。查体：烦躁不安，明显呼吸困难，三凹征阳性，口唇发绀，心率 130 次/分，呼吸 60 次/分，血压 100/70mmHg，双肺可闻及大量湿啰音。

10. 该患儿需尽早使用的是
    A. 呼吸兴奋剂　　B. 高浓度面罩给氧
    C. 扩容纠酸　　D. 应用 PEEP/CPAP 辅助通气
    E. 强心剂
11. 该患儿首选的检查为
    A. 血常规　　B. 胸部 X 片
    C. 血气分析　　D. 肺 CT
    E. 头颅 CT
12. 如该患儿突然出现呼吸更急促，三凹征加重，反应差，查体发绀更明显，心率增加至 195 次/分，最可能导致此现象的因素为
    A. 合并心力衰竭　　B. 合并呼吸衰竭
    C. 合并缺氧性脑病　　D. 低钠血症
    E. 低钙血症
13. 对该患儿的监护重点应观察
    A. 血压　　B. 心率
    C. 血氧饱和度　　D. 神经反射
    E. 尿量

（14~16题共用题干）

患儿，男，5岁。在郊外小溪中游泳时溺水，现场心肺复苏成功后转入ICU病房，气管插管后用人工呼吸机辅助呼吸，患儿神志不清，间断抽搐，血压正常。

14. 患儿入院后处理，哪一项不正确

A. 镇静剂

B. 甘露醇

C. 呋塞米

D. 人工呼吸机过度通气

E. 呼吸兴奋剂

15. 入院后查血钠112mmol/L，患儿发生低钠血症的原因最可能为

A. 肾小管重吸收钠减少

B. 抗利尿激素分泌过多

C. 钠丢失太多

D. 进入体内大量淡水

E. 肾小球滤过钠增加

16. 此时应输入哪一种液体

A. 生理盐水

B. 林格液

C. 5%葡萄糖

D. 碳酸氢钠

E. 高渗盐水

（17~19题共用题干）

患儿，女，6岁。因食用隔夜食物后1小时出现头晕、呕吐。查体：口唇及甲床明显青紫，呼吸30次/分，轻度三凹征，双肺呼吸音清晰，心率110次/分，心前区未闻及明显杂音。

17. 此患儿最可能的临床诊断是

A. 亚硝酸盐中毒

B. 有机磷中毒

C. 氰化物中毒

D. 急性呼吸窘迫综合征（ARDS）

E. 法洛四联症缺氧发作

18. 此患儿青紫的原因是

A. 休克致组织缺氧

B. 呼吸衰竭致组织缺氧

C. 心脏右向左分流致组织缺氧

D. 血红蛋白被氧化为高铁血红蛋白而致组织缺氧

E. 形成碳氧血红蛋白而致组织缺氧

19. 治疗首选为

A. 机械通气

B. 扩容、纠酸，改善组织灌注

C. 1%亚甲蓝1~2mg/kg加葡萄糖液缓慢静脉注射

D. 1%亚甲蓝10mg/kg加葡萄糖液缓慢静脉注射

E. 吗啡0.1~0.2mg/kg皮下注射

（20~21 题共用题干）

患儿，女，出生 1 天。早产，生后窒息，生产史无异常，其母有吸毒史。

20. 此早产儿出生后窒息的原因最可能是

A. 早产所致　　B. 宫内缺氧所致
C. 吗啡中毒　　D. 羊水吸入
E. 颅内出血所致

21. 对上述诊断，最有效的治疗药物是

A. 纳洛酮　　B. 尼可刹米
C. 洛贝林　　D. 维生素 K_1
E. 肾上腺皮质激素

四 B 型题

（1~2 题共用备选答案）

A. 肾上腺素　　B. 人工呼吸
C. 多巴胺　　D. 利多卡因
E. 阿托品

1. 心肺复苏后血压低、心动过缓应选择
2. 心搏骤停抢救时首选的药物是

（3~6 题共用备选答案）

A. 气管镜　　B. 经鼻气管插管
C. 气管切开　　D. 经口气管插管
E. 高压氧舱

最恰当的治疗手段

3. 支气管异物时
4. 选择性应用人工呼吸机时
5. 一氧化碳中毒
6. 心搏骤停心肺复苏，紧急抢救人工呼吸时

（7~11 题共用备选答案）

A. 患儿吸气困难，辅助呼吸肌活动增强
B. 呼吸费力，频率加快
C. 患儿呼吸节律不齐

D. 患儿呼气困难，辅助呼吸肌活动增强

E. 呼吸幅度减弱

下列病情中其主要表现为

7. 周围性呼吸衰竭，下气道疾患

8. 呼吸肌麻痹性呼吸衰竭

9. 急性呼吸窘迫综合征

10. 中枢性呼吸衰竭

11. 周围性呼吸衰竭，上气道疾患

（12~14 题共用备选答案）

A. 颅内占位性病变

B. 蛛网膜下腔出血

C. 以头痛为主要表现的癫痫

D. 中枢神经系统感染

E. 偏头痛

12. 反复发作搏动性头痛，可有视觉障碍和胃肠道症状，无神经系统异常体征

13. 头痛及呕吐多为进行性，可见视神经盘水肿，并伴有神经系统定位体征

14. 大多有发热及颅内压增高，并可有脑膜刺激征和神经系统异常体征

（15~18 题共用备选答案）

A. 指压痕明显并增多

B. 头痛、呕吐、视神经盘水肿

C. 血压高、呼吸慢、脉搏慢

D. 布氏征

E. 脑沟、脑池增宽

15. 颅内压增高三主征

16. 第四脑室内肿瘤常见的症状

17. 库欣三主征

18. 儿童慢性颅内压增高的 X 线片表现

（19~21 题共用备选答案）

A. 感染性休克（流脑引起）

B. 感染性休克（中毒性痢疾引起）

C. 急性呼吸窘迫综合征

D. 心源性休克

E. Ⅱ型呼吸衰竭

下列患儿拟诊断为

19. 一患儿精神萎靡，高热，抽搐 1 次，周围循环差，四肢末端发绀，BP 50/30mmHg，盐水灌肠后大便中有黏液

20. 一患儿呼吸急促，四肢循环不良，血压 50/30mmHg，心音低钝，有奔马律，叩诊心界扩

大，肝肋下 3cm

21. 一患儿创伤后出现呼吸困难，呼吸频率增快，并出现发绀，吸氧下发绀难以纠正

（22~24 题共用备选答案）

A. 肺　　B. 肾

C. 脑　　D. 心脏

E. 肝

22. 休克时很少发生不可逆变化的脏器是

23. 二氧化碳分压及酸碱度值高低来调节血流的脏器是

24. 休克代偿期儿茶酚胺分泌增加但不减少血液供应的脏器是

（25~29 题共用备选答案）

A. 乙酰胺　　B. 纳洛酮

C. 亚甲蓝　　D. 维生素 K_1

E. 阿托品

下列中毒的特效解毒剂

25. 敌鼠（茚满二酮类灭鼠剂）中毒

26. 酒精中毒

27. 有机氟急性中毒的特效解毒剂

28. 氟乙酰胺中毒

29. 亚硝酸盐中毒

五 X 型题

1. 下列说法不属于中枢性呼吸衰竭的呼吸改变的是

A. 阵发性呼吸困难　　B. 吸气困难为主（有三凹征）

C. 呼气困难为主，有哮鸣音　　D. 呼吸节律不整

E. 仅有腹式呼吸

2. 属于气道梗阻引起的呼吸衰竭的是

A. 咽后壁脓肿

B. 声门下狭窄

C. 吉兰-巴雷综合征，咳嗽无力造成呼吸道分泌物增多

D. 脑炎昏迷致舌根后坠

E. 急性呼吸窘迫综合征

3. 不属于呼吸机使用的绝对禁忌证的是
   A. 没有绝对禁忌证
   B. 肺大疱
   C. 气胸
   D. 心肌梗死
   E. 低血容量性休克
4. 脑复苏的目的是
   A. 减轻已存在或已发生的脑损伤
   B. 逆转正进行中的损害
   C. 保护未受损的脑组织
   D. 促进患儿苏醒
   E. 以上均正确
5. 颅内高压症临床表现包括
   A. 呼吸不规律
   B. 低血压
   C. 前囟门紧张或隆起
   D. 昏迷
   E. 呕吐
6. 颅内压增高症主要指标包括
   A. 前囟紧张
   B. 瞳孔等大
   C. 视神经盘水肿
   D. 中枢性呼吸困难
   E. 昏睡
7. 感染性休克治疗中说法正确的是
   A. 早期给予肾上腺皮质激素
   B. 没有反指征，不经 DIC 项目的检查不能给予小剂量肝素
   C. 多巴胺静脉滴注速度为 4~8μg/kg
   D. 代谢性酸中毒应积极纠正
   E. 若患儿没有低蛋白血症则不需补充胶体液
8. 抗肝坏死促进肝细胞再生的是
   A. 白蛋白
   B. 血浆
   C. 胎肝注射液
   D. 胰高血糖素
   E. 促肝细胞生成素
9. 急性肝功能衰竭患儿防治出血时可采用
   A. 新鲜血
   B. 新鲜冰冻血浆（FFP）
   C. 维生素 K
   D. 凝血酶原复合物
   E. 库存血
10. 急性肝功能衰竭治疗中说法正确的是
   A. 输支链氨基酸
   B. 输白蛋白或新鲜冰冻血浆
   C. 每日给鼻饲牛奶
   D. 每日给胸腺肽
   E. 每周给大量维生素

11. 有关弥散性血管内凝血（DIC）说法正确的是
A. 严重创伤可引起 DIC
B. 严重感染可引起 DIC
C. 肝素可以抑制微血栓进一步形成
D. 肝素可以溶解血栓
E. 低分子右旋糖酐不能疏通微循环

12. 亚甲蓝（美蓝）对哪种中毒无效
A. 有机磷中毒
B. 氟乙酰胺中毒
C. 吗啡中毒
D. 酒精中毒
E. 亚硝酸盐中毒

六 案例分析题

（1~3 题共用题干）

患儿，女，5 岁。出现心跳呼吸骤停，当时检查呼吸为 0 次/分，心率为 10 次/分。

1. 在保持呼吸道通畅措施中哪些方法是正确的
A. 首先去除呼吸道的分泌物
B. 将患儿头向后仰，压低下颌
C. 将头处于中线位
D. 有条件时给口、鼻等上气道吸引
E. 当颈椎完全不能运动时，通过推下颌来开通气道

2. 当该患儿呼吸道通畅后仍无自主呼吸，在采用辅助通气时下列哪项是正确的
A. 口对口呼吸的频率为 40 次/分
B. 口对口呼吸的吸入氧浓度为 $<18\%$
C. 每次停止吹气后放开患儿鼻孔
D. 常用的自膨胀复苏气囊递送的氧浓度为 30%~40%
E. 口对口呼吸吹气时可见胸廓抬起

3. 如需胸外心脏按压，频率至少为
A. 120 次/分
B. 110 次/分
C. 100 次/分
D. 80 次/分
E. 60 次/分
F. 30 次/分

（4~9 题共用题干）

患儿，女，2 个月。胎龄 28 周早产，出生体重 1.05kg，生后有呻吟、吐沫，并进行性加重。X 线胸片示：双肺透光度低，毛玻璃样，可见支气管充气征。查体：早产儿貌，反应差，全身皮肤青紫，鼻翼扇动，三凹征阳性，双肺呼吸音低。心率 160 次/分。

4. 该患儿的诊断正确的是
A. 早产儿，超低出生体重儿
B. 早产儿，极低出生体重儿
C. 新生儿呼吸窘迫综合征
D. 呼吸衰竭
E. 新生儿感染性肺炎
F. 极早早产儿

5. 该患儿应立即进行的处理是
   A. 气管插管，气管内滴入猪肺磷脂　　B. 面罩加压给氧
   C. 静脉输注碳酸氢钠纠正酸中毒　　D. 血培养
   E. 呼吸及辅助通气　　F. 头罩吸氧
6. 在病程1~2周应做的检查有
   A. X线胸片　　B. 头颅超声或CT
   C. 血糖监测　　D. 胆红素检测
   E. 听力检测　　F. 视网膜病筛查
   G. 血常规　　H. 血气分析
7. 在病程4~5周需要做的检查有
   A. 血常规　　B. 肝功能
   C. 视网膜病筛查　　D. 头颅MR
   E. 血培养　　F. 心脏超声
8. 若患儿早产儿视网膜病（ROP）筛查病变眼底筛查时发现有血管区与无血管区嵴隆起，见少许瘢痕组织样纤维增生，未突入玻璃体。该患儿为早产儿视网膜病变的第几期
   A. Ⅰ期　　B. Ⅱ期
   C. Ⅲ期　　D. Ⅳ期
   E. Ⅴ期
9. 若患儿40天时仍需要机械通气。查肝功：总胆红素102μmol/L，直接胆红素76μmol/L；X线胸片示：双肺纹理增粗，有点片状密度增高影。结合辅助检查，患儿可能的并发症为
   A. 肺部感染　　B. 支气管肺发育不良
   C. 胃食管反流　　D. 心力衰竭
   E. 胆汁淤积综合征　　F. 肝炎

（10~14题共用题干）

患儿，男，生后8小时。4小时内呕吐4次，为黏液及咖啡色样液体，伴有体温不升。查体：反应差，呻吟，呼吸60次/分，心率165次/分，面色苍白，腰骶部皮肤有散在皮下出血点。双肺呼吸音清，未及啰音，心音有力，律齐，未及杂音，腹胀，肠鸣音1~2次/分，肝肋下3cm，剑下3.5cm，质中等，脾肋下2cm，质中等。Apgar评分1分钟6分、5分钟9分，出生体重3.28kg，无胎膜早破，无宫内窘迫，羊水清，胎盘脐带无异常，分娩前其母有发热，体温达38.5℃。

10. 该患儿入院诊断考虑的诊断
   A. 坏死性小肠结肠炎　　B. 羊水吸入综合征

C. 败血症　　D. 弥散性血管内凝血

E. 缺氧缺血性脑病　　F. 巨细胞病毒感染

11. 入院后患儿出现凝视，咀嚼样动作，此时应考虑的合并症是

A. 化脓性脑膜炎　　B. 颅内出血

C. 中毒性脑病　　D. 病毒性脑炎

E. 低血糖　　F. 颅高压

12. 入院后不需要完成的检查有

A. 血 TORCH-IgM　　B. 胸腹部联合 X 线片

C. 凝血检查　　D. 血培养

E. 血常规 + CRP　　F. 腹部 B 超

13. 入院后首先给予什么治疗

A. 绝对禁食，胃肠减压　　B. 氨苄西林联合头孢哌酮治疗静脉滴注

C. 小剂量肝素静脉滴注　　D. 气管插管呼吸机辅助治疗

E. 更昔洛韦治疗　　F. 巴曲酶（立止血）静脉滴注

14. 经治疗，患儿病情逐渐恢复，那么该患儿的治疗疗程应为

A. 7~10 天　　B. 1~2 周

C. 2~4 周　　D. 血象、CRP 恢复正常

E. 血培养阴性　　F. 临床症状消失

（15~18 题共用题干）

患儿，男，5 岁。近日感冒，家中老人喂感冒药后 1 小时，突然抽搐昏迷，急送医院。当地医院给予注射地西泮和苯巴比妥后，仍然频繁抽搐，急转上级医院。查体：体温 37.5℃，意识不清，面色青紫，呼吸不规则，双侧瞳孔等大等圆，对光反射迟钝，咽充血，双肺呼吸音粗，无啰音，心音尚有力，心律齐，四肢肌张力增高。追问病史考虑可能服用了鼠药氟乙酰胺。

15. 该患儿紧急处理正确的是

A. 立即催吐　　B. 立即洗胃

C. 吸氧　　D. 止惊

E. 建立静脉通路输液　　F. 保持气道通畅

G. 硫酸镁导泻

16. 针对该病最有效的治疗药物是

A. 解磷定　　B. 阿托品

C. 维生素 K_1　　D. 二巯丙醇

E. 乙酰胺　　F. 乙酰唑胺

17. 乙酰胺治疗的疗程一般为
   A. 3天　　　　B. 4天
   C. 7天　　　　D. 10天
   E. 14天

18. 在没有乙酰胺特效解毒药的情况下，最有效的治疗方法是
   A. 止惊　　　　B. 应用利尿剂
   C. 应用甘露醇　　　　D. 血液透析
   E. 输新鲜血浆　　　　F. 低分子右旋糖酐+利尿剂
   G. 血浆置换

参考答案与解析

一、A1型题

1. B【解析】脑对缺氧最敏感，心脏停搏1~2分钟，即因酸中毒导致脑微循环自动调节功能丧失，形成脑水肿。无氧代谢的脑细胞4分钟后即死亡。

2. A【解析】心跳呼吸骤停时，可表现为突然昏迷、瞳孔散大、大动脉搏动消失、心音消失、严重呼吸困难、心电图（ECG）呈等位线或室颤。如在现场急救时，通常触摸大动脉（颈、股动脉），如有搏动，表示体内重要器官尚有一定量的血液灌注。

3. A【解析】对于新生儿或婴儿，单人使用双指按压法：将两手指置于乳头连线下方按压胸骨；或使用双手环抱拇指按压法：将两手掌及四手指托住两侧背部，双手大拇指按压胸骨下1/3处。对于儿童，可用单手或双手按压胸骨下半部；单手胸外按压时，可用一只手固定窒息儿头部，以便通气；另一手的手掌根部置于胸骨下半段，手掌根的长轴与胸骨的长轴一致；双手胸外按压时，将一手掌根部重叠放在另一手背上，十指相扣，使下面手的手指抬起，手掌根部垂直按压胸骨下半部。注意不要按压到剑突和肋骨。按压深度至少为胸部前后径的1/3（婴儿大约为4cm、儿童大约为5cm、青春期儿童最大不超过6cm）。按压频率为100~120次/分，每一次按压后让胸廓充分回弹，双手不可在每次按压后倚靠在患者胸上，以保障心脏血流的充盈。应保持胸外按压的连续性，尽量减少胸外按压的中断（<10秒）。

4. E【解析】单人复苏婴儿和儿童时，在胸外按压30次和开放气道后，立即给予2次有效人工呼吸，即胸外按压和人工呼吸比为30:2；若为双人复苏则为15:2。

5. A【解析】儿科患者最常见的心律失常是心脏停搏和心动过缓，肾上腺素有正性肌力和正性频率作用，能升高主动脉舒张压和冠状动脉灌注压。因此肾上腺素是儿童心肺复苏最常用、最有效的药物。

6. B【解析】利多卡因用于复发性室性心动过速、室颤和频发性室性期前收缩以及电复

律无效时。

7. B【解析】胸外心脏按压指征：充分正压通气 30 秒后心率 <60 次/分钟。

8. B【解析】口对口人工呼吸即使操作正确，吸入氧浓度也较低（<18%）；操作时间过长时施救者容易疲劳，也有感染疾病的潜在可能，如条件允许，或医院内的急救，应尽快采取辅助呼吸的方法。

9. E【解析】儿童 CPR 不常规应用钙剂；只有在已证实的低钙血症、钙通道阻滞药过量、高镁血症或高钾血症时才给予钙剂。

10. A【解析】在婴幼儿复苏时同样使用成人的建议按压速率，即 100~120 次/分。

11. A【解析】针对新生儿或婴儿，推荐双手环抱拇指按压法，保持胸外按压的连续性，减少按压中断。

12. D【解析】心脏按压的指征：新生儿心率 <60 次/分；婴儿或儿童心率 <60 次/分伴有灌注不良的体征。

13. E【解析】心肺复苏时体外按压心脏的正确部位是胸骨中下 1/3 交界处。

14. B【解析】进行 CPAP 时，最主要监测是经皮氧饱和度监测。

15. C【解析】呼气末正压通气是在间歇正压通气的前提下，使呼气末气道内保持一定压力，在治疗呼吸窘迫综合征、非心源性肺水肿、肺出血时起重要作用。

16. B【解析】肺是多器官功能障碍综合征（MODS）中最先出现的器官功能障碍，表现为急性肺损伤（ALI），其严重阶段为急性呼吸窘迫综合征（ARDS），其在 MODS 的发病过程中有决定性作用。故答案选 B。

17. D【解析】参见 A1 型题第 16 题解析。

18. A【解析】新生儿呼吸窘迫综合征是由于缺乏肺表面活性物质引起肺泡膨胀不全。

19. C【解析】ARDS 临床表现：①呼吸窘迫症状：呼吸增快，呼吸费力，吸气三凹征。②缺氧症状：心率增快，烦躁，唇、指、趾端发绀，缺氧症状不因常规吸氧治疗而明显好转。

20. D【解析】呼气末正压通气治疗可使呼气末肺容量增加，闭陷了的小气道和肺泡再开放，肺泡内的正压可减轻肺泡水肿的形成，改善弥散功能和通气/血流比例，减少肺内分流，从而改善氧合功能和肺性，减轻呼吸做功，使呼吸窘迫改善。

21. E【解析】肺出血时将吸气压力减小会加重肺出血，正确的方法是增加吸气峰压和呼气末正压，使气道平均压力上升到合适的水平，以减少肺出血。

22. B【解析】急性颅内压增高，简称颅内高压，是多种疾病引起脑实质及其液体量增加所致的一种较为常见的综合征。重者可迅速发展成脑疝而危及生命。儿童最常见的原因是感染引起的脑水肿。

23. C【解析】小儿颅内肿瘤好发于脑中线部位上，易引起颅内高压症。腰穿检查要慎重，谨防脑疝发生，危及生命。

24. A【解析】降低颅内压甘露醇常为首选。20%甘露醇0.5~1.0克/(千克·次)，静脉注射或快速滴注，每4~6小时1次。用药后5~15分钟颅内压开始下降，2~3小时后降至最低水平，可维持4~6小时。脑疝出现时可用较大剂量，1.5~2.0克/(千克·次)，每2~4小时1次。

25. D【解析】抢救革兰阴性菌引起的感染性休克时，早期应用大剂量肾上腺皮质激素可以降低内毒素的毒性作用。

26. E【解析】休克期又称淤血性缺氧期，其特点是微循环中血液淤滞。随着休克的进展，微循环系统出现“灌多流少”的现象。此时，毛细血管有效滤过率增加，毛细血管中的液体成分流向组织间隙，导致有效血容量进一步减少。因此，抢救感染性休克时，积极纠正代谢性酸中毒是为了减轻和阻止微循环淤血。

27. C【解析】血清甲胎球蛋白升高，常提示肝细胞增生，预后较好。

28. C【解析】低钠、低氯、低钙和高磷、高钾、高镁是急性肾衰少尿期常见的电解质紊乱。

29. E【解析】活化部分凝血活酶时间（APTT）缩短或延长10秒以上是DIC的改变。

30. C【解析】DIC时Ⅷ因子减少，但在重症肝脏损害，引起凝血因子缺少而出血时，Ⅷ因子不会减少。

31. E【解析】反映消耗性凝血障碍的检查：①血小板计数减少。②出血时间和凝血时间延长。③凝血酶原时间（PT）延长。④纤维蛋白原减少。反映纤维蛋白形成和纤维蛋白溶解亢进的检查：a. 血浆鱼精蛋白副凝试验（3P试验）。b. 凝血时间（TT）测定是反映凝血第3阶段的试验，正常值为（20±1.6）秒，比正常对照延长3秒以上有诊断意义。

32. E【解析】低钠血症是肾病综合征的并发症之一，其发生病因与长期忌盐、应用利尿剂过多、感染、呕吐和腹泻等因素有关。

33. B【解析】急性肾功能不全时，低钠血症的处理原则是不必补钠，但应严格限制水分入量。

34. C【解析】出现青紫时高铁血红蛋白含量超过血红蛋白总量的15%。

35. B【解析】酒精中毒时，最紧急的最有效的处理是纳洛酮注射。

36. C【解析】有机磷中毒会引起体内生理效应部位ACh大量蓄积，出现毒蕈碱样、烟碱样和中枢神经系统等中毒症状和体征，患者常死于呼吸衰竭。

37. C【解析】对颅内压增高患儿应保持大便通畅，但不宜高位灌肠，因高位灌肠可引起颅内压突然升高诱发脑疝。

二、A2型题

1. D【解析】根据题干其心脏呼吸骤停，应该进行心脏复苏，胸外心脏按压。

2. A【解析】心搏骤停后综合征是指心搏骤停后，引起的脑损伤，心脏损伤，全身其他脏器损伤。

3. C【解析】多器官功能障碍综合征：各系统器官的功能障碍，有的在临床方面表现比较明显，有的要待病变进展到相当程度才有明显的临床表现。心血管、肺、脑和肾的功能障碍大多表现明显；而肝、胃肠和血液凝固系统等的功能障碍，至较重时才有明显的临床表现。

4. D【解析】枕骨大孔疝的特点是生命体征变化出现较早，瞳孔改变和意识障碍出现较晚。急性脑疝者生命体征改变显著，迅速发生呼吸和循环障碍，先呼吸减慢，脉搏细速，血压下降，很快出现潮式呼吸和呼吸停止。如不采取措施，不久心跳停止。

5. B【解析】胆道闭锁以后，由于其内的胆汁不能排放到肠道内，就会逆行进入血液中，导致血液中的胆红素水平升高。胆道闭锁后胆红素不会下降，反而上升。

6. A【解析】参见 A2 型题第 3 题解析。

7. A【解析】左心衰竭的临床表现：①程度不同的呼吸困难。②咳嗽、咳痰、咯血，咳嗽、咳痰是肺泡和支气管黏膜淤血所致，白色浆液性泡沫状痰为其特点。偶可见痰中带血丝。③乏力、疲倦、头晕、心悸是心排血量不足，器官、组织灌注不足及代偿性心率加快所致的主要症状。④少尿及肾功能损害症状严重的左心衰竭血液进行再分配时，首先是肾的血流量明显减少，患者可出现少尿。

8. E【解析】由于长期禁盐或过多应用利尿剂及感染、呕吐、腹泻等因素，可导致血钠降低。当有上述诱因，患儿水肿加剧、尿少，突然出现厌食、乏力、懒言、嗜睡、血压下降，甚至休克、惊厥时，应考虑低钠血症的可能。

9. B【解析】误服盐酸不宜口服碳酸氢钠溶液中和。

10. B【解析】毒蕈中毒的临床表现：①消化道症状。②神经系统症状。③溶血。④肝肾功能损害。

11. A【解析】美曲膦酯（敌百虫）在碱性条件下能转化为毒性更强的敌敌畏，所以敌百虫中毒禁用碱性溶液洗胃，只能用清水或淡盐水等。

12. C【解析】参见 A2 型题第 8 题解析。

三、A3/A4 型题

1. D【解析】新生儿肺透明膜病，又称新生儿呼吸窘迫综合征，是指出生后不久即出现进行性呼吸困难、发绀、青紫、呼气性呻吟、吸气性三凹征和呼吸衰竭。

2. E【解析】肺透明膜病的发展在 X 线表现上可分为 3 个阶段：最初为细颗粒状阴影；其后发展为网状小结阴影；在以上 2 个阶段，肺野除显示细颗粒状或网状小结节阴影外，均可显示支气管树之充气阴影，且甚为显著。如果病变继续发展，则最终形成大片甚至整个肺的实变和萎陷，即第 3 阶段。此时，X 线片上显示为大片状或两肺普遍均匀的不透光阴影，形似毛玻璃状改变，且使心脏、纵隔、横膈的边缘均模糊不清，而气管、支气管的充气仍然明显。

3. C【解析】肺透明膜病持续气道正压通气（CPAP）、机械通气、肺表面活性物质

（PS）替代治疗。

4. A【解析】纠正缺氧应进行血氧和生命体征监测，使 PaO_2 维持在6.7~9.8kPa（50~70mmHg）、SaO_2 维持在87%~95%之间，过高可能导致早产儿氧中毒，引起视网膜病变和支气管肺发育不良。

5. D【解析】PS治疗：出现呼吸困难症状和呻吟，CPAP治疗 FiO_2 0.4，压力8cmH_2O，SpO_2 90%，剂量：100毫克/(千克·次）或200毫克/(千克·次)。

6. C【解析】NRDS恢复期约30%病例出现动脉导管未闭，此时肺血管阻力下降，出现左向右分流，肺血流量增加，临床可出现肺水肿甚至充血性心力衰竭表现。

7. D【解析】针对上述症状，可选用消炎镇痛类药如吲哚美辛、布洛芬，用药无效时可考虑手术结扎动脉导管。

8. C【解析】头痛、呕吐、视盘水肿是颅内压增高的三主征。颅内高压严重时有生命体征变化，血压升高、脉搏及呼吸变慢，血压升高是调节机制的代偿作用，以维持脑血液供应，呼吸慢可能是延髓呼吸中枢功能紊乱所致，生命体征变化是颅内压增高的危险征兆，要警惕脑疝的发生。

9. E【解析】头颅CT检查颅底部的线性骨折——颅底骨折的颅前窝骨折诊断：有头部外伤史、慢性颅内压增高症状、局灶症状脑萎缩、脑供血不足表现。

10. D【解析】溺水患儿主要表现为持续低氧血症，应尽早辅助通气。

11. C【解析】溺水患儿主要表现为持续低氧血症，有呼吸衰竭或ARDS表现，因此需重点监护血氧饱和度情况。

12. A【解析】婴幼儿多表现为充血性心力衰竭，突有烦躁不安，苍白，呼吸困难，年长儿多诉心悸，头昏，气短，咽喉部梗阻感，可有晕厥，心搏骤停。部分患儿症状较轻。心率增快>150次/分，律齐，心音强弱不等。可有低血压、休克或伴有继发性代谢性酸中毒。

13. C【解析】参见A3/A4型题第11题解析。

14. E【解析】患儿目前已予人工呼吸机辅助呼吸，且出现神志不清，间断抽搐，血压正常，暂不需呼吸兴奋剂。

15. D【解析】溺水患儿发生低钠血症的原因最可能为进入体内大量淡水。

16. E【解析】低钠血症的时候是可以输高渗盐水。

17. A【解析】亚硝酸盐中毒的临床表现：①皮肤和黏膜青紫、四肢发冷、呕吐、腹痛、烦躁。②重者嗜睡、神志不清、惊厥、昏迷、血压降低、呼吸和循环衰竭。

18. D【解析】亚硝酸盐中毒可使正常的低铁血红蛋白被氧化成高铁血红蛋白，失去输送氧气的功能，因而出现青紫和组织缺氧现象。

19. C【解析】亚硝酸盐中毒，1%亚甲蓝一次按体重1~2mg/kg加葡萄糖液缓慢静脉注射。

20. C【解析】因其母亲有吸毒史，可能为吗啡中毒。

21. A【解析】吗啡中毒时可用纳洛酮解救。

四、B 型题

1. E【解析】心肺复苏后血压低、心动过缓应选择的药物是阿托品。

2. A【解析】心搏骤停抢救时首选的药物是肾上腺素。

3. A【解析】纤维支气管镜检查是目前诊治支气管异物最重要的手段。

4. B【解析】应用纤维支气管镜诱导经鼻气管插管，并行小液量选择性支气管灌洗及联用呼吸机。

5. E【解析】高压氧治疗主要帮助驱逐血液中多余的一氧化碳。

6. D【解析】患者心搏骤停时，保持呼吸道开放，对于某些昏迷的患者，因自主排痰功能差，经口气管插管后可以人工吸痰。

7. D【解析】周围性呼吸衰竭，下气道疾患的症状有患儿呼气困难，辅助呼吸肌活动增强。

8. E【解析】呼吸幅度变小，胸腹式呼吸均减弱，出现呼吸衰竭。

9. B【解析】急性呼吸窘迫综合征患者可无呼吸系统症状。随后呼吸频率加快，气促逐渐加重。

10. C【解析】中枢性呼吸衰竭：由各种原因导致脑部呼吸中枢功能受损，出现呼吸节律的改变，出现陈-施呼吸、毕奥呼吸等。

11. A【解析】呼吸系统表现周围性呼吸衰竭：呼吸频率改变及呼吸肌活动增强，出现鼻翼扇动及三凹征等。上呼吸道梗阻表现为吸气性呼吸困难。

12. E【解析】无先兆的偏头痛表现为反复发作的一侧或双侧太阳穴部位搏动性疼痛，常伴有恶心、呕吐、畏光、出汗等症状。没有明确的先兆，持续时间较长，但程度较轻。

13. A【解析】颅内占位性病变引起的症状主要有剧烈头痛（多在清晨发生）、喷射性呕吐、视盘水肿、脑疝（可危及生命）、抽搐等。

14. D【解析】中枢神经系统感染临床常见症状：首发症状常为发热、头痛、上呼吸道感染，或见腹泻、口唇疱疹等，部分散发性脑炎患者以癫痫为首发症状。全身感染中毒症状可见高热，恶寒或寒战，烦躁，肌肉疼痛，全身不适伴有咽痛、咳嗽、腹痛、厌食等呼吸道、消化道症状。颅内高压和脑膜刺激征所有类型均可出现不同程度的头痛、呕吐、视物模糊、眼底视盘水肿等颅内高压及颈项强硬，Kernig 征和 Brudzinski 征阳性等脑膜刺激征。

15. B【解析】头痛、呕吐、视盘水肿是颅内压增高的三主征。

16. D【解析】第四脑室内肿瘤常见的症状为布氏征。

17. C【解析】库欣三主征：血压增高，脉搏变慢、有力，呼吸深慢。

18. A【解析】头颅 X 线片为颅骨内板可见指压痕（慢性病例）。

19. B【解析】中毒性痢疾临床表现是突然发病，开始即为高热，体温迅速上升到 40℃以上（少数体温可不升），意识障碍，紧接着出现抽搐。患者面色苍白，四肢冰凉，皮肤出现青紫色花纹，心率增快，心音弱，血压下降。若不及时治疗，病情继续发展，可出现休克、昏迷。晚期可出现呕吐，吐出物为咖啡色，这是由于胃黏膜出血所致。也可由于弥散性血管内凝血而致全身皮肤和各脏器出血。

20. D【解析】患儿呼吸急促，四肢循环不良，血压 50/30mmHg，心音低钝，有奔马律，叩诊心界扩大，肝肋下 3cm，为心源性休克。

21. C【解析】急性呼吸窘迫综合征的临床表现：①呼吸增快，呼吸困难。呼吸频率是呼吸衰竭最早的客观表现。②咳嗽、咳痰，早期咳嗽不明显，可出现不同程度的咳嗽，也可以出现少量的咯血，咳出血样痰，这是其典型症状之一。③烦躁，神志恍惚，或者是淡漠。④其他急性呼吸窘迫综合征早期易出现明显的肺水肿，易伴发肺内感染，有些患者可出现寒战、发热，易被误诊为原发疾病所致，应该加以鉴别。

22. E【解析】肝脏在休克时很少发生不可逆变化。

23. C【解析】脑内小动脉平滑肌受二氧化碳分压和酸碱度高低来调节脑流量。

24. D【解析】休克代偿期儿茶酚胺分泌增加但不减少血液供应的脏器是心脏。

25. D【解析】急性敌鼠钠盐中毒的特效解毒剂是维生素 K_1。

26. B【解析】酒精中毒时，纳洛酮为特效解毒剂（对抗吗啡肽）。

27. A【解析】乙酰胺（解氟灵）主要用于有机氟杀虫农药中毒的治疗。

28. A【解析】氟乙酰胺中毒的有效解毒剂为乙酰胺（解氟灵），其解毒机制为在体内对氟乙酸具有干扰作用，阻断了对三羧酸循环的影响，恢复正常生化代谢。

29. C【解析】亚硝酸盐中毒造成的缺氧，即使马上吸氧也不能像其他呼吸衰竭那样症状能有改善。亚甲蓝能够使高铁血红蛋白迅速还原为血红蛋白缓解症状。

五、X 型题

1. ABCE【解析】呼吸衰竭主要病理生理是呼吸系统不能有效地在空气-血液间进行氧和二氧化碳的气体交换，包括通气不足、弥散障碍、肺内分流、通气-血流（V/Q）比例失调 4 个方面，导致低氧血症和高碳酸血症。中枢性呼吸衰竭特点为呼吸节律不整。

2. ABCD【解析】属于气道梗阻引起的呼吸衰竭的是：①咽后壁脓肿。②声门下狭窄。③吉兰-巴雷综合征，咳嗽无力造成呼吸道分泌物增多。④脑炎昏迷致舌根后坠。

3. BCDE【解析】呼吸机使用的禁忌证：①张力性气胸。②肺大疱（相对禁忌证）、重度肺囊肿。③大量胸腔积液。④误吸导致的呼吸衰竭。

4. ABC【解析】脑复苏的目的是减轻已存在或已发生的脑损伤，逆转正进行中的损害和保护未受损的脑组织。

5. ACDE【解析】颅内高压症临床表现包括呼吸不规律、前囟门紧张或隆起、昏迷和呕吐。

6. ACD【解析】颅内压增高症主要指标包括中枢性呼吸困难、前囟紧张、视神经盘水肿。

7. ACD【解析】感染性休克由于血液重新分配和毛细血管渗漏，存在液体丢失和低血容量，可以适当补充胶体液液体复苏。

8. ABCDE【解析】抗肝坏死促进肝细胞再生的是血浆、白蛋白、胰高血糖素、胎肝注射液和促肝细胞生成素。

9. ABCD【解析】急性肝功能衰竭患儿防治出血时可采用凝血酶原复合物、维生素 K、新鲜冰冻血浆（FFP）和新鲜血。

10. ABD【解析】急性肝功能衰竭治疗包括输支链氨基酸、每日给胸腺肽、输白蛋白或新鲜冰冻血浆。

11. ABC【解析】DIC 可由严重创伤、严重感染等引起，肝素可以抑制微血栓形成。

12. ABCD【解析】参见 B 型题第 29 题解析。

六、案例分析题

1. ACDE【解析】心跳呼吸骤停时应立即做 CPR，首先应开放气道，故选 ACDE。

2. BCDE【解析】口对口呼吸的次数为婴幼儿 8~10 次/分。

3. C【解析】心肺复苏胸外心脏按压的按压深度至少为胸部厚度的 1/3，频率至少为 100 次/分。

4. BCD【解析】28 周≤胎龄＜37 周为早产儿，小于 28 周为极早早产儿。体重＜1000g 为超低出生体重儿，而 1000g≤体重≤1500g，为极低出生体重儿。结合胎龄，生后即有呼吸困难，X 线胸片有典型的呼吸窘迫综合征（RDS）表现，而且有三凹征等表现。所以应存在呼吸衰竭。

5. AE【解析】呼吸窘迫综合征最有效的治疗是肺表面活性物质替代治疗或/和呼吸及辅助通气。

6. ABCDGH【解析】早产儿由于大脑发育不成熟、凝血功能差等因素，很可能并发颅内出血，特别是 72 小时以内，所以有条件应做床旁头颅超声或 CT；早期容易有高胆红素血症，特别是早产儿脑膜发育不成熟，胆红素易透过脑膜引起胆红素脑病，所以应监测胆红素，及时予以干预治疗。早期病情不稳定，需要随时检测血气分析。需要的检查比较多，还应监测血常规，了解有无贫血及感染情况。而听力及视网膜病是病情稳定以后需要检查的。

7. ABCD【解析】参见案例分析题第 6 题解析。

8. B【解析】早产儿视网膜病Ⅱ期：白色分界线进一步变宽且增高，形成高于视网膜表面的嵴形隆起。

9. ABE【解析】28 天以后仍然需要机械通气或不能离氧，符合支气管肺发育不良的诊断。X 线胸片有点片状高密度影，符合肺部感染表现。患儿早产极低体重儿，肝脏及胃肠功能发育不成熟并且多有长时间静脉营养，胆汁淤积综合征是常见的并发症，而且直接胆红素已超过总胆红素的 50%，所以胆汁淤积综合征诊断是成立的。

10. CD【解析】新生儿败血症可表现为不吃、不哭或哭声无力，面色青灰，体温改变，亦可升高或不升，呼吸改变如气促、屏气，病理性黄疸与肝脾大。重症者常伴有皮肤硬肿、休克及出血。感染可波及任何器官，引起肺炎、脑膜炎。重症黄疸可发生胆红素脑病。弥散性血管内凝血可能会导致循环障碍及凝血物质的大量消耗，患者会有休克、血压降低的症状，并且这些症状都可能会危及生命。

11. AB【解析】急性细菌性脑膜炎是小儿时期常见的中枢神经系统感染性疾病，又称化脓性脑膜炎。可由各种化脓性细菌引起，其临床特点为发热、头痛、呕吐、烦躁不安、惊厥、嗜睡、昏迷，婴儿可有前囟隆起、颈项强直，并有化脓性脑脊液变化。新生儿颅内出血的临床表现如下。①神志改变：激惹、嗜睡或昏迷。②呼吸改变：增快或减慢，不规则或暂停。③颅内压力增高：前囟隆起、血压增高、抽搐、角弓反张、脑性尖叫。④眼征：凝视、斜视、眼球震颤等。

12. ABF【解析】结合病史，考虑存在新生儿败血症及DIC，故需做血常规、CRP、血培养、凝血检查。

13. B【解析】新生儿败血症首选抗感染治疗。

14. C【解析】患儿存在新生儿化脓性脑膜炎，治疗疗程需长，故需2~4周。

15. CDEF【解析】虽然大多数口服毒药中毒早期进行催吐、洗胃是治疗常规，但是氟乙酰胺中毒的重症病例，即全身频繁惊厥发作或者呈惊厥持续状态，缺氧症状严重，意识不清时不宜首先进行催吐、洗胃。因此时进行插管洗胃可影响呼吸道通畅，加重缺氧，更危险的是胃液反流及呕吐可导致误吸，甚至窒息，因而继发吸入性肺炎，严重的将导致呼吸骤停。有效的生命支持和对症治疗是首要的。

16. E【解析】乙酰胺是氟乙酰胺中毒的特效解毒剂，对已明确诊断和疑似氟乙酰胺中毒者都应尽早应用。

17. C【解析】乙酰胺0.1~0.3g/(kg·d）肌注，每天2次，5~7天为1个疗程，取得满意疗效。

18. DG【解析】没有特效解毒药，应用血液透析及血浆置换液将毒物排出体外。

第二十章　儿科常用诊治技术

一 A1 型题

1. 腰椎穿刺术操作时以左手拇指固定穿刺部位，右手握穿刺针或 5ml 的注射器垂直刺入。有突破感即至(　　)，继续进针又有突破感时达(　　)，停止进针

A. 胸膜、硬脊膜外腔　　B. 硬脊膜外腔、蛛网膜下腔

C. 第 2 肋间锁骨中线、胸膜　　D. 蛛网膜下腔、硬脊膜外腔

E. 硬脊膜外腔、脐与耻骨联合连线中点上方 1cm

2. 骨髓穿刺术操作时，术者位于患儿右侧，左手拇指、示指固定于穿刺处胸骨两旁并将皮肤向两侧绷紧，右手持 5ml 注射器或头皮针，以(　　)向头侧方向斜行刺入，穿刺针固定时即入髓腔

A. 10°~20°角　　B. 15°~30°角

C. 30°~45°角　　D. 45°~60°角

E. 60°~70°角

3. 多层螺旋 CT 与单层螺旋 CT 的主要不同点在于

A. 容积数据采集系统　　B. 准直器位置

C. X 线球管热容量　　D. 探测器结构

E. 滑环技术装置

4. 在胸腔积液的诊治中最关键的检查是

A. 体检　　B. 胸部 B 超

C. 胸透　　D. 穿刺抽胸腔积液

E. 肺部 CT

5. 胸穿抽出脓液有恶臭，首先考虑下列哪种菌感染

A. 金黄色葡萄球菌感染　　B. 肺炎链球菌感染

C. 链球菌感染　　D. 厌氧菌感染

E. 铜绿假单胞菌感染

6. 胸腔穿刺术抽液时速度不宜过快，总量不宜过多，一次不超过

A. 100ml　　B. 100~200ml

C. 50ml D. 200~500ml

E. 500~800ml

7. 腹腔穿刺术放液速度不宜过快，放液量不宜过多，诊断性穿刺抽液(　　)即可

A. 5ml B. 10~15ml

C. 5~20ml D. 30~50ml

E. 40~70ml

8. 脑膜下穿刺术时，无液体流出或液量很少时不能进针过深，以免

A. 损伤血管和脑组织 B. 进入蛛网膜下腔

C. 发生窒息、呼吸骤停或呼吸衰竭 D. 伤害黏膜

E. 出现颅内压增高

9. 小儿洗胃法的适应证为吞服毒物

A. 半小时内 B. 1 小时内

C. 2~3 小时内 D. 4~6 小时内

E. 12 小时内

10. 小儿洗胃法的洗液为

A. 弱酸水 B. 生理盐水或1%碳酸氢钠溶液

C. 1∶5000 高锰酸钾液 D. 0.5%碳酸氢钠溶液

E. 20%甘露醇

11. 胃肠减压法操作时，经口腔或鼻腔插入胃管，吸出全部胃内容物后将管再送入10cm左右，让患儿右侧卧位，数小时后，管尖端即可通过(　　)达十二指肠水平

A. 硬脊膜外腔 B. 蛛网膜下腔

C. 幽门 D. 髓腔

E. 腹腔

12. PICC 置管术操作错误的是

A. 常规消毒穿刺部位及周围皮肤，铺无菌巾和孔巾

B. 用5ml注射器抽取等渗肝素钠，连接PICC管

C. 术者和助手常规消毒后，穿手术衣，戴无菌手套

D. 常选择上肢血管如肘正中静脉、头静脉、贵要静脉、腋静脉和无名静脉

E. 采用上肢静脉者，患儿上臂伸直并与身体成60°

13. 从气管插管注入肾上腺素时，其标准剂量为

A. 0.01mg/kg(1/10 000) B. 0.05mg/kg(1/10 000)

C. 0.1mg/kg(1/10 000) D. 0.15mg/kg(1/10 000)

E. 0.2mg/kg(1/10 000)

14. 小儿气管插管术中，有囊气管导管内径比无囊气管导管内径(　　)0.5～1mm；婴幼儿一般选择(　　)，年长儿选择(　　)；经鼻气管插管深度比经口气管插管深度(　　)约3cm
A. 大、无囊气管导管、有囊气管导管、增加
B. 小、有囊气管导管、无囊气管导管、减少
C. 大、无囊气管导管、有囊气管导管、减少
D. 小、无囊气管导管、有囊气管导管、增加
E. 大、有囊气管导管、无囊气管导管、增加

15. 不属于新生儿常用的机械通气模式是
A. 压力控制通气（PCV）
B. 容量控制通气（VCV）
C. CPAP
D. 调压定容通气（PRCV）
E. 同步间歇指令通气（SIMV）+呼气末正压通气（PEEP）

16. 胸腔穿刺术可选择的穿刺点，除外
A. 肩胛下角线第7～9肋间
B. 腋后线第7～8肋间
C. 脐与耻骨联合上缘间连线的中点上方1cm
D. 腋中线第6～7肋间
E. 腋前线第5～6肋间

二 A2型题

1. 患儿，男，2岁。要行骨髓穿刺术，穿刺点为
A. 3、4腰椎间隙
B. 髂前上棘后髂嵴最宽处
C. 肩胛角下第7～9肋间
D. 腋前线第5～6肋间
E. 脐与左髂前上棘连线的中外1/3处

2. 患儿，女，6个月。气道梗阻时需要维持呼吸道通畅，进行小儿气管插管术的时候可选择的导管内径为
A. 2.5mm
B. 3.0mm
C. 3.5mm
D. 4.0mm
E. 4.5mm

三 A3/A4型题

（1～3题共用题干）

患儿，男，4岁。1周来高热、寒战、咳嗽，伴右侧胸痛，X线胸片提示右下肺片影伴

右侧中等量胸腔积液。

1. 对判断病原最有价值的措施是
   A. 抽取胸腔积液进行细菌培养
   B. 抽取血液进行细菌培养
   C. 痰液涂片进行革兰染色
   D. 咽拭子采集咽部分泌物进行培养
   E. 痰病毒抗原检测
2. 正确的胸腔穿刺的操作与目的是
   A. 胸腔穿刺沿肋骨下缘进针
   B. 胸穿抽液越多越快越好
   C. 出血性疾病亦可进行胸穿
   D. 有助于确定诊断
   E. 胸腔穿刺应选择第2肋间
3. 不是胸腔渗出液特点的是
   A. 比重≥1.018
   B. 胸水蛋白量>30g/L
   C. 李凡他（Rivalta）试验（+）
   D. 细胞数小于200/L
   E. 胸水蛋白/血清蛋白>0.5

（4~6题共用题干）

患儿，女，4岁半。突发腹痛11小时，以脐周痛为主，腹痛呈持续性，逐渐加重。体温39℃，排正常大便1次。查体：患儿腹胀，全腹有明显压痛及肌紧张，移动性浊音（+），肠鸣音消失。血常规：白细胞$19\times10^9/L$，中性粒细胞0.9。

4. 此患儿的诊断应考虑为
   A. 急性胆囊穿孔腹膜炎
   B. 消化性溃疡穿孔腹膜炎
   C. 急性阑尾炎穿孔腹膜炎
   D. 原发性腹膜炎
   E. 急性肠扭转并腹膜炎
5. 此患儿最适当的处理应为
   A. 胃肠减压
   B. 补充血容量
   C. 使用抗生素
   D. 急行剖腹探查术
   E. 观察4~8小时，病情不见好转再紧急手术
6. 为进一步明确诊断，下列哪项检查最有意义
   A. 血生化检查
   B. X线透视或摄片
   C. B超
   D. CT
   E. 腹腔穿刺

四 B型题

（1~2题共用备选答案）

A. 10~14mmH_2O
B. 70~180mmH_2O

C. 40~100mmH_2O　　D. 100~200mmH_2O

E. 70~120mmH_2O

1. 儿童水平侧卧位腰穿测压，其正常值应该为
2. 成人水平侧卧位腰穿测压，其正常值应该为

（3~7 题共用备选答案）

A. 血液系统疾病的诊断及疗效观察，如白血病、再生障碍性贫血等

B. 中枢神经系统疾病的诊断和疗效观察

C. 气胸时抽气

D. 缓解单纯性或麻痹性肠梗阻的腹胀症状

E. 前囟未闭的婴幼儿硬膜下积液、积脓、积血的诊断及治疗

3. 腰椎穿刺术适应证为
4. 骨髓穿刺术适应证为
5. 胸腔穿刺术适应证为
6. 硬脑膜下穿刺术适应证为
7. 胃肠减压法适应证为

（8~11 题共用备选答案）

A. 出血性疾病及体征衰弱，病情危重，难于耐受操作者慎用

B. 有肝性脑病先兆者

C. 食管或贲门狭窄或梗阻，或食管畸形者

D. 喉水肿、急性喉炎、喉头黏膜下水肿者

E. 局部皮肤有感染者

8. 腹腔穿刺术禁忌证为
9. 胸腔穿刺术禁忌证为
10. 小儿洗胃法禁忌证为
11. 小儿气管插管术禁忌证为

五 X 型题

1. 关于骨髓穿刺注意事项，以下说法正确的是

A. 试吸骨髓液后，进、退针时一定要放入针芯，避免针内堵塞

B. 抽吸骨髓液的注射器要干燥，不漏气。做骨髓细胞学检查时，注射器内如见有骨髓液即停止抽吸以免骨髓稀释

C. 骨髓液滴于玻片后应立即涂片，以免骨髓液凝固

D. 胫骨穿刺适合于 1 岁以上婴幼儿，髂前上棘穿刺适合于年长儿或肥胖儿童

E. 用一次性注射器或头皮针行胸骨穿刺，无须局麻，操作简便

2. 腹腔穿刺术操作时，患儿可选择

A. 半卧位，穿刺点为脐与左髂前上棘连线的中外 1/3 处

B. 坐位，穿刺点为脐与耻骨联合连线中点上方 1cm

C. 左侧卧位，背向术者

D. 侧卧，穿刺点为脐水平线与腋前线或腋中线交点处

E. B 超定位穿刺点

3. 呼吸机机械通气的指征主要有

A. 呼吸衰竭　　B. 重症肌无力

C. 较严重的肺部病变　　D. 手术后严重休克复苏早期

E. 颅内压力升高

4. 使用呼吸机时，吸气向呼气的转换模式有

A. 压力转换　　B. 比例转换

C. 时间转换　　D. 流速转换

E. 容量转换

5. 常用的机械通气模式有

A. 辅助通气　　B. 控制通气

C. 辅助-控制通气　　D. 间歇指令通气

E. 压力支持通气

6. 呼吸机与人体的连接方式有

A. 经鼻气管插管　　B. 经口气管插管

C. 气管切开　　D. 面罩

E. 中心静脉置管

7. 拔管的指征有

A. 感染基本控制

B. 患儿有一定的自主呼吸能力，吸气肌力量足以克服气道和胸肺的阻力

C. 有一定的储备肺功能

D. 经鼻导管低流量吸氧的情况下，动脉血常规基本正常

E. 能自主有力地咳嗽、咳痰，食物反流误吸的危险性不高

8. 胸腔闭式引流的适应证有

A. 患儿年龄小于 6 个月，中毒症状明显者

B. 反复穿刺排脓不畅

C. 张力性气胸

D. 脓胸伴脓液黏稠
E. 多房性包裹性胸腔积液

六 案例分析题

（1~5 题共用题干）

患儿，女，9 岁。确诊急淋白血病已 1 年半，一直处于持续完全缓解状态。3 天前出现头痛、呕吐及视物模糊。查体：脑膜刺激征阳性。

1. 该患儿最可能的诊断是
A. 病毒性心肌炎
B. 失血细胞综合征
C. 中枢神经系统白血病（CNS-L）复发
D. 恶性淋巴瘤
E. 感染性心内膜炎
F. 嗜血细胞综合征

2. 此刻应该立即进行哪项检查可确立诊断
A. 头颅 CT 或 MRI
B. 腰穿查脑脊液
C. 脑电图
D. 骨髓穿刺
E. 眼底检查
F. 尿检
G. B 超

3. 关于腰椎穿刺术的操作要点，以下说法错误的是
A. 患儿左侧卧位，背向术者。助手以右手置其颈后，左手扶住膝弯，尽量将其头部向胸部弯曲，双膝向腹部弯曲，使背部呈弓形
B. 穿刺部位一般采用第 2、第 3 腰椎间隙水平，其上、下毗邻的腰椎间隙不能作为穿刺点
C. 婴儿及新生儿做腰穿以第 3、第 4 腰椎间隙为宜
D. 常规消毒局部皮肤，术者戴无菌干手套，铺孔巾，局部麻醉。局麻时应深至韧带，注射前先回抽一下，勿将局麻药注入鞘内
E. 昏迷者也需要局部麻醉
F. 以左手拇指固定穿刺部位，右手握穿刺针或 5ml 的注射器垂直刺入（针尖斜面向上）。有突破感即至硬脊膜外腔，继续进针又有突破感时达蛛网膜下腔，停止进针，留脑脊液送检

4. 腰椎穿刺术的适应证有
A. 中枢神经系统疾病的诊断和疗效观察
B. 感染性疾病需做骨髓培养时，如伤寒等

C. 血液系统疾病的诊断及疗效观察，如白血病、再生障碍性贫血等

D. 胸腔积液的诊断及治疗

E. 前囟未闭的婴幼儿硬膜下积液、积脓、积血的诊断及治疗

F. 腹部较大手术前做胃肠减压，减少并发症

G. 鞘内药物注射

5. 腰椎穿刺术的禁忌证有

A. 近期有上消化道出血史

B. 颅内压明显增高，高度怀疑颅内占位性病变者

C. 出血性疾病及体征衰弱，病情危重，难于耐受操作者慎用

D. 脑疝或疑有脑疝者

E. 有肝性脑病先兆者

F. 局部皮肤有感染者

（6~9 题共用题干）

患儿，男，11 岁。因服用不明毒物 6 小时入院。查体：神情恍惚，肌肉震颤，瞳孔缩小，流涎，多汗。肺部可闻及湿啰音，呼气有大蒜味。

6. 该患儿高度怀疑为有机磷中毒，最有价值的检查是

A. X 线胸片

B. 头颅 CT

C. 血胆碱酯酶活性测定

D. 脑脊液常规及生化检查

E. 血生化检查

F. B 超

G. 尿常规、尿沉渣、尿比重和尿渗透压检查

7. 以下关于治疗措施，说法错误的是

A. 早期、足量应用阿托品，达到阿托品化后即停用

B. 由于服药时间比较长，不需要洗胃

C. 输入葡萄糖，ATP 等营养神经

D. 解磷定 15~30mg/kg 静脉缓慢注射，必要时 2~4 小时后重复应用

E. 50% 硫酸镁导泻，促进毒物排出

F. 有机磷农药重度中毒，呼吸受到抑制时不能用硫酸镁导泻

8. 该患儿进行洗胃时，可选择

A. 卧位

B. 坐位

C. 侧卧位

D. 仰卧位

E. 站立位

F. 半卧位

9. 以下关于小儿洗胃注意事项的说法，正确的是

A. 在洗胃过程中如患儿感觉腹痛和流出血性灌洗液，应立即停止洗胃

B. 吞服毒物4~6小时内洗胃效果较好

C. 每次灌入量与吸出量应基本平衡

D. 灌入量过多可引起急性胃扩张

E. 灌入量过多可引起胃内压上升，增加毒物吸收

F. 洗胃时患儿出现休克应该停止操作

参考答案与解析

一、A1 型题

1. B【解析】腰椎穿刺术操作时以左手拇指固定穿刺部位，右手握穿刺针或5ml的注射器垂直刺入（针尖斜面向上）。有突破感即至硬脊膜外腔，继续进针又有突破感时达蛛网膜下腔，停止进针，留脑脊液送检。

2. D【解析】骨髓穿刺术操作时，术者位于患儿右侧，左手拇指、示指固定于穿刺处胸骨两旁并将皮肤向两侧绷紧，右手持5ml注射器或头皮针，以45°~60°角向头侧方向斜行刺入，穿刺针固定时即入髓腔。

3. D【解析】多层螺旋CT与单层螺旋CT的主要不同点在于探测器结构不同，多层螺旋CT探测器的排数多。

4. D【解析】在胸腔积液的诊治中，以穿刺抽胸腔积液最重要，既有助于诊断、鉴别渗出液与漏出液，又可作为缓解呼吸困难、肺脏受压的治疗手段。

5. D【解析】胸穿抽出脓液有恶臭，应该首先考虑厌氧菌感染。

6. E【解析】胸腔穿刺术抽液时速度不宜过快，总量不宜过多，一次一般不超过500~800ml。

7. D【解析】腹腔穿刺术放液速度不宜过快，放液量不宜过多，诊断性穿刺抽液30~50ml即可。

8. A【解析】脑膜下穿刺术的注意事项：①每次每侧放液不宜超过10~15ml。两侧放液总量一般不超过20ml。②穿刺针应紧贴头皮固定不动，不可左右摇晃。无液体流出或液量很少时不能进针过深，以免损伤血管和脑组织。

9. D【解析】解毒服毒后4~6小时内洗胃最有效。

10. B【解析】小儿洗胃法应选用生理盐水或1%碳酸氢钠溶液，反复灌洗至抽出液清澈为止。

11. C【解析】胃肠减压法操作时，经口腔或鼻腔插入胃管，吸出全部胃内容物后将管再送入10cm左右，让患儿右侧卧位，数小时后，管尖端即可通过幽门达十二指肠水平。

12. E【解析】PICC术用物准备完毕，嘱患者取仰卧位，左上肢伸直并外展与身体

成 90°。

13. C【解析】从气管插管注入肾上腺素时，其标准剂量为 0.1mg/kg（1/10 000）。

14. D【解析】小儿气管插管术中，有囊气管导管内径比无囊气管导管内径小 0.5～1mm（号）；婴幼儿一般选择无囊气管导管，年长儿选择有囊气管导管；经鼻气管插管深度比经口气管插管深度增加约 3cm。

15. B【解析】限压通气是新生儿常用的通气形式，其优点是吸气时压力很快达到预调水平，气体在肺泡内均匀分布，气道阻力较小，在相同潮气量时其峰压较定容通气低，肺损伤小，改善氧合作用好。

16. C【解析】胸腔穿刺术常用的穿刺点有肩胛下角线第 7～9 肋间，腋后线第 7～8 肋间，腋中线第 6～7 肋间，腋前线第 5～6 肋间。

二、A2 型题

1. B【解析】骨髓穿刺术的穿刺部位：①髂前上棘穿刺点。②髂后上棘穿刺点。③胸骨穿刺点。④腰椎棘突穿刺点。

2. C【解析】小儿导管型号及插管深度选择见表 20-1。

表 20-1　小儿导管型号及插管深度选择

年　龄	导管内径（mm）	经口插管深度（cm）	经鼻插管深度（cm）
未成熟儿	2.5	8	11
成熟新生儿	3.0	9	12
6 个月	3.5	10	14
1 岁	4.0~4.5	12	16
2 岁	5.0~5.5	14	17
2~4 岁	5.5~6.0	15	18
4~7 岁	6.0~6.5	16	19
7~10 岁	6.5~7.0	17	21
10~12 岁	7.0~7.5	20	23
12~16 岁	7.5~8.0	21~22	24~26

三、A3/A4 型题

1. A【解析】抽取胸腔积液进行细菌培养对于确诊病原体最为直接。

2. D【解析】胸腔穿刺的目的如下。①诊断性穿刺：确定胸腔内有无液体；通过穿刺液化验及病理检查，确定积液的性质或病因。②治疗性穿刺：通过抽液或抽气，减轻胸腔压迫；胸腔内注入药物治疗脓胸、胸膜炎等。

3. D【解析】渗出液胸水特点包括：外观混浊或为血性，比重 > 1.018、细胞数 > 500 × 10^6/L、胸液李凡他试验（+）、蛋白含量≥30g/L、符合 Light 标准。

4. D【解析】原发性腹膜炎临床表现主要是突发的发热、呕吐、腹痛、腹部压痛和反跳痛，伴有腹水和弥漫性腹膜炎的体征。自发性腹膜炎的患者腹胀和腹水迅速增加，发热和腹痛不是太明显，伴有肝性脑病。

5. D【解析】对于原发性腹膜炎治疗原则：多以手术治疗为主，可以证实诊断除外，部分继发性腹膜炎，并可将脓液引出，减少毒素吸收，改善中毒症状，吸出的脓液可作细菌培养及药敏试验，以利于抗生素的选择。

6. E【解析】腹腔穿刺明确腹水性质，有助于诊断。

四、B 型题

1. C【解析】儿童水平侧卧位腰穿测压，其正常值应该为 40~100mmH_2O。

2. B【解析】成人水平侧卧位腰穿测压，其正常值应该为 70~180mmH_2O。

3. B【解析】腰椎穿刺术适应证：①中枢神经系统炎性疾病的诊断与鉴别诊断。包括化脓性脑膜炎、结核性脑膜炎、病毒性脑膜炎、真菌性脑膜炎、乙型脑炎等。②脑血管意外的诊断与鉴别诊断。包括脑出血、脑梗死、蛛网膜下腔出血等。③肿瘤性疾病的诊断与治疗。用于诊断脑膜白血病，并通过腰椎穿刺鞘内注射化疗药物治疗脑膜白血病。④测定颅内压力和了解蛛网膜下腔是否阻塞等。⑤椎管内给药。

4. A【解析】骨髓穿刺术适应证：①各种白血病的诊断、治疗效果观察。②多种血液病的诊断，如缺铁性贫血、巨幼细胞贫血、血小板减少性紫癜、再生障碍性贫血、恶性组织细胞病、骨髓增殖性疾病等。

5. C【解析】胸腔穿刺术适应证：①抽取胸腔积液、积气、积血或积脓检查，需要进行诊断或治疗的患者。②胸腔内给药物治疗。

6. E【解析】硬脑膜下积液发生于年龄 1 岁以下婴儿，前囟未闭，发病率达 80%。

7. D【解析】胃肠减压法适应证为缓解单纯性或麻痹性肠梗阻的腹胀症状。

8. B【解析】腹腔穿刺术禁忌证：①广泛腹膜粘连者。②有肝性脑病先兆、包虫病及巨大卵巢囊肿者。③大量腹水伴有严重电解质紊乱者禁忌大量放腹水。④精神异常或不能配合者。⑤妊娠。

9. A【解析】胸腔穿刺术禁忌证：出血性疾病及体质衰弱、病情危重，难于耐受操作者应慎用。

10. C【解析】洗胃术禁忌证：①强酸强碱及其他对消化道有明显腐蚀作用的毒物中毒。②食管胃底静脉曲张及伴有消化道出血的疾病等。③食管或贲门狭窄或梗阻。④严重心肺疾患。

11. D【解析】小儿气管插管术禁忌证：①喉水肿、气道急性炎症及咽喉部脓肿。②胸主动脉瘤压迫气管、严重出血素质者，应百倍谨慎。

五、X型题

1. ABCE【解析】骨髓穿刺注意事项：①试吸骨髓液后，进、退针时一定要放入针芯，避免针内堵塞。②抽吸骨髓液的注射器要干燥，不漏气。做骨髓细胞学检查时，注射器内一见有骨髓液即停止抽吸，以免骨髓稀释。骨髓液滴于玻片后应立即涂片，以免骨髓液凝固。③胫骨穿刺适合于1岁以下婴幼儿，髂前上棘穿刺适合于年长儿或肥胖儿童。④用一次性注射器或头皮针行胸骨穿刺，无须局麻，操作简便。

2. ABDE【解析】腹腔穿刺术操作时，取半卧位，穿刺点为脐与左髂前上棘连线的中外1/3处。或取坐位，穿刺点为脐与耻骨联合连线中点上方1cm，偏左或偏右1~1.5cm处。积液量少时可侧卧，穿刺点为脐水平线与腋前线或腋中线交点处。也可B超定位穿刺点。

3. ABCDE【解析】呼吸机机械通气的指征主要有：①手术后严重休克复苏早期。②颅内压力升高。③较严重的肺部病变。④呼吸衰竭。⑤重症肌无力。

4. ABCDE【解析】使用呼吸机时，吸气向呼气的转换模式有：①比例转换。②压力转换。③时间转换。④流速转换。⑤容量转换。

5. ABCDE【解析】常用的机械通气模式：①辅助通气。②控制通气。③辅助-控制通气。④间歇指令通气。⑤压力支持通气。

6. ABCD【解析】呼吸机与人体的连接方式：①经口气管插管。②经鼻气管插管。③气管切开。④面罩。

7. ABCDE【解析】拔管的指征：①经鼻导管低流量吸氧的情况下，动脉血常规基本正常。②能自主有力地咳嗽、咳痰，食物反流误吸的危险性不高。③有一定的储备肺功能。④患儿有一定的自主呼吸能力，吸气肌力量足以克服气道和胸肺的阻力。⑤感染基本控制。

8. ABCD【解析】胸腔闭式引流的适应证：①脓胸伴脓液黏稠。②张力性气胸。③反复穿刺排脓不畅。④患儿年龄小于6个月，中毒症状明显者。

六、案例分析题

1. C【解析】CNS-L的临床表现中，头痛占77.4%、呕吐占47%、脑神经损害占20.9%（以面神经麻痹最多见，其他依次为第Ⅱ、Ⅳ、Ⅲ、Ⅷ对脑神经受累）、颈强直占16.5%、病理反射阳性占16.5%、视盘水肿占13.4%。少数患者可因颅内血管受侵破裂，或血小板明显减少，或凝血障碍而诱发颅内出血，患者表现为烦躁、神志不清、抽搐、偏瘫等。部分CNS-L者可无任何临床表现，而于常规预防性鞘内注药检查脑脊液（CSF）时发现。

2. B【解析】诊断中枢神经系统白血病主要借助于腰椎穿刺（即腰穿），通过测定脑脊液压力并检查脑脊液中的细胞数、蛋白和糖的含量来分析和诊断。

3. BCE【解析】腰椎穿刺术的操作要点：①患儿左侧卧位，背向术者。助手以右手置其颈后，左手扶住膝弯，尽量将其头部向胸部弯曲，双膝向腹部弯曲，使背部呈弓形。②穿刺部位一般采用第3、第4腰椎间隙水平，其上、下毗邻的腰椎间隙亦可作为穿刺点。婴儿及新生儿以第4、第5腰椎间隙为宜。③常规消毒局部皮肤，术者戴无菌干手套，铺孔巾，局部麻醉。局麻时应深至韧带，注射前先回抽一下，勿将局麻药注入鞘内。昏迷者可不用局麻。④以左手拇指固定穿刺部位，右手握穿刺针或5ml的注射器垂直刺入（针尖斜面向上）。有突破感即至硬脊膜外腔，继续进针又有突破感时达蛛网膜下腔，停止进针，留脑脊液送检。

4. AG【解析】参见B型题第3题解析。

5. BDF【解析】腰椎穿刺术的禁忌证如下。①颅内压增高：明显视盘水肿或有脑疝先兆者是绝对禁忌。②穿刺点附近感染。③凝血功能障碍。④休克或濒危状态。⑤后颅窝占位性病变。

6. C【解析】怀疑有机磷农药中毒者，应反复测定全血和红细胞胆碱酯酶活性。

7. ABCE【解析】有机磷中毒：解磷定15mg/kg肌内注射或每次15~30mg/kg加于5%~25%葡萄糖溶液20ml静脉缓慢注射，必要时与阿托品同时应用，或后二者之一均可于2~4小时重复1次至症状消失为止，一般1~2次即可。

8. BCD【解析】小儿洗胃法操作时，神清者取坐位，昏迷者侧卧位或仰卧位头偏向一侧。

9. ABCDEF【解析】小儿洗胃的注意事项：①在洗胃过程中如患儿感觉腹痛、流出血性灌洗液或出现休克现象等，应立即停止洗胃。②吞服毒物4~6小时内洗胃效果较好。③每次灌入量与吸出量应基本平衡，灌入量过多可引起急性胃扩张，且使胃内压上升，增加毒物吸收。